U0200260

近代秘验方精编

审查证集验方

[民国] 中医改进研究会 印行

主　编　刘　洋

副主编　王　欢　王　磊　闫润红

山西省重点研发计划项目（编号：201803D31208）

学苑出版社

图书在版编目（CIP）数据

近代秘验方精编：审查征集验方/刘洋主编 . —北京：学苑出版社，2020. 5

ISBN 978 - 7 - 5077 - 5898 - 6

Ⅰ. ①近…　Ⅱ. ①刘…　Ⅲ. ①验方 - 汇编　Ⅳ. ①R289. 5

中国版本图书馆 CIP 数据核字（2020）第 013433 号

责任编辑： 黄小龙

出版发行： 学苑出版社

社　　　址： 北京市丰台区南方庄 2 号院 1 号楼

邮政编码： 100079

网　　　址： www. book001. com

电子邮箱： xueyuanpress@ 163. com

销售电话： 010 - 67601101（销售部）、010 - 67603091（总编室）

印 刷 厂： 北京兰星球彩色印刷有限公司

开本尺寸： 787mm × 1092mm　1/16

印　　　张： 76. 375

字　　　数： 1673 千字

版　　　次： 2020 年 5 月第 1 版

印　　　次： 2020 年 5 月第 1 次印刷

定　　　价： 298. 00 元

主编简介

刘洋，男，1974年生，山西繁峙人，医学学士、卫生管理硕士、理学博士，主任医师，教授。山西中医药大学硕士生导师，山西医科大学硕士生导师（兼）。山西省政协第十届、第十一届委员，山西省青年联合会第九届、第十届常委。中国青年科技工作者协会理事，中国卫生监督协会理事，山西省高级人民法院特约调解员，山西省政协智库专家。

研究方向：近现代医学史、卫生事业管理、科技哲学。先后承担省部级科研课题6项，出版论著3部，在核心期刊发表文章90余篇。获省科技进步三等奖1项，荣立省级个人三等功1次。

刘　序

欣闻《近代秘验方精编——审查征集验方》即将付梓，不禁感慨良多。此书初具规模之际，恰逢抗战爆发，济世佳作难得广为传播，洋洋巨牍却在战火中尘封。如今，幸得吾辈拾遗拂尘，修葺刊印，浩浩八十余万言。实属山西中医传承一盛举，也是中医药事业发展一喜事。

中医自诞生以来，一直嘉惠于世，上疗君亲之疾，下救贫贱之厄。在数千年的传承中，从金瓦红墙，到茅庐草莽，无不重视经方验方的收集整理。一大批效验良方因其低廉的成本和神奇的功效在民间广为流传。近代西医东渐，中医的生存受到极大的冲击和挑战，民间的经方验方也面临亡佚的风险。1929 年到 1937 年间，以山西中医改进研究会为主体的中医界有识之士，通过行政手段，投入大量资金，在全国范围内征集得到大量祖传秘方、名家效验良方，并通过规范严谨的审查程序，逐个对验方评判，给出审查结论，并编辑出版的《审查征集验方》六册，为中医药留下了宝贵遗产。惜完整出版之际，适逢抗日战争爆发，中医改进研究会解散，刊行推广工作戛然而止，迄今学界鲜有人忆及与研究。

编者在挖掘整理该书之始，曾执稿询于余。嘱其整理、校对、修订宜尽力保留原著体例、风格、特色，并去伪存真，以便后来学者研精致思，探微索隐。

习近平总书记指出："中医药学是中国古代科学的瑰宝，也是打开中华文明宝库的钥匙。"新时代弘扬中医药学恰逢其时。吾辈当怀为往圣继绝学，为万世开太平之志，勤求古训，博采众方，为中医药事业的传承发展勠力前行。

山西中医药大学校长　刘星

2019 年 12 月

王 序

中医药自神农尝百草发端，绵亘至今，已历数千年。无数先贤不断探索，筚路蓝缕，方有几几之获。诚如《内经》《伤寒》，提纲而挈领，知常以达变，作为经典启迪无数后学。然"治病三日，乃知天下无方可用"之窘境，古来有矣。加之日月更迭，沧海桑田，流传后世的中医验方，屡屡真伪混杂，谬误甚多。纵经方、验方汗牛充栋，依然令人感叹千方易得，一效难求。

幸有民国《审查征集验方》，是为近代中国首部官版验方汇编。其所载验方来自全国各地，更经中医改进研究会权威专家审查校验，不仅来源地域广阔，更具较高之可参度，所载方论，涉猎古今，中西贯通，有益临床。

当年《审查征集验方》付梓之日，恰遇战火，巨著散失，令人深憾。可幸刘洋等学者精勤不倦，挖掘整理，使该巨著百年之后重现于世。该书的再次出版，寄托了吾辈对传承中医药的恳切初衷，承载了先贤济世救民的殷殷期望，与众医学方书可谓一脉相承，殊途同归。

诚然，囿于当时环境所限，《审查征集验方》亦存些许不实之谬，读者须去芜存菁，择其善者而从之。书中多有奇方妙用，希众同仁究其因，查其道，明其理，方便临床及科研。

国家级名老中医、山西省中医医院原院长 王晞星

己亥年立春

前　言

近代伊始，民族文化虚无主义者掀起了一股否定中医、废止中医的思潮，并且影响和左右了北洋政府与国民政府的卫生政策。各地"抑中扬西"的态势与日俱增，中医的话语权和生存空间被极度压缩。但与全国形势截然相反，偏居内陆的山西统治者阎锡山特立独行，1919 年成立了以"改进中医及药学使能成为一高等有统系之学术"①为宗旨的第一个官办中医社团——中医改进研究会，阎锡山坚信"中医如能由虚而证诸实，必能兴。将来之西医由实而参诸虚，两相接近，此亦不可不注意研究者也"，中西医互相结合对双方均有益处，认为"中外医理或有互相发明沟通融合之日"。②

1929 年至 1937 年，在山西省政府的鼎力支持下，中医改进研究会在全国范围征集中医秘方、验方。由于建立了合理的奖励制度和规范的征集办法，征集到的民间验方"成帙颇巨"。中医改进研究会又组织中医界耆老名宿按照"贱便验"和"中西参衷"的原则，对所获验方严格审核，逐一给出审查意见。最终陆续编辑出版《审查征集验方》6 册，收录验方 6000 余首，其中不乏民间祖传秘方，以及名家的效验良方，内容丰富，具有方便、安全、适用的特点。《审查征集验方》的出版，开近代由官方征集和整理验方之先河。随着该书的出版，中医界对验方的重视迅速增加。1934年，中央国医馆在何应钦的建议下，编辑出版了《验方新篇》③。1935 年，叶橘泉、丁忠英等 50 余位中医在杭州发起单方实验研究社④。惜《审查征集验方》完整出版之际，适逢抗战爆发，对之关注和研究还少见于学界。

民国《审查征集验方》，在征集、审查、编辑多个环节，从人员、制度、方法、原则等各方面进行了科学合理的安排，具有独特的优势和独到的价值。

第一，建立征集验方的制度，成立征集验方的队伍。

1929 年，阎锡山命令山西省政府村政处全体"村政实察员"，担任"验方调查员"，在下乡之际，从民间收集、征集验方。一时间，村政处搜集到的验方，但"惟其雷同者，实居多数"。分析原因，一是各"村政实察员"缺乏专业基础，无法辨别，良莠掺杂；二是民间验方本属家传保密之方，许多人还想赖此牟利，不肯轻易示

---

① 凡例 [J]. 医学杂志, 1921, (1): 4 – 5.
② 阎锡山. 会长山西督军兼省长第一次开会演说 [J]. 医学杂志, 1921 (1): 18 – 21.
③ 制定编审委员会先行审定验方新篇 [J]. 光华医学杂志, 1934, 1 (12): 50.
④ 国药单方实验研究社简章草案 [J]. 现代医药月刊, 1935, 2 (4): 29 – 30.

人。针对以上原因，为提高征集的专业性，研究会和省政府磋商，对征集措施进行了调整。1933 年开始，省政府特发公函，委派中医改进研究会干事张玠、范国义、单生文、相作良等担任"专员"，亲自到乡间农村征集验方。阎锡山要求各县、区、村长，"或为访察、或为介绍、或为引导"，以利于调查开展①。

第二，健全征集验方的制度，提高民间献方的积极性。

一方面，山西省政府让各县、区、村长宣传征集整理验方"发扬光大、济世活人"的意义；另一方面，由研究会制订了《审查征集验方规则》，建立奖励制度，给予献方者名誉或物质奖励。对于经审查合格的验方，根据"该方用意之巧拙，功效之迟速"每方分别予以六等次的奖金。对不愿受现金报酬的献方者，也可以体现献方者著作名誉。第三、四集由于"其征集之方法与代价，迥不相同也"，所以"概述之资材，纯属珍拾于民间"，时逸人评价"比之坊间所售医方，固不可同日而语"。研究会在山西民间征集的同时，还通过《医学杂志》等刊物，在全国范围内号召主动向研究会投稿提供验方。许多近代中医名家如周小农、张锡纯、沈仲圭、陈莲峰、张沛南、傅仙坊等，都踊跃提供自己认可或试验有效的验方。

第三，建立科学的审查制度，对搜集到的验方进行审核。

时逸人，江苏无锡人，1928 年在上海创设江左国医讲习所，1929 年 8 月开始，先后被聘为中医改进研究会理事、常务理事（主持研究会日常事务），近代中医科学化代表人物之一。作为《审查征集验方》的审查和编撰主要负责人，时逸人为验方的审查进行了周密的制度设计。研究会制订了《审查验方办法》和《审定验方程式》，规定了审查的组织机构和人员分工，明确了审查的标准和原则，细化了审查的形式和流程。严密规范的制度，保证了审查结论的科学、统一。研究会成立以时逸人为首，全体理事组成的征集验方审查委员会，陈宾卿、梁子和、米汉卿、薛复初、赵子忠、刘荫棠、阴庆元、刘伯翁一同负责初审；时逸人、田尔康负责修订工作。

第四，坚持"廉便验"的指导原则，保证所选验方的质量。

中医改进研究会确定，验方的适用对象"一是供家庭自疗之用；二是为仓促无医、亦无力延医者，检方自疗之备"②。时逸人认为，"验方之辑，以'贱便验'为主体"。因为"'贱'则价值甚廉，一般人易于购买；'便'则普通应用之物，俯拾即得；'应验'一层，尤关紧要，苟不足以资应用，则尘饭土羹，何裨实际？"他又举例："假使有一良方，而不便不廉，微论价值昂贵，非普通人之力所能办；若为世间稀有之物，虽出重价，亦有不易的者。即有之，亦不过作博物院之陈列品而已，又何贵乎有此方哉？"所以，审查委员会对"合于上列三项之条件，方足名为'验方'"，"倘缺其一，则无足取"③，将"贱便验"这个既简单、又苛刻的条件视为准则，在验方的收录过程中一以贯之。

---

① 阎锡山. 阎会长征集验方函 [J]. 医学杂志，1936（88）：2.

② 时逸人. 审查征集验方第六集序 [M].//中医改进研究会. 审查征集验方（第六集），太原：山西中医改进研究会，1937：2.

③ 时逸人. 审查征集验方第二集序 [J]. 医学杂志 1936（88）：4~6.

第五，《审查征集验方》重视症候的描述，方便读者对照使用。

时逸人认为"中医之特长，在经验之独得；经验之表现，基于方药之成立；药之应用，以症候为准则。"① 所以，较以往验方简单罗列中药处方不同，《审查征集验方》特别重视症候的描述，和医药常识的宣贯。在各门之前，先将该病的症候，进行整体论述。在具体方药之下，又标以"审查意见"，针对症候相应发挥，对病理、症候尽量采取浅显易懂的方式说明，希望让使用者了解"有某证可用；现某证则不可用"，方便读者按图索骥，对照使用。在某种程度上，《验方》不失为一部中药"基本药物"集的雏形。

第六，编辑过程秉承了中西参衷和与时俱进的精神。

中医改进研究会秉持"参证西医科学""阐发中医真理"的研究态度②，《审查征集验方》6集的编纂，时间跨度达8年之久，目录中分科体例逐渐演变，反映出编辑者参照西医进行中医分科设置的思想变化过程。同时，在《验方》的很多方面，都体现出"参证西医"的态度。一是采用了许多西医疾病名称。二是在阐述疾病机理时直接借鉴了一部分西医明显较中医表述清晰、合理观点。三是在审查分析的结论中，也有许多采取西医的说法。四是在补充治疗中，采取了中西兼采的措施。这些一方面体现了中医改进研究会对西医兼容并蓄的开放心态，另一方面也有利于编撰者能够站在更广阔的视野，剖析验方的科学性。

第七，审查结论科学合理，便于使用。

《验方》根据方药的疗效、安全、合理性，将"审查结论"划分为四个层次：对于赞成的表述为"有效""可用""可资应用""能用"四种；对于可以试用的表述为"可以试验""尚待试用""或可见效"三种；对于持怀疑态度的有"尚待研究""存待试""是否有效，存待试""存疑待考"四种表述；对于完全否定的则有"殊属不妥""属谬误""不可"三种表述。这样，就将组成、效力各异的验方赋值分阶，便于患者根据情况选择使用。

由于《验方》的使用对象，主要是无医学常识者，安全可靠是审查阶段把握的重要原则，研究会特别注重方药的适应证、禁忌证与副作用的考量和注释。《验方》要求，所列方"虽不中病，绝不致延误"。除了在征集阶段要求详细记录"副作用"和"禁忌"两项内容外。在"审查意见"中，还对应注明："某证可用，即适应证；不可用，即禁忌证"。最后，为了确保安全，还要求"无医学常识之检方者，务照'审查意见'下所述是否符合，不可漫用"③。较其他方书不同，中肯严谨的审查结论，利于指导检方者使用，又尽可能减少验方的不良使用后果。

历来中医界视中医单方、民间验方、甚至偏方为铃医、游医谋生的手段，对其整

① 时逸人．审查征集验方第六集序［M］．//中医改进研究会．审查征集验方（第六集），太原：山西中医改进研究会，1937：2.
② 刘洋，张培富．近代中医科学建制化之嚆矢［J］．科学技术哲学研究．2016，33（3）：96-99.
③ 时逸人．审查征集验方第六集序［M］．//中医改进研究会．审查征集验方（第六集），太原：山西中医改进研究会，1937：2.

理和研究都不太重视。近代山西另辟蹊径，通过行政途径进行人员组织，投入巨大资金，建立灵活的献方奖励制度和规范的征集办法，收集到大量确有疗效的民间验方、秘方。又从人员、制度、方法、原则等方面对审查工作合理安排，同时，"贱便验"和参照西医的原则，保证了验方整理和编撰的科学、严谨、实用，使这个传统中医的"下里巴人"焕发出应有的光芒。屠呦呦从《肘后备急方》中得到青蒿素提取灵感的故事，启示着当今的人们，对《审查征集验方》进行继续深入的挖掘和研究的意义。

编者有感于此，多方收罗，集齐全集《审查征集验方》，并经反复整理校对，付梓于世。在整理过程中，为方便现代读者的阅读习惯，将全部验方的分科、格式进行了统一，不合语义的字句进行了增删。原书第一、二册中，在每种疾病分科前面，按照病机、病理进行了相关论述，与后面四册体例有别，且部分表述限于时代，不免偏颇，故将这些论述摘出，作为附录。

编者

2019 年春于并州

重编说明

1. 因时代局限，印刷原因，原书文字错误、缺失较多，本次编辑在收罗流失在国内民间及日本的两个版本 10 种原书的基础上，对相关内容进行了查遗补缺。部分错误的观点、内容也进行了修改。

2. 由于原书整理出版的 8 年历程，恰逢"中西医汇通"阶段，疾病的分科也体现出中西医不断交融共冶的趋势。本书基本沿用原版目录进行分科，也给读者展示这样一个发展进程。第一集的分科体例按照传统中医，或症候分科，分为"中风门""胸腹门""外科""皮肤科""急救门""黄疸门""妇科""儿科""血症门""存疑类""感证"等 14 门。第二集分科体例有所调整，开始吸收了西医分科的方式，包括"调经""损伤""救急""花柳""耳鼻口齿喉咽""精神病""血证""肺病""感冒"等共 26 门。第三集开始，建立起规范的分科体例。总体上按照"内科""妇科""产科""小儿科""外科""皮肤科""花柳科""眼科""口齿科""耳鼻喉咽科""救急篇""杂集""补遗"分 13 科，在"内科"条目下，又按照西医疾病体系分为"呼吸器病""消化器病""神经系病"等 10 类。

3. 原书编者认为，中医之特长，在经验之独得；经验之表现，基于方药之成立；药之应用，以症候为准则。故原书第一集在各门之前，先将该病之症候，统述大概。方药之下，标以"审查意见"，专在症候上发挥，有某证可用，现某证不可用。根据方药的疗效、安全、合理性，"审查结论"划分为四个层次：对于赞成的表述为"有效""可用""可资应用""能用"四种；对于可以试用的表述为"可以试验""尚待试用""或可见效"三种；对于持怀疑态度的有"尚待研究""存待试""是否有效，存待试""存疑待考"四种表述；对于完全否定的则有"殊属不妥""属谬误""不可"三种表述，便于患者根据情况选择使用。有些验方缺审查意见，本次重编不做增补。

4. 本次重新编印时，为符合现代人阅读习惯，在每方之下增加了"组成""用法"标题。由于原书是竖版，其中"上列于右""下列于左"等表述，改为"以上""以下"等表述。并将原书中的"按语""按"酌情修删。

5. 原书中部分验方后，注明了献方人姓名。本次重编，在该方之后，用括号标识。

6. 书中"钱二分""钱半""各两"等意为该药分量为"一钱二分""一钱半""各一两"。

目 录

审查征集验方

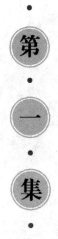

第

一

集

中医改进研究会印行

中华民国二十二年初版
中华民国二十六年再版

序

本书原名《良方汇》，共五卷，分列四十四门，集方八百九十五首。盂县村政实察员王诱，在盂县实察村政，得该县牛村已故名医郭效古君所家藏者，呈送省府。由省府于十九年春，函发本会，嘱令："详加审查，签注意见，以便刊行于世。"作为用方之指针，搜集多数验方，复交本会审查编定，期有济于世，意至良法至善也。

考征集验方之缘起，十八年夏，本会阎会长，公布征集民间有效验方办法，询所谓"以济人为志，以博爱为心者"。村政处各区村政观察员，负征集之责。先后征集所得验方，由省府汇交本会，在数千以上，惟其雷同者，实居多数。在二十一年份，除已刊行拙编《审查征集验方》数册外，所存之数仍多。《良方汇》一书，系郭效古医士所家藏。其为经验之抄述，抑为其先人之遗著。虽不可考，然其中确有多数经验良方，足备治疗选用之需要。虽与其他各方，均为村政处同时所征集，然精粗各别，本书实其征集所得之最佳者。

二十一年春，下走奉阎会长委派，忝充本会常务理事职务。会务进行之方针，征集及审查验方，实占主要之工作。下走担任"星期征稿""星期讲演"，编辑《杂志》，编订《验方》，编订《传染病》，并在医校、医院授课诊病等工作。对于审查验方事项，专在理事开会时办理。每周开会，审查数十方，或百余方。因本书为征集验方中最佳部分，故尽先从事，以期速成。本会上年规定审查验方之方法：讹者正之，缺者补之；方义不明者，补充之，主治不确者，增定其主治；并于每方之后，附以审查意见，说明应用之方针；药方不全，无法增订者，则存疑以待，不敢以私意妄加评判也。下走于十九年及二十年间，所审查验方之方法，皆本此意以进行。现届审查方法，仍守前例。本书除由本会理事会开会审查外，并由田生尔康，参加编订之工作。复由下走整理而修饰之。明知一管所窥，殊不足以发挥中医验方精奥之底蕴，惟祈医界贤哲，进而教之。二十二年春二月，因本书所有验方审查完竣，即行付印。嗣因印工太慢，篇中需刻之字数甚多。每一版之一再校对，待印成后，每有过二周以上者，致过期半载有余，为之抱疚无已，书此志歉。

民国二十二年秋九月
时逸人敬序

目　　录

一、内科

（一）传染病

1. 痢疾

按：痢疾一病，无不由湿热凝滞而起，只宜清热消导，断不可骤用人参、白术、黄芪①等温补诸药，使邪气固结于内，永无解期。近世医者，专事温补，贻误必多。殊不知湿热之气，愈补愈盛，风寒之邪，愈补愈固。致病势加重，皆用补太早之过也。故特为拈出，以与治痢证者一谈，又凡痢疾一证。人参、白术，断断不可早用，必待病势已退，体虚而不能复元者方可试用。

痢疾多由外感热、暑、温三气而成，痢必从外而出之。是以下痢之病，必从汗先解其外，后调其内。首用辛凉以解其表，次用苦寒以清其里，不过一二剂可愈矣。若失于发表外邪，但从里出，不死不休。故虽有百日之久，必用逆流挽舟法，引其邪而出之于外，则死症可活，危证可安，宜用活人败毒散。（原文）

（1）活人败毒散

组成：羌活、独活、前胡、柴胡、川芎、苦桔梗、炒枳壳、白茯苓各一两，生甘草五钱。

用法：治痢加白芍一两，炒川连一两。为细末，每服二钱，水一盅，姜三片，煎七分，温服。或用滚汤泡服亦可。

主治：此药治伤寒、瘟疫、风湿、风眩、拘捲风痰、头疾目眩、四肢病、憎寒壮热、项强睛痛，及老人小儿皆可服，或瘟疫时行，或人多风痰，或居处卑湿，脚弱，此药不可缺也。日三五服，以知为度。如烦热，加炒黄芩，不止治痢疾一病也。

【审查意见】力戒温补，禁用参术，实为治痢不易之论。但谓虽有百日之久，亦用活人败毒散，则言之未免太偏。查本方药品以散风寒为主，外有风寒者当然合拍。若无风寒外束，但有发热汗出则羌活独宣散便不合法。证经百日，体虚羸瘦，如现自汗、盗汗、烦渴引饮，又当可用羌独宣散乎。总之，治病当以所现证候为主，再参以体质营养之状态，经过之久，暂为处方之标准，切勿误信其言。

山阴倪涵初先生手定治痢奇方

痢为险恶之证，生死所关，不惟市医治之失宜。而古今治法千家，皆不得其道。是以不能速收全效，今立方何以为奇？不泥成法，故奇也。立论何以为妙，不胶成说，故妙也。然其药品又不外乎常用而已。有识者，故不可更张，勿为市医所误，遵而用之，百试百效者也。（原文）

---

① 今"黄芪"。

（2）初起煎方

组成：川黄连、条黄芩、白芍药、山楂肉各钱二分，陈枳壳、姜炒紫朴、坚槟榔、青皮各八分，南木香二分，甘草、地榆各五分，川红花酒炒三分，桃仁泥一钱，当归五分。

用法：水二碗，煎一碗，空心服。此方或红或白，里急后重，身热腹痛者，俱可服。如单白者，去地榆、桃仁，加橘红四分，木香二分。如滞涩甚，加大黄二钱，用酒伴炒，服一、二剂仍除之。若用一剂滞已去，不必用二剂矣。大黄年幼之人不可拘用二钱。此方用之三五日神效，用之于旬日亦效。惟十日半月外，则当加减矣，另详于下。

【审查意见】此方清热、利湿、调气，消滞。在初起腹痛，里急后重，当然有效，若有恶寒发热之风寒，身热面垢之暑症，则宜斟酌加减。

（3）加减煎方

组成：川黄连生用四分、酒炒六分，条黄芩生用四分、酒炒六分，厚青皮四分，广橘红四分，白芍药生用四分、酒炒六分，坚槟榔四分，甘草生二分、灸三分，当归五分，地榆四分，桃仁泥六分，红花三分，山楂肉一钱，木香二分。

【加减法】水二碗，煎一碗，空心服，渣再煎服。

如延至月余，觉脾胃弱而虚滑者，法当补理，其方如下。

（4）补理煎方

组成：川黄连酒炒六分，酒黄芩六分，酒白芍四分，广橘红六分，灸甘草五分，炒白术五分，当归五分，人参五分。

【加减法】用水二碗，煎一碗，空心服，渣再煎服。以上（3）方，如妇人有胎者，去桃仁、红花、槟榔。以上（3）方随用辄效。其有不效者，必初时投参术等剂太早，补涩邪气在内，久而正气已虚，邪气益甚，缠绵不已。欲补而涩之，则助邪，欲清而疏之，则愈滑，遂至不可救药。虽有奇方，无如之何？则投温补杀之也。

【审查意见】脾胃弱而虚滑，其状痢白、脱肛，不甚里急，不很后重。体倦无力，食思不振，痢白而有清冷如凉粉之状，则当温补矣。四君八珍补中益气佐以消导药品，芩连皆为厉禁。若于痢愈大半，余热未清，有虚象者，以此清余热，调脾胃尚可。

微理妙论（原文）

古今治痢，皆曰：热则清之，寒则温之，热则下之，有表证则汗之，小便赤涩则分利之，此五者举世信用，如规矩准绳不可易。予谓五者，惟清热一法无忌，余则犯四大忌，不可用也，今详于后。

一曰禁温补。痢之为病，由温热蕴积，胶滞于肠胃中而发也。宜清邪热，导滞气，行瘀血，其病则去。若用参术等温补之剂，则热愈热，气愈滞，而血愈凝，久之正气虚，邪气盛，不可疗矣，此投温补之过最烈也。

二曰禁大下。痢因邪热胶滞肠胃而成，与沟渠壅塞相似，惟用磨利疏通则愈。若用承气汤大下之，譬如欲清壅塞之渠，而注狂澜之水，壅塞必不可去，无不峰崩堤塌矣。治痢而大下之，胶滞必不可去，徒伤胃气损元气而已。正气伤损，邪气不可除。壮者尤可，弱者危矣。

三曰忌发汗。痢者头疼目眩，身发寒热者，此非外感，乃内毒熏蒸，自内达外。虽有表证，实非表邪也。若发汗，则正气既耗，邪气益肆。且风剂燥热，愈助热邪，表虚于外，邪炽于内，鲜不毙矣。

四曰忌分利。利小便者，治水泻之良法也。以之治痢，则大乖矣。痢因邪热胶滞，津液枯涩而成。若用五苓等剂，分利其水，则津液愈枯，滞涩愈甚。遂至缠绵不已。则分利之为害也。若清热导滞，则病自愈，而小便自清，又安用分利为哉。

凡痢疾初期，宜急服大黄为主，一切白术山药之类不可轻服，恐淹缠难愈。痢疾里急后重窘迫不通，腹内绞痛，皆属实热。不拘日数，必以苦寒药治之，医家畏缩迁延，每致日久难治。（原文）

（5）治痢疾方

组成：枯矾、五倍子各两。

用法：共为末，蜜丸绿豆大，阴干，大人三钱，小儿一钱。红痢白水下，白痢黄酒下。

【审查意见】二味皆收敛药，久经他药无效者，方可一试，否则不敢轻用。

（6）治痢疾无滞方

组成：石榴皮二钱，黄丹一钱，白矾五钱。

用法：（共）为细末。黄蜡一两，熔化为丸，绿豆大，服七丸。红痢清茶下，白痢姜汤下。

【审查意见】此与前方同，不甚里急，而无滞者可用，初起勿用。

（7）人参败毒散

主治：治痢疾神效，止后服香连化滞汤一、二剂。

组成：人参、桔梗、柴胡、羌独活各一钱，茯苓、川芎、前胡各八分，枳壳七分。甘草、姜枣为引。加山栀、丹皮各一钱。

【审查意见】此嘉言治痢"逆流挽舟"之法也，与"活人败毒散"大致相同。发散之药太多，终嫌不妥。

（8）木香导气汤

主治：治痢初起，腹痛，红白相杂，里急后重，发热，噤口。痢不拘老少，一服甚效。

组成：大黄、滑石各钱半，槟榔、姜厚朴、白芍、黄连、朴硝各钱二分，木香五分（研），归尾、茯苓各八分，木通钱。

用法：水煎温服。如初起先服此药，一服尽下滞物自愈，再服汤泡饮即痊，万无一失。

（9）痢疾立验神方

组成：香附、广陈皮、赤芍、黑栀子、车前子（炒）、炒川连各一钱，连翘五分，木香二分磨水煎成药入内。

用法：水煎温服。

【审查意见】此方宜加焦三仙，槟榔，做初起之剂。如里急甚者，赤芍应易生白芍，归芍用量，须达三钱。

（10）泡汤饮

主治：治大人、小儿，红白痢疾，里急后重，疼痛难忍，日夜无度。新起者不可服，过数日一服即止。初起者，可用木香导气汤。

治法：罂粟壳三钱，温水泡去两头顶蒂，蜜炙黄色；炙草二分，乌梅一个打碎，三味放在碗内，入蜜一两，搅匀，上用一碗盖定，用白滚水一小碗冲入，少时拿与病人尽饮之立愈。

（11）铁门闩

主治：治水泻痢疾。

组成：五倍子一两，白矾三钱半，黄丹二钱，黄蜡一两。

用法：前三味研末，黄蜡为丸，如绿豆大。小儿用五至七丸，大人十丸。红痢：茶二钱，姜一钱，煎汤服。白痢：茶一钱，姜二钱，煎汤服。

【审查意见】此亦收敛止涩之方，其止水泻者，以能干燥水分也。但于初起，及内滞不净泻痢不宜。

（12）治水泻红白痢疾方

治法：川蚊不拘多少，阴阳瓦焙熟为末，捣葱如垢，合丸如芡实大。红痢清茶下，白痢姜汤下，水泻米汤下。

【审查意见】川蚊恐系川锦纹之误，盖亦梳利积滞之意。每服以一钱至钱半为限。

（13）治红白痢疾方

治法：七个罂壳七个枣，七个乌梅七寸草，灯心加来酒同煎，赤红痢疾当时好。

【审查意见】此亦酸敛之品，初起不宜骤用。

（14）治噤口痢方

治法：秋王瓜藤烧灰，萝卜籽炒研细，各等分，白糖汤调灌下即愈。

（15）姜茶煎

主治：专治小儿痢疾。

组成：生姜、细茶各三钱。

用法：水二盅，煎一盅，服效。

【审查意见】姜茶饮治白痢，及湿热喘促有效，盖以清热，宣通，兼擅故也。

（16）治慢性白痢方

组成：乌梅（去核）、细茶各等分。

用法：为末蜜丸，弹子大。每用一丸，滚水下。

【审查意见】此方于慢性白痢，颇为应验。

（17）治小儿红白痢方

主治：小儿红白痢疾。

治法：团粉，红痢三钱，白痢七钱，黑糖，红痢三钱，白痢七钱，水调服。

【审查意见】团粉不知为何物。黑糖虽能行血，但于时疹颇忌，宜审慎之。

（18）香参丸

主治：治痢疾效。

组成：木香四两，苦参六两（酒炒），甘草一斤。

用法：熬膏丸，桐子大，每服三钱。白痢姜汤下，红痢甘草汤下，噤口痢砂仁莲肉汤下，水泻者猪苓泽泻汤下。

【审查意见】此方治痢疾极效，木香以调气，苦参以除湿热，但少有消导之药，斟加查曲①较佳。

（19）治噤口痢方

组成：鹿角二两（煅存为末）。

用法：大人每服三钱，小儿每服二钱，早晨用酒送下。（鹿角治口噤痢，当以虚寒之痢为限）

（20）秘制大黄法

主治：治痢疾食积膨胀，大便燥急等症。

治法：用锦纹大黄十斤，好酒浸透，蒸三炷香，晒干。共六次后，用藁本煮汁，浸透蒸一次，车前草煮汁蒸一次，扁柏叶煮透蒸一次，计九蒸九晒，干蜜丸。每服二三钱，治一切杂症真良方也。

（21）治痢汤药

主治：治一切痢疾初起。

组成：全当归、炒枳壳、坚槟榔、姜川连、炒苍术各钱，酒芍药、炒黄芩各钱半，生大黄二钱，滑石粉二钱，广木香八分，炙甘草五分。

用法：姜煎服。

【审查意见】此方于痢证初起，无发热之证者，可用。如有寒热，宜加寒热之药。又苍术一味。治痢终嫌不妥，宜去之。

（22）驻车丸

主治：治一切久痢红白不止，口干发热，饮食无味。

组成：酒川连、酒当归各三两，乌梅肉一两五钱，炮姜一两五钱，真阿胶一两五钱。

用法：蛤粉炒成珠，神曲糊为丸，桐子大，每服百丸，白汤下。

【审查意见】此《千金》方也，治赤多白少之久痢颇效。原本所列主治，均属不切。

（23）治食蟹患冷痢方

治法：藕节洗净捣烂，热汤下，数次即愈。

---

① 即山楂和神曲。

（24）治痢方

组成：细茶三钱（盐炒去盐），槟榔三钱。

用法：水煎服。

（25）治噤口痢方

组成：石莲子肉一两（去青心），木香三钱。

用法：研末，每服二钱，米汤调下。

【审查意见】痢疾噤口，原因非一，有中虚者，有热极者，有毒素浸润者。石莲调理噤口，是中虚之噤口，备试可也。

（26）治痢第二十六方

治法：萝卜汤调蜜，缓缓饮之。（尚属平淡）

（27）治痢第二十七方

治法：米粒不下，百药不效者，用五谷虫焙干为末。每服二三钱，米汤下。（恐力不胜任）

（28）治痢第二十八方

治法：田螺一个，陈豆豉一两，葱十根，姜五钱，共捣成泥，入麝香少许，为一饼，敷在病人脐上。用参五分，煎汤噙于口中，以咽下思食为度，即去饼，病自退去。（备试）

2. 霍乱

（1）藿香正气散

主治：专治夏秋时令，感染风寒，腹痛吐泻，恶心头疼，身热，霍乱。

组成：广藿香二钱，紫苏叶、姜厚朴、姜制夏、土白术、白茯苓、苦桔梗、大腹皮、香白芷、生甘草四分，香薷钱，白扁豆三钱（炒）。

用法：有热加炒黄连一钱。时气寒热，加柴胡、葛根各一钱。泄泻加五苓散。霍乱加黄连香薷散。腹痛加广香木五分。大便不利加炒枳壳一钱。

【审查意见】藿香正气散，为治夏月暑湿而湿重于暑者。宜捣末为散，水煎热服。今人沿用蜜丸，已失本旨，又不宜概用于暑热病症。其加减法，亦欠妥。

（2）黄金丹

主治：治夏月霍乱，痧胀青筋等症。

组成：川连二两四钱，干姜一二钱，车前子六钱，公丁香三钱（不见火），醋香附三钱，酒芩二一钱，芥穗三钱，砂仁三钱，荜拔三钱，盐泽泻二钱，川贝三钱，陈皮三钱，麦芽三钱，广木香三钱（不见火），槟榔六钱。

用法：共为细末，用荷叶煎打面糊为丸，做百锭。冷水调和，每服一锭。勿犯色，用酒调服（不切）并治黄疸痢疾。

【审查意见】此方寒热杂用，辛开透达。宜于取凉饮冷吐泻者。若纯系暑热病症，不宜取用。

（3）治暴急霍乱吐泻方

组成：陈皮五钱，藿香五钱，黄土澄泥。

用法：水二盅，煎一盅服。神效。

【审查意见】土能保护肠胃之黏膜，陈皮藿香，和胃止吐，颇称合拍。然呕吐酸水者，则嫌过燥，宜加苏叶五分，黄连五分，百沸汤冲缓缓服之，又陈藿分量太重，以用二钱为宜。

（4）治霍乱吐泻方

治法：用净黄土，以冷水调饮，童便尤佳。（亦清护黏膜之义）

（5）阴阳水方

治法：用井花水和百沸汤各半碗，服之效。

【审查意见】井花水，凉水与百沸汤兑和，名阴阳水，调整脾胃颇验。

（6）治霍乱转筋肢冷方

主治：治霍乱头眩眼晕，手足转筋，四肢逆冷。

治法：急用大蒜头捣烂，和井花水服。（可备救急）

（7）治霍乱转筋吐泻方

主治：治转筋霍乱吐泻。

治法：扶病人坐起，将凉水淋两腿筋即不转。或以水二桶，慢慢抬起病人，脚入桶内，浸过曲膝上立效。

【审查意见】转筋有热灼筋燥，有寒极牵引之二种，视其主症，不难鉴别。曾见一老医，用此法立取捷效，盖为凉水刺激，使血行起反射的兴奋故也。

（8）治绞肠痧方

主治：治霍乱欲吐不吐，欲泻不泻，即绞肠痧。

治法：用手将左腿凹内拍数十下，即有青筋突起，将针刺出黑血立愈。（此法颇效）

（9）治霍乱下痢方

主治：治霍乱而又下痢者。

组成：乌梅七个，冰糖二两。

用法：水二盅，煎一盅。放土坑内，候温取服。

【审查意见】酸甘收敛，治慢性腹痛则可，治霍乱吐泻则大忌。

（10）治霍乱转筋方

主治：治转筋霍乱。

组成：木瓜三钱，黑糖三钱。

用法：水煎数沸，凉服即愈。

【审查意见】木瓜舒筋，然溺赤者忌用，更不宜于暑岁霍乱。

（11）治霍乱转筋方

主治：治转筋霍乱。

治法：大萝卜梗叶，细切捣烂取汁，饮之效。（可试用）

（12）灸法

主治：治霍乱已死，腹中有暖气者。

治法：用盐纳脐中，灸七壮。（假死或可，已死岂能再活）

（13）治霍乱神效方

治法：生王瓜取汁一酒杯、生姜汁一酒杯，共合灌之。

【审查意见】王瓜能解毒通瘀，姜汁辛温疏滞。然姜不宜于痧秽，患者如嚼黄豆，不觉有生腥气者，不可用姜。

（14）治干霍乱方

主治：腹疼出汗，吐泻不出，急在顷刻。

组成：食盐一两，生姜五钱（切片）。

用法：同炒色变，以水一碗煎服，不宜热服，好后不可进食。

【审查意见】食盐同生姜，不如食盐炒热，与童便探吐较妥。

（15）治绞肠痧方

治法：用明矾三四钱，滚水调匀，温服即效。

【审查意见】明矾酸涩，且饮热水，必能作吐，为干霍乱之涌乱剂。

（16）点刺法

治法：先将两臂抹下，其恶血聚指头上。以针刺其十指甲下一分半处，出血即安。（一切急症皆宜）

3. 黄疸

按：黄疸，身黄面黄目黄溺黄是也。考其原因，中医谓脾胃湿热熏蒸而然，西医谓胆汁入于血分，为由肝脏胆液充积之故。或血液中之血素变为胆色素，称曰血性黄疸。骤视之，似有二歧，细究之，理同一揆。盖中医所言之湿，范围极广，湿润之湿，液体之湿，与夫蒸气之湿，统称之谓湿。消化不良，停积肠胃内之液体，循环障碍，蓄积储留之液体，亦以湿字包之。学者应当认识中医湿字范围之广，胆液蓄积，自属液体，谓之曰湿，亦无不可。其别虽有五，即黄疸、谷疸、酒疸、女劳疸、黄汗是也，然不如以阴阳为简切。阴黄之色晦暗，阳黄之色鲜明，治阳黄宜偏清热，治阴黄则重利湿，然不如以阴阳为简切，阴黄之色晦暗，阳黄之色鲜明。治阳黄宜偏清热，治阴黄则重利湿，其大凉大下，皆宜慎用。审证势之轻重，以口渴不渴为辨，察黄毒之利否。视小便之色为消长，饮食只宜清淡，不宜肥甘，益增腻滞。查本门列方，有治外者，有内服者，而于主治不详，使人无用方之准备，特订正之，以便家庭自疗之一助[①]。

（1）治遍身发黄如金色方

组成：甜瓜蒂（六月六日收者好）、丁香各四十九个。

用法：用净砂锅炒，以烟尽为度，研为细末，小儿半匙，大人一匙，吹入口鼻内数次。

【审查意见】此方颇验，其详细之理论，见审查征集验方第二集，传染病门。

[①] 此症金匮书中最详。

（2）治黄疸浑身如金色方

组成：苦丁香二钱，母丁香一钱，黍米四十九粒，赤小豆五分。

用法：（共）为细末，临卧时先含凉水一口，却于两鼻孔嗅上半字，便睡，至次日打下黄水，便服黄连散。病轻者五日见功，重者半月见效。

（3）黄连散

主治：治黄疸大小便秘涩，雍热在内者。

组成：醋炒大黄、黄连各二两，黄芩、炙草各一两

用法：（共）为细末，食后用温水调下二钱，日三服。

【审查意见】丁香、黍米、小豆等，作吸入剂，颇有应验。苦丁香即甜瓜蒂，功能涌吐痰涎，渗湿利水。母丁香有特异之芳香，用以升降气机，并为由呼吸传达药力之向导品、赤豆利湿，黍米缓和。药气随空气而入肺动脉，于以循环全身，遂呈中和或制止胆汁之用。此为外治之良法，但用后接服黄连汤，则宜大为审慎，果有烦渴，热极便秘等症，始为适应，否则不敢轻用。

（4）苦丁香方

治法：苦丁香为末，塞鼻内一时。鼻出黄水，水净即止。三日后，再出一次痊愈。

【审查意见】单用苦丁香，功用虽同，但不如佐以白丁香，赤豆较佳。

（5）专治五疸方

治法：丝瓜子烧存性为末。如因酒病者，酒调下。面病者，面汤调下。

【审查意见】药性和平可用。

（6）三物汤

主治：治黄疸大便自利而黄。

组成：茵陈蒿三钱，栀子、黄连各二钱。

用法：水煎服。

【审查意见】茵陈为黄病之特效药，连、栀燥湿清热，此治黄疸之属于阳黄，其色金黄如橘子色者。

（7）治漫胆眼于周身黄如金色者方

治法：丝瓜根或三七根捣烂，水一碗，煎八分，冲黄酒服。病深者，服二三剂方好。

【审查意见】丝瓜能通络，解毒凉血，药性和平，可备采用。

（8）专治黄病方

治法：黑白牵牛各三两，用一个糟发大饽饽，刀切开，去内瓤，装上牵牛末合一处，纸包好，放炭火内，烧出烟存性，去面，用牵牛为末。每服钱半，黄酒下，尽下黄水为效。

【审查意见】牵牛子，功专利水，治黄疸湿浊水停，肠鸣呕恶者可用，糟发大饽饽未详。

（9）真元广利方

主治：治黄疸皮肤面如金色，小便赤，心烦口干者。

组成：秦艽三钱，牛乳两碗。

用法：煎一碗温服。

【加减法】又方加芒硝一钱

【审查意见】面黄如金色，心烦溺赤，明系热重于湿之阳黄。秦艽为风湿药，牛乳是温润品，似宜治阴黄，而不宜于阳黄，兹重订主治如下。

【订正主治】治黄而晦暗，骨节疼痛，口干不欲饮，倦怠无力者。

（10）专治五疸方

治法：益母草捣取汁一杯，好酒冲服，四五次即愈。

【审查意见】黄病多兼消化不良，盖即古医所谓脾湿之征，治宜注意消化器病，如渗湿利水，温利健胃是也。益母草功能净血，于无兼证时，或可有效。

4. 疟疾

按：疟疾之实质病原，据西人考察，谓由一种原虫，籍疟蚊之媒介，侵入人体，潜于血液，破坏赤血球所致。然疟疾特多发于夏秋，其故何在？是则六淫气化之说，不可不讲矣。内经论最详，大要谓邪藏骨髓之中，不与阳俱出，而随阴偕行。出则并于阳，以与阴争为热。复入则并于阴，以与阳争为寒。试推其意，曰出入，非疟原虫之分裂乎？曰阴阳，非指两个赤血球乎？疟论明言，疟由暑热藏于营气之舍。寒水气藏于皮肤之内，故治疟当以清暑利湿，化痰消食为主。其有间日三日一发者，乃病邪深入，久而绵缠之证。如果体虚不胜，即当佐以补益。古以小柴胡汤为治疟专剂，不知柴胡为少阳专药。少阳证寒热往来，形如疟状，非疟疾即少阳证也。

（1）治疟疾初起效方

主治：由风寒起者非宜

组成：姜炒青皮、广陈皮、炒白术、柴胡、桔梗、制半夏各二钱。

用法：水二碗蒸六分，另用南山楂二两，水二碗煎四分和在一处露一宿，次早服

【审查意见】此通俗治疟之方也，实则六气俱能成疟，而以宿痰宿食，为其内应。当审原因而治之，不必皆用柴胡。宜于方中去柴胡白术，加常山、草果、槟榔、砂仁、酒芩等，其效乃著。

（2）治疟祛痰祛寒方

主治：俟发过七八次后服

治法：常山钱半，酒煮晒干，槟榔钱半，丁香七分，乌梅一个，黄酒一盅，半蒸三四滚取起，露一夜，次早疟将发时服之，得吐而愈。

【审查意见】此是祛痰祛寒之方，不能涌吐，如欲吐痰，宜去槟榔加甘草则吐，但治疟方法，不必需要吐法也。方中宜去丁香，加陈皮、半夏、赤苓、焦三仙等尤效

（3）治久疟阴疟效方

治法：荞麦细面，不拘多少，用活蟹去头滴血丸之，阴干。未发之先，预服三钱，滚水下。

【审查意见】此方不详其理，恐未能验。又闻一单方，用狗蝇去肢翅，黄蜡包为小丸，一蝇包一个。初两次服五七粒，渐加至十余粒，治久疟不愈。曾见一人有效，

其理自思不解，或能杀疟之原虫卵。

（4）驱疟汤

主治：俟发过六七次后服。

组成：常山（酒炒晒干）、知母、贝母、草果各钱半。

用法：水煎。五更时热服，忌鸡肉。

【审查意见】此乃消寒祛痰之药。知母、草果，调其寒热之偏胜。常山、贝母，祛其潜伏之顽痰，宜加槟榔、赤苓、陈皮等，其功更捷。

（5）疟疾奇方

治法：青蒿采叶子晒干研末，或为丸。头一日晚，预服三分，次早用热黄酒服三分，叶汤亦可；浑身热者，黄酒服；或属火走注，喉干口渴，冷水煮服，即能解暑除热，此药又能治阴虚声哑。

【审查意见】疟之发也，多有痰食之停滞，外感之触动。青蒿善清热，治温疟暑疟，容有小效，但不加消食祛痰药，单方恐无功效。

（6）久疟效方

治法：大枣两个，去皮核。斑蝥两个焙研，入枣肉内研匀。加热猪油少许，捏成饼子，指头大，贴在两眉中间，印堂上，一周时即愈。

【审查意见】此吊炎方法，敷贴处必发炎肿痛。意其疟毒由此处外出，亦分消其势之一法。但不可专任，其效甚微。

（7）治疟发方

不拘次数多少一服即愈。

苦参一味，为细末，用好醋打面糊为丸。桐子大。临发之日，早晨用桃枝七寸，柳七寸，泡汤一茶碗，服三分。

【审查意见】苦参能杀虫去湿，治疟或有功效，但编者未经试验，不敢证明确实，暂予存疑，后究研证实，再为编入。

（8）治小儿疟疾久不愈方

组成：炙草三分，草果（泡皮壳）三钱半，姜厚朴、乌梅肉、半夏曲（姜炒）、良姜（土炒）、青皮（炒）各五钱。

用法：每服三分，姜三片，枣一枚，同煎服。

【审查意见】久疟不愈，致体虚者。宜加参术之属。此方去炙草良姜，加槟榔常山各钱半，治疟有效。

（9）治小儿温疟方

治法：鸡肫黄皮，煅灰存性，乳和服之，男雄女雌。

【审查意见】久既是温疟，为何用鸡肫皮治之？当是小儿食滞之疟，宜易为食疟。

（10）治疟母方

主治：治久疟腹中结块，名曰疟母

组成：醋炙鳖甲三钱，土白术一钱，炙草五分，黄芪一钱（蜜炒），酒白芍一钱，川芎一钱。

【审查意见】疟母之病理，系久疟循环障碍。该处之淋巴液，与血液，并肠间糟粕停积所致。治宜消积导浊，此方仅鳖甲一味，擅化积之力，而黄芪、白术，又与疟母之治发不合，不若鳖甲煎丸之周到恰合也。

（11）治三日一次疟疾方

组成：生姜、细茶、山楂、柴胡各一两。

用法：酒一大碗，井、河水各一大碗。煎至一碗。露一宿，次早温服。

【审查意见】姜茶饮，功能祛痰清热，合山楂之消滞，柴胡之和解，一切疟症，其内热轻者，俱可采用。又不必如是煎法。水煎各三钱即可，或代茶饮之，又按此方内，如去柴胡，加常山三钱，则方意较纯，而且功效亦较为确实。

（12）治各种久疟

治法：夜明砂为末，每用一钱，温开水送下。

【审查意见】夜明砂为蝙蝠所遗之粪，中含有未消化之虫如蚊萤等。用治疟疾，本草载之，意谓本药或可扑减疟之原虫乎。

（13）治疟疾方

治法：公道颗草尖煎水，于未发之前，洗足即愈。

【审查意见】按公道颗草不详，待考。暂予存疑。

（14）治疟疾后成痞块奇方

组成：炒小茴、芜荑、白芷、肉桂、白蔻仁、甘草各一两，青皮、陈皮、莪术（煨）各二两，砂仁五钱，阿魏四钱。

用法：共研末为丸，朱砂水飞五钱为衣，每两钱，清茶下。

【审查意见】疟后之成痞块，证属疟母，治疗方法，注重在活血化瘀，以消化脾脏之积血。方中药味，多属治消化停滞之证。用治疟母，尚嫌不合。

（15）截疟之法

主治：正可用之壮盛人，四五次发后，疟势少减，可以截之。若虚弱之人，始终不可截也。大凡疟疾初起，先宜发散，出汗，用疏邪汤。

组成：川芎、白芷、麻黄、炒白芍、川羌活、防风、荆芥、紫苏各钱，生草五分，生姜三片，葱白三钱。

用法：水煎露一宿，次早温服，有痰加陈皮一钱，有湿加苍术一钱，夹食加炒香附一钱、山楂一钱。

【审查意见】病症之久暂，次数之多寡，不过为诊断上之应注意者，实则无论四五次与六七次，亦当以现症为准。有斯症，用斯药。此方系发散感冒，虽在三四次后，有鼻塞无汗等症，亦可采用。纵于初起。无感冒证者，则当悬禁。爰述其理于此。又：方中麻黄、羌活，皆宜删去，因发汗药太多之故耳。

山阴倪涵初先生手定治疟疾奇效三方

疟之为害，南人患之，北人尤甚。弱者患之，强者尤甚。虽不致遽伤大命。然不治则发无已时，治之不得其道。则恶邪内伏，正气日虚。久而久之，遂不可药。余所定三方，甚为平易无奇，且不必分阳疟阴疟。一日二日三日，及非时疟，人无老幼，病无久远，此三方不必加减，惟按次第服之。无不应手而愈也。

（16）山阴倪涵初先生手定治疟疾奇效第一方

组成：广陈皮、陈半夏（姜汁煮透）、白茯苓、威灵仙各一钱，苍术（米泔水浸一日切炒净）八分，紫厚朴（姜汁炒），青皮六分，槟榔六分，炙草三分。

用法：姜三片，并喝水各一盏，井河水各一盏，煎九分，饥时服。渣再煎服，如头疼，加白芷一分。此方平胃消痰，利气除湿，有疏导开先之功，受病轻者，二剂即愈，勿再药可也。若三剂后，病势虽减，而不痊愈，必用第二方，少则三剂，多则五剂而已。

【审查意见】此方治偏于湿浊之疟尚可。

（17）山阴倪涵初先生手定治疟疾奇效第二方

组成：何首乌三钱（生用），广陈皮八分，紫头蒜八分，当归一钱，白茯苓八分，炒黄芩八分，炒白术一钱，知母二钱，威灵仙一钱，甘草三分，醋炙鳖甲（研粉）三钱。

用法：上药加姜三片，井、河水各一盏，煎八分，加无灰酒五分，再煎一滚，空心服。此方妙在补泻互用，虚实均宜，不用人参黄芪，摒去常山草果，平平无奇，却有神效。即极弱之人，缠绵极重者，十剂后立有起色，立奏万全，所云加减一二，即不灵应者，正此方也。

【审查意见】此治疟久血虚之方。

（18）山阴倪涵初先生手定治疟疾奇效第三方

组成：人参一钱，蜜炙黄芪钱二分，当归钱二分，炒白术钱，广陈皮八分，炙甘草三分，柴胡八分，升麻四分。

用法：或加何首乌二钱，炒知母钱或加青蒿子八分，麦芽一分，姜一片，枣两枚，水二盏，煎八分，半饥时服，用三五剂，元气充实，永不发矣。方虽有三，第三第二，实为主方，既不刻削，亦不峻补。功独归之，其第三方，专为有力者设，贫家安得有参，只多服第二方可也。

【审查意见】身体虚弱，病势将衰，此方可用。

（19）久疟全消方

组成：威灵仙一两，醋炙蓬术一两，炒麦芽一两，金毛狗脊八钱，青蒿子五钱，山甲珠五钱，黄丹五钱，鳖甲五钱（酒炙脆研细），如小儿加鸡肫黄皮五钱炙末，外用山药粉一两，饴糖一两。

用法：（共）为细末，上药加水一小碗为丸，如绿豆大，每半饥时姜汤送二三钱。凡处暑后冬至前，或间日或非时缠绵日久，必有疟母，当酌定此方法，不半料，遂痊愈。

【审查意见】制黄丹法，系以铅少加明矾少许，火烧而成。其主要之用途，为制膏不可火烧之药，内服虽有坠痰、消积、杀虫之能。然究非内服所宜，治疟母，当以鳖甲煎丸为是，如用本方以消疟母，须去狗脊、黄丹、山药、饴糖。

（20）灸法

治法：用旱莲草捣烂，置左手寸口上，以古钱压定帛系住，良久起小泡，谓之天灸，甚效。（有无效果须待试验）

（21）疟灵丹

主治：治疟疾发过五次者。

治法：五月初四日，拣匀黑豆四十九粒，用水泡。初五清晨，捏去皮，净石臼内捣烂，入人言①末一钱，雄黄末一钱，和匀作丸。晒干，每服一分，临发之日，空心日未出时，面向东方，无根水吞下一粒，此一日不需吃一点茶饭酒。如渴只饮凉水，午后方许吃些冷饭。如吃热物，防吐，惟忌热物一日。

【审查意见】雄黑豆不详，无根水，殆即面向东方时，以意取水之谓。然所用人言雄黄不过为祛痰与杀原虫之用，何必面向东方？自神其说哉。且四十九粒之黑豆，一钱之雄黄，配和一钱之人言，则每次人言之服量，等于雄黄，其毒性烈可知。此等方，却疟虽有效，但多服须防其中砒毒耳。

（22）敷穴方

组成：大蒜三瓣，胡椒七粒，百草霜三分。

用法：共捣成十丸，男左女右，敷于曲泽穴上，穴在膊弯上三寸便是。

【审查意见】有无效果，颇难逆料。

5. 瘟疫

按：瘟疫者，诸急性传染病之总名词也。在昔医家，无显微镜之检查，不能辨别细菌，然深知瘟疫与通常时令病不同，故有戾气、悍气即天地疵疠、旱潦杂气之等等名称。要皆明瘟疫与时令病有别，诚为古医之卓识。瘟疫之主要点有三：一为传染，二为转变迅速，三为同一时间一隅或一方皆发。一类之病，有此三点，所以迥别于时令病也。至于本病治法，以芳香避秽清热解毒为主。古方多有用温燥者，似未尽妥。其详细治法，可阅《中国传染病学》。

（1）治时气流行瘟疫方

治法：九九尽日，取茵陈蒿连根采来，阴干。如遇天行，春令时疫起。每人用蒿五分，乌梅两个，打碎，水二盅，煎八分，热服汗出即愈。

【审查意见】茵陈蒿不过能清利湿热，何能统治瘟疫，兹定一简明条例，取用退作热之目的。在乡间医药不及时，可备试用，但须大量，五分嫌轻。

（2）治瘟疫出汗即愈方

组成：黄丹、胡椒、白矾各一两，马蜂窝五钱。

用法：上为细末，老葱共捣成膏，男左女右，手捏小便处，即时汗出效。

【审查意见】此外治之法，其所以发汗，意者黄丹老葱吸拔之故，究否有效，未曾经验，但无大害，不妨试用②。

---

① 人言　即信石，砒霜的别称。

② 切勿试用，用病即重。

（3）诸葛行军散

组成：绿豆粉一两，麻黄末三钱。

用法：上和匀，每服一钱，无根水调下，其汗出，瘟疫即愈。

【审查意见】此方配合颇佳，绿豆粉清热解毒，麻黄辛温发表，无论时病瘟疫，初起发热恶寒无汗者，皆可斟服。但苟其证非发汗所可治者，则此方不宜用。

（4）发汗灵药方

主治：治伤风伤寒，一切等症。

组成：梅苍术（米泔浸）、川羌活、白矾各等分。

用法：（共）为末，用生姜捣自然汁为丸，如核桃大。男左女右，手紧对阴，迅吃葱姜汤下，盖被出汗愈。

【审查意见】此系治寒疫之方，若治瘟疫，不啻添薪而求减火。须知瘟疫属于热性者多，寒性者极少。故此温燥方法，切勿轻用。

（5）普救五瘟丹

组成：冰片六分，真牛黄一钱，麻黄二钱零四厘，琥珀一钱零五厘，粉草三钱半。

用法：为细末，共一处，瓷瓶收贮，勿泄气。此丹专点伤寒四时瘟疫，一切感冒，用清水骨簪蘸药。不论男妇，点两眼角，灵验如神，一炷香之时汗出，如重不出汗，再点一次，汗出即愈。

【审查意见】观音救急丹，点两眼角，治霍乱急痧等症。曾试有效。而其所以之理不明，盖因古之医方。皆系实地经验而得，又每用一分内服，清热发汗，功效较捷。

（6）行军散

组成：麻黄五两，干姜二两，白芷五两，甘草五两，细辛五两。

用法：共为细末，瓷瓶收贮，不可泄气。此药专治瘟气缠身，久不出汗者，每服二分，煎绿豆汤调下，即刻出汗。

【审查意见】此药辛温发表，瘟病内热猖獗，得此火焰愈炽，切勿孟浪投之，如加牙皂一两，以吸鼻取嚏尚可。

（7）广济丹

主治：治内伤外感，一切风寒瘟疫，霍乱吐泻，疟疾腹痛等症。

组成：炒梅术、炒白术、广陈皮、姜厚朴各三两，甘草、白蒺藜、紫丹参各一两五钱。

用法：（共）研细末，蜜丸，每丸重两钱，姜汤服。

【审查意见】本方用平胃散，治湿浊停滞，胸脘痞闷，舌白口腻，下午微热之湿温症尚可，若治热疫，则害立至。

（8）发汗散

主治：治一切瘟疫伤寒，身热，口干头疼，身痛等。

组成：明雄黄四分（水飞），真辰砂二钱（水飞），火硝四分，麝香一分，金箔五张。

用法：同研极细末，瓷瓶收贮，每用五厘，或一分。男左女右，点大眼角内。

【审查意见】瘟疫主要之治，重在解毒清热，活血通络，可汗不可汗，尚须大为斟酌，若如古谓有表证而无表邪者，汗之不亦愈专其病。总之，有里邪者，急当清里，不可专以发汗为治。若冒寒恶寒无汗，是乃发汗治的候。此方点眼角内，未必能立即出汗，取其解毒，内服其力较大。

（9）避瘟丹

主治：此药烧之，能令瘟疫不染，空房内烧之，可避秽恶。

组成：制乳香、南苍术、北细辛、川芎、降真香各一两。

用法：加檀香共研末，枣肉丸如芡实，火烧之。

【审查意见】凡瘟疫流行之际，除本人所着之衣服，所需之器具，须绝对清洁而外，水缸中宜泡以贯众，以防微菌之潜入，室中尤需燃烧香料。庶免疫气之侵犯，此方宜可采用。

（10）参苏饮

主治：专治伤寒风感冒，发热头痛，咳嗽涕稠，疏邪清气，消痰除热。

组成：紫苏叶、葛根、制半夏、北前胡、广陈皮、白茯苓、炒枳壳各等分，广木香、桔梗、生甘草各四分。

用法：姜枣煎服。咳嗽去木香加桑皮。杏仁各一钱；肺热加炒黄芩一钱。

【审查意见】流行性感冒，亦属瘟疫之一种，与普通感冒之无传染性者不同，治法当分辛凉发散，与辛温发散。内有伏热者，辛凉解表，银翘蝉衣之类是。无伏热者，辛温解表，此方之类是。

（11）救苦丹

主治：治伤寒感冒，头疼口渴，身热目胀，筋骨酸痛，一切风寒之证。

组成：紫苏叶四两，川羌活四两，川芎二两，生甘草一两，炒黄芩二两，口防风二两，香白芷二两，生地黄二两，北细辛一两，南苍术二两（炒），广陈皮一两，葛根四两（炒），制香附三两（炒）。

用法：共为细末，生姜汁打糊为丸，桐子大，每服三钱葱汤下，或做弹子亦可。

【审查意见】本方汇集一派辛温解表药品，只宜感冒风寒，身疼头痛，恶寒无汗者可用，外此不敢轻投，此方内除生地、羌活、葛根，则方意较纯。

（12）治感冒初起方

主治：身热头疼，口干无汗，用此发汗，兼治水泻。

组成：生姜三钱，核桃肉三个，连须葱白七个，六安茶二钱。

用法：水煎服。

【审查意见】此方仍是辛温解表药，口干忌用。姜葱治寒热无汗相宜。核桃肉治咳嗽气喘有效，当治恶寒身热无汗微咳微喘乃为相合。原件云治口干水泻等候，绝对不确。

（13）治一切感冒方

主治：恶心吐呕，泄泻伤食，发热。一切杂症之要药。

组成：台乌药、口防风、川羌活、北前胡、香白芷、川芎、制半夏、赤茯苓、缩砂仁各三两，炒枳壳、炙甘草各两半，白蔻仁二两（炒），草果仁一两，姜厚朴、广木香、紫苏、薄荷叶、梅苍术、制香附、藿香叶、广陈皮各三两。

用法：共为细末，用神曲廿三两为末，用姜汁打糊和药为锭，每锭重三钱，阴干，朱砂水飞为末，姜汤服下。

【审查意见】此方凑合解表暖胃诸药，方既杂乱不纯，而实仅治寒温之感冒，称为一切杂症之要药，非但药证不符，亦且将其原有功效，反致埋没，特代为另订主治如下。

【重订主治】恶寒重，发热轻，头痛身痛腹痛，胃部不舒，大便泄泻等证。

（14）大金丹

主治：专治疫疠心疼，乌痧胀，绞肠痧，及水泻痢疾，不服水土等症。

甲乙之年，甘草为君，此药属土。

乙庚之年，黄芩为君，此药属金。

丙辛之年，以黄柏为君，此药属水。

丁壬之年，牛栀子为君，此药属木。

戊癸之年，以黄连为君，此药属火。

用法：上每味各二两，君药加一倍，各味皆生剉碎为细末，用大黄三两熬膏，如丸弹子大。朱砂四钱，雄黄五钱为衣，再用上好赤金贴丸，在冬至夏至合丸为妙，冷水磨服，百发百中。

【审查意见】此方为黄连解毒汤加甘草，功专清热解毒，原件用治乌痧胀、绞肠痧、水泻痢疾等证，完全不合。又以年运五行定君药一项，语近荒诞，不足为法。然此方清热有效，但不合于原件所开之主治耳，另订如下。

【重订主治】心烦身热、小便不利，大便秘。或有疮疡，焮红赤肿，灼热疼痛者，宜用此清热之剂。

（15）治瘴气汤

主治：海内荐绅，游宦四方，水土不服，常用此方，若任两广，丸宜常服。

组成：广陈皮、炒白术、白茯苓、炒黄芩、山栀仁、制半夏、山楂肉各一钱，炒黄连、六神曲各七分，北前胡七分，生甘草四分，苍术八分（米泔浸蜜水炒）。

用法：生姜煎服，不拘时，一日一剂，可免瘴病。更宜戒酒色，慎起居。

【审查意见】此方，可治湿热内注，食思不振，兹重订主治如下：

治内有湿热，胸痞脘闷，或恶心呕吐，或泄泻黏粪，吞酸糟杂等症。

（16）除瘟救苦丹

主治：此药专治瘟疫，口渴咽肿，发热无汗，头痛，清解瘟疫之要药也。

组成：明天麻一两一钱，麻黄（去节）、干姜、真绿豆粉、芽茶各一两二钱，朱砂水飞、生草各八钱，明雄黄八钱，生川大黄二两。

用法：共为细末，蜜丸弹子大，重二钱，每服一丸，凉水化开送下，出汗即愈，重者连服二丸。

【审查意见】方中干姜，对于上述诸症，大非所宜，宜应减去方妥，又麻黄分量亦当减半用之。

（17）内府仙方

主治：治项肿大头病、虾蟆病。

组成：僵蚕一两，姜黄二钱半，蝉蜕六钱半，川大黄四两。

用法：（共）研细末，姜汁打糊为丸，重一钱。大人服一丸，小儿服半丸，蜜水调服。

【审查意见】此方治大头、虾蟆及瘟病初起发热，确有功效，但不宜蜜水水调服。

（18）治大头瘟头脸皆肿者方

组成：福建靛花三钱，烧酒一盅，鸡子一个。

用法：搅匀服。

【审查意见】靛花即青黛，性大苦寒，清热最捷，火热炽盛，必能直折其威。和以烧酒，绝无寒凉冰伏之虞。

（19）菩提丸

主治：治时行瘟疫，不服水土，山岚瘴气等症。

组成：广陈皮、制半夏、南苍术、紫厚朴、缩砂仁、炒枳壳、制香附、白茯苓、白扁豆、川黄芩、广藿香、南薄荷、紫苏叶、南山楂、炒神曲、炒麦芽、生甘草各十两。

用法：共为末，荷叶煎汤为丸车三钱，姜汤下。

【审查意见】此藿香正气丸，一般已沿为夏令之惯药，实明此药之功，为化食滞，利湿浊，不能清暑。其内有燥热者，不宜取服。

（二）时令病

1. 伤寒

按：仲景伤寒论，垂三百九十七法，一百一十三方，其论证也，详列本证、兼证、夹证。靡不辨于微芒，晚近西学东渐，解剖术兴，群以三阴三阳不能见而斥之。殊不知古人立说之原意也，时逸人先生谓三阳经症，是体温调节，发生变化，三阴经症，属脏器实质，自起之变化（详《中国时令病学》）。已将其千载疑问，而被訾于人者，数语揭破。其于治法，当然有所适从矣，年来一般未究伤寒之医生，徒以寒可治热，热能祛寒，专行对症疗法，与待期疗法。寒则围以火炉，热则罨以冰裹。此本以火劫之，以水渍之之事，乃中国汉代以前之陈法，在昔时已弃而不用。望吾医界同仁，勿存门户之见，宜念生命之尊，虚心求学，以能愈病为不二之目的。则患斯病者，必可造幸免厄。至其治法，详《伤寒论》，兹不赘。

（1）十神汤

主治：治感冒风寒，发热恶寒，头疼身痛，咳嗽喘急，或欲成疹等证。

组成：川芎片、香白芷、麻黄、广陈皮、制香附、炒赤芍、绿升麻、干葛各一钱，紫苏钱半，甘草五分。

用法：加生姜煎服，出汗。

【加减法】如发热头疼，加细辛、石膏、葱白。胸膈膨闷，加枳壳、桔梗。心腹胀满，加枳壳、半夏。潮热，加黄芩、麦冬。咳嗽喘急，加桑白皮、桔梗、半夏。大便闭，加大黄、芒硝。呕吐，加藿香、半夏。泄泻加白术、茯苓。疟疾，加百草果、槟榔。痢疾加枳壳、黄连。腹痛，加白芍。

【审查意见】仲景用药，自有一定之法律，不能任性所欲。考《伤寒论》用细辛，系太阳与少阴合病者，方取细辛以宣散，若只太阳病，麻黄即是主药，又石膏为阳明正药，虽大青龙中有石膏，原为内有伏热而设，发热头痛，不可骤用石膏。至咳嗽喘急麻杏石甘，向称良剂，桑皮治新咳，似未尽妥，其余加减法尚可。

【编订意见】古代医家，疑伤寒证用麻黄桂枝二方，为天经地义不可移易者。然以此二方治春夏之感冒性病证，又觉不甚相宜。彼不知因证拟方之切要，仍然迷信麻桂方法，思别立一法，以代替之。如同方之十神汤、河间之九味羌活汤等方，皆有此弊。金鉴医方论，竟谓十神汤代麻黄汤之用，九味羌活汤代桂枝汤之用。洵属理想之谈，而昧却治病之实际者。本方之药味配合，实较麻黄汤为俊。治春夏之感冒，仍然不合，宜去方中之麻黄、升麻、葛根、川芎，加入防风、银花钱半，则方法较妥。

（2）羌活冲和汤

主治：以代桂枝麻黄青龙各半等汤，治春夏秋感冒暴寒，头痛发热，恶寒脊强无汗。

组成：香白芷、川芎片、口防风、茅苍术各八分，生地黄、川羌活、川黄芩各钱，生甘草、北细辛各三分。

用法：姜、枣、葱白引，水煎服。

【审查意见】致桂枝麻黄各半汤，治"太阳病，得之八九日，如疟状。发热恶寒，热多寒少，其人不呕，间便自可。一日二三度发，脉微缓者，为欲愈也。脉微而恶寒者，此阴阳俱虚，不可更发汗更吐更下也。面色反有热色者，未欲解也。以其不得小汗出身必疗。宜桂枝麻黄各半汤"。综观原文"不可更汗……"及"不得小汗出"，是桂枝麻黄各半汤。本非大汗猛烈之方，乃和疏营卫，俾得小汗之方，其中并无细辛，所有细辛之麻黄附子细辛汤，必曰：少阴病，始得之，反发热，脉沉者，其着眼处，在发热而脉沉，乃用细辛之症，若不究仲景用药之定律，徒以某方某汤，未见能中窍也。

【加减法】如胸中饱满，加枳壳、桔梗。夏月加石膏、知母，名神术汤；如服此汤不作汗，加紫苏叶。喘加杏仁、地黄，汗后不解，宜再服。汗下兼行，加大黄为釜底抽薪之法。春夏秋感冒非时伤风，亦有头痛恶寒，身热自汗，去苍术、细辛，加白术（不切）。若汗不止，加黄芪、芍药；如发汗，用热服，止汗用温服。

【审查意见】发汗用热服，止汗用温服，本为发汗之方，何以温服，便能不发汗，此种理由，实不充足，又汗后不解宜再服。须视有无再汗之必要。

【编订意见】此方宋代医家奉为桂枝汤之代替品者。但于方中去细辛、川芎、茅术、地黄、羌活，加入银花、连翘、秦艽、豆豉、陈皮、赤苓等味，方便纯妥无疵。

（3）发汗法

组成：连须葱白两根，枣仁两个，绿豆三十个，松罗茶三钱，核桃一个连皮打碎。

用法：水二盅，煎一盅，热服。

【审查意见】发汗之法甚多，此方亦可选用，以治感冒兼咳嗽有效。

（4）治大头瘟方

治法：羊粪焙炒为末，每服三钱，黄酒送下，汗出即愈。治大头伤寒神方。

【审查意见】吃羊粪以冀发汗，则亦不洁之甚，主治大头瘟，未知有无效果。然黄酒冲服，殊非大头瘟证所宜。

（5）异人书方

治法：昔京师人多患前症，一异人书方于通卫。用黑豆二合，炒熟，炙甘草一钱，水二盅，煎八分，热服神效。

【审查意见】异人书方，似近巫语，但用黑豆能解诸毒，其炙草宜易生草，则颇近理。

（6）点眼出汗方

组成：水片、牛黄、青鱼眼各钱，胆矾五分，麻黄膏一两八钱。

用法：水点眼，男左女右，点大眼角，仰卧合眼，汗出愈。

【审查意见】发汗而用是法，乃自招烦琐，或谓发汗之方固多。然遇中寒卒仆，神昏无知，不能灌药之际。舍此类外治法，安能出汗，不知卒仆神昏之时，最虑其出汗，汗液自出。脱症立现，其急救之法，惟有打药取嚏，有嚏者生，无嚏者死，又须用此法哉？

【编订意见】眼角非专任服药之部，发汗点此，古人虽有此说，仍恐不甚相宜。

（7）三黄石膏汤

主治：治阳毒发斑，目黄，身如涂朱，眼珠如火，狂叫欲走。燥渴欲死。鼻干面赤，齿黄，谵语不休，旦夜喘息，鼻中时乱衄，可以此汤治之。

组成：石膏三钱，麻黄、香豆豉各五分，川黄连、川黄柏、川黄芩、生栀子各一钱。

用法：水二盅，姜三片，枣二枚。槌细茶一撮，煎热服。

【审查意见】此方大苦大寒，非属实热盛者，不宜轻用，宜去姜枣，则方法较纯。

（8）三黄巨胜汤

主治：治阳毒发斑，狂乱妄语，大渴喊叫，目赤，大便燥实，上气喘急。舌卷囊缩。

组成：生石膏二钱，芒硝五分，川黄连、川黄柏、川黄芩、山栀子各一钱，川大黄一钱五分。

用法：水二盅，姜二片，枣二枚，煎服。槌法临服入磨刀泥浆水两匙。

【审查意见】阳毒发斑如锦纹，其狂乱妄语，大渴喊叫，皆属热极之证，膏黄清热，硝军泻热，尚为对症之方。但服磨刀水，虽取铁性之镇坠，然不洁殊甚。莫若以生石决明代之，姜枣宜去。

（9）伤风方

组成：紫苏二钱，核桃五个（打碎），生姜三片，葱白二寸。

用法：水煎，出微汗即解。如夏月，去葱不用。

【审查意见】用此方之主征，以恶寒无汗，苔白不渴者，为适应。

（10）伤寒发黄方

主治：治伤感发黄，目不识人。

治法：将生姜火煨热，去粗皮，布包扭出汁，麝香油点两目大小眼角，立效。

【审查意见】伤感发黄，目不识人，多因神经错乱，若神志未变，仅为视觉上障碍者，亦间有之。前者断不可用，用则非徒然无益，而有害之。后者容可试验，然姜汁刺激，谨防瞳孔破伤，故亦以不用为安。

（11）独神汤

主治：治一切感冒

用法：用黑豆一合，炒焦，以酒淬入，热饮，盖被出汗即愈。

【审查意见】此方颇验，但须非急性传染病则可用。若内有蕴热，尤宜屏绝。

（12）七将军汤

主治：治感冒

治法：将核桃（连壳打碎）、葱白头各七个，加苏叶三钱，共入大碗中，用百沸汤泡，熏头面，通口尽饮之，盖被取汗。

【审查意见】感冒乃极轻之冒风冒寒，与伤感轻重有别。略投疏解，便可恢复，此方颇佳，勿轻视之。

（13）阴证伤寒神效方

组成：胡椒四十九个，飞矾一钱，黄丹一钱。

用法：上研细末，以好酒和成丸，男左女右，置于手心，正对阴迅合之，紧紧按定，少刻腹内燥热，不可动摇即愈，女人尤效。

【审查意见】此方以热熨寒，与灸同理，一切阴寒为患，俱可试用，但以置于脐中为佳。

（14）治阴阳易方

主治：男女病后新瘥，交合反得其病，名曰阴阳易，如交易之易。其证手足拘急。

治法：用干姜四两，为末，汤调顿服，盖被出汗愈。

（15）治阴阳易第二方

取女人月经布烧灰，水煎热服。如无，男用女裤裆，女用男裤裆，烧灰服之亦效。

【审查意见】阴阳易之症，原因病后新瘥，经交合而致转易，其症本不一端。但在《伤寒论》亦未详备，仅有"烧裈散"一方。窃以为此乃心理之建议，恐无补于实际。月经布治诸虚劳，确有大效，然其理不明。干姜四两，毫无理由，恐未可用。

（16）治夹阴伤寒

治法：纹银饼子一块，烧红，如人未绝气，止烧极热，放在脐上，再将小鸡一只，连毛割开，不去肠肚，包于银上，用布缚住即愈，如人已死，揭开鸡看，如鸡银青黑，换鸡银再包即愈。

【审查意见】此方之理不明，确有效与否，未便臆断。

2. 中暑

按：中暑，又名中暍，西名日射病。于暑温不同，于感冒亦有别，原因于夏途行烈日之下，直受日光之刺激，心肺脑起急性之充血症，其状卒仆无知，面赤而垢，四肢厥冷，气粗而高。若闭甚者，气宜微弱，始因心脏充血，机能顿呈亢进，继因壅塞太甚，终至心脏麻痹而死，治法宜急抬病人于比较清凉之处，头部覆以冷巾或冰裹，以减其上部之血压，在用药吸鼻取嚏，以振荡其知觉，之神经，如行军散、飞龙夺命丹等是，亦可用一二分灌服（其详细治法载《中国时令病学》）。今查此门之方，或治暑月兼寒治感冒或治风湿相搏治肌肉病，未能恰合中暑证治法，容就审查下附明。至中暑脑证减清后，当随见证而治之，兹不赘。

（1）辰砂羌活丸

主治：即灵砂丸，治风热痧结，气血蕴滞，头晕目花，感冒伤寒，鼻塞声重，清涕，口舌干，咽嗌不利，胸膈痞闷，咳嗽痰盛，肠胃燥湿，小便赤黄。或肾水阴虚，心火炽盛，及偏正头痛，发落牙疼，遍身麻木，疥癣痛痒，一切风邪，并皆治之。

组成：天麻、川羌活、川独活、生石膏、净连翘、口防风、薄荷、北细辛各二两，川芎片、山栀子、全当归、川黄芩、芍药、全蝎（炽炒去毒）、大黄、荆芥、人参、杭菊花、白术各五钱，桔梗、砂仁、寒水石各七钱半，滑石粉四两，生甘草、朱砂二两为衣。

用法：为细末，炼蜜为丸，重二钱。每服一丸，清茶下。

【审查意见】风热与暑，类似而实不同，一则纯系时令之热气，一则兼受空气鼓荡之风邪。中暑本症，卒然仆倒，面赤而垢，乃热气蒸激之象，风热则不必仆倒，且有恶风之证。此方辛温解表，苦寒清里，用于暑症，只宜暑温兼寒者，不宜暑温化热及化燥者，用于中暑，宜在神复后，而有头晕目眩项背微寒者，若汗多则不宜用。所云肾水阴虚，心火炽盛等说，皆浮夸之言，不足取信，又细辛分量太重，以减去一两较妥。

（2）治中暑忽然倒地

主治：治中暑忽然倒地，气欲绝者。

治法：大蒜四、五个剥尽皮，再入路上热土一块，共捣烂，以新汲水和匀，去渣灌之即愈。

【审查意见】大蒜辟暑，取其辛辣刺激，然其性温，暑热症究宜慎用。

（3）六一散

主治：治中暑身热，小便不利

组成：滑石六两（水飞过），甘草一两。

用法：为细末，二味和匀，每服三钱，不拘时，新汲水调服。

【审查意见】滑石利毛窍，不仅利小便，甘草甘凉清热，用治伤暑身热，便溺不利，洵为对症之良剂。此河间暑症得意之方，然于中暑神昏时，以救急为先。此方在醒后，有身热小便不利者，始称合拍。

（4）辰砂益元散

主治：此药解中暑伤寒，饥渴劳损，并酒食热毒，腹胀身疼，呕吐泄泻，下利赤白。又治妇人月水不调。此药服之，通九窍利六腑，保真元，明耳目，除燥热。空心服，乃神验之仙丹也。

组成：滑石六两，粉草一两，朱砂五钱。

用法：上为细末，每服三钱，蜜少许，温水调下。

【加减法】如热，用新汲凉水；如痢，葱头汤下；通乳，用猪蹄汤下。如催生，用香油浆下。

【审查意见】益元散即六一散加朱砂，治虚人伤暑，心悸心烦，便溺不利者。

（5）黄连香薷饮

主治：治一切暑症，身热口渴，或吐或泻，小解赤短。

组成：姜厚朴、白扁豆、香薷各五钱。内热，加黄连一钱（炒），山栀仁一钱。暑泻，加白术、泽泻各一钱。

用法：水煎服。如作丸，每服三钱，立解暑气，用青蒿汤服更妙。凡有暑气，急取青蒿汤饮之，可免中暑。

【审查意见】香薷为发汗专药，功用等于麻黄，是方治内热亢甚，而外证有恶寒无汗者可用。香薷、厚朴用量五钱，皆嫌太多，入煎剂，每药分量，以一钱半为已足。

（6）中暑闷方

治法：取扁豆叶，捣汁饮之，即愈。

【审查意见】扁豆叶花，本为清暑之上品，然鲜者卒不及得，可以青蒿与扁豆皮易之。此方只可暑日轻浅之感冒，原件为中暑闷方，非但闷字欠妥，即中暑证，亦非此方所宜。

（7）香薷四苓散

主治：治暑泻

组成：香薷三钱，扁豆三钱，姜厚朴三钱，土白术二钱，白茯苓一钱，木通一钱，滑石一钱。内热，加姜炒黄连一钱。

用法：水煎服。

（8）加味香薷丸

主治：治夏月感冒暑气，口渴心烦躁，吐泻发热，霍乱腹痛等症。

组成：香薷草四两，白扁豆二两炒，广陈皮二两，粉甘草五钱，宣木瓜二两，白术二两，白茯苓二两，泽泻二两，猪苓二两，滑石粉一两，川黄连二两，朱砂二两。

用法：共细末，炼为蜜丸，每服重三钱，临用以滚水调化，温服一丸。

【审查意见】香薷温散泄水，功力颇峻，等于麻黄，有汗者不宜用，又肠胃湿浊重者，扁豆性补，足以滞邪，宜以扁豆花或扁豆皮代之。

（9）治中暑晕眩烦闷欲死方

治法：挖地深三尺，取新汲水倾入坑中，搅浊，饮数杯即愈。（搅浊后应澄清再饮。此名地浆水，热霍乱有效）

（10）治中暑仆地方

治法：大蒜一大把，道上热黄土搅和研烂，以新汲水和之，去渣挖开齿灌之。

（11）治热死方

治法：不可用冷水浇及饮水，用草绳盘在脐上，以路上热黄土填放在脐内，令众人以小便浇之，热汤亦可。

【审查意见】上列二方，皆简便易得，足供急救之试。路上黄土，须选其纯净而受日光久射者，用之始无贻害。

（12）治盛夏时有大热症方

治法：盛夏时有大热症，头大如斗，身热如火者，用黄芩一两，煎汁一盏，微温，一气吃下立愈。

【审查意见】无外感专因内热者，可用。如有外感，须防寒凉水伏之害。

（三）呼吸器病

按：鼻之病多矣，曰鼽鼻，寒塞也；曰齈，今所谓鼻流清涕也；曰渊，鼻液常流，而有秽气也；曰干，鼻燥也；曰齆，鼻之气虽通，而常不畅，有涕而常壅不流，甚则声如从室中出，而鼻且日肿大，色赤，可以历年不瘳，可以毕生不愈；渊则据险附巖（严），能为外感内伤，树立旗帜，然时作时止，遇劳而发，劳复辄干，因感病来，感解亦去，此可治；其劳与感以为原因的疗法，至若鼽齈干，皆因六淫之激而成，故随外感为消长，脑漏似乎在鼻，实则病原在脑，不应隶属鼻部宜。

1. 鼻病

（1）治脑漏方此方屡验。

组成：天麻、甘松、草乌（煨）、白芷、川乌（煨）、白附子（煨去皮）、薄荷、细辛、川芎、苍术、生草、防风各五钱，全蝎三钱，雄黄二钱。

用法：用寒食面打糊为丸，绿豆大。每用三十丸，食后细嚼，葱汤下。

【审查意见】此方不能治脑漏，可治因寒湿之鼻鼽齈可也。

（2）治鼻渊方

治法：用老刀豆文火焙干为末，酒服三钱，重者不过三服即愈。

（3）治鼻渊第二方

组成：陈香圆、木香、扁柏、砂仁、川芎各一钱。

用法：水煎服。

（4）治鼻渊第三方

组成：辛夷五钱，苍耳子二钱半，白芷一两，薄荷五分。

用法：为末，每服二钱。

（5）治赤鼻方

组成：硫黄（取豆腐水煮三次净）二钱，轻粉一钱，陀僧一钱，白芷一钱，白矾五分。

用法：为细末，以唾津擦，晚擦、日洗去。

【审查意见】按赤鼻有因于酒者，为酒糟鼻，忌酒之后，或可治愈。若无故而现赤鼻，乃该部组织，起特殊之变化，无善疗法，此法试用可也，惟一时因火而鼻赤者，不在此例。

（6）治赤鼻第二方

组成：硫黄五钱（装布袋内用豆腐煮），元明粉五钱，明矾五钱，朱砂五分，冰片三分。

用法：照前法擦用。

（7）治鼻中息肉方

治法：用藕节有毛处一节，烧灰存性，为末，吹患处。

【审查意见】王太仆谓息为死肉，盖恶肉赘瘤之类也，而息之训可谓生，又可谓灭。其物能不假雍肿而生，无藉溃肿而灭，潜滋暗长，如所谓息壤者，而又不碍起居，无妨饮食。巢氏云搏于血气，停结鼻内，故变生息肉。然既成息肉，莫若以手术刮去为捷，涂擦外治之法，古载虽移，而效终不确。

（8）治鼻中流黄水不止方

治法：用丝瓜近根三五寸，烧灰存性，酒调服。

【审查意见】鼻流黄水，常泄不止，如有臭气，恐是鼻渊。常服消湿浊之品，此方可备试用。

2. 喉病

按：喉科病症，其大要有白喉、猩红热、喉蛾、喉风、喉痹、缠喉、喉痈、喉癣等数种。白喉、猩红热、蛾喉、风缠喉、喉痈，属急性。喉癣、喉痹属慢性。古人分为十八种者，多将鼻舌之病，混为喉症，诚属误会，致其原因，白喉有而。一为传染性之白喉，一为阴虚火旺之白喉。猩红热则纯为疫邪毒质，传染其烈，余如喉蛾、喉风等，为风火痰瘀。喉癣、喉痹为慢性顽病，斯门所列各方，对症检用，或亦不无小补云。

（1）甘桔汤

主治：治咽喉十八种病症。

组成：甘草、防风、荆芥、薄荷、黄芩、玄参各一钱，桔梗三钱。

用法：水二盅，煎一盅，食后频频咳嗽下。

【加减法】气逆，加陈皮。咳嗽，加知母、贝母。腹痛，加黄芪。咳而渴，加五味子（不切）。吐脓血，加紫菀（宜易丹皮银花）。不渴唾，加栀子。肺痿加阿胶

（不切）。面目肿加茯苓。酒毒，加干姜、陈皮（应易葛花、砂仁）。发呕，加半夏生姜（易竹茹）。气弱，加人参、麦冬（此条可删）。声哑，加半夏、桂枝（非喉痛所宜）。咽痛，加牛子、竹茹（应易射干、豆根）胸膈不利，加枳壳（宜加郁金）。心下痞闷，加枳实。目赤，加栀子、黄连。疫毒头疼肿痛，加牛子、大黄、芒硝。

【审查意见】此为呕症初起有表证之主方，其加减法中之腹痛，与气弱肺痿三条，在慢性之喉癣，经过日久者，或可审用。其余喉病，断不可用，又按仲景用半夏散及汤，是治少阴病之咽中痛，外感喉痛，桂枝非所宜。

【增订主治】治喉症初起，恶风恶寒，有表证而非白喉者。

（2）紫袍散

组成：石青、青黛、朱砂、硼砂各一钱，冰片二分，明矾、人中白（煨）、元明粉各五钱，山豆根一钱。

用法：为细末，入罐内塞口，急用二、三厘吸入喉内。

（3）治缠喉 喉痹方

组成：硼砂一方，朱砂三分（水飞），银砂一分（飞过），冰片、麝香各三厘。

用法：上研细末，吹喉用。

【审查意见】行针吹药，为治喉症必要之法则，宜备于平素，以便急时取用。

（4）飞剑斩黄龙

主治：治喉蛾。

治法：人指甲瓦上煨焦黄色，研细末，吹入喉内即破。

【审查意见】指甲破喉，锡类散用之，应加硇砂、硼砂、茜草为是。

（5）治咽喉肿疼方

主治：喉痹、乳蛾、缠喉等症。

治法：马兰花，连根采来，水洗净，捣汁。凡遇此症，男左女右，用汁灌鼻孔中，或破或消，一时见功。

（6）治喉胀咽痛方

治法：山豆根细嚼含咽。

【审查意见】按上列二方，简单可试。

（7）专治喉痹方

治法：朴硝一两，细细含咽汁。

（8）治喉痹第二方

治法：用巴豆一粒，以线穿，咽入喉中，牵出即愈。

【审查意见】朴硝有溃热泻下之功，用治热邪喉痹，细细嚼咽，当必有效。此方用巴豆穿线入喉，法既不便用，且甚危险。

（9）治咽喉疼方

治法：蛇床子入瓶内，烧熏进口内即愈。

【审查意见】此开闭涌痰之法，当有恶血痰涎涌出，则病可松。但恐其助火，不可不慎。

（10）治咽喉闭塞疼痛方

组成：芒硝一两，雄黄、大黄各一钱。

用法：上为细末，吹鼻内。

【审查意见】按此方宜内服，有清降之功，所有取嚏必要时，以卧龙丹行军散为宜，又此方可噙含口内，能消炎降热，分量以等分为宜。

（11）治乳蛾方

治法：巴豆一粒去皮，放葱孔中，男左女右，塞鼻内愈。

（12）真吹喉散

治法：蚕茧八个烧灰、飞矾二钱，鸡肫皮五个烧灰。

【审查意见】蚕茧生肌收口，似宜用于烂喉痧之腐烂者，然较锡类散则远甚，姑存备试。

（13）喉闭方

治法：用新鲜艾叶，捣自然汁，咽之。如冬天无艾，用蛇床子焙干打碎，放新烟袋内，吸烟法吸之。

【审查意见】痹者，闭也。喉中因风火痰涎，闭塞不通也。艾性温热，有热者忌用，喉痹而用是药，无异抱薪救火。

（14）破棺散

主治：专治咽喉乳蛾肿痛，喉闭等症。

治法：青盐、白矾、硇砂等分（分量不宜多）为细末，吹入喉内。如牙紧不能进药，于鼻中吹之亦可，不论大人小儿，咽喉肿痛、乳蛾等症，内服甘桔汤，吹喉破棺散，再刺少商穴，必效。（少商穴在手大指内半边去爪甲如韭叶）

【审查意见】此腐蚀法耳，吹后当唾毒涎为妙。

（15）吹喉方

治法：山楂树根皮刮去外黑皮为末，吹喉中，其水不可咽下。

（16）乳蛾吹药方

治法：刀螂子（烧）、蚕茧（烧）、鸡肫皮、朱砂各等分为末，吹喉内。

（17）治咽喉肿痛方

治法：射干根、山豆根，共末吹喉用，此方可内服。

（18）治咽喉肿痛第二方

治法：墙壁上喜蛛巢十一个烧存性，用箸头蘸点肿处，或加冰片少许。

（19）急喉一匙金

治法：山豆根皮一匙，醋浸咽下，痰退立消。

（20）治喉中生疮方

治法：百草霜、枯矾为末吹喉。

（21）通关散

主治：治乳蛾并喉内一切热毒

治法：硼砂钱，胆矾钱，共为末。青鱼胆内阴干，研细，加山豆根一钱，磁器收贮，吹患处，令流恶液。

【审查意见】上列数方，皆平平无奇，可备试用。

（22）治喉痹失音方

组成：瓜蒌皮、白蚕茧、炒甘草各二钱。

用法：为末，每服三钱，姜汤下。

【审查意见】失音在喉痹危急时，宜消痰解毒，去其滞物，而音自复。在喉痹已愈后，宜清肺养阴，热清液复，而声自通。此方不用姜汤，则可施于喉痹已愈之失音症。

（23）治乳蛾烂者

组成：人中白（火煅）三分，冰片二分。

用法：细研，吹入喉中。

（24）治喉哑奇方

组成：硼砂一两，元明粉二钱，胆星三钱，百药煎二钱，诃子肉二钱，冰片三分。

用法：共研细末，再用大乌梅肉二两，捣如泥，丸如龙眼核大，每一丸噙化。

【审查意见】此治喉头麻痹之方，可备试用。

（25）治喉内生毒堵塞方

主治：治喉内生毒堵塞，头项肿胀，危急之症。

治法：癞蛤蟆一个，白矾共捣烂敷之，干则再敷。

【审查意见】喉内堵塞，头项肿胀，非缠喉风即蛤蟆瘟，蛤蟆同矾，善拔毒质，洵外治之良法也。

（26）治锁喉风方

治法：干药花根洗净捣汁，灌下即愈。

【审查意见】干药花未详，存疑待致。

（27）附喉病预防法

莱菔菜，房上晒干，任其风雨，居家可当咸菜食之。可预防各种喉病。（以用鲜者为佳）

3. 咳嗽

按：咳嗽之症，方书最繁，实则虚实两种。实者，外感风寒，以及夏之暑，秋之燥，侵袭而发。虚者，饮食劳倦，内伤精血，并持续性外感咳嗽症，咳久而成。稽其病灶之所在，有在气管枝，及肺藏之别。在气管枝者，即急慢性管枝炎；在肺藏者，即急性真性肺炎、气管枝肺炎、肺结核等是也。论其症候，气管之嗽，声粗音壮。毛细气管之咳，兼见呼吸困难。在肺藏者，肺炎之咳嗽胸痛，呼吸促逼。肺结核之干性短咳，皆为特有之症，再议其治法。治外感有宣散、祛暑、清燥三法，治内伤，有温补、滋补、清补、收敛、消滞五法。其有兼循环、消化、排泄诸系之症者，古书所谓五藏六腑之咳也，处方亦宜增减，但此为医者之事，而兹编之目的，在病家检方自用者，似无详列之必要，查此门验方，法门不足，仍有往昔神语浮夸之说，兹为便于检方试用计，将浮夸妄言，辨之于后，而于斯方治适应证，为记载。卑用者，得所标准，至其不足之法，未另增补，及药方主治，照录于前，所以存其真面也。

（1）苏沉九宝汤

主治：治老幼素有咳嗽喘急，无论寒热，常发不已。晚间哮喘难睡者，服无不效。

组成：紫苏一钱半，麻黄、杏仁、桑皮、官桂、陈皮各一钱，甘草八分，腹皮八分，薄荷五分，乌梅肉五分。

用法：水二盅，煎八分，温服。

【审查意见】咳嗽之原因不一，绝非一方所能包治。本方苏叶、麻黄、杏仁，皆数辛散发汗之品，官桂、陈皮、腹皮，悉属温通流气之药，虽有薄荷、桑皮、甘草之清凉，而力不胜多数之辛温，究其宜治寒咳嗽，而不宜治热嗽，宜施于新咳而不宜施于久咳。再哮喘多突发于夜间，初起用之，取其宣散则可，若谓无寒热，常发不已之久咳，以之常服，必遭药害，用者总以发热、恶寒、头疼、无汗之表证，咳痰稀白、胸闷上气之里证，方为适应。若黄痰，又须审用，又按本方除去桑皮、官桂，治感冒风寒之咳嗽气喘，最为相合。

（2）治咳嗽劳症方

组成：干姜汁、水萝卜汁、蜂蜜各三斤，黑豆磨面一斤，大麦脐二碗亦不拘以多为妙。

用法：上二汁，同药共熬，约有三四斤，放入豆麦二味于内，和匀为丸，桐子大，每服四十五丸，空心开水送下。

【审查意见】生姜萝卜，有镇咳祛痰，健胃消化之功。用汁，则效力更大，又以蜂蜜之长于滋润者共熬之，所以减轻水分，则精液纯粹也，复合豆麦之滋养食品。用治虚劳久咳，确有卓效。

【订正服法】将豆麦二味打碎，化融，搅匀，为膏，每服二茶匙。因膏较丸易吸收也。

（3）治年老久患咳嗽不已方

主治：治年老久患咳嗽不已，睡卧不宁等症。

组成：杏仁、核桃仁去皮各等分。

用法：共研为膏，入蜜少许，为丸弹大，每服细嚼，姜汤下。

【审查意见】年老而患久咳，治宜温润滋养，与新感而在年壮者不同，核桃富有脂肪油，其性甘温，专能温补滋养，合杏仁之镇咳祛痰，诚为简便之良方也，又服法亦佳，务须准此，否则少效。

（4）鸡鸣丸

主治：治十八般咳嗽，吐血，吐痰，诸虚百损，五劳七伤等。

组成：知母、阿胶、冬花、五味子各五两，桔梗、人参各五钱，陈皮、马兜铃、麻黄、旋覆花各一两，葶苈子、杏仁、姜半夏各二钱，甘草一两。

用法：水煎服。

【审查意见】本方汇集滋阴、补气、宣降、敛肺、祛痰等药，杂凑成方，毫无法度，至主治症候，亦太浮夸。

（5）蜜梨噙

主治：专治咳嗽喘急等症。

治法：甜梨一个，刀切去顶、去核。入蜜于内，原顶盖上，用面包裹，灰火煨热，去蜜含梨。

【审查意见】此治燥咳之方也，即干咳无痰。或有而不利，口渴唇焦，脉浮燥而涩，或细而数等，但于喘急，终嫌力薄。

（6）治痰浊呕嗽方

治法：顶大半夏，用香油炸，炸的裂口，捞出，研末，姜汁为丸，如绿豆大，大人六七分，小儿三四分，立效。

【审查意见】半夏为温燥祛痰药，用香油煎炸，意谓香油系芝麻之油，芝麻长于滋润，所以中和燥性，使无药偏之害，此治痰浊液稠，苔腻而黏，欲饮水，胸闷而呕之嗽者有效。

（7）治久嗽吐血方

治法：大萝卜一个，切去顶，内镂空，入祭灶黄米汤令满，以原顶盖之，黄泥裹灰煨熟，服之甚效。

（8）萝卜灌蜜方

治法：大萝卜一个，切下一盖，挖空心，用蜜灌满，自早晒至晚，背露一宿，次早仍用原盖盖上，即在早晨饭上蒸熟，空心常服好。

【审查意见】上列二方，俱以萝卜为主，盖萝卜镇咳祛痰，下气消食，确有卓效。用治咳嗽，几无人不知，此方用蜜之滋润，以补养肺脏之组织，方极平稳，惟制法存疑。

（9）礞石滚痰丸

组成：大黄半斤（蒸三次晒干），枯苓半斤，青礞石（煅如金色）、沉香、五倍子各五钱。

主治：此药常服，则活新痰，逐旧痰，去百病，不生水泻。

用法：共为末，水丸，桐子大，每服七八十丸，滚水下。

【审查意见】此节齐方也，为逐老痰之妙药。气管枝扩张症，与顽固哮喘所储留之痰液，得此一扫而清，清后再理善后为妥。若以此药常服，必损真元。所注功效不切。

【订正主治】胸脘胀满，哮喘时发，苔腻，及一切奇特怪病，致有疑似诊断，多属痰饮之作祟者。

（10）治上气喘息不得卧者方

组成：广皮、桑皮、苏叶、白茯苓各等分，生姜三片。

用法：煎服。

【审查意见】此方平稳可从，但少祛痰药，加杏仁、苏子、滑石、赤苓等可也。

（11）治老人上气喘急不得卧方

组成：生姜汁五两，黑砂糖四两。

用法：水煎廿①沸，每含半匙，渐渐咽之。

【审查意见】此方辛润滑痰，甘温补肺，简切可从。但今年痧症，流行甚盛。二味皆痧忌药，宜先试痧法，取生黄豆嚼之，无生腥气者，切忌漫用。

（12）宁嗽琼玉散

主治：治一切久咳，诸药不效者。

组成：诃子肉两（煨去核），白桔梗一两，百药煎五钱，五倍子一两（炒），粟壳五钱（蜜水泡取节），生甘草五钱，乌梅肉五钱（焙）。

【审查意见】久患咳嗽，诸药不效，治宜温润收敛。五倍子含多量之单宁酸，诃子肉有没食子酸，及没食子鞣酸，粟壳有阿片之功，皆为长于收敛者。复合桔梗之开提肺气，并作中和其收敛之用。准此主治，当可期效。惟百药煎，系五倍子与茶叶酒糟拌和发酵而成，二者共用固妙，单用亦可，要之，感冒新咳，万勿轻投。

（13）治咳嗽秘方

治法：冬花、煅石膏、生草各三钱，硼砂一钱。为末，吹喉内，细茶嗽下即好。

【审查意见】此方治咳，不过取石膏之收敛耳，实则石膏轻煅，不宜内服，又吹入喉内细茶嗽下即好，服法存疑，然亦未必如是之神也。总之，检方者，不宜轻试。

（14）治肺痈方

治法：用绿橘叶洗净，捣烂绞汁，服二盅，吐出脓血即愈。

【审查意见】肺痈有急性慢性两种，其主要症候，胸内刺痛，咳则更甚，其痰稠，黏着物不易去，其色黄而浅红，名曰锈色痰。治宜杀菌败毒，清热消炎。橘叶含鸟华鸟尔西之同样成分，有消肾炎利尿之用，可消各部炎症，非仅肾也。服此汁后，脓成者则吐，肿盛者可消。

（15）治痨病阴虚久病聋哑方

治法：青蒿不拘多少，童便煎服最妙。

【审查意见】按青蒿善清虚热，童便咸寒降火，痨病之聋哑，因肺藏阴液衰少，声带干涩，由热灼津耗之故，用此滋润清降，实为正法，但病已至此，终虽望效，又就行恐系久咳之误。

（16）治虚劳咳嗽方

治法：用大藕一段，去一头节子，灌蜜令满，仍以前节合在一处，用纸封好，煮极热熟食之。

【审查意见】莲藕为通常服食之品，富有淀粉及窒素有机物等，最能营养，并有鞣酸，可以收敛，复合蜂蜜之润肺镇咳，以治虚劳久咳，有益无损，洵为简便之良方也。

---

① 即"二十"

（17）万应丹

主治：治远年近日，咳嗽，肺气喘急，尽夜不得睡者，服无不效。

治法：人言一两，绿豆二两八钱，用水共煮，以豆烂为度，取出人言，入雄黄末一两，同豆研烂，将取出人言研碎，放在绿豆和匀，用纸包好，外再将泥厚厚封固，俟干，火煅红，取出晾冷，去泥，再入白面四两，水和丸，如粟米大，黄丹为衣，每服二丸，凉水送下，忌食热物。

【审查意见】人言，即砒霜也。西医用为变化药，谓可促进生体之同化及异化作用，而变其营养与物质代谢之常调也。中医称其有祛痰截疟之功，但因大热大毒，故恒不用。此方与绿豆共用，用古籍载有砒畏绿豆之说，畏其制我也，是绿豆可以制砒毒，水煮火煅，专为减其毒性，黄丹雄黄，取其坠痰解毒，对于顽固性之喘嗽疟疾不患一用，惟毒性剧烈，制稍不精，贻害非浅。检方者，以不试用为妥。

【订正主治】缠绵屡发之喘嗽，痰涎壅盛者，以及顽固性之疟疾，少量内服，或可根治。

（四）消化器病

1. 痞疾

按：痞疾为肠胃病，原因于消化机转之失调，致碍肠胃之官能，小儿饮食不节，肥甘杂投，消化力疲，或宿食与肠胃液裹而聚结，或刺激实质，而起赘瘤，则壅而不通，聚而成形，久之，腹胀食少，面黄肌瘦，终成疳疾，俗谓童子痨是也。在大人多因怒后进食，或忧郁强食，精神上之冲动，饮食物之刺激，结而不散，痞积成矣。又有一种胃扩张之痞，伤寒论谓心下痞，按之濡，自觉满而不通之象，与痞积稍有差别，诊治当分新久，辨虚实，为宿食，为积血，各施对症之方。如腹胀便闭，胸脘痞闷，嗳气吞酸，口舌粘腻，为新为实者，宜消导攻下。如舌无苔，口不腻腹胀少食，面黄瘦削，为久为虚者，乃涉及肠胃组织实质之病变，必有郁血之赘瘤状物，宜于消食调气药中，加入破血逐水诸法，外贴散温散膏药，内服补正药品，庶使便积去而不至伤正，要在缓缓为之，勿求急功，本篇内服诸方，殊甚稳健，虽有稍峻之品，亦为外贴之备，斟酌检用可也。

（1）消痞神丸

组成：香附米、山楂肉各二两，枳壳、陈皮、白术各一两，半夏、厚朴、苍术、麦芽各一两二钱，木香五钱，归身四两，沉香八钱，木香五钱，乌药一两，神曲一两二钱，砂仁七钱。

用法：炼蜜为丸，桐子大，白汤下二钱半，食远服。

【审查意见】此方用香砂平胃散，加三仙之消食防腐，枳半之和胃疏滞，二香之辛温宣气，更用当归以活血液。俾结者，开而滞者散，此为疏通肠胃之停滞，促进排泄机能，恢复乳糜吸收之方也，治痞积之因于食滞者其功能专在肠胃，若无食滞，则不必用。

【增订主治】治因食滞之痞积，即肠胃部胀满，拒按，吞酸嗳腐，不思饮食者。

（2）治大人小儿痞积方

治法：水红花子为细末，以面糊和作一处，少加麝香一厘，置痞上，以熨斗烙之，数次即愈。

（3）水红花膏方

治法：水红花熬膏，入麝香少许，贴之亦效。

【审查意见】上列二方，能解一切凝滞，置于患处，藉熨斗之热度，以臻温化之功，治痞颇称合法。

（4）透骨草方

治法：用透骨草一味贴患处，一炷香或半炷香，即掀去，皮上起疱而愈。

【审查意见】透骨草，能透达筋骨之风邪，以解散凝结。用之治痛风，收效极佳。据此推其用，定可冲坚化积，贴后起疱，乃该部被其刺激之故。若用一次，起疱即愈，恐未能如是之神也。

（5）观音柳方

治法：用观音柳煎汤露一宿，五更空心饮数次，痞疾自消。

【审查意见】观音柳即河西柳，本草虽有消痞之说，然致其功用，究以透邪出表为主，用作消痞积之内服品，似嫌欠妥。

（6）皂没丸方

组成：皂矾六两，没药二两（炒出油）。

用法：枣泥丸桐子大，每服空心服七丸，七日见效。

【审查意见】皂矾祛湿化结有殊效，没药活血破瘀有专长，此治痞疾之因于血结者，其症面青腹胀，静脉怒张，服此必便黑粪，痞积渐化，须以健胃滋养之品，调理善后为要。

（7）马兰根膏

治法：采马兰根十数斤，洗净，煎水熬膏，再入阿魏末二钱，麝一分，调匀，收贮，摊贴。

【审查意见】马兰消炎化结，阿魏，臭氧穿透，开发壅塞，用以疏解凝结，最为特长，麝香通经络，散癥瘕，摊贴患处，以治寒凝之痞，最称合拍。

（8）治小儿痞块膏药

组成：生草二钱，甘遂二钱，硇砂一钱，木鳖子肉四个，芥菜三钱，鳖肉一两。

（9）神仙化痞膏

组成：刘寄奴草四两，当归、川芎、白芷、黄柏、胡连、苏木、川乌各二两，肉桂、丁香、巴豆肉、草乌各一两，大黄、蜈蚣、川山甲各三两，白花蛇一条，桃柳枝各三寸，香油二斤，浸五日。

用法：桑柴慢火熬黑，去渣，放冷，滤清，净取一斤半，再入锅内，熬至滴水成珠，下飞过黄丹三两，陀僧一两，仍慢火熬至沸止，再下黄丹八两，熬制滴水成珠，方离火，续微冷，再下乳香没药各一两，番硇砂钱半，麝香轻粉各二钱，血竭、阿魏各五钱，陆续搅去膏内，以冷却为度，候贴。

（10）阿魏膏

组成：阿魏三钱，蜈蚣三条，麝香另研三分，全蝎七个，鸡子一个，蜂蜜二两，葱白三根，皂角七钱。

用法：共为细末，用酒糟拳大一块，将前药捣和成膏，量痞大小，以红布拟贴在患处，三月如肉色发青即愈，加葱白七根，入蜜少许，捣成膏拟贴之。

【审查意见】痞疾之治法，不外内服以消导，外贴以解凝，其外治之原理，因痞积之部，血液凝涩，循环障碍。故用辛温穿透之品，以冲动该部之反射作用，使其排除有害物质，上方皆可选用，惟该部之兼有炎症者忌贴。

（11）牛黄丸

主治：专治小儿痞候

组成：雄黄一钱半，蜈蚣二条，芦荟、阿魏、天竺黄各三分，牛黄一分。

用法：为末，黄蜡一两为丸，绿豆大，每服七丸，退热，再服九丸则痞消，服十一丸则全好，鸡子清和药吃，亦可黄酒送下。

【审查意见】小儿身热腹胀，面青形羸，古称疳疾，又称小儿痨。痞疾乃其一种（疳疾又称痞疾）此方专治疳疾之有虫兼痰而内伏热者，故用雄黄、竹黄之化痰，芦荟、牛黄之清热，蜈蚣、阿魏之破积，服法宜用开水，或麦芽煎汤为是。

【增订主治】治小儿痞积，腹大青筋，痰涎填胸，时发惊痫，口唇内起白点，证明有虫积为祟，先服此方，以救其急，后腹减惊止，随其所虚而补之。

（12）番木鳖方

组成：用番木鳖一个，胶枣两个。

用法：二味捣如泥，用鸡子一个，将其打破一孔，放入药丸在内，外用纸封严。水温饭上蒸热、去壳，取出药丸，埋在地内。此蛋与小儿空心吃之，轻者服三四个，重者服五六个痊愈。

【审查意见】番木鳖，有刺激兴奋，杀虫化积之能，固矣。而胶枣鸡子，甘润滋腻，原为痞满所万禁，以助痞满之药，如何治痞积，或谓和缓木鳖之性欤？其服法亦不解，暂予存疑。

（13）治小儿面黄肚大痞积方

用法：黄蜡和鸡肝煮良久，取起，只吃肝。三五服即效。

【审查意见】各种动物之肝，皆含有不少之维他命，为吾人体中营养之要素，取服以补不足，极为合法。黄蜡外敷，能软坚消炎，内服或亦同功，方甚平稳，足值一试。

（14）小儿痞疾方

组成：水萝卜二两，黄酒槽二两，皮硝二两，栀子五个，连皮生姜五钱。

用法：共捣如泥，用布包覆患处，干则又换，三五次愈。

【审查意见】此民间相传贴痞之验方也，其功用为温散解凝，清凉消炎。皮硝栀子，可减局部之血压，酒槽生姜，能化痞疾之凝滞，贴三五次，则渐佳境，须以键胃药善调之。

（15）水红花叶根方

治法：用水红花连根、叶同用，熬成膏，摊贴效。

（16）透隔清凉羊肝散

组成：白术、苍术、莪术、水红花子、头发烧灰等分，共为细末。

用法：羊肝一具，以竹刀割去筋膜，切片勿断，将药末掺匀在内，合定饭锅上蒸熟，与儿食之，甚效。

【审查意见】此方择药不纯，非特主治笼统，即实际亦无所补。惟其立意，为消补兼施。以之用于善后，嫌其峻烈，施于痞积，反能留滞，其内外消导之法，前已不少，兹当订正，为善后之用。

（17）苍白术方

组成：苍白术各三钱，白扁豆五钱，焦三仙各三钱，白茯苓三钱，五谷虫五钱，生薏仁三钱，榧子三钱。

用法：上研细末，每服一食匙，日三服。

主治：痞疾将尽，腹胀已愈，面黄羸瘦，胃呆神倦。

【订正意见】此方，苍术、扁豆、五谷虫之健胃，即以三仙之消导者佐之，使补而无腻滞之害。榧子有进食杀虫之功效，用于小儿，最为相宜，服一料则食增，二三料可形肥，若煎为汤，则效不确。

2. 脱肛

脱肛者，肛门之括约筋弛缓也，有全身衰弱，及局部脱肛之别。全身衰弱之脱肛，即古所谓气虚下陷，宜补气提升之，局部的脱肛，不关全体之虚弱，只因湿热侵犯大肠，致成泻痢，积滞未净，大便不爽，治宜外熨敷托诸法，若一见脱肛，便认为虚，补中十全，任意杂投，鲜有不偾事者，所当辨而明之。

（1）参耆汤

组成：人参、黄芪、白术、当归、生地、白芍、茯苓、升麻、桔梗、陈皮、甘草。

用法：水二盅，姜三片，枣三枚，煎八分，食前服。

（凡脱肛出门不收者，用热尿洗之，再用烤热鞋底揉进。）

【审查意见】此方用四君物，加黄芪以补气，升麻、桔梗、陈皮以调气升陷，用治脱肛之全体衰弱者可也。又热尿熏洗，热鞋底熨，其原理为藉热气，以与奋肛门括约肌之收缩，虚者有效。

【增订主治】久泻久痢，身体衰弱，面黄食少，精神倦怠，而肛下脱者。

（2）香油外泡法

治法：先用香油涂上，次以明矾煅研末涂上托入。如年久者，用荷叶煅热托入。

【审查意见】此收肛门扩约筋之外治法也，先以香油润泽之，次以明矾收涩之。年久者恐不胜任，用富有鞣酸之荷叶，俾肛门扩约筋不弛缓，则肛门可升矣。

（3）蝉蜕调敷法

治法：蝉蜕为末，用菜油调敷立效。

【审查意见】蝉蜕能化湿浊，以治湿热之脱肛，如肛门有灼热痒感，用此托之，有效。

（4）治暴痢脱肛方

主治：治暴痢脱肛。

治法：以生铁二斤，水一斗，煮五升，去铁，将汁洗之。

【审查意见】暴痢脱肛，多因湿热浸润，及肠内积滞所壅之故，宜服泻剂，使滞去便爽，则肛不脱矣。

（5）治大人虚冷脱肛不收方

治法：蜗牛一两，以猪脂调和，敷之立效，桑树上蜗牛更效。

【审查意见】蜗牛，即带壳之大蜒蚰也。其治风热之脱肛，以及痔疮之肿痛，《本草》早有明文，存之备用。

（6）温托方

治法：五倍子八两，白矾一两，水煮极烂，盛桶内熏之，待温，以手托入必收，或研为末，置之热鞋底托之，亦收，再服参芪之剂则痊。

（7）治大人小儿脱肛流血方

治法：杏仁炒，捣作膏，敷之，即效。

（8）治小儿脱肛方

治法：苦参、五倍子、东壁土等分。煎汤洗，再用木贼末上之效。

（9）五倍子末方

治法：五倍子末敷上即愈，煎汤洗亦可。

（10）生姜汁方

治法：生姜汁，鸡毛扫上自收。

（11）蜘蛛末方

治法：蜘蛛烧为末，敷上亦效。

【审查意见】上列数则，简便可试。原夫脱肛之理，为肛门扩约筋之弛缓，外用熏洗，当可解决。不必小题大做，反招不适。但脱肛之暂时易升，而次回之不脱颇难。欲求根本治愈，内服之药，不可尽发，如全身虚弱者，补以升之，肠有停滞者，通以疏之，此治脱肛之大概也。惟生姜汁涂，定有刺激，宜慎用。

3. 脾胃病

饮食失节，未有不伤脾胃者。脾胃一伤，元气必耗，阴火上冲，气高而喘，身热而烦，最忌苦寒，宜用甘温。劳倦伤脾，宜用补中益气汤，甘温之剂以补之。饮食伤脾，宜用枳术等丸以消导之。

脾虚少食，不可攻伐，惟宜补之。肾虚不能化食，宜需补肾。饮食或伤，元气未败，或兼湿热，宜用枳实、黄连泻之。若病稍久，元气必虚。阳气不充，阴寒为祟，宜服甘温之剂。饮食劳倦，损伤脾胃，始受热中，末传寒中，故始宜清热，终宜温补。肝挟相火，有泻而无补，肾为真水，补而无泻。水者先天之本，旺则阴精充而奉上，故可永年，则补肾为急矣。土为后天之本，土衰则阳精败而下陷，故当夭折，则补土为急矣。

薛立斋深明此理，多以六味汤壮水为奉上之剂，兼以补中益气汤扶土，为降下之方。

【审查意见】古医所言之脾胃，统包消化器与消化液而言，胃主纳谷，脾主消谷，谓胃为受纳之器，脾则指化学的消化，与理学消化是也。研究古人之立言，当揣其原意，而以时代性之新语词更正之，是今日研究中医应有之法度。专尚攻古，宁不为过。凡人日常维持我身之生命，摄取外界食品之复杂化合，经物消化后，变为单纯性之简单物品，以充补体质组织之消耗，供精力发生之运用。若饮食少进，则营养缺乏，体中各脏器，悉受其累。故曰：土为后天之本也。

阴火上冲，其理二：因体中之血液减少，全身之血液，皆猥集折上，集中全力，以保护身体中央机关之脑、心、肺，此即戴阳是也。一因副肾内分泌液之发生变化，使血上升，上为充血，而下为贫血。二者又因上部之充血，故气高而喘，阴火上充之义也。

物理学家，有热力化能之说。古籍称消化曰"熟腐水谷"，又曰"补火生土"。热因火生土，指肠胃是非热不能熟腐水谷，即无热不能消化水谷也。故曰：忌苦寒，宜甘温。

因饮食之刺激肠胃实质，始而发炎，继而肠胃组织薄弱，蠕动力不振。故曰：始受热中，末传寒中。始宜清热，消胃炎也；终宜补振机能也。肾虚不能化食之说，虽似妄诞，然有应研究之点。

（一）古医所言之肾，有指精囊者，非泌尿器之肾也。

（二）精液之生，其根本原料，是否取材于食品。

（三）食品之消化，是否有精液之需要。

上之三点，皆有相当之关系与理由，良久以人之生理，是整个的，是互相的，非各个的，亦非独立的。精液固取材于食物，而精液减少，全身衰弱，影响于消化机能之不良，间接的受其牵累，此肾虚不能化食之义也。

虽超越前人，不免温燥却精，自清叶氏发明养胃阴一法，治斯病者，较有正规。如胃虚不能纳者，在始用苦味健胃法，继用清甘养阴法。如食后腹胀嗳气吞酸，消化力弱者，芳香健胃法，即东垣法也。准是以施治，虽不中不远矣。

（1）人参大健脾丸

主治：调理脾胃之圣药也。

组成：白术三两二钱（去芦饭上蒸），人参一两，白茯苓一两六钱，陈皮一两六钱，枳实八钱（饭蒸），神曲八钱（炒），川连八钱（姜汁炒），稻谷芽八钱（炒），吴茱萸三钱（汤洗），归身六钱（酒洗），青皮四钱（酒炒），木香三钱，白蔻仁四钱。

用法：老粳米煮荷叶汤，丸桐子大，每服二三钱。

【审查意见】此方消补兼施，温中健胃，治饮食少纳，及消化不良者，有效。又：丸剂不如改散为佳。

（2）水芝丸

主治：开胃健脾，补虚益损，途中行路，带之最好。

治法：建莲肉去心十二三两，酒浸一宿，用大雄猪肚一具，洗净，留肚中油勿去，入莲肉，以线缝固，用水并前酒煮极透。取出晒干为末，蜜丸桐子大，空心服二三钱，温酒下。

（3）猪肚莲肉丸

治法：将蒸熟猪肚同莲肉捣烂为丸。

【审查意见】猪肚为猪胃，即近世所倡之脏器疗法也。健胃当然有效。

（4）资生丸

主治：滋益元气，保护脾胃，王道之药也。

组成：人参、炒神曲、炒薏米、炒白术各三两，山药、麦芽、白茯苓、炙草各二五钱，白蔻、川连各三钱半，芡实三两五钱，橘红二钱（有痰用），藿香五钱，山楂一两，白扁豆一两，泽泻三钱半，桔梗五钱（不咳不用），莲肉（去心）一两。

用法：水煎服。

（5）土露霜

主治：治老人脾泄最宜

组成：炒白术二两，陈皮一两五钱，莲肉四两（去心），炒薏仁四两，糯米一升（炒），绿豆一升（炒熟，量宜减半），糖霜（量加），陈米锅焦一升（炒）。

用法：为末，收贮，每用二三钱，滚水调匀服之。

（6）芡实散

主治：久服延年，身轻，不老。

组成：芡实粉、金银花（不切）、干藕各一斤。

用法：蒸熟，晒干，为末调服。

【审查意见】芡实、莲藕皆为食品，磨粉久服，作营养强壮药颇佳，若伍银花则偏清凉，非常食所宜，"轻身不老"之名词尤为玄妄。

（7）老人小儿健脾良方

组成：小山楂肉去核、大麦粉去皮炒热、白高粱米炒熟各一斤。

用法：和匀一处，每用一两，入白糖少许，滚水调服。

【审查意见】麦粉与高粱米，为日用食料之大宗。凡此等方，施之于平素则课，施于治病，则不足也。

（8）保和丸

主治：此药调脾宽胸，消痰进食，大人小儿俱宜常服。

组成：白术（去芦蒸）一斤，广皮、厚朴（姜炒）、炒苍术、炒麦芽各八两，炙草、山楂肉各六两，莱菔四两。

用法：为末，米汤丸，绿豆大，食远服一二钱。

【审查意见】佐川军神效宜改煎服。

（9）破郁丸

主治：治男女嗳气，胸闷不通者。

组成：醋香附、栀子仁各四两，枳实、槟榔、莪术、醋青皮、瓜蒌仁（去油）、苏子（炒）各一两，姜连二两。

用法：水丸桐子大，每服三十丸。

【审查意见】此消导达郁之方也，或因精神之感动，或因宿食之停滞，致气机不畅，胸闷嗳气，故用此解郁之剂，然宜改为汤服或散料，又栀子性寒，无热者不宜用。

（10）治伤米食积方

组成：白面一两，白酒曲二两。

用法：炒为末，每服二匙，白汤送下。

（11）治食鸭肉不消方

治法：糯米汁顿饮一盏即消。食物过饱，用马牙硝一两，吴茱萸半两（此药不能化消食积）。煎汁，投硝，乘热食之，良久未转，再进一服效。食鱼脍及生肉不化，马鞭草捣汁饮之（此属古方不知效否姑且存其说）酒积食果腹胀，用肉桂（不如用砂蔻）饭和为丸绿豆大，汤下五七丸，酒积用桃奴不拘多少，酒服三钱。酒肉过饱，盐花擦牙，温水漱即下消。（煎服焦三仙为宜）

（12）补中益气汤

主治：治形神劳倦，或饮食失节，劳役过度，虚损，身热而烦，头疼，或恶寒，而渴，自汗，无力，气吼而喘。

组成：蜜黄芪一钱半，人参一钱，白术一钱，当归（酒洗）、陈皮、甘草各一钱，川柴胡、绿升麻各五分，酒黄柏三分，川红花三分（二味非原方所有），上挫姜三片，枣一枚。

用法：煎服。

【加减法】如汗多，去升麻柴胡，加酸枣仁一钱，夜不能睡亦如之。如头疼加蔓荆子五分，川芎一钱。如喷嚏者，加白芷、川芎。有痰加贝母、前胡各一钱。如吐泻加煨白芍（宜易灶心土），泽泻、茯苓各一钱。如心胸觉痞闷，去黄芪、升麻、柴胡，加枳实六分（再宜加郁金、姜黄连五分）。如咳，加桑皮一钱，五味子十五粒。如头疼，加白芷一钱，葛根、升麻各五钱。如心态不宁，加茯神一钱，远志七分，炒枣仁一钱，菖蒲七分，柏子仁一钱。如饮食少纳，或伤饮食，加神曲、麦芽、山楂、枳实各一钱。如心脾二经有火，口干舌燥，加黄连、山栀各五分。如胃中湿痰，加半夏一钱。如梦遗，加龙骨、牡蛎各一钱。如虚火上炎，加元参、知母、黄柏。如下部无力，加牛膝、杜仲各一钱。如脚软，加木瓜一钱，防己五分。如有痰或兼脾胃不和，加半夏、麦冬各一钱（不切）。如阴虚内热，有痰，或上焦有火，加贝母、花粉各一钱，枯芩八分，川连六分。如血热壅，甚眼赤，加龙胆草八分。如寒风寒，头疼身热，加防风、川芎、白芷各一钱，羌活七分。汗多，加黄芩一钱（宜用浮麦、白芍）。眼痛，加菊花、熟地。身热，加生地。如大病后，元气未足，而胸满气短，加橘皮、枳实、白芍。

【审查意见】补中益气汤为兴奋健胃剂，因胃肠衰弱，食思不振，致肠胃之消化吸收分解等能力，完全减退，多有泄泻、脱肛者，病所谓中气下陷是也。吸收作用既逊于排泄，则体精必逐渐消耗，影响于心脏。而心脏必勉营其循环之职责，加紧工作，以保原状。斯时因血流循环之障碍，此倦怠发热之所由来也，即古医所谓阳气陷入阴中之证候。综是而论，本方之主治，自当以虚弱性之肠胃症为主体，今查加减法中，以此方包治万病，确有未当。

4. 呕吐

呕吐有三：（一）神经性呕吐，即因郁怒，肝气上逆也。（二）胃热呕吐，胃腑发炎也。（三）胃寒呕吐，胃之理学的消化薄弱，不能送食物于肠也。治法，神经性者镇逆法、调气法，因热者消炎法，因寒者温疏法，或通便法。俗以呕吐为有寒无热误矣。

（1）治虚寒呕吐饮食不下方

治法：用细辛去叶五钱（太多），丁香二钱半为末，柿子蒂汤下一钱。

【审查意见】虚寒呕吐治诊断，当追其是否惯食生冷与清凉品，并有脉搏缓急，舌苔白而不渴，所吐多系原料，酸味不甚者。

（2）治胃热呕吐方

主治：治胃热呕吐，手足心皆热者

治法：半夏姜汁炒干，葛青、竹茹、生草加姜枣煎服。

【审查意见】热呕吐治诊断，除有其他治热象外，所呕吐之物，别有特异之酸臭气，用此方不切。

（3）治饱逆不止方

治法：荔枝七个，连皮烧灰存性，为末，白糖煎服。

【加减法】如病后饱逆不止，刀豆子烧灰存性，白汤调服。

【审查意见】食后饱逆，当分常习性，与一习性。每食必饱逆，为胃之张缩力不强，气机不舒，故逆上作声。若偶尔食后呃逆，是因胃内偶感食物之刺激，引起收缩之现象，此可不治自愈，即常习性者，当服帮助消化药品而已，二方存之备试。

（4）治食后吐酸水方

组成：干姜、吴茱萸各二两。

用法：为末，酒服方寸匕。

【审查意见】吐酸水，是胃酸过多，即胃中湿热浸淫。治宜兼以清热，干姜、萸若易川连，盖左金丸，止呕甚效也，原方药品太热。

（5）治食物作酸方

治法：萝卜生嚼数片效。

【审查意见】凡食后烧心作酸，以及胸痞闷涩，心下腹满，消化不良等症，嚼生萝卜，甚效立见，洵为简而可贵之方也。

5. 吞酸

（1）黄连汤

组成：茅苍术、川黄连、广陈皮、制半夏、炒神曲、云茯苓各一钱，砂仁、淡茱萸各钱五分，生甘草三分。

用法：水煎服。

【审查意见】此治吞酸之通方也，惟砂仁茱萸分量太重。

（2）遇仙丹

主治：专治邪热上攻，痰涎翻胃，呕吐吞酸，酒虫气血积，诸般痞满食积，肿满，二便不利，妇人女子面色萎黄，产后癥瘕，误食铜钱银物等症。

组成：白丑头末四两（半生半熟），白槟榔一两，茵陈、白术、醋炒三稜、猪牙皂角（炙）去皮尖各五钱。

用法：为细末，醋糊丸，绿豆大，每服三钱，五更时冷茶送下，天明看去之物。此药有疾去疾，有虫去虫，不伤元气，不损脏腑，效验如神，小儿减半，孕妇忌用。

【审查意见】此为破结逐水之方，白丑逐水，有特长。稜皂破结擅专力，凡因停水宿食而现心腹胀满，吞酸嘈杂等症，始宜服之，若有虚赢之象者，不宜妄用。

（3）治倒饱心胃疼痰火症方

组成：陈石灰、白面等分。

用法：蒸热为丸，大人三钱，小儿减半，凉水下。

【审查意见】倒饱，即后饱，为消化不良之特征。宜服香砂养胃丸，或单煎三仙。石灰能治胃酸过多，及胃之酸醇过甚，但有腐蚀性，虽用陈者，亦须水澄数次，卑其放散热，雾始无流弊之虞。

（4）清郁二陈汤

主治：治呕吐吞酸水，心胃疼痛、嘈杂等症。

组成：黄连、半夏、香附、茯苓、山栀子各一钱，白芍七分，甘草三分，川芎、枳实八分，神曲（宜加竹茹），姜三片。

用法：煎服。

6. 心胃疼

按：刺大陵、曲泽、三里，先刺公孙为主。俗谓心胃痛者，即胃胀作疼也，方书咸载有九种，气、血、虫痊、寒、热、悸、饮食、痛是也。其实气滞血瘀，为疼痛之总原因；寒热虚实，又为诊断治法上之大目标；似不宜别立病名，致多生歧。故诊察胃疼者，当审其宿食虫祟，与淤饮之分，再触其痛部之是否拒按，以定虚实。则检方有准，而治可效也。

（1）治九种心痛方

主治：治九种心痛，并小肠疝气神效。

组成：广砂仁、广陈皮、醋香附、荔枝核（炒）、小茴香（炒）各一两，炒枳实一两五钱，木香三钱，沉香五钱。

用法：上为细末，面糊为丸，桐子大，每服二钱，空心黄酒下。

【审查意见】此治因于食滞之胃疼方也，当有吞酸嗳气之兼证，若在初得，胃胀发炎之际，宜用泻心法，本方则嫌温燥。

（2）治诸般虫咬心痛方

主治：治诸般虫咬心痛，腹内有虫。

组成：槟榔、百部各一两。

用法：水三盅，煎服，其虫或出或化。

【审查意见】胃疼之属于虫者，其痛必时剧时止，剧则切痛不堪，患者容貌有恐惧之状，可先用试法：以川椒一二粒，含口内，如确系虫，则痛立缓。此方亦可煎服。

（3）治胃脘痛方

组成：杏仁二两，红枣三个去核、胡椒十个。

用法：共捣烂，再加五灵脂一钱为末，黄酒调服即愈。

【审查意见】此方调气通瘀，祛寒缓急治，治胃痛之间歇性者，亦有小效。杏仁不如易香附为是。

（4）治心痛方

组成：广木香、制没药、制乳香、五灵脂、孩儿茶、高良姜各五钱。

用法：为细末，每服三钱，男人黄酒下，女人烧酒下（俱应黄酒下或沸水下）。

【审查意见】此方偏于通瘀，治胃部刺激痛者，有效。

（5）治胃痛瘀滞方

组成：银朱、乳香、没药二钱，松香一两。

用法：上为细末，先用滚水挑半匙，放水内，即时取出为丸，黄豆大，每服二丸，烧酒下。

【审查意见】胃痛果属瘀滞，乳没二味，当可奏效。若是虫症，用苦辛法，亦能建功。银朱松香，不宜内服，慎之。

（6）治男妇胃脘疼痛方

主治：凡男妇胃脘疼痛，不论老少，一切俱治。

治法：高良姜、香附米各等分，同用醋泡七次，为末，姜汁调，加食盐少许，服之即效。

【审查意见】姜附散，为治胃寒疼痛之妙方，若有口渴舌燥治热症者，忌用。

（7）治胃气痛方

治法：延胡索（炒）研末，用三五分，防守心内，以舌舔，滚水送下即愈。

【审查意见】本草"延胡索"下，有"心痛欲死，急觅延胡"之文。因延胡非特通瘀，且能消食，为治一切疼痛之妙药。盖即通则不痛之义，然须舌苔厚腻，舌质紫暗，证明有食滞血瘀者，始能投之不误。

（8）治心疼方

组成：乌梅七个去核，红枣八个去核，杏仁十个去皮尖。

用法：共捣成膏为丸，如鸡头子大，每服一丸，热酒下，或盐汤亦可。

【审查意见】此治神经性胃痛之胃酸缺乏者，故用乌梅以增强酸汁，大枣和缓神经之拘急，杏仁宜易木香为佳。

（9）治胃寒胃痛方

组成：胡椒、荜茇各五钱。

用法：共为末，醋调捏作饼子，重一钱，每服一饼，含之，白水送下，即效。

【审查意见】此方与前姜附散同意，治因寒之胃痛而消化障碍者有效。

（10）治胃腹急疼者方

组成：高良姜、川厚朴、五灵脂各等分。

用法：为末，每服一钱，醋调服。

【审查意见】胃腹急痛，恐系该部发炎，灵脂厚朴，有通瘀之效。而良姜为温热与兴奋剂，不宜用于炎症，若胃部急痛拒按，以去良姜为妥。

（11）治心疼欲死方

治法：百草霜二钱七分，用小便调服即愈。

【审查意见】百草霜即灶内及烟炉中之墨烟也，古谓其有止血散瘀，消积化滞之功。但于本症，是否必效，尚难确定，惟须用燃草木而成者为妥。如燃煤炭者，万不可用。

（12）治寒气心疼青筋等症方

治法：古石灰滚水澄三四次研末。

【审查意见】石灰为制酸药，消寒之力甚大，必用陈者，水澄数次，不现雾气，始无腐蚀之性。

（13）枳缩二陈汤

主治：治痰涎在胸膈上，攻走腰背，呕哕大痛。

组成：砂仁、半夏、陈皮、香附各二钱，广木香（另研）、草豆蔻、干姜、姜朴、茴香（酒炒）各八分，甘草三分，延胡索八分，姜三片。

用法：水煎，入竹沥木香同服。

【审查意见】此方辛温疏气，芳香健胃，治痰似不周到，惟呕而痛，无热象者，可用之。

（14）九气汤

主治：治膈气、风气、寒气、夏气、警气、喜气、怒气、山岚瘴气，积聚痞气，心隔气痛，不能饮食，时发时止，攻急欲死。

组成：粉甘草二钱，水二盅，姜三片。

用法：煎八分服。

【审查意见】通则不痛，古有明文。香附郁金，能开气血之凝滞，始一切凝滞之疼痛者有效，主治名词，殊觉欠当。

（15）治孕妇心疼方

组成：醋炒胡索二钱，当归一钱，制乳香五分（研末），甘草一钱。

用法：水煎，调乳香末服。

【审查意见】此为通血之方，治胃痛有效，已受孕者不宜用。

（16）沉香至珍丸

主治：治男妇一切受寒心痛，两肋胀满。

组成：海沉香、公丁香、广木香各二钱，醋青皮、广陈皮、川黄连、蓬莪术、花槟榔、乌梅肉（焙）、巴霜（去油）各五钱。

用法：上为细末，面糊为丸，黍米大，每服十丸，姜汤下。

【审查意见】此祛寒疏气之剂，巴霜不宜太重，以配一钱为足。

（17）桃灵丸

主治：治妇人一切血气心疼甚效。

组成：五灵脂一两（水淘），川乌（醋灸去皮炙干）二钱，延胡三钱，桃仁泥、软防风、制乳没各三钱。

用法：醋和丸，桐子大，每服二十五丸，姜汤下。

（18）失笑散

主治：治妇人产后心疼。

治法：蒲黄（炒）、五灵脂（酒研淘去砂石）各等分，为细末，醋调二钱，熬成膏入白汤半盏化服。

【审查意见】此古方也，治妇人一切血瘀之痛甚效，先哲解者颇伙，兹不赘。

（19）治胁下刺痛方

组成：小茴香一两，炒枳壳五钱（面炒）。

用法：为末，盐酒调服二钱，神效。

【加减法】胁肋痛，用白芥菜籽水研敷，附针穴，支满、章门、外开。

【审查意见】胁下刺痛，为肝胃郁血之特征，枳壳调气，固亦可用，而茴香不若易以郁金，芥子调敷，是吊炎法，须防刺激过甚之弊。

（20）治胁痛方

组成：川黄连一钱（姜炒），柴胡一钱半，当归一钱半，醋青皮、桃仁各一钱（去皮尖），枳壳八分，川芎七分，酒芍一钱，红花五分，甘草三分。

用法：水煎食远服。

【审查意见】此疏肝和胃之药，治胁肋疼痛，当必有效。

（21）治急心疼方

治法：山羊血一分，烧酒化下。

（22）治胃气冷疼方

治法：白砂糖五钱，生姜一片，煎水热服。

【审查意见】砂糖缓急化痰，生姜温通祛寒，治胃冷久痛者有效。

（23）治胃气疼秘方

主治：预治施人，最有功效。

治法：五灵脂一两（使水飞去沙晒干米醋调膏晒干），沉香末三钱（沉水者佳不见火），麝香一分，母丁香三钱（去皮取仁），巴豆三钱（去壳去膜去仁内之仁再去油如白霜者）。端午前各制度好，矣至正午时，用米醋打糊为丸，如萝卜子大，每病者付以三丸，先用一丸，含在口中，勿咽下。如疼止，即不必用，若不止，再用二丸。

（24）治妇女腹疼昏晕欲死良方

治法：酒白芍、五灵脂、木通各等分，每服五钱，醋水各半盏煎服。

【审查意见】俗谓女人以血为主，其病多瘀，而腹痛昏晕，尤为瘀热上攻之证，白芍有沉降性能，镇神经之拂逆，五灵治瘀，木通通滞，洵简便之良方也。

（25）治九种心疼方

治法：用真祁艾灸大拇指，男左女右，五次，屡效。（备试）

7. 伤食

按：右寸浮紧为伤食，古医之所经验也。然则伤食之诊断，以右浮紧，果能据为确当而不疑耶？曰：否。伤食之致病，多能自知，询其既往症，不难鉴定，此其一。所现症候，大概消化器症特多，此其二。或问右寸浮紧，毫无凭乎？是又不然，亦在四诊之综合而已。至若因食中毒，当隶于中毒项下。伤食类伤寒，不过为内伤于食，而外伤与寒，绝非仅仅伤食。且未因食中毒，即起种种外感之症，伤食症之范围，只以碍及消化器者为限。

（1）行气香苏散

主治：治内伤生冷，饮食厚味、坚硬之物，肚腹胀满，外感风寒湿气，头疼身热，憎寒，遍身骨节，麻木而痛，七情烦恼，欲食不下，心腹气痛。

组成：制香附一钱，川芎片一钱，麻黄一钱，羌活八分，枳壳八分，甘草九分，台乌药一钱，广陈皮一钱，苏梗二钱。外感风寒，加葱白三钱；内伤饮食，加山楂建曲，如湿加苍术。

【审查意见】此方之适应证，为外感寒邪，煎有头痛胸闷，气滞不舒之现象者，主治项下，云治内伤生冷，饮食厚味、坚硬之物，肚腹胀满等诸证，与方药丝毫不合，不可妄试，此方宜列入感冒项下。

（2）山楂丸

主治：能消食健脾胃，小儿尤益。

治法：将山楂蒸熟去核，捣烂，蜜糖合丸，不拘时，白糖下。

（3）保和丸

主治：专治食积酒积。

组成：山楂肉十两，姜半夏、橘红、白茯苓、神曲、麦芽、连翘、莱菔子、川黄连各二两五钱。

用法：为细末，蜜丸桐子大，每服钱半，白水下。

【审查意见】伤食证，停滞之物，在胃内发酵腐败，致胃壁亦因以发炎，方用连翘川连以消炎，陈皮苓菔以防腐，且可制止发酵，山楂曲麦以助消化，配合尚有法度，此唐宋以后之良方也，前方单用山楂一味治伤食轻证，亦能见效，惟蜜糖和丸，不如神曲糊丸为妥，因曲有制止发酵之效耳。

（4）治食粽子伤者方

治法：白酒药一丸，加木香少许，共为末，黄酒调服。

【审查意见】白酒药，不知是何物，更不知如何能消粽子，按粽子以米裹成，食之太过或不适，停积胃内，妨碍消化，宜从消米面法，取麦芽之属，方可。

（5）治食索粉凉粉停滞者方

治法：杏仁二十个去皮尖，捣碎，滚白水泡饮即消。

（6）治食糯米面食难化者方

治法：神曲三钱（炒），为末，酒调服，或米饮亦可。

（7）治食牛肉伤或腹满者方

治法：干稻草，水煎浓汤服之（此方未必有效）

（8）治一切肉积胀痛方

治法：神曲（炒）研末，以草麦芽煎茶，送下神效。

（9）治酒毒方

治法：葛根切片细嚼，或煎汤服，又止渴解热。

【审查意见】按酒性燥，质酒湿，酒毒病症，血分有热，酒气熏蒸也。胃肠有湿，酒质浸润也。故治酒毒之法，辛凉以清其热，苦温以燥其湿，斯为确当。葛花有解酒毒之效用，方中葛根，谅属笔误，又葛根为表药，其解热者，治阳明表证之热也，勿得概以解热泛言，特此附记。

（10）治食肉不化方

治法：南山楂子煎汤服效，入药内煎亦妙。（不如用山楂肉、麦芽、神曲、砂仁等）

8. 腹痛

按：诊查腹痛，当分痛部之分脐上脐下，病原之有形无形，以及病机寒热，体质虚实。脐上痛者，躲在肝、胃、十二指肠。脐下痛者，则全系在肠。徐灵胎谓腹痛总不离乎肠胃，诚为见到之言，其有形之原因，如蓄血、食滞、癥瘕、蚘蛲、内疝，并平素嗜好成积之类。无形之原因，如寒凝、火滞、气阻、营虚，及夏秋湿热之类是也。审色脉之衰旺，察病机之寒热，究其原因而治之，虽经数载之腹痛，亦不难迎刃而解。查此门所列各方，仅有气滞、寒凝、食积、血瘀之方，他未之及。

（1）开郁导气汤

主治：治一切腹痛

组成：苍术、香附（童便制）、川芎、白芷、茯苓、滑石、栀子（炒黑）、神曲炒各一钱，陈皮、炮姜各五分，甘草三分。

【审查意见】此方泛而不切，非腹痛专方，又方中易去川芎、白芷、炮姜、甘草，加木香、砂仁、台乌、白芍、吴茱萸、黄芩、郁金等二钱能有效。

（2）治串肠风方

主治：治串肠风，满肚内走痛有声。

治法：车轴眼内泥为丸，桐子大，红土为衣，每岁一丸，滚白水送下。

【审查意见】此方用意，以车轴之环转流利，取治回旋不通之病，貌似近理，实无裨益。盖肚内走痛有声，是肠鸣症，宜行气利水，自可治愈，若服此油腻土质，必反增剧。

（3）治腹硬如石方

主治：治腹中有增，痛如刀刺，坚硬如石。

治法：商陆根捣烂蒸熟，用布包定，乘热熨痛处，如冷再蒸熨，以痛止为度。

【审查意见】痛如刀刺，是血瘀之证，坚硬如石，乃结甚之征，商陆主用逐水，热熨亦可消滞，但不如内服桃仁、归尾、赤芍、桂心等为佳。

（4）治九种心痛方

主治：治九种心痛，一切腹痛。

组成：黑丑、白丑、胡椒、绿豆、杏仁各六十个。

用法：面糊为丸，黄豆大，男七女八，或姜汤黄酒下。

（5）治绞肠痧方

治法：盐一撮，置菜刀上烧红，淬入水中，乘热饮之即愈。

【审查意见】心胃痛，与腹痛，症虽不同，而治则有连带之关系，上方逐水消寒，不论胃痛腹痛，果系寒水为患，俱可试用，后方止呕吐有效。此二方不应列于本门，古医籍中，有以病为名者，有以症为名者，病症二义，混淆不清，故今日之虽以划分，姑仍其旧，以存原编之陈迹。

9. 虫症

按：肠寄生虫之类有二，一绦虫类，分有钩绦虫、无钩绦虫、广节裂头绦虫三种，二圆虫类，亦分三种，蛔虫、蛲虫、十二指肠虫是也。治虫之法，先将肠内容排泄尽净，即服杀虫药以毒之，继服泻下药以逐之，忌甘甜肥腻之饮食，须辛苦酸涩之药品，其预防方法，不洁之物，未沸之水，切不可少许入口。至其症候，或腹痛，或胃痛，痛发于突然，时有间歇，诊断之最可靠者，为检查大便，有否该虫之卵，若发见虫卵，则以虫治之，查斯编仅有蛔虫、寸白虫两种，乃原编者之未备，姑仍之以存其真。

（1）楝陈汤

主治：治小儿蛔虫，蛔虫出口有三般，口鼻中来大不堪，如或白虫兼黑者色，灵丹从服病虽安。

组成：苦楝根皮二钱，广陈皮一钱，制半夏一钱，茯苓一钱，甘草五分。

用法：水二盅，生姜三片，煎八分，空心服。

【审查意见】此方系二陈汤加苦楝根皮，二陈汤，为治痰饮之方，杀虫之力极微，仅恃楝皮，虽期成效，宜加槟榔使君子雷丸等药。

（2）治寸白虫方

治法：锡灰、槟榔各二钱，雷丸一钱。如小儿不能服丸者，将前药三分，用鸡子一个，烧半熟，待温，入内调匀。煮熟，令儿食之，大便下有脓血，即其验也，忌腥冷等物。

【审查意见】寸白虫，即蛲虫也。专下卵于肛门之外，小儿肛门发痒，见有无数白虫丛聚集者，即收也。治法之最简切者，莫如灌肠，此方凑三味杀虫药，须视小儿体质之强弱为断。

（3）榴皮槟榔方

组成：酸石榴根皮、槟榔打碎各五钱。

用法：水三盅，煎一盅，一日不可食茶饭，临睡时服，用此药在上半月服效，下半月不必服。打下虫用棍子缠住，勿令断了。

【审查意见】此方榴根、槟榔皆杀虫之药，与上不同。

（4）木香槟榔方

组成：木香、槟榔等分。

用法：为末，每服三钱，白滚水送下，服药后饮一碗，温芝麻茶，其虫尽下。要除根，再照前一服，永不发矣。

【审查意见】此亦杀虫之药，但饮温芝麻茶，不若服蓖麻油，以排泄其大便切当。

（5）治腹内虫方

组成：乌梅一个，老姜二片，榧子十个，花椒十四个，黑糖少许。

用法：煎服，虫尽出矣。

【审查意见】此为治虫症之通方，无论绦虫、蛔虫、蛲虫，虫俱可试用。

10. 泄泻

（1）治腹泻初起方

组成：细茶二钱，烧核桃仁五个，生姜三钱，红砂糖三钱。

用法：水煎服。

【审查意见】此方治清晨泄泻者，颇可，以有温饮之性也。

（2）立止水泻方

组成：车前子一钱，泽泻一钱，姜厚朴一钱二分。

用法：为末，滚水调服。

【审查意见】厚朴治腹满，水泻有腹满之征者可用。

（3）止久泻丸

主治：治久泻诸药无效，一服自愈。

组成：黄丹一两（水飞），枯矾一两，黄蜡一两。

用法：将蜡熔化小铜杓内，再以丹矾二味细末投入，乘热为丸，如豆大，每服二钱，白汤下。

（4）枯矾丁香方

组成：枯矾一钱，公丁香五分。

用法：共为末，黄酒服。

【审查意见】泄泻之病理，因肠胃失却消化吸收分解之力，故治新泻，当去所以妨碍肠胃之原素，治久泄，当促其吸收，增加其分解，帮助其消化之功能，饮食尤宜无刺激而易消化者，是以久泻无卒愈之理，上二方皆止涩之药，久泻尚可一试，新泻万不可用。

（5）治泻方

治法：夏月赤甜瓜太多，以致泄泻不休，用樟州好橘饼一个切片，作二次方茶盅内服（可酌配益智仁）。

（6）交感丸

主治：治妇人久泻

组成：香附子半斤（水浸一日）炒，白茯神四两（去皮木）。

用法：炼蜜为丸，弹子大，空心服一丸，滚白汤下。

【审查意见】按此方治泻证不切。

（7）治饮酒不能食方

主治：治饮酒不能食，但饮酒即愈。

组成：嫩鹿茸（酥炙透，旋炙旋削）、肉苁蓉（酒洗，去鳞甲）各一两，麝香五分。

用法：为末，陈仓米和丸，如桐子大，每五十丸立效。

【审查意见】饮酒不能食，是有酒癖，素所习惯使然也，此方是否能去酒癖，未曾经验，不敢武断，但就药理而言，亦不确合，且不宜列入此门。

（8）治饮酒过多泄泻方

治法：花粉一味捣烂，袋盛，洗去浆晒干，每用白糖调服一钱，和白蜜少许服，兼治吐血症（清湿热之意）。

（9）治脾虚泄泻方

主治：治脾虚泄泻，老人五更泻。

组成：黄老米炒三合，净莲肉三两去心，猪苓五钱，炒泽泻五钱，木香一钱半，土炒白术五钱，白砂糖一两，煨姜二钱。

用法：为末，每服三钱，空心汤下。

【审查意见】此方温补脾胃，有促进乳糜吸收之功能，但无消导药，恐补而有滞涩之害，拟佐楂曲较妥。

（10）治腹胀吐泻方

主治：治腹胀吐泻，日夜不止，诸药不效，此气脱也。

治法：益智仁一两，煎汤服之立效。

【审查意见】此症多系中寒，中气暴脱，益智温饮收缩，颇为切合，然须有四肢逆冷者方妥。

（11）治老少脾泻久不愈神方

组成：饭锅粑四两，莲肉（去心）四两，糖四两。

用法：研末，和匀，每服三五匙。一日二次，食远下。（稳健可用）

（12）健脾丸

主治：治久泻，每早泄泻一二次，此为脾虚泄泻，用此补养脾胃。

组成：土炒白术、白茯苓、炒故纸各二两，炒小茴、煨肉蔻各一两，广香木五钱。

用法：生姜煮红枣肉为丸，桐子大，空心白汤服二三钱。

【审查意见】每早泄泻，为肠胃虚弱不能统摄之证，方中苓术以壮肠胃，香蔻兴奋气机，小茴温暖，故纸补摄，如能持久服之，必有相当疗效。

11. 噎

按：噎膈反胃，每误认为一症，不知食物难下，而终能下，为噎，食物不能入为膈，食物已下，良久复出，为反胃。噎膈由于七情郁结，素嗜饮酒，痰涎阻塞，食道或贲门，生有癌性之小结，所谓食道癌、贲门癌是也。反胃系中阳式微，或幽门痉挛之故，故经云，三阳结谓之膈，又云一阳发病，其传为膈，仲景云，朝食暮吐，暮食朝吐，宿谷不化，名曰胃反。徐氏云，噎膈之症，必有瘀血、顽痰、逆气阻转胃气，宜用消瘀去痰、降气之药，或可望其通利，诚为见到之言。至胃反之治，应温中调气，又治噎，不宜过用香燥，因肠胃已结，津液枯槁，故滋阴液，宜为当妥，查此门验方，以开关之方为多，可暂而不可常，须审慎用之。

（1）治噎膈开关方

治法：白硼砂一钱半，青黛一钱，好沉香一钱，为细末，三味收贮听用。白马尿一斤，白萝卜一斤取汁，生姜半斤取汁，共入铜锅内熬成膏，每服膏三茶匙，加烈药末一分酒下，一日三服，可以开闭。

【加减法】如反胃，用黑驴尿一斤换白马尿。

【审查意见】噎膈病原，多因素嗜饮酒，及忧愁抑郁，致津液不行，食道贲门渐渐发生小结，所谓食道癌、贲门癌是也。治法首宜开闭，次宜滋阴或可挽回危殆，硼砂软坚化结，青黛苦寒泄火，沉香辛温疏气。气不逆，则病可缓，三汁皆通滞化痰之品，尤以马尿降浊甚妙，用以作噎膈之开闭药可也。（用马尿太多，须防其中毒）

（2）治噎食膨胀效方

治法：五六月用老姜二三斤或四五斤，盛在竹篓或麻袋内，浸在粪缸内七日取出，洗净，竹刀刮去皮切片，空中吊着阴干为末，每服三钱，火酒调下，不过三服痊愈。

（3）三神膏

主治：治一切痰膈食膈效方。

组成：黑炒糖一斤，连皮老生姜一斤。

用法：二味共捣成膏，入瓷罐内封固，入干燥黄土地埋七日，取出，每日和滚汤服。

【审查意见】上列二方，一独用姜，二兼用糖，即辛开甘润之义，其在胃寒轻浅之征，不无小效，若病已成，断难为力。

（4）治噎膈方

治法：蜣螂滚的粪弹一个，又要选粪中有白如子大者，将弹少破一顶，盖住，火煅大黄色存性，不要烧焦，入麝一分，儿茶二分，金丝黄矾三分，朱砂春二分、夏四分、秋六分，并将弹为末，空心烧酒调下。如觉饥，用大小米粥渐渐少进，一日二三次，不可多食，一日一碗足矣，多则病复发不可救，忌生冷厚味。

【审查意见】蜣螂，即推屎虫，用其所滚之粪，以治食物不下之噎膈，虽属想象之作用，然一味单方，气死名医，每有不足轻重之物，竟能治愈大病。况又合儿茶之善破积血，麝香辛窜开闭，窃意颇有一试之价值，不可漠然视之，金丝黄矾，为黄矾之产于波斯，击破中有金丝文者。

（5）治膈症

组成：制半夏一两，制姜一两（粪坑中浸七日），硼砂三钱，五谷虫五钱，制南星一两（牛胆汁浸七次）。

用法：共为末，每月空心服三钱，灯心汤下。

【审查意见】此在初起之际，探险壅滞，而无热者可用。

（6）八宝丹

主治：治膨胀噎膈，瘫痪等症。

组成：真番卤砂、朱砂、雄黄、胆矾、轻粉、硼砂各五钱，硫黄、水银各三钱。

用法：共为细末，入阳城罐内，下盖铁灯盏，用铁丝缠定，外用盐泥封固，放炭火内煅五炷香，三文二武，冷定取出，每服三丸，滚水送下，五六服即愈。

【审查意见】按噎膈即食道癌、贲门癌由渐而进，其所生之结，不易消散，此方破血化结，软坚解凝，或可消散癌性之结节，结节除则食下，再用调中滋阴，以善其后。在学理上推测，此方应当有效，惜编者尚未曾试用耳。

（7）虎肚散

主治：治噎食病神效方。

治法：蟾酥一两（同葱捣烂白面包内火煨熟），姜朴十五两，红芽大戟二两五钱，赤金二钱。放煎银罐内，用硫黄末将金化碎，用虎肚一个，其肚内之物，不可倒出，将各药共为粗末，入虎肚内，放在贴锅内，用大火煅炼成灰，研极细末。年少者，每日清晨用无灰热酒冲服三分，十日共服三钱。年大者每日清晨用无灰热酒冲服五分，十日共服五钱，即愈。其饮食用粳米煮饭热时，将柿饼切如米粒大，止用半碗，下在饭内，又复蒸烂食之，以大好为度，鸡汤水并气怒劳碌房事，如渴极时，汤水少用。

【审查意见】虎肚即虎胃，古称治反胃吐食，然得甚不易，姑存之以备参考。

（8）治翻胃噎食不能咽下即吐者方

治法：鸭子肫内黄皮三个，焙干为末，作一服，烧酒调下，三日服一次。

（9）专治翻胃方

治法：马蛇儿即野地蛇串子数条，公鸡一只，笼着饿一日，只与水吃，净他肚肠，将马蛇儿切烂，或拌米与鸡食之，取粪焙干为末，每服一钱，烧酒送下。

【审查意见】上方用鸭肫皮与鸡内金功同，虽不能肩予重任，但性平稳，又易取得，颇便平民备用。此方用马蛇儿经鸡食消化后之渣滓，或可消积降浊，修制不难，存之试用可也。

（10）黄芩半夏生姜汤

主治：治癌翻胃。

组成：黄芩、芍药各二钱，姜半夏八钱，生姜四钱，炙草二钱。

用法：水三大盅，枣一枚，煎服。

【审查意见】此仲景之治太少阳合病下利而呕之方，是症借用，治肝胃气逆。

（11）治翻胃噎膈方

治法：用初窑石灰入锅内化开去渣，只取其清水熬干，刮下炒黄色者最妙，牙色亦可用，净瓷罐收贮，黄蜡封口，勿令泄气，过一二年者无用。凡人三四十岁内外，健壮者用四分，稍弱者用二分，只以好酒调服，能饮者三四盅任量饮之，如回食哽咽，年深或吐虫或下虫即愈，不吐不下，遇发在服一次，不发不必服，自然痊愈。

【审查意见】石灰即酸化钙，为有力之杀虫剂，及反酸药，据此理推，当治胃酸过多之呕逆，类似噎膈者，又或可腐蚀癌症之结节，所云吐虫下虫是又知虫攻扰之难进饮食者，所当辨而明之。

（12）治膈气不下食属火者方

治法：用芦苇根五两，挫碎，水三盏，煎二盏，去渣，温服，代汤饮。本草云芦苇开胃降火，治噎膈其根不用浮露者。

（13）神援目露丹

治法：一富人病噎，梦僧与之汤，因而住寺遇僧，果与汤饮，问之，乃干糖槽头用六两，生姜四两，捣成饼，或焙或晒，每两入炙草二钱，研末，每服二钱。沸汤入盐少许，不拘时代茶服，至愈时。

【审查意见】仅就此方而论，不过调胃而已，可用。

（14）八尼金

主治：治噎膈等症。

组成：牛黄、狗实各一分，辰砂、明雄各二分半，全蝎一个，巴豆仁一粒。

用法：为末，每服八厘，好烧酒半盅点着，搅匀，吹减服。

（15）治噎膈翻胃呕吐等症方

治法：大块鲜姜一斤，入粪坑内，泡四十九日，取出洗净，用柴火烧成炭研末。每服三钱，白滚汤水调下，隔三五日再服神效。

（16）仙傅膈食方

组成：雄羊胆、雄鹅胆各一具，雄精二钱。

用法：共为末，入猪胆内，悬阴处一日，阴干，取用，每服四五丸，即开闭通饭。

（17）黄马尿方

治法：黄马尿治膈，服下立效。

【审查意见】噎膈，大症也，在将成时，疏导和胃，或可收功。若已成，任何药物，亦难为力，上列数则，皆为开闭之方，病势既难必愈，则不妨取之小试。

12. 疝气

按：中医所称之疝气，即西医所谓之赫尔尼亚（Hernia）之一部。赫尔尼亚者，任何内脏之一部，由其原处之囊壁凸出，皆称为赫尔尼亚，故赫尔尼亚，不仅限于腹内各脏，脑肺等脏，亦能有之。而疝之意，实指一切少腹急痛，及偏坠阴囊肿胀而言。此症多现于腹股沟，即腹之极下部两旁、股之上部及脐等处所凸出之脏腑，则因其地位而异，然不外网膜、小肠、大肠、阑尾、胃及膀胱等，虽然，此尤广义之疝气也，若今之所谓疝气者，大半指肾囊一部而言。

疝气之病因，约可分为二，一为先天性，二为后天性，但此二种，皆与睾丸下降时有关，盖胎儿见时期，睾丸原生于腹内，至六七月始渐渐下降，大概于胎儿九月时期，乃脱出腹部，而入于阴囊中。当睾丸下降时，有一部分之腹膜，随之落下，而成囊形，此腹膜囊口，在常人于产时，已经封闭，或不久亦可封闭，如尚未封闭以前，或肠或网膜之挤入，即先天性之疝气成矣，然先天性之疝气，其原因虽伏于胎儿时期，但胎儿生后，不必即显病状，甚有迟至成年者，若该囊虽已封闭，然于封闭之处，欠缺健全之组合，则必成一弱点，不堪受腹内压之增高，故于咳嗽震荡，及大小便之失调，与夫过胖等因，皆可使内压增高。此增高，即可使腹内脏之由弱点而突出，此后天性之疝气也。中医向有七疝之名，准此病理，当亦知所自矣，再究其治法，中医视为寒症，多用温暖流气，实则兴奋该部器官，使之上升耳，最慢惯用者，小茴香是也。然小茴香，家种者无毒，野生者有毒，三二钱即可致命，用时务宜详谨，至极重无可如何之时，以手术疗法为佳。

（1）治疝气神方

组成：山楂肉、炒枳实、炒小茴、炒桃仁、柴胡、粉丹皮、八角茴香（炒）各二两。

用法：为末，面丸桐子大，每服五十丸，空心服。

【审查意见】疝气治法，除气虚下陷，应用升提而外，余则统宜破气消寒，如橘核、青皮、茴香、乌药之类。此方有山栀丹皮之清血药，桃仁之破血品，应施于肾囊、睾丸红肿，而有郁血之象。八角茴香，即茴香子之自番舶来者，实大如柏实，裂成八瓣，一瓣一核，大如豆，黄褐色，有仁，味甜。小茴香，味茴香子之小者，又莳萝之别名。莳萝为菜类，功能理气开胃，治寒疝，斯方既有八角茴香，当用莳萝为是，至茴香莳萝之温药，与丹栀之清药，其差量，须以临床见证为准。

（2）荔枝核方

组成：荔枝核一两（炒黄色），小茴五钱（炒）。

用法：为末，黄酒调服三钱，空心服。

（3）草果方

治法：草果一个，去皮打碎，煮酒中热服，出汗即愈。

（4）鸡蛋壳方

治法：抱出鸡蛋壳烧灰，为末，每服三钱，老酒下。

【审查意见】疝气有先天性者，本不可治，所可治者，皆后天性者耳，俗以疝气多系寒症，故草果小茴，久为治疝气之家常便饭，用之亦往往有效。其抱出鸡子之壳，何以能治疝气，究否有效，须待试验。

（5）治疝气肿者方

组成：大茴、小茴、川楝肉、广木香各三分。

用法：上共打碎，砂锅内炒香，再入连须葱五根，水二盅，用碗盖定，滚五七沸，入酒二盏，再滚三沸，去渣，放食盐二分，热服出汗愈。

【审查意见】疝气肿者，是否红赤高胀，若果红赤，应加丹栀胆草之清凉，如不红赤，而肿胀，应以此方为准则。

（6）治疝气肿重方

组成：荔枝核四十九个，陈皮九钱①，硫黄四钱。

用法：为末，盐水打面糊为丸，绿豆大，痛时空心酒服九丸，不过三服效。

【审查意见】颓疝治法，应兼用提升药，如补中益气之类，编者按，硫黄非治疝专药，宜去之。

（7）治疝气偏坠方

主治：治疝气偏坠，痛不可忍。

组成：槐子（炒黑色）一钱。

用法：为末入盐少许，黄酒调服。

【审查意见】不如外包熨为捷。

（8）荔枝核第二方

组成：荔枝核炒黄色。

用法：为末，每日三分，黄酒下。一方加小茴五钱。

（9）丝瓜络方

组成：丝瓜络烧灰。

用法：每三钱，黄酒下。

【审查意见】二方皆疝气普通验方，洵可试用。

（10）治小肠疝气疼欲死者方

组成：杏仁（去皮尖）、小茴香各一两，葱白烧干五钱。

用法：为末，每服五钱，嚼核桃肉咽下。

【审查意见】小肠气疼，所谓消除那个赫尔尼亚，顷刻有致生命之虞，此方是都能效，须经试验。

（11）治肾子阴肿疼痛大如升方

治法：马鞭子捣烂敷之。

【审查意见】马鞭子亦消散之功耳，应配伍蒲公英尤佳。

（12）治疝气年久不愈者方

组成：飞罗面四钱，白干面八两。

用法：捣匀，醋和为丸，桐子大，每服五七丸，小茴汤下。

【审查意见】此方性属温下，虽服五七粒，巴豆之成分无机，但虚者亦不宜漫用。编者按：此方治大便秘结者，非治疝气专药。

---

① 原文为"陈皮分分"。

（13）治疝气偏坠方

组成：大茴香（炒）、萝卜子（炒）各五钱，

用法：共为末，加朱砂一钱八分，作丸服，每日盐汤下一丸，九日愈。

（14）治阴囊肾子肿大方

治法：灶心土三升，放锅内炒热，加川椒小茴香末各一两搅匀，将肾囊坐在上面，冷则再换，如是三次即愈。

【审查意见】凡鱼口便毒，及肾子肿大，初起时，宜用外熨法，但以无红赤者为准。

（15）棉花子仁汤

棉花子仁煎汤洗之自愈。

（16）治小肠疝气阴间湿痒成疮方

治法：吴茱萸二两，分四份，酒、醋、盐、童便各浸一份，晒干，南泽泻二两为细末，酒糊丸，桐子大，每服十丸，盐汤下。

【审查意见】小肠疝气，阴间湿痒，皆湿热下注所致，吴茱萸性温，化湿有效，惟与热证不宜，如治有热者，加川柏、知母各一两，较为平妥，又疮面上，宜撒以滑石粉，洁净包裹为要。

（17）治疝气囊肿方

治法：田间青蛙皮贴之即愈。（按：此方是有消炎之法）

【审查意见】疝气是赫尔尼亚之一部，其肾囊胀大，乃因内脏突出之故，所以肾囊之内，系实的，而非空的。囊肿亦有，但不尽为囊肿，青蛙皮是否能使内器之上升，尚待实验。

（18）艾灸方

治法：将第二足趾对缚，用箸头大艾炷，从大指二指头上合缝处灸之立愈。

【审查意见】灸之效用，能与兴奋该部之神经，使其由传达的而呈远作用，温通血液，使其局部地，而生遍体的血液畅行，此法谅必有效。

（19）灸大敦穴方

治法：用艾灸足大指肉甲相连之处二三壮愈，乃大敦穴也。

（20）治小儿木子木疝方

治法：在肿处尖上，用艾灸一壮即消。

【审查意见】小儿木子木疝，不疼不赤，坚硬而冷，乃受风寒所致，艾灸患处不如热熨法较妥。

（21）治小儿外肾作肿方

治法：石蟹一枚，以醋磨之，频擦即消。

【审查意见】小儿肾子肿大，但审其是否为虫蚁所咬，若非咬则但以寒疝偏坠作治，石蟹咸寒消炎，患处无红肿不宜。

（五）全身病

1. 火症

按：身体之热量，有一定之温度，太过则热，不及则寒，造温度机能亢进，散温机能失职，则内热充斥而患热病，散温机能亢进，造温机能失职，则官能弛缓，而患寒病。然热度之增减，每与血液为消长，即充血时，温度亢进，贫血时，温度不足。全体之病理如此，局部之病理亦如此，国医之言肝火、脾火、心火、肺火、肾火者，其理可知矣。火症本无独特之可能，盖因自有火热之原素在，施于体壮实火之病，固有桴鼓相应之效，若虚火体弱者，寒凉败胃，每致不救，此宜审慎者一，凡治某脏之火，即当在某脏之专效药上注意，选择三二味，以简精中肯为要，万勿任投凉药，随笔摇来，此宜注意者二。知此二者，尤须在证候上，详加审核，庶无实实虚虚之弊。

（1）上清丸

主治：治上部烦热生疮。

组成：南薄荷三两，乌梅肉二两，儿茶五钱，硼砂三钱，元明粉五钱，百药煎五钱，片脑三分，白糖五两。

用法：为末，水和丸，芡实大，口内噙化。

【审查意见】此方治口舌生疮，噙化尚可，若热毒面疮，恐力不足。

（2）治口疮牙血方

主治：清头目三阳之火，治风热上攻，发渴咽痛，口疮牙血并效。

组成：黑元参八两，南薄荷五两，荆芥穗五两，苦桔梗八两，生草八两，归尾八两，熟大黄八两，陈皮八两，酒芩八两，炒枳壳八两，川芎四两。

用法：水丸桐子大，每服一二钱。

【审查意见】风热上攻，头目昏眩，口舌生疮，上则烦渴引饮，下则便秘溺赤。此方既有薄荷、芥穗之宣散，复有大黄、芩、壳之通利，余则活血调气，滋液沃火，配合之妙，洵足可取，若欲改服汤剂，各药以一钱为极量。

（3）神穹丸

主治：治一切上焦火，积热风痰壅滞，头目赤肿，咽喉不利，二便闭涩，亦能磨酒食诸积。

组成：黑丑、滑石各四两，生大黄、生黄芩各二两，黄连、川芎、薄荷各五钱。

用法：水丸，桐子大，每服五十丸。

【审查意见】此古方也，三黄清热，黑丑化积，治热症腹满，便溺不利有效，但体质弱者慎用。

（4）大金花丹

主治：解诸热脏腑伏火，明目消肿，止头疼牙疼，口舌生疮。

组成：黄连、黄芩、黄柏、栀子、山菊花俱炒各等分。

用法：水丸桐子大，每服十丸，温水下。

【审查意见】此方大苦大寒，泻热之力甚大，宜施于三焦实火，而有上述诸症，又须有烦渴之热症，方可一用。至其明目者，泻火之功也，勿谓其能明目而概用之，又菊花不宜炒。

（5）泻黄丸

主治：治脾家伏火，唇口干燥，发热做渴。

组成：藿香叶七钱，黑山栀一两，煅石膏五钱，生草二两，防风四两。

用法：用蜜酒炒香，为细末，水丸桐子大，每服二钱。

【审查意见】泻黄之定义，以中央属脾土，其色黄，泻黄，即是泻脾，此等神立术语，姑置不论可也。方中宜修正者，石膏不宜煅用，煅则失却清热之本性，不宜酒炒，酒炒则嫌过温，为末蜜丸，若蜜炒则不合法。

（6）泻白丸

主治：治肺火为患，喘满气促。

组成：桑皮（炒黄）、地骨皮各一两，炙草五钱。

用法：水丸桐子大，每服二钱。

【审查意见】泻白，即泻肺耳，吴鞠通云，上焦如羽，非轻不举，故治上焦之病，宜取清轻为是，此方颇得其旨。

（7）泻赤丸

主治：治心经蕴热，小便黄赤，或成淋漓，口舌生疮等症。

组成：生地、木通、生草各等分。

用法：水丸桐子大，每服三钱。

【审查意见】所列主治，与方确合，但宜改为汤，不宜和丸。

（8）泻青丸

主治：治肝经实热，胁乳作痛，恶寒发热，大便秘结，烦渴饮冷。

组成：当归、川芎、胆草、山栀仁（炒黑）、煨大黄、羌活、防风各三钱半。

用法：水丸，桐子大，量服。

【审查意见】胁乳作痛，寒热往来，又现大便秘结，烦渴饮冷，悬系肝火之症，方用胆草栀子，专泻肝火，复合和血、通利、宣风等药，对症施之，必收良效。

（9）预防热疮方

治法：夏月常煎金银花代茶饮，免生疮毒，且清内热之症，作丸更妙。

【审查意见】金银花，固为解热散毒，性质和平之良药，但亦不宜固定常服，尚须诊察证候。酌量需要与否为是。

（10）治发热口干方

治法：鸡子清三个，白蜜一匙，和匀服之。

（11）治心经留热烦躁方

治法：梨汁一碗，顿服即愈。

【审查意见】鸡清和白蜜对于慢性阴虚津亏之发热口干，颇为有效，若阳明病之发热口干，自有适应之专方，似无服此之必要。且鸡清和白蜜，粘腻殊甚，颇不适口，又梨汁治烦躁，亦与上同。若痧疹初郁，口味不开，脉象涩滞，当透达痧疹，不宜顿服梨汁。

2. 流火

按：流火者，在外膜，无其归也。在内则有五行，心肝脾肺肾之府。行于膜外者，游注无其止，故为流而不住，到处则为害矣，在皮内则滞，滞则同血而滞，则成疮疡之患。在皮虞者，则为赤为热为痒落，有关节处则肿而痛，治法宜散火清凉之剂，自能化皈成变矣（原文）

【审查意见】流火者血行速率不匀，而生不定性之局部充血或郁血症也。故在内则为诸脏器之肿大，或生内痈。在外则为赤肿疮疡，关节肿痛，总为充血或郁血之象。治宜整调血行，疏通经络，原文词意不明，大有莫知所言之慨。

（1）治流火方

组成：当归、川芎、生地、防风、防己、芍药、杜仲、续断、苍术、白术、木瓜、牛膝、独活、乌药、没药、海桐皮、威灵仙、川草薢各一钱，甘草五分。

用法：水煎空心服。

【审查意见】流火之症，原不一致，而且部位有别，轻重各异，临床时，当就清热活血，疏滞中，酌处方剂，岂能杂凑众聚，固定为法乎，此方杂乱无章，不可轻服。

（2）治流火兼风症方

组成：酒当归、茅苍术各钱半，防风、防己、续断、川牛膝、独活、杜仲炒去丝各钱二分，乌药、海桐皮、海风藤、草薢各钱，地榆钱二分，甘草。

用法：水煎服。

【加减法】虚加人参，腰疼加知母、黄柏。

【审查意见】流火兼风，大概为炎性痛风病，此方活血利湿，祛风调气，治关节或腰腿疼痛有效，但少清热之药，应加丹皮、木通、银花、蒲公英等为是。

（3）治妇人流火

组成：当归、陈皮、半夏、地骨皮、川黄柏、川黄芩、苦桔梗、台乌药、粉甘草各钱，地榆钱二分。

用法：姜枣煎服。

【审查意见】古代医者，胃男子以气为主，女子以血为主，故治妇人诸病，动谓与男子有别。然据现今实质之考察，男女之在生理上，除生殖器局部不同而外，余则相等。在病理上，除月经胎产之特有治疗外，余则亦与男子相同。此旧日之成见，所宜打破者也。此方调气、活血、化痰，治流注结核颇可。无论男女，皆可服之，何必专指妇人乎？

（4）治流火诸般肿痛

治法：韭菜地内蚯蚓粪，伏天收者佳，为末，高醋调涂患处。

【审查意见】蚯蚓消肿，古法也，可备试用。

（5）赤小豆方

治法：用赤小豆为末，鸡子清调涂患处，次用清茶调服二钱。

【审查意见】赤豆利水消肿，鸡清清热定痛，治炎症颇验。

（6）葱白方

治法：葱白一把，盐一撮，捣烂涂患处。

【审查意见】葱白之消肿，辛温通滞之功也，患部不变皮色，而发痒者为宜，若红赤肿痛，则不必用。

3. 虚劳

按：虚劳与痨瘵，原不相侔，然确有连带之关系，盖虚者多病痨，痨者无不虚也。古医虽有传尸痨之分，而与虚痨，往往混淆不清，所当略为剖析，以别界限。虚劳之症候，虽极复杂，然其病理，实基于体质之慢性衰弱，因而发现种种之症象，不比痨瘵之有结核菌也。古人论虚劳，有上损下损之分，根据五脏，专尚补益，惟日日服药，而病日增，盖不知原理之过也。本病症候虽杂繁，阴虚阳虚，可以尽之，阴虚者，周身细胞之实质，及细胞中之水分不足也，阳虚者，细胞分裂动作之功用不足也。脉细、皮寒、食少、泄泻前后，水浆不入，五虚迭现，非温补无。脉数、骨蒸、头眩、颧红、遗精、盗汗、水分不足也，非滋补难愈。然此药物疗法，不过帮助生理上自然疗法之能力，使其渐复健康，主要者为调饮食，慎起居，若专恃药物，恐胃藏虚弱，化源将绝，故治虚劳，切勿急急服药，兹编所列方剂，颇有足供采用者，各就方下附明。兹不赘。

（1）加味坎离丸

主治：治饮食少进，头目昏花，耳作钟鸣，脚力软酸，肌肤黄瘦，身肾水，上降心火，中补脾胃，添精补体，强阴壮阳，杀九虫，通九窍，补五脏，益精气，止梦遗，身体轻健，甚有效验。

组成：人参、二冬、菟丝饼、牛膝、肉苁蓉、山萸、杜仲、巴戟、小茴香、当归、白茯苓、黄芪、五味子、川椒、木香、黄柏。

用法：为细末，煮酒炼蜜为丸，桐子大，每五十丸，盐汤下。

【审查意见】此方重用黄柏，滋阴清热，苦味健胃，又集参芪二冬之补益强壮，巴戟、川椒之兴奋气机，治血液不足，神经衰弱，为病后体虚，及慢性衰弱培补之剂，惟主治中有吐痰咳嗽，胃脘停积手足厥冷等症，殊属欠妥。

【订正主治】治气虚自汗，神经衰弱，头晕目眩，（属脑贫血）耳鸣重聪，腰腿疲软，梦遗腹痛，以及心悸怔忡等。又按，九虫即蛔虫、白虫、肉虫、肺虫、伏虫、胃虫、弱虫、赤虫、蛲虫也。本方用黄柏、川椒，有杀虫之效，余皆厥如，然二味合于群药，其功已有建树，难期杀虫之功。

（2）治吐血咳嗽虚劳等症方

治法：上好红小枣二斤，黑糖斤，芝麻油四两，三味合一处，揉匀，不见油星，作一料，磁盒盛，早晚一二两，开水下。

【审查意见】三味皆滋润和缓药，惟红枣久服，易生齿痛，及消化障碍之证。

（3）治男妇五劳七伤方

主治：治男妇五劳七伤，诸虚百损，瘫痪等症。

治法：肥母鸡一只，不要出血，用绳缢死，去净毛，用竹刀剖开，取出肠肝连屎，不可入水，急用阴阳瓦焙干，烟尽为度，可重六七钱研末，分为三服，黄酒调下。至大重病，不过二三只即愈，如兼咳嗽气喘者，用麦冬一斤去心，水煮成膏，陆续服之更妙。治瘫痪，将鸡倒放砂锅内，坐一酒杯，重汤煮熟，杯内有自然汁，不拘多少，兑无灰酒服之即愈。

（4）雌雄鸡方

治法：鸡雌雄二只，绳缢死，滚水去毛，竹刀剖开，剃去五脏不用，将鸡骨打碎，放在瓷盆内蒸，不须出气，蒸六个时辰为度，取汁服之神效。

【审查意见】用鸡以治虚羸，不过藉鸡肉之补益耳，其不用刀以绳缢死者，意谓使血液充分浸溉，多摄其营养成分故也。兼咳嗽，加麦冬以润肺，配合尚有法度，主谓可治瘫痪，不解其意。总之，病至虚羸，绝非无情草木所可治愈。食品，营养动物，滋补为治虚劳最要之法也，但其功甚缓，不可急求速效。

（5）坎离丸

主治：专治男妇虚劳等症。

治法：黑豆炒研末、红枣煮熟去核，共捣泥为丸，桐子大，每服三钱，盐汤或酒汤下。

【审查意见】科学说明日用新本草，内载其友人某君，削瘦至极，难以望生，后有某僧，令其日嚼黑大豆五粒，常嚼不辍，竟能到老不倦，盛称黑大豆之功效云。按：黑大豆，含植物性蛋白质极多，为补益之上品，古人谓其黑色属水，大可补肾者此也，合红枣之甘补，足可增偿体中营养成分之缺乏，自汗盗汗者，盐汤下，脉沉弱，心脏衰弱者，黄酒下。

（6）治男妇咳嗽成劳方

此药当茶汤服，其效如神。

组成：黑芝麻、藕粉、山药、黏黄米面、白砂糖、建莲肉。

用法：共为细末，每日早晚，不拘多少，水冲服。

（7）专治虚劳一切等症方

组成：白花藕粉、白茯苓、白扁豆、川贝母、莲肉、白蜜等分，人乳另入。

用法：为细末，每用一两，滚水冲服。

【审查意见】吾人日常必须之主要营养素，蛋白、脂肪、含水炭素，实占重要位置，盖藉食物以摄取此等营养料，为培偿体中之消耗，并资发生精力之用，苟体中是等成分缺乏，则身体逐渐尫羸，是即虚劳致死之原理也。上二方为通常服食之品，富有蛋白、含水炭素、脂肪等，轧末内服，足可滋补体质，而增营养，故曰：可补虚损。但此类物品，与饮食同，务必须在日常饮食上主义。常见人有节食而多服药者，殊甚谬误。

（8）治气虚血弱饮食减少方

治法：莲子不拘多少，去皮酒浸一宿，入猪肚中水煎烂，捣成膏，炙干为末，酒和为丸，桐子大，每服五七十丸，食前温酒下，或不丸，日常煮烂食之。

【审查意见】莲子之主要成分，为蔗糖、淀粉、脂肪油、蛋白等，蔗糖、淀粉、脂肪油故为补益之上品。中国旧说，谓有燥脾止泻补虚损之功，对于饮食减少，陷于虚象，及病后体元未复者，可建奇功。生破去心，任意嚼食，不必如是修制。

(9) 浮萍丸

组成：干浮萍、天花粉各等分。

用法：共研为末，人乳为丸，桐子大，每服二十丸，不拘时米饮下，日服三次，三日见效。

【审查意见】此方主治功用，未经注明，就余之见，治发热口渴，其热型为日中至半夜不热，自夜半子时后，则渐渐热潮，以至黎明，或辰巳时，则热渐下，至日中，则不热。逐日如此，循环不已，此为炭气郁遏，无力放散，必待日中阳最盛时，方能透发，热度乃减，即古所谓阳为阴蔽是也。刘潜江称浮萍发汗而无伤津液之害，佐升发郁阳，放散痰浊之用，特于上述热型，尤为必须之品，曾试有效，附记以供研究。天花粉更能清热止渴，人乳养阴退热，准上主治，用之可也。

【增订主治】治由子夜时后渐渐热潮，至巳时渐退，日中则不热，逐日如是循环不已，口渴舌燥，有断非普通清凉滋阴所能愈者。

(10) 治五劳七伤方

主治：治五劳七伤，久而不痊，三服神效。

组成：柴胡、前胡、乌梅、胡黄连各等分。

用法：每服八钱，童便二盅，猪胆二个，猪脊一条，韭菜白捣烂取汁盅半，同煎去渣服。

【审查意见】骨蒸劳热，主由结核菌之毒素，治法，首宜杀菌以祛毒素，次宜养阴，以偿亏损，胡连乌梅，酸而苦，以灭菌退热，柴胡前胡，调肝肺之滞，散毒邪之结，猪胆猪脊之养阴清热，童便之咸寒降火，既具有灭菌之性，复有退热之力，服之当然有效，惟二胡用量，宜较少为是。

(11) 仙传草还丹

主治：治虚弱劳心之人，能添精补髓，清气化痰，当服神清气爽，瘟疫不侵，视聪倍常，步骤轻健，须发加添，返老还童，益寿延年。此方。此方乃翊圣真君降援雷操宫张真人传教。

组成：乌梅肉四两，薄荷叶二两（研末），白糖八钱，冰片二两。

用法：四味先将乌梅捣烂，后加薄荷叶、冰片合为丸，含之。

【审查意见】此方功用，在辛凉解表，酸甘生津，过轻浅之冒风，可以宣散，热邪之口渴，可以润燥，夏令行路，备用口剂，可免燥渴之苦，原注服法未含，实为正法所云主治，皆属浮妄，切勿迷信，反致愤事。

【订正主治】治轻微冒风，鼻流清涕，微咳微热，以及口燥无津，含噙可润口舌。

4. 消渴

按：消渴一症，西人名为糖尿病，二者皆以外候定名。中医名为消渴者，以其口渴善饮也，西人称为糖尿病者，因其溺中含糖也。《圣济总录》论消渴，谓渴而饮水多，小便中有脂，似面而甘，是尿甜之说，古人早知，足证古医学之精粹。本病之实质原因，因胰脏萎缩，内分泌停止所致。盖胰有两种分泌，一曰消化液，输入十二指肠，为消化食物之要素。二曰内分泌，功能减少血中糖分。若胰脏有病，致内分泌减少，则血中糖分，必逾常量，其势不得不由肾脏滤出，此尿液所以甜味也。尿量既增，糖质益稠，乃取诸外界之水，以稀释之，此患者之所以口渴而善饮也。其所以致此胰脏病者，古人谓肺胃肾之热，又有肾阳不充，膀胱不能提摄，尿量特多，水分消失，使无漏卮，则病自愈。再究其法，盖以清热救焚、滋液润燥为主，其肾阳不充者，必有肠鸣足冷脉细之症状，宜用八味丸，或改汤剂内服，又治本病，用脏器疗法，甚为适应。古方有用猪胰子者，或单服，或配入药剂，均可，本门共列三方，皆可治渴饮之证，但各不相侔，须细辨之。

（1）黄连地黄汤

主治：凡消渴之证，多属血虚，不生津液，故曰宜服此方神效。

组成：黄连、生地、天花粉、当归、五味子、人参、甘草、白茯苓、干葛、麦门冬（去心）各钱，姜三片，枣三枚，竹叶十片。

用法：水三盅，煎温服。

【加减法】如上焦渴者，加山栀桔梗。中焦渴者，加黄芩。头眩渴不止者，加石膏。下焦渴者，加黄柏、知母。若欲作丸，加薄荷蜜丸弹子大，每一丸，嚼化咽下。

【审查意见】本方用生脉散，加当归、生地，补血活血，黄连、花粉，清热止渴，芩、甘和胃，干葛生津，此为滋补清火法，治虚弱而消渴者有效，但所分三焦药品，皆苦寒折火之性，可用于暂而不可常，恐败胃也。

【订正主治】病后贪饮多食，肌肤不因饮食而盛，日渐尪羸，脉搏细数，唇白少华泽。

（2）治消胸中烦热方

治法：滑石三两，研末，水二盅，煎去渣，下粳米二合，煮熟食之立效。

【审查意见】胸中烦热而消渴，原因非一，今据药理所治，为夏令虚人中暑之方，滑石有清暑消热涤郁痰之效用。粳米和胃生津，服此暑去而热自止，渴自已。若朦胧施于火盛水亏者，滑石利便，必反增剂。

（3）竹龙散

主治：专治诸病作渴，饮水不止。

治法：五灵脂（研）、生黑豆（去皮）各等分，为末，每服二钱，不拘时，冬瓜皮煎汤调下，如无瓜皮，瓜子仁均可。

【审查意见】渴为诸热病之附证，不得混言消渴，惟无他病而现多食不充饥，多饮不解渴者，方为消渴。本方用黑大豆滋肾解毒，冬瓜清凉止渴，五灵脂消瘀去滞，治热灼血凝，脉搏弦强硬大者，并可酌加桃仁、红花等之通血药，临时制宜为妥。

5. 自汗盗汗

按：古谓自汗属阳虚，盗汗属阴虚，总为身体虚弱之证，每附见于诸虚劳病中，但伤寒阳明症之自汗、温热症三阳合病、目合则汗等候，切勿误认为虚，径投滋补。本门所列方剂，须与证候详细校勘，庶无误用之弊。

（1）治自汗方

治法：何首乌研末，用唾津调贴脐满，则汗止。

（2）蒲灰散

治法：旧蒲席烧灰，黄酒调服三钱愈。

【审查意见】自汗之属于阳虚者，必有恶寒喜热之证，且每多为诸虚病中之一症。治宜观其全体症状，使全体转弱为强，则汗自止。毋硁硁于止汗之为得也。上列二方，揣其方意，皆取收涩以止汗，然首乌温涩，配于滋阴益阳剂中，内服可以止汗，若用唾津调贴脐中，而曰脐满则汗止，恐难有效。第二方用旧蒲席烧灰，黄酒调服，其方意未能明了，始付存疑，再为研究。

（3）当归六黄汤

主治：治盗汗

组成：当归、黄芪各钱，生地黄、白芍、白术、茯苓、黄芩各钱，人参五钱，黄柏、知母、陈皮各八分，甘草三分，浮小麦二钱。

用法：水二盅，枣二枚，煎八分，温服。

【审查意见】汗之属气血两虚者，自汗盗汗，多两兼之，并有怔忡不眠烦躁等症，本方用八珍双补气血，又加黄柏、知母滋阴清热，陈皮、甘草和胃调中，为气血两虚之通剂。

【增订主治】气血两虚，自汗盗汗，发热不去衣被，心悸少眠，头眩短气，四肢无力，以及种种虚羸之象。

（4）治自汗盗汗方

治法：五倍子末以唾调填满脐中，以帛扎定，又白芷亦可。

【审查意见】五倍子含多量之酸性成分，故其功专在收涩，或佐汤内服，或为粉外扑，皆可期止汗之效，至以唾津调填脐中，此门数见不鲜，其理存疑待考，又白芷性温气香，善透风邪，调敷脐上，或以治伤于卫之自汗，俾风邪透而汗自止，方能有效，若专用此方，为治自汗盗汗之通剂，恐难有效，暂作存疑。

（5）三仙酒

组成：黄芪（蜜炙）、白芍（酒炒）各五钱，桂枝三钱。

用法：水煎服。

【审查意见】按：黄芪能增长皮下脂，即以坚固汗腺之衰弱，桂枝、白芍，可调和营卫，所以调节血液之循环，卫阳不与营阴和谐之自汗，得此则营卫和而汗止，但方名三仙酒，未用酒，虽难简脱，实则酒能扩张血管，于汗症殊觉不合，方名用酒字，亦欠妥也。

【增订主治】治营卫不和之单纯性自汗，微寒微热，略呈虚象者。

（6）椒目散

组成：花椒目、麻黄根为末各等分。

用法：每服一钱，无灰酒调，食后服。

【审查意见】此治下焦虚冷，膀胱蓄水，肾脏不能充分排泄，以致皮肤起代偿性之汗症也，麻黄根止汗，载之古籍，人所共知，椒目性热，善能祛寒利水，一治其本，一兼顾标，方简意纯，对症施之有效。

【增订主治】治肾脏失职，皮肤起代偿性之汗症，溺溲不利，下焦蓄水，腹中辘辘者。

（7）治夜多盗汗方

主治：治夜多盗汗，四肢作痛，饮食少进，面黄肌瘦。

治法：白术一斤，浮小麦四两，水二斤，共煮水干，去浮麦不用，将白术焙干为末，每服二钱，另煎浮麦汤调下。

【审查意见】白术止汗，载之本经，其所以然之理有二：一因白术为强壮药，能促进肠胃之消化吸收，增进组织之营养；一因白术为利水药，能促进肾脏排泄之机能，使水分从肾藏滤出，故可治肌肤虚松汗腺不固之汗症，与肾脏排泄机能障碍，致皮肤起代偿性之汗症。浮麦清心养营，潜敛浮火，用治汗症，每建奇功。二味共煮，气味相投，另以浮麦，煎汤调服，所以求其力之全。方药虽简，意颇深切，用之当然有效，此方自汗盗汗皆宜，非仅盗汗也，惟内热重者，宜加清热药方妥。

（8）五倍子丸

治法：五倍子用人乳调蒸熟，丸如龙眼大，每用一丸，入脐，核桃壳盖之。以帛固定，一宿即止。

【审查意见】五倍子收敛，人乳滋补，作丸内服，于理尚通，填入脐内，恐效力较减。

（9）枯矾方

治法：用枯矾三钱为末，唾津调塞脐内，以膏封之即止。

【审查意见】汗症在杂症中为身体衰弱之特征，但自汗除由阳气骤脱，淋漓不止之危症外，其余自汗，必有引动原故，汗始流出。例如稍微动作或于饮食时，略感温热，即行汗流，与平人迥异。其理如此，绝非无故而汗频出。是以治汗症，当以全体病症为主，断难以数味止涩药，调填脐中，即可解决。在阳脱危症时，须用牡蛎扑粉止汗，内服大剂独参汤以救急，殊非此方所能治。枯矾收涩，固矣，为粉扑之，理尚可通，唾调填脐，未必有效。

（10）治盗汗方

治法：母鸡一只，不用铁器，以磁碗片杀之，取净内物，入浮小麦灌满，三炷香为适，不用盐连汤食完即效。

【审查意见】鸡肉温补，浮麦敛汗，二味皆习见食品，有无效果，颇难确定。惟于肠胃健壮，消化无障碍者，不妨一试，母鸡无须忌铁。

（11）白龙汤

主治：治男子遗精，女人梦交，自汗等症。

组成：桂枝、白芍（酒炒）、龙骨（煅）、牡蛎（煅）、炙草各二钱。

用法：水二盅，枣二枚，煎八分温服。

【审查意见】此古方治桂枝去生姜加龙骨牡蛎汤也，桂枝龙骨牡蛎汤，在金匮列入虚劳篇，治男子遗精，女人梦交等症。但必曰阴头寒，脉得诸芤动微紧。盖因此二证候，方知内体之虚寒，故用此温涩之剂。若概用不辨，殊失其旨。本方治失精梦交，可以上述为准。至治自汗，白芍宜改生用。桂枝之取舍，临时尚须斟酌，因桂枝辛温，原能解肌发汗，盖有扩张血管之力也，龙骨牡蛎，以浮火上升，头眩耳鸣者，宜生用，反之，专取止涩，则煅用之可也。

6. 臌胀

按：臌胀者，肚腹胀大，其形如鼓也，世称风劳臌膈四大症。盖其成于渐，发于微，一旦病象显著，则已难为力矣。考其原因，有气、血、水、虫、食积之不同，肠胃失职，循环障碍，气血横溢，不能直达，此臌之所来也。治法以原因疗法为主，佐以理标之法，如放水、破血、攻利，皆宜酌量采用。蛊，系一种恶毒，较臌为甚，中毒之后，症各不同。千金方曰：蛊毒千品，种种不同，或下鲜血，或卧暗室，不欲光明，或心性反常，乍嗔乍喜，或四肢沉重，百节疼痛。又曰：凡中蛊毒，令人心腹绞痛，如有物咬，或吐下血，皆如烂肉；若不治，蚀人五脏则死，此为蛊毒之症候。查是门臌虫不分，实属混淆，故特辨证于此。

（1）七转丹

主治：专治水蛊臌胀，五膈噎食，心腹满胀，五积聚等症。

治法：广木香、槟榔、大黄、使君子、锡灰、白豆蔻、雷丸各等分，水二盅，连须葱五根，煎八分，春夏秋天露一宿，次日五更重汤煮熟温服，蛊症下水甚物头积，就用此物作引子。（语句不清）

【审查意见】水鼓即腹水也，本方汇集行气逐水化积通滞诸品，于初起实证者可用。

（2）治水蛊气蛊方

主治：治水蛊气蛊，不忌盐酱，一服立消。

治法：活鱼一条，重七八两，去鳞，将甲肚剖开，去肠净，入好黑矾五分，松萝茶三钱，男子用蒜八瓣，女子用蒜七瓣，共入鱼腹，放在磁器中，蒸熟，令病人吃，鱼连茶蒜皆吃更妙。此药从头吃，就从头上消起。从尾吃，就从脚下消起，立效之仙方也。

【审查意见】千金鲤鱼汤，治妊娠子肿，良以鲤鱼具逐水之能，黑矾汤涤污浊，蒜可化滞杀菌，以理推之，当收佳果。至从头吃头先消等语，恐未必尔。又未注明何种鱼，当用鲤鱼为是。

（3）治蛊胀方

治法：雄猪肚子一个，洗洁净，用大蛤蟆三个，装入肚子内，陈酒三斤，兑水三斤，煮烂，再洗净，多用紫皮蒜同肚子食之，须忌盐酱百日。

【审查意见】此治虫蛊之方也，蛤蟆大蒜，解毒杀虫，猪肚补胃，陈酒温通。然必确系是虫，始无误用蛤蟆之害。

（4）专治水臌肿胖方

主治：专治水臌肿胖，丹方奇术，不必服药，自然去也。

治法：轻粉二钱，巴豆四钱去油、生硫黄一钱。上研成饼，先以新棉一片铺脐上，次以药饼当脐按之，外用帛缚，如人行五六里，自泻下，候三五度，除去药饼，以温粥补之，久患者，隔日方取去药饼，一饼可救人，其效如神，愈后忌饮凉水。

【审查意见】轻粉即体质疏松之甘汞，其功用亦与甘汞相同，本方取其泻下之力，巴豆尤为热下之猛药，生硫黄纯阳大热，能解寒凝之结，缚于脐中，俾药力由脐眼窜透腹内，而臻泻下之功，然必膨胀而满，按之坚硬，便溺不通，脉沉而强者，用之方妥。

（5）治气臌方

治法：大蛤蟆一个，破开用砂仁填满，黄泥封固，炭火煅红，取出候冷。研末，陈皮煎汤调服，放屁即愈。

【审查意见】叶氏宽膨散，即将蛤蟆破开，砂仁、五灵脂各半，塞入腹内，煅研，此不用五灵脂，当治中空如鼓，纯为气胀者，服后气由屁泄，胀必可减。

（6）千金方

主治：治心腹胀满气短。

组成：草豆蔻一两。

用法：研细末，以木瓜生姜煎汤下，每服五分。

【审查意见】草蔻辛温气香，善能却寒疏气，治恣啖生冷，寒伤脾胃，肚腹胀满，溺清不渴者有效。

（7）治水肿水臌方

组成：黑牵牛头末、槟榔各等分。

用法：二味研细末，每服三钱，空心黄酒送下。

【加减法】去蛊用砂糖水下，利三五次效，当忌荤腥盐酱百日。

【审查意见】牵牛逐水，槟榔下滞，壮实之新病，不妨一用，至用砂糖水收蛊，乃属蛊毒，与臌胀不同。（蛊毒症东医实鉴最详）

（8）治水肿无论年深日久方

主治：治水肿无论年深日久，虽肚有青筋亦治之。

组成：大戟、当归、陈皮各一两。

用法：水二碗，煎七分，温服，利水下水多者更好，如病重者再服，切忌盐酱。

【审查意见】按：鼓胀而至独有青筋，为腹静脉郁血之太甚，其病势将达极端，颇难为力。本方于活血调气中，加大戟以逐水，法固可取，用量则嫌过重，随症制宜可也。

（9）治诸蛊胀方

治法：用独头蒜，一岁一个，去皮，入真窝儿白酒六七分，对水白酒二三成，量酒杯过蒜为度，蒸熟，如夏月露一宿，又温热用。冬月盛热连酒服完，从大便出虚气，即下秽物，其肿自消，一服除根，不忌盐酱，真仙方也。

【审查意见】大蒜含有挥发性之含硫油，及大蒜油，其性辛热，若用以治寒性黏液质人之虚冷症，有利尿发汗之功，治黏液水肿，可逐停水、泄留饮。与酒混合，更能促速其作用，然误用于热证，则害立见。

【增订主治】治寒性水鼓，脉迟苔白，小便不利，色青肢厥，食恣缺乏者。

（10）治蛊症方

治法：苦丁香（即甜瓜蒂）为末，枣肉为丸，如桐子大，每服三十丸，空心枣汤送下。

【审查意见】此治蛊毒及臌胀之宜于涌吐者，凡胸脘满闷，痰滞气逆者，可用以涌吐，但与枣肉和丸，则其力缓，如遇可吐之证候，以汤或散为佳。

（11）治鼓胀虚损将危之症方

主治：鼓胀而至气虚作喘危急之候。

组成：人参、蛤粉等分。

用法：为细末，黄蜡为丸，如桐子大，每服三钱，或二钱，滚水下。

【审查意见】鼓胀而至虚损危急，上为喘逆，下为泄泻，下竭上绝，断无再生之理，本方用人参补气，蛤粉敛阴，法虽近理，效验实难也。

（12）治下虚胀方

主治：治下虚胀，手足厥冷，或服苦寒治剂过多，未食先呕，不思饮食。

治法：山药不拘多少，半炒半生，研为细末，米饮调服二钱，一日两次，大有功效，忌铁器生冷。（宜加消导止呕之品）

【审查意见】心下虚胀，是胃扩张症，有高突之膨胀，无拒按之痛苦，惟觉痞而不通，乃虚痞，非臌胀也。山药甘平，善能培补，若痛拒按，宜消食下气，慎勿误用。

（13）专治蛊方

主治：专治蛊，屡验救活人多矣。

治法：西瓜一个，切去顶，如满瓢挖去瓢三成，入蒜瓣以满为度，将原顶盖之，放在新砂锅内，又著新锅合上，用火蒸熟，瓜蒜汤尽食之，三日之内，尽消，不必忌盐。

【审查意见】西瓜清凉，能利因热而秘之小便，治水鼓之热结便涩者有效。

（14）治水鼓方

治法：干丝瓜一个，去皮煎碎，入巴豆十四粒同炒，以巴豆黄色为度，用丝瓜炒陈仓米，如丝瓜成米黄色，去丝瓜研米为末，和清水为丸，桐子大，每服百丸，滚水下。

【审查意见】丝瓜之用，普通作行经活络药，盖取其筋膜贯穿，如人体之经脉也。合巴豆炒，去巴豆不用，是欲微利，不欲峻下也，又炒陈仓米，和胃调中，递相介达，巴豆虽猛，亦不为害，所谓寓泻于补之中，足值一试。

（15）治气鼓方

治法：萝卜子捣研，以水滤汁，浸缩砂一两，一夜，炒干，又浸又晒，凡七次，为末，每用米汤调服一钱，神效。

【审查意见】萝卜子、缩砂仁，皆为消食疏气之妙药，凡胀满胸闷，嗳气不舒，属于气机之拂逆者，本方在所必需。

（16）治蛊方

治法：端午日取蛤蟆一个，用朱砂七钱，入于腹内，悬至次日，以黄包之，火煨存性，每早服五丸，白水下。

【审查意见】蛤蟆须用癞蛤蟆，其特效为解毒杀虫，朱砂更能杀虫安神，凡中蛊毒而至恍惚不宁，或神昏不悟者，可服此药。

（17）治五蛊神方

治法：莱菔子四两（用巴豆十六粒同炒）、牙皂一两五钱（煨，去弦）、沉香五钱，枳壳四两（火酒煮，切片）、大黄四两（酒焙）、琥珀一两。共为细末，每服一钱，随病轻重加减，鸡鸣时，热酒送下，姜皮汤亦可，后服金匮肾气丸调理收功。

【审查意见】五蛊者蛇、蜥蜴、蛤蟆、蜈蚣、金蚕是也，治法不外杀虫解毒，消积化滞，此方宜施于中毒后，心腹绞痛，肚腹胀满滞际。愈后如有短气乏力等症，以金匮肾气丸，调理善后可也。

（18）金匮肾气丸

主治：治水肿服行气药不效，病反增剧，及四肢逆冷，脾胃虚也，急服此药，能治脾胃虚，腰重脚重，小便不利，肚腹满胀，四肢面目浮，喘急。

组成：白茯苓二两，牛膝、肉桂、泽泻、车前子、山萸肉、丹皮各一两，熟附子五钱，山药一两（炒），熟地四两（酒泡捣膏）。

用法：共为细末，用地黄膏蜜丸桐子大，每服二三钱。

【审查意见】此治肾脏性水肿之方也，其肿先后头上起，初则眼窝下如卧蚕，继则通身肿胀，小便不利，腰疲脚弱，脉微无力，若浮火上升，口舌生疮等症，本方功能补阴摄阳，可期良效，但非攻利无效者，不可骤用。

（19）草灵丹

治法：四五月黄牛粪阴干，微炒黄香为末，每服一两，煎半时，清水服之，不过三服即愈。

（20）治水肿肿在腹上方

主治：治水肿肿在腹上者，曰臌胀，肿在四肢头目曰水肿，分别治之。

组成：皂矾末八钱，红枣半斤（去皮核），捣烂小麦一斤（炒）。

用法：水煮和药丸豆大，每服三钱，姜皮汤下。（每服三钱嫌其太多，宜减至一钱为是）

【审查意见】黄牛粪在乡间，不难修合，可取试用，因其无足轻重，故不多论。此方皂矾温燥水分，升清降浊，兼有枣麦至补益，服后大便色黑，为药力行到之症，二方皆简便易修，可备民间自疗之用。

（21）蛊症奇方

治法：用乌鱼二斤一尾者，去肠净，入皂矾二两，外用粗纸打湿包好，粗糠火内煨，午时起，至子时止，取出纸灰骨，只用净鱼皂矾研末，收贮，每服三钱，老米汤下，此药行而不泄。

【审查意见】乌鱼，疑即黑鱼，属有尾两栖类中之蝾螈族，长约五六寸，体作红褐色，头圆，自头至尾，有黄色或红色之条纹，因之成褐色之斑，敷布肥大，灰褐色有白斑，四肢缩短，有黑色似钩之爪，多产于山间溪流，水暂清白，日光不到之处，功能消积化滞，此方合皂矾，下方合皮硝，皆取通泄之用，存之备试。

（22）治单腹胀方

治法：黑鱼一尾，从尾上抽取肠，用皮硝装入鱼腹内，炭火煨干，为末，每日用滚水调服二三钱。

7. 痼冷

沉寒痼冷，为久寒固结之冷，每致肠胃发生变化，故凡腹满而痛，结聚癥瘕，饮食少进，面色青黄，大都属寒凝牢结，治宜温通疏导。经云，血气者，喜温而恶寒，寒则泣不能流，温则消而去之，此治痼冷之法也，查本门所列之方，未尝非是。但主治证候，则系中寒，须与痼冷辨别。

（1）附子理中汤

主治：阴寒身战而重，语言声轻，气短目眴，口鼻气冷，水浆不下。

组成：淡附子（面包煨，去皮脐）、人参、干姜、肉桂、陈皮、茯苓各等分，甘草炙减半。

用法：水二盅，生姜一片，枣二枚，煎服。

【审查意见】此桂附理中汤，加陈皮茯苓也，治肠胃中寒，中气暴脱之吐泻。如呕吐而利，手足厥冷，脉微欲绝，冷汗外出，故用桂附干姜之大热，以与奋会阳，参术甘之补益，以坚固中气，陈苓和胃止呕，所以调其气机，但症此方，绝非家庭自疗所宜漫试，须请医师诊断，方不致误。

（2）葱灸法

治法：葱一斤，用麻绳在中间缚住，三指长一节，用到切去两头，放在脐上，上用熨斗熨之，冷汗出即愈。

【审查意见】此喻氏治猝中阴寒之外治法也，不详主治，实属欠妥，兹增订之，以备救急取用，待厥回脉复，色红气热，仍须请医师调理为佳。

【增订主治】猝中阴寒，四肢厥逆，呕吐下利，色青气冷，脉微欲绝，无汗者。

（3）治阴寒方

主治：治阴寒、身重、口噤、气短、目眴口鼻气冷，腹痛面青者。

治法：鸽子粪一茶盅，研末，滚黄酒一斤，冲入，待澄清，去渣，遂将酒饮之，汗出即愈。

【审查意见】按：猝中阴寒，必有下呕吐利，始为特征，若无吐利，仅凭肢逆无汗，不足为阳脱阴盛之证候，须与伤寒温痧之闭症鉴别，鸽粪性温，原能祛寒导浊，黄酒温服，可活血液，强心脏，但误施于温痧，则欲益反损，兹据所注证候，宜延医师诊断，不可轻用为妥。

（4）治阴寒时疫瘟症出汗方

治法：一钱白矾八分丹，二分胡椒细细研，火硝一分共四味，严醋调合手中摊，男左女右按阴户，一身冷汗透衣衫，此方用者知神效，无义之人不可传。

【审查意见】凡由一切时邪之感冒，卫阳郁遏而现恶寒无汗，有待于疏肌腠，使汗液排泄者，其法甚多，如辛温发汗、辛凉发汗、滋阴发汗、助阳发汗等法，然此为医者之事，在家庭自行治疗，以葱豉汤最为平稳，此诀自神其说，近于诬言，在今日改进医学时，期此类当尽为剔除也。

（5）葱豉汤

主治：感冒时邪，恶寒无汗，身痛，鼻流清涕，脉紧呕逆等症。

治法：葱白三钱，豆豉五钱。

（六）神经系统病

1. 眩晕

眩晕多附见于他病，间有单纯性者，头晕目眩，天摇地转，张目站立，大有倾倒之势。其外因，有风寒暑热，内因，有停痰蓄饮症，及神经衰弱症。诊之属于风寒者，疏散之；暑热者，清荡之；停痰蓄饮，则化痰饮；神经衰弱，则重补益。其有多年不愈者，尤宜攻补兼施，静养脑力，整调二便，食戒肥腻，则庶乎近之。

（1）清晕化痰汤

主治：治头目眩晕

组成：南星（姜制）六分，姜半夏钱五分，茯苓钱五分，甘草三分，枳实六分，白芷七分，防风六分，细辛六分，黄芩八分，川芎八分，橘红钱半，羌活七分。

用法：水二盅，姜三片，煎八分，温服。以此作丸亦可。

【加减法】如气虚，加人参、白术各七分。血虚，加川芎当归各八分。有热，加黄连六分。

【审查意见】此治痰饮内伏，风邪外袭之眩晕也，二陈星枳以祛痰，芷防辛羌以散风，黄芩清内热，川芎补脑血，辨明原因，施之必取良效。

【增订主治】治眩晕治属于痰饮风邪者，外有寒热喷嚏之象，内有痰嗽脘满之据，以及肥盛之体格，饮酒之素因。

（2）川芎丸

主治：治风头眩，眼目昏痛，眩昏倦怠，心悸。

组成：川芎、前胡、人参、炒白僵蚕各一两，防风、天麻（酒浸焙）、蔓荆子各五钱。

用法：为细末，每服五钱，食后酒调温下。

【审查意见】此治神经衰弱，头部贫血之眩晕也，人参、川芎补脑血，壮神经，前胡、防风疏风邪，化湿浊，所以治其本也。天麻、僵蚕、蔓荆，虽曰风药，实为藉其上达之力，以助参芎之用，同时和缓神经，调达脑血，而眩晕自止，此为久患眩晕之主方。（如邪少虚多之证，风药尚嫌其太多，宜减去防风、僵蚕，加当归、白芍、

熟地、陈皮、法夏、磁石等药较妥）

（3）菊花散

主治：治一切头目昏眩，面浮肿。

组成：菊花、羌活、独活、牛蒡子各一钱，炙草五分，旋覆花一钱。

用法：水二盅，煎服，加姜三片。

【审查意见】此为治眩晕之属于风寒气逆者，羌活独活之温散，菊花牛蒡子之清宣，覆花降逆，炙草和中，凡由风火之眩晕，颜面浮肿，微寒微咳者，用之有效。（方中嫌少活血行血之品）

2. 健忘

此症大抵因过劳神思而起，脑神经衰弱，则记忆减少，悟力迟钝，不能劳精费神。其头之前后，时发晕痛，心志常沉于抑郁状态，亦有语无伦次，而现发扬状态者。治宜使患者绝对安静，毋思索，毋过劳，内服补血强壮药，俾脑受血液之养，则神经强健，而病自愈矣。

（1）归脾汤

主治：治脾经失血，少寐，发热盗汗，或忧虑伤脾，不能摄血，或健忘怔忡，惊悸不寐，或心脾伤痛，嗜卧少食。或忧思伤，脾血虚，发热，或肢体作痛，大便不爽，或经候不准，晡热内热，或瘰疬流注，不能消散溃敛。

组成：人参、白茯苓、白术、黄芪、当归、远志、酸枣仁、龙眼肉各一钱，木香、炙草各五分，生姜三片，枣三枚。

用法：本方加柴胡、山栀，名加味归脾汤。

【审查意见】近来巴克露德，发见脾脏之一重要机能，即脾脏营张缩作用。收缩时，将其内存之血液，输于体循环，当身体需要血液时，收缩作用，即行开始。如无需要，则伸张其体，将多量之血液，尤其是红血素，贮于脾内。然则古之所谓脾统血者，证之近理，信无疑义。归脾汤，古籍谓治思虑伤脾，脾不摄血，以致血液妄行，或健忘怔忡，惊悸盗汗，发热倦怠，嗜卧少食等症。兹就健忘而论，脑神经衰弱是也，然脑神经之所以司职，亦不能脱离血液之营养，观巴氏之说，反究古医学说，足征脾脏、脑髓及血液，互有特别之关系，学者根据主治症状，参合形色脉相，却为虚证，投之定获佳果。

（2）状元丸

主治：专补心生血，宁神定志，清火化痰，并健忘怔忡不寐等。

组成：人参、柏子仁（去油）各二钱，当归（酒洗）、酸枣仁、麦冬、龙眼肉、酒生地、远志、玄参、朱砂、石菖蒲（去毛）各二钱，茯神三钱。

用法：为细末，獾猪心血为丸，绿豆大，金箔为衣，每服二三十丸，米饮下。

【审查意见】健忘惊悸之证，除急性病中火邪熏蒸，痰涎梗阻之原因外，余皆因过劳神思所致，脑神经衰弱，基于心血之不足，故治此症，须养心血，以助脑髓，降浮火，以镇神经。状元丸、补心丹，其适应证皆如此，人参柏仁为强壮剂，朱砂金箔为镇静剂，地冬归神之养血，酸枣龙眼之安神，凡心血不足，神经衰弱之惊悸怔忡，健忘失寐，皆可以此为治，又方下所注，为本方之功用，非本方之主治。

【增订主治】治过劳神思，以致心血不足，头目眩晕，惊悸不寐，健忘怔忡，脉搏虚弱，恍惚不安等症。

（3）孔圣枕中散

组成：龟板、生龙骨、制远志、石菖蒲各等分。

用法：为细末，酒调服二钱，日三服，令人聪明。

【审查意见】健忘属脑病，凡患此病者，多有头目眩晕，耳鸣重听等候，即古医所谓肾水不足，肝阳上亢是也。龟板、龙骨，有沉降性，能滋阴潜阳，即和缓神经之燔灸，远志、菖蒲，可疏心脑灵机道路之梗塞，此方治健忘之理也，但药性和平，久服方效。

（4）养血清火汤

主治：治心烦神乱，烦躁不宁。

组成：当归、川芎各七钱，酒白芍、酒生地、酒黄连各一钱，制远志一钱，片芩、栀子各八分，甘草三分，酸枣仁（炒）、麦门冬各一钱，辰砂五分（另研调服）。

用法：姜三片，水二盅，煎八分，温服。

【审查意见】凡血虚有热者，波及心脏，必有心烦不宁之见症，因心烦不宁，神机乃乱，故现种种心脑症状。本方用四物汤以补血，所以治其本也，三黄甘草以清热，所以理其烦也，枣仁麦冬，滋阴敛津，远志辰砂，安抚神经，此为治惊忘之属于血虚有热者。

（5）温胆汤

主治：温胆虚怯，触事易惊，或梦寐不祥，遂主心惊胆慑，气郁生涎，涎与气搏，变生诸病，或短气心悸，或复自汗。

组成：半夏（汤洗）、枳实、竹茹各一两，炙草四钱，橘红一两五钱，白茯苓七钱。

用法：每服四钱，水二盅，姜七片，枣一枚，煎八分，食前热服。

【审查意见】此治痰饮之惊悸也，凡身体肥胖，不甚运动之人，患心悸胆怯，无其他虚象者，多系此类，妙在一派化痰药中，加枳实以泄之，俾痰饮去而病自己，此方取舍，以上述形状为准。

（6）平镇补心丹

主治：治心血不足，时或怔忡，夜多黑梦，如坠崖谷，常服安心营卫。

组成：酸枣仁（炒）二钱五分，车前子、白茯苓、茯神、麦门冬、五味子、肉桂（去皮）各一两二钱五分，熟地（黄酒浸蒸）、姜汁、天门冬、远志、人参、龙齿、山药各一两。

用法：为细末，蜜丸，桐子大，朱砂五钱为衣。每三十丸，空心米汤或酒下。

【审查意见】此与前状元丸，大致相同，惟前方独重滋阴，此方又兼培阳，故加肉桂。以自汗出，微发热，而不欲去衣被，身体虚弱，神志恍惚，乃阴阳两虚之症，本方始为适宜。

（7）陈皮汤

主治：治动气在下部，不可发汗，发之反无汗，心中大烦，骨节疼痛，目眩，恶寒恶食，反呕逆。

组成：陈皮一两五钱，炙草、竹茹各五钱，人参二钱五分。

用法：每服五钱，水一盏半，姜三片，枣一枚，煎七分，食煎服。

【审查意见】动气即肠蠕动不稳症，自觉跳跃不安，如有异物之旋动，原因于肠中蓄水留气，相凝激转，治宜利水调气，使水由小便而出，使气由矢气而泄。若用发汗，是强致水气排泻以逆路，伤及血液，诸症蜂起。本方以调气缓和为主，加人参以补其逆治之虚亏，当以脉搏虚弱，面色㿠白为准。

（8）淡竹叶汤

主治：治心虚烦闷，头疼气短，内热不解，心中闷乱，及妇人产后心虚惊悸，烦闷欲绝。

组成：麦冬、小麦各二两半，人参、白茯苓各一两，炙草一两，半夏（汤洗七次）二两。

用法：每服四钱，水二盅，姜七片，枣三枚，淡竹叶五分，煎七分，食前服。

【审查意见】心烦之症，急性者概系痧症，在杂症及慢性经久之心烦，多为血分虚热，即凡心脏瓣膜障碍，而起之心室肥大等变象，皆可引起心烦，良以血分虚热，乃根本之原因，故养血清热，必收良效。冬麦清热，苓夏和中，参甘补益，竹叶止烦，为治慢性虚烦之良方。又按：本方加白薇亦可。

（9）济生小草汤

主治：治虚劳忧思过度，遗精白浊，虚烦不安。

组成：远志、黄芪①、麦冬、当归、石斛、人参、酸枣仁各一两，甘草五钱。

用法：每服三钱，水一盏半，生姜五片，煎七分，不拘时服。

（10）竹皮大丸

组成：生竹茹、生石膏各五钱，桂枝、白薇各二钱五分，甘草一两七分五钱，柏实二钱五分。

用法：为细末，枣泥和为丸，弹子大，滚水服一丸，日夜服三五丸，欲多更好。

【审查意见】上列二方，一为治虚弱之心烦，一为治实热之心烦。虚弱实热，以其形色脉证，不难判别，如病久虚羸，心烦失眠，面色㿠白，舌质嫩红，口干舌燥，自觉忐忑不安，脉搏细数而弱，为虚性虚烦，首方用参芪补虚，冬斛滋液，酸枣仁以敛心神，为治虚烦失眠之大法。若面赤，心烦口渴引饮，心中灼热，烦扰呕逆，外现发扬症状，扬手踯足，脉搏数实，宜用本方，因石膏白薇等，专清热邪，使血压低降，则心烦自止。方中桂枝，伍于诸清热药中，颇有意义，盖心烦之实者，心脏房室，及其邻近之部，必有充血或郁血现象，桂枝善通郁血，在诸清热药中，并不为害，与上方相较，虚实自可现也。

---

① 原书作"黄芩"，此依审查意见改。

3. 失眠

按：不寐之原因非一，有血热熏扰者，有痰饮停聚者，有思虑过多而致神经衰弱者，有大惊大恐，神经因之不安者。要在辨明证候之原因，体质之虚实，而与以适应之方法而已，中医之催眠剂，重在原因的疗法，与西医之专恃麻醉者不同，爰说明其大意于此。

（1）安枕无忧散

主治：治心胆虚怯，尽夜不眠。

组成：广陈皮、制半夏、白茯苓、炒枳实、嫩竹茹、大麦冬、生石膏、龙眼肉各钱半，人参五钱，生甘草一钱。

用法：水二盅，煎八分温服。

【审查意见】失眠症，与惊悸、怔忡、眩晕、健忘，每多相偕而发，其病理、诊断、治疗、处方，概为一系，此与前清晕化痰汤、温胆汤同意。人参龙眼，以脉虚体虚为断，否则必须加减方妥，又人参分量，以一钱为足。

（2）酸枣仁方一

组成：酸枣仁（炒熟）、白茯苓。

用法：共研末，每服三钱，蜜水调下。

（3）酸枣仁方二

治法：酸枣仁五钱，炒熟研末，用陈酒三合浸，用糯米三合煮粥，临热下枣仁，再煮三五沸空心食之。

【审查意见】上列二方，皆用酸枣仁为主，上方伍茯苓，不如易茯神，此方用酒浸，不若童便浸，何则？枣仁之治失眠，为虚烦脑弱，劳思神乱之失眠，其有火热熏蒸，及痰饮为祟者，不宜，因其所主治之原因不同，故配合亦当有别，酒性兴奋，反致难于安眠，童便咸寒，沉降潜热，是宜以此易彼。

4. 癫狂

按：癫狂即精神病也，原因于情志之不遂，遭遇之感触，使大脑皮质之精神界，发生反常之病证，癫之形状，发扬则歌笑畅叙。沉静则如醉如痴，时而讲古评今，毫无伦次，有时卒仆无知，口吐白沫，而无痉挛之象，俗以文疯名之。狂之形状，静则漠然如痴，发扬则怒发冲冠，骂詈不避观疏，癫狂篇曰：狂始生，先自悲也，喜忘苦怒善恐，盖斯时已伏狂病之兆，适大病告成，则徒变成为凶兽之态，终归自杀，其状极为残忍，俗谓武疯。治法当以矫正七情为主，药法去之，药饵难期必效，俗云，心病还需心药医，成为不易之言，言癫狂多痰，以通法或导法去之，其精神气血，常浮逆上激，以镇坠安抚之，此不过就其实质上之病变，使之暂开耳，若不能矫其情之偏，俾彼精神愉快，则断难根本治愈。近代俗尚繁华，人心之欲望愈奢，谋虑费脑之事愈甚，挫折抑郁，在所难免，罹斯病者，将日见增多，甚望吾人欲望稍平，毋竞竞苟得，毋戚戚其境，使心常保泰然，庶可奉为精神失常证候，根本治疗之方法也。

（1）五邪汤

主治：治中风神思昏愦，五邪所侵，或笑或哭，或喜或怒，发作无时。

组成：口防风、上桂心、白芍药、制远志、川独活、炒白术、西秦艽、禹余粮（醋淬）、人参、生石膏、煅牡蛎、炙甘草各二两，飞雄黄、木防己、云茯苓、石菖蒲、蛇蜕各一两炒。

用法：每服四钱。水二盅，煎一盅，去渣，温服，不拘时，日进二服。

【审查意见】中风神思昏愦，殆即温病神昏谵语之类，其成因系热邪熏脑，燔灸神经之故，治宜清热安神，使脑不受熏灼，则神自复。此方疏风、清热、补气、收敛，几乎无一不备，其重要之清热，反为最少，诚属不切。此方可治感风头痛、怯寒、神困等症，但与癫狂症，仍然不合。

（2）泻心汤

主治：治心积热，谵语发狂，跳墙上屋。

组成：大黄、黄连、黄芩钱三分。

用法：水一盅半，煎七分服。

【审查意见】此治温病实热之类狂，故用清热通便之法，古称釜底抽薪，而非能治渐来之真性狂症，方以三黄苦寒泻热，俾热不熏灼，血压底降，则谵语发狂自止。

（3）天冬膏

主治：治风癫。

治法：天冬门一斤（水泡透）、生地三斤（水泡透），二味在木臼内捣一二千下，取其汁，再入温汤更捣，又取其汁，不论几次，直待二味无味为止，以文武火熬成膏子，盛磁器内，每服一匙，温酒下，不拘时，日三服。

【审查意见】风癫是阴虚火旺，热极生风，自宜冬地滋阴，阴液充足，神经得养，自可逐渐平静。但以夹有痰涎不清者，二味滞腻，殊属欠妥，宜加蒌皮、浙贝、竹沥之类。

（4）洗心汤

主治：风壅痰盛，心经积热，口苦唇燥，眼涩多泪，大便秘结，小便赤涩。

组成：白术一两五钱，连节麻黄、当归、芥穗、芍药、甘草、大黄（面裹煨熟去面焙干）各六两。

用法：每服三钱。水一盏半，生姜三片，薄荷叶七片，煎七分温服，或为末，清茶调亦可。

【审查意见】此方散风，通便，活血，于癫狂症，毫无干涉，不应列入此门。

（5）当归承气汤

主治：逐痰之剂。

组成：当归、大黄各五钱，甘草二钱半，芒硝三钱半。

用法：水二盅，枣五枚，姜三片，煎一盅，通口服。

【审查意见】方系古法，调胃承气加当归，有通大便润肠清热效用，但非逐痰之剂，治癫狂亦不切。

5. 痫症

按：痫为一种发作性卒仆之痉挛症，巢氏云，痫者，小儿病也，十岁以上为癫，十岁以下为痫，然《内经·奇病论》云，人有生而为痫者，得之在母腹时，母有所大惊，气上而不下，精气并居，故令子发为癫疾也，小儿有癫，大人岂无痫乎？现今西籍，亦以癫痫视为一症，皆由未详考耳，痫症之成，或因先天的，或由后天的，其发作时，与癫之特异点有二，一为卒仆时，必有喊声，人以其类似之声，分为五音，配属五脏，实不可信，盖人之声音不同，病之浅深各异，安得以为确据，而癫之卒仆不必有声。二为仆后，痫证有强直性痉挛，继之以间代性痉挛，癫则阙如，其原因大都与癫狂近似，皆神经官能之病。治法，亦以矫正七情为要，药物疗法以却痰镇逆为首，如日久体虚，稍佐补益，若云专以清热散风，恐非善法。

（1）犀角丸

主治：治风痫发作有时，扬手踯足，口吐涎，不省人事，暗倒伤神。

组成：犀角末五钱，赤石脂三钱，白僵蚕一两，薄荷叶一两，朴硝二两。

用法：共为末，面糊为丸，桐子大，每服二三十丸，不拘时，温水下，忌油腻。

【审查意见】风痫，即俗所谓羊痫风也，治法亦以却痰为入手，此方清热散风，未必有效。

（2）五生丸

主治：治风痫。

组成：川乌头、生附子（去皮脐）、生南星、生半夏、生干姜各五钱。

用法：共为末，醋煮大豆作糊为丸，桐子大，每服五丸，冷酒下，不拘时。

【审查意见】此古法也，却老痰颇猛，为痫疾入手之治可也，但不宜多服，南星、半夏、附子，有毒之品，不宜生用，以制熟为是，又此方嫌太热，少清热安脑宁神导浊之品。

（3）治痫疾方

组成：川芎片二两，口防风、猪牙皂、川郁金、明矾各一两，蜈蚣黄脚黑脚各一条。

用法：共研细末，蒸饼为丸，桐子大，空心清茶下十五丸。

【审查意见】此方辛开苦降，治痫当必有效，但宜少用，又宜在发作前服数丸，平素以不服较妥，又川芎、防风之分量不宜太多。

（4）治风痫不识人方

主治：治风痫不识人，卒然口禁，手足强直。

治法：伏龙肝三钱研末，以新水调服。

【审查意见】系《千金翼》古方，其治痫之理不详。

（5）治狂邪发作方

主治：治狂邪发作无时，披发大叫，欲杀人，不避水火。

治法：苦参为末，蜜丸，桐子大，每服二十丸，薄荷汤下。

【审查意见】苦参极苦大寒，能泻诸热，利小便，治狂证恐嫌其力缓。

（6）瓜蒌枳实汤

主治：治痰发。

组成：瓜蒌仁、炒枳实、川贝母、桔梗、片芩、去心麦冬、广陈皮、炒山栀、全当归、云苓、苏子各一钱，人参五分，甘草三分。

用法：上挫一剂，姜一片，入竹沥姜汁少许，水煎温服。

【审查意见】痉有刚痉，有柔痉，有燥痉，有热痉。伤寒无汗为刚痉，中风有汗为柔痉，血燥筋急，肝阳上亢，为燥痉，血热内壅，脑受熏灸，为热痉。刚柔热痉，病属新得，较为易治，燥痉则津液消耗，血不荣筋，神经陡起剧烈之变化，颇难治愈，其状项背强直，或角弓反张，两目上吊，手足搐搦，此际不免痰涎壅塞，阻碍心肺脑交通之道路，故有祛痰一法，其纯因痰而发痉者，实不多见。

（7）青金锭

主治：治男妇风痰痰蹶，牙关紧闭，不能开口，难以服药，并乳蛾不能言者，小儿惊风痰迷，将此药一锭，取井水磨开，将药滴入鼻孔，即进喉内，痰即吐出，立刻得生。

组成：玄胡索二钱，青黛六分，牙皂十四粒（火煅）。

用法：上为细末，入麝香一分，再研，清水调成锭，每锭五分，阴干用。

【审查意见】此方重在开通涌塞，玄胡疏滞，青黛清热，皂荚一味，能涌闭塞之痰涎，作锭磨服，尤属妥善。惟以舌苔厚腻，胸闷脘满者为断，方可伍此攻痰化滞之法。

（8）活神散

主治：治痰迷心窍，癫狂昏迷，惊痫等症。

治法：甜瓜蒂，为末，每服五分，重者服一钱，温水送下，即吐，如不吐，再服。尚吐不止，用开水解，或葱汤更好，加麝香（研）少许妙，若有虫吐出者，加雄黄末服之。

【审查意见】此方本于仲景之瓜蒂散，为涌吐之重剂，但须有苔腻脉滑，胸中嗢嗢欲吐，气促不舒之见症，始可以施涌法。

（9）专治痰火方

主治：专治痰火。

治法：贝母不拘多少，以童便浸，秋冬三日，春夏一日夜，捞起水淋洗净，晒干研末，糖霜和成，不拘时，滚白水下。平稳可用。

（10）化痰丸

治法：丝瓜烧灰存性为细末，枣肉丸弹子大，酒化一丸，服之立效。

【审查意见】丝瓜治痰，效验已著，但宜捣汁饮，烧灰存性，未必如愿。

（11）红肖梨方

主治：治风痰甚危。

治法：红肖梨啖之，或绞汁饮之，旬日可愈。

【审查意见】梨为清热滋液之妙品，治燥，不利之痰啖此则痰可利，而易吐易下，非真能却痰也。

（12）盐水方

治法：治风癫狂，谵语如痴，皆痰所致也。以盐水一大碗灌下，吐痰即痊。

【审查意见】风癫狂痫，皆有痰涎为祟则可，若谓皆痰所致也则不切，盖有所以致痰之故，盐水探吐，以吐食滞为佳，若涌痰法，仍以瓜蒂为妙。

（13）痰火急救方

主治：急救痰火壅塞。

治法：用鸡蛋清、香油兑匀灌之，痰即自吐。

【审查意见】鸡清兑香油，不特黏腻，且不适口，灌之易发呕吐，仍为诱起涌吐之法，不如直用涌吐药为佳。

（14）回生丹

主治：治痰蹶气绝，心头温者。

治法：取右搭庙陈石灰一合，水一盏，煎滚去水，再用清水一盏，煎滚澄清，开口灌之，痰下自醒。如无搭庙陈灰，古墙陈灰亦可。

【审查意见】此制酸汁过多之方，即燥湿之谓，右搭庙不详。

（15）痰火方

治法：梨汁、藕汁、萝卜汁、丝瓜藤汁、石膏、荸荠汁各四两。

用法：共煎成膏，每服半盏，白汤下，神效。

【审查意见】此方名五汁饮，加石膏以清热，但不若去石膏，较为稳健也，又熬膏不如重汤温服。

（16）朱砂方

主治：救痰火壅塞。

治法：朱砂一钱，飞过姜汁调匀，灌下二三服，痰自化。

【审查意见】取朱砂之镇坠，藉姜汁之辛通，固为理想之妙法，但朱砂不宜多用。

（17）香油方

主治：治痰火暂得，忽而有痰在喉中，响若雷鸣。

组成：香油一盏、白矾一钱。

用法：研细末，入香油内，调匀灌下。

【审查意见】白矾酸苦涌泄，故能吐痰，以香油之滑泽，或为缓矾之涩性欤。

按：自瓜蒌枳实汤下，原篇名为痰火门，但痰火不能立一门，且其主治，多系混合癫痫者，故并入此门，以下尚有数方，其注之主治，为半身不遂等症，拟选归中风篇，以痰火症，易影响及于神经，最多神经病症，特是头绪分歧，毫无伦次，令人颇难分析，姑就大体上略与更变，其一切概未变易，以存原编者之真本云。

6. 中风

按：卒仆神昏，口眼㖞斜，半身不遂等症，向以中风名之。近代科学昌明，解剖术精，始知为脑中充血，甚则出血，故称之曰脑出血，千百年来之纠纷，是可恍然知返矣。古医名为中风，而知其必不为风，乃力辟外风之误，而倡内风之论，又有东垣主气，丹溪主痰，河间主火，各鸣已得，莫衷一是。细究之，脑为受病之处，而非致病之因，其因为何？《内经·调经论》云，血之与气，并走于上，则为大厥，厥则暴死，气反则生，不返则死。《生气通天论》曰，阳气者，大怒则形气绝，而血死于上，使人薄厥，以经言观之，厥则暴死，厥则为脑出血之卒仆神昏，何以致脑出血？因血之于气并走于上，何以血气并上？因大怒而气上激也，气反则生，不反则死，言气血下降，脑脱压迫，则神可复，不然，即无复生之望。然患斯病者，不尽由于怒，而无不由于郁，兼之以适合卒中之体质，相当之年龄，时或以外感为诱因者，亦数见不鲜。治法，神昏时，须通窍开闭，神生后，遗留各症，再用调和气血，疏通经络，缓缓为之，虽有小效，但难除根。

（1）通关散

主治：治中风不语，不醒人事，牙关紧闭，汤水不入者，以此吹之。

治法：生南星、生半夏、猪牙皂各等分。又为极细末少许吹鼻内，有嚏可治，无嚏不可治。又用针刺十个指头，离爪甲一韭菜叶许，出血为妙。

（2）治中风痰厥方

主治：治中风痰厥，昏迷不醒人事欲绝者。

用法：巴豆去壳纸包槌油，去豆不用，用纸燃作条，送入鼻内，或加牙皂末尤良，或用前纸条烧烟，熏入鼻内亦可。

【审查意见】此卒中之生死关头，有嚏则生，无嚏则死，有嚏则嗅神经尚有反射之能，未至决然无知，无嚏则已失反射之能，其他功能，当然亦难恢复。上二方，皆系古法，宜于平素修备，以便救急之用。

（3）大秦艽汤

主治：治中风痰厥，半身不遂，肢体麻木，语言微涩等症。

组成：秦艽、生石膏各一钱，川芎、全当归、白茯苓、大生地、九熟地、炒白芍、川羌活、川独活、白术各六分，防风、黄芩各七分，香白芷、北细辛各五分，甘草三分。

用法：水二盅，煎一盅，温服。

【加减法】如遇天阴，加生姜七片。心下痞满，加枳实钱，此系秋冬之药，如春夏再加知母一钱煎服。

【审查意见】卒中之后，半身不遂，语言微涩，肢体麻木，亦有虚实之分。虚者，宜资寿解语汤，补精液以求灌注，实者豁痰流络，开发壅塞，即为本方之适应。方以四物补血液，羌活秦防开发壅滞，膏芩清热，辛芷疏络，治本。此方尚少却痰之品，宜加竹沥、姜汁、远志等药。又按凡痛风，及半身不遂、麻木等症，用羌防辛芷一派风药之类，与平时感冒作祛风外出之理不同。盖风药，俱有挥发性，能兴奋周身之细胞，开发壅塞之气血，故佐于活血补血药中，效力甚大。而治痛风及本症，舍此亦别无良法之可言，服数帖后，木而朽者，转而为麻，麻而养者，反而为痛，是气血活动之兆，若无转机现状，为气血已死，神经已朽，体工无恢复之能力，斯病亦无治愈之希望。

（4）口眼歪斜方

治法：蓖麻子研烂，左歪涂右边，右歪涂左边，一经复正即洗去。

【审查意见】蓖麻子吸引力最大，古载涂顶心以治产儿肠出不收，涂足心以胞衣不下，皆取其吸引之力，惜尚未曾试验，不敢武断其是非。

（5）治中风瘫痪方

组成：油核桃（捣如泥）、黄蜡各三钱。

用法：上二味，滚黄酒冲服，出微汗，停三日，又进一次，各用四钱，照前冲服，又停三日，再服一次，三次服完即愈。

【审查意见】猝中瘫痪，为运动神经之麻痹，核桃温补最力，或可强壮神经，黄酒兴奋，促进血液，多用数次，或可有效，至用黄蜡之理不明。

（6）清痰顺气汤

组成：姜制南星、川贝母、广陈皮、茅苍术、官桂、防风、荆芥、酒炒黄芩、姜半夏、甘草、瓜蒌仁各等分。

用法：姜三片，水煎服，临服加沉香、木香末内各五分。

【审查意见】猝中之病，多发于体肥气盛之人，营养佳良，脂肪充足，津液壅滞，凝而为痰，阻塞经络，阻碍循环，故豁痰亦为最要，然再有血热有壅之素因，用药不宜过燥，是方偏治湿痰，宜加竹沥较佳。

（7）治中风有痰方

主治：治中风有痰，忽不能言者。

治法：香油二两，鸡蛋一个，二味调匀，灌下即愈。

【审查意见】香油合鸡子，盖是诱起呕吐，使痰涌泄之意，若云灌下即愈，正恐未必。

（8）出土铁方

治法：用地内掘出铁上有锈土者，煎水长服，遍身瘀痰自化。

【审查意见】铁质补血，已无疑义，出土铁，其质疏松，煎之易得其质，以理推之，是方通血活血，当有功效，但恐在土中多年，如含有杂质，须防其有毒。

（9）苦丁香方

主治：治中风痰多壅塞者。

治法：苦丁香末一钱，温水调服，令吐出积痰即愈。

【审查意见】苦丁香即甜瓜蒂，为涌吐之特效药。

（10）治口眼歪斜方

主治：治口眼歪斜

治法：三钱鳝鱼血涂抹，右歪涂左，左歪涂右，如正即洗去。

【审查意见】鳝一作鳝，俗称黄鳝，似鳗细长，体赤褐，腹黄，头部有鳃孔二，内有腮，腹中有肺，或谓之气囊。此物是否能治口歪眼斜，未曾经验。又俗传蛇鱼割头，即托歪处，可以立时复正，虽未试用，恐亦不能若是之神也。

（11）侯氏黑散

主治：治中风四肢烦重，心中恶寒不足者，此治中风之第一方也。

杭菊花四两，白术一两炒，北细辛二钱，白茯苓三钱，煅牡蛎三钱，生黄芩三钱，防风一两，人参三钱，矾石三钱，桔梗三钱，全当归三钱，干姜三钱，川芎三钱，桂枝三钱。

治法：上十四味为末，酒服方寸匕，七日三服，初服十二日，用酒调服，禁一切肥肉大蒜，常宜冷食，六十日止药，即积在腹中不下，熟食即下矣。

【审查意见】侯氏黑散，其始见于《金匮》，以是法，用是药，谓之填窍熄风法，后代医家，奉为天经地义，铁案不移，故为牵强曲解，盲然称赞。窃有疑焉，六十日之久，使食冷饭，意者用冷饭则不大便，不大便则药不下而积于腹中乎？然用冷饭能否塞大便，尚待研究。但恐不惟不能塞大便，反有便泻之忧。信如所言，大便与否，在所不计，而惟冷食，药即可积在腹中，若然，六十日之药量，充满肠胃，其肚腹之不胀者，未之有也。腹胀便泻，安能生存？是方毫无意识，虽载于《金匮》，但唐宋以后医家从未一试，可知其方意配合，不适于脑出血之法度也。

（12）牛黄清心丸

主治：专治中风痰厥，昏不醒，口噤痰喘，及小儿惊风发搐，五痫等症。

治法：胆南星一两（姜汁炒），白附子一两（煨）、川郁金五钱，川乌一两（面包煨）、半夏一两（皮硝汤泡五次，皂角汤泡五次，矾汤泡一次，干为末）。上三味，共为细末，用腊月黄牛胆二个，取汁和药，仍入胆内，扎口，挂风檐下，至次年取胆内药一两四钱，加煅过芒硝，水飞过辰砂、硼砂各一钱，冰片、麝香各一分，研极细，和在一处，稀糊为丸，芡实大，金箔为衣，姜汤化服。

【审查意见】此系古方，有祛痰、镇痉、疏风、开窍之功，故治上述诸症，确有卓效。

（13）追风祛痰丸

主治：治诸般风痫癫风，世人患此病者甚多，用此药甚效。

组成：白附子（面包煨）、防风、明天麻、僵蚕、猪牙皂各一两俱炒燥，全蝎、广木香各五钱，枯矾、川黄连、南星三两（白矾、牙皂煎汤浸一宿），人参、白术（炒）一两，半夏六两，牙皂、生姜各二两（捣碎，汤浸三日）。

用法：共研细末，姜汁和饴糖为丸，桐子大，每服七八丸，姜汤下。

【审查意见】白附子辛甘大热，能冲动周身细胞之兴奋，开发壅塞，振起萎靡，为白附子之特长，合疏风、镇痉、祛痰、调气诸药，治中风瘫痪，颇称合拍，癫痫似嫌太热。

（14）治口眼歪斜方

豨莶草不拘多少，煎汤露过，入芽糖三两，空心顿服即愈。

【审查意见】豨莶苦辛而气臭，故须经蒸数次，功能专却风湿，但服下即愈，实属自神其说，芽糖不详。

（15）治血厥方

主治：无疾忽死，自闭口噤，眩晕，移时方醒，亦名郁冒，出汗过多，女人尤多用。

组成：东白薇、当归各一两，人参五钱，甘草钱半，每服五钱。

用法：水煎服。

【审查意见】是症每因心理之感触，头目晕眩，口噤失神，移时即醒，盖因脑筋血液循环，一时流行反常之故，一般名为血厥，白薇苦寒，滋阴清热，当归补血，人参强心，分之各有专长，合之能整调循环，审查者曾经试用有效。

（16）治鹤膝风方

组成：番木香四两（酒泡蒸去皮研用，麻油五两熬枯浮起为度，再用陈壁土炒干研细末），大西附子二两（童便煮过，去皮脐，切，焙干，研细，一两），大枫子肉二两（灯草水煮、研细、只用一两），穿山甲（洗净、土炒、研细）一两。

用法：以上四味，共五两，和匀收贮，患者每服七分，空心酒下，极醉出汗，七服除根。

【审查意见】药性猛烈，非至背城借一时，不可轻用。

（17）治中风恶疾方

主治：治中风恶疾，双目昏暗，鼻梁倒塌。

治法：皂荚刺三斤，炭火蒸一日，晒干为末，浓煎生大黄汤，下二钱。

【审查意见】双目昏暗，鼻梁倒塌，其为梅毒无疑，此方意在追风，不切殊甚。

（18）治鹅掌风方

治法：活蟹煮汤洗数次即愈。

（19）治卒中风效方

治法：藿香正气散加桂枝三钱，羌活二钱半，防风一钱，水煎服。

【审查意见】此为治感冒之方，卒中症岂宜专恃发汗。

（20）治中风方

主治：治中风，中痰，中暑，中气，干霍乱。

治法：生姜自然汁一盅，童便一盅灌下。

【审查意见】姜汁性温味辣，取其刺激之性，以救一切危症可也，但系中暑症及霍乱症，生姜切宜慎用。

（21）治瘫痪秘方

治法：熟牛骨髓一碗，熟白蜜斤半，滤过，加炒白面一斤，炒黑干末三两，四味和匀，如弹子大，每服三四丸，细嚼黄酒下。

【审查意见】瘫痪是运动神经麻痹，此方填补精髓，与兴奋神经，颇得其旨，但其功效太缓。

（22）治中风中痰急救方

治法：藜芦末，淡姜汤送下，如不愈，再加甘草汤送，吐出即止。

【审查意见】仍是涌吐法。

（23）治男女失心疯方

组成：白矾三钱，川郁金七钱。

治法：共为末，桐子大，每服二三钱，白滚汤下。

【审查意见】失心疯，是失却心之所欲，不得如志，忧郁而致之疯也，古云，心病还需心药医，药物虽期有效，此化痰活血之方，治痰凝血滞频验。

（24）治大麻风方

治法：明净松香不拘多少，化开去渣，取河水用净砂锅将松香煮化，不住手搅，视水色如米泔，当味极苦者，即浸入冷水内，将松香乘热扯拔，冷定坚硬，另换清水，再煮再拔，如前法制，不论数十次，只以松香体松洁白如玉，所煮之水，不苦为度。阴干为末，罗细听用，每料二斤，每日将白粥量投药末，和匀食之，不可多嚼，日进数次，不可更吃干饭，忌一切油腻酱盐醋、荤腥酒果糖面等类，概行禁忌，只饮白水，每日约服数钱，以渐而进，不可太骤，服后大便下毒物，服尽一料，自愈，用蜜丸亦可。

【审查意见】此病向在疡科何得入中风？大麻风，为一种顽固慢性之皮肤病，世称大枫子，为治本病之特效药，此方是否有效，颇难逆料，考其病史最古，耶稣圣经，已有癞病之记载，近今欧洲各国，绝少发现，惟我国南方一带，仍有患者，殊可怜悯。

（25）桂枝汤

主治：治风从外来，入客于络，留而不去，此方为中风症群力之祖。

组成：桂枝、酒白芍、甘草、生姜各三钱，大枣五枚。

用法：水煎服，须臾再饮热稀粥以助药力。

【审查意见】此仲景伤寒开宗之第一方，用桂枝汤，在仲景亦有一定之定率，不得任意乱用。

（26）仙传黑虎丹

主治：此药专治男妇气血衰败，筋骨寒冷，外感风湿，传于经络。手足麻木，筋骨疼痛，久则成左瘫右痪，口眼歪斜，不能步履。

治法：茅苍术（切片）、草乌（切片，煮）、生姜（洗）各四两，生葱（连须研）二两，上四味，和一处拌匀，腌之，春五夏三秋七冬十，每日拌一次，候数足晒干，入后药。五灵脂钱二分半，乳香钱二分半，没药钱二分半，炒山甲五分，自然铜（火煅淬七次）二钱半。同前药为末，好醋糊为丸，桐子大，每服三十丸，空心温酒送下。妇人血海虚冷，肚腹疼痛，临卧醋汤下，止服三十丸，不可多服，服后不可饮冷水，孕妇忌服。

【审查意见】自然铜能消瘀化结，又伍许多活血药品，温通血脉，确有功效，但不可多服。

（27）治妇人鸡爪风方

主治：治妇人鸡爪风，十指抽搐，服黑虎丹立愈。

（28）治妇人鸡爪风灸方

治法：左右膝骨两旁各有两窝共四穴，灸三壮即愈。

【审查意见】妇人拘麻，十指抽搐，多是血虚有风，并寒冷所伤，活血定风，原是正治，但根治甚难，上二法皆可备试。

（29）治羊癫风神方

组成：人参三钱，白术一两，茯神五钱，山药三钱，半夏三钱，制附子钱，肉桂一钱。

用法：水煎，临发时服。

【审查意见】此方治癫而体素虚寒者，如面白脱色，少气不足以息，大便泻，身出冷汗等症，尚可斟用，否则，不可轻试。

（30）治中风不省人事方

主治：治中风不省人事，得病之日，进此药，免成废人。

治法：柏叶葱白一握，连根细捣如泥，无灰酒一大盅，煎一二十沸，去渣温服，如不饮酒，分作四五次服。

【审查意见】未必有效

（31）治羊癫风方

治法：用皂荚去黑皮取仁，焙干研末，每服五分，空心白汤下，不可间断。

【审查意见】此是祛痰药，并无其他神妙，但恐作呕，有痰壅涩不利者，方可用此吐之。

（32）治气心疯①方

治法：藜芦、甘草各四分为末，用温水调服，服药后必吐，吐见红丝，饮凉茶水一碗即止。

【审查意见】气心疯，意谓由气而不得之疯症，藜芦甘草，本为涌痰，何以须吐出红血丝，再饮凉水为止，措词太为荒诞，此方只可施于有痰宜吐之证，如属精神不愉快之病症，不因痰之为主者，诀不可用。

（33）仙传神效方

主治：治大人气心疯、羊羔风、中风、中痰、小儿惊风等症。

组成：生石膏十两，辰砂五钱。

用法：为细末，大人三钱，小儿一钱，一岁至七岁钱半，八岁上二钱半。

【审查意见】此清脑安神之法，治急性脑充血证为宜，以研末煎汤，去渣为妥，药末不可多服，恐其寒胃，在小儿，尤不宜多服药末。

7. 麻木

按：经云，营气虚则不仁，卫气虚则不用，营卫俱虚，则不仁不用，是麻木不仁之病理，为营卫之虚，以今日之理衡之，即血行迟涩，与运动神经麻痹所致，盖神经血液，本有相卫之关系，神经固能主持血行，而血液又须灌注神经，相互为生，相互为病。故麻术不仁，其主因为血行障碍，血行何以致障碍？前贤谓麻木不仁，系湿痰死血，流滞经络之故。治法，首宜去其滞物，如祛痰破血是也，次宜强心活血，如温通血液是也，三宜培气益血，如地芍参芪之类，三法或并用或单行，大要为久而虚者则并用，新而实者则单用，尤忌一切饮食肥甘，性欲冲动等，犯则难期治愈，慎之慎之。

（1）醉仙散

主治：治疠风，遍身麻木。

治法：胡麻子、枸杞子、牛蒡子、蔓荆子各一钱（炒），白蒺藜、瓜蒌根、苦

---

① 气心疯 "气心疯""心气疯""气性病"统一为"气心疯"，不再出注。

参、防风各五钱。上为细末，每一两钱，入轻粉一钱，拌匀，每服一钱，清茶调，晨午各一服，至五七日，于牙缝中出臭液，令人如醉，或下脓血，病根乃去，当量人病之轻重虚实用，如病重者，须先以再造散下之，候元气将复，方用此药，止可食淡粥蔬菜，余食均忌。

【审查意见】所谓疠风麻木者，乃一时感受暴病之气，与平时感轻微之风不同，生理上被此暴风之刺激，因而血行发生障碍，治宜疏风活血。方尚近理，惟胡麻系油润品，虽能止痒，乃止津液干痒之燥，新病外感重者，尚嫌不甚恰合，又加入轻粉，意在排泄滞物，然亦不须此法，服至五六日，牙缝中出臭液，是已中轻粉之毒，谨防牙疳腐烂，何得由此而除根哉？无理极矣，万不可信。

（2）通天再造散

主治：治大麻风恶疾。

组成：郁金五钱，大黄（煨）、皂角刺（墨者，炒）各一两，白牵牛六钱（半生半炒）。

用法：为末，每服五钱，日未出时，面东以无灰酒调下。

【审查意见】麻木门又夹入大麻风，乃原编者之庞杂，但此方有活血逐滞之功，应加入全当归、僵蚕、川芎、桃仁、红花等药。

（3）人参益气汤

主治：治五六月间，两手麻木，四肢困倦，怠惰，嗜卧，乃湿热伤元气也。

组成：口黄芪八钱，人参、生甘草各五钱，炙草二钱，升麻二钱，柴胡二钱半，芍药三钱，五味子一百廿粒。

用法：每服三钱，水二盅，煎一盅，去渣，空心服，服后卧一二小时，于麻痹处按摩屈伸少时，午饭前又一服，日二服。

【审查意见】两手拘麻，不仅夏令，在妇女多习见，凡青年妇女，一有本病之发现，则根治甚为不易，一面令患者，绝对禁食生冷，禁入凉水，再以活血舒筋诸品调理之，可期缓缓治愈，此方一派呆补升提，治本症不切。

（4）防风汤

主治：治血痹皮肤不仁。

组成：口防风二钱，桂心、左秦艽、炒赤芍、杏仁、黄芩、炙甘草、赤苓、川独活各一钱，全归钱半。

用法：生姜引，煎服，一方有葛根、麻黄，无独活、赤芍。

【审查意见】麻木者，非痛非痒，皮内如千足虫之乱行为麻，毫无触觉，不知痛痒者为木，治宜排除其障碍，冲动其血行，是方颇得其旨，或加僵蚕以治其神经疾患，尤觉相宜。

（5）蔓荆实丸

治法：蔓荆实（未浮皮）七钱半，炒枳壳、蒺藜子（去刺）、白附子（炮）、苦桔梗、川独活、口防风各五分，共为末，备用，再以牙皂角八两打碎，水煮数沸去渣，少加白面熬成，合上末为丸，梧桐子大，每服二十丸，食后滚水送下。

【审查意见】此亦冲动之品，治偏于木者尚可，又牙皂之用，以形肥体白多痰者为准，否则不宜加入。

8. 头痛

按：头痛之原因颇多，约计之，可分为二，即（一）症候性头痛，凡由时令病、传染病以及肠胃病而来之头痛，悉属之。此类头痛，不必治头，他病愈而头痛自止、（二）习惯性头痛，由神经过劳，或脑充血，或脑贫血，或滥用烟酒，或神经衰弱，其痛如戴箍，或则如裂，或如针刺，有间歇者，有连续者，此类头痛须注意日常卫生，仅恃药饵，难收全功。又有所谓勤学性头痛者，虽属神经衰弱诱发而来，而实原于苦学，或悲痛，或手淫等等之事故，其状脑之前后，自觉的非常沉重，理解力、记忆力，大为减退，且神经每较锐敏，消化不良，大便不整，此类头痛，尤宜在其原因上立即矫正，并静养其精神，药物不过属于辅助而已。至偏头痛，头之一侧，常苦头痛，而尤以左侧为多，因神经过劳所致，其暴发偏头痛者，因于感冒，亦间有之，以上乃言头痛之梗概，至本门列方，非特不敷应用，而且效验不确，欲得其详，当广求各家书籍，关于验方之记载者。

（1）治偏脑痛方

将新瓦片作圆块，要如茶盅口大小，在炭火内烧红，淬在陈醋内一二次，用绢包裹熨太阳穴，冷却再熨，第二块，五六斤熨完，用帕扎住，避风二三日，永不再发。

【审查意见】醋淬新瓦，热熨太阳穴，对于神经、脑血方面之郁滞疲劳，当然能使一度之兴奋与流通，暂时见效，理所必然，若谓可以根治，永不再发，是又言之太过矣。

（2）治头风鼻流涕方

组成：甘草、人参、明天麻、白芍药、荆芥、薄荷叶、制乳香、制没药、白芷、甘松、甘菊、藁本、白茯苓、口防风、北细辛，以上各三钱。

用法：共为细末，贮瓶内，用少嗅之。

【审查意见】此方汇集散风活血，普通医治头风之药，嗅其辛香之气，使之由鼻窍而达于脑，必能感此传达之影响，足补内服治疗之不足，惟证势之轻浅者有效，如重者须佐以内服之剂方妥。

9. 腰腿疼

腰痛有三：（一）腰神经痛，为间歇性，稍劳则痛，休息则轻，即古医所谓肾虚腰痛是也，治宜滋补肾精。（二）寒湿腰痛，腰重如带五千钱，沉压涩痛，转身不利，治宜温寒利湿。（三）血滞腰痛，腰部刺痛，如以花针急刺，宜行血活络。腿痛有二，在关节者即急慢性关节风痹；在满腿痛者，多为肌肉风痹。其原因不外风寒侵袭，碍及血液之灌溉，故宜温散活血。所谓通则不痛，此治腰腿痛大概也。

（1）治腰疼丸

主治：专治火郁结，气不舒畅，邪入外肾，腰疼之证。

组成：川杜仲、破故纸二味俱青盐水炒各八两，童便制香附、夏枯草各四两，核桃肉一斤如泥。

用法：共为细末，炼蜜丸，如桐子大，空心盐汤或黄酒下二钱。

【审查意见】此为治慢性虚弱之肾虚腰痛方也，其中所恃以为力者，杜故核桃尔，余则疏利和肝，兼有肝郁者，本方良效。

（2）青蛾丸

主治：专治肾虚腰疼，或外邪所侵，腰腿筋骨作痛。

组成：川萆薢四两（分四份，盐水酒童便米泔各浸一份），破故纸、川黄柏、白知母三味（盐水炒）各四两，川杜仲四两（姜汁炒），川牛膝四两（酒炒），核桃肉半斤（去皮）。

用法：为细末，夏月用粥，秋冬用蜜。其粥用糯米一碗煮之，将胡桃肉杵烂如膏，和匀，石臼杵千下，丸如桐子大，每服七八十丸，空心盐汤下或酒下。

【审查意见】此方少利活血络之药，治肾虚及湿热者宜之，若被风寒外邪，勿误用。

（3）元武豆方

主治：补肾状元阳，治腰痛。

治法：羊腰子五十个，枸杞子三斤，故纸一斤（盐水炒），大茴六两（盐水炒），青盐半斤（洗去泥）、肉苁蓉十二斤（酒洗，去鳞甲）、阳虚加制附子一两，大黑豆三升（不要扁破的）淘洗滤干候用。上用甜水二十碗，以锅煮前药，至半干，去药渣，入黑豆拌匀，煮干为度，取出晒干，磨为细面，酒打蒸饼为丸，桐子大，空心白水下五钱。

【审查意见】肾阳衰弱，腰疲无力，身常怯寒，治宜温补兼施，羊腰子以腰治腰，为近今盛倡之脏器疗法，附子刺激副肾，使产生相当之内分泌，治慢性虚疼，当必有效。惟少疏利之药，恐补而有腻滞之害，应加茯苓、丝瓜络较妥。

（4）腰腿疼第四方

组成：故纸十两，洗净炒香，研末；核桃仁二十两，泡去皮，捣入泥，入故纸末捣匀。另用好蜜调匀如饴糖，贮器中。

用法：每日清晨，以暖酒调药一匙，服之效。

【审查意见】用故纸核桃以治腰痛，惟于虚寒者宜之，阴虚火动者勿用。

（5）养血汤

主治：治腰疼筋骨疼痛

组成：当归、生地、秦艽、川牛膝（酒洗）、肉桂、川杜仲（盐炒）、防风各一钱，白茯苓钱半，川芎五分，甘草三分。

用法：水二盅，煎七分，黄酒三分，热服。

【审查意见】疼痛病证，始由风寒之外袭，继以血行之迟缓，治当促进血行之速率，疏利关节之涩滞，此方活血补血中，加秦艽防风之风药，盖风药具有兴奋性，能鼓动机关之麻痹，用治疼痛，尤称合拍，如有热者，去肉桂加龟板为是。

（6）治筋骨疼痛方

主治：治筋骨疼痛，不拘何处。

组成：五加皮为末三钱，胡椒打碎七粒、鼠粪头尖者三粒（头圆者四粒），生姜三片。

用法：好烧酒一斤，共装瓶内，煮三炷香，食饱少时，尽量取饮，出汗，轻者一次，重者三次，以愈为度。

【审查意见】筋骨疼痛，果属寒湿浸淫，神经郁滞过久，方可以椒姜酒等之兴奋祛寒。鼠粪又名两头尖，或有谓两头尖非鼠粪，乃别为一种藤类之植物，二者孰切，尚待细究，然鼠粪供药，似亦少碍卫生矣。

（7）治肩背筋骨疼方

主治：治腰疼腿疼，神效，盖被出汗，不可透风，慎之慎之。

组成：槐子、桃核仁、细茶叶、脂麻各一两。

用法：水二碗，熬一半，热服神效。

【审查意见】此缓和神经之剂，津液虚少者颇宜。

（8）如深汤

主治：治男妇腰痛，闪腰血滞，腹中疼痛。产后服之更妙。

组成：元胡索（微炒）、全当归、上桂心各等分。

用法：为末，每服二钱，温酒调服。如作煎剂，加杜仲、桃仁、牛膝、续断各等分。

【审查意见】此方温运血脉，解散瘀结，凡疼痛之属于瘀滞者，必现刺痛，是方有效，但以属寒者为宜。

【订正主治】治男妇闪腰血滞，腰腹刺痛，并产后恶露不尽者。

（9）治腰疼妙方

组成：雄猪肚子两对，杜仲、破故纸、牛膝、制香附各三钱，青盐五分。

治法：竹刀剖开，去筋丝，每个内入药，用温草纸包，灰火煨熟，去药，酒下，一醉即好。

【审查意见】猪肚恐是猪腰子，以腰治腰，即今之所谓脏器疗法是也。又配补血调气祛寒诸药，治腰腿沉痛者有效。

（10）治腰疼流泪 肾虚方

组成：川杜仲、肉苁蓉（去鳞甲）、巴戟天、小茴香、破故纸、青盐各等分为末。

用法：用猪羊腰子三对，竹刀剖开，每个内入前药五钱，湿草纸包好，灰火煨熟，去药酒送下。

（11）腰腿疼第十一方

治法：破故纸研细末，每服三钱，温黄酒调服。

【审查意见】上列二方，皆为治久痛而虚者，新患腰痛，因于风湿及血凝者，不可漫服，慎之。按：以上二方，皆嫌太热，非因于寒湿者不可服。

（12）过街笑

主治：治闪腰疼。

组成：广木香钱，麝香三厘，为末。

用法：如左鼻疼，吹右边孔。如右鼻疼，吹左鼻孔，令病人手上下和之。

【审查意见】此亦通气之法，二香又能取嚏，但不如内服活血疏气为适当。

（13）治寒湿腰疼方

治法：大核桃两个，烧焦去壳，细嚼烧酒送下，腰疼立止。

【审查意见】核桃恐不能治腰痛。

（14）治筋骨疼方

组成：川山甲三钱，蜈蚣一条，全蝎、芒硝、生大黄、赤芍、麻黄、僵蚕、全当归。

用法：酒二碗，煎一碗，早晚服，忌椒酒房事。

【审查意见】此治感冒性，与尿酸性痛之方也，外有麻僵之发散，内有硝黄之通下，故必须见恶寒之表证，便秘之里证。用之方不致误，然此方功效颇猛，在家庭自疗，不宜率尔漫试。按：蜈蚣全蝎，皆弛缓神经拘急而设，非有神经性之病状，则蜈蚣全蝎，必须慎用。

（15）治腿疼难忍方

组成：核桃肉四个，酸葡萄七个，斑蝥一个，铁线透骨草三钱。

用法：水二盅，煎一盅，空心热服，出汗，不论风温俱效。

【审查意见】斑蝥性毒，不宜内服，应易威灵仙较佳。

（16）治腿疼膏

治法：芥菜子一两，松香末一两，共捣如泥成膏，布摊贴患处，出汗患愈。

【审查意见】芥子刺激颇猛，应减五钱妥，此系吊炎之剂，摊贴时间过长，恐红肿作痛，摊贴时间，宜一二小时为妥。

（17）治痛风方

治法：历节风四肢疼痛，即用醋磨硫黄敷之。

【审查意见】痛处不红不肿，而无炎性者，可用，否则不宜。

（18）葱灸法

主治：治虚怯人患肿块，或疼或不疼，或袭于经络，肢体疼痛，或四肢筋挛骨疼，又治流注，跌扑损伤，肿痛，棒打刺痛，妇人吹乳，阴证腹痛，手足厥冷。

治法：葱杵烂头炒热敷患处，冷则易之，再熨，肿疼立止。

【审查意见】此乃温行宣通法，允为外治之良法。

（19）治风瘫方

主治：四肢不顺，筋骨拘挛洗浴方。

治法：春槐桃李并茄柯、桑柘蓖麻共一锅，不论远年同近日，一洗风疾尽消磨。

【审查意见】蓖麻宜少用，又洗浴后，慎受风寒。

（20）武当山祖师石碑上方

时来风痒遍体时，无方调理最心疑，服此神清气又爽，神光如闪目如漆，武当石刻碑尚在，祖师亲口泄天机，若是此方无灵验，永作人间万世驴。

组成：胡麻子、威灵仙、何首乌、苦参、甘草、石菖蒲各三钱。

用法：为细末，服三钱，黄酒送下。

【审查意见】方歌鄙俗陋腐，殊属可笑，遍体发痒，多系风湿，方固有效，但不宜用此词套，假以眩世。

（七）失血病

1. 咳吐血

按：咳血，即肺出血，应归呼吸器。吐血，为胃出血，应列消化器。然中医书籍，向无系统的划分，其于病名，有以病为名者，亦有以因为名者，在此整理初创之际，厘定统系，有不少研究之处，又因此篇混咳吐唾血在内，故于分属系统，尤感不便，特颜曰失血病，是否适宜，敬矣。博雅指正。

古人谓吐血属胃，咳血属肺，唾血属肾，证之近理，颇多吻合。吐血原因，系素有积热，血液沸腾，偶遇郁怒气逆，血即随之外出，甚叶盈盆碗，色多暗紫，亦有鲜红者。过后，饮食如常，精神稍疲，而无发热咳嗽等症，此胃出血也。努力负重，胸部隐隐刺痛，久咳久嗽，肺伤而致咳血。发热倦怠，脉搏频数，此乃肺病重笃之证候，肺痨将成之介绍者，至若房劳精伤，精液亏损，全体中之器质逐渐衰弱，血管衰弱，血液渗流于外，随唾液分泌而出，貌似轻症，实为至重，余如呕血、咯血、咳血，皆随血管破裂之处而异，故轻重有别，治略不同，又有阳虚阴寒之失血，面色㿠白，脉迟舌淡，外感之失血，恶寒发热，头痛呕逆一般治法，降气毋使上逆，清凉以减血热，增加血液胶质，以助血液之凝固性。其阳虚阴寒者，甘温收摄之外感六淫者，发表疏散之，而消淤一法，尤为当要，查本门所列之方，不详症候，殊属笼统，今就各方下，附列意见，俾检用不至歧误，特说明原理于此。

（1）补荣汤

主治：治吐血、衄血、咯血、唾血，用此调理。

组成：当归、芍药、生熟地、栀子、茯苓、麦冬、陈皮、乌梅、人参、甘草。水二盅，枣三枚。

用法：煎一盅，温服。

【审查意见】二地归芍，补血凉血，栀子麦冬，养阴清热，为治失血症之套法，方中宜修正者，人参不可漫用，恐留瘀遗患也，即有心悸怔忡，脉虚自汗等虚象，用量以数分为度，陈皮性燥，终嫌欠妥，若有咳嗽多，胸闷脘满之症。宜于清凉剂中，少佐三五分，并加入郁金一钱，余如丹皮、茜草、三七、阿胶等，尤为行瘀止血之妙药，酌量加入，则奏效必捷。

（2）滋阴降火汤

主治：治阴虚火动，发热咳嗽，吐痰喘急，盗汗口干，此方与六味丸相间服用之，大补虚痨神效。

组成：百部三钱，生熟地、天麦冬、知贝母、白术、白芍、白茯苓、黄芪、地骨皮各钱半。骨蒸夜热，加鳖甲三钱；痰中带血，加真阿胶三钱。

【审查意见】本方主治咳嗽吐痰，吐痰当是咳血之误，盖二冬、贝母、地骨，皆与肺脏有特别之关系，可清补肺脏之组织，整调肺呼吸之工作。百部性温，能杀各种寄生虫，其成分为贺德林，乃镇咳祛痰之妙药，二地、白芍，填充血管中之胶质，以增加血液之凝固力。知母、地骨养阴退热，茯苓、黄芪，调中和胃，此治咳嗽咯血，血虚内热之方，然百部性温，肺脏燥火盛者，以减轻用量为妥。

痰中带血，加阿胶二钱，倍加熟地，盗汗不止，加炒枣仁二钱，倍黄芩，咽喉痒成痛，加桔梗、桑皮，倍贝母，咳嗽痰多喘急，加人参、沙参各二钱，遗精，加山药、芡实各五钱，牛膝二钱，小便淋闭，加车前子、萆薢各二钱，大便不实，加炒山药、扁豆各五钱。按痰中带血，宜加郁金、降香、茅梗等，阿胶亦可，熟地非有心虚忐忑，腰酸口渴，脉数无力等虚症，切勿倍加，至盗汗不止，宜加生龟板、生牡蛎等，沉降潜热，不可倍加黄芩，盖寒凉败胃，必遗后患，咳嗽痰多喘急，加人参，不甚合宜，去人参、黄芪，加甜杏仁、法半夏、蒌皮、沉香，小便淋闭，宜去萆薢，加木通、滑石。

（3）治举重伤肺吐血方

治法：白及为末，米汤调服。

【审查意见】按：白及，其性稠粘，有补破损之用，相传用鸡清白及，研末调和，能补破损之器具，可以证矣。近代医家，研究白及之效用，殆与西药白阿胶相同，因其能增加体液之浓厚，而防止渗漏，故可减少咳嗽，能使血液之凝固，故能治咳血，征之事实，历验不爽，此为止血之特效药，但血止后，尚待善为调理，患者检方，不可恃此为已足。

【订正服法】白及为末，每饭后调服一钱，限于肠胃健壮而无消化不良者。

（4）治咳血不止出于肺者方

组成：松花、桑皮、生地、贝母、冬花、二冬、生草。

【审查意见】治血症不难于止血，而难于止血之后，无留瘀之变症，盖稍有留瘀，逆症蜂起，痨瘵之基，于焉以生，故治血症，清热通瘀，尤为当要，此方缺行瘀之品，宜加丹皮、郁金、当归尾、桃仁等味方妥。

（5）治咯血方

组成：松花、生熟地、天麦冬、阿胶、紫菀、知母、黄柏。

用法：水煎服。

【审查意见】咯血多由上部临近血管，及肺脏血管而出，或因血管菲薄之渗漏，或由血管破裂之冲流，所言出于肾者，实虽解索，本方用二地阿胶，以凝固血液，二冬知柏，以清热养阴，紫菀润肺，专理咳逆，并有止血之效，方中宜加茜草、丹皮、泽兰、牛膝等，始觉完善。

【增订主治】治咳血、咯血之脉数身热，口渴唇焦，心烦头眩，小便短赤者。

（6）治唾血不止方

主治：治唾血不止，出于胃者，鲜血随唾而出。

治法：松花、茜根、白茯苓、川贝母、二冬、杜仲、生地、柿饼各二钱，甘草七分，姜炭八分。以上各方，松花俱调入药内服。

【审查意见】唾血出于胃，其理殊不切。盖唾血，是由唾腺分泌唾液混来之血液，与唾血，因咳嗽及由痰涎中带来之血不同，又与吐血逆上满口反出者不同，唾血之原理，大抵由临唾腺之血管菲薄，血液渗漏于外，而随唾腺游出，故治唾血之法，要在培补血液，使血液浓厚，不越于外，则愈矣，此方治唾血不切，治咳颇可。

（7）治吐血方

治法：用鸡蛋一个打开，和三七末一钱，藕汁一小盅，再入酒半盅，隔汤炖热食之，不过两三枚自愈。

【审查意见】鸡蛋、莲藕，为通常服食之品，有清虚热和血补血之效，三七为通瘀止血之特效药，方虽平淡，效验颇确，惟于重症，不免力薄，若轻浅出血，及施于善后调养，定有卓效，黄酒性热，反能动血，以不用黄酒为妥。

（8）治唾血方

用猪心一个，不要割破，将粘黄土麻刀和匀，裹上一指厚，用房上阴阳瓦二个，合成一处，将猪心放在内，烧成灰，取出，磨成末，温酒空心服。

【审查意见】猪心一物，虽乡间亦简便易得，姑存备试，但此方非止血专品，恐无确效。

（9）治吐血数次方

组成：当归、白芍、桔梗、丹皮、地骨皮、桑皮、知母、天麦冬、栀子、藕节、甘草、侧柏。

用法：水煎服。

（10）治吐血二次验方

组成：茯苓、知母、桔梗、半夏曲、麦冬、地骨皮、杏仁、款冬花、百合、白芍、陈皮。

用法：水煎服。

（11）治吐血三次验方

组成：茯苓、知母、贝母、陈皮、山萸肉、地骨皮、丹皮、百合、款冬花、白术、麦冬、白芍、桔梗、全归、梨一片，煨姜一片。

用法：水煎服。

（12）治吐血四次验方

组成：陈皮、神曲、白术、香附、前胡、桔梗、白茯苓、麦冬、砂仁、黄芪、苏子、炙草、党参，煨姜三片。

用法：水煎服。

【审查意见】上列四方，皆云治吐血几次，所云之次，不知是吐血之数，抑是治愈之数，未经标明，语近含糊，究之无论如何，治病当以现症为衡，决不可拘泥死板。第一方为治咳吐血液，体温稍高，脉数口渴者。第二方治咳吐血液而兼痰涎者，若无痰，去夏曲为妥。第三方，为治胃呆少食，经过颇久之失血。至第四方，纯为健胃、疏气、镇血、祛痰等药，用之治血，大相径庭，若施于失血后，胃虚少纳，咳血痰涎，则可，反之，吐血正盛之际，浪用必致偾事。它如当归不宜酒洗，白芍尤宜生用，总以症候为准，不能预为固定，检方者，万勿盲从。

（13）经验吐血良方

治法：用碗盛清水，吐血在内，浮为肺血，沉为肝血，半浮半沉心血，随所见各以羊肺肝心煮熟，蘸白及末，日日食之自愈。

【审查意见】此《本草》摘元试血法也，白及之止血，其理可解，肺血肝血心血之说，不合学理，不可信。按：白及为止血之特效药，前已述之矣，然以肠胃健壮，能进饮食者为限，否则有碍消化。

2. 便血

按：便血症，其大要，须辨血在粪之前后，粪前下血为近血，是大肠湿热，粪后下血是远血，乃小肠寒湿，余有脏毒下血，肠风下血，痔疮下血，便燥下血，即其名以索其义，不难分别施治。再论其症象，脏毒下血，色晦暗，肠风下血，色鲜红，痔疮下血，出血如放线状，便燥下血，大便极干燥而困难。至其治法，粪前下血，宜清湿热，粪后下血，官兼培补，脏毒下血，须苦寒解毒，肠风下血，应止血去风，痔疮下血，痔去而自愈，便燥下血，润肠即是止血。若谓治血便血之法，只有槐花、地榆、黄芩、黄连，然则金匮黄土汤之治便血，殆亦无可用耶。

（1）治脏毒下血方

组成：川黄连、川黄芩、川黄柏、生栀子、净连翘、槐花钱半，北细辛、甘草各四分。

用法：水煎，空心服。

【审查意见】脏毒下血，色紫晦暗，治当行瘀解毒，如有郁热者，本方可加归尾桃仁之类，否则三黄大寒，在所不宜，按此专治肠热下血。但如细辛终嫌不切，宜去之，又本方药味太峻，须经医家诊断明确，方可用之，家庭治疗，慎勿轻用。

（2）治肠风下血方

治法：代赭石不拘多少烧红投醋内淬七次，为细末，每服一钱，滚水调服，再以九蒸槐角作茶饮之，忌椒辛及房事。

【审查意见】赭石能止血，其理不知，姑存疑考，赭石宜生用不宜醋淬，治呕吐噫气有效，治便血恐不甚确实。

（3）治肠风若泻血方

治法：椿根白皮末，每服二钱，酒调服。一方如人参。

（4）柿霜方

组成：柿霜四两，扁柏叶二两。

用法：为末，藕节汤调服。

（5）白鸡冠方

治法：白鸡冠、花根，煨熟服，数次即好。

（6）椿根皮方

组成：椿根皮（蜜炙）二两五、祁艾（炒）二钱，黄芩（炒）二钱。

用法：为末，每服三钱，黄酒下。

【审查意见】上列数则皆止涩清热之品，可备采用。

（7）椿白皮方

组成：椿白皮、蜂蜜各四两，广陈皮、甘草、芒大麦、黑豆各二钱。

用法：水煎晚服。

【审查意见】便血如因大便干燥，肠中血管努裂者，治当滑肠润便，则不治血而血自止，此方颇为近似，但椿白皮与蜂蜜并用，不合法度，又蜜宜冲服，不可同药共煎。

（8）百选一方

主治：治远年下血。

组成：卷柏、黑地榆各五钱。

用法：水煎服，通口服。

【审查意见】远年下血，如粪前近血，当宗金匮赤小豆散，粪后远血，则用黄土汤。卷柏、地榆，即凉血止血之义，恐远年下血，难达所望，但性平和，从无益亦少流弊，存之备试。

（9）干柿饼方

治法：干柿饼烧灰，每服二钱，米汤下。

【审查意见】此方虽平简，但甚便平民之用。

（10）治大便下血不止方

组成：全当归、炒川芎、炒白芍、生地黄、川黄连各一钱，川黄柏、川黄芩、槐花、栀子各五分。

用法：水煎，空心服。

【审查意见】此方用四物加三黄，补血清热，宜于质壮火盛者，炒黑存性，苟体衰胃弱者，不宜轻用。

（11）治大便下血方

治法：核桃一个，刮去皮瓤，将五倍子一个捣碎，填入核桃内，将核桃合在一处，用黄泥裹之，中插一孔，以出烟气，放在炭火内，煅令烟尽为度，取出研末，空心滚水调服，七次愈。

【审查意见】此方温补收敛止涩，治远年下血，确有功效。

（12）樗根皮方

治法：用樗根白皮炒黄，研末，三钱米汤下。

【审查意见】止涩之义。

（八）泌尿生殖病

1. 小便不通

按：小便不通，点滴不能下，其原因，有膀胱积热，有下焦虚寒，有肺气郁滞，不能通调水道，有肠胃衰弱，失却转输之力。渴而便不通，热在上焦气分，宜清肺。

不渴而不通，热在下焦血分，宜凉肾，清凉通便无效，于利尿剂中，少佐肉桂以兴奋膀胱动作之机能，古医所谓蒸气化水是也，如滋肾丸之类。一般治法俱无效，则用吐法以开其滞，有如竹筒吸水，闭其上口，水则不下，开其上口，而水自下，此虽物理之常，亦可启人治病之机，在昔名医，每多称善，毋谓小便不通，仅有车前、木通、泽泻、茯苓，医之所患患道少，方法既多，庶可应机却病，不至为病所困矣。

（1）治小便不通方

治法：用小麦秸一掬，煎汤饮之。

（2）葱汤方

治法：水煎葱汤，饮之亦效。

（3）凤仙花洗方

治法：白凤仙花连根带叶，熬水，乘热洗肾囊阳具及两胯内即通。

【审查意见】小麦秸，能利小便，且消水肿，葱汤能通阳郁，但须无热者方可。白凤仙花未详。

（4）治大小便不通方

治法：用生大黄六钱，荆芥、皮硝各三钱，共为末，冷水调下。

【加减法】如小便不通，改荆芥六钱，大黄三钱。

【审查意见】荆芥利小便，确有功效，但此方分量过重，以减去三分之一为妥。

（5）木通汤

主治：专治小便不通，小肠疼痛不可忍者。

组成：广木通、飞滑石各五钱，牵牛头末二钱半，灯心二十寸，葱曰三根。

用法：水煎服。

【审查意见】此利水通套药，无他深意，可存以备用，但分量大重，宜减半为妥。

（6）白花散

主治：治膀胱有热，小便不通。

治法：朴硝不拘多少研末，每服二钱，小茴香汤调服。

【审查意见】朴硝清凉疏滞，茴香温辛流通，方义颇佳，足资备用。

（7）治小便不通方

治法：朴硝不拘多少炒热，用布托脐上，将皮硝在布上敷之，再以热水滴三五滴即通。

【审查意见】此为外治之良法，但宜热熨或敷脐上滴水，用布托之无效。

（8）淡竹叶方

治法：淡竹叶、牛舌头叶各二钱，通草钱，连服五次愈。

（9）甘遂调敷方

治法：甘遂三钱，用水调敷脐内，以甘草节煎汤，饮之即通。

【审查意见】前方宜于气分热结，口渴唇焦者，后方泻水之力太强，不宜轻用。

（10）萝卜叶方

治法：大萝卜叶捣烂绞汁半盅，入滚黄酒半盅，再入蜂蜜一匙服。

【审查意见】此方不宜用黄酒，若取温通，加乌药二三钱。

（11）盐灸方

治法：安盐于脐内，灸之即通。

【审查意见】外治颇佳。

（12）葱心方

治法：老葱心一根，蘸蜜入马口内，片时，援葱心即通。

【审查意见】法不应当。

（13）升麻方

组成：升麻三分，车前子三分，黄酒二盅。

用法：煎热服。

【审查意见】此方宜用水煎，少加葱白，黄酒性热，不可不慎。

（14）生鸡子方

治法：生鸡子九三枚①先吃，麝香一分，研细，碗盛，用滚水冲入麝香碗内令满，待温，将病人阳物泡入水碗，连肾囊泡之，小水即通。

【审查意见】先吃生鸡子，意欲取其清火，继用麝香浸法，颇有效验，但麝香价昂，在贫者无力购买，而富者，可延医以通尿管直放之，不必如是烦琐也。

（15）玉龙散

组成：玉簪花、蛇蜕各二钱，丁香钱。

用法：共为末，每服一钱，黄酒冲服即通。

【审查意见】此方宜于肠胃虚寒，所谓中寒停水者，丁香始为适应，否则不宜。

（16）紫菀方

主治：治女人不得小便

治法：紫菀研末，用井花水调服三撮即通，如小便下血，服五撮止。

【审查意见】紫菀治血漏与尿血，曾试有效，其能否通利小便，尚待经验。

（17）颠倒散

主治：治大小便不通，此前后热结也，必用此散以治止。

组成：川大黄、滑石粉各六钱，皂角三钱。

用法：为末，黄酒冲服。

【加减法】如大便不通，大黄六钱，滑石三钱。如小便不通，大黄三钱，滑石六钱，皂角三钱。大小便俱用。

【审查意见】因热结而致二便不通，此古方已得其要，但皂角究为欠妥，宜去之，否则，必致呕吐。

（18）蜣螂方

治法：六七月间寻牛粪中大蜣螂，用棉穿起阴干，取全者放砖上焙之。以刀从腰切断，如大便秘，用上半截，如小便秘，用下半截，研为末，新汲水调服，如二便

---

① "九三枚"疑为"三枚"

闭，全用神效。

【审查意见】蜣螂能通滞，不知能否利二便。

（19）治大小便不通用药无效方

治法：玄明粉轻者五分，重者一钱，水送下即通。

【审查意见】此清热泻下之义，无他特别，但恐量小力弱，不足达所望之目的，以二钱至三钱当可。

2. 淋病

按：淋病，小便涩痛，不能通利之证。沥者，小便灼热，淋沥点滴而下，不能畅通之证。古医分淋有五，气血膏砂热是也。论其原因，多以湿热贻之，沥则明系膀胱之火，清火利便，则尿自通。以近日实质之考察，据西历一千八百七十九年奈苏儿氏，始发见为一种球菌，称为淋毒球菌，其传染，概由交媾而直接感受，间亦有因接触附有病毒之服物器皿等。而间接染及者，特甚罕耳，故其治法，宜采用洗尿道法，以直接减其病原菌，内服适应汤药，以直捣其巢穴，如热淋则清热，血淋则和血，砂淋膏湿，则化湿浊，兹查所列验方，对于症候上，毫无规格，混淆殊甚，用者务细辨之，又小便淋沥，非小便频数，沥为热，数为寒，一为不能利，一为通利太过，切勿误施。

（1）治男子血淋不止方

组成：陈枳壳、海金砂各七钱，川黄连一两，生甘草五钱，瞿麦一两，飞滑石七钱，冬青子一两，王不留行一两。

用法：上分作七剂，灯心引，煎服。

【审订意见】治血淋，宜去枳壳，生草用稍，加牛膝、乳没、木通、归尾、赤芍等之行血药。

（2）马鞭草方

治法：马鞭草不拘多少，以水洗净，入石臼内捣烂，取自然汁半盏，和生酒一杯，炖热温服，三服即愈。

【审查意见】马鞭草治血淋，仅一通耳，恐未必能收全效，又生酒非血淋证所宜，当去之。

（3）浮小麦方

治法：浮小麦加童便炒为末，砂糖调服，一服即愈。

【审查意见】浮麦合童便，能清营热而静心神，治血淋颇有深意。然无专使，似嫌力薄，宜加生草梢、丹皮、丹参、木通、乳没等较佳。

（4）男发灰方

治法：男子头发，烧灰存性，调服。

（5）川牛膝方

组成：川牛膝一两。

用法：水煎早晚服。

【审查意见】发灰消瘀通滞，牛膝行血最妙，简便可试。

（6）治小便下血立效方

组成：旱莲草、车前子各等分。

用法：杵自然汁，每日空心服一盏。

【审查意见】煎车前子，相沿以布包煎，殊失其浓度之成分，不免力薄，兹可不必布包。添较多之水，防其焦壶，澄渣滤清，顿服，定收良效。

（7）治小便出血疼不可忍者方

治法：淡豆豉一撮，煎汤服。

【审查意见】豆豉治本症，其理不明，有效与否，尚待试验。

（8）治小便下血淋症方

治法：益母草捣汁服，一升即愈。

【审查意见】小便下血点滴疼痛，治当分别虚实。虚者，不甚疼痛，不觉难下。实者，点滴不通，刺痛难忍。虚则补敛血液，实则行淤疏滞。益母善通血液，以治血淋治实者，必获佳果。

（9）苎麻根方

治法：用苎麻根煎汤饮之。

【审查意见】苎麻根解热润燥，的是效方。

（10）琥珀散

主治：治小便下脓血。

组成：琥珀、海金砂、没药、蒲黄各等分。

用法：为末，每服三分，食前通草汤下。

【审查意见】小便下脓血，非膀胱炎即尿道炎，可用触诊法，触其小腹，以两手指，掐其肾茎，痛在何部，即可知其炎症之所在，琥珀散系古方，乃通瘀消炎之良剂。

（11）治小便下血方

治法：新地骨皮洗净捣汁，如无汁，以水煎取汁，每服一盏，加酒少许，食前服。

【审查意见】小便下血与血淋，二症迥不相同，一无便涩之痛，一则有之，便血多属虚，治宜温补收敛，山萸、阿胶之类。血多有滞，行瘀活血，在所必须，骨皮仅可清热和血，难期必效。

（12）蒜连丸

主治：治大小便下血。

治法：独蒜头，不拘多少，捣如泥，以黄连末为丸，如桐子大，每用四十五丸，空心陈仓米汤下。

【审查意见】二便下血，是由器官中之血管破裂，蒜本温热，虽有杀菌之功，但治二便下血不切。

（13）棕炭方

治法：陈败棕炭存性研末，每服二钱，空心酒下。

【审查意见】棕炭治便血或小便血，可备用，因有止血之功，若血淋则非棕炭可治。

（14）治小便淋沥方

组成：车前子四钱，竹叶五钱，水煎，入红糖三钱，露一宿，搅匀，次早温服。

【审查意见】此方只宜小便淋沥，不甚通利，而色黄赤，尿道中有灼热之感者，方可用此，为清热利水之药。

（15）治热淋涩痛方

组成：萹蓄二钱。

用法：煎汤顿服即愈。

（16）地肤草方

治法：地肤草，不拘多少，捣烂取汁饮之。

【审查意见】果为热淋涩痛，萹蓄自属正药，地肤清热利湿，二方俱可备用。

（17）治小便淋沥疼痛方

主治：血淋

治法：山栀子炒黑研末，每服二钱，滚水下。

【审查意见】山栀能净血，炒黑尤能止血，尤为有效单方。

（18）治热淋方

治法：车前子洗净连根捣烂，以井花水调匀，滤取清汁，空心服之。

（19）萆薢分清饮

主治：真元不固，不时白浊或小便频数，凝如膏糊等症。

组成：益智仁、川萆薢、石菖蒲、甘草、白茯苓、乌药各一钱。

用法：水煎，入盐一撮，温服。

【审查意见】本方治湿浊凝滞，清浊不分之便浊症，下元虚寒，提防不固之尿频数症。若灼热疼痛之急性淋症，大非所宜，又甘草须用稍，治慢性淋有效。

（20）五淋散

主治：治肺气不足，膀胱有热，水道不通，淋沥不出，或尿如豆汁，或如砂石，或冷淋如膏，或热淋尿血并治。

组成：赤茯苓六钱，生地黄、建泽泻、川黄芩各三钱，生甘草、全当归、广木通各五钱，炒赤芍、车前子、滑石粉、山栀子各一两。

用法：上作五剂，水二盅，煎五分，空心服。

【审查意见】此治淋症习见之方也，热淋固无不适，虚寒及慢性者，断不适用，生草宜用稍，方可通过溺道。

【订正主治】治膀胱有热，水道不通，淋症不出，或如沙石，尿道灼热，涩痛，证明其为尿道、膀胱、摄护腺①等之发炎症。

（21）三仙散

主治：治下塞流白。

组成：轻粉钱，乳香二钱，地肤子二两。

---

① 摄护腺 即前列腺。

用法：研细末，每服二钱，热黄酒调服。

【审查意见】此方恐中轻粉毒，须慎用。

（22）紫花地丁方

组成：紫花地丁钱二。

用法：研末，黄酒白酒调服。

【审查意见】紫花地丁治淋病，仍治热淋症痛者，虚寒不宜。

（23）如意草方

治法：小如意草不拘多少，煎汤温服，又熬水熏洗肾茎亦好。

【审查意见】如意草即牛蒡，盖取滑窍通经之义。

（24）石莲子方

主治：治妇人白淋白带。

组成：石莲子、白茯苓各等分。

用法：为末，每服三分，空心黄酒顿服。

【审查意见】石莲健胃，茯苓渗湿，淋带治法，其大旨不过如此，但兼用洗涤尿道，则效尤捷。

3. 遗精

按：遗精一症，古人以有梦为心病，无梦为肾病，湿热为小肠病。其治法，大抵以填补心肾为主，有湿热者，则利湿清热，火浮动者，则滋阴潜阳，此症之成因，或以病后衰弱，精囊不固，或为情窦初开，妄为手淫，或因劳伤神经之衰弱，或因从欲房事之过伤，皆足以成本症。药物疗法，其效甚妙，要在去其原因而善养之。古人云，千滴之血，乃能成一滴之精，可知精液之最为可贵，频频遗泄，殊为剥削身体之加大利器，近今有为青年，几无不苦于此者，凡欲预防并望根治者必须（一）慎起居，节饮食，免致全体生理起变化。（二）节思虑，谨劳脑，免致神经被困而衰弱。（三）情窦初开，要明白手淫的危险，极力压制欲火。（四）房事不可多，以免精囊不固，少谈恋爱，实为减却预防本症之唯一方法。

（1）白龙汤

主治：治男子失精，女子梦交，盗汗等症。

组成：酒白芍、煅龙骨、煅牡蛎、桂枝各三钱，炙草三钱。

用法：水二盅，煎八分，枣二枚，温服。

【审查意见】此仲景经方，治上述诸症因寒者有效。

（2）治五淋遗精方

主治：治五淋遗精，马眼疼痛。

组成：明矾一两，炒山甲一两，黄蜡一两钱五。

【审查意见】五淋遗精，马眼疼痛，是当以淋为重矣，蜡矾丸止痛有效，炒山甲车前子较佳，按急性淋证，用黄蜡白矾，功效恐不甚确实，姑厥疑以待。

（3）治失精暂睡即泄方

组成：白龙骨四分，韭菜子二两（炒）。

用法：为末，每服二钱，空心黄酒调下。

【审查意见】遗精而至一睡即泄，虚劳末期，往往见之，此乃体质大衰之证，虽施培补，亦难复元，龙骨韭子，温涩精囊，备此一格可耳。

（4）如圣丹

主治：治肾脏虚惫，梦交鬼交。

组成：嫩白松不拘多少，用水煎拔四五次。

用法：为细末，宜滚水泡蒸饼为丸，如桐子大，每服五十丸，滚白水送下。

【审查意见】松香恒用为外科药，虽有内服者，亦以内疡为目的，治遗精之效不确。

（5）固精丸

主治：专治梦遗白浊神效。

组成：煅龙骨、石莲子去心各二两，广木通、五味子各三钱，石榴皮一两五钱（炒），蒺藜、韭菜子、口防风各五钱，枯矾、莲须各一两。

用法：共为末，米饭为丸，早晚服，每服二钱，白汤下，临睡时，细带盘紧大腿上，早起解去，临睡有紧。

【审查意见】蒺藜应为沙苑蒺藜，除去枯矾、防风，方觉纯而少杂，功专收涩，乃治遗精之一法耳。

（6）车前子方

组成：炒车前子、棕榈皮（烧灰存性）、萹蓄各三钱。

用法：为末，作一服，用白酒半斤，或一斤，锅内煮五炷香，滤去渣服。

【审查意见】通利之药，不能止遗精，煎用白酒，亦属不切。

（7）治梦遗方

治法：核桃仁四两捣烂，黄蜡二两，化开为丸，桐子大，每服三钱，滚水下。

【审查意见】核桃仁配黄蜡，其效不确。

（8）五倍子方

组成：五倍子两，白茯苓二两。

用法：为末，面糊为丸，桐子大，每服三钱，白水下。

【审查意见】五倍收敛，茯苓利湿，治梦遗尚是一法，少清热之药。

（9）知母方

组成：知母二两（姜汁煮蜜蒸糊为膏），车前子一两（焙），川杜仲（盐水炒）、黄柏（盐水炒）各二两。

用法：为末，米面糊为丸，每服二钱，滚水下。

【审查意见】遗精频频，属于相火之妄动者，即副肾髓质起变化，必有耳鸣、牙疼、目赤，唇如涂朱之见症，知柏清热，杜仲填补，应有效验。

4. 阳痿

按：古称男子以八为数，八八则阳尽而无子，其逾八八而能生育者，乃禀赋之强厚。若少壮及中年患阳痿者，多因纵欲过度，伤及肝肾，或由曲运神思，神经衰弱，大怒大恐，神经震乱，皆足以致阳痿，治法于培补之中，佐以兴奋之品。其大怒大恐者，则安抚神经，用镇静之法，而于欲念，须绝对禁忌。俗以阳痿为阳气大衰之证，纯用辛热温燥之药，却烁津液，终至全体被伤，反致无益有害，可不慎哉。

（1）延龄丹

一名乌龙丸，此方系八十二岁林老翁传。

组成：乌龙一条（即丈骨也，玉脑骨至尾全用，好醋浸一宿，煮醋干，再用酥炙听用），鹿茸（酥炙）八钱，巴戟（酒浸）一两，沉香一两，石莲子（去壳心）一两，远志（肉炒）五钱，大茴香五钱，石燕子雄雌各三对（烧红投姜汁内淬七次），破故纸（炒）五钱，以上为末听用。

何首乌（黑豆蒸九次）四两，熟地（酒洗）一两，床子（炒）二两，芡实肉二两，当归身（酒洗）一两，川芎一两，酒白芍、酒生地、天门冬、麦门冬、马兰花、冬青子、楮实子酒洗各一两，母丁香二十个，枸杞子四两，金樱子一斤（去核）。

用法：以上各味，用水一斗，煎至一斤，去渣取起，凉冷听用。和入药内，又用黄雀四十九个，酒煮烂捣匀，用药末乌龙骨为丸，桐子大，每服三钱。

【审查意见】阳痿之属于先天者，无治愈之可能，其年老不举，为生理的衰弱，亦无治愈之希望。惟在青年而阳痿者，或因神经之衰弱，或因房事之过伤，须寡欲清心，静养年余，内服滋补及兴奋药，或可恢复原状，若专恃药饵，未必有效。本方除去冬青、金樱、马兰，加核桃仁，清晨淡盐汤下，似较确实。

（2）太乙种子方

主治：专治阳痿不起，精子无子者。

组成：鱼鳔四两（炒珠），真桑螵蛸四两，韭子二两，莲头二两，九熟地二两，川杜仲二两，川牛膝（酒浸）、枸杞子（焙）、沙蒺藜（炒）、肉苁蓉（酒洗去鳞甲）、菟丝子（酒洗）、天冬门、炙龟板、炙鹿茸、破故纸（酒浸炒）、白茯神、远志肉（去骨，甘草水泡）、酒当归、人参各二两，青盐五钱一包。

用法：蜜丸，桐子大，空心服二三钱，如觉胸膈痞塞，服枳壳汤以疏之。

【审查意见】一派滋腻补肾之药，肠胃不壮者，服之必腻膈减食。总之，阳痿治法，须在日常营养品上注意，并静心寡欲，药物疗法，虽不可弃，但非专以药物可根治者。又此方宜加山楂、陈皮、枳壳，以防腻滞之弊。

（3）治脾肾两虚方

主治：治脾肾两虚，阳痿，精髓不固。

组成：菟丝子四两（酒煮），北五味、沙苑蒺藜、覆盆子、莲须、山萸肉、巴戟天、枸杞子各二两。

用法：共为末，蜜丸，每服三钱。

【审查意见】精髓不固，则其遗精或交媾早泄可知。本方有收敛止涩之效，但本症与阳痿各别，阳痿之症，必阳物不能勃胀，亦有因局部神经萎弱，而无关全身衰弱者，但其症甚少。其全身不衰者，当用外治方法，以兴奋该部之沉滞。本方一味呆补，治阳痿不甚合法。

（4）治阳痿方

治法：猪肠子新瓦上焙干为末，每服一钱，烧酒一盅调服，一次能管一月。

【审查意见】猪肠治阳痿，是否有效，尚待试验。

（5）治男子阳痿囊湿　女子阴痒方

治法：蛇床子煎汤，洗之即愈。

【审查意见】囊湿阴痒，本方洗之可愈，加地骨皮、花椒等尤效，但与阳痿无关，虽用未必能效。

（6）治囊湿瘙痒方

治法：炉甘石、蛤粉，为末撒之。

【审查意见】囊湿瘙痒，列入阳痿篇，不切殊甚，二味性能吸湿，治上症当然有效，但煅用较妥。

（7）外抹方

治法：白粱米粉、石菖蒲为末扑之。

【审查意见】燥湿吸水，必获佳果。

（8）养元汤

主治：状元固精，益气补虚，精液不泄，种子神方。

组成：全当归、川芎片、炒白芍、生甘草、酒熟地、炒杜仲、淫羊藿各一钱，炒杏仁、白茯苓、金樱子（去刺）各半钱，甘枸杞、川牛膝各钱八分，石斛钱四分。

用法：水煎服，连服十剂方好，壮阳固精之药，若阳痿，加山萸肉、苁蓉各一钱。

【审查意见】此等药若制为丸或散剂，则有妨胃之害，反不若汤剂为优，但此等药功效甚缓，多服汤剂，似觉非宜，煎膏亦可。生草宜易炙草。

（9）九仙灵应散

主治：治男子阴湿阳痿不举。

组成：黑附子、蛇床子、远志、海螵蛸、九节菖蒲、紫梢花、木鳖子、丁香各三钱，樟脑钱半。

用法：为末，每服钱半，水煎一碗温服。

【审查意见】此方不宜内服，煎汤熏洗，则可兴奋局部之不振。

（10）熏洗方

组成：蛇床子、防风、苍术各三钱，透骨草五钱，火硝两。

用法：水煎熏洗。

【审查意见】此与前义同，水煎熏洗，亦有兴奋功效。

（11）治囊肿方

组成：蝉蜕五钱。

用法：煎汤熏洗。

【审查意见】肾囊肿，除水肿而至囊肿，不易施治外，余则多系湿浊，蝉蜕能散湿浊，煎汤熏洗，必收良效，惟此症不宜列此。

（12）暖脐膏

组成：韭子、蛇床子、附子、肉桂各一两，独蒜头一斤，川椒三两。

用法：六味用真香油二斤浸十日，加丹熬膏。硫黄、母丁香各六钱，麝香二钱，为末，蒜捣为丸，如豆大，安脐内，用红缎摊前膏贴之。

【审查意见】温热辛香之药，安于脐眼神阙穴，其性必能直射腹中，下元寒者可用。

（13）洞府保养灵龟神方

主治：此膏能固玉池真精不泄，灵龟不死，通十二经脉，固本全形，如海常盈，百战百胜，强阳健肾，返老还童，乌头发，补精髓，助元阳，治五劳七伤，半身不遂，下元虚损，疝气，手足顽麻，阳痿不举，白浊下淋，妇人带下血淋，并皆治之。如常贴诸疾不生，延年延寿，体健身轻，如扑打损伤诸疮贴之，亦效。如交媾不泄，揭去即泄，而成胎，如不信，将衰老老人试之可验，功效无比，修制时须择日斋戒，勿令妇人鸡犬见之，每张六七钱至八钱止。

组成：炙甘草、天麦冬、制远志、川牛膝（酒浸）、酒生地、蛇床子（酒洗）、菟丝子（酒蒸）、肉苁蓉、虎腿骨（醋炙）、鹿茸（酒洗）、川续断（酒洗）、紫梢花、木鳖肉、谷精草（酒洗）、杏仁、官桂、大附子（童便制、油炙）。

用法：以上十八味，各三钱，或各一两，用油二斤四两，熬枯滤去渣，熬至滴水成珠。下松香四两，黄丹八两，雄黄二钱，硫黄三钱，龙骨三钱，蛤蚧一对、赤石脂、制乳没、沉香、母丁香、木香、麝香、蟾酥、鸦片、真阳起石各三钱，为细末。诸药下完，不住手搅，入瓷罐，下井中，浸三五日，出火气，方可用。每张用三钱，摊贴两肾俞穴及丹田。又脐外用汗巾缚住，勿令走动，六十日一换。

【审查意见】凡人体工新陈代谢之机能，极度沉衰时，则体温发生减少，故有恶寒蜷卧、粪便溏、小水清、阳痿不举、精寒自流等症，进而至心脏衰弱，脉搏微细，口唇与四肢之末端，郁血厥冷，且四肢之运动神经，因营养不足，而起不全麻痹或全麻痹，知觉神经，因停滞老废物之刺激，而起异常感觉或疼痛，以至筋肉亦为营养失调而弛缓。此等全体之弱症，统因新陈代谢之机能沉衰而致体温不足所致，此际用大温大热之品，或内服，或外贴，则能振起复兴是等之机能，此方之功用，大要如此。

（14）壮阳膏

组成：甘遂二钱，大附子三钱（烧酒泡透晒干），阿芙蓉（乳汁泡开）、母丁香、蟾酥各三钱，麝香三分。

用法：为末，多年姜葱汁二碗，煎成膏，将药入膏内搅匀，装瓷罐，摊贴脐上。

【审查意见】此膏宜治水肿，及少腹宿水，宜去甘草，便觉无害。但用治阳痿不切。

（15）封脐固阳膏

组成：大附子（姜汁制、阴干）、蟾酥四钱，麝香五钱，升硫一钱六分。

用法：上为末，用淫羊藿二两，白酒二碗，入羊藿熬煎好时，去藿不用，将酒熬成膏，和药末为二十四丸，瓷罐盛，如用时，取一丸，放脐中，不拘甚膏药贴之，其阳自然起也。

【审查意见】此与前洞府方之目的相同，但不如该方之周全。

（16）制硫黄法

组成：用硫黄半斤，牛粪一斤，共捣入阳城罐内半肚。火升，湿清布盖口。升起，布上硫可用，粪内硫不可用。

【审查意见】壮阳功用，不如用天生硫黄。

（17）专治阳痿方

用法：大附子（烧酒泡软），用银簪攒七孔，每孔入红娘子一个，外用绵纸包裹，水湿煨熟，取出红娘子不用，切片晒干为末。又用公鸡肝花一个，雀脑三个，团鱼胆三个，三味研入附子为末，丸桐子大。每服一丸，黄酒送下。解此药用皮硝二钱，煮红枣十个，每用一个。

【审查意见】此方壮阳之力太猛，切勿多服，若服之过多，恐引起咽喉肿痛，因其性太热故也。但用治阳痿仍然不切，因治阳痿症，另有专药也：淫羊藿一个，酒一斗，浸经三日，饮之妙。

【审查意见】羊藿止催淫耳，无他主药，不宜久用。

（18）治阳痿不起方

治法：草苁蓉二斤，以好酒一斗浸之，经宿，随意早晚饮之。

【审查意见】苁蓉温补，其性和平，但非治痿专药。

（19）蜂房方

治法：降房烧灰存性，为末，每服一钱五分，凉水送下。

【审查意见】降房恐是蜂房之误，蜂房虽能治阳痿，但有毒，不宜内服，中其毒者，无法解救，慎之，慎之。

（20）治阳衰阴痿不举方

治法：天雄、菟丝子各等分，为末，用雀卵清为丸，桐子大，诶服十丸，空心黄酒下。

【审查意见】此亦兴奋之品，能增加体温，缩小便，但不能治阳痿。

（21）补肾壮阳丹

主治：此药最能添精补髓，保固真精不泄，善助元阳，滋润皮肤，壮筋骨，理腰膝，其效如神。

组成：蒺藜一斤（酒洗炒黄），莲须八两（炒），山萸肉（酒浸一夜，蒸焙干）、川续断（酒洗蒸）、覆盆子（去蒂酒蒸）、枸杞子（酒蒸）、金樱子膏各四两，菟丝饼、芡实末（炒）各八两，五花龙骨（醋煅三五次）一两。

用法：为末，金樱子膏量加白蜜为丸，桐子大，每服三钱，空心滚水下。

【审查意见】此方于滋补之中，加入收涩之品，治遗精或可有效，治阳痿则未必能验，但多服恐有妨胃之害。

二、小儿科

（一）吐泻

1. 烧针丸

主治：治小儿吐泻如神。

组成：黄丹（水浸）、枯矾、朱砂各等分。

用法：用小枣肉生捣为丸，如樱桃大，每服一丸，戳于针尖放灯上烧燃研烂，冷米泔水送下，吐呕食后服，泄泻食前服，一岁至三岁一丸，三岁至五岁二丸。

【审查意见】泄泻为胃黏膜刺激分泌过量液体之故，本品有抑制收涩之效，故能治上列所主治之症候，以治水泻尤佳。

2. 治小儿吐泻不止方

治法：干团粉三钱，用鸡蛋清摊调纸上，贴囟门，泻止去药，如呕吐不止，用此药贴足心，其吐立止。

3. 治大人小儿呕吐不止方

治法：萝卜叶捣烂取汁，饮即止。

【审查意见】恶心呕吐不止，胃气之上逆，萝卜叶有刺激胃部疏通气滞之效，故服后必作噫气，能使胸脘饱闷者顿舒，唯此方非治吐专品，如气弱者，用此无效，反恐伤胃。

4. 治小儿吐乳不止方

治法：蚯蚓粪为末，每服五分，空心米饮下。

【审查意见】小儿呕吐，不外停食、受风，或郁热气逆所致，此宜治内有郁者。

5. 治小儿吐泻方

主治：治小儿吐泻，慢脾惊风，一二岁可服。

组成：朱砂五厘（二岁以上一分，三岁四分），全蝎一个（去脚毒，一岁一个，三岁两个）。

用法：为末，白汤调服。

【审查意见】此为治惊风流行之单方，吐泻无效。

6. 治小儿呕吐不止方

治法：朱砂一分，团粉三分，黄土五分，以凉水调下即止。

【审查意见】此方有镇逆并保护胃内黏膜之功，持续或发作性之吐者可用，骤然呕吐者不宜。

7. 封脐丸

主治：治小儿吐泻。

组成：肉豆蔻（面裹煨熟）钱半，雄黄末一钱。

用法：上为末，醋糊为丸，黄豆大，晒干，每用一丸醋泡少时，放脐内，以膏贴之。

8. 狗皮膏

主治：贴小儿泻痢，兼可作封肚暖脐膏。

组成：木鳖子十个打碎，杏仁四十九个，桃柳枝各四十九寸。

用法：用脂麻油七两，将药入内，炸黑枯色，去渣净。入飞过黄丹三两，用槐柳搅令烟尽，滴水成珠。待温，再入乳香、没药各五钱，麝香一钱，研末，搅匀，入水中，退火气，贴皮上，贴腹脐神效。

【审查意见】上二方治寒积痞块，及虚寒泄泻，粪色青白者有效。

三、外科

（一）阴蚀疮

按：妇人之性，多偏而多郁，若有不遂，则心肝肾三经之火，勃然而起，遂致阴中生疮，其类不一，或生阴蚀疮，或生阴茄，或生阴蕈，或生疳疮，或生翻花疮，或生䗪疮，极痛极痒，状如虫行，淋沥脓汁等症，皆由湿热与心火相聚而生，唯阴病难治。性气和缓之妇，胸次袒夷，服药易治，若性悍妒之妇，习于性成，服药百贴方愈，必须忌口绝欲，戒性为要，当以补心养胃，与茯苓补心汤，内补托里流气饮间服之，其阴中肿块如枣核者，名阴茄；扁如蕈者，名阴蕈；阴中极痒者名阴蚀疮。

1. 茯苓补心丹

主治：阴蚀服方

组成：白茯苓，干葛，前胡，桔梗，半夏，甘草，陈皮，白芍，紫苏，人参，半夏，当归，熟地，川芎，枳壳，姜三片，枣二枚。

用法：灯心引，水煎服。

【审查意见】此方除去人参，治血虚感冒者有效，治阴蚀疮，似不甚切。盖阴蚀疮，多系湿热下注，宜用龙胆泻肝汤加减，以利湿清热，尤宜兼用外治法。

2. 补心养胃汤

组成：陈皮，半夏，茯苓，甘草，白术，黄连，当归，川芎，生地，青皮，白芍，槟榔，乌药，远志，滑石，山栀仁，胡连，车前子。

用法：水煎服。

【审查意见】此系一派苦寒利便之药，治湿热可以斟酌加减。

3. 内补托里流气饮

组成：甘草节，茯苓，泽泻，猪苓，紫苏，山栀，黄连，白术，当归，川芎，生地，白芍，人参，黄芪，木通，青皮，香附，苦参，白蒺藜。

用法：水煎服。

【审查意见】此方杂乱无章，毫无处方法度，用时宜斟减数味。至人参、黄芪，体壮实者，不可漫用。

4. 水黄膏

治法：用黄连二两，水二碗，文武火煎至一碗，滤去渣，再重慢火，煎至一酒杯，加冰片三分，麝香二分，轻粉五分，硫黄末一钱，俱研末调和，以鹅毛润阴内立效。

5. 抹散

组成：黄连末、鹿角灰各一钱，红绒灰七分，鸡内金灰一钱，儿茶七分，珍珠末、冰片、轻粉、麝香各五钱。

用法：为细末，干撒患处。

6. 洗方

治法：芭蕉根捣烂煎汤，温洗避风。

7. 熏洗方

组成：川椒五钱，蛇床子半斤，白矾三钱，艾叶一两，桃柳枝各七寸，苦参一两。

用法：米泔五六碗，煎滚水去渣，乘热熏洗。

【审查意见】上列外治数则，既能消炎，又能杀菌，洵属良法，川椒、艾叶宜少用，否则，刺激疼痛，米泔煎法颇佳，以能减弱刺激性也。

8. 治阴䘌疮方

组成：雄黄一钱，硫黄五钱，桃仁一钱，木鳖子一枚（去壳挫片），艾叶五钱。

用法：入煎药内作条，放在马桶内熏之，虫即出。

【审查意见】杀虫颇佳。

9. 治阴中极痒方

治法：大蒜捣碎，煎汤洗之，后以杏仁烧尽烟，研末，棉里裹纳阴内。

10. 牛鸡猪肝方

治法：牛鸡猪肝煮熟入阴户，其虫入肝内。又：水银、轻粉、雄黄和枣研细，无星为度，入阴户。

【审查意见】以肝纳阴户即妙。水银等不可轻用，恐中毒。

11. 治阴冷方

治法：母丁香十粒，研末，缝纱袋内，如指大，入阴户。

【审查意见】此治标之法也，阴冷而有全体衰弱者，宜煎服八味丸。

12. 治阴中坚痛方

治法：白矾五钱，生大黄、生甘草各二钱半。为末绵裹如枣核大，入阴内。

【审查意见】功效不确。

13. 阴中生养用黄芩汤

组成：当归、黄芩、川芎、大黄、白矾各二钱，黄连二钱。

用法：水煎洗之，敷硫黄、轻粉、雄黄末。

【审查意见】轻粉不宜。

14. 治绣球风方（又名肾囊风）

组成：龙胆草一钱（洗），连翘一钱，酒生地一钱，泽泻钱，木通六分，车前子、黄芩、栀子、归尾各六分，黄连、生草各五分，荆芥、防风、蝉蜕各一钱，生姜三片。

用法：煎汤空心服。

【审查意见】杂凑成方，不合法度，应斟酌加减，可以言清热败毒。

15. 洗方

组成：蛇床子、威灵仙、苦参、归尾、生草各五钱，加蒜瓣一把。

用法：水煎熏洗。

【审查意见】洗方颇佳，宜珍视之。

（二）口腔病

按：口腔有病，有原发性继发性二种，原发性者，不外因温热器械化学之刺激而起，继发于传染病，及诸全身病或肠胃病之后，治当辨虚实，别寒热，如无全身病症，以含漱之局部疗法为佳，切勿投汤剂，而致欲益反损也。针海泉、人中、合谷。

1. 口疮

（1）治口舌生疮方

组成：川黄连三钱，石菖蒲一钱。

用法：水煎服。

【审查意见】口腔生疮，多由胃火湿热，与宿食积垢所致，若发于贫血衰弱之体，又当兼顾全身病状，不宜概施寒凉，如属单纯性之口疮，以含漱涂布为佳，黄连苦寒，切宜慎用。

（2）治口疮方

治法：用陈白螺壳烧灰，加儿茶少许为末，吹患处，诸疳悉治。

（3）擦方

组成：硼砂、儿茶、薄荷各二钱，青黛一钱，冰片五分。

用法：为末擦之。

【审查意见】此方泻热杀菌，为外治之良药。

（4）生黄柏方

治法：生黄柏蜜炒，研末涂之。

（5）孩儿茶方

治法：孩儿茶口内噙化即愈。

（6）赴宴散

主治：治口疮三焦实，口舌糜烂，痛不可忍。

组成：黄连、黄柏、黄芩、栀子（炒黑）、细辛、干姜各等分。

用法：共为末，先用米泔水漱净口，后擦药，吐咽不拘。

（7）水火散

主治：治口内生疮神效。

治法：黄连二两，干姜一两，为细末，擦于疮上，疼痛即止。

【审查意见】口舌生疮，红肿而痛，以常法施治无效者，上三方俱可试用。

（8）夏子益奇疾方

主治：治口内肉毬，有根如线，长五六寸余，如钱股，吐出，乃能食物，捻之则疼彻心者。

治法：麝香，研水，日作三服，服之自消。

【审查意见】此症恐系口腔瘤，应以手术治之，所用麝香，恐难如意。

（9）治口内红白口疮方

主治：治口内红白口疮，鹅口茧唇等疮。

治法：黄柏大片火炙，涂蜂蜜，炙干为末，上疮咽下，或作丸亦可。

【审查意见】甘苦凉润法。

（10）凉膈散

主治：治三焦实火，烦渴，口舌生疮，小水赤黄，大便结涩等症。

组成：川大黄、芒硝、桔梗、连翘、栀子、黄芩各一钱，薄荷五分，甘草三分。

用法：水煎服。

【审查意见】此河间方也，必为三焦实火，而有上述诸症者，方可试用，否则不敢轻用。

（11）生香膏

主治：治口气热臭。

治法：甜瓜子去壳研细，入蜂蜜少许，调成膏食，后含化。

【审查意见】口臭，多因胃中宿食郁热，但宜清胃消食，此方未必有效，备治以供试验。

（12）治口臭方

治法：儿茶四两，桂花、硼砂、南薄荷各五钱，制法甘草熬膏，作丸噙化。

【审查意见】用此药，宜兼服清胃消食之剂，盖凡口臭，而胃未有不热者。又按：此方治因口疮，而有黏液分泌物之口臭有效。

（13）丁香蜜丸方

组成：丁香、藿香叶、零陵香、甘松、香附、白芷、当归、益智仁、白豆蔻、桂心、槟榔各一两。

用法：蜜丸桐子大，每噙五丸，二十日见效。

【审查意见】此以香辟臭之义，毫无深意，恐香燥助热，愈增其臭也。

（14）治唇裂生疮方

治法：用瓦松、生姜捣和，入盐少许，捣涂。

【审查意见】生姜不切。

（15）治冬月唇干出血方

治法：用桃仁捣烂，猪油调涂。

【审查意见】有润燥之效。

（16）治缺唇方

组成：白丁香（即雄雀粪）、胡椒各七粒。

用法：二味为末，烧酒调作药。割开破唇，以龙骨、白蚁为丸，擦上，以花针缝之，外将篾板夹住，居静屋内七日，勿许哭笑，恐裂开唇口。

【审查意见】补唇术，西法甚精巧，宜采用之，此方效恐不确。

2. 舌病

（1）治喉风舌大如脬方

主治：治喉风舌大如脬，即时不救即死。

组成：火硝、硼砂各三分，胆矾、青黛各二分，僵蚕五分，冰片一分。

用法：共为末，吹之即愈。

【审查意见】舌大如脬，即舌胀耳，宜兼刺舌下二穴。

（2）治舌肿神方

主治：此症卒然舌大肿硬，咽喉闭塞，即时气绝，至危之症。

治法：用皂矾不拘多少，以新瓦火煅变红色，于地上候冷研细用。将病人用铁钳撬开牙齿，以药擦上，其舌即活。

【审查意见】此药腐浊收敛之力过强，不如上方纯全。

（3）治舌上出血方

治法：用香薷煎服。

【审查意见】香薷辛散温解，为暑月麻黄代品，止血之理不明。

（4）鸡冠血方

主治：舌忽胀大。

治法：用雄鸡冠血涂舌，咽下即缩。

【审查意见】鸡冠血治舌胀，古刊单方俱载之，其理若何，是否有效，不详。

（5）治舌肿方

治法：用蒲黄掺之效。

（6）舌长过寸方

治法：冰片研敷之，即效。

（7）治舌出血方

治法：槐花末敷之效。

（8）治舌上生疮方

组成：生黄柏八分，生黄连五分，孩儿茶一分。

用法：研末擦之。

（9）断舌方

主治：兼治蜡烂疳，此疳阳物不伸不缩直挺者。

治法：用黑狗头一个，连毛剖开，入黑铅一两于脑内，用盐泥封固，入大炭火内煅红，取出听用。将铅一钱化开，入汞一钱于内，研极细，配细药，乳香（去油）、制没药各一钱，轻粉二分，硼砂一分五厘，雄黄一分，寒水石四分，共为细末，同铅汞和匀，收瓷瓶内，封口，不可泄气，一料止收一年，次年药性去，不可用矣。如断舌二三日俱可治，一日更妙，先以米泔水，熬莲须葱水洗净后，用绵胭脂擦干，将药敷上，二刻，舌生津液，味复如初，即刻去药，如迟，恐舌太长。

【审查意见】舌被伤而截然两断，用任何药，亦难再合，如破裂而连续未离，珍珠象牙，及其他生肌长肉之药，为最适宜，此方配制颇烦，药性又嫌腐蚀耳。

（10）治龟头方

治法：以葱须煎汤，熏洗，上药，一夜可长半寸，如不足，次夜再擦，合势则止，用甘草水洗净，忌鱼腥、公鸡、羊肉一月。

【审查意见】此条词意脱落，不知治龟头何症，又不知上何等药，且谓一夜可长半寸，亦难信从。

（11）治断舌方

主治：治断舌，并疳疮，蚀至玉茎，俱可立长复原。

治法：用黑铅五钱，化开，即投汞二钱二分，研至不见星为度，又用寒水石三钱半，轻粉二钱半，硼砂一钱，共为细末，用葱（艾）花椒熬水，洗患处。若怕洗，将汤入瓶内，将龟头向瓶口熏之，止痛后，再洗，拭干，掺上此药。如舌断，先用乳香没药煎水，口嚼，止痛后，再洗，拭干，掺上此药，即长如旧矣。

【审查意见】此方杀菌之力颇强，治梅毒性之下疳尚可，用治舌断，谬误殊甚。

（12）治舌下肿一疙瘩稀烂方

治法：用无杂毛的白马粪，阴干瓦煨灰，加冰片少许，为末敷上。

【审查意见】凡灰者皆具有碱性，能凝敛血液，又加冰片之清凉，当期必效。

3. 鲠

按：鲠者，因误吞杂物，梗塞咽中，咯之不出，咽之难下，大有阻塞气机，妨碍饮食之危险，故须赖药力以救之。鲠字从鱼者，以鱼碎骨极多，食鱼肉，最易哽咽，此鲠字之定义。外台秘要列诸哽方，三十五首，误吞物方，一十七首，其方意可分析而论之。大率有取其滑者，如多食羊脂肥肉，能引针箭钉铁之类；有用其缚者，如韭菜麦叶，能裹环锅之类；有用其引者，如磁石吸铁针之类；有用其类者，如以血余（即头发），烧灰研末，水调服，又如发灰治吞发绕喉之类；有用拔法，如吞鹿筋竹篾等。取其所哽之物，用手术以拔去之，有用切法者，如鱼笋须渔网治鱼骨鲠之类；有用其制伏者，矿物如汞能软银之类，动物如鸬鹚鱼，狸虎制骨之类；有用其魇者，如刀锯渍酒，治竹木哽之类。明理以推法，无往而非治病之取材，是门列方无多，故特附说明其原理于此。

（1）治鱼骨鲠方

治法：食橄榄即下，或以橄榄研末，急以水调服自下。

（2）治误吞木屑方

治法：以斧头磨水，徐徐咽之自下。

（3）治骨鲠神效方

治法：用山柰煎汁，徐徐咽之。

（4）砂糖方

治法：用砂糖嚼化，哽自下也。

（5）吞肉方

治法：不要四眼人见，急将筋（即筷子）倒过，随意钳肉一块，急吞下。

【审查意见】注意，此方用意在急字，即使有效，亦属偶然。

4. 齿痛

按：有齿痛，有龈痛。凡唇颊肿，龈烂赤，能切能嚼者，龈痛也，不得切，不得嚼，颊唇如常者，齿痛也。盖齿为骨之余而属肾，龈则手足阳明之所荣络，现今世人，所患齿痛，属龈痛者多，其原因，不外虫蚀、风、火、血液停积，压迫龈部之神经，更有寒闭血液，不能上荣，内热充激，熏蒸上亢者，致龈部神经拘急作痛者，治当别新久，判虚实，庶不致误。

太渊在掌内侧横后须动脉中，承浆在颐前唇后，稷下宛宛中，闭口取之，上牙疼针人中、太渊，下牙痛针龙玄、承浆、合谷。

（1）防风升麻汤

主治：专治牙疼。

组成：软防风、绿升麻各八分，青皮丝、大生地、全当归、牡丹皮、细辛各五分。

上门牙疼，属心火，加黄连、麦冬各五分。

下门牙痛，属肾热，加知母、黄柏各七分。

上左边牙疼，属胆，加羌活、胆草各八分。

下左边牙疼，属肝，加柴胡、栀子各八分。

上右边牙痛，属太阳，加大黄、枳壳各八分。

下右边疼属肺，加黄芩、桔梗各八分。

上两边疼属胃，加川芎、白芷各八分。

下两边疼属脾，加白芍、白术各八分。

用法：以上照方加减，水煎后温漱口，再煎再漱。

【审查意见】按少阴之脉，循喉咙，挟舌本，不能至齿，唯手阳明之脉，入下齿，足阳明之脉，入上齿。故龈痛者，责在阳明之火盛，齿痛者，非虫蚀，即肾虚。清阳明，入桑菊、玉女，杀虫，用含漱，若肾虚，则宜补肾，外感须散风寒，此为治齿病之大概。若谓牙之上下左右，分属五脏，实无稽之谈也。本方散风活血，治风寒之龈痛有效，去升麻、细辛，加桔梗、薄荷尤为安当，又细辛有麻烈性，宜入含漱剂，煎汤漱口，有麻醉龈部神经之效。

（2）治火牙疼方

主治：治火牙疼。

治法：巴豆（去皮）一粒，捣如泥，用灯花纸包。左牙疼塞左耳，右牙疼塞右耳。

【审查意见】恐耳受巴豆刺激之害。

（3）治牙疼方

组成：小麦一大把（炒黄），槐枝五七段，花椒三钱。

用法：煎汤漱口。

【审查意见】此治虫蚀牙疼者有效，加入细辛、荜茇等，其效尤捷，但不宜咽下切切。

（4）绿豆胡椒粉方

组成：绿豆子十粒、胡椒七粒。

用法：共为末，锦囊包，如桐子大，咬牙疼处立愈。

【审查意见】此通俗相传之单方也，除牙床潮红肿胀之牙疼外，皆可试用，但恐暂时有效，专恃此方，不能除根。

（5）擦牙固齿神方

主治：治牙疼痛，能壮筋骨，老人服之，须发返黑，齿落更生。少年服之，至老不衰。得遇此者，真有仙缘，当珍重之，不可轻忽。

治法：蒲公英一斤洗净，胡盐两，制香附五钱，后二味为细末，和蒲公英淹一宿，分为二十四团，用皮纸三四层裹扎定，又用蚯蚓粪如泥，洗洁晾干，以文武火煅通红为度，取出晾冷，去泥为末，早晚擦牙漱口，吐咽任便，久久自效。

【审查意见】擦牙后不宜咽下。

（6）枸杞漱口方

主治：治满口齿缝中出血。

治法：枸杞子为末，水煎连渣漱咽。

【审查意见】枸杞子根，即地骨皮，能清热消炎，无论煎服含漱，俱可治有热之牙疼，牙缝出血，亦可推而用之。至枸杞子之止血，其理不详，当以连根煎用为妥。

（7）天仙子、熏方

主治：治虫牙用。

治法：天仙子烧烟，以竹筒引烟熏痛处，其虫即出。

（8）蒺藜根灰方

主治：打动牙用。

治法：蒺藜根烧灰，以贴痛处即固。

（9）取虫牙方

组成：白芷钱，花椒、韭子各五分，樟脑三分。

用法：上为细末，用纸包少许，塞鼻中少时，取膏药贴牙疼处，其虫尽出在膏药上。

（10）治牙老作疼

主治：治牙老作疼，欲吊不能落，用此方能落。

治法：鲫鱼一尾，去肠净，将人言末散放在内，吊当风处，自有霜出，扫放瓷罐内，用少许点牙根处，令咳嗽一声，牙即落。

【审查意见】中医外科手术，向不发达，故有此烦琐之法。今既手术渐进，以用钳子拔去即可，如此方，配制既费时日，且恐妨碍卫生，不必试用。

（11）齿痛第十一方

治法：玉簪花根少兑人言末、白矾，共捣烂，上牙根处即落。

【审查意见】此与前方同，不必试用，以手术拔法为佳。

（12）治牙疼神效方

组成：玄参、升麻、细辛、石膏三钱。

用法：温服，忌烟酒动火之物。

【审查意见】此治内有热而外感寒之牙痛，用细辛以三分为足，若纯系内热，不如玉女煎，加丹皮、桑菊为妙，细辛宜另煎含漱，升麻宜易桔梗。

（13）一笑散

主治：立止牙疼。

组成：火硝钱，冰片一分，明雄一分，元明粉五分。

用法：共为末，擦患处。

【审查意见】此方火硝、明雄，宣热止疼，外治较内治为安，但宜吐去毒素涎，不可咽下。

（14）火硝第一方

组成：火硝一钱，朱砂三分，冰片一分。

用法：共为末，擦患处。

（15）火硝第二方

组成：火硝、硼砂各一钱，冰片一分。

用法：为末擦患处。

（16）治牙床出血方

组成：苦参一两，枯矾一两。

用法：为末，日日擦之。

【审查意见】此方不无止血之效用，但味苦而又作痛实属不妥。

（17）治走马牙疳方

治法：人龙瓦上焙干，研极细末，青黛少许，冰片少许，研匀吹之。

【审查意见】此方迭经试验，确效。

（18）蛴螬虫方

治法：用蛴螬虫三条，去其黑头，将手指从尾上挺入翻转，向疮擦数次即愈。

【审查意见】蛴螬虫系湿烂木中所生，大约在湿潮不净之处。蛴螬或谓即五谷虫而窜于湿地者，果尔，则不卫生极矣。

（19）外吹内服方

治法：人中白（煅红）二两，儿茶一两，黄柏六钱，南薄荷六钱，真青黛六钱，冰片五分，研细末，先用温汤漱洗，吹患处。内服，银柴胡、芦荟（煅）胡连、川连、牛蒡子、元参、桔梗、山栀子、煅石膏（不宜煅）、薄荷、羚羊角各五分，水煎服。

【审查意见】外吹方，宜预先修制，以备听用。内服方，似嫌苦寒，无大热者，切勿妄用，又方内少和血消导防腐利小便之药，拟去胡连、柴胡、羚羊，加生草、郁金、丹皮、连翘、大黄、滑石等。

（20）枯矾方

治法：枯矾二钱，珍珠钱，冰片三分，铁杓内炒成灰存性，又用银朱五分，共合一处，研细，先将米泔水洗去黑肉，后将此药吹入牙上疮口。

（21）漱口方

组成：川连一钱，明雄一钱，枯矾二钱，人中白一钱，枯硼二钱，麝香三分，冰片二分，生草二分，牛黄二分。

用法：共为细末，听用。先用生甘草水或浓茶漱口，再将药吹一次，漱一次。

【审查意见】甘草水与浓茶漱口，不若用硼砂、薄荷脑煎汤漱口为佳，以上二方，尚可备用。

（22）立止牙疼方

组成：细辛（研末）七钱，冰片二分，生麝二分。

用法：上药三味，研细，加灵药二分，擦患处即愈，每日再用擦牙散，可以永固。

（23）擦牙散方

组成：细辛（研末）一两，青盐一两，熟石膏一两。

用法：三味研细，加灵药。

（24）灵药方

组成：牙硝一两，硼砂五钱，白矾二钱。

用法：上为细末，装入银罐内，放在火上，烧线香一炷，待香尽，加熊胆。

（25）治牙疼神效方

治法：一撮花椒水一盅，细辛白芷与防风，浓煎漱齿三更后，不怕牙疼风火虫。

【审查意见】上三方，有清热消炎止疼固牙之效，此方汇集数味辛辣药品，浓煎漱口，其用在麻醉牙床神经，盖神经麻痹，则渐渐不疼，此后治之法也。民间相传，有噙烧酒，有嚼椒姜者，即此理也。但肿痛处有灼热之感觉，则不宜用，恐其助火。

（26）治牙疼长出分余方

治法：用生地黄咋之最好。

【审查意见】因牙疼而至长出，在老人为脱落之兆，在青年，亦势必脱落，药力恢复，甚为不易；若不甚疼，而牙突去者，可遵古医肾虚之说，选用六八味丸可耳。

（27）口疮药方

主治：口疮兼治牙疳

治法：甘石一两（火煅红，用黄连水淬七次）、灵砂钱，珍珠末四钱，共为末，瓷瓶收贮。打灵砂法：用水银五钱，朱砂五钱，火硝五钱，硼砂六钱，入锅内，用热膏盐水调匀，将口封固，先文火后武火，打三炷香为度，上疮灵砂去火硝，添白矾五钱同升。

【审查意见】打灵砂法，手续叙述不清，无法审查，暂行存疑。

（28）治齿动发渴方

主治：治齿动发渴，属脾胃虚弱，阴火炽盛，补中益气，加酒炒黄柏、知母。

【审查意见】证候及药方，皆属不切。

（29）治风牙疼方

组成：草乌二钱（米泔水浸，去皮，炒焦），细辛钱，全蝎稍一钱（洗净），冰片一分，白僵蚕五钱（炒去丝）。

用法：研为细末，擦患处，开口流涎沫，内服清胃散。

（30）治风牙肿疼保齿散

组成：生石膏一两，川乌、草乌、川椒各三钱。

用法：为末，擦牙漱口，吐之立愈。

（31）治牙疼不可忍方

组成：花椒炒、胡椒、白矾、枯矾、食盐（炒）各等分。

用法：为末，少许擦牙疼处即愈。

（32）治牙疼或肿方

主治：治牙疼或肿，风牙、虫牙、牙长，痛不可忍者。

组成：马蜂窝、白蒺藜、花椒、艾叶、葱头、荆芥、细辛、白芷各等分。

用法：为细末，水煎，口噙良久，吐出即愈。

（33）治牙疼虫蛀不已方

主治：治牙疼虫蛀不已，诸药无效者，用救苦丹。

治法：蟾酥三分（挫碎，乳汁溶化磁器内）、雄黄二分，细辛二分，冰片二分，上酥化调匀细，纳在蛀牙孔内，或疼牙龈中，口吐涎，任流之。

（34）治风牙虫牙作疼方

治法：用黄蜂窝一个，用花椒填满其窝，以白盐一钱封口，烧灰存性，入白芷、羊胫骨烧灰各一钱，共为细末，用清茶漱净口后，以药擦之，及敷疼处，如有牙虫蛀孔，可纳入孔内立效。

【审查意见】以上诸方，专用外治方法，有杀虫及麻醉牙床神经之功效，足资备用。

（三）耳病

按：耳病之大要，有耳疼，即耳神经疼也，按其原因，大都由于龋齿、咽喉溃烂，波及而来。又耳漏一名聤耳，又称耳道炎，为耳孔之慢性脓症，大抵由鼻及咽喉炎间接而来。其余耳鸣耳聋，多属虚阳上泛，火邪熏灸，治宜滋阴潜阳。若久病不闻雷声，为肾脏败绝之象，病已不治，古称肾开窍于耳，故耳病治法，当以肾经为主，欲求其详，有耳鼻咽喉专书，兹不赘。针前谷，小指外侧本节前陷处，针后溪，小指外侧本节后陷处。

1. 耳鸣耳聋

（1）荆芥连翘汤

主治：专治两耳肿痛神效。

组成：荆芥、连翘、口防风、全当归、川芎片、香白芷、柴胡、川黄芩、苦桔梗、生甘草、白芍药、炒枳壳、山栀各一钱。

用法：水三盅，煎一盅，食后服。

【审查意见】此治因风热两耳肿痛之方也，荆芥、柴胡，不如易银花、薄荷、木贼，余如甘菊花、丹皮、浙贝、桑叶，均可加入，又外敷以绿豆粉，则奏效更捷。

（2）塞耳方

主治：治耳聋耳鸣

治法：生甘草、生地黄等分，为细末，胭脂包，日间塞。甘遂、草乌为细末，白锦包，各三分，晚间塞。将前药日夜轮流换塞，两耳自通。

【审查意见】草乌之辛窜，藉之以透中内耳之障碍。而甘草、生地，是何取意，或以耳鸣作和缓药软？未详其理，恐难生效。

（3）专治耳鸣如流水方

专治耳鸣如流水，耳痒及风声，不治久则成聋，此药神效，又可针三里合谷。

治法：生川乌水泡透，制作枣核塞耳，日夜换二三次效，如用鲜的更好。

【审查意见】耳鸣为中耳与外界气流交逼之证，鼓膜为之震荡，故耳鸣。古医言耳鸣，称为龙雷虚火，其治法，注重在补肝肾，潜阳虚，川乌填塞，是何道理，又耳为少阳经，三里合谷，针恐无甚功效。

（4）治耳内脓疮方

主治：治耳内脓疮。

治法：柿蒂，烧存性，研细，再苇管吹入耳内效。

【审查意见】耳内脓疮，或为耳道炎，或为中耳炎，柿蒂灰亦燥水固涩之义，又现有灵明之吹粉器，何必再用苇管哉。

（5）治耳底脓方

治法：治耳底有脓疼痛，先洗净，然后掺药，真桑螵蛸烧存性，少兑麝香，研细末，掺入耳内即效。

（6）治耳鼻百虫方

主治：百虫入耳鼻内。

治法：韭菜捣烂，灌入耳内，其虫自出。

【审查意见】韭汁颇具刺激性，灌之虫当自出，如在黑夜，可用灯置于耳前，虫见光亦能自出也。

（7）鸡冠血方

治法：以鸡冠血滴入耳中亦妙。

【审查意见】其理未详。

（8）治耳聋方

治法：石菖蒲寸许，巴豆一粒去心，二味研匀，分作七丸，绵裹塞耳，一日换一丸。

【审查意见】耳聋多得于大病之后，及耳脓漏等，其听神经，及重要器属之三半规管，久经热邪之熏灸，今用此等辛温香窜，恐是理想之方，不切实用，故不敢赞同。

（9）刺猬方

治法：刺猬脂熬化，每用少许，滴入耳内，一日三次立效。

（10）鼠胆汁方

治法：用鼠胆汁滴入耳中，二三次即愈。

【审查意见】刺猬鼠胆，二兽治聋，皆以其凉血通胆也，古方。

（11）松香丸方

治法：松香五钱（熔化），大豆二十粒。为末，葱汁合丸，黄豆大，如左耳聋，用一丸塞右耳，如右耳聋，用一丸塞左耳，如两耳聋，先后治之。

【审查意见】此方治聋不切，治耳内湿疮流脓尚可。

（12）治诸般耳聋效验方

治法：真细辛为末溶化，黄蜡为丸，如鼠粪大，绵包一丸塞之，二次即愈。

【审查意见】此与前菖蒲巴豆意同，仍为理想之作用，效验不确。

（13）专治耳内流脓方

主治：专治耳内流脓。

治法：羊粪蛋（烧灰）、枯矾、轻粉干等分。上为末，棉花沾净耳内，用苇筒吹入药末立效。

【审查意见】以棉沾净，不如温开水洗净后，再吹入药末。

（14）独胜丸

主治：治阴虚相火动，耳聋有声响。

治法：黄柏，用人乳泡透，如褐色，研细末，以黄酒打曲糊为丸，桐子大，每服七八十丸，白汤送下。

【审查意见】相火虽为阴火，然上窜必因下激，一味寒泻，亦非正法，且此法既可用，则不如用知柏地黄丸之力大周到，应用潜阳法，若《温病条辨》之三甲复脉汤最佳。

（15）海螵蛸方

主治：治大人小儿耳内流脓。

组成：海螵蛸末一钱，枯矾一钱，麝香一钱，干胭脂五分（烧存性）。

用法：为末，吹耳内。

（16）治耳闭方

主治：治耳闭。

组成：北细辛、石菖蒲、广木通各一分，麝香二厘。

用法：为末，绵裹入耳中。

【审查意见】耳闭则耳必聋，当审其属于一时的，或永久的。一时性之耳聋，因偶然上火，热邪熏炙；永久性的，系积渐而成，不易治愈，治须用原因的疗法，辛香开窍，岂能透其闭哉。

（17）治肾虚耳聋方

主治：治肾虚耳聋

治法：小蝎子四十九个，生姜如蝎大四十九片，同炒干为度，研末，温酒服之，二剂即愈。

【审查意见】生姜属辛温品，肾虚耳聋不适用。

（18）胭脂方

主治：治耳内出脓

治法：胭脂、枯矾、钉锈粉，各等分，为末吹之。

（19）番木鳖方

主治：治大人小儿火症，耳内流脓。

治法：番木鳖一个，磨水，滴入耳道内即愈。

【审查意见】木鳖苦而健胃，治耳之效不确，耳内流脓，不如前方确实。

（四）眼病

按：眼目病，大概有内伤外感之别，外感风热易治，内伤虚弱难治，古人有五轮八廓之说，分属五脏，按经用药，原有专治全书，为一种专门学识，可参阅。针睛明、四白、合谷、临泣、二间。

1. 治痘风眼方

主治：眼边红烂

治法：混屎虫及粪坑内长尾巴虫，撅两端，用白浆点之，腹内长虫亦可。

【审查意见】眼边红烂，即眼睑炎尔，用屎虫及腹内长虫，是何居意？不洁之甚，大有碍于卫生，应删之。

2. 洗肝明目散

主治：治一切风热赤肿疼痛等症。

组成：当归尾、川芎片、炒赤芍、草决明、净连翘、生地黄各一钱，川黄连、川黄芩、炒栀子、蔓荆子各八分，口防风、荆芥、薄荷、甘菊花、生甘草、石膏、川羌活、白蒺藜各六分，桔梗七分。

用法：水煎温服。

【审查意见】此中医眼科之套药，间亦有效，但方法复杂而不纯耳。

3. 滋肾明目汤

主治：专治劳伤肾虚，血眼痛。

组成：全当归、川芎片、白芍药、生地黄、香白芷、甘菊花各一钱，熟地黄二钱，白桔梗、山栀子各八分，人参酌用，川黄连、甘草三分，蔓荆子一钱五分。

用法：上加细茶一撮，灯心一团，水三盅，煎一盅，食后服。

【加减法】热甚加龙胆草、柴胡，肾虚加黄柏、知母，风热壅加防风、荆芥，风热红肿加连翘、黄芩。

【审查意见】劳伤肾虚，血少眼痛之辨别，以受劳愈甚者为准，本方配合人参，似嫌不纯。

4. 神圣光明饼

主治：此方通大肠之火，永除燥结之患，专治诸般眼疾疼痛，日久渐生云膜遮眼，远不视物，并一切难治眼疾立效。

组成：羚羊角镑、白犀角镑、密蒙花、生地黄、熟地黄、川独活、藁本、草决明、炒栀子、川芎片、北细辛、蔓荆子、茅苍术各五钱，木贼、甘草、白蒺藜、槐花、川黄连、荆芥、青葙子、川羌活、芒硝、白附子（煨）、赤石脂、夜明砂（淘净末）各一两，薄荷叶、大麻子、川大黄。

用法：上为细末，炼蜜为丸，弹子大，重二钱，每服一丸，用冷茶研化下，此药重者十丸即好。

【审查意见】此方仍是寒凉与去风之药，太嫌复杂，服之恐无益，而反增剧。盖眼病，往往因服寒凉而致盲者，不可不慎，如遇云膜遮眼，以用鹅肝或羊肝，伍于蛇蜕、蝉衣食之为佳也。（中医眼科通套之方，往往如此间亦有效。）

5. 起翳复光丸

主治：目病久昏，内外翳膜障闭，夜光红散，尽怯阳明黑珠作痛，瞳仁有蝇翅，恍惚不明，上生白点，下生如粟赤缕红丝等。

治法：黄牛粪不曾落地，净水和黄土，将牛粪包裹作团，放炭火内埋一宿，日取出，去泥土，晾干，研细末八两。再加明净硼砂末二两，同粪研匀，江米面打糊为丸，如桐子大。每服三钱，菊花汤下，食远服，切忌房事及椒蒜烧酒发气之物。

【审查意见】煨牛粪，何以能治目病，殊不可信。按：此方太不洁净，宜慎用。

6. 加味三仙方

主治：治病同前。

组成：白蒺藜（黄酒拌蒸七次净）一斤，白菊花四两，淫羊藿（去边刺，羊油拌炒）一斤，石决明（煅存性）半斤，五味子（酒拌晒干）四两。

用法：为细末，用薄荷四两煎浓汤，合丸如桐子大，每服三分，食远盐汤送下，忌物同前。

【审查意见】方中泻肝热，敛散光，宜治神光散大者，其余不宜。

7. 点瞎眼方

治法：秘得真古铜一两，用火烧红，淬在醋内七次。初伏头一日，用南荸荠三个，同古铜研细，入陈醋一两五钱，放在太阳地晒之，每日搅晒；至二伏头一日，又入荸荠醋搅同前；至三伏头一日，同前亦如之共一月三十日，如此三次，磁器收之。骨簪蘸凉水，遇症点此药，点后其痒非常，须令患者忍之，勿擦坏眼目。

【审查意见】瞎眼而用此药，未必复明，因未实验，暂予存疑。

8. 拨云散

主治：此药能点老年目昏，攀睛胬肉，拳毛倒睫，迎风流泪等症。

治法：将没石性的炉甘石半斤，用砂锅壶火上煅过，用水飞出细粉，粗渣不用，晒干听用。川黄连、川羌活、净连翘、川黄芩各五钱，水三大碗，煎一碗，又水二碗，煎半碗，二次放一处，又将飞过甘石烧红，倒在童便内，如此三淬，第四次烧红，方淬于药水内，再勿见火，如湿待其自干听用。硼砂三两生用、乳香五钱，海螵蛸二两煮去盐性、麝香三分，熊胆三钱，没药五钱，石决明（煅）各一两，冰片一钱，瓜儿血竭五钱。共研无声，方好，瓷罐内秘收，点时用骨簪蘸凉水点大眼角效。

【审查意见】此方尚属有效可备用。

9. 治老人眼花风火眼方

主治：专治老人眼花风火眼等症。

组成：炉甘石（火煅红，淬童便内，飞七次，再烧红，淬入黄连汤内）五两，川黄连、川黄柏、川黄芩、山栀子、杭菊花、防风、连翘、木贼草各一钱。

用法：煎汤，令其自干听用。春用：炉甘石一两，煅硼砂二分，冰片二分，煅珍珠三分，麝香半分。夏用：炉甘石一两，煅硼砂四分，冰片三分半，珍珠二分，麝香四厘。秋用：炉甘石一两，煅硼砂二分半，冰片二分，煅珍珠三分，麝香半分。冬用：炉甘石一两，煅硼砂二分半，冰片二分，煅珍珠半分，麝香一分。上研细末，瓶磁收封固，用时以骨簪蘸水，点大眼角。

【审查意见】老人眼花，为生理自然衰败之象，何得此为治。

10. 点红眼方

治法：用香油入细磁器中，煎滚，入黄香一块化开，起烟烟尽入水中，收入罐内，黄蜡封口，每点大眼角，早晚二次，其眼痒疼异常，乃是虫出也，黄香系黄柏不带木，又去外之粗皮，即内之细皮也。

11. 治小儿出痘方

治法：小儿出痘后，痘落眼中，以此方点之，半身上的虱子一个，取血点之，一次即愈。

【审查意见】莫名其妙。

12. 治痘风眼方

主治：专治四边红烂，其痒非常。

治法：猪肚子随时去了粪，肚子上有稀涎，连皮用刮下，抹在眼患处上，用绵帛盖在上面，其眼内虫尽出，二三次即效。

【审查意见】痘风眼边红烂，即痘后眼睑炎耳，颇难治，所用猪肚，似碍卫生。

13. 治痘落眼中方

主治：治痘落眼中。

治法：银朱合三斗老鸡冠血，以银簪点入眼内，三次即愈。

【审查意见】此方不可用。

14. 天茄青黄散

主治：亦兼漱牙痛，专治老眼昏花，初发火眼，痘后风烂红边，凡十年不愈者洗之，即愈。

治法：用天茄子不论青黑，连根带尖，采来晒干，平兑黑矾为细末，用纸三分一包，连包放茶盅内，包上用铜钱一文押住，将滚水冲入半盅，待少时药水出，用中指洗眼神效。

15. 治小儿赤眼疼痛方

主治：专治小儿赤眼疼痛。

治法：川黄连，为细末，水调贴足心，用布包之，如干，又用水温之，以效为度。

【审查意见】此引火下行法，颇验。

16. 打眼肿方

治法：生猪肉一片，贴眼肿处，次日立消。

【审查意见】有效。

17. 点眼万明膏

治法：炉甘石三分（火煅，研细，人乳浸四十九日）、川连一分（乳制）、辰砂三分，硼砂五分，胆矾三分，冰片三钱，共为细末，听用。雨前茶四两，甘菊花四两，用水二碗，于净砂锅内煎四五十沸，滤去茶菊，再用重汤煎成膏子一杯，入熊胆五分熔化，将前药和匀成锭，入磁器中，用时清水化膏少许，点大眼角，闭目片时，出泪而愈。

18. 治双目不明方

主治：治双目不明，无方可疗，遇一真仙传授此方。

治法：立冬之日，采桑叶一百二十个，将叶悬放，由他自干，每月只用十片，用水一盅澄清洗，一日数次，按日洗一年，如童子眼一般。

正月初五日、二月初九日、三月初五日、四月初八日、五月初十日、六月初七日、七月七日、八月一日、九月初三日、十月初四日、十一月初十日、十二月初一日。

【审查意见】桑叶洗眼，能清风热，故治目赤面督，确有殊效。但分月分日，未免太拘，以每天清晨洗眼，较为便利。

19. 治倒睫方

治法：木鳖一个为末，绵裹塞鼻中，左目塞右，右目塞左。

20. 治飞丝入目方

治法：飞丝入目，用头垢点之即去。

【审查意见】倒睫为睑缘肌肉紧张之故，木鳖塞鼻，何能治之？又头垢点眼，尤为不适，如飞丝入目，宜用手术为妥。

21. 治眼内外障方

主治：治眼内外障，三五月不见物者，一点复明。

治法：好硝石一两，铜器化开，入黄丹二分，片脑二分，铜匙急入磁内收之，每点少许，其效如神。

【审查意见】内外障之治法迥别，何得以之统治，此方治外障尚可，内障恐益增其病。

22. 神灵膏

主治：专治暴发火眼，以及口内诸疮，上瘙痱效。

治法：绿豆粉四两（炒黄，包），麝香、冰片各一分，川黄连末一两，用炼蜜四两，共合一处，放净石板上，以铁槌打千下，收瓷罐内听用。如点眼，凉水点，上瘙痱，水调擦，口疮用绿豆大一粒，含漱咽下。

【审查意见】火眼口疮，皆无不宜，唯上瘙痱（即杨梅）则嫌力薄也。

23. 拨云神应散

治法：川黄连、北细辛、川黄芩各二钱，全当归、防风、赤芍、甘菊花、荆芥穗、南薄荷叶各三钱。水五碗，浸药春秋三日，夏二日，青布一方听用，再用炉甘石四两，入项银罐内，炭火烧一炷香，金色为度，将甘石投入药内，用手捻碎，用细绢滤过，澄去浮面清水，晒干收贮，点眼。

【审查意见】此方有清热散风之效。

24. 丹头

治法：铜绿六分，番硇砂三分，制乳香钱，制没药六分，上四味，亦用前汁浸三日，取出晒干听用。

枯矾九分，牙硝六分，雄黄六分，薄荷叶九分，黄连末钱二分，胆矾三分，黄丹六分（水飞），血竭九分，北细辛九分，番硇砂一钱半，朱砂九分（水飞），白丁香六分（水淘去浊者）。以上一十六味为丹头。

元字罐点火眼，丹头三分，炉甘石钱，冰麝各二厘。

亨字罐点瘀赤眼，丹头五分，炉甘石一钱，冰麝各五厘。

利字罐点云翳眼，丹头一钱，炉甘石一钱，冰麝各四厘。

贞字罐点瞎眼，丹头一钱，炉甘石一钱，冰麝各五厘。

点内障翳眼，丹头一钱，炉甘石一钱，冰麝各二厘。

【审查意见】此方丹头分制，治法亦异，所云治火眼、瘀赤、云翳、内障等项，可资取用。

25. 春雪膏

主治：治目红赤，羞明、沙涩痛痒甚效。

治法：蕤仁（去心膜油极净）四两，冰片五分，炉甘石、黄柏、黄连、栀子煎浓汁用项银罐将甘石（煅红）淬入汁内七次，每用一两。先将蕤仁研细，再入冰麝研之，又入甘石，再研半日，收贮点眼神效。

【审查意见】蕤仁泻热明目，甘石燥湿止痒，故治上述诸症有效。

26. 治眼皮生瘤方

治法：樱桃核磨水擦之，渐渐日消。

【审查意见】眼皮生瘤，有内外之分。在里者，眼开合时，擦磨甚痛，在外者，自觉微有不适，俗名曰里角眼、外角眼。如体气充足者，由红面高突，而化脓，脓溃而愈，反之，初觉微痛，渐则不痛，唯觉涩而不适，不高突，不化脓，不消削，当用引赤法，使之从速高突化脓，或用手指挤净黑血，则毒泄而愈。

27. 治病后眼蒙方

治法：谷精草、石决明（煅）各五分，为末。公猪肝入药，炒肝吃之。

【审查意见】病后眼蒙，是自觉昏瞀不清，如有物弊之蒙，抑有云翳蒙蔽瞳神之蒙，前之蒙者，系病后伤精，兼有浮火所致，后者则自有一定之成因。至论治法，前者应随其所虚而补之，后者宜退云拨翳，此方治二症，俱不完全，拟加蝉衣、蛇蜕，煅决明易生决明，以治云翳之蒙。

28. 明目方

主治：久服不须眼镜。

治法：川芎一两，马兰头汁、羊肝一两，同前药汁煮熟，空心好酒服。

【审查意见】羊肝补肝明目，川芎治脑贫血有效，盖能强壮脑神经，故有明目之功，但川芎辛散，不宜久服，用量亦嫌太重，马兰治目不详。

29. 治旋毛睫神方

治法：石燕一对，一雄一雌，入炭火内烧红，童便淬七次，再用兼银罐内烧红乳汁淬七次，为细末，入麝三四厘研匀，再用羊毛笔蘸乳汁，点眼弦上，每日点十余次。

【审查意见】此方有效与否，殊难确定，又本症宜用手术，则奏效较捷。

30. 治雀目日落不见方

治法：石决明二两，夜明砂二两，猪肝一两（生用），白鸽干一具，将肝二片，中间盛药，麻扎定，淘米泔水一丸，砂锅煮少半小时，一并食之。

【审查意见】此方颇验，但肝须用新鲜洁净者，又肝内所含维生素，不耐热，煮时慎勿过火。

31. 点眼万明膏

治法：炉甘石三分［火煅（研）人乳内浸四十九日］，川黄连五钱（乳制），辰砂三钱，硼砂五分，胆矾三分，冰片三分，上药研为细末听用。雨前茶陈年者四两，甘菊花四两，二味用水二大碗，干净砂锅内熬四五十滚，滤去菊，再用重汤熬成膏子，一杯，入熊胆五分熔化，将前药和匀成锭，入磁器内，如遇一切眼疾，清水膏少许，用骨簪蘸药，点入两眼角，闭目片时，出泪而愈。

【审查意见】方药配合，俱见精彩，惟硼砂、辰砂之用量，恐倒写，宜改为硼砂三钱，辰砂五分。

32. 洗肝散

主治：治眼目暴肿，疼痛不忍者，先服此药一二剂即愈。

组成：全当归一钱，川芎片八分，生地黄一钱，炒赤芍一钱，川羌活一钱，防风八分，白芷八分，薄荷七分，酒大黄二钱。

用法：水煎服。

【审查意见】此以四物加疏风泻热之药，治上述诸症，宜去羌活加银花连翘各一钱。

33. 洗眼效方

组成：防风、荆芥、生地各五分，铜绿、黄连、胆矾、赤芍、硼砂、柴胡、川芎各三分，归尾一钱。

用法：用丝棉扎药，井花凉水浸洗。

【审查意见】此方有效，可备用。

34. 杞菊丸

主治：常服终身无目疾，兼不中风，不生疔中毒，服之久有效。

组成：甘菊花一斤（味不苦者、酒浸），甘枸杞一斤（酒浸、焙）。

用法：蜜丸，每服四五钱。

【审查意见】杞菊丸宜治虚弱性目疾，而兼有虚火者，不宜常服，过剂恐有胃寒减食之害。

35. 治肾水枯竭神光不足方

主治：治肾水枯竭，神光不足，眼目昏花，此壮水之主，以济阳光，即壮水明目丸。

组成：九熟地一两五钱，淮山药一两五钱，建泽泻八钱，山萸肉一两二钱，川芎三钱，白茯苓一两，牡丹皮八钱，全当归一两，蔓荆子一两，甘菊花五钱，黄连五钱，柴胡三钱，五味子五钱。

用法：蜜丸桐子大，每服五十丸酒下。

【审查意见】此即六味丸，加蔓荆等以治目耳，应用于虚弱而受补者，否则不宜，酒下不如用淡盐汤下。

（五）杂类

1. 乌须黑发

按：须与发，壮年时，原属黑色，及至年迈，则黑者转白，为生理衰弱自然之象，不必治不能治也。惟于少年时，渐形花白，是则所谓病矣，其原因或因操劳思虑之过度，伤及脑府，或因重笃热性病症之后，火气熏蒸，或上焦火盛，或肝肾亏损，皆足以致色白。或曰，须发之白，由于该部之色素缺乏，并非上述种种原因，不知色素缺乏，乃致发白之结果，其所以致此色素缺乏者，方为根本之原因。治法，当审其原因，而施以滋养清热之品，切勿杂服众药，反招不适，所宜慎也。

（1）乌须仙方

治法：堪叹须发白如霜，谁知原来有异方，不须擦摸并染黑，都来五味配阴阳。赤石川椒捣烂，朱砂一味最为良，茯神又能养心血，乳香五钱要匀当，枣泥为丸桐子大，每服温酒二十双，自此清晨服百日，老翁变作少年郎。

【审查意见】从其七言口诀，而知斯方之太无价值，且也，五味配石脂、川椒是何方义，老翁变作少年郎，不亦自神其说乎。

（2）乌须擦牙齿方

主治：能保老胡须不白，后生黄须擦之即黑。

组成：蒲公英（连根叶晒干，为末）二斤，青盐一斤，没食子半斤，骨碎补半斤，槐角一斤。

用法：为末，细瓷罐封口，用盐泥封固，用黑牛粪晒干，煅前罐药存性，取出擦齿，十日半月见效。

【审查意见】用此方擦牙，功能清洁牙，容有固齿之效，云能乌发不切。

（3）乌豆仙方

组成：青盐、生地黄、川续断、破故纸、仙茅各二两，枸杞子、何首乌各四两去皮，川椒、小茴香各两，川牛膝三两，淫羊藿二两（去边刺，酥油炙），拣黑豆五升。

用法：上药用绢袋盛之，将黑豆铺上面，水酒各十碗，炭火慢慢煮，将豆出，搅数次，汤干为度；出锅晒半干，再慢火炒干，收瓷罐内，晴天晒，如夏月八日晒一次。每日空心服一百粒，嚼烂，滚水下，两月须发净黑，大有补益，常服不老。

【审查意见】此方性太温燥，不宜常服。

（4）染发方

组成：石灰（炒红色）、陀僧各等分。

用法：为末，用油纸或青菜叶包一夜，其黑如漆，一日一染。

【审查意见】此方继能取效于一时，然不能根治于将来，须服滋补之品，以期根治。

（5）治眉发俱落方

主治：伤寒劳病愈后，眉发俱落。

治法：毛姜、鲜姜、磨刀铁锈，共合汁，抹上即生须矣。

【审查意见】此刺激毛窍之剂，须待身体复元后，方可试用，但功效甚慢。

（6）乌须方

治法：大母丁同姜汁，涂拔去白须孔中，即出黑须，其妙非常。

【审查意见】丁香合姜汁，颇呈刺激作用，乌须不难。

（7）乌鸡黑豆方

治法：没食子、韭菜子、桑葚子、五倍子、全当归、熟地黄各两，用乌鸡一只开膛，用净砂锅煮烂，去鸡，用汤。拣净小黑豆三官升，仍用砂锅放药上铺豆，以文武火煮之，如豆未熟，而汤不足，可添黄酒煮熟为度，去药存豆，阴干收罐内。每日一合，白水下。

【审查意见】本方有乌鸡黑豆归地等之补益，乌须尚近理。

（8）猴孙上树乌须方

治法：用秋后大茄子一个，蒂旁挖一孔，装古墨、水银各二钱，在内，仍盖好，白日用席遮盖，夜间取开，交受露水，茄子下用针刺数小孔，下以瓷盆接之，待流下黑水，涂抹须上则黑，永不再白。不可染在肉上，恐洗不净。

【审查意见】染色之法，何能恃以长久，语近怪妄，断难生效。

（9）发白复黑方

治法：大活公螃蟹七个，生黑漆一斤，干烧酒三斤，三味共合一处，不许见日，夜露七宿。将蟹捣碎，用布掸去渣，再用大黑豆一小官升，入前黑漆烧酒内煮干为度，入瓷罐收贮。每日空心，用旱莲煎汤送下，每服二十一粒，服至二十一日，即歇十日再服，若不歇恐指甲俱黑矣。

【审查意见】用漆以黑发，似不思之甚矣，岂能指甲黑，通体青黑，亦恐立现。盖是中漆毒之故，不可误认为是乌发之方法，切勿妄用贻害。

（10）乌须方

治法：白铅五钱，铜锅内熔化，用水银一两，入熔化锅内，又以大黄一两打碎，亦放在铅与水银一处炒黑，研成细末听用，即为染本。五倍子炒黑用蓝布包脚蹍破研末，铜花研细末，枯矾研细末，没食子要公母成对打碎炒黑研细末，榆面研细末，白面俱制成再配两。

染木三分，五倍子二钱，桐花三分，没食子二分，枯矾一分，榆面一分，白面一分，实盐一分。用老茶卤调匀如饴，重汤煮，放在磁器内，一顿饭时，乘热涂须上，用菜叶炙软，贴于药上，各药俱为细末，照等分，或十倍量，或三二十倍量，拌极匀瓷罐收贮，封严随便取用。

【审查意见】桐花即铜屑，为赤铜落下之细屑，古载谓能染发，究否有效，未曾经验。

（11）墨矾染发方

治法：乌泡、旱莲草，二味各收自然汁一汤碗，再加生姜汁一酒杯，三汁为一处，外用陈墨二钱，明矾一钱，各研细末，蓖麻子去外皮，碗盖熏烟，同墨矾入各汁内一二日，或三四日，以手捻之，自黑如漆，并不染衣污手。

【审查意见】用陈墨以乌须，绝不可靠。

（12）点白还黑丹秘传

治法：生地黄、桑葚、旱莲草各取汁，三汁共用一杯，铁锅熬之，极干听用。三汁膏一两，母丁香五钱，没食子五钱，真铅粉五钱炒，四味共研为末，以磁器盛之，勿泄气。拔去白须，即以笔点记，然后用鲜姜汁调药末少许，点孔中，六七日后即变黑。

【审查意见】拔须点药，未免太过，恐徒受疼痛，而无裨益也。

（13）染须方

治法：五倍打碎去虫，先将大块炒起青烟，一会再入中块炒起青烟，又入细块炒起白烟为度，用青布包起，渣作饼子，冷定听用，总配合法。五倍子末五分炒，胆矾一分半，白及一分，旱莲草末一分，白面一分，青盐一分去泥，俱为细末，共为一处，用细茶卤调和如稀糊，或茶盅内重汤炖药如镜面光取起。先要皂角水净洗须，后温染擦，候干洗去，再敷此药，染须不折损。

【审查意见】乌须黑发而用染法，一时纵可染黑，然再长未必即黑，故效不确。

(14) 乌须发酒

治法：采乌饭叶及籽，净锅慢火熬成膏，每日三次，温酒调服一匙，大有补益，不止乌须黑发也。

【审查意见】乌饭药，即南烛草木之叶，为一种植物之灌木类，功能补阴活血，盖即乌须之由也。

(15) 泡酒方

治法：用乌饭草子泡酒饮之，乌须黑发，大有补益，乌饭草子，即南烛子也。

(16) 梳头方

组成：百药煎、诃子、针砂、石榴皮、核桃青皮、垂杨柳叶各一钱。

用法：为末，先用盐醋茶熬水二大碗，将药共入瓶内，封十日，梳发须通黑，核桃油润之，明净为效。

(17) 治发枯不润方

治法：发枯不润，用木瓜浸油梳头。

(18) 黄杨木梳头方

治法：用黄杨木细末，梳头甚佳。

(19) 治头发虮蚤方

治法：藜芦掺之。

【审查意见】苦参百部俱可用。

(20) 治头风白屑方

治法：王不留行、白芷等分，为末干掺，一夜篦去。

【审查意见】不合法度。

(21) 发脱重生方

治法：嫩枣树皮一把，砍一尺许，满插净瓷瓶内，勿令到底，上面以火燃之，下面流汁水，先用温水洗头，后将枣汁刷在秃处，即生发矣。

【审定意见】此方果尔可以生发，则亦新奇之甚矣，但未曾试用，不便武断。

(22) 发白返黑方

组成：赤石脂一两（炒），辰砂一两（水飞），白茯苓一两（人乳蒸七次），制乳香、黑胶枣（去皮核。煮）、真川椒一两（拣净）。

用法：研细末，为丸桐子大，每空心黄酒下三丸。

(23) 猴姜丸

主治：能添精益髓，返老还童，乌须黑发，种子延年。

组成：猴姜（二十斤，竹刀刮皮去毛，捣烂取汁）斤二两，远志肉一斤（先以甘草四两煎浓汁拌，晒干，再以猴姜汁拌，晒干），石菖蒲一斤（蜜炙酒拌蒸），破故纸一斤，黄柏四两（煎浓汁拌，晒干，再以知母四两煎浓汁拌，晒干，后用青盐二两水浸，晒干），黑何首乌三斤（黑豆蒸至黑色为度）。

用法：为细末，每药末一斤，用枣肉一斤，同捣为丸，如不足，即将猴姜汁加之，每服六钱，空心白水下。

【审查意见】猴姜即骨碎补，能益精键骨，此乃补益之剂。

（24）六胜七应丸

主治：此药壮筋骨，健牙齿，黑须发，健步履，增饮食，长气力。

组成：骨碎补（炒去毛）、破故纸（盐水炒）、沙苑蒺藜（盐水拌炒）、白蒺藜（炒去刺）各四两，青盐一两，黑豆八两（圆小坚实者炒熟）。

用法：为细末，蜜丸，重三钱，三日服滚水下。

【审查意见】方义功用，与前方相同，惟主治未免空洞。

2. 面病

按：灵枢邪气脏腑病形篇，黄帝曰，首面与身形，属骨连筋，同血和气，天寒则裂地棱水，或手足懈怠，然而其面不衣何也？岐伯对曰，十二经脉三百六十五络，其血气皆上于面而走空窍，其精阳气上走于目而为晴，其别气走于耳而为听，其宗气上出于鼻而为臭，其浊气出于胃，走唇舌而为味，其气之津液，皆上熏于面，而皮又厚其肉坚，故大热甚寒，不能胜之也。按颜面富有血管神经，古称诸阳之会，故较耐寒冷，然其种种病症，亦因其多接触外界空气，易受刺激所致，治疗上，除重型之外，以用外治为佳，不必专恃内服汤剂也。

（1）治抓破面上皮方

治法：用生姜自然汁，调轻粉末敷之无疤。

【审查意见】姜汁轻粉，恐有腐蚀性，莫如以洁白净粉敷之，或以外科方法疗之。

（2）治雀斑 疤痕方

治法：鹰粪白，水调涂之。

（3）玉容散

主治：治雀斑酒刺，白屑风，皮肤作痒。

组成：真绿豆粉八两，滑石一两，白芷一两，白附子五钱。

用法：共为细末，每晚用数钱搽面。

【审查意见】玉容散，预防粉刺雀斑及粉刺初起，尚有良效，皮肤作痒亦效，惟已成之粉刺雀斑，无济于事。

（4）治痣方

治法：水调石灰一盏，如稠粥样，拣整糯米不破者，半插灰中，半出灰外，经一宿，米色变如水晶色样，用簪挑少许，置痣上，半日痣自出，不得着水，三二日愈。

【审查意见】石灰治痣，乃腐蚀法耳，然痣有可点不可点者，不可点而点之，必有不测之虑，欲得其详，参阅赵恕轩《串雅》篇。

（5）点痣膏方

治法：石灰、桑柴炭二样各等分，威灵仙煎汤，取出汁熬膏，点痣上，其痣自落。

【审查意见】此较上方腐蚀力小，而效则大。

（6）治雀斑方

治法：用香油半盏煎滚，将哺胎鸡子一枚打开，炒焦研末，入油内，加米醋半盅和匀，以鹅毛敷之，二三日即落。

（7）治身面黑痣方

治法：藜芦五两烧灰，水一大碗，淋灰汁，于铜器中，重汤熬成黑膏，以针微刺破痣点之，不过三次神效。

【审查意见】藜芦恐无石灰之力，果尔有效，则较石灰为忧矣。

（8）治酒渣鼻方

组成：苦参、当归各四两。

用法：为细末，酒糊为丸，如桐子大，每服七八十丸，食远清茶送下。

【审查意见】苦参合当归，能清血分之湿热，凡酒渣鼻及雀斑等，多服久服，必能生效，但每次用量，以一钱及足，不可过多。

（9）雄黄方

组成：明雄黄、杏仁各三钱，轻粉三分。

用法：三味研匀，睡时用，唾津调敷赤处，七日效。

【审查意见】此方治癣疮尚可，酒渣鼻恐无效。

（10）治面上酒刺方

治法：菟丝子捣烂，绞汁涂之，即愈。

（11）治痄腮面病方

治法：赤小豆为末，或酒或醋，调敷处。

（12）升麻汤

主治：治头面疙瘩，憎寒，壮热拘急，状如伤寒。

组成：升麻、苍术、薄荷叶各等分。

用法：水二盅，煎一盅服。

【订正意见】头面发疙瘩，憎寒壮热，恐系温病之类，须经医师诊断，此方发表升散，不可漫然服之。

（13）治面上疮方

治法：鸡子煮熟取黄，炒令出油，以油和轻粉敷之。

（14）治两腮红肿方

组成：百合一锁，山芝麻根（去皮）、贝母、元明粉、银朱七分。

用法：上药研末，加白面调敷。

（15）治痄腮方

治法：用青靛花敷之最良，消肿极效。

（16）美人头香方

主治：妇人头发有油垢不可洗，将香油洒上，一篦即去，故名美人头香方。

组成：茯苓一两，香白芷三两，川大黄、甘草、粉丹皮各四两，山柰、丁香、北细辛、苏合油各三两，辛夷、檀香、玫瑰各五钱。

用法：以上共为细末，苏合油拌匀，做红纱小袋，装戴头上，生发避浊。

（17）治头上秃疮神效方

治法：马前子、猴姜、香油、水各四两，水油药共入锅内，煎枯去渣澄清，调搽，其效如神。

【审查意见】此方有效。

（18）桑葚子方

治法：桑葚子不拘多少，入瓷罐内封固，埋地内背阴处二三尺深，三个月取出，遇有秃疮，先用米泔水加花椒熬水，洗净剃头，再用桑汁扫头，上三五次，结痂落，发生。

【审查意见】是否有效，待试。

（19）杀虫止痒方

治法：煤焦炸①七钱，潮脑四钱，水银七钱，三味研不见星，用退猪水洗头剃净，香油调药遍擦，愈后用姜汁铁锈抹上可生发。

【审查意见】方意极是，能杀虫止痒，并使该部炭化，而灭病菌之营养，惟用退猪水，大不卫生，宜用花椒水洗为是。

3. 积聚癥瘕

按：难经五十五难曰，积者阴气，聚者阳气，故阴沉而滑，阳浮而动，气之所积，名曰积，气之所聚，名曰聚。积者，五脏所生，聚者，六腑所成，积之始发，部有常处，痛不离其部位，上下有所终始，左右有所穷处。聚者，其始发无根本，上下亦无留止，疼痛尤无常处。巢氏曰，癥者，由寒温失节，致脏腑之气虚弱，而食饮不消，聚结在内，渐至生成块端，盘牢不移者是也，瘕者，由寒温失节，致脏腑之气虚弱，而食饮不消，与脏气相搏，积在腹内，结块瘕痛，随气移动，虚假不牢者是也。综此，积聚由气，癥瘕由物，积定而聚移，癥牢而瘕散，此古籍积聚癥瘕之论说也，其他五积六聚之名称，及其实质之病理，要不外血液淋巴之停滞，肠胃糟粕之堆积，而使脏器肿大，及脏器上生有瘤赘状物。治之之法，以消磨为上，佐以补，益切勿大攻大下，反令体虚不支，慎之。

（1）三才却病丸

主治：专治五积六聚，心腹疼痛，小儿诸般胀闷，及妇女干血痞满等症。

组成：巴豆七十粒（去油成霜），绿豆十三两四钱（研细末），黑脐白红豆十两（研末）。

用法：四味和匀，清水为丸，绿豆大，大人每服五分，小儿三分。

【加减法】如九种心疼，艾醋汤下。五积六聚，生姜汤下。脐腹疼痛，盐汤下，小儿诸般胀闷，菔子汤下。妇人产后血结痛，益母汤下。小儿痞疾瘕块，凉水下，余积不问内外虚实，概以白水下。

【审查意见】此方专以肠胃积聚为主体，若治干血劳及血积，尚缺破血诸药，又

---

① 疑为"煤焦渣"。

小儿在三岁以下，每次服一分，即达极量。

（2）治积聚腹内膨胀方

组成：建神曲、炒麦芽、山楂肉、松萝茶各二钱。

【审查意见】三仙加松茶，治饮食停滞，吞酸嗳腐则可，原件用治积聚膨胀则方药病症不合。

（3）牛郎散

主治：治腹内一切诸虫，屡试屡验。

治法：二丑头末各五钱，尖槟榔一两，二味合匀听用，逢有虫症，于上半月，空心先饮炒糖水一碗，再用药三钱，炒糖水调服，三次，其虫尽出。小儿减半，孕妇勿用。

【审查意见】此方治虫积颇验，二丑、槟榔俱有杀虫之用，且具通下之功。先服炒糖水者，虫喜甘，与之所喜，是诱导法。虫积之诊断法，首须问其既往症，发现虫否，次须触该部有无波动游走之象，再察痛发之骤然，患者之恐怖，以及口唇之白点，并平素是否多食肥甘，合此数种，详加审核，则庶乎近矣。

（4）三仙丹（又名沉香百消丸）

主治：能消食消滞，消气消痞，消胀消肿，消疼，消而不见，向而不动，药本寻常，其功甚大。

组成：醋香附、五灵脂（醋炒）、二丑头末各一斤，沉香四两。

用法：为末和匀，醋和为丸，绿豆大，每服三五十丸，姜汤下。

【审查意见】此方见于德轩《普济方》，名曰沉香百消曲，分量略有不同，沉香一两，二丑二两，似较此量配合为优，凡一切滞气，服之有效。

（5）治胃气积聚作疼方

主治：治胃气积聚作疼，移动不定者。

组成：广木香、槟榔各等分。

用法：酒磨服。

【审查意见】二味通气开积，然不如四磨汤之为优也。

（6）治瘀血作痛方

组成：桃仁四十个（去皮尖）。

治法：酒煎服，伏梁气者亦可服。

【审查意见】桃仁逐瘀，其效甚著，凡瘀痛者，其痛如刺，服此必能瘀化而痛止。至伏梁气，古称心积，起脐上，大如臂，上主心下，疑是胃扩张病，本方可否能治，尚待研究。

（7）醋煮三棱丸

主治：治一切积聚，远年近日神效。

组成：京三棱四两（醋煮切片），川芎二两（醋煮），大黄八两（醋浸湿，纸包好，火煨熟）。

用法：研为细末，醋和为丸，桐子大，每服三十丸，温水下。

【审查意见】此方治积聚颇佳，盖非猛攻急剥之方也，但体虚者，应加以相当培补之剂，庶无伤正虚虚之弊。

（8）朱砂守病丸

主治：专治远年近日，肠内积块。

组成：朱砂、硼砂、血竭、黄蜡各三钱，巴豆（去油）、轻粉、卤砂各一钱。

用法：共为末，将黄蜡化开，入药为丸，绿豆大，每服十五丸，烧酒送下，其积块消化行下为愈。

【审查意见】此方攻坚化积，逐瘀破血，颇雄猛，无微不至，但体弱气虚者，切宜慎用。又方名守病，其意不解。

（9）溃坚汤

主治：治五积六聚，诸般癥瘕疝癖血块之症。

组成：全当归、漂白术、广陈皮、姜半夏、炒枳实、制香附、紫厚朴、山楂肉、砂仁末各等分。

用法：水煎，磨木香末，调服。

【加减法】左肋有块，加川芎。右肋有块，加青皮。肉食有块，加姜炒黄连。粉面成块，加神曲。血块，加桃仁、红花、官桂，去半夏、山楂。痰块，加瓜蒌、枳实、海石，去山楂。腹饱胀加莱菔子、槟榔，去白术。健壮人加蓬术。瘦弱人加人参。

【审查意见】此方治虚弱人之痞满尚可，对于上述主治，其效极妙，肉食停滞，应加楂肉，古谓楂肉消肉积是也，姜连何为？又健壮人加蓬术，瘦弱人加人参，此言其体质也。体质之外，尤当审病症之虚实，如体虚而邪实，则须攻补兼施，不然，虚虚实实，其害立见。

（10）专治痞疾方

组成：广陈皮、胡椒各五钱，莱菔子三钱，青皮五钱，乌梅九个（去核），巴豆十八个（去油），丁香十八个。

用法：曲糊丸绿豆大，每服二十一个，空心姜汤下，孕妇勿服。

【审查意见】痞疾，应作痞积，脾之积，曰痞积。盖诸药力，足以扫荡肠胃之糟粕，每服二十一丸，似嫌太多，宜以十五丸为准，小儿五丸至十丸即足。

（11）积聚癥瘕第十一方

治法：蜈蚣一条，以顶好细茶叶煎服，以身痒为度。

【审查意见】蜈蚣能弛缓神经，故治口眼歪斜，半身不遂等有效，化坚攻积，其效不确。

（12）治血鳖血痞方

治法：小鳖一个取净，红苋菜各等分，二味同捣烂，包患处，一日换，以愈为度。

（13）治酒鳖方

治法：鳖要吃好酒，如攻上心来，取白马尿饮之，鳖即化为水。

（14）治鳖瘕方

治法：白马尿二盅，和鸡子三枚，煎八分，空心服，当吐出小鳖愈。

（15）治肉瘕思肉不已方

治法：马齿苋合盐醋煎，过饮之即消。

【审查意见】续搜神记载，一人共奴俱患鳖瘕。奴前死，逐破其腹，得白鳖尚活。有人乘马来看鳖，适白马尿，正落鳖上，即缩头，后复以马尿灌之，鳖化为水。其主曰，我将瘥矣。即服之，如言而愈，此鳖瘕服马尿之由来也。余东扶古今医案按癥瘕篇云，此种案可助庆谈，难充诊则，明证此类无取信之价值，又曰，但嗜茗嗜酒，尚非怪异，如鲜于叔明嗜臭虫，权长儒嗜人爪，刘邕嗜疮痂，此种皆系癖疾，惜无有治之者，遂作小说，传流至今，令人绝倒耳。按癖疾甚合理，至食猪生猪，食鸭生鸭之说，则荒谬极矣。

（16）破癥瘕散

主治：专治血虚，五心烦热，昼则平安，夜则发热。

组成：当归、生地、白芍各一钱，川芎七分，黄连五分，胡连三分。

用法：水煎服。

【审查意见】主治尚是，破癥瘕不切，此方不应列入积聚内。

4. 强壮剂

按：原篇分养生、补益、大力三项，兹综之为强壮剂，盖因病而虚者，强壮之药，固其所宜，即先天不足者，补益之以冀强壮，亦所当然也。

（1）少阳丹

治法：第一名乌嘉龙芽，计有四采，春苗夏花秋实冬皮，是枸杞合用一斤。二名天琐龙芽，是苍术用一斤拣净米泔浸一宿。三名锦绣龙芽，是桑子用一斤捣为汁合前药。四名百花龙芽，是蜂蜜一斤乃是一百三味矣。

上药石臼捣为细末，用新瓷盆一个，将桑葚汁同前药一处调匀，用细绢蒙盖盆口，放在浮棚上净处，采收日精月华之气，煎干复为末，蜜丸桐子大，每服三十丸至五十丸，空心盐汤下。如服一年，返老还童，耳目聪明，颜如白莲。服二年，冬暖夏凉，诸病不侵。服三年，齿落更生，发白返黑，昔白殿孙真人患目不见，服此药至一年，双目皆明。后天海州有二木匠患风疾数年，服此药至一年痊愈，惟方不可乱传。

【审查意见】事实之荒诞，方法之谬妄，不待详辨而目明，杞子、苍术、桑葚、白蜜四味，虽有补益功效，绝无返老还童之功，阅者幸勿误信。

（2）秘传地仙丹

治法：按四季采取枸杞，干上有刺者名曰棘，即非枸杞，味苦麻，切不可用，慎之。

春采叶名天精草，阴干听用，采法俱同，但当药味甜者即良，有刺者伤人切不可采。夏采花名长生草，秋采子名枸杞子，冬采根捣烂名地骨皮。上皆阴干听用，四味拣净，用无灰酒浸一宿，晒露四十昼夜，受日精月华之气，令干为细末，炼蜜为丸，弹子大，每早晚各用一丸，百沸汤送下。

【审查意见】事之荒诞不经，与前相等，欲温补者，以服枸杞膏为是。

（3）服黄精法

治法：黄精十斤，煮至稀烂绞汁去渣，入蜂蜜或精七蜜三四六停对，熬成膏，以瓷罐收贮，每日空心白滚水调数十匙服之。

【审查意见】多服恐大便燥。

（4）服蜂蜜法

治法：蜂蜜一斤，柏子仁、冬瓜仁、核桃仁各等分捣烂，将蜂蜜炼熟，入前药三味，拌浸瓷罐内听用。

【审查意见】此方有滑肠通大便之效。

（5）服槐花茶法

治法：春日取嫩槐芽，入清水内揉洗一会，去其味气挤干，入锅焙干掺在茶叶内煎服，甚是香美，久服百病不生，明目第一。

【审查意见】槐花无补益功用。

（6）服白术法

用法：白术三十五斤，以东流水二斗五升，入净器内，浸二十日去渣。又以大盆盛之，夜候流星过时，将自己姓名，投于盆中。如此五夜，汁变为血，取以渍面如家酿法，待熟饮之，十日百病除，百日发光顺，最能延年益寿。

【审查意见】白术有健脾之效，用法离奇，无知妄作，万不可从。

（7）服枸杞法

用法：枸杞不拘多少，酒浸，冬六夏三，晒干研末，重入酒内，以皮梭绞汁，慢火熬膏，入瓷罐内封固，煮三时，每服一匙，入酥油少许，温酒下。

（8）服松灵法

组成：松脂、松实各十斤，菊花五钱。

用法：为末蜜丸，桐子大，每服三十丸，黄酒下。服至百日，神清体健，其效非常。

【审查意见】此方不可服。经云，五味入胃，各归所喜，酸先入肝，苦先入心，甘先入脾，辛先入肺，咸先入肾，久而增气，物化之常，气增而久，夭之由也。可见五味不可偏盛，一或有偏，即有生病之危，故善养生者，唯在慎起居，调饮食，绝不专恃药饵。明此，则上列数条之服法，可以知所取舍矣，又服白术法，及松灵法，尤属荒诞。

（9）六味地黄丸

用法：人之疾病，有气虚血虚之分，不可一例而论，当补阳而滋阴，必有伤脾之患，当滋阴而补阳，必有枯燥之忧。然阳虚者，百中一二，阴虚者，十中八九，中年以后，常常服六味地黄汤以滋阴养血，若有劳倦气虚内伤之病，宜服补中益汤加麦冬、酒炒白芍以补元气，仍宜常服六味地黄汤滋阴之药。

【审查意见】阳虚是细胞动作分裂之功用减少，阴虚是细胞实质并体中水分缺乏，六味地黄丸滋阴之力颇强，然云常服，则谬矣。

（10）治五劳七伤咳嗽吐血等症方

组成：白蒺藜二斤（炒去刺、为细末），甘枸杞一斤（火炒、不可焦），南黑芝麻二斤（炒极熟、研成芝麻盐样），牛骨髓二斤（化开去渣），熟白蜜二斤。

用法：将三味药末，拌入髓蜜内和匀，盛瓷盆内，放在水锅中，锅上盖蒸笼，下用微火蒸熟为度，丸如指头大，随意食之，白滚汤下。

【审查意见】此方滋润填补，阴虚者最宜。

（11）五子益肾养心丸

主治：大补元气，培填虚损之要药也。

组成：六味地黄丸一料、甘枸杞一两，覆盆子二两（去蒂），沙苑蒺藜二两（微炒），新柏子二两（去油），楮实子二两（炒），炼蜜，入鹿角胶四两化匀。

用法：同和为丸，桐子大，每服百丸，淡盐汤下。

（12）乌须种子丸

主治：专治男子精虚无子，肾水不足，须发渐白。

治法：黑豆五升（砂锅内煮熟，晒干）、故纸十两（盐水炒）、菟丝一斤（酒煮吐丝）、枸杞一斤（酒洗）、川椒半斤（拣净）。先扫港地一块，炭火烧红泼湿，将椒放在地上用布衬之，以瓷盆盖之一宿取用。

（13）强壮剂第十四方

组成：加鱼鳔一斤，蛤粉（炒珠，不可生）。

用法：共为细末，酒糊为丸，桐子大，每服三钱。

【审查意见】此方平补颇佳，惟川椒分量太重，宜以二两为足。

（14）滋阴补精种玉方

主治：固精补肾种子。

组成：炒韭子、川续断各六钱，菟丝子（酒煮）、覆盆子、枸杞子（酒煮）、芡实、莲肉、山药、白茯苓各八两，莲花芯四两，沙苑蒺藜八两（炒），金樱子一斤（去核）。

用法：煎膏为丸，桐子大，每服三钱。

【审查意见】此方宜于肠胃虚弱，而有泄泻少食者为适应。

（15）菊英丸

主治：此药延年益寿，明目轻身，返老还童，其功不可尽述。

治法：种黄菊一园以多为佳，以肥泽为美，春采苗，夏采叶，秋采花，冬采根，四时采足，晒干捣为细末，如菊花难研，以米面浆浆过晒干，再碾。炼蜜丸绿豆大，每服三钱，空心白汤下。

【审查意见】黄菊性寒，虽能清热明目，亦非久服之品，不可从。

（16）七精丸

主治：专治男妇五劳七伤。

组成：真秋石半斤，白茯苓、莲子肉、淮山药、小茴香、菟丝子、川椒（去目并闭口者炒去汁）各四两。

用法：为细末，酒糊为丸，桐子大，每服五六十丸酒下。

【审查意见】此方兴阳健胃，虚寒而不思食者宜之，但配秋石，似无法度。

（17）八圣丸

主治：种子兼治百病。

组成：沙苑蒺藜半斤，川续断（酒洗）、覆盆子（酒洗）、山萸肉、苏芡实、菟丝子、莲须、枸杞各四两。

用法：为末，酒糊为丸，梧子大，每服三钱。

（18）棉花子丸

主治：乌须暖肾，种子，阳虚人宜此药。

治法：棉花子十数斤，用滚水泡过，盛入蒲包，闷入一炷香取出，晒裂口取仁，并去外皮，用净仁三斤压去油，用火酒三斤泡一夜，取起晒干。故纸一斤盐水（泡一夜，炒干）、枸杞子一斤（黄酒浸蒸，晒干）、菟丝子一斤（酒炒）、川杜仲一斤（去外粗皮，黄酒泡断一夜，晒干，姜汁炒断丝为末）。蜜丸桐子大，每服三钱。

【审订意见】制法不明，棉花子是否可以入药内服，尚待研究试验，不能确定。原件所列主治，恐与药性不合。

（19）坎离丸

主治：乌须黑发，壮健筋骨，大有补益。

治法：黑豆不拘多少，桑葚汁浸透蒸熟，再浸，共五遍，磨末，红枣蒸熟去皮核，捣如泥，和黑豆末为丸，或印成饼子，随便当果食吃，大有利益。

【审查意见】黑豆、红枣，仅为食品中之滋养品，无如是之神效也。

（20）治形体黑瘦枯槁方

治法：甜杏仁五升去皮尖，双仁者勿用，捣烂，水绞汁研细，再绞滤过，用慢火于砂锅内熬熟，合炼过羊脂成膏，每日早晨，温酒调服一匙。

【审查意见】形体黑瘦，多系有瘀，当用消瘀之剂，此治慢性咳嗽则可，本症无效。

（21）治虚弱枯瘦食不化方

组成：白术一斤（酒泡蒸晒），菟丝子一斤（酒煮吐丝，晒干）。

用法：为末蜜丸，桐子大，每服二三钱。

【审查意见】虚弱枯瘦食不化，其原因甚复杂，非此方所可混治。

（22）服牛骨髓法

主治：此方专补虚损。

治法：牛骨髓一斤（炼过），红蜂蜜一斤（炼过），和在一处，瓷罐收贮，另用炒熟小米面，每米面三匙，用髓蜜三匙拌匀，滚水冲服。

【审查意见】填补精髓，原属正法，然髓与蜜和，不无难食之感，且油髓腻滞，须防腻膈少食之弊。

（23）治痨瘵方

治法：用桑叶捣汁，和童便熬煎，露至五更时服之；衣被盖暖，一睡而起，顿服取效。

【审查意见】桑叶取汁，亦云难矣，且痨瘵甚复杂，讵能混言，治法不切。

（24）悦泽颜色美面容方

治法：冬瓜仁七升，以绢袋盛之，投沸汤中，须臾取起，暴干，如此三度，又以清酒浸二宿，晒干为末。日服二三钱，令人肥泽如玉，延年不老。

（25）彭祖秘服接命丹

主治：此药最能添精补髓，保真固精，善助元阳，滋润皮肤，壮筋骨，理腰膝，下元虚损，五劳七伤，半身不遂，或下部虚冷，膀胱病症，脚膝酸麻，阳事不举。男子服之，行走康健，气力倍加；女人服之，能除赤白带下，沙淋血崩，不生疮疖，能通二十四道血脉，坚固身体，返老还童。

组成：何首乌、白茯苓、川牛膝、覆盆子、菟丝子、赤茯苓、破故纸、全当归各十两。

用法：共合一处，不犯铁器，用石臼杵为细末，蜜调黄酒为丸，如桐子大。每服二钱，空心黄酒下，日进三服。

【审查意见】此方有滋阴强壮之效。

（26）保肾丸

主治：治男妇一切气血两虚，五劳七伤，遗精白浊，脾虚胃弱，阳痿腰疼，眼花头眩，吐红骨蒸，翻胃，火嗽盗汗，调经等症。

治法：补骨脂一斤（用酒少许拌炒细末）、人参一两三钱，茯苓一两（土炒），白术一两五钱，炙草三钱，河水六碗，蒸浓汁二碗，去渣，和骨脂晒干听用。如常服不用人参，以玉竹一两（蜜炒），黄芪一两（蜜炒）代之，杜仲一斤（盐水炒，断续研末），川芎八钱，当归一两五钱，酒白芍一两，熟地二两，水八碗，浓汁三大碗，去渣拌杜仲晒干。玫瑰膏子一斤，捣烂如泥，如干花瓣，只用半斤磨末听用。连腻皮核桃肉一斤（盐水炒，捣如泥），炼蜜二斤，为丸如桐子大，每服一两，淡盐汤空心下，吐红骨蒸童便下。

【审查意见】此方不无强肾健胃之功，然治吐红火嗽则不切。

（27）紫霞丹

主治：此方异人所授，能治腹肋积聚，七癥八瘕，翻胃噎膈，攀睛胬肉，女人下寒带病，但系金石之药，经火煅炼，惟可治疾，不可轻服。

治法：黑铅色黑北方水用一两，雌黄色青东方木用三钱，雄黄色赤南方火用三钱，硫黄色黄中央土用五钱，白铅即南铅色白西方金用四钱，上用阳城罐一个，盐泥固济，晒干，将黑白二铅铺底盖，面药放中间，以铁盏封固严密，铁丝拌紧，架三钉上，外用八卦炉火文武火五炷香，擦水升盏，研极细末听用。

制没药研末九钱五分用之行血，白茯苓研末九钱五分用之行气，上二味研细，用头生男乳拌药为丸，绿豆大，每服一钱酒下，此丹每次用生药一半，如前封固升炼九次，名九转仙丹。

【审查意见】此方仅一硫黄，可以通阳化滞，故半硫丸用之，今又配数味金石之品，谓曰得之异人，能破积聚，并攀睛胬肉等，实不知是何意义。

（28）天河不老丹

客问如何白发？只因走泻元阳，虽知仙道有奇方，效验应如影响，四两茯苓乳制，头生男乳为良，夜来还露不须忙，乳了又将添上，只待乳多药少，称来八两相当，石脂二两赤为良，川椒共炒四两，存脂去椒不用，还须各药推详，朱砂葵制谨提防，拣下三钱明亮，槐角用黑牛胆制，煮干焙过焦黄，苁蓉故纸药如常，巴戟龙骨共放，每件三钱称准，炒干其实馨香，胎发用他十个，血竭三钱相旁，先将发来熔化，后将竭入中央，火用文武莫相伤，务要调匀清爽，以上共为细末，再将鹿胶熬霜，四两和丸桐子大，初服酒下九丸，后添五粒又何妨？丹田春意暖洋洋，七日之间强壮，此药久服不断，管交脱换臭皮囊，有缘得遇妙仙方，寿年从此与天长。上德之人方受，匪人切莫乱扬，父子不相传于妄漏自己反无缘，莫道仙方禁戒严。

【审查意见】此温补涩精剂，虚寒证可用。

（29）大力法

组成：大怀生地（九蒸，九晒）

用法：每早服三四钱，最能大力，且养精血。

【审查意见】大力之法，莫善于练国术、学体操，岂有服地黄而能大力哉？且逐日食品之营养，岂有不如药物之理？决不可以。

（30）益元延年益寿七宝丹

组成：牛膝八钱（酒浸一日，同首乌蒸），何首乌赤白各一斤，赤白茯苓各一斤，破故纸四两，菟丝子半斤，归身半斤，枸杞子半斤。

用法：其为细末，蜜丸弹子大，日进三丸，早晨空心酒下，午后姜汤下，卧时盐汤下，久服行走如飞，气力益倍，延年益寿。

【审查意见】此方温补肝肾颇佳，凡腰膝无力，盗汗目眩者可服。

（31）益寿延年方

主治：强精神，悦颜色，乌须发，益寿延年。

组成：甘枸杞、熟地、杜仲、核桃霜、破故纸、肉苁蓉、何首乌、当归各十两。

用法：以上共为细末，蜜丸桐子大，每服二钱，或酒或盐汤下，不可间断。

【审查意见】古籍谓离家千里，勿食枸杞，极言枸杞补精之功也，又配伍地杜归乌之富有胶质者，以补血液，故精液虚亏者，可用作强壮之剂。若体质强壮，阳气充足者，用之必生火症，不可不慎。

（32）延年固本丸

主治：治五劳七伤，诸虚百损，颜色衰朽，形体羸瘦，中年阳痿不举，精神短少，未至五十，须发先白，并左瘫右痪，步履艰辛，腰膝疼痛，下元虚冷等症。

组成：人参、肉桂、当归、韭子（烧酒煮）、菟丝子、枸杞、茯神、山药、床子、山萸肉、川牛膝各二两，熟地、何首乌（九蒸）、苁蓉（去甲酒洗）各四两，大附子一个（童便浸），鸽子蛋（去皮炒成粉），黄狗肾一具（内外酥炙），车前子一两，黑驴肾连子一具（同苁蓉酒煮一日夜），鹿茸一对（酥炙）。

用法：共为细末，以驴肾、苁蓉捣膏，为丸桐子大，每服百丸，黄酒或滚水下。

【审查意见】此丸对于生殖机能，确有补益之效，盖有驴肾狗肾之故耳。现代所盛传之返老还童生殖灵等药，即由睾丸中所抽之成分，但其效捷不长，用后虽能暂效，而反由促短寿命之忧，不若此方补益之平稳。惟素有郁火者，切不可用。

（33）长春补药方

主治：专治男子诸虚羸瘦，中年阳事不举，精神短少，未至五旬，须发变白，行步艰难，及妇人下元虚冷，久不能受孕，服此药即孕。

组成：人参一两，白茯苓一两，川椒二两（微炒），覆盆子一两，巴戟一两，车前子一两，生地二两，赤石脂一两（另研），天门冬一两，肉苁蓉二两（酒洗），熟地二两，山萸肉二两，当归一两（酒洗），石菖蒲、去毛、一两，牛膝二两（酒洗），枸杞子三两，广木香一两，五味子一两，远志二两，地骨皮二两，泽泻二两，柏子仁一两，杜仲（姜炒）二两，菟丝子（酒炒蒸透）三两，山药一两。

用法：共为细末，蜜丸弹子大，每服五一丸，空心黄酒或淡盐汤下，此药服过十日，加二十丸，服半月，再加二十丸，服至十月之后，小便赤色，是旧疾出矣，又觉鼻酸声雄，胸痛咳嗽，吐痰吐血，是肺病出也，大便下脓血，或下鱼冻青黄者，是五脏六腑之病出也，服到一月之后，一应七情之滞气，沉痼冷疾皆出矣。

【审查意见】此方不如延龄固本丸之纯净，方义似较复杂，至服后所生诸症，尽是充血出血之象，盖因药性太热之故，用者慎之。

（34）修制长生仙丹

组成：丁香、砂仁、官桂、陈皮、白豆蔻各三钱，小麻尖（六七月采阴干）一斤。

用法：为细末，每服三钱，空心滚白水调服。

【重订主治】中阳式微，脘腹不舒，食思不振，即食亦难消化，嗳气倒饱，有生食气，口腻不渴者。

【审查意见】原定主治，有七字口诀，非特浮夸妄言，即与方药，亦丝毫不合，故重订之，以期明晓，盖此即芳香健胃剂耳。

（35）打老儿丸

组成：棉花子一斤（炒去壳），核桃肉四两（捣）。

用法：为末，小米面糊为丸重三钱，白水下。

【审查意见】药性平和，有滋补之效。

（36）神仙七星散

组成：地肤子、蔓荆子、巨胜子、黄精、嫩柏叶、嫩松枝、桃胶各等分。

用法：七味九蒸九晒为末，每服三钱，空心白水下。

【审定意见】此方不详主治，惟配数味清湿热之药，实无重订之价值也。

（37）补阴丸

主治：专治男妇诸虚百损。

组成：黄柏四两（煨炒），败龟板（醋灸）、牛膝（酒洗）各二两，酒炒知母、酒熟地各五钱，炒白芍、广陈皮、当归、虎骨（酥炙）各五钱。

用法：共为末，好肥羊肉二十四两，不用油，煮烂如泥，石臼杵极烂，合药又捣为丸，如桐子大，盐汤下七十丸，冬月姜汤。

【审查意见】黄柏知母，滋肾清热，九地龟板，宜阴补精，此方大旨，即增体中水分及精液耳。虎骨之用，以筋骨疼痛者为适宜，主治谓诸虚百损，近含混，兹重订之，以期适用。

【重订主治】精液亏损，虚热上亢，耳鸣头晕，咽嗌干燥，腰疲腿疼，夜热盗汗，或夜遗精，或下白带，小便黄赤，或涩痛，证明为精液虚损，因虚而内热者。

（38）仙传蟠桃丸

组成：棉花子仁（烧酒拌透，黄酒水平对煮一炷香）、红枣（黄酒煮熟，取净肉）各一斤，当归身、川牛膝、枸杞（俱用酒浸）、肉苁蓉（酒洗）、白茱萸（酒蒸，去核）、菟丝子（酒蒸成饼）、白鱼鳔（矾炒成珠）、白茯苓（人乳拌蒸）、破故纸（盐水炒）、熟地（酒蒸如饴）各四两，巴戟（去心）五两。

用法：共为细末，蜜丸，重三钱，早晚酒水任意送下。

【审查意见】此方主治，长于填补，经云精不足者，补之以味，即此旨也，惟名称不雅。

（39）草还丹

组成：沙蒺藜三斤，菟丝子一斤（酒蒸），白茯苓八两（乳蒸），萝卜子八两，黑豆二斤（用小粒，要正不要偏），当归（酒洗）、黄芩（酒洗）各一斤。

用法：春冬用苍术一两，赤茯苓（乳蒸）八两五钱；夏秋用白术一斤，为细末，蜜丸重三钱，早晚滚水下。

【审查意见】按此方，治脾肾湿热，赤白带下颇效，原无主治，兹增订如下。

【增订主治】治脾肾湿热，赤白带下，并便浊阴痒，胸闷不舒，腰困头晕等症。

（40）补天大造丸

主治：治诸虚百损，五劳七伤。

组成：紫河车一具（头生男胎，米泔水洗净，煮熟捣烂），虎胫骨二两（炙），鹿茸二两，大龟板二两（炙），炒山药四两，建泽泻、白茯苓三两（乳蒸），天麦冬、五味子各三钱，枸杞子四两（酒炒），当归四两（酒浸），菟丝子三两（酒煮），破故纸二两（酒炒），川牛膝三两（酒浸），川杜仲三两（酒浸），生地八两（酒浸蒸），肉苁蓉三两（酒洗）。

用法：蜜丸桐子大，每服百丸，空心酒下，盐汤亦可。

【审查意见】此方以二冬滋阴，味萸填补，复以紫河车血肉有情者充之，治体质虚弱，气血两亏，应有卓效，惟内有蕴热，及不受热补者忌用，紫河车须漂洗极净，焙研备用。

（41）补气汤

主治：凡遇一切势倦之后，服此不生内伤之证。

组成：黄芪二钱（蜜炙），人参一钱，归身五分，土炒白术一钱，陈皮一钱，炙草四分。

用法：姜枣为引，水煎服。

【审查意见】此即补中益气汤除升柴也，补中益气汤之方法，前已言之，此方除去升柴，较为平妥，然以劳倦之体虚脉弱，尤当证明其非感冒性病症者，方可试用，兹订正主治如下。

【订正主治】体质素弱，中气不足，稍动则喘气少息，略劳则倦怠无力，煎汤温服，或代茶随意饮之。

（42）补精膏

组成：壮元阳，益真气，助胃润肺。

治法：牛脊髓二两，核桃肉四两，山药、杏仁四两，人参三两，当归二两，枣肉四两（去皮核）。

用法：将核桃肉、山药、杏仁、枣肉四味，捣为膏，用蜜一斤，与人参、牛髓、山药、当归细末和匀，入瓷罐内，隔汤煮一日，空心酒调下一二匙，或做成三钱丸子亦可。

【审查意见】牛髓和药，作丸作膏，均不甚妥，不如和面内炒为面茶，水冲服较佳，其他为膏为丸俱可。

（43）长春丹

主治：治肾虚精冷之证。

治法：鱼鳔一斤（蛤粉炒成珠），棉花子一斤（取净仁一斤，去净油，酒蒸），白莲须八两，金樱子（去子毛净）一斤，金钗石斛八两，沙蒺藜四两，枸杞子六两，菟丝子四两，五味子四两（炒），鹿角五斤（锯成薄片，河水煮三昼夜，去角取汁，熬膏），和药末为丸，桐子大，每服三钱。

【审查意见】此方治虚寒遗精，所谓寒精自流者可用，相火妄动者不宜，须细别之。

（44）固精种子羊肾丸

治法：甘枸杞二两（人乳浸一宿，晒干），白莲芯二两，大地黄四两（酒浸透，捣如泥），芡实肉四两（蒸熟），何首乌（黑豆汁浸蒸九次，晒干）四两，前药共为细末。羊肾十对（淡盐腌一宿），将羊肾用酒三四碗，煮烂为度，捣如泥，并地黄和前药末捣匀，为丸黄豆大，如难丸，少加炼蜜，每日淡盐汤下三钱。

【审查意见】取动物之生殖腺，必能益我之生殖机能，以理推之，当有效验。

（45）治男女痨症方

治法：用屠家剥出小胎羊羔，砂锅内焙干为末，酒调服。

【审查意见】羊肉补虚，虚羸必用，乃补虚劳，非治痨病，痨是结核病，羊羔何以能治，且有伤生物，不宜取用。

（46）治痨虫方

治法：吃腌鳗鱼细嚼其骨，最能补益。

【审查意见】痨虫是结核菌，古人不知，故以痨虫名之。腌鳗鱼能否灭菌，未曾实验，或为滋补之作用，亦未可知。

（47）治痨热方

治法：用鲜青蒿梗水三升，童便五升，煎取一升，去渣，慢火熬成膏，空心临卧，以酒调四五茶匙送下。

【审查意见】煎膏甚难，服汤即可，但药性平和，病重无效。

（48）大力丸

组成：白茯苓、蒺藜（酒洗，炒去刺）、覆盆子、杜仲（醋炒）、菟丝子（酒煮）、白芍、威灵仙、川续断、故纸、苁蓉、薏苡仁、当归、无名异（即油匠煎油用的土子）、牛膝（酒洗）、自然铜（醋煅七次）各用一两，跳百丈十个去足，乳没、血竭、青盐、朱砂各五钱（飞），天雄（童便浸五日）二两，虎骨二两（醋炙），象鳖十个（去头足翅，如用土鳖）。

用法：共为细末，炼蜜为丸，二钱重，早晚盐汤或黄酒送下时，用力行功，散于四肢。

【审查意见】此方除去血竭、跳百丈、象鳖、无名异等，作滋养强壮剂尚可，若谓服此可大力，则恐未必。

（49）又大力丸

组成：土鳖（酒洗，去肠秽）五个，地龙（去土，酒洗）、无名异（焙）、当归、自然铜（醋煅为粉）、乳香各四两，白蒺藜（炒去刺）一斤。

用法：共为细末，蜜丸，重二钱半，每服一丸，空心黄酒或盐汤送下。

【审查意见】土鳖善通瘀血，内因瘀滞而现腿痛者尚可，与其所名之大力不切。

（50）鱼鳔丸

组成：酒当归、白蒺藜（炒去刺）、鱼鳔（酒炒）、牛膝各四两，川芎三钱。

用法：上为末，蜜丸，朱砂为衣，每丸重三钱，黄酒送下。

【审查意见】鱼鳔丸不如前列之长春丹，应参长春丹方。

（51）如意大力丸

组成：蒺藜（净末）半斤，酒当归二两，大生地（酒洗）、川牛膝、木瓜、川杜仲（盐水炒，去丝）、枸杞、骨碎补（去毛盐，水炒）、熊掌骨（酥炙）各一两，虎胫骨（醋炙）一两二钱，甜瓜子（炒）一两，乳没各五钱，黄柏八钱（盐水炒），菟丝子（酒浸蒸）、龟板（醋炙）、白茯苓（人乳泡）、知母（盐炒）、续断（酒洗）、大熟地各一两。

用法：为细末，蜜丸，重三钱，每服一丸，空心白滚水下。

【审查意见】此亦不过滋阴填补，作强壮剂尚可，有何大力之如意哉？

（52）造福丸

主治：瘦人服之身胖。

治法：牡蛎、白术各四两，苦参三两，为细末，用猪肚一具，煮烂，石臼捣为泥，和丸桐子大，每三十丸，米饮送下，日三服。

【审查意见】天生瘦削，服药难肥，因病致瘦，则当去其病，岂此方所可哉？至湿热淋浊，此方颇效，牡蛎宜生用。

审查征集验方

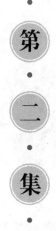

第

二

集

山西省政府村政处

1933年

序

　　吾国医药，向无专司。民间验方，常以埋没，值此学术竞争之时，而无搜罗征集之法，则此有效验方之丧失，洵足惜也。会长阎公，眷念民疾，提倡中医，热忱扶助。筹款设会，于兹有年。十八年秋，曾令省府村政委员赴乡之时，征集民间验方，转报省府。前后令发本会，成帙颇巨。集思广益，救民疾苦，洵可谓无微不至。本会自奉令审查后，即着手整理，分别审查。当时拟有审查办法，及审定程式，照列于下：

　　（甲）审查验方办法

　　（一）审查由全体理事负责办理。

　　（二）审查方法：分个人签注、开会讨论之二种。

　　1. 个人签注

　　各理事接到方稿后，将各方项下所治病症、原因、症候、方名、药品及用量、配合及制剂、服法、每次服量、每日次量、药后处置、药后禁忌、药后遗弊及其他不列举事项，就学理之研究，自己之实验，逐一详查，附入意见。

　　2. 开会讨论

　　每星期三日，将各理事签注完竣验方，汇齐开会，参与讨论，得多数认为该方之签注适当无误，斯为决定。

　　（三）审查完竣，将完善各方，汇编呈报，其认为利弊互见，或功效未明之方，即交各理事，随时实验；或通知原呈方医士民人，再加说明，以资研究，而求进步。

　　（乙）审定验方程式

　　（一）每方将征集原件，照录前列，以资考证。于方尾附以审查意见，说明方意之大概。

　　（二）原件方药有所修改，或存疑，或于本病有鉴别禁忌等，应当格外注意事项，均于订正意见说明之。

　　（三）凡原件方药病症，俱欠明确之方，暂予存疑。发交各理事，随时研究。如系普通常有病症，则拟方补充，以资应用。

　　（此十八年冬所拟之稿，附刊于此，藉志鸿泥）

　　本篇内分调经、白带、血崩、妇科杂症、胎前杂症、临产杂症、产后血崩、血晕、产后杂症、皮肤、外科、损伤、救急、花柳、耳鼻口齿咽喉、精神病、血症、肺病、感冒、传染病、胸腹部病、小儿科病、消化系病、呕吐、泄泻、痢疾、便秘、噎膈、黄疸、附消化器杂病、泌尿器病、生殖器病、虚痨病，并附有心胃痛病方、补遗等，共二十六门。既订其主治，又考其方法，最后附以意见，不详者付诸存疑。

尝以《验方》之辑，以"贱便验"为主体。"贱"则价值甚廉，一般人易于购买；"便"则普通应用之物，俯拾即得；"应验"一层，尤关紧要。苟不足以资应用，则尘饭土羹，何裨实际？合于上列三项之条件，方足以名为"验方"。尚缺其一，则无足取。假使有一良方，而不便不贱，微论价值昂贵，非普通人之力所能办。若为世间稀有之物，虽出重价，亦有不易得者；即有之，亦不过作博物院中陈列品而已，又何贵乎有此方哉？！

本篇先征集病家应效之验方，复由本会各理事，以经验用途之审查。再由下走，收集各家见解，重加编订。中医以经验为主体，而是编洵可谓中医经验之结晶者矣。

民国十八年之冬，本会担任斯役之理事。为陈君宾卿、梁君子和、米君翰卿、薛君一斋、赵君子忠、刘君荫棠、王君奉三、阴君庆元、刘君伯翕等，下走亦滥竽其列。二十一年春，本会阎会长，选聘张君子仁、赵君图南、刘君荫棠等为理事，下走忝任常务。每星期三日，开会一次，审查数十方，或百余方。嗣后审查完竣，乃专做整理即编订之工作。并由张生文元参加努力，所以襄助理事，以期速成。二十二年冬，全部竣事，即行付印，校刊既竣，爰记其原起如此。

民国二十三年春分日

时逸人　敬序于本会理事室

再版序

　　本书为民国十八年，村政处实察员所征集。由本会理事开会审查，签注意见，以为取舍从违之标准。廿二年冬，全部审查竣事，廿三年春出版。问世以来，方法皆由多人之实验，复经本会之审查编订。故按方施治，莫不药到病除，颇为社会所赏用。初版已经售罄。兹特重行整理，次序及门类，亦略有更动。

　　再版付印，爰作数言，以留纪念。

民国廿五年五月十六日

时逸人

阎会长序

　　吾国医学，创始甚古。而医书之称最早者曰《内经》，其间探研病症，诊列诊治，则已里然大备。降及后世，亦代有专书。惟以前代国家，既不之重，而讲求身心性命与夫经国济民之学者，又高自标致，目医学为小道。加之世医之家，视专术为传家之珍，挟秘方为敛财之具，蕴而不宣。以致至宝之医学，不能发挥光大。一任其自生自灭，而不之顾，几何不为西医所逼，一至于斯尽泯没也耶？吾为此惧，故筹设中医改进研究会，延聘专家，钻研改进。而又令村政处设法于各县、区、村，征集民间验方。竣事之日，为数甚多。唯恐杂乱无章，疵谬不免，复令会中理事，分析门类，严加审查，并附意见，以为取舍从违之则。良以人命至重，固未许鲁莽从事也。兹编辑成书，付梓行世，既拟以活人，且以供研究中医者治参考云尔。是为之序。

五台山　阎锡山

目　　录

一、救急门

（一）吞鸦片

1. 救吞洋烟方

治法：五色鱼一尾，捣烂，用净水灌下即吐。

【审查意见】凡服一切毒品，当其未至麻痹虚脱时，急宜吐泻，以泄毒质。若现心脏衰弱，立即虚脱之际，应速强心扶阳为要，五色鱼不知产于何地，能否有探吐之效用，尚属疑问，暂予存疑。

2. 急救食洋烟方

治法：明雄二钱，鸡蛋清一个，生桐油一两，调匀，用河水灌之。

【审查意见】此方能涌吐，吐后可用 0.1% 或 0.5% 之过锰酸钾溶液 250ml 乃至 500ml 内服，以破坏毒物之作用，但能腐蚀胃黏膜不可多用。吞咽毒物，服此水立吐出。以铁锈和水磨之，即饮此水。

【审查意见】如有涌吐专药，不必服此。

3. 治吞磷及鸦片方

治法：云胆矾二钱，鸡蛋清一个，不用炮制，随便服之。

【审查意见】吐后，可另服生鸡蛋清数个，以解磷之热毒。

4. 吞食生洋烟解毒方

治法：蓝靛草根一两蒸热用，青黛五钱研末，云胆矾三钱，南瓜藤五钱，生甘草一两，贯众五钱（去毛），共为细末，用井泉水调灌，三吐而愈。

5. 治服鸦片毒方

治法：清凉水一碗，黄土一块，用水将土冲开，澄清后服，立吐。

【审查意见】土能保护胃肠黏膜，遏止毒质之吸收。但取吐不确，宜以皂矾涌吐后，再用此方。

6. 解吞鸦片及痰火症方

治法：飞矾一两，苦丁香、藜芦各五分，先将飞矾以水煎沸，微温灌之，次将苦丁香、藜芦捣为细末灌之，若吞服鸦片者，可保性命。

【审查意见】三味皆为涌吐妙品，吞服鸦片，在一小时内，得此必可涌去毒质，立挽生命。吐后可用前方，以护胃肠黏膜。又：痰火症，用此涌吐，唯以体质壮实者为限。

（二）芒刺卡喉

1. 治芒刺卡喉方

病原和病状：食饭不慎，或饮水带入食物妨碍，不甚作痛。

治疗法：以练白之糯米，摊饼一个，约一两重，卷在筷上，在喉内探之。若作泛恶，不妨再探。每探一次，取出视之。或喉中觉润，用力吐之。倘饼尽未出，再换探之甚妙。

【审查意见】法意尚足，但似太笨，可用肥腻软粘之食物，频频吞咽，冀其下达可也。

（三）服砒

1. 服砒急救方

治法：白矾为末，冷水送下。

【审查意见】初服此者，可用。用后宜再设法探吐为要。

2. 服砒急救第二方

治法：防风四两，研末，冷水调服。

【审查意见】此方虽亦曾见，但对于砒石中毒，未审有无解毒作用，抑为排毒作用，或有疑其有催吐之效者。但不如用吐剂，则奏效较速。如用吐剂，初服有效；如时间太长，则该毒质，传入血分，虽吐无效。

3. 服砒急救第三方

治法：雄黄三钱，防风三钱，血竭钱半，板蓝根二钱，硼砂二钱，甘草二钱，水煎服。

【审查意见】此方清热、活血、解毒、和胃，治中毒症，理当有效。

4. 治砒霜毒方

治法：防风三钱，香油四两，研末，调服可也。

【审查意见】防风解砒毒，载之古籍。曾见用者颇验，伍以香油，是欲唤起呕吐，俾泄毒也。

5. 服砒急救第五方

治法：用防风一两，研为细末，水调服立效。

6. 服砒急救第六方

治法：用冷水调石青解之，最效。

【审查意见】比较上方为优。冷水调石青，石青即扁青，为石类之一。盖砒毒大热，本品凉而下坠，使毒质不至分解，由大肠排出故也。

（四）中杏仁毒

1. 中杏仁毒方

治法：杏树根一把，煎汤饮之。

【审查意见】杏仁毒，载在古书，惜编者未曾试验。

2. 救急吞毒方

治法：云胆矾二钱，将药研末，开水冲服，立愈。

【审查意见】本品能取吐，可用。尤以磷中毒为宜。

（五）中水银毒

1. 中水银毒牙龈白色腐烂方

病原与病状：不明表皮破烂，黏膜上不能涂抹水银之理由，因之即现中毒，头面及牙龈作肿或牙龈作白色溃烂。此症医者最易误认为牙疳，不知色白色红之别。

治疗法：用大江岸边无人烟处，水滩上挖深三尺，取净河泥二三升，每用半升，冲清井水二碗，搅至半青半混时，合之漱口，不可咽下。连漱数天，徐徐而愈，内服之药，只须用金银花、生甘草可也。

【审查意见】此法太属不便，应内服银翘解毒，含漱硼酸水以防腐。如系水银急性中毒，速服大量之煅制镁，使毒质不至溶解，则可幸免其害。

（六）酒毒

1. 解酒方

治法：药能解酒不寻常，草果加煎干葛汤，解毒频频三四盏，醒前醉后甚宜尝。（草果、干葛二味，煎汤服。）

【审查意见】酒气燥质湿，中毒酒者，心脑受熏炙，胃肠被其浸淫。解法，当清其熏炙之气，行其浸淫之质。干葛可易葛花。草果之用，须视其人脏腑之寒热以为度，若毒甚而麻痹虚脱者，急宜强心补阳为要，此方不切。

（七）昆虫入耳

1. 治昆虫入耳方

治法：取猫尿少许，灌入耳内即出。

2. 治虫入耳方

治法：麻油少许，滴入耳中。此乡村屡试屡验之方也。

（八）吞针

1. 治吞针方

治法：用蚕豆、韭菜，同煎同食。韭菜不可切断；无蚕豆，用盐蛋煮食亦效。

【审查意见】误吞针刺，无论梗于咽间或已入胃，须急服肥腻而有粘摄性者，冀其裹之而泄，不受其累。韭菜能治误吞金环，治此亦宜。

2. 治吞铁针及金质类方

治法：磁石三钱，醋炸二三次，研细末，服下。四五日后，再服羊皮硝五钱。

【审查意见】此方效验不确，仍以前方韭菜为佳。

3. 拔针法

治法：针入肉内，用磁石一两，研极细末，香油调匀，敷患处，半日即愈。

【审查意见】须活磁石，否则无效。

（九）煤气毒

1. 治烟曚呕吐方

治法：轻者饮花椒水，重者取灶内红泥，置于冷水，服之即愈。

【审查意见】以莱菔汁、酸菜汤等为最妙。

2. 治受煤气症方

治法：生姜汁灌之。

（说明：煤气症用生姜汁治之，轻者五钱，重者一两，临症酌量加减，开水冲服。考此病原由室中氧气淡而煤气浓，由呼吸积于胸间，姜汤主发散，故治之甚妙也。）

【审查意见】中煤气毒，酸素缺乏，炭浊充斥，始而刺激呼吸中枢，极度兴奋，故现呼吸困难。继而终归麻痹，呼吸停止，心脏静寂而死。治法，须急置患者于空气流通之地，解其胸襟，以布蘸水搽之。振荡肺之张缩，复用人工呼吸法。内服药宜以酸菜汤为最妙。生姜兴奋宣散之剂，以呼吸将停、心脏衰弱者可用。

（十）跌打损伤

1. 跌打伤第一方

治法：乳香二钱，没药二钱，海桐皮三钱，当归三钱，川椒三钱，川芎二钱，威灵仙二钱，红花三钱，防风二钱，水煎，在患部洗之。

【审查意见】跌打扑伤，皮下溢血，肿胀疼痛。症状轻浅者，可单用此方洗之。如患者二便不通，或更兼其他瘀血、神昏等症者，宜随症与以适当之疗法。专凭此方，不济事也。

2. 跌打伤第二方

治法：生大黄五钱，归尾二钱，桃仁二钱，水煎去渣，黄酒、童便为引。

【审查意见】此行瘀通便方，凡受跌打扑伤后，每多血瘀、便秘。此等方剂，所在必用。

3. 跌打伤第三方

治法：白附子六钱，明天麻、南星、防风、羌活、白芷各五钱。

共为极细末，搽服俱效。重者三钱，轻者一钱，温水下。

【审查意见】此方刚燥辛热，宜于外用，或以水煎搽洗亦可，内服不宜。

4. 跌打伤第四方

治法：取古庙绿琉璃瓦研末，敷伤处，奇痒而愈。

【审查意见】此方殊不多见，药理亦不明了，效否尚待研究。

5. 跌打伤第五方

治法：儿茶、血竭、海螵蛸、三七、梅片、珍珠各等分，共为细末，敷伤处。

【审查意见】跌打扑伤出血者，此方有止血之效。

6. 跌打伤第六方

治法：当归、知母、金铃子、乳香、没药、金金石、血竭、香牛草各三钱，黄酒二斤半，煎汤服。

【审查意见】此方大意，活血止痛，金金石与香牛草均不详为何物，殆为金星石与牵牛子之讹误，未审确否。然即除此二药，亦有活血行瘀之效，惟黄酒分量太多，宜酌减为是。

7. 跌打伤第七方

治法：净乳香、明没药、粉丹皮、海金沙、自然铜、川牛膝各二钱，黄酒为引，水煎服。

【审查意见】此亦通瘀之方，如便秘者，仍宜加入通便之品。

8. 又跌打伤第八方

治法：归尾、海金沙、自然铜、乳香、没药、生地、五加皮、丹皮、生草各钱半，童便引，水煎，温服。

【审查意见】与前方大体相同，而效力较为和缓。

9. 刀伤药方

治法：海萼圪梿一两，冰片一钱，乳香、没药、汉三七、血余各三钱，白硼砂二钱，煅石膏二钱，共为细末，瓷瓶收贮，勿泄气，用时以药撒在患处，立能止血镇痛。

【审查意见】海萼圪梿不详，或系梅萼之误，暂予存疑。然除去海萼圪梿一味，亦能止血镇痛。

10. 刀斧破口血流不止方

治法：葱白捣烂炒热，敷患处。葱冷易之。

【审查意见】刀斧破伤，流血不止，用热葱白以止血，诚恐适得其反。但编者未经实验，不敢武断，暂予存疑。

11. 跌打伤第十一方

治法：南瓜藤，晒干，捣细末，再加净草纸灰五钱，合和为末。遇症先洗净患部，然后敷之。

12. 刀斧砍伤流血不止方

治法：陈石灰四两，松香五钱，橡皮五钱，煅龙骨四钱，共研细末，敷伤口处。止血止痛，用扇子扇之即愈。

【审查意见】此铁扇散方，原方用老材香，系古墓棺中之松脂，但本品颇不易得，故有用千年陈石灰代之者。虽未必绝系千年，但须陈之又陈，无腐蚀性者方可。

13. 治刀伤止血方

治法：陈石灰半斤，霜桃叶七合，川大黄五钱，以上三药研末，入石灰内，用铁锅炒之，如桃花色为度。置青石上令凉，再用箩过之，将药撒于伤处，夏秋用扇扇之，春冬不宜。将药末敷于患处，候一点钟，血止。再用凉水洗去瘀血，再撒一次而痛止。

【审查意见】石灰仍须陈者，但此方不如前方之妙。

14. 治打碰皮破血流方

治法：陈石灰少许研末，涂伤处。冬月不冻，夏日不酵且易痊愈。

【审查意见】此与热熨烙灼法相同，伤部小者可，伤痕大者，绝不合宜。

15. 化骨方

治法：威灵仙三钱，砂仁三钱，红糖一块，醋一碗，熬滚，陆续饮之，诸骨鱼刺皆能化之。

【审查意见】效否，殊属疑问。

16. 接骨方

治法：人中白四两，五倍子二两，共为细末，用热陈醋和糊，在生细白布上摊贴患处或包裹七日更换，用杉木板保护患处。

【审查意见】此方有清热退肿收敛等效，与醋调制，可使药力窜入组织深部，但能否骨折再接，仍须研究。

17. 跌打伤第十七方

治法：旱公牛角一个（焙干，层层刮之），榆白皮不拘数，杨树叶不拘数，黄米面不拘数，花椒七粒，共为细末。陈醋熬成稀糊，青布摊贴，薄木片缠住，即刻闻骨内响声不绝，俟定即接。或牛马跌伤，树木折毁，均能接住。

18. 跌打伤第十八方

治法：当归七钱半，川芎五钱，乳香二钱半，没药五钱，广木香一钱，川乌四钱半，松香六钱，古钱三个（火煅，醋淬七次），骨碎补五钱，香油两半，共研细末，与香油和膏，油纸摊贴患处。

【审查意见】此回春接骨丹原方，未审效否。

19. 跌打伤第十九方

治法：荆皮四钱，台乌三钱，红花一钱，川芎二钱，五加皮二钱，荆芥一钱，青皮一钱，羌活一钱，独活二钱，猪苓一钱，苏木二钱，黄酒二钱，葱白二钱。煎服发汗，药渣捣末，搽患处。一炷香时，发痒为止。

【审查意见】荆皮疑是紫荆皮，骨折复令发汗，耗散体温，减弱气力，恐患部更加疼痛，虚弱者尤宜戒慎。

20. 跌打伤第二十方

治法：乳香（去油）、没药（去油）、血竭、骨碎补、土鳖、自然铜各一钱，共为细末，每服一分。如大便不利，加川军一钱；小便不利，加车前子一钱。

【审查意见】此接骨内服方，土鳖、骨碎补、自然铜历来接骨方中，最多使用。

（十一）冻伤

1. 冻伤方

治法：茄根半斤，白水煮之，洗数次即愈。

【审查意见】此方民间为通行方，冻伤第一级（充血、浮肿、发赤、瘙痒）可以用之。但水宜微温，不可太热，且宜先以冷水搽洗为妥。

2. 冻疮方

治法：鸽子粪，水煎洗之。

【审查意见】此通行单方，宜先用冷水搽洗，后以微温水洗，不可骤用热水。

3. 冻伤第二方

治法：白萝卜片，以砂锅煮如泥，添水熬成膏，用布或纸摊贴患处。

【审查意见】此亦宜于第一级之冻伤。如皮肤皴裂者，宜以猪油调涂。

（十二）烫伤

1. 烫伤第一方

治法：黄连三钱，当归五钱，生地一钱，黄柏三钱，姜黄三钱，香油十二两。将药入香油炸枯，去渣，入黄蜡四两，熔化，用纱布将药渣滤净，入碗内，以柳枝不时搅之，候凝为度，用纸摊贴。

【审查意见】此方清热止痛，润泽皮肤，红斑性烫伤，用之相宜。

2. 烫伤第二方

治法：黄连末，香油调涂患部。

3. 烫伤第三方

治法：地榆研细，香油调搽患处。

4. 烫伤第四方

治法：香油、黄连、黄蜡，用香油将黄连煎枯，去净黑块，再入黄蜡一块烊化，涂患处。若起水泡，即用针刺破，流水即愈。

【审查意见】以上三方，效力大致相同，均宜于烫伤第一期用之。如生水泡（第二期）宜以消毒之针，于水泡根傍刺之，不可拉去泡皮。流出之水，急以清洁棉花搽净，以免浸润传播。

5. 烫伤第五方

治法：先用生石灰一把，入碗内。用冷水冲搅匀，澄清滤过，沉渣不用，再加芝麻油少许，搅匀，抹于患处。

【审查意见】此方有消毒制泌润燥等效，水泡性烫伤，可以用之。

6. 烫伤第六方

治法：槐角。烧灰存性，香油调匀，搽患处。

【审查意见】此亦消炎退肿方，红斑性搽伤可用。

7. 烫伤第七方

治法：山羊角烧焦为末，香油调涂。

【审查意见】羊角烧灰，有吸收性，烫伤第二期，可以用之。如第一期而轻度者，但用香油涂之，羊角可以不用。

（十三）疯犬咬

1. 疯狗咬第一方

治法：斑蝥七个，香附三钱，共为细末，黄酒冲服。

【审查意见】疯狗咬，症候传变，甚为复杂，非本方所可概治，宜参观本会出版《传染病学》"恐水病"项下之治法为妥。

2. 疯狗咬第二方

治法：生大黄三钱，桃仁七个（去皮尖），地鳖虫七个（炒去皮），白蜜三钱，黄酒一碗，煎服，如不能饮酒者，用水兑服。

3. 疯狗咬第三方

治法：川大黄一两，滑石粉二钱，斑蝥十二个，槟榔五钱，二丑五钱，麝香三分。共为细末，面糊为丸，如绿豆大，每日早晚各服二十丸，白水送下，四十日可愈。白日内忌听铜器，忌食发物。

【审查意见】"疯狗咬"即近代所谓狂犬病，或"恐水病"。对于此病，多主破瘀行血，以上三方，亦是此意。但本病迄于今日，西医只有预防血清之发现，特效药物，仍付阙如。此等破血行瘀方剂，虽能减轻病势，是否确能铲除病源，不令再发，殊属疑问。又，咬人之犬，是否疯狂，与该犬舍有狂犬病之病毒否，种种关系，均待研究。再者，隔衣咬伤，其毒液大都被衣服拭去，而致间接传染者屡屡有之，是亦不可不知者。

4. 疯狗咬第四方

治法：人乳一盅，土鳖一个，百草霜三钱。共捣末，和匀，布摊贴患者处。

【审查意见】此外治咬伤方，效否难定。即令有效，而狂犬病乃系全身疾患，其能避免再发否？最宜注意。

5. 疯狗咬第五方

治法：人被疯狗咬伤，急将伤痕紧捏，以火针刺伤处。

【审查意见】此法烧灼排毒，初被咬伤，最是要着。但仍须另涂其他药品，并内服适当药剂，以期避免再发。

6. 疯狗咬第六方

治法：地榆三两，水煎服。

【审查意见】此方清热凉血，治狂犬病，殆难生效。如在发扬期中，或可稍减痛苦，亦未可知。

7. 疯狗咬第七方

治法：钩丁三钱，天麻二钱，防风三钱，羌活三钱，虫皮一钱，千年健二钱，钻地风二钱，川乌一钱，草乌一钱，条芩二钱，川军二钱，京子二钱，玉女二钱，乌梅二钱，荆芥二钱，薄荷一撮。煎服。

【审查意见】此方发汗、清热、镇痉，狂犬病如对症者，或可用之。其中虫皮、京子（或为蔓荆子之简笔？）等，均不详为何物。玉女，菟丝之别名也。

8. 疯狗咬第八方

治法：斑蝥七个。去翅足，用糯米汤送下。

9. 疯狗咬第九方

治法：斑蝥七个去头，麝香半分，马前半个，辰砂一钱，古米九粒，共研细末，空心黄酒送下。

【审查意见】此二方亦破血峻剂。古米不详，或系陈久之米，未审确否。

10. 疯狗咬第十方

治法：甘遂、甘草、干姜，捣烂涂伤处。

11. 疯狗咬第十一方

治法：公鸽粪二钱，为末，黄酒调服，出汗即愈。

【审查意见】以上二方，前者外治，后者内服，功效确否，均属疑问。

（十四）蛇咬

1. 治蛇咬第一方

治法：细辛、雄黄各一钱，麝香五厘，共为细末，用酒调服。

【审查意见】此方内服，有兴奋止痛之效。但被蛇咬上，只患内服药物，亦非完善方法。仍须内外兼顾为妥。

2. 治蛇咬第二方

治法：明雄黄五钱，麝香一分，共为细末，搽咬伤部。

3. 治蛇咬第三方

治法：用蒜一个嚼烂，敷伤处。如毒入腹。可吃旱烟袋内烟油少许解毒。

【审查意见】蒜涂伤处，能引起局部肿胀，用时慎之。其以烟油作解毒之用，为习见之事。毕竟能否解毒，及其真相如何，尚待研究。

（十五）蝎螫

1. 治蝎螫第一方

治法：雄黄一两二钱五分，白矾一两一钱五分，共研细末，新汲开水蘸搽。

2. 治蝎螫第二方

治法：生鸡蛋一枚，壁虎一只。将卵开一小孔，放入壁虎，卵外以泥封好，置阴凉处七八日，泥皮干后，壁虎已死，破开，以箸搅匀，搽患处。

【审查意见】此方效否，殊难决定。

二、内科

（一）呼吸器病

1. 咳嗽

（1）冬日咳嗽方

治法：艾叶五钱，生姜一两，瓜蒌一个（无炮制），水煎服。

【审查意见】冬日咳嗽，原是肺虚受寒，故用艾叶、生姜，温肺散寒；瓜蒌辛润化痰。然瓜蒌一个，破气殊甚，用一二钱可也，万不宜过量，慎之。

（2）治咳嗽方

①核桃四五枚。在炉火中，将皮烧焦，去皮食仁，立治。

②用红枣数枚。去其核，装生姜二小片，以铁壶压于炉火口边，约二时许，食之立治。

【审查意见】此二方之主治，以肺寒咳嗽，吐稀白痰者。核桃能温肺寒，能敛气止嗽；大枣性温而润，能调和脾胃，润养肺经，以生姜辛温可散风寒。方尚有效，可资备用。

(3) 咳嗽第三方

治法：川浙贝各半钱，条沙参二钱，桔梗钱半，紫菀钱半，茯苓三钱，甜杏仁三钱，橘络二钱，前胡钱半，白芍二钱，川郁金钱半。

【审查意见】此方治肺燥而咳者有效，用川贝、桔梗、沙参以润燥。白芍、郁金解肺肝之郁，清肺肝之燥。紫菀、杏仁、前胡疏散肺经之风寒。茯苓健脾化痰，橘络通气化痰。故能治肺燥咳嗽。

(4) 咳嗽气喘（张松林方）

治法：砂仁一钱，干姜四钱，捣烂调匀，和饭服。据云屡试屡验。

【审查意见】按：此方治形寒饮冷，肺部受伤。用干姜暖肺祛寒。砂仁快脾生阳，故治寒嗽有效。若因肺燥或有停食生火，而咳嗽气喘者，非徒无益，且能增病。然未言明每次服量多寡，以愚意将全料分作十次，或二十次用。即以早饭时和稀粥内饮之，或空心时，用开水送服亦可。

(5) 治痰热在膈方

主治：痰热在膈，吐咳不出。

治法：橘红、法半夏、川贝母、茯苓、蒲黄、竹叶、枳实、瓜蒌仁、黄连、黄芩、苏子、桑皮、朴硝，水煎服。

【审查意见】痰热不利，是由肺燥之故。可加麦冬二钱，焦栀子钱半，蒲黄、黄连可以不用。诸药分量，茯苓用三钱，朴硝一钱，其余均以二钱可也。

(6) 咳嗽第六方

治法：杏仁、薄荷、鲜姜各二三钱。用水浓煎，趁热频频服之。

【审查意见】此方为感风寒咳嗽之妙方，久嗽有火者不宜。

(7) 治久咳嗽不止方

治法：用猪肺一个，姜汁三钱，蜂蜜四两，杏仁四十九粒，将杏仁、蜂蜜放肺内，同姜汁用水煮热，服后睡一会即愈。

【审查意见】久嗽伤肺，肺气必虚，用猪肺以补肺气，即近今盛倡之"脏器疗法"也，谅必有效。

用量：生姜一两，同煮亦可。

服法：将药水分作三、五次用，或再将猪肺分作二、三次，食如不欲食时，即只饮水亦可。

(8) 治远年咳嗽方

治法：熟地四钱，山药三钱，山萸肉三钱，丹皮钱半，茯苓三钱，泽泻二钱，覆花二钱，五味子五分，射干二钱，法半夏三钱。（附注：覆花、枇杷叶，均宜布包同煎，不可忽略，以免其毛伤肺）

服法：枇杷叶为引，水煎温服。

【审查意见】久嗽耗气，伤及肺液，津滞生痰。而肾阴亦从而亏损，此方用熟地、山萸以补肾阴，山药、茯苓以健脾化痰，脾旺痰即不生。加之半夏快脾利气，射干清咳逆，覆花祛老痰，五味子饮肺生津，枇杷叶温肺疏风，丹皮、泽泻滋阴利水。

故治素年咳嗽，肺肾两虚为有效。外感新咳，及体未虚者，万不可投。

（9）治咳嗽方

治法：杏仁一两，泡去皮尖，双仁者勿用。用新碗新捶，将杏仁捣如泥，分为三服。

服法：每服加冰糖三钱，用滚水冲起，盖碗内，待温服下，三服而愈。

【审查意见】杏仁性温，能散肺经之风寒，能行胸中之滞气，有治气逆喘嗽之效。冰糖清热润肺，久咳痰少者，宜用。

（10）治年老咳嗽方

治法：甘草三钱，党参三钱，乌梅七个，以上三味，和一处。红枣一斤，熬水，赤糖半斤，蜂蜜四两，水煎，咳嗽即服。

煎法：先将药三味，用水煎好，再与枣水、糖、蜜合一处。用时滚热服之。

服法：将全料药水，分为十余次或二十次，以咳嗽轻重酌量服用。

【审查意见】年老人肺气多虚，津液不足。故呼吸冷气，易致咳嗽。用党参以助肺化逆，甘草健脾和中，乌梅味酸，敛肺定嗽。重用大枣，调和脾胃，赤糖、蜂蜜，性和味甘，均有养脾润肺之功。故于老年人肺虚久嗽，纯用中和之品，而无偏胜之弊，使肺气旺，则能御外来之冷气，而咳嗽自愈。

（11）治咳嗽化痰方

治法：用核桃三个，生姜三片，临睡，同时服以开水，送最少许，服二次。

【审查意见】按此方最为简易，治肺经微受风寒咳嗽者，亦能有效。核桃性温，味涩，能温肺止嗽；生姜性温味辛，能化气散寒故也。

服法：将核桃、生姜同时食下，不必煎水。

（12）治咳嗽吐血方

治法：茯苓、泽泻、粉丹皮、当归、麦冬、知母（盐炒）、熟地各三钱，白芍、山药、贯众各二钱。

【审查意见】此方即归芍地黄丸加减，主治肺肾阴亏，肝火旺盛，其咳嗽吐血，如是阴不养阳。燥气上升，载血上行者，加麦冬以润肺燥，知母滋肾水，贯众下气化瘀，亦能有效。然贯众不若用炭，再加生地炭三钱，侧柏叶二钱，以清肝活血，引血归经而下行，更好。若因风寒滞火胸，膈不通而吐血者，不宜。

（13）治阴虚咳嗽方

治法：熟地五钱，白芍三钱，粉草三钱，云苓二钱，百合二钱，麦冬二钱，辽沙参钱半，地骨皮二钱，川贝母三钱。

【审查意见】此方滋阴润肺，兼止嗽之品，阴虚咳嗽之症，当然有效。惟嫌熟地分两太重，恐有滞气之弊。

（14）治咳嗽吐痰方

治法：用生姜、蜂蜜、梨儿三味，熬水服。

【审查意见】此方治肺燥，微感风寒者宜之。盖生姜能表散肺部之风寒，且能开痰行气。蜂蜜是百花之精，能补阴气，而润肺燥。梨性本寒，能清肺火，且有宣风消痰之力。此方用钱不多，且易配置，最为简便。然未言明用量之多寡，不无缺点。若嗽重，用生姜一二钱，蜜一两，梨一个；轻者，用生姜五六分，蜜五钱，梨半个，以此量加减可也。

（15）治肺痨方

主治：寒热咳嗽喘急等症

治法：生知母二钱，川贝母二钱，天冬二钱，麦冬二钱，条芩钱半，广陈皮二钱半，桑皮一钱，甘草五分，水煎温服。

【审查意见】此症肺经郁热，燥火伤津，故咳嗽；火载气升，故喘急。方中纯是润肺清燥之品，佐橘红以辛温开滞，利气化痰，不使肺部受清润药之滞腻。故燥热清、肺经润、津液生而喘咳均平。此云肺痨者，非云劳伤真阴之虚痨，是燥火伤津、肺燥气急，将成肺痨之实热症。用药者，宜分别虚实，庶不致误。若虚痨喘咳，是以温润调气法治之。若以清凉治之，将使寒气气滞，胸中不通，喘咳更重也。

2. 咳血

（1）肺痨咳血立效方（时逸人方）

治法：川贝母三钱，沙参三钱，生白芍三钱，钟乳石五分，白及三钱，三七末钱半，桔梗一钱，共研细末，用生山药、生薏米各三钱，煎汤送服之，分日服三次，食后服。

【审查意见】此云肺痨者，因燥火伤阴，肺部受火熏灼，而成慢性虚弱症。或因结核菌之感染，血管破裂而出血。方用川贝母、沙参、桔梗、养阴润肺，白芍清火凉血，白及止血而救肺伤。三七凉血止血，钟乳强阴而行滞气，治咳血症颇验。

（2）肺痨吐血方

治法：茜草、丹皮炭、白芍炭、芥穗炭、甘草、生地各二钱，当归三钱，川芎钱半，三七钱半，陈皮三钱半。

【审查意见】此方与上列之方参看。上云咳血，血犹少也。此云吐血，血即多矣，盖吐血即胃出血。方中川芎、芥穗宜易生白芍，再加牛膝以沉降可也。

（3）治气喘吐红粉痰方

治法：沙参一两，地骨皮三钱，麦冬五钱，丹皮三钱，甘草一钱，桔梗钱半，白芍五钱，白芥子二钱，药皮三钱，枳壳二钱。

（按：药皮一味，恐为薆皮之讹，存疑待考。）

【审查意见】气喘吐红痰者，燥火郁于肺部。火载气升，故气喘。肺血管为火熏灼而微裂，则吐红痰。治法，能使肺润，则火息气平，红痰自止矣。故重用沙参，专清肺热。佐以麦冬润肺止血。白芍敛气凉血，地骨皮、丹皮、甘草、桔梗凉血润肺，以清火而止血。白芥、枳壳化痰降气，其病即愈。

3. 气喘

（1）老人气喘方

治法：苏子钱半，白芥子钱半，莱菔子钱半，共研细服。

【审查意见】此方利气化痰，兼以温散肺寒。病由感寒逆而痰喘者，固甚相宜。何必固定为老人哉？

（2）治气喘腹痛方

治法：青皮二钱，赤芍二钱，香附二钱（酒炒），枳壳二钱，柴胡三钱，陈皮一钱，郁金三钱，苍术三钱，甘草二钱，生姜三片为引，水煎服之。

【审查意见】此病因事不遂心，心气不舒。肝气郁抑，腹部又受寒冷，胸中气逆而上行，故气短中气不通。用青皮、香附、枳壳以开滞气，赤芍和肝，甘草缓急。柴胡解肝郁，兼散风寒，然分量嫌重，改用钱半可也。

（3）治哮喘方

主治：痰多气喘，胸满不寐。

治法：北沙参三钱，滑石二钱，白茯苓三钱，半夏钱半，川郁金钱半，象贝三钱，淡附片一钱，生白芍三钱，大杏仁三钱，苡仁三钱，白前二钱，蒌皮钱半。

【审查意见】哮喘多因有老痰，此方少祛痰之品，宜加苏子、南星之类。

4. 肺痈

（1）肺痈方

治法：桔梗一钱，杏仁一钱，甘草一钱，阿胶二钱，银花三钱，麦冬二钱，百合二钱，夏枯草二钱，连翘二钱，川贝母三钱，枳壳钱半，红藤三钱，水煎，空心温服。

初因咳嗽吐浓痰，痰中带血，右寸脉洪数有力，尺脉细小，口渴，胸膈隐痛，将成肺痈之势，即服此药。诸症已除，惟口渴、咳嗽未止，后改服六味地黄汤。加麦冬、五味子、知母、黄柏痊愈。

【审查意见】此症初因肺脏蓄热，复感风邪，郁久成痈。治法：初起如振寒口燥，胸中隐痛，咳而喘满，痈将成而未溃。以解散法，如射干麻黄汤治之。如见脓血，则已溃矣。方中用甘草、银花、连翘、清热败毒，麦冬、百合润肺止咳，桔梗、贝母兼以开郁，枳壳、杏仁下气散结，阿胶、红藤活血养肺（红藤即鸡血藤），夏枯草清热解结，热清则肺润，肺润则喘咳止，诸病可愈。

5. 肺痿

（1）治肺痿方

治法：麦冬一两，元参一两，甘菊花五钱，熟地一两，天门冬三钱，花粉一钱，贝母一钱，二花五钱，水煎服。

【审查意见】肺痿一症，至为危险。因燥火伏郁，伤及真阴，津液涸竭，肺叶焦痿，故见脉数无力，乱咳气喘，坐卧不安。全身无力，二便秘，口鼻干，得是危症。治法以滋阴润肺救液为主，故方中重用滋水润肺之品，水旺则火熄，肺润则津生，而诸病自愈。服二三付后，可将元参、菊花、二花减去半数，再加利气化痰，如广皮、半夏、茯苓、杏仁之类以和之，则肺部不至受凉润之害。再用药者，斟酌可也。

6. 痰厥

（1）治痰厥方

治法：生半夏研末，少许，吹鼻。

【审查意见】痰饮虽为气管之分泌液。但饮食不消，亦为易存痰涎之一种。痰涎既多，偶受相当之诱因，使痰涎堵截心脑灵机交通之道路，卒然跌扑，无异脑出血。其救治法，与卒中同。本方为开窍取嚏法，俟神清后，再施相当治疗。非本方即可治痰厥也。

（二）血证门

血证治法，大要首辨内伤外感，次辨虚实寒热，再次辨出血部分，再辨为虚为瘀，如是方可尽诊察之手续。今审查征集各方率多笼统施治，唯以止血为主体，并不详细分别原因、症状，必多贻误，不可不慎。滋特详细分订如下。

1. 治因劳吐血方

治法：取槐蘑菇，用水煎服。

【审查意见】此方功专止血，取其有收敛之效。惟每次用量，以三钱为度，血止后，再筹对症疗治之法。

2. 治肺热咳血方

治法：茜草钱半，白芍三钱，当归钱半，生地三钱，丹皮钱半，三七末五分（冲），生草五分，阿胶三钱（烊化冲入）。

服法：水三碗，煎诸药成一碗，冲入阿胶汁，和匀，温服，将三七末送下。

说明：治血症之大法，以去瘀血，生津液，培补荣养成分之缺少，增加血管胶质之不足。兹所订正之方意，即本此旨以进行。茜草、丹皮、三七以去瘀血，生地、白芍、当归以生新血，阿胶、生地皆有胶质，阿胶则胶固之性尤强，是为治血症之大法。若肺热重者，必有口渴唇红舌赤之现象，可酌加生石膏、山栀、黄芩、知母等味，则奏效尤捷。

3. 治吐血不止方

治法：川贝母三钱，和以藕汁服之。

【审查意见】此"吐"字，必系"咳"字之讹。咳血不止，用川贝母以止咳，藕汁以和血。方虽平淡，配合尚有法度，当然有效。惟力薄气轻，不可恃以重任。病势在紧急之际，用此方则嫌力薄。若清浅小恙，或善后调理之处，最为合法。

4. 治痰嗽吐黑血方

治法：白芍一两，丹皮一两，地骨皮一两，炒黑栀子三钱，玄参一两，水煎温服。

【审查意见】此方纯系凉血清热。丹皮行血滞，山栀清血热，地骨清肺热，玄参、白芍清热生津。用于血分伏热之吐血为宜，借治肺热之咳血，亦能有效，惟非治血之专剂。又，凡感冒性之咳血，本方绝对不宜，切勿误投增剧。因山栀、白芍之分量太重，皆与表病有碍。地骨一味，尤有沉降之专长。与宜用宣达之治疗，适得其反。故当辨而明之。（编者按：本方治痰嗽尚无着落，宜加贝母、瓜蒌之类。）

5. 治吐血方

治法：当归酒洗、生地、赤芍、百合、川贝母、栀子炒、麦冬、蒲黄炒、丹皮、熟地、桃仁。

6. 仲景泻心汤

吐血不止，诸药不效者，仲景泻心汤极效，水煎服。

【审查意见】二方虽名为治吐血，而前方中百合、川贝、麦冬等药，皆与肺部最有关系，其治咳血可知。又：仲景泻心汤乃治暴大吐血，重用大黄以泻之，逆而折之之法也，其方意与前方各别，不可混同立论。

7. 治吐血方（订正"方法""说明"）

主治：干咳无痰，咳则咳血。

治法：生、熟地各二钱，赤、白芍各二钱，丹皮钱半，麦冬三钱，百合二钱，川贝母三钱，炒蒲黄一钱，当归半钱，炒山栀钱半。

服法：水二碗，煎取一碗，温服之。内有瘀血，加桃仁三钱。

说明：琼玉膏为治干咳无痰，咳则咳血之专剂。本方乃仿其成例，意颇可取。惟寒凉滞腻药，凡脾胃衰弱，纳食不旺者，切不可用。用反无益有害。

【订正意见】本方用川贝母、百合、麦冬、白芍，以增长肺部组织之荣养，而促进肺部循环之工作；赤芍、蒲黄、丹皮以活血辅之，乃血症善后之良法，亦为阴虚气弱人失血之主剂。若仲景之泻心汤，药止大黄、黄连二味，治暴吐血症，来势太猛，内火亢极，大便不通，宜用下夺之剂者。与本方主治，实虚殊途，胡可混同立论？

8. 治咳嗽吐血方

治法：茯苓二钱，泽泻三钱，丹皮三钱（去心），当归三钱，白芍二钱，麦冬三钱（去心），山药二钱，知母三钱（盐炒），熟地三钱，贯众二钱，用黄酒为引，水煎服。

【审查意见】贯众一物，外治为攻毒药品，不入内服。因用少则无效，用多则容积过大，必致妨碍他种药物效用之发泄。本方以六味地黄去山萸肉，加当归、白芍、麦冬、知母等味，确是赵养葵、张景岳之遗教，如左归、右归等方之大意。其主治咳嗽吐血，明清之医，虽有此说，终恐其方药病症，不能完全恰合耳。又：黄酒为引，尤为无意识之举动，特辨明之。

9. 治男子吐血方

主治：男子吐血，劳碌过度，肝肾不足，因而又伤心肺咳嗽方。

治法：枣仁三钱，远志二钱，朱茯苓二钱，生地炭三钱，黄芩炭二钱，桔梗炭二钱，焦白芍三钱，炙杷叶三钱，炙紫菀三钱，化橘红二钱，阿胶珠三钱，川贝母二钱，黑芥穗五分，藕节三个，归身六钱。

【审查意见】吐血咳血，为肺病失血之总称。至云劳碌过度，肝肾不足，又伤心肺等云云，语意含混。当易以"用脑过度，致生咳嗽带血"便妥。方中药品，尚属平平。惟芥穗一味，终嫌不能融合，是当以除去为佳。

10. 治气喘吐红粉痰方

治法：沙参一两，地骨皮七钱，麦冬五钱，丹皮三钱，甘草一钱，桔梗钱半，白芍五钱，白芥子二钱，桑皮二钱，枳壳二钱，各药先用冷水泡于砂锅内，后再用火煎成服之。

【审查意见】此方药味分量，尚有法度。去白芥子一味，则方意更醇。

11. 治阴寒咳血方

治法：熟地黄丸二钱，无别炮制法，诊脉迟缓者。用姜煎水服，轻者一二剂，重者数剂。

【审查意见】"熟地黄丸"方药未见，然以意推之，亦近世所传八味地黄丸之类耳。苟有阴寒咳血，诊其脉迟苔白者，用炮姜炭八分，炙甘草八分，煎服立效，何必用"地黄丸"之滞腻乎？

12. 吐血便血第一方

治法：桃仁七粒（连皮去尖）、杏仁七粒（连皮去尖）、白石榴半个（连皮），黄酒煎服。

13. 吐血便血第二方

治法：桃仁七粒（连皮去尖）、杏仁七粒（连皮去尖）、白石榴半个，黄酒煎服。

14. 吐血便血第三方

治法：桃仁七粒（连皮去尖）、杏仁十粒（连皮去尖）、白石榴半个，黄酒煎服。

15. 吐血便血第四方

治法：桃仁七粒（连皮去尖）。

【审查意见】上列治吐血、便血者凡四方，前三方药味用量完全相同。揣其用意，似以杏仁止咳，桃仁去瘀，石榴皮以收敛血管。可知"吐血"之名词，当然为"咳血"之误。药性尚觉中和，可备为止血简便之单方。惟用黄酒煎服，苟内有积热，必致误事。至于第四方，单用桃仁一味，语意未完，下文必有脱落，或即前方之讹，亦未可知。但桃杏仁留皮，恐有中毒之虞，不可不慎。

16. 吐血验方

治法：猪肉随量食，无特别炮制之法。用猪肉随量食之，吃半月左右可以断根。

【审查意见】此方如能治病，世间快心之事，无有过于此者。编者常究食品疗养之效，用在补助体中营养成分，以收其强壮身体之效用。而恢复其自然之能力，其功用在平素习惯上，以渐次滋养。绝非在病势最骤之候，多食肉类，便可收功者。爰说明其原理如此。

17. 吐血不止方

治法：老人尿一杯，鸡蛋一个，白水送下。

【审查意见】失血病所以生成之原理，不外血液中营养成分之缺少，血管壁失收缩之效用。古今之医者，所治斯症，皆以增加滋养品，吸收血管壁，为唯一适当之疗法。鸡蛋中之蛋白质，尿中之盐质，斯二项功能，对于血症之治疗，实有精确至效用。但此乃有益无损之食饵疗法，不可恃以专任耳。又：鸡蛋不可过熟，因蛋白质遇高热则凝固，不能益人，致有碍消化。人尿以五岁上下小儿，小便清白者为佳。不必以老人尿为炫奇之具也。

18. 吐血方

治法：童便、人乳、顶上徽墨，三样和起，每服一黄酒盅。

【审查意见】此治吐血病之简便疗法。方用童便以助其血管壁只收缩，墨中含有胶质极多，为补助血中胶质之用，人乳以增加血液中之营养成分。配合尚有法度，当然有效。唯此方止血之剂，若血止后，宜另筹善后之法，不得专恃此方为万能也。

19. 立治吐血方

治法：黑丹皮三钱，黑栀子三钱，荆芥炭钱半，全服，白汤送下。

【审查意见】凡药物之煅成炭者，皆含有碱性，具凝敛疮口之作用。古世医者疑为血见黑则止，其实非也。方中三味，皆煅成炭，深得凝敛血管之效用。丹皮以行其瘀，山栀以清其热，荆芥以行其滞，与上方同为治血症之良剂。惟上方凝结之力较优，此方行瘀之效较著，略有不同。若以二方相间服之，则奏效尤捷。

20. 治衄血并治吐血方

治法：当归（酒洗）、川芎（酒洗）、生地、黄柏（炒）、知母、寸冬、丹皮、元参、栀子、犀角、阿胶珠、甘草，水煎服。

【审查意见】此治热邪内扰而致失血之法，故汇集多数清热活血之品。方中之宜修正者，当归无须酒洗，川芎宜易白芍，阿胶正用其胶质，以填补血管之破裂，炒成珠则无效。知母、黄柏、山栀，寒凉实嫌其过。犀角一味，身无大热，神烦血热外溢等症，无可用之必要。另行订正以说明之。

21. 治因热吐血方

主治：因热而致吐血，口渴舌赤心烦脉数。

治法：知母钱半，丹皮钱半，玄参二分，阿胶二钱（烊化）、炒山栀钱半，白芍二钱，小生地二钱，当归钱半，水三碗，煎一碗，温服。

22. 治吐血下血方

治法：陈棕炭四钱，香墨三钱，二宗共一处，用黄酒送下。

【审查意见】此二药皆有止血之功，惟不免有留瘀之害。是在血止之后，宜求其原因而治之，不可徒恃此方。因目前只小效，而致贻祸也。又：苟非虚寒病症，黄酒调服欠妥。

23. 妇人失血症方

治法：香附四钱，一半用生，一半用醋炒，共研细末，每服四钱。

【审查意见】古代验方书中，单治妇人血崩不止。因肝气郁怒太过而成者，用香附一味研末，米饭调服立效。原件未曾注明何种失血病症，致有药症不切之弊。

24. 血证第二十四方

治法：男子指甲一钱（炒黄研末）、女子头发一钱五分（炒黄研末），用白水送下即止。

【审查意见】指甲有磨积之功，头发炭有消瘀之效。以治有瘀血在内之吐血症，尚觉相宜，惟力薄非重任之品。津液受伤者勿用，以其无滋补之力耳。

25. 血证第二十五方

治法：以小蓟二十个去根，藕节四十个，侧柏叶一两，水煎服即愈。

【审查意见】小蓟、藕节、侧柏叶皆清热凉血，活络止血之剂。唯其性稍寒，无热者勿用。

26. 血证第二十六方

治法：用当归一个（重三四两）切片，用好酒一斤，煎至一碗，炖于锅中，以温为度。血尚未吐时，将血衔住，取药一口，连咽送下，一服可愈。

【审查意见】全当归一味，本为活血行血之特效药，酒煮服之，尤有行血之专长。但其性偏温，因热而致吐血者，恐不相宜。又方后自注云"将血衔住，取药一口，连血咽下"云云，似因血得热则凝，疑其能凝敛血管。编订者意见：用血以凝敛血管，不如用血炭为佳。当归酒煮，有热者忌服，须标明为妥。

27. 血证第二十七方

治法：野党参五钱，当归一两，丹皮二钱，炒黑芥穗二钱，生地三钱，茜草根一钱，早晚空心水煎温服。

【审查意见】茜草、丹皮，皆活血行瘀之要药。当归生地，有滋养血液之功能。荆芥祛风达表，炒黑亦有止血之效。治因风寒感冒之失血症，最为相宜。党参一味，似在可删之例。即使虚人失血，非此不能有济，用量以一钱为已足。唯失血过多而致肺气大虚，心脏衰弱，静脉内有郁血停滞者，以用本方最效。

28. 血证第二十八方

治法：用归脾汤，加炒黑阿胶一钱五分，炒黑黄芩一钱五分，炒黑丹皮一钱五分，炒黑栀子一钱五分，百发百中之良方也，三剂立见其效。

【审查意见】归脾汤治失血症，古书曾有此语，云脾不摄血，用此方以摄血归脾云云。编者尝考察中国古时医者，所指脾之功用甚多。此方脾不摄血而致失血，似单指血液循环之变化而言。脾为血行之辅助机关，故即指为脾症。其现症为思虑太过，夜卧不眠，饮食减少，心悸怔忡，面白脱色等皆属心脏衰竭，消化失职，神经过敏之现象。用归脾原方，加山栀、黄芩以清热，其血虚有热，面赤口渴之象可征；加丹皮以行血滞，阿胶以增加血管中胶质，其治血症，当然合法。诊断明确，认证清楚，投无不效。唯此方必待医家诊察病症，方可用之，非病家所可检，方以试也。

29. 吐血下泻方

治法：生地、天冬、麦冬、当归各二钱，棕炭、黑芥穗、广皮、藕节、川厚朴各钱半，早三七、甘草、地榆各一钱，水煎温服，黄酒为引。

【审查意见】本方用生地、二冬、当归以滋补血液，养阴清热。棕炭、藕节、荆芥炭、三七、地榆等，以收敛血管，清热止血。治因热而致之吐血便血，本极相宜。原件云治下泻，乃觉药症不切。又：方中甘草、广皮、川厚朴三药，皆可删去，益觉完善。

30. 吐血咯血不已方

治法：锦纹大黄一两。治法以童便一杯，韭菜二两，取汁，三伏天浸晒候干听用。凡遇上述之病，其脉数或微数，用大黄钱半，加鲜柏叶一枝，黄连八分，黄芩七分，藏红花五分，葵花一块、红枣一枚，水两杯煎一杯，热服之，立已。

【审查意见】吐血衄血之成因，以肺胃之热邪内灼，无下曳之能，势必壅遏不宜，微丝血管，为之破裂。治疗之法，不难在清热，而难在消瘀；不难在止血，而难在血止之后，不复发生他症。本方用大黄以清热下达，制以童便之碱寒，以收敛血管；韭菜之辛通，以疏通血滞，方意极佳，必收良效。或内热甚重者，加黄芩之清热，侧柏叶之养阴，又仲景之圣法，洵善后时备用之良方。

31. 血证第三十一方

治法：当归五钱，香薷三钱，煅石膏二钱，荆芥炭二钱，青蒿三钱，黑艾三钱，生地炭四钱，赤芍二钱，桃仁二钱，将各药先用冷水泡于砂锅内，后再用火煎成服之。

【审查意见】此方治伤暑感冒身热出血之剂，且唯以可汗之症为宜。方用香薷、荆芥、青蒿宣散以祛其暑，当归、生地炭以补其血而滋其液，赤芍、桃仁用以为行瘀导浊之用。煅石膏收敛之力极强，无汗者宜除去为妥。黑艾叶一味，无可用之必要，宜删除之。

32. 血证第三十二方

治法：醋炒川大黄三钱，姜炒川大黄钱半，去皮焦黄芩三钱，煅花蕊石三钱，并在一处，用水煎熬。又，生姜五钱，生莲藕四两，童便一碗，生姜、莲藕合一处，共捣取汁。先饮童便，次饮姜藕汁，次服煎药。

33. 血证第三十三方

治法：鲜藕汁一碗、童便一碗。

服法：将二汁炖温，相间服之；或将二汁和匀，服之亦可。

说明：服上方，如血止之后，无胸满脘闷，腹胀大便不通之症状者，即不必再服他药。如上方服后，血仍未止，或血止之后，有胸满闷大便不通之现症者，可接服下方。

药品：醋炒大黄二钱，醋煅花蕊石二钱，川连一钱，黄芩一钱。

服法：水二碗，煎一碗，顿服之，以大便通利为度。

说明：本方以化瘀血、通大便为主体。吐血之症，有脘闷大便不通之现象者，服此大便疏通，瘀血通利，血症自止。

34. 牙缝出血方

治法：患处敷黄豆渣立止，内服熟地八钱，山药、山萸各四钱，茯苓、泽泻、丹皮各三钱。

【审查意见】牙缝出血，因劳伤阴，气虚火上升之故。用六味汤以滋阴降火，使阴气足，火气自不沸腾而愈矣。

35. 舌中出血方

治法：槐花不拘多少，研末搽敷。

【审查意见】槐性纯阴而寒，有折热止血之功。舌出血者，火有余也，用以清热而血即止。

36. 鼻血不止方

治法：乱发一团，烧灰，吹入鼻。

【审查意见】血余止血，屡试不爽，简切可用。

37. 治吐血尿血方

治法：用灶内火气积久，外赤中黄之土块。量病轻重或五分或少许，研细面，用热水冲服。

【审查意见】灶中土有和中行气之功，治阴寒脉迟肢冷之吐血有效，若内热则大忌。

38. 尿血第一方

治法：瞿麦三钱，水煎服。

【审查意见】尿血者，膀胱热甚也，瘀血壅滞，热邪熬煎，则尿血而痛。瞿麦能清热利水，故能有效。

39. 尿血第二方

治法：阿胶三钱，赤芍、丹皮各二钱，生地、焦栀子、麦冬、当归、血余炭各二钱四分，水煎服。

【审查意见】此方用大量以清热凉血，佐以和血利水之品，确是有效。

40. 尿血第三方

治法：当归、赤茯苓、通草、滑石、生地、小蓟、车前子、竹叶、栀子、藕节、甘草，水煎服。

【审查意见】此方专重清热利水，兼以和血，必是有效。

用量：当归、赤茯苓、生地、小蓟、车前子、藕节、甘草各三钱，滑石、通草各钱半，竹叶钱半。

41. 尿血第四方

治法：秦艽、瞿麦、当归、红花、甘草、大黄、白芍各二钱，黄芩、栀子、车前子、花粉各三钱。

【审查意见】此方清热利水、活血疏风，能使热清，则便血自止。

42. 便血第一方

治法：白头翁五钱，黄连一钱，黄芩一钱，秦皮三钱，水煎服。

【审查意见】此为白头翁汤，治赤痢有效，便血则效不确。

43. 便血第二方

主治：肠风下血，甚至十余日，大小不止者。

治法：白术、阿胶、生地、甘草、附子、黄芩各三钱；若脾寒，加干姜炭二钱，灶心土为引，水煎服。

【审查意见】此即金匮黄土汤，治粪后下血最妙。所言肠下血，不切。

44. 便血第三方

治法：椿根白皮二钱蜜制，现将药切片，用蜂蜜炙之，水煎温服。

【审查意见】便血者，因大肠伏热，瘀热沸腾，则血妄行。椿根皮，能清大肠之湿热，故能治肠热便血。如是肠风下血，应即地榆、芥穗等类。

45. 便血第四方

治法：重阳节日，择取九顶大麻叶二叶，用两全叶，计十八顶，再从第三叶取上三顶，共二十一顶，用水煎后，冲白糖二两，服之即愈。早午服之均可。

【审查意见】麻性滑利，有涤热之功，白糖有清热凉血之用。凡便血者，多因肠胃瘀热，血热妄行，初为实，久则虚，治法宜用当归、白芍、生地炭、粉丹皮、桃仁、地榆炭、椿根皮、酒军、槟榔、川朴、阿胶、黑芥穗之类。如无效，可用金匮黄土汤，此方功效不确。

46. 便血第五方

治法：用槐角炒过，入水熬之，当茶饮即愈。

【审查意见】按：肠热始便血。槐性寒，味苦，凉血清热，为止便血之单方。

47. 便血第六方

治法：当归、熟地、槐角、地榆炭、白茅根、升麻各三钱，旱三七二钱，水煎服。

【审查意见】此方治便血之虚者。若无效，用金匮黄土汤。

48. 便血第七方

治法：只用花椒籽一钱，早空心，开水送下。

【审查意见】花椒籽，又名花椒红，能散恶血，或即其治便血之故。但味辛烈，有寒者可用，否则切宜慎用。

49. 便血第八方

治法：黄连五钱，干姜三钱，苦参子三十粒，赤石脂五钱，杭白芍四钱，乌梅十个（去核），当归三钱，共为细末，再用龙眼肉二两，捣如泥，同药制成梧子大之丸。服药前，先用柴胡、白芍、生地，水煎服。服丸药后，再用阿胶、山甲、广木香，水煎服。

【审查意见】此方清热兼以养血，健脾兼以止血，是治粪后下血之方（名为远血）。盖粪后下血，是因脾阳虚弱不能统血，大肠兼有伏热。故有此症，即先用柴胡、白芍、生地，是平肝凉血之意。后用阿胶、山甲、木香，亦是调气养血以止血之意。

服法用量：丸药即以三钱为度，空心开水送下。至于先服、后服之药，以各用一钱可也。

50. 便血第九方

治法：生地一两，地榆炭三钱，水煎空心服。

【审查意见】便血者，大肠热也。此方重用生地，以凉血清热。地榆清肠止血，热清而可止。

51. 便血第十方

治法：莴笋根一个，水煎服。

【审查意见】菜蔬之质，清凉之性，用以治热，颇有效验。

（三）虚损病

1. 滋阴补肾方

治法：黑豆二酒杯，红枣二枚，清水大半碗，用砂锅煮熟，每日早起，每晚寐前各服一次。

【审查意见】此方用黑豆补肾，红枣补脾，可称脾肾两补之方也。谓为滋阴补肾，似于方中用品不合。

2. 治病后耳聋方

治法：猫尿灌耳，又以猫尿和蒜，搽鼻尖。

【审查意见】两耳属肾，肾气虚，耳即聋。是以老人多有耳聋之病，今病后耳聋，果系久病之后，必然肾经空虚，不能上通耳窍，宜用补肾之品以治之。此用猫尿灌耳，又用猫尿和蒜搽鼻尖，不明用意何在，暂予存疑。

3. 治虚痨方

治法：当归、川芎、黄芩、贝母、知母各八钱，阿胶珠、蒲黄、陈皮各八钱，白芍、生地、天冬、麦冬、薄荷、枳壳、藕节、甘草各三钱，人参二钱，用多年内有碱性便壶一个，猪肚一个，红枣一百个，先将猪肚子用冷水洗净，肚内包红枣，入便壶内，外用土泥抹好，用大火烧，将猪肚、红枣、碱性共研为细末，用蜂蜜调成枣大的丸子。每早服三丸，用自己的小便送下，依照此法连用三次即愈。

【审查意见】此方一派凉润之品，又加人中白，亦是寒性，只有猪肚与红枣，能补脾健胃，如遇日浅之虚痨症，或能见效，否则不可用也。

4. 胃虚痰症

治法：白术二钱，茯苓三钱，陈皮钱半，法夏钱半，山药五钱，人参四钱，薏仁三钱。

【审查意见】此方白术、茯苓、山药、薏仁健脾除湿，陈皮、半夏利气除痰，加以人参、肉桂，扶助阴阳，于此症应能有效。但白术、山药、薏仁，俱宜用炒。

5. 虚痨补肾丸

治法：盐黄芪一两，熟地八钱（蛤粉炒），三丁叩二钱，焦杜仲八钱，干枸杞一两，破故纸五钱，西茴香八钱，菟丝饼四钱，泽泻四钱，莲须五钱，油桂三钱，金樱子三钱，苁蓉四钱，飞龙骨二钱，归身八钱，云苓五钱，西洋参钱，鹿茸五钱，共为细末，用吉糖、干姜水糊成丸，桐子大。每早服三钱，盐水送下。

此方服之一月，确能神清气壮，筋骨充盈，屡经屡验。

【审查意见】按此方以黄芪为君，本走气分，不纯补肾，然用盐制引下，又加以一派温肾阳滋肾水之品，实能有效。但为丸用，吉糖（即是赤糖）、干姜水糊为丸，因赤糖亦是走下之物，又用盐水为引，可将完全药力，收归肾经，命为补肾，名实相符也。

6. 麦门冬汤

主治：数月喑哑之症。

治法：麦冬三钱，半夏二钱，党参四钱，糯米四钱，炙草钱半，大枣五枚。

【审查意见】用此方治喑哑数月而获效，可知是肺虚生燥，有碍声带之症，故用麦冬润肺清燥，党参能生津液以助肺气，半夏降痰而兼燥脾。糯米、炙草、大枣等，补土以生肺金，肺气旺而燥去，声带之音自发矣。但参可用人参或洋参，党参恐有滞胸之弊，倘遇声带受风邪闭塞者，此方即不可用也。

（四）精神病

1. 治善忘方

治法：凡人日夜事多忘，远志菖蒲煮作汤，每日空心服一碗，诗书时刻在心肠。

【审查意见】远志、菖蒲，历来视为安神开窍之药，此处移治善忘，当然不无功效。但善忘者，神经大半衰弱。而神经衰弱之原因，又多来自精神抑郁，愿欲不遂等。故患者除一方服药外，如对于精神休养，尤宜注意。

2. 茯神安睡药

治法：赤白茯神各三钱，夜交藤、夜合花、小生地各三钱，川连三分，上安桂三分，共为丸。约十日服完，咳血甚者，加阿胶二钱。

【审查意见】虚热神烦，或咳血后，睡眠不宁者，可用。

3. 治惊悸方

治法：黄芪一两，白术五钱，当归五钱，生枣仁五钱，远志三钱，茯神五钱，熟地一两，半夏二钱，麦冬一两，柏子仁三钱，元参二钱，甘草一钱，水煎温服。

【审查意见】气血虚弱者，可用。如兼消化不良者，芪、地用量，可以酌减，或再加入健胃药，亦可。

4. 治怔忡不眠方

治法：熟枣仁三钱，箭黄芪二钱，石菖蒲二钱，西洋参一钱，寸冬三钱，生地三钱，当归身二钱，冬白术二钱，杭白芍三钱，远志肉二钱，柏子仁二钱，粉草一钱，镜砂五分，水煎服。

【审查意见】血虚烦热，怔忡不眠者，可用。

（五）神经系病

1. 半身不遂

（1）舒筋活血汤

治法：熟地三钱，当归二钱醋炒，白芍二钱醋炒，木瓜二钱醋炒，天麻二钱醋炒，苍术三钱醋炒，牛膝二钱醋炒，白术二钱醋炒，桂枝二钱，黄芪二钱，杜仲二钱醋炒，木耳三钱，水煎服。

【审查意见】寒湿凝滞，气血阻塞，以致腰腿疼痛者，可以服用。

（2）半身不遂第二方

治法：四物汤加防风、羌活，水三盅，煎八分，空心服。

【审查意见】轻症兼有风寒表证者，或可有效。真正脑出血或脊髓性之半身不遂，用亦无效。其在脑出血者，羌、防尤宜慎用。

（3）半身不遂第三方

治法：党参钱半，白术钱半，山药三钱，巴戟天五钱，覆盆子五钱，芡实三钱，桑螵蛸三钱，枣仁三钱，归身二钱，生黄芪三钱，乌梅二钱，元肉二钱，桑枝三寸，水煎服。

【审查意见】此滋补强壮剂，患者审系虚弱，可以服用，否则勿轻尝试。

（4）半身不遂第四方

治法：鸭子一个，肚内剖空，装入牛膝三钱，用针线缝好。白水煮热熟，汤肉并食。

【审查意见】此亦滋补剂，惟牛膝有凉血降血之功，相伍成剂，治脑出血之半身不遂症，尚称合理。如患者消化器有病变者，可以勿用。

（5）半身不遂第五方

治法：川芎二钱，白术二钱，桂枝钱半，九地四钱，川断二钱，灵仙钱半，广皮二钱，牛膝钱半，羌活一钱，嫩桑枝二钱，水煎服。

【审查意见】此活血温经，兴奋神经之剂。发热者忌服。

（6）半身不遂第六方

治法：透骨草三斤，米醋半斤，烧酒半斤，黄酒半斤。以上拌匀，铺热炕上，患者脱去衣服，卧于其上。待三炷香时，发汗为度。口渴者，用鸡骨煎汤饮之。

【审查意见】轻度之运动神经麻痹症，用发汗法，能引起中枢神经之反射作用，病初起者，或可有效。重症即久病患者，殊难生效。体弱及有发热症候者尤忌试用。

（7）半身不遂第七方

治法：蜂蜜四两，生姜四两，牛骨髓半斤，蜜炙为丸，开水送下。

【审查意见】牛骨髓滋补之力甚强，伍以生姜，兼有健胃作用，偏瘫而虚弱者，可以服用。

2. 手足麻木

（1）手足麻木第一方

治法：用陈棉花籽三钱，烧成灰，早起空心黄酒送下。

【审查意见】棉籽治麻木症，不解何义。

（2）手足麻木第二方

治法：白术三钱（土炒），当归三钱（酒洗）、木瓜一钱，黄芪三钱，水煎服。

【审查意见】体虚弱者可服。

（3）手足麻木第三方

治法：当归二钱，川芎钱半，大熟地二钱，威灵仙钱半，白芍三钱，僵蚕钱半，防风钱半，天麻一钱，川牛膝钱半，水一碗，煎八分，空心服。

【审查意见】末梢性神经麻痹，血运迟缓者，可用。

3. 痫症

（1）痫症第一方

治法：川军四钱，桃仁三钱，红花二钱半，沉香钱半，归尾二钱，炒白术三钱，远志二钱，酸枣仁二钱，麦冬三钱，菖蒲钱半，生地三钱，川连二钱，枳实钱半，芒硝二钱，朱砂八分（另冲），水三盅，煎一盅，空心服。

【审查意见】此方有通大便、清热、活血、化痰之效，实症或可一用。

（2）痫症第二方

治法：瓜蒌仁、苦丁香、巴豆霜、广木香、朱砂，研末，每用七分，与蜜和匀，沸水冲服。服后大便泄出，隔二日，服一次，三次即愈。

【审查意见】此祛痰通便剂，患者气体壮实，苔腻腹满便秘者，可用。

（3）痫症第三方

治法：藜芦三钱，苦丁香钱半，水煎服。

【审查意见】此吐剂，痰涎壅塞，胸满气促者，宜用。

（4）痫症第四方

方一：藜芦一钱，胆星三钱，法半夏五钱，甘草一两，以水一碗半，煎至半碗。服后即吐，次日服下。

方二：磁石二两，朱砂一两，神曲三两，研末为丸，早晚各用开水冲服钱半。

【审查意见】第一方为催吐剂，用于痫病患者，痰壅气闭之际。第二方即磁朱丸，历来用作安神降痰剂。如果患者痰盛神烦者，可用。

（5）痫症第五方

治法：鱼鳔切成寸段，用素油炸焦，每晨用黄酒空心送下一寸段。

【审查意见】此方殊不多见，意义亦不可解，功效确否？尚待研究。

（6）痫症第六方

治法：黑乌鸦一只，泥包烧干为末，病将发前，黄酒送下五钱。

【审查意见】此系古人常用之方（见《本草纲目》），效否？殊不敢定。

（7）痫症第七方

治法：茴香虫三十六个，焙黄为末，黄酒送下。

【审查意见】茴香虫，《纲目》谓主治疝气。此处则施治痫病，不知真义何在，效否亦未敢必。

（8）痫症第八方

治法：当归三钱，川芎钱半，甘松四钱，赤芍钱半，茯神三钱，天麻钱半，水煎服。病重者，加番木鳖子二钱，或照《医林改错》书中用龙马自来丹（地龙、马钱子）。

【审查意见】此方有活血、安神、镇痉之效，痫病不兼痰食等症者可用。番木鳖子（一名马钱子），能兴奋强心，气机衰沉者可用。地龙镇痉止搐之力甚强，用之亦有伟效，但用量须审慎耳。

（9）痫症第九方

治法：当归四钱，半夏四钱，紫豆蔻二钱，官桂二钱，南星二钱，朴根三钱，附片二钱，泡姜二钱，菖蒲二钱，远志四钱，甘草二钱，茴香一钱，水煎服。

【审查意见】此方强心化痰之力甚著，痫病热有湿寒症象者，可用。有热及体虚者，忌之。

4. 口眼歪斜

（1）口眼歪斜第一方

治法：狼粪骨五钱，焙黄研末，黄酒冲服。

【审查意见】此药《千金》主治小儿夜啼及断酒，此处治口眼歪斜，未审确效如何。

（2）口眼歪斜第二方

治法：全蝎、白附子各三钱，研碎，用白酒冲服，童便引。

【审查意见】此麻醉镇痉剂，神经强直抽掣者，可用。用量宜细斟酌。

（3）口眼歪斜第三方

治法：苍术、乌药、羌活、归尾、南星、细辛、天麻、生草、蝉蜕、全蝎（去头）、防风、川芎、黄芩酒炒、僵蚕各一钱，水煎温服。

【审查意见】此方辛热刚燥，有表寒或挟寒湿症候者宜用，体虚及有热者忌服。

（4）口眼歪斜第四方

治法：炒麻子，研烂。左歪涂右，右歪涂左。

【审查意见】麻子有缓和滋润之性，普通大抵内服，此处外用涂搽，功效确否，殊难断定。

5. 中风（脑出血）

（1）中风不语第一方

主治：中风舌瘖不能言，少阴气厥不至，小便不利。

治法：大熟地五钱，巴戟三钱（酒炒），山萸肉二钱，肉苁蓉四钱（盐炒），旱附子八分，官桂七分，寸冬三钱，金石斛钱半，云茯苓二钱，石菖蒲钱半，远志肉二钱，辽五味三钱炙、薄荷五分，生姜三片，红枣一枚为引，煎服。

【审查意见】验方之征集，专供一般社会自检之用，为无医药知识者说法。故古人对于验方之辑，以贱便验为主体。贱则价廉易于购买，便则家常日用必需之品，取之不竭，验则其效立见，人所共知。本方乃金元时代，刘河间医家所制之"地黄饮"之原方。唯以官桂易肉桂，已非刘氏本意，方药病症，是否符合，尚待于后世之研究。但此方非为病家说法，因不合于检方治病之原则。必待医家诊断确实后，方可用之，爰说明其大意如此。

（2）中风不语第二方

治法：用香油三四两，入麝香末二三分，搅匀，将病人之口，撬开灌下。

【审查意见】此"严氏济生方"原方，治中风不省。古语不省人事，盖即神经受痰浊之蒙蔽耳。方以香油之滑润，合麝香之走窜宣达，服之得吐，神经自能恢复。即服后未吐，而气血经此兴奋疏达，亦无脑部静脉郁血之患。惟香油用一两为已足，麝香以一分为中剂。古方分量，未可举为定例。征集者，以"不省"误作"不语"，而古方治义乃晦。

（3）中风不语第三方

治法：石菖蒲、皂刺、苏薄荷各三钱，开水煎熟，灌服。

【审查意见】不语之原因甚多，有痰塞壅闭之不语，有中气虚脱之不语，有神经强直之不语，有神经麻痹之不语。症治方药，各有不同，本方用菖蒲之化痰，皂刺之攻坚，薄荷之宣达，惟治痰涎壅塞一症耳，他未之及。

（4）中风不语第四方

治法：硫黄一钱，川椒三分去黑子，搅匀，溶成小饼。左疼塞右鼻，右疼塞左鼻，正疼，左右鼻均塞。俟清涕流尽，即愈。

【审查意见】中风为脑出血之专门名词，向有规定。本方用川椒、硫黄辛热纯阳之品，以塞鼻，非但脑出血症，无可用之理由。即脑充血症，亦无采取之必要。盖本方所可治者，惟俗传风寒感冒之症。法宜宣散祛风，头部受风寒独重，故其痛较甚。非宣散祛风所能见效者，本方可偶一用之。若恃此方为脑出血症头痛之效方，真南辕北辙，去题万里。

（5）中风不语第五方

治法：牙皂、生半夏、细辛、藜芦、苦参各三钱，共研细面，吹入鼻内即醒。

【审查意见】查所征各方，凡治中风不语者，多指痰涎壅滞而言。因痰涎壅滞，而致肺气不利，故必用除痰之剂，方可奏功。或以中风乃脑出血之重症，用除痰治剂，疑其非当。不知脑受挤压，致神经失其知觉。津液凝滞，气管之阻塞堪虞。取嚏涌吐，乃急则治标之法。本方汇集涌吐之品，俾痰涎之停积者，一举而扩清之，痰去神苏然后再筹对症治疗之法。因方中吐药重复，性雄力猛，即搐鼻取嚏，得嚏之后，乃可作吐。原件虽未言及，以牙皂、藜芦之功用校之，其涌吐之功，实不可没。惟吐法之首先注意者，必先开牙关，然后探吐。如牙关不开，切忌先用吐法。恐痰涎欲出不出，堵塞气管，反致危险。或用撑嘴钳将牙关缓缓撑开，见其满口黏腻，然后再用吐法吐之。盖同一开关，开牙关、喉关，先后缓急，切勿倒置，此系要诀。

（6）中风不语第六方

治法：生南星、生半夏、生川乌各一钱，水煎服。服后三分钟许，吐去风痰即愈。

【审查意见】治中风之"三生饮"，用南星、川乌、附片三味，加生姜同煎。薛立斋氏加人参对半冲服，因虑辛温麻烈之太过。此乃治急性脑贫血之峻剂，非经医生诊断明确，恐有误投之弊。本方去原方之附片，加入生半夏一味。但生半夏服之失音，不可不慎。而且半夏、乌头，古人视为相反之药。杂凑一处，顾虑良多，不可不慎。

（7）中风口眼歪斜方

治法：苍术一钱，乌药一钱，羌活一钱，归尾一钱，胆南星一钱，细辛一钱，天麻一钱，生草一钱，蝉蜕一钱，全蝎一钱（去头）、防风一钱，川芎一钱，黄芩一钱（酒炒），僵蚕一钱，水三碗，煎一盅，温服。轻者一剂，重者二剂。

【审查意见】口眼歪斜之原因，有血不养筋，神经拘急，有湿痰阻络，神经麻痹者。本方重用羌活、防风以祛风，全蝎、僵蚕、蝉蜕以弛缓神经之麻痹，细辛、南星、苍术以化其痰浊，天麻、当归等以行其血气之停积，乌药导浊，黄芩清热，治湿痰阻络，神经麻痹者，最为相宜。如血不养筋之症，切勿误用。

（8）治中风痰厥方

治法：白矾一两，牙皂五钱，共为末。每服一钱，温开水调服，吐痰为度。

【审查意见】痰厥病症，即痰涎凝滞，阻塞心脑灵机之道路。其神昏猝倒，在普通人视之，有疑为中风者。但脑出血症，肺神经麻痹，亦有痰涎凝滞之可能。治宜先吐其痰，以通气道。非谓吐痰一法，可根治此症也。白矾有沉降之力，牙皂有涌吐之功，凡痰涎壅滞，宜先以此吐之。

（9）中风第九方

治法：香油二两，鸡蛋一个，搅匀灌之。

【审查意见】效否殊不可测。

（10）中风第十方

治法：赤小豆、枯矾、瓜蒂各五钱，共研细末，冷水冲服二钱。

【审查意见】此涌吐剂，痰壅者可用。

（11）产后中风方

治法：陈芝麻二钱（炒），陈黑豆二钱，陈头发二钱（煅）、蓖麻子三钱，引用养麦秆，煎水冲服，盖卧出汗，即愈。

【审查意见】蓖麻子、养麦（或系荞麦之讹），均不详为何物，无法审查。

（12）中气不语第七方

治法：毛橘红一两，制半夏五钱，清竹沥二钱，将前二味药煎好，与不见火之清竹沥和至一处，温服即愈。

（13）中风不语第八方

治法：毛橘红二钱，法半夏二钱，竹沥膏三钱，鲜姜一钱，水煎服。

【审查意见】按：以上二方，皆治中风症，兼痰涎凝滞之治法。其中风不语，痰迷心窍，俗名也，当易以痰浊蒙蔽为妥。何以知为痰浊蒙蔽？以满口痰涎黏腻，舌苔白厚为段。究痰浊何以蒙蔽，不外津液停滞壅塞在肺，由肺静脉传达于心，随动脉之流行，传达于脑。神机堵塞，灵性失常，此痰迷心窍之说，所由来也。本方二则，皆以橘红、半夏为主。橘红以行其滞，半夏以降其逆，加竹沥以活其痰，颇有方意。第二方加生姜以和其胃，用意尤为周到。二方药品功用皆同，不必分条解释，故说明其大意如此。又：橘红、半夏，第一方用量太多，似当从第二方较妥。鲜姜易用姜汁二滴，则方意尤醇。服药后，应立时蒙被发汗。

【审查意见】此乃《伤寒论》中感冒症，有汗不解之治法。古时医者，以无汗为伤寒，有汗乃谓之中风。此种中风，与脑出血之症，天渊迥别。后世医者，于脑出血症，谓之真中风；脑贫血、脑充血、脑受血压之症，皆谓之类中风。与感冒有汗之中风，亦不同也。爰辨证如此。

6. 偏头痛

（1）偏头痛第一方

治法：玉竹一两，熟地一两，山萸四分，元参三钱，山药三钱，麦冬二钱，当归三钱，川芎三钱，五味子一钱，水煎温服。

【审查意见】血虚阴亏者，可用。胃呆者忌服。用量随症制宜。

（2）偏头痛第二方

治法：荜茇五分，广木香五分，研极细末，收贮瓶内。左疼吸入右鼻，右疼吸入左鼻。

【审查意见】轻者有效，重者只能暂时轻快，不能根治。

（3）偏头痛第三方

以荞面与老陈醋和匀，制成饼子数个，用火烤热，贴于患处，数次即愈。

【审查意见】醋有刺激收敛及窜透作用，能使充血减弱，神经镇静。凡头痛而神经兴奋，动脉充血者，此方可用。

（4）偏头痛第四方

治法：烧酒一大盅，燃烧，以指蘸酒，左痛洗左，右痛洗右。

（5）偏头痛第五方

治法：白萝卜汁加冰片，滴入鼻中少许。

【审查意见】此方辛香，滴入鼻中，由其刺激作用，能唤起神经之反射机能。头痛虽可减轻，但不能根本疗治。

（6）偏头痛第六方

治法：赤小豆一两，苦丁香一两，研细末，吸入鼻孔。

【审查意见】与前方药理，大致相同。

（7）偏头痛第七方

治法：香白芷一钱，川芎一钱，细辛五分，水煎服。

【审查意见】轻度头痛，无热候者可用。

（8）偏头痛第八方

治法：川芎一钱，薄荷钱半，白芷一钱，粉草一钱，茶叶一钱，水煎服。

【审查意见】治头痛，以此较为平妥。

（9）偏头痛第九方

治法：天麻五钱，□红①二钱半，川乌二钱半，甘草一钱，生姜三片，水煎温服。

【审查意见】天麻、川乌有镇痉麻痹之效，偏头痛之神经兴奋过度者，可用。如发热者，勿用。

（10）偏头痛第十方

治法：辽细辛、良姜、川芎、白芷各一钱，研末，吸入鼻内。

【审查意见】此方太温燥，鼻内吸入过多，恐有目赤、鼻部出血等症。

（11）偏头痛第十一方

治法：生绿豆一撮（碎），蜂蜜二两，用开水浸绿豆，滤过，将绿豆水冲下蜂蜜，分数次服。

【审查意见】热症可用。

---

① 原文字迹不清，疑为"白芷"。

（12）偏头痛第十二方

治法：白芷二钱，天麻、荆芥各一钱，水煎服。

【审查意见】无感冒病症即体虚者，不可用。

（13）偏头痛第十三方

治法：茶叶末，每次用温水冲服二分。

（14）偏头痛第十四方

治法：黄芩二钱（酒炒），白芷二钱，芥穗钱半（酒炒），防风钱半，水煎服。

【审查意见】外感风寒，血分有热者，可用。

（15）偏头痛第十五方

治法：苍耳子七颗，布包煨热，贴于患处。

【审查意见】此方有刺激诱导之力，能使头痛减轻。

（16）偏头痛第十六方

治法：柴胡二钱，条芩三钱，荆芥钱半，薄荷钱半，木通钱半，丹皮二钱，当归三钱，栀子二钱，元参二钱，甘草一钱，竹叶三分为引，水煎服。

【审查意见】体质壮实，不兼其他疾患者，可用。

（17）偏头痛第十七方

治法：辛夷二钱，木通一钱，细辛五分，当归二钱，蔓荆子二钱，水煎服。

【审查意见】此方升散太过，久病体虚及内热者，均不可用，用量因病制宜。

7. 腰腿痛

（1）腰腿痛第一方

治法：当归一两，羌活五钱，防风一两，川芎五钱，独活五钱，白芷五钱，僵蚕三钱，赤芍一钱，丹皮五钱，秦艽五钱，木瓜五钱，灵仙五钱，前胡五钱，银花五钱，乳香一两，没药一两，团鱼一斤，黄丹半斤，香油二斤，熬成膏，贴患部。

【审查意见】寒湿郁遏，气血凝滞者，宜用。

（2）腰腿痛第二方

治法：当归、木瓜、杜仲、补骨脂各四两，羌活、苍术各三两，木耳二两，乳香、没药各一两，桂枝一两，防风二两，共为丸，黄酒送服，每服三钱。

【审查意见】腰痛兼寒者，可用。

（3）腰腿痛第三方

治法：扫帚子为末，每服三钱，黄酒送下。

【审查意见】腰痛兼小便不利者，可用。

（4）腰腿痛第四方

治法：当归、官桂、玄胡、小茴香（炒）、杜仲（姜炒）各一两，木香五钱，黑丑一两（半生半炒），为末，每服二钱，空心黄酒送下。

【审查意见】寒湿腰痛，二便不利，体气壮盛者可用。

（5）治寒湿腿痛方

治法：当归一两，荆芥一两，防风一两，苍术、白芷各三钱，乳没、细辛各三钱，研末炒热，敷患处。

【审查意见】此方确有伟效，但非多用不可，每日敷三、五次，每次敷十五分钟。每剂药可用三日，连敷十剂，方可除根。

（6）腰腿痛第五方

治法：艾叶、硫黄，洋布包缝，形如垫子，搭于足心。

【审查意见】效力缓慢，难期速愈，久病宜之。

8. 背痛

治法：陈皮、半夏、茯苓、乌药、枳壳、僵蚕、川芎、白芷、麻黄、桔梗、干姜、紫苏、香附、苍术、羌活、甘草各八钱，熬膏贴用。

9. 四肢痛

（1）四肢疼痛方

治法：用谷糠二升炒热，陈醋一碗，倾入搅匀，摊患处。

【审查意见】此方刺激诱导之功甚佳，急慢性关节筋肉疼痛，均可用之。

（六）时令病

1. 感冒

（1）感冒第一方

治法：荆芥、防风、柴胡、黄芩、半夏各等分，水煎服。

【审查意见】此发汗解热剂，寒多热少，兼呕吐者，可以用之。

（2）感冒第二方

治法：麻黄五分，桂枝钱半，赤苓三钱，葛根钱半，杏仁七粒，甘草一钱，陈皮一钱，煎汤，早晚空心服。

【审查意见】恶寒无汗，喘咳者可用。恶寒轻、发热重者，忌用。

（3）感冒第三方

治法：用麻黄桂枝汤发表。兼泻，用真人养脏汤，加滑石三钱，姜连一钱。

【审查意见】麻黄桂枝二方，为辛温发汗之峻剂，普通感冒，不可轻用。真人养脏汤，虚汗泄泻可用；有热及有积滞者，在非所宜，用者宜慎。

（4）感冒第四方

治法：武夷茶一两，红糖一钱，生姜二钱，葱须三个，花椒十粒，水煎服。

【审查意见】此民间发汗方，恶寒无汗者可用。除去花椒，方较纯善。

（5）感冒第五方

主治：四时内伤，外感风寒，胸膈满闷，头痛发热。

治法：香附二钱，陈皮钱半，紫苏三钱，白芷一钱，神曲二钱，麦芽二钱，甘草钱半，川芎钱，当归二钱，白芍钱半，芥穗二钱，生姜、葱白引，水煎服。

【审查意见】此方治轻微之感冒症，兼有饮食停滞者最效。如内热重者，可去川芎、当归，加入银花、连翘各三钱，可也。

（6）感冒第六方

治法：胡桃仁三个，生姜三斤，大枣二枚，葱白三钱，红糖一两，煎汤饮之。

【审查意见】此亦民间通行方，有发汗止呕止咳等效，轻者可用。

（7）感冒第七方

治法：生姜捣碎，和红糖，开水冲服。

（8）感冒第八方

治法：麻黄、荆芥、白芷、苍术、陈皮各一钱半，生草五分，生姜三片，葱白三根，水煎温服。

【审查意见】此亦辛温发汗方，兼寒湿症者，可用。

（9）感冒第九方

治法：糜子一两半，葱白四寸，赤糖一两，现将糜子、葱白煎，赤糖冲服。

【审查意见】糜子不详，"糜"疑为一种地方之简笔字，存疑待考。

（10）感冒第十方

治法：三春柳一把，洗净，泉水煎服。

【审查意见】此药透发之力极强，用量须细斟酌。又：此药透麻疹之力极大，但性温，须与辛凉药合用方妥，治普通感冒症不宜。

（11）感冒第十一方

治法：茶叶三钱，红糖一两，葱白七节、生姜三片，带皮胡桃三个，水三杯，煎一杯，趁热服之。

【审查意见】此发汗解热止咳之方，轻症可用。

（12）感冒第十二方

治法：高粱秆叶鞘七个，白萝卜数片，放砂锅内煮，取汁饮之，发汗。

【审查意见】萝卜辛辣，有刺激性，对于感冒之头疼鼻塞，可以减轻。至于高粱，恐无何种功效。

（13）感冒第十三方

治法：桂枝钱半，杭芍三钱，当归三钱，生口芪三钱，柴胡一钱，赤苓三钱，甘草钱半，生姜三片，水煎服。

【审查意见】此方有养血疏肝等效，血虚感冒，自汗出者可用。

（14）感冒第十四方

治法：藿香二钱，紫苏二钱，茯苓钱半，半夏二钱，橘皮二钱，苍术钱半，朴根二钱，山楂二钱，香薷钱半，香附米二钱，砂仁钱半，泽泻钱半，桔梗钱半，广木香钱半，粉草钱半，共研细末，炼蜜为丸，朱砂为衣，鲜姜汤下。

【审查意见】以暑令寒湿，恶寒身热，无汗、吐泻腹痛等症，此方可用，感冒初起不宜。

（15）感冒第十五方

治法：柴胡钱半，粉葛根二钱，羌活钱半，白芷钱半，川芎钱半，银花三钱，连翘二钱，川连一钱，石膏三钱，黄芩二钱，栀子二钱，赤苓二钱，木通一钱，泽泻钱半，灯心、竹叶引，水煎服。

【审查意见】寒轻热重者，此方可用。

（16）感冒第十六方

治法：取白水糖和茶叶，煎服发汗，即愈。

【审查意见】轻度鼻黏膜炎，头痛鼻塞者可用。

（17）感冒第十七方

治法：成熟之谷穗，取下米粒炒干。每用五钱上下，水煎服之，当即出汗而愈。

【审查意见】此方与啜稀粥相同，轻者有效。

（18）感冒第十八方

治法：冰糖一两，煎服发汗。

【审查意见】冰糖并无发汗作用，非热饮不能促汗。似此，但以热汤饮之亦可，非必煎服冰糖也。但饮冰糖或热汤，均于轻症，或可有效，病稍复杂，则无效矣。

（19）风寒头痛方

治法：薄荷一钱，葱白三节，生姜三片，白糖一两，茶叶少许，水煎服。

【审查意见】轻度感冒，微发寒热者，可用。因加入薄荷，方法较醇。

（20）感冒第二十方

治法：羌活二钱，陈皮二钱，藿香钱半，生地二钱，柴胡一钱，白芷一钱，甘草五分，水煎服。

【审查意见】此辛温发汗方，寒重热轻者相宜。生地宜去。

（21）感冒第二十一方

治法：黄连、花椒各一钱，研细末，吸鼻内。

【审查意见】症轻者，或可藉其刺激消炎之力，逐渐减轻。重者无效。

（22）感冒第二十二方

治法：川芎一钱，蔓荆子二钱，水煎服。

【审查意见】川芎为感冒性头痛习用之药，与富有挥散性之蔓荆子合用，对于风寒头疼症状单纯者，当能有效。

（23）感冒第二十三方

治法：羌活钱半，防风钱半，黄芩钱半，甘草五分，水煎服。

【审查意见】恶寒发热，无汗口渴者，可用。

（24）感冒第二十四方

治法：苍耳三钱炒，蔓荆子钱半，水煎服。

【审查意见】体温高升者，忌用。

（25）感冒第二十五方

治法：柴胡、炒黄芩、紫苏、薄荷、炒杏仁、麻黄、甘草，水煎，温服。

【审查意见】恶寒发热，寒多热少者，可以酌用。

（26）感冒第二十六方

治法：防风、荆芥、薄荷、桑叶、竹叶、连翘、栀子、橘红、桔梗、枳壳、甘草、葱白，水煎服。

【审查意见】表证未解者，可用。

2. 伤寒

（1）伤寒第一方

治法：麻黄钱半，桂枝三钱，杏仁七十粒，甘草一钱，白水煎服。

【审查意见】此伤寒论麻黄汤原方，为辛温发汗之峻剂。体弱者慎之，热多寒少者忌用，汗多者亦勿用。

（2）伤寒第二方

治法：党参四钱，附子三钱，干姜二钱，熟地八钱，炙草一钱，当归钱半，白芍钱半，桂枝钱半，炙芪三钱，姜枣（为引）。

【审查意见】按：此方治风寒中至三阴，理当有效。但嫌熟地分量太重，恐有滞胸之弊。

（3）伤寒第三方

、主治：风寒客于三阳，恶寒壮热，头痛身疼，一切表证未解者。

治法：羌活二钱，防风二钱，柴胡钱半，葛根钱半，川芎钱半，细辛五分，生地三钱，党参三钱，砂仁二钱，炙草一钱，当归钱半。

【审查意见】按：此方用羌活、柴胡、细辛一派表药发汗。然病人体质平素伤阴，必须加滋阴之品，方能发汗。故用归、芎、生地凉血生血，兼以行血。但此等纯走血分，对于化生津液，尚有欠缺，加参一味，以助津液，而又有扶气之功，三阳之邪，庶可解矣。

3. 温病

（1）湿温方

治法：茵陈五分，泽泻二钱，猪苓二钱，苍术二钱，茯苓四钱，桂枝二钱，水煎服。

【审查意见】泄泻、溺闭、舌苔白腻者可用。随症再加藿、朴、枳、橘等品为妥。热重者，不可服用。

（七）传染病

属于传染病之验方，计有霍乱、丹毒、癞病、痧症麻疹、疟疾、黄疸等七种。别有数方，不标独立病名，单称瘟疫、时症云者。因不便划分门类，另立杂集一组，殿诸篇末，兹分述之。

1. 霍乱

真性霍乱之病原，为霍乱菌，有传染性。其症初起，类多吐泻，而不腹痛，亦有不吐不泻者。吐泻既多，皮肤苍白迟缓，粪便呈米泔色。剧者，颧突目陷，音声嘶嘎，四肢厥冷，腓肠肌痉挛。症候至此，危险已极，如再兼小便点滴不通者，多致不救。

急性胃肠黏膜炎，往往发作与真性霍乱类似之症候。但其发病原因，多由饮食失节而来，并无传染性质。且患者尤多腹痛，粪便亦非乳白色，其余诸症，亦不如真性霍乱之剧烈。

此外亦有因水银、铜等矿物或蟹、虾、菌类等动植物之中毒，以致肠黏膜发炎，上吐下泻者。

以上三种之症候，皆大同小异，而其原因则迥不侔。原因既殊，疗法自当有别。若仍一概而论，必多偾事，愿临症者其慎诸。

（1）霍乱腹痛两腿转筋方

治法：藿香、苍术各二钱，泽泻、木通各一钱，神麦、陈茶叶各三钱，老葱连根两条，水三杯煎服。

【审查意见】此方治湿寒或饮食失节之泄泻，腹痛，呕吐，小便不利，食欲不振等症，有通阳、燥湿、化食、利水、止泻等效。药症的对，当可奏功。如系真性霍乱，宜慎用之。

（2）霍乱转筋第二方

治法：芥菜籽研末，填脐内。

【审查意见】芥子富含刺激性之挥发油，填于脐内，确能减轻胃肠疼痛及呕吐等症。但用时不宜太久（约数十分为限），因其刺激皮肤，易致发泡，发泡后尤多化脓之故耳。

（3）霍乱转筋第三方

治法：藿香二钱，大腹皮二钱，苏梗钱半，香附二钱，元胡三钱，木瓜三钱，水煎服。

【审查意见】轻度霍乱，吐、泻都不剧甚者，可用。

（4）霍乱转筋第四方

治法：紫苏叶二钱，食盐一钱，乌梅一钱，木瓜四钱，吴茱萸五分，茴香五分，水煎服。

【审查意见】霍乱病，吐泻转筋，不兼热症者，可用。

（5）霍乱第五方

治法：盐一酒盅，炒之，以阴阳水冲服。

【审查意见】此通行方，轻度吐泻腹痛等，用之屡效。

（6）霍乱第六方

治法：广藿香三钱，贡檀香二钱，南沉香一钱，水煎服。

【审查意见】吐泻、腹痛、苔白腻、脉沉滞者，可用。

（7）霍乱第七方

治法：陈米醋一勺，先令病人仰卧，次用中指将病人肚皮压一小窝，用醋注满，立时醋起沸泡，再换再注，重者三次即愈。

【审查意见】醋之主要成分为醋酸，有消炎、镇痛、退肿、收敛等功效。腹痛患者，内服或外用，均可奏效，但于真性霍乱之强烈吐泻，则嫌力弱。

（8）霍乱第八方

治法：烟油、沙药，盐水送下。

【审查意见】烟油大抵即烟管中之烟脂，据最近日人近松博士之实验，发见烟脂为致癌肿之主因云云。本方与沙药合用，以治霍乱，未识真义何在。

（9）干霍乱方

治法：白矾三钱，研细。阴阳水冲服，小口慢饮，毒少者，不吐即愈；毒多者，少吐即愈。

【审查意见】此亦通行验方，如患者胸闷气促，嗢嗢欲吐，腹部胀痛者，虽服药后，不自作吐，亦宜设法使吐，吐则病势轻松也。倘患者不吐不泻但腹痛者，白矾有收敛止痛之效，依方服用，即可奏效，不必令其必吐也。

（10）霍乱第十方

治法：食盐一二钱，炒黄，空心开水饮下。

【审查意见】此亦通行治霍乱之专方。食盐具杀菌之力，轻度霍乱，往往奏效。即在重症患者（霍乱）以之充作饮冷，亦殊有益。

（11）寒霍乱方

治法：紫油桂三钱，捣为细末，生姜水冲服。

【审查意见】桂姜能强心止痛，霍乱而至体温下降、脉搏微弱者，可以用之。

（12）肚痛霍乱方

治法：胡椒七粒，绿豆七粒，研末，冷水冲。

【审查意见】腹痛微弱，且无热喉者，可用。冷水宜注意清洁。

（13）霍乱第十三方

治法：元胡钱半，莱菔子钱半，白芥子五分，三棱五分，莪术五分，乌药二钱，青皮二钱，香附二钱，枳实二钱，吴茱萸五分，木香五分，水煎服。

【审查意见】积滞在里，腹部胀痛，气体壮实者，可以用之。

（14）湿霍乱方

治法：藿香四钱，半夏三钱，以上二味用醋炒，水煎服。

【审查意见】此方有宽胸化痰，止呕燥湿之力。霍乱而苔腻、胸痞、恶心、呕吐者，可用。

（15）霍乱第十五方

治法：用新汲井水一杯，百沸水一杯（即熟开水），混合服之。

【审查意见】此方即生熟汤，一名阴阳水。对于轻度之炎症性呕吐，往往奏效。但新汲开水，最宜注意消毒，如有霍乱病菌混入，为祸至甚。

（16）霍乱第十六方

治法：绿豆面，用冷水调服，二三次即愈。

【审查意见】绿豆、冷水，能清热止呕。轻症霍乱，可以服用。惟二物均须注意清洁。绿豆用量，亦宜斟酌。

（17）霍乱第十七方

治法：陈皮钱半，厚朴钱半，泡姜五分，水煎服。

【审查意见】慢性胃肠病，有吐泻、腹胀、苔白而润等症，可用。

（18）霍乱第十八方

治法：生姜一钱，伏龙肝一两，水煎服。

【审查意见】止呕吐及胃痛有效，生姜用量须酌。

（19）霍乱第十九方

治法：陈皮、藿香各五钱，用土澄清，水二杯，煎一杯，服之。

【审查意见】陈皮、藿香功能开胸止呕。用土澄清，殆仿地浆之义，以之施治霍乱而无大热症候者，尚妥。

（20）霍乱第二十方

治法：钩藤二钱，薄荷二钱，藿香钱半，麦冬二钱，甘草一钱，灯心五分，车前子一钱半（包），朱砂五分研末、生绿豆十四粒（研）。伏龙肝五六钱，开水溶化澄清，除去泥土，用水将药煎成。冲服朱砂、绿豆末。

【审查意见】此方清热利尿，止吐止泻，轻度霍乱症可以用之。钩藤不用亦可。

（21）霍乱第二十一方

治法：明矾五钱，郁金五钱，巴豆霜四钱，乳香钱半（去油），没药钱半（去油），木香钱半，牙皂钱半，胆南星二钱，紫苏三钱，牛黄二分，麝香二分，琥珀二分，共研细末，用陈米醋为丸，如绿豆大，朱砂为衣。每日不论早晚，只服一次，每次四五粒，用阴阳水送下。

【审查意见】此治寒积腹痛之验方。吐泻霍乱，未便施用。

（22）干霍乱第二方

治法：炒盐、热童便，不拘分量，用童便将盐冲服。

【审查意见】此亦通行验方，童便煎热，冲送炒盐，最易引起呕吐，治干霍乱之欲吐不吐者，甚宜。但童便须择健康无病之小儿为妥，食盐用量，以一二钱为准。

（23）霍乱第二十三方

治法：食盐一钱，生姜一钱（切片），同炒变色，水煎服。

【审查意见】胃痛呕吐可用，胃寒者尤宜。

（24）霍乱第二十四方

治法：香油一盅，用铁勺烘沸，将长头发五六根，炸焦弃去，每服半盅。

【审查意见】霍乱患者，最忌油腻，此历代医家之通论。此方主用香油，不解何义，存疑以待。

2. 丹毒

近代所称丹毒，与古人丹毒名义，迥不相同。而流俗所独之大头瘟，则与之颇多近似。晚近学者，皆谓丹毒即大头瘟者，职是故耳。斯篇亦本此旨，凡称大头瘟之验方，概列于此，阅者察之。

（1）大头瘟方

治法：靛花三钱，酒一盅、鸡子清一个，搅匀，食后服。

【审查意见】靛花不经煎煮，最宜注重清洁消毒。鸡子清一个，如感服用不便，再加经沸温水亦可。本症不可用酒，恐使炎症增进耳。

（2）丹毒第二方

治法：川吴萸一两，为末，醋糊，涂两足心，一昼夜去之。

【审查意见】醋及吴萸有刺激性，外用可以吊炎。轻度丹毒患者，或可奏效。

编者按：本症宜注重清热活血，解毒，通大便。征集各方，皆觉其力太轻。

3. 癞病

（1）癞疯经验方

治法：大枫子仁一斤，甘草四两，龙胆草四两，苦参四两，干姜四两，共研极细末，和匀，作小片，每片重三厘。日服三次，每二片，渐加至每次十片，半年有效，一年痊愈。

【审查意见】大枫子为治癞之良剂，唯其用量过多，往往妨碍消化机能。此方逐次增加，且与健胃药合用，庶无此等流弊，而增强其治疗作用。依法配用，必能奏效。

4. 痧症（按：本症名称，系世俗定名，其症候实与痧症不同。）

（1）治痧斑方

治法：蛆虫壳一二十枚，炒黄研末，黄酒冲服。

【审查意见】用蛆虫壳治斑疹，前例殊未之明，其义亦不可解。黄酒有刺激性，宜戒忌之，不可妄用。

（2）痧症外治方

治法：病者痴聋狂言，偏身红紫斑点，用利刀平刮肺俞、膏肓、华盖等穴。各处刮二三刀，施刀宜轻，皮破血出为度，再以火罐拔之，血出，然后投以凉血之剂。

【审查意见】此与流俗之放痧法，用意颇近。但施术时，对于术者手指、器具（刀）及患部须严密消毒，免生其他疾患。

5. 麻疹

（1）麻疹第一方

治法：荆芥钱半，泽兰二钱，桃仁钱半，元参三钱，防风钱半，桔梗钱半，赤芍二钱，黄芩二钱，丹皮二钱，郁金钱半，水煎服。

【审查意见】有表证者可用，否则忌之。

（2）麻疹第二方

治法：桔梗、葛根、柴胡、黄芩、赤芍、元参、银花、连翘、牛蒡子、栀子、甘草、僵蚕、蝉蜕，水煎服。

【审查意见】此方有清热、解表、透发斑疹之力，如果发热恶寒，斑疹不能透发者，可用。升麻、柴胡、葛根，总觉不甚相宜，宜去之。

（3）麻疹第三方

治法：荆芥二钱，防风二钱，僵蚕二钱，蝉蜕钱半，纯尾二钱，葛根二钱，天花粉二钱，茹草钱半，六曲二钱炒，枳壳二钱，朴根二钱，竹叶引。

【审查意见】方意与前方大致相同，用量临时斟酌。纯尾不详何药，疑是归尾之讹。茹草为柴胡之别名。

6. 疟疾

（1）疟疾第一方

治法：白人言一钱，雄黄三钱，黑大豆一两。

【审查意见】此截疟方，与用六零六治疟之意，殆相一致。但疟初起及无痰食等症，切不可用，用量尤宜慎酌。又：方后未注明治法、服法及用量，似宜研末作丸，于疟疾发作前二小时，开水冲服五厘至一分。小儿酌减，每日一次。

（2）疟疾第二方

治法：黑豆七个，朱砂二钱，研末，温开水送下。

【审查意见】此亦止疟单方，病轻者，或可有效。

（3）疟疾第三方

治法：常山三钱，草果二钱，槟榔二钱，乌梅三枚，良姜二钱，青皮一钱，粉草五分，生姜三片，大枣五枚，水煎，空心服。

【审查意见】此亦截疟方，发热重者忌用；痰涎积滞过多者，须与消导之药，合用方可。须疟发五次以后，方可用之，如早用防疟止后，转成他病，不可不知。

（4）疟疾第四方

治法：常田、王片各五钱，东楂四钱，乌梅四分，黑豆（病者一岁一粒），冰糖一两，分二次煎用。头煎六钱，二煎四钱，引：小茶一钱。

【审查意见】常田、王片、小茶三药不解，余药有止疟消食之功。

（5）疟疾第五方

治法：何首乌三钱，柴胡二钱，草果仁二钱半，黄芩钱半，青皮一钱，威灵仙钱半，酒知母二钱，甘草一钱，姜引煎服。

【审查意见】疟疾积滞已去，寒热不止者，可以服用。

（6）疟疾第六方

治法：常山一钱，煮黑豆一合，去常山，食黑豆。

【审查意见】常山为截疟良剂，凡疟发作二三度后，以及积滞已去者，可照服之。

（7）疟疾第七方

治法：何首乌二钱，党参三钱半，当归二钱，炙草一钱，柴胡一钱，青皮钱半，苍术二钱，槟榔一钱，常山一钱，陈皮一钱，水煎成，露一宿，兑酒一大杯，热服。

【审查意见】露一宿，须防蚊蝇接触，并有杂质混入。

（8）疟疾第八方

治法：常山二钱，草果二钱，良姜钱半，槟榔钱半，青皮钱半，桂枝一钱，甘草一钱，葱白一寸，生姜三片，水煎服。

【审查意见】寒多热少者可用。

（9）疟疾第九方

治法：绿豆一两，人言一钱，杏仁五钱，共为细末，贮瓶中。每服一分至二分，冷水冲下，呕吐黄水即愈。病未发前一钟空腹用，孕妇忌。

（10）疟疾第十方

治法：枳壳二钱，厚朴二钱，陈皮钱半，砂仁一钱，法夏三钱，焦楂二钱，神曲二钱，谷芽一钱，麦芽一钱，生姜三片，水煎，空心服。

【审查意见】疟疾初起，多兼胸闷、胃呆、苔腻等症，此方可以服用，服后胸闷等症虽去，而寒热尚不止者，再予截疟之药，自可收功。

（11）疟疾第十一方

治法：柴胡八钱，条芩四钱，干姜二钱，知母三钱，大白三钱，常山四钱（酒炒），白芍三钱，甘草一钱，酒引。头痛，加白芷二钱；骨疼，加川芎、秦艽各二钱；呕逆，加半夏、藿香、竹茹各三钱；口渴，加花粉、麦冬各四钱；有食，加枳实、川朴各钱半；虚汗，加乌梅二钱；虚弱，加党参、炙芪各三钱，再针内关穴更妙。

【审查意见】无积滞者，可以用之，用量须因症制宜，大白不详何药，疑是槟榔。

7. 痢疾

（1）痢疾第一方

治法：槟榔三钱，枳实一钱，厚朴一钱，陈皮一钱，山楂二钱，红麦三钱，泽泻一钱，滑石粉一钱，灯心三钱，车前草一钱（炒研），甘草一钱，同煎。另以广木香六分，白酒磨汁，冲服。

【审查意见】痢疾初起，无寒热者，此方可用。

（2）久痢方

治法：党参二钱，白术二钱，肉蔻二钱，吴萸一钱，诃子肉二钱，肉桂八分，当归八分，米壳钱半，木香一钱，炙草一钱。

【审查意见】此局方"真人养脏汤"之原方。久痢虚寒者，用之可以止涩，或兼饮食停滞，或有其他疾患者，未可漫施。米壳即罂粟壳。

（3）痢疾第三方

治法：当归一两，白芍一两，枳壳二钱，莱菔子一钱，山楂一钱，木香五分，水煎服。

【审查意见】调气和血，消导积滞，普通痢疾，用之甚宜。

（4）痢疾第四方

治法：藕粉二两，红痢加白糖一两，白痢加红糖一两，开水冲服。

【审查意见】藕、糖有清热润肠，缓解疼痛之效，轻度痢疾。可以施与，但此方太平淡，非治痢专剂。

（5）痢疾第五方

治法：木香一钱，川连一钱，干姜五分，黄芩三钱，白芍三钱，当归三钱。可加连翘、大黄、槟榔，不可加甘草。

【审查意见】急性痢疾，有热候者可用。再兼停滞过多，腹痛强剧者，可加大黄、槟榔。

（6）痢疾第六方

治法：生龙骨一两，水煎服。

【审查意见】慢性痢疾，宜止涩者，可以用之。

（7）痢疾第七方

治法：七个乌梅，七个枣，七个葱叶，七节草，灯心一捻，酒同煎。赤白痢当下好。将上开乌梅、红枣、葱叶、甘草各如数，并灯心一捻，煎好后，加黄酒一杯，使沸，然后冲糖（赤痢加白糖，白痢加红糖，赤白痢即红白糖参半）作茶服用，一二次可愈。

【审查意见】此止痢方，乌梅酸饮，红枣甘壅，黄酒性热，痢疾多系热性病，初起绝不可用。惟久痢缠绵不愈者，可用。

（8）痢疾第八方

主治：久痢，中气虚弱，而肠滑者。

药品：乌梅七个，大枣七个，葱叶八分，炙甘草三钱，灯心五分。

服法：水一碗，煎八分，加黄酒一杯，再煎一二沸，然后冲入红糖（如赤痢加红糖一钱，如白痢加白糖一钱）。

【订正意见】此"养藏汤"变法。功专收敛固涩，无甚深意。有效与否，殊不敢说必，故存之，以备参考。惟白糖滞腻，终嫌不妥，虽白痢仍以用红糖为是。

（9）痢疾第九方

治法：东楂二两炒焦，红痢加白糖一两，白痢加红糖一两，红白痢加红白糖各一两，煎汤服。

【审查意见】此通行验方，轻度痢疾，往往奏效。重症患者，或更兼其他疾患者，用之无效。楂、糖用量，均须斟酌。

（10）痢疾第十方

治法：高粱花五钱，开水冲服。

【审查意见】此民间单方，未审效否。

（11）痢疾第十一方

治法：枳壳二钱，厚朴三钱，槟榔二钱，木香钱半，热加黄连，寒加炮姜，水煎服。

【审查意见】寒热属于表证者，宜加解表药，如银花、连翘、薄荷等。

（12）痢疾第十二方

治法：细茶叶二钱，核桃仁二枚，生姜三钱，红糖三钱，水煎服。

【审查意见】此收敛剂，痢疾宜止涩者，可用。

（13）痢疾第十三方

治法：黄芩三钱，茯苓五钱，紫参三钱，甘草一钱，诃黎勒二钱，花粉三钱，地榆三钱。

【审查意见】急性痢疾，发热口渴者可用。腹有积滞者，宜去诃黎勒，再加消导之药。

（14）痢疾第十四方

治法：用草麦米摘黄，研米，每早空心用一钱，米沫为引。

【审查意见】草麦米不知何物，无从勘审。

（15）噤口痢

治法：木香一钱，黄连一钱，炒吴萸一钱，莱菔子钱半，云苓五钱，木通一钱，山楂二钱，砂仁四个，莲子五钱，车前子二钱（包）、酒白芍五钱，酒神曲五钱，当归三钱，核桃二钱，水煎服。

【审查意见】此方行气化滞，系痢门通套之方，治噤口痢不切。

（16）痢疾第十六方

治法：乌梅七个，米壳三钱，灯心一撮，陈枣七个，红痢用白糖为引，白痢用红糖为引，水煎服。

【审查意见】痢疾经医诊断，宜止涩者，此方有收敛力，可以用之。

（17）痢疾第十七方

治法：全当归二两，贡芍八钱，槟榔三钱，水煎服。

【审查意见】当归活血滑肠，芍药缓解腹痛，槟榔制止后重，痢疾用之，的是良方。用量随症制宜。如再加入木香合用，收效尤确。

（18）痢疾第十八方

治法：当归一钱，白芍一两，莱菔子三钱，滑石二钱，广木香钱半，枳壳二钱，玉片二钱，乌枝三枚，水煎服。

【审查意见】古"芍药汤"加减，为普通痢疾习用之方。方中玉片、乌枝，不详何药。乌枝疑是乌梅之讹。

（19）痢疾第十九方

治法：焦山楂一两，黑白糖一两，水煎服。

（20）痢疾第二十方

治法：红糖一两，白糖一两，用水八茶碗，煎至一碗服之。

【审查意见】轻者或可有效，重者宜延医诊治，无须试用，以免贻误。

（21）痢疾第二十一方

治法：喝猪油一二口。

【审查意见】此方取其滑润利肠，但恐腻滞，绝不可用。

（22）痢疾第二十二方

治法：白木耳一两，白痢加白糖一两，红痢加红糖一两，净水煎服。

【审查意见】木耳有活血润肠之力，轻度痢疾，当可生效。用红白糖标准，与普通方法不同，但并无害。

（23）痢疾第二十三方

治法：罂粟壳七个，红枣七个，乌梅七个，甘草七寸，灯心七根，用烧酒煎，温服。

（24）痢疾第二十四方

治法：苍术、茯苓、炒地榆、炒吴萸各二钱，甘草一钱，炒黑豆一酒盅，水煎服。

【审查意见】久痢宜止涩者，可用。

（25）痢疾第二十五方

治法：当归、白芍各三钱，川芎、黄连各一钱，白黑糖、武夷茶各三钱，姜引，水煎服。

【审查意见】痢疾无积滞者，可用。

（26）痢疾第二十六方

治法：黑山楂一两，地榆炭三钱，川黄连一钱，条芩三钱，甲珠一钱，槟榔三钱，生甘草一钱，赤白糖引，水煎服。

【审查意见】急性痢疾可用。

（27）痢疾第二十七方

治法：白萝卜捣汁半杯、生姜捣汁一盅，二味调匀，用笼蒸之，白痢用红糖，红痢用白糖引。

【审查意见】轻度痢疾，而有消化不良者，可用。

（28）痢疾第二十八方

治法：黄连、木香、白芍、槟榔、山楂、乌梅、苍术、甘草各等份，灯心、竹叶为引。

【审查意见】痢疾不兼表证，积滞不多者，此方能止涩之。

（29）痢疾第二十九方

治法：当归身四钱（土炒），川黄连钱半（土炒），广木香一钱（草纸包煨），为丸。每早晚各服二钱，开水送下。

【审查意见】慢性痢疾，或痢疾轻微者，可以服用。

（30）痢疾第三十方

治法：黄连钱半，阿胶三钱，当归四钱，杭芍二钱，陈皮钱半，茯苓三钱，防风二钱，鲜姜引，水煎服。

【审查意见】痢疾兼感风寒症，势轻微者，此方可用。如表证剧重，更宜再加解表之药。

（31）痢疾第三十一方

治法：延胡索三钱（醋炒），白痢用红蜜，红痢用白蜜，滚汤冲服。

【审查意见】延胡含有普罗陶品等四种膺碱，有行血镇痛之功。蜂蜜可以滑润肠管。合而用之，对于初起痢疾，不兼其他疾患者，甚为相宜。

（32）痢疾第三十二方

治法：陈曲炒黄，为末，每服一钱，黄酒送下。

【审查意见】慢性痢疾，或可服用。急性者勿用，因黄酒助长肠炎故也。

（33）痢疾还阳丹

治法：广木香五钱，广藿香一两，枳实一两，槟榔五钱，香薷五钱，扁豆两半，厚朴八钱，油桂五钱，鸡内金一两，土苍术四钱，木耳二两，黄柏五钱，知母五钱，三和茶二两，红白糖二两，研末为丸，大人每用二钱，小儿一钱。

【审查意见】此治泄泻之方，痢疾初起，先作泄泻者，可用。

（34）红白痢方

治法：金银花三钱，红痢用赤糖三钱，白痢用白糖二钱，水煎服。

【审查意见】银花清热，赤糖行滞，为治痢之便方，病轻者或可奏效，重者勿用。

（35）痢疾第三十五方

治法：全归二两，生白芍二两，枳壳二钱，槟榔二钱，西滑石三钱，木香八分，莱菔子钱半，甘草一钱，水煎服。

【审查意见】用量随时酌定，方尚可用。去甘草尤佳。

（36）痢疾第三十六方

治法：木瓜一两，研末，蜂蜜拌匀食之。

【审查意见】久痢宜止涩者，可用。痢疾初起，不可轻试。

（37）痢疾第三十七方

治法：黄蜡、黄丹各一钱，共化一处为丸，如绿豆大，每服二丸，赤痢甘草汤下，白痢干姜汤下。

【审查意见】黄丹多施治疮疡，内服殊不多见，宜慎重之。黄蜡有固涩性，久痢虚脱者，可单服黄蜡一味，有效。

（38）痢疾第三十八方

治法：兴素花七个，结连子七个，酸梅七个，红枣七个，红糖七钱，生姜七片，灯心七寸，水三盅，煎一盅，夜服。

【审查意见】兴素、结连均不详为何物。其余各药，慢性痢疾，或可一用。

（39）痢疾第三十九方

治法：石榴皮三钱，小儿减半，水煎服。

【审查意见】此收敛剂，急性痢疾忌用。

（40）治痢疾方

治法：用大青盐或海盐半两，酌和以红糖及山楂，水煎服之即愈。

【审查意见】盐能治肠胃气结，山楂能行气、消积、散瘀，糖能调中和血，三物皆食品，用于普通痢疾，有益无损。初起急性痢疾，及噤口重症，不可漫用。

（41）治赤痢方

药品：大青盐钱半，红糖钱半，山楂肉三钱。

服法：以青盐与楂肉和丸，红糖水送下，做一次服完。

【审查意见】盐味过重，必致妨胃，减轻用量，和楂肉为丸，则不碍胃。红糖和山楂，此本治痢之便方，极有效验，复加多量之盐，收缩血管，以清肠壁发炎之处，方法颇可研究。惟不可恃以重任耳。

（42）痢疾第四十二方

治法：生石膏、黄芩、白前、杏仁、桔梗、厚朴、甘草，水煎服，后重者，加大黄。

【审查意见】热痢或可一用，但非治痢之专方。用者察之。

（43）痢疾第四十三方

治法：水萝卜缨，水煎为汁，再和好醋半碗，煮鸡蛋，热食之。

【审查意见】此民间通行验方，轻者可用，重者无效。

（44）痢疾第四十四方

治法：清茶、白糖各二钱，煎水冲开，温服。

【审查意见】以上二方均平和，轻病患者，或可一试。

（45）痢疾第四十五方

治法：黄连、黄芩、黄柏、栀子、杏仁、槟榔、当归、地榆、赤芍、荆芥、生地、青蒿、甘草，水煎服。

【审查意见】急性痢疾，壮热烦渴，里急后重者，此方可用。用量宜临时酌定。

（46）痢疾第四十六方

治法：川连六分，山楂三钱，酒芩、厚朴、归身、白芍各钱半，甘草五分，桃仁、青皮、红花各八分，枳壳、地榆各一钱，槟榔钱二分，白痢加木香六分，水三杯，煎服。

【审查意见】初起痢疾，别无兼症者，可以服用。

（47）休息痢方

先服"补中益气汤"，后服"四神丸"加鹿茸。

【审查意见】久痢不愈，兼见虚汗症象者，此方可用。

（48）涤痢汤

治法：条芩五钱，生地四钱，大白三钱，木香一钱，当归四钱，白芍四钱，枳壳二钱，甘草一钱。

痢多由湿热所致，此方多清热之品，是以能清其源。亦不论初痢久痢，轻者一剂，重者二三剂。不欲食，加枳实、萝卜籽各二钱；火重，加川连钱半；泄泻，去当归、白芍，加车前子、猪苓各四钱，姜枣引。

【审查意见】痢疾率由积滞瘀热而成，故治以调气行血为主。此方芩、地太重，宜减轻之。普通痢疾初起，无感冒性者用之，当可奏效，久痢慎用。

（49）涤痢汤

主治：里急后重，腹痛，红白滞下，苔厚腻，脉弦滞者。

治法：广木香钱半，归尾三钱，条芩钱半，槟榔三钱，赤芍二钱，枳壳钱半，赤苓三钱，连翘三钱，水煎，空心食前服。上药一帖，煎水二碗，每隔三小时，服一碗。日服一剂。

加减法：兼泄泻，加车前子三钱，猪苓钱半；兼有恶寒、发热之表证者，加防风三钱，豆豉三钱，葱白一钱；火热重，心烦口渴，肛门热痛，加川连八分，大黄钱半；脘闷腹痛，加枳实、莱菔子各二钱，去枳壳。

【审查意见】痢疾多有因热而壁起，致肠有发炎红赤之处，治宜清热活血为首要。然亦有兼表、兼里之不同，选药处方，必视其兼症夹症，因其急而治之。仲景所谓表急救表，里急救里是也。

（50）痢疾第五十方

治法：金银花一两，砂锅炒黄，水煎，分二次温服。

【审查意见】金银花有鞣酸及含氮物等成分，内服清热，尤具奇效。对于轻度痢疾，当能生效。

（51）痢疾第五十一方

治法：焦山楂二钱，川厚朴钱半，炒麦芽钱半，白术钱半，枳壳钱半，台参钱半，陈仓米一撮，黄连八分，砂仁一钱，猪苓钱半，草梢七分，灯心，竹叶，水煎服。

【审查意见】慢性痢疾体虚者可用；初起及有热者忌服。

（52）痢疾第五十二方

治法：鸦胆子四十九粒，分作七包，开水煎服。

【审查意见】此亦通行验方，久痢及轻痢可用。

（53）痢疾第五十三方

治法：焦山楂、陈曲、麦芽、槟榔、生姜、红白糖各等分，水煎服。

（54）痢疾第五十四方

治法：红茶、红糖各二两，煎水冲开，温服。

【审查意见】痢无积滞，及其他兼症者，用此可以收敛。

（55）痢疾第五十五方

治法：砂糖、生姜各一两，乌梅十个，共捣末，滚汤调匀，频服。

【审查意见】久痢无积滞者可用。

（56）寒火红白痢疾方

治法：乌梅二钱，罂粟壳三钱（蜜炙），黄连一钱五分（酒炙），煎服。

【审查意见】按：乌梅，性平味酸，能清热止痢。罂粟壳，性温味酸涩，止泻痢而收脱肛。黄连，性寒味苦，清火治痢。此方收涩力大，久痢而伏热者宜之。若痢疾初作，有邪滞者，似乎不宜，恐其将邪滞而不通，腹愈痛，次数增多。不若芍药汤去黄连加川厚朴、广木香、广陈皮、桃仁、茯苓、泽泻之类，以和血调气，快脾利湿之味为善。

（57）痢疾第五十七方

治法：姜三片，艾叶七个，水煎，温服。

【审查意见】姜、艾均属热性，果系寒湿泄泻，或能见效。如时行痢疾，必不可服。

（58）白痢方

治法：当归一两，白芍一两，黄连二钱，滑石三钱，枳壳一钱，木香二钱，莱菔子一钱，水煎服。

【审查意见】此方用大量归、芍以和血清热，佐黄连、滑石以清热利水，枳壳、木香以调气，莱菔以去滞，较白头翁汤之独清热邪者，更为完善。

（59）血痢方

治法：用血余炭二钱，藕汁调服。

【审查意见】此亦凉血和血之意，亦可试用，不若上方归芍汤为佳。

（60）治血痢不止方

治法：用苦参根四钱，炒焦，米汤饮。

【审查意见】此药能祛湿热，但效甚微。服法：将药捣末，米汤饮送下。

（61）红白痢第二方

治法：苍术三钱（米泔浸，陈土炒），川乌二钱（面包煨透，去皮），杏仁二钱（去油及尖），生大黄一钱（炒），熟大黄一钱（炒），共为细末，红痢加灯心三十寸，小儿减半；白痢，姜三片，小儿减半；水泻，清米汤送下。大人每服四分，小儿每服二分五厘。

【审查意见】本方治水泻痢疾。古代医家，确有此项记载。据一般医家经验，咸称有效。编者以为苍术、川乌之分量稍多，治内有寒之泻痢，较为相宜。有热者忌用。

8. 黄疸

黄疸大别为传染性黄疸及无传染性黄疸二种。前者虽确能传染而常限局部流行，是亦一种地方性流行病，与一般传染病，未可等视，但其病原体，于一九一四年业经稻田、井户二氏，证实为一种螺旋体，所谓黄疸出血性螺旋体是。无传染性黄疸之种类甚多，如加答儿性黄疸、胆道狭窄及闭塞、胆石、肝脏寄生虫（包虫、篦形二口虫）、门脉循环障碍等，凡足以影响于胆而呈黄疸症状者皆属之。基于以上二点，近代医家遂将本病分别为传染病及消化器病二种。本篇则不问其是否有传染性，尽举此病验方，罗列一处。固知含混之诮，在所难免。然以吾国医学之精神，在于对症发药，似亦不必斤斤于此耳。

（1）黄疸第一方

治法：茯苓八钱，车前子八钱，茵陈三钱，薏米仁一两，肉桂三钱，川军二钱，水煎服。

【审查意见】茵陈为黄疸要药，治黄疸尤以通利小便为要者，此固古人之明训，要亦临症之惯技。此方茵陈与利尿药合用，自是合理。别加肉桂、川军，有寒症而便实者，可以用之。或黄疸而心脏衰弱，复兼大便秘结者，亦可以用。分量当视患者体质，病情轻重为转移，未可拘定。

编者按：本方用大剂清利之品，以疏通二便，少佐肉桂，以运行之，立方尚有法度。是为专用清利而黄不退者，进一施治之法。

（2）黄疸第二方

治法：苦丁香三钱，新瓦焙黄研末，吹入鼻内，流清水一二时即愈。

【审查意见】苦丁香即甜瓜蒂。以瓜蒂治黄疸，《千金翼方》已有此种记载，而民间亦甚通行，用后亦往往即可奏效。唯其有效成分，今日只知有"爱拉铁林"① 一种。故其药理作用，未能予以充分说明，殊为遗憾之事。

编者按：原件功集，与本方相同者，共有七方，足证效验卓著，故传之者多。爰附入功效及说明二项，为用本方之保证。

功效：吸入后隔二三分钟，即有黄水流出，以黄水流尽，变为白水为度。

说明：此方药虽平淡，而效验神奇。曾亲见数人，病黄疸之时期甚久，诸药不效，经用此法而愈。

（3）黄疸第三方

治法：猪苓、泽泻、木通、茵陈、生军、芒硝各二钱，石膏三钱，黄柏、栀子、黄芩各二钱，黄连钱半，水煎服。

【审查意见】此方注重清热、利尿、通大便，对症者可用。

（4）黄疸第四方

主治：湿热内蕴之黄疸。

药品：茵陈四钱，生石膏三钱，猪苓二钱，山栀二钱，酒芩二钱，泽泻二钱。

加减法：内热重，加黄柏二钱，川连一钱；大便不通，加芒硝三钱，生大黄钱半。

服法：水五碗煎至二碗，分二次空心服。

【审查意见】黄疸病症，以清利血分为主体。凡清血热、化湿浊，利小便，皆为正当治法。其攻下猛烈之法，必不得已，而后用之。

（5）黄疸第五方

治法：苦丁香四钱，甘草八钱，苍术三钱，广木香五分，沉香三钱，土茯苓四钱，水煎，食前服。

【审查意见】瓜蒂内服，能刺激胃内壁，令人呕吐。此方服后，恐亦有此作用。如无用涌吐症候，总以慎重为是。又：土茯苓为治梅毒专药，治黄疸不切。

（6）黄疸第六方

治法：苦丁香七个（用新瓦在火上炕黄），白丁香七个（用雄的，其形圆而长），并在一处，研成细末，陆续吹入鼻孔，即有黄水流出，其病即愈。

（7）黄疸第七方

治法：苦丁香、白丁香、公丁香，以上三样，各用十枚，共研细末，吹鼻中少许，流黄水，并内服一钱，数次即愈。

---

① 为喷瓜素 Elaterin 之音译。

【审查意见】白丁香，即雄雀粪之别名，其形头尖梃直。古代医家，虽有男用雌粪、女用雄粪之说，但以实际考之，入药效用，以雄雀粪为佳。有腐蚀性，具消导之作用。合苦丁香之清热利湿，公丁香之行气化浊，治湿热停滞之黄疸症，皆有殊功。惟内服一项，必须慎重，非有可吐之确证者，切勿轻投。

（8）黄疸第八方

药品：苦丁香、白丁香各等分。

制法：研细末，每用少许，吹入鼻内，流出黄水即愈。

加减法：如胸闷气滞者，加公丁香等分，同研。

【审查意见】此清热、利湿、化滞之法，为外治有效之吸入剂。

（9）黄疸第九方

治法：茵陈蒿八分，大黄三钱，黄芩二钱，赤芍二钱，附子钱半，肉桂一钱，阳黄，加栀子二钱；阴黄，加炮姜钱半，均用生姜三片，水煎服。

【审查意见】阴黄、阳黄之病状治法，迥不相同。断无以一方可以笼统加减试用之理。茵陈为治黄疸之主药，仅用八分，何能奏效，谅必系八钱之讹。

（10）茵陈蒿汤

主治：湿热发黄。

组成：茵陈五钱，炒山栀二钱，生大黄二钱。

用法：水三碗，煎八分，温服，日三次，夜一次。

（11）茵陈四逆汤

主治：寒湿发黄。

组成：茵陈五钱，淡附片一钱，淡干姜一钱，白茯苓三钱。

用法：水三碗，煎浓汁，温服。

【审查意见】阴黄、阳黄二种症状，天渊迥别，绝无一方可以兼治之理，所当辨而明之。再病症发生，如证明其为纯粹湿热之阳黄症，或为纯粹寒湿之阴黄症，是当以医生之诊断治疗为主。非病家检查方书，所能胜任也。

（12）黄疸第十二方

治法：黑矾一斤，二号砂锅一个，将矾盛入，用陈醋浸之，在炉火上三时许，取出，捣成细末，用枣一斤，去皮丸。每早凉开水送服二钱，如身弱有呕，每早晚各服一钱。二三日后，便下黑粪，尿渐清，黄亦渐退。

【审查意见】黑矾多充染料，外科间亦用之，内服殊不多用，而李时珍且谓不堪服食云。至以矾类治黄疸，《金匮》有消石矾石散，即已用之，惟矾石与黑矾各不相同，非一物也。此外，《本草纲目》载救急方，用绿矾煅赤，醋拌，枣肉为丸，主治黄疸，与本方殊近，故疑黑矾恐为绿矾之误。但无论绿矾、黑矾，治黄疸知否确效，尚待研究。

（13）黄疸第十三方

治法：茵陈五钱，苦丁香二钱，火龙皮钱半，栀子三钱，猪苓二钱，滑石二钱，甘草一钱，茅术一钱，灯心三分，煎汤，温服。

【审查意见】火龙为死人蛆之别名，殊不易得，效亦未必伟大，可用删去。其余诸药，均尚可用。

（14）黄疸第十四方

阴黄用：茵陈五钱，附子、草果、干姜各二钱。

阳黄用：茵陈、大黄各五钱，栀子、陈皮各三钱，干姜一钱。

均用生姜引，水煎，温服。

【审查意见】前方（阴黄），宜于黄疸而伴寒症者；后方须便秘腹痛者，方可用之。

（15）黄疸第十五方

治法：取摺表纸数张，用黄蜡涂打，卷成中空之小筒。令病人仰卧，露出腹部，先用白面和一团子，中穿一洞，放脐上。后将蜡纸筒插脐中，以火烧之。须臾，有黄水自脐中出。连烧数卷，病即愈。

【审查意见】此亦民间习用方，加答儿性黄疸（胃十二指肠黄疸）无重症候者，藉此燃烧之刺激，或可减轻。

（16）黄疸第十六方

治法：茅苍术七钱（米泔浸），焦白术三钱，薏仁五钱，茵陈三钱，木通钱半，车前子五钱，甘草二钱，灯心三十寸，竹叶五分，水煎服。肚疼，加藿香一钱；阳黄，加焦山栀一钱；呕，加陈皮、半夏各钱半；胸满，加枳壳二钱。

【审查意见】此方健胃燥湿，利水退黄，黄疸大便溏泄者可用。苍术、车前子用量似嫌太多，临症酌减为是。

9. 杂集

（1）瘟疫第一方

治法：白僵蚕二钱（酒炒），全蝉蜕一钱（去土），广姜黄三分（去皮），川大黄四钱（生），共为末。病轻者，分四次服，蜂蜜五钱，调匀，冷服。重者，分三次服。最重者，分二次服。

【审查意见】此方有清热、通便、镇痉之功，施治流行性脑脊髓膜炎或可奏效。

（2）瘟疫第二方

治法：藿香一钱，白芷一钱，腹皮三钱，银花三钱，黄连二钱，荆芥一钱，生姜二钱，黑豆二钱，水煎服。

【审查意见】此方能清热、解表、止呕，瘟疫热病恶寒轻而发热重者，可服。

（3）瘟疫第三方

治法：僵蚕二钱，薄荷二钱，桔梗钱半，荆芥钱半，归尾钱半，川朴一钱，黄芩二钱，羌活钱半，枳壳一钱，连翘二钱，生姜三片，竹叶二分，水煎服。

【审查意见】发热恶寒者，可用。

（4）瘟疫第四方

治法：茵陈三钱，藿香二钱，腹皮二钱，郁金二钱，厚朴一钱，云苓三钱，青皮一钱，泽泻二钱，滑石三钱，生薏仁四钱，茅术钱半，通草钱半，猪苓二钱，薄荷一钱，木通一钱，水煎服。

【审查意见】黄疸病宜用此方。

（5）瘟疫第五方

治法：葛根四钱，僵蚕三钱，蝉蜕二钱，归尾三钱，连翘一钱，川朴皮一钱，橘红皮钱半，寸冬二钱，车前子钱半，枳壳二钱，川军二钱，生甘草一钱，水煎服。

【审查意见】此方有清热、发散、通下之效，足备试用。

（6）瘟疫第六方

治法：金银花三钱，生甘草三钱，鲜黄土五钱，小黑豆五钱，白矾二钱，共为细末，水煎服。

【审查意见】此方有清热解毒之力，疫症用之，当可奏效。

（7）瘟疫第七方

治法：赤小豆四十九粒，贯众二两，捣成粗末。用新布包好，放水缸中，可以预防瘟症。数日后，另换新药。

【审查意见】贯众自古即视为辟疫专药，民间亦最常用，但究竟确否，殊无实验统计可考。且其辟疫之功效，为直接杀菌作用，抑因其他关系，更不可知，姑存以待研究。

（8）救瘟丹

治法：降香一分半，五味三分，郁金三分，千金子三分，半夏二分，蟾酥二分，梅片一分，麝香一分，硼砂二分，葱子二分，共研细末，瓷瓶收贮。凡头痛眼黑，卒然吐泻，先用药吸鼻取嚏，再取一二分，凉水调服。

【审查意见】此方与飞龙夺命丹、蟾酥丸等效力大致相同，有兴奋性能强心止痛。外用刺激鼻黏膜，可以取嚏。

（9）瘟疫第九方

治法：薄荷钱半，白芷钱半，当归二钱，白芍二钱，苍术二钱，川朴钱半，陈皮钱半，桔梗钱半，枳壳二钱，半夏二钱，银花三钱，连翘二钱，桂枝钱半，甘草一钱，用姜、枣引，煎服。

（10）瘟疫第十方

治法：龟龄集、柴胡地黄汤加犀角。

先服龟龄集，后服柴胡地黄汤加犀角。

【审查意见】柴胡地黄汤加犀角，应是犀角地黄汤加柴胡，为汤热止盅之剂。用治时行瘟疫，绝对不能滥用。又龟龄集为旧贤专药，用治时瘟，极端不合，决不可用，以免误人。

（11）瘟疫第十一方

治法：销销千，不拘分量。先将销销千用河水熬之，随便引服，汗出而愈。

【审查意见】销销千，不知为何物之别名，存疑待考。

（12）治瘟疫及伤寒方

治法：吴茱萸汁制黄连，黄米炒党参。瘟疫，入九味羌活汤；伤寒，入升麻桂枝汤。

【审查意见】九味羌活汤，非可以概治瘟疫。升麻桂枝汤，非可以概治伤寒。加黄连、党参二味，毫无精意。决不可用。

（八）消化器病

1. 胃痛

（1）胸膈疼方

治法：韭菜汁半盅，服下即愈。

【审查意见】此系胃痛验方。症状清浅、不兼其他杂症者，可以施用，惟韭汁辛辣，单服殊感不便，宜用经沸温水送下。

（2）九种心胃痛方

治法：生艾一钱（揉碎），在铜勺内炒，不停手用箸拨动，将盐（豆腐店不曾加水者）半小盅，浸入焙干，研末。用烧酒一杯送下，俟腹中作响或降气或吐出清水即愈。

【审查意见】寒症宜用，热症忌服。

（3）九种心疼方

治法：核桃三个，胡椒五十粒，捣烂煮服。

【审查意见】有热及有口腔炎者忌服。用量亦须随症增减。

（4）心口痛方

治法：荔子一钱，广木香九分，共研为末，姜汤冲服。

【审查意见】慢性胃病、食欲减退、消化机能呆滞者，可用。

（5）男女心痛方

治法：古石灰三钱，枣杏仁各七个，捣烂，白水送下。

【审查意见】古石灰多混杂质在内，煎服较妥，或以沸水滤过再用亦可。

（6）胃痛第六方

治法：苍术二钱，川厚朴二钱，砂仁钱半，广陈皮钱半，槟榔钱半，广木香一钱，官桂钱半，良姜钱半，紫蔻仁一钱，炙草一钱，水三盅煎一盅，生姜引，空心服。

【审查意见】不思饮食，心窍塞痛，腹满便溏，苔白腻，脉沉滞，精神抑郁等症，此方可用。

（7）胃痛第七方

治法：香附三钱，苏梗三钱，当归四钱，元胡索三钱（研），陈皮二钱，甘草一钱，木通钱半，桂枝一钱，以上各药，共盛药壶内，用清水煎浓，服之即愈。若心痛彻背，背痛彻心，则加赤石脂五钱，轻粉三钱，研细冲服。

【审查意见】气滞血瘀者可用。轻粉用量太多，服后必致大泻，且有腹痛之苦，剧者往往泻血，因之中毒殒命者，亦意中事。切宜慎之。

（8）胃痛第八方

治法：苍术二钱，官桂、广皮、香附各一钱，甘草五分，水煎服。

【审查意见】胃疼最难除根，不可专以温燥为治。方中可加白芍、莫连，以和缓之，庶无辛温刚燥之弊。

（9）胃痛第九方

治法：良姜三钱，川朴三钱，五灵脂三钱（醋炒），青皮三钱（醋炒），广砂仁钱半，广木香一钱，乳香一钱（去油），各研末，每服五分，食前开水下。

【审查意见】此方通瘀消食，胃痛而现刺痛者有效。

（10）肝胃气痛方

治法：良姜三钱，香附三钱，五灵脂三钱，各研细末，蜜小丸，空心服一钱，米饮送下。十日有效，一月除根。

【审查意见】此病因肝不舒而胸满，气化不同而胃疼。良姜温中，香附行气，五灵脂能行冷滞之瘀，能止气血之痛。气结中寒而痛者殊效，有炎症性者不宜。

（11）治胃口痛方

治法：醋香附一两，茅苍术一两，川芎一两，神曲一两，焦栀子五钱，茯苓一两，法半夏五钱，广木香五钱，槟榔一两，砂仁五钱，干姜五钱。此方，春加防风一两，夏加苦参一两，冬加吴萸一两，糯米为丸。每服三钱，开水送下。

【审查意见】此病即寒滞气逆，故作疼痛。此方温中行气，兼以快脾化食，其用栀子者，即寒因寒用，虑其扞格，且有和解清燥之意。至防风、苦参，可不必加。

（12）胃口及肚腹痛方

治法：公丁香三钱，母丁香三钱，海沉香二钱，苍术四钱，蟾酥二钱，明雄四钱，共为细末，用白酒为丸，绿豆大。每服七八粒，白水送下。

【审查意见】此方暖胃行气，兼治下寒，内无热者有效。

（13）治男女九种心痛及胃口冷痛方

治法：香酒五两，虎胫骨一钱，红糖一两，鲜姜一钱，用瓷碗一个，将药置其内，在火上炖半炷香时辰。外用广木香五钱，紫油桂五钱，共为细末，早晚兑酒冲服，每次服一两。

【审查意见】此病多因冷气瘀滞。此方能行气祛寒，故能治诸病痛。然亦有因热而痛者，不可用此。

（14）胃痛第十四方

治法：厚朴钱半，苍术二钱（土炒），香附钱半，良姜二钱，橘红一钱，炙草七分，生姜三片，红枣二枚，水煎，温服。

【审查意见】此方温中行气，有振奋胃机之功，胃寒者宜用。

（15）胃痛第十五方

治法：用芝麻少许，以砂锅炒黄，研末，即于锅内用陈醋一二盅，冲入乘热服之。

【审查意见】芝麻、陈醋同用，取其和缓胃肌之紧张。方尚简便，足值备用。

（16）胃痛第十六方

治法：陈石灰、黄玉茭子面炒黄色，上二味各等分，研极细。每日早晨，空心服一羹匙，开水送下。

【审查意见】石灰性属大热，具腐蚀性，惟用陈者性较和平。

（17）胃痛第十七方

治法：古石灰一钱，大枣七个，杏仁七个，捣烂，白水送下。

【审查意见】心胃痛者，多因胃脘伏寒。用陈石灰以祛胃寒，小枣调和脾胃，杏仁温散行气。寒气开，则痛止。然此方虽有小枣调和，而石灰有腐蚀之性，不宜内服。

编者按：本方与胃痛第五方相同。然彼用石灰、杏仁二味，此则加入大枣，共三味，略有不同，故仍审查刊载于此。

（18）胃痛第十八方

治法：酒大黄五钱，芒硝三钱，共捣，热滚水冲服去渣。

【审查意见】此乃下剂，大便秘结，腹部胀痛者可用。但心下痛而大便如常者忌用。

（19）胃痛第十九方

治法：百合一两，乌药三钱，瓜蒌皮、川贝母、山栀子各钱半，炙草八分，共合一处，用水一碗。文武火煎，薤白为引。

【审查意见】痰湿停滞，胸脘满闷，不思饮食，食后胃部有热痛之感者，可用。

2. 心烧

（1）心烧第一方

主治：心烧，烦躁不安。

治法：藕节一个，红糖三钱，姜炭三片，水煮服。

【审查意见】有虚热者或可一用。但红糖、姜炭均觉不甚对症，似以除去为妥。

（2）心烧第二方

治法：芝麻一两，拣净置手心，吃完立愈。

【审查意见】芝麻富含脂肪，有滋润胃肠之效。如果胃肠分泌不足，食物停滞，或者胃黏膜发炎，以致患者自觉胸窝发热者，服之当可奏效。但停滞过多，胃炎剧重者，绝难生效。又：对于芝麻感受性过敏之患者（特异质），服后辄作泄泻，宜注意之。此外芝麻宜用清水淘洗，并防杂质混入。

3. 肋痛

（1）治肋下痛方

治法：牛犊草一握，煎汤，温服。

【审查意见】牛犊草为一方土名，未详究系何药。

（2）治肋缘底痛方

治法：醋青皮、蜜柴胡各二钱，水煎，温服。

【审查意见】此二药治肋下痛，临床颇多常用，用之亦多见效。但尤宜追求其致痛之原因，果系何病，非可一概施与耳。

4. 臌症

（1）水臌第一方

治法：甘遂一钱二分，神曲五分，荞面糊做饼，灰火煨熟，复为细末。再用商陆三钱，胡椒一钱，巴豆二粒，熬水煮饼速服。

【审查意见】此治腹水之方也。即由肾脏机能障碍，水分不能尽量排泄，留之体内，腹渐膨大，俗名水臌。本方长于逐水，故有治臌之功。但水排后，须以原因疗法，调其肾脏之机能，不可专恃此方。又：巴豆宜用霜，并不可连药汁内服。

（2）气臌第一方

治法：白术二钱，枳壳二钱半，白芥子钱半，西茴二钱，紫蔻仁钱半，油朴头二钱半，草果二钱，砂仁二钱，泽泻钱半，川楝子二钱半，茯苓皮二钱，粉草二钱，生姜皮一撮引。

【审查意见】气臌腹部胀隆，打击如鼓。宜疏气和血，并避免精神上之刺激。此方利气快胃，治本症尚合法。

（3）臌症第三方

治法：大蛤蟆一个，用炒仁末填满口中，以线缝之。然后用泥包之，慢火煨干，去泥研末备用。服时以香附二钱，煎水，分早晚二次服之。服后即连续放屁一二日。如觉至气不能连接时，不妨服人参数分或一钱可也。

【审查意见】此方见于叶氏，是否能转矢气，尚待实验。

（4）气臌第二方

治法：松香油十点至十五点，水一两，兑好，装瓶内。每服一两，日三次。

【审查意见】气臌，为后世医家之术语，别于水臌、血臌等而言也。其含义包括至广，而大要不外二端，一为精神感动（如愤怒过度）致腹胀大；一为但见腹胀如鼓，诊之并无显著之水候者。概以气臌名之，斯知气臌只是一种特殊的腹部胀大之症候。非必为气体窜入腹部组织，以致胀大。亦非腹膜炎及胃肠瓦斯冲积之疾患，更非专指水臌之前兆。今原件但云气臌，未将正式病名标出，故其病因，殊难索解，又以松香油治之，且令内服，其药理更复茫然。盖松香油为有机化合物，乃工业化学药品，医疗上绝鲜应用，疑是松节油之讹。但使果为松节油，虽具有刺激、镇痛、防腐、制泌等作用，用于轻度之腹膜炎、腹水之初期或可奏效。如谓凡属气臌，一例可用，则欠当矣。且松节油，临床上内服者少，多以外用，对于臌胀，以之摩擦皮肤，确有诱导之力。

（5）臌症第五方

治法：党参三钱，炒白术二钱，云苓三钱，泽泻二钱半，炒二丑三钱，槟榔二钱，甘遂二钱，官桂钱半，车前一两，消积子一两，鸡矢一两，木通二钱，草薢二钱，土狗六个，芡实四钱，水煎，空心服，日二次。

【审查意见】此系治腹水之峻剂，服后大小便当利。但所谓臌症（腹水）未必即此痊愈。盖此方只治其标，未治其本。只谋水之去路，不顾水之来源，其后患殊非浅鲜。故将此药服后，对于善后处治，切勿忽视。又：方中消积子，未审何药（疑为莱菔子）；其土狗，即蝼蛄之别名也。

（6）水臌第二方

治法：药名同上，共炼为丸，姜汤送下。壮者可服，泻二三次。

【审查意见】调作丸剂吞服，甚妥。成人每次可服二三钱，老弱妇女酌减，孕妇忌用。

（7）水臌第三方

治法：甘遂、芫花、黑丑、大黄各二钱，共为细末，每服五分。

【审查意见】仲景十枣汤加减之方，利尿通便，功效至速。但非疗治水臌之稳健方法，尤非不通医学者所可漫试也。

（8）水臌第四方

治法：独头蒜或野蒜，每岁一个（指病人年岁），用白酒十分之二三，黄酒十分之六七，按蒜多少以定黄白酒之多少。煮时总以酒淹着蒜为度，用黄酒将蒜煮至六七成熟，连蒜服之，即愈。

【审查意见】酒能兴奋细胞，增进消化机能，蒜能刺激肠黏膜，促进吸收，增强蠕动，又能利尿。以之施治水臌，使渗出液内由淋巴系统吸收，外由小便排泄，胀满自归消灭。

（9）水臌第五方

治法：猪尿泡一个（去油，温水洗净，用酒再洗泡），肉豆蔻（放石臼内，用木锤捣碎，在新瓦上用火炙成微黑色）一钱，同上酒一斤，装在猪尿泡内，用麻绳绑口。将泡放在病人脐上，用布带缠定，七日后酒完病消，屡试有效。切忌食盐。

【审查意见】此乃湿罨疗法之一种。酒及豆蔻，均有刺激及兴奋性，能使水臌逐渐吸收，可谓平稳之验方。但用布带缠时，不宜太紧，恐压迫过甚，血行益为障碍，水臌反为增重也。至于盐类，为一般水肿所禁忌，尤以肾脏性水肿为甚，不徒水臌为然耳。

（10）水臌第六方

治法：大戟、芫花、甘遂各一钱，三样药各研为末，每用一钱，枣汤送下，下水如神。后以元桂、附子、党参、白术一剂煎服，即愈。

【审查意见】凡水肿病势重笃，压迫心肺脏器，以致呼吸困难，心悸亢进，脉波弱缓。甚或面色憔悴，腹胀如鼓，静脉显露，小便点滴不通者，仲景十枣汤（大戟、芫花、甘遂、大枣）的是救急灵药。服后肿胀渐消，而其精神萎靡，心力衰弱者，参、术、桂、附，在所必用。此方之义，仅止于此。非以此等治法，可以包治一切水肿病。而一切水肿病，亦非尽作如是治疗也。又：此等药方，非娴于医者，不敢滥用，临症切宜慎重。

5. 腹胀

（1）腹胀第一方

治法：甘遂、木香、二丑各三钱，温水送服。

【审查意见】此亦治腹水之方，药刁猛峻，用量最宜斟酌。

（2）腹胀第二方

治法：茅术五钱，茵陈三钱，猪苓三钱，甘草酌加或不用，煎服。

【审查意见】因于消化吸收之机能衰退，以致腹部胀满者，可以用之。再加枳壳、川朴、木香、砂仁、大腹皮、陈皮等更妥。

（3）腹胀第三方

治法：椒目、防己、葶苈、大黄各一钱，蜜丸，每服三分，食前开水下。

【审查意见】此乃《金匮》椒己苈黄丸之原方，亦治腹水（水臌）之法。唯其功效甚缓，非专任之方也。

（4）腹胀第四方

初服：二丑三钱半（半生半熟），甘遂三钱，广木香一钱，为细末，调服。

再服：东参钱半，白术三钱，茯苓三钱，桂枝三钱，紫苏二钱，麻黄二钱，腹皮黑豆浸二钱，防己三钱，黑附片钱半，泽泻二钱，猪苓钱半，上边桂钱半，煨姜一块引，空心煎服。

【审查意见】此亦治腹水方，与前治水肿臌胀方，用意略同。

（5）化铁金丹

主治：破男女肚内一切块积。

治法：三棱五钱，莪术五钱，槟榔五钱，苍术五钱，山楂五钱，神曲五钱，木香五钱，厚朴五钱，阿魏五钱，甘草五钱，沉香五钱，乳香五钱，没药五钱，砂仁五钱，草果五钱，牙皂五钱，豆蔻五钱，牵牛八钱，大黄六钱，研为细末，醋糊为丸，如豆大，早晚每服三钱，十日必效。

【审查意见】病毒坚结，体质壮实者，可以服用。大便溏泄，形削心衰，以及老弱妇女等非经医师诊断，切勿漫用。其用量尤视病势轻重、患者强弱，酌为增减。

6. 腹痛

（1）腹痛第一方

主治：气寒血瘀结滞腹痛。

治法：广皮二钱，四顶叩六分，炒香附钱二分，生草五分，醋制莪术一钱二分，焦槟榔一钱半（盐炒），青皮一钱，醋元胡钱一半，片姜黄一钱，川郁金一钱，盐炒小茴一钱半，生五灵脂钱二分，良姜五钱，广木香一钱二分，服汤剂或丸剂均可。如用丸剂，每早晚各服四钱，盐开水送下。

【审查意见】新病宜服汤剂，久病丸剂较妥。用量因病制宜，未可一定。

（2）腹痛第二方

主治：寒凝腹痛，饮食结于宫中。

治法：乌梅肉四钱，潞参三分，当归二分，干姜钱半，附子钱半，细辛八分，川椒一钱，黄连一钱，桂枝二钱，盐炒黄柏一钱，乌梅肉先用肉蒸一炷香，焙干。合诸药为细面，蜜糊为丸，三钱重。鲜姜三片煮，水送下，忌生冷。

【审查意见】此《伤寒论》乌梅丸之原方，主治蛔虫病，及久痢不愈等，屡奏奇效。惟原方乌梅，以苦酒（醋）浸泡，去核，另与米同蒸，此处用肉蒸，恐误。

（3）腹痛第三方

主治：寒气腹痛。

治法：肉豆蔻二钱（去油），白术钱半（土炒），西茴香钱半，拣砂王一钱，炒干姜一钱，良姜钱半，将药磨成细面，每晨日开水空心服三钱，三天可愈。

【审查意见】拣砂王即砂仁之优者，为药坊中所出之名，市井间多习用之。

（4）腹痛第四方

主治：腹中寒实大痛。

治法：大黄、巴豆、干姜，共为末，炼蜜为丸，桐子大，每服七八丸，或十数丸。

【审查意见】此乃《金匮》备急丸之原方，系温下剂。对于卒暴腹痛，大便秘结者，可以服用。但须审其症属寒实，方为的对，否则未可率尔也。

（5）腹痛第五方

主治：元脏虚冷，腹痛不已，寒疝气痛等症。

附子一两，生甘草二钱，食盐一钱，童便半杯、生姜三钱（取汁），在沙锅内慢火煮之，听用。凡遇上述之病，其脉切之沉微紧，用附子一钱，加花椒七粒（去目，微炒出汗），八角大茴一粒，葱白二寸，水两杯，煎一杯，空心温服。

【审查意见】此方主药为附子，有兴奋性剂麻醉性，强心止痛，功效甚确。但用量最宜斟酌，家庭中尤须慎重。

（6）腹痛第六方

主治：腹内寒疾。

治法：用生白布四层，敷于脐部，用白酒洒湿，以水烧之，俟肛门发虚恭即止。

【审查意见】此亦湿罨疗法之一种。酒能刺激皮肤，兴奋细胞，藉神经之传导反射作用，增进肠管的蠕动，唤起放屁机能，腹部紧张胀痛等症，此时自觉轻快。原件"以水烧之"一句，殊难推解，姑存俟正。

（7）阴证腹痛第一方

治法：大雄鸡一只，火枪药三钱，用火枪药三钱，开水冲服，以病人呕吐为可治。外取大雄鸡一只，安放脐上，此鸡受阴毒吸力，自不飞动。症重者再更一鸡吸之。

【审查意见】此方甚有精义，火枪药由硝石（火硝）、硫黄、木炭等配成。硝石即硝酸钾，能使肾脏血管扩张，增加尿量，硫黄有缓下作用，木炭为吸着剂，兼能吸收气体，故本方有通便、利尿、调理肠胃之功效。腹痛、便秘、尿闭等症，用之甚宜。至以雄鸡置脐部，不过使患者精神感动，藉以减少腹部痛感而已，此外别无奥义。

（8）阴证腹痛第二方

治法：潞党参二钱，干姜八分（焦），真白茯苓三钱，粉草八分（炙），将药研末，炼蜜为丸，用生姜汤送下，不可煎汤。

【审查意见】此乃理中丸，去白术加茯苓之方。主治腹痛、脉微细，不热、不渴、舌苔白滑、恶心呕吐、小便不利、大便溏泄等症。

（9）阴证腹痛第三方

治法：旧乌金纸一张烧灰，白水送下。

【审查意见】乌金纸烧灰服用，与用百草霜，釜脐墨等意义颇近。殆其吸着作用而奏效乎，抑别有其他作用乎？

（10）腹痛第十方

主治：脐下寒积疼痛。

治法：茯苓三钱，桂枝三钱，益智二钱，青皮钱半，槟榔二钱，官桂二钱，木瓜二钱，炙草一钱，泡姜引，水煎服。

（11）腹痛第十一方

治法：紫苏三钱，朴根二钱（姜水炒），白芍三钱（醋酒萸同炒），元胡二钱（酒炒），枳壳二钱（面炒），青皮钱半（醋炒），莪术一钱（煨），陈皮钱半，青木香钱半，台参一钱（去皮），槟榔三钱（炭水炒），焦楂三钱，炙草一钱，水煎服。

【审查意见】实症可用，虚者孕妇切忌。槟榔用炭水炒，未审何义。

（12）腹痛第十二方

治法：青皮二钱，五灵脂二钱，川楝子二钱，甲珠二钱，茴香二钱，元胡钱半，良姜钱半（香油炒），没药钱半（去油），槟榔钱半，广木香一钱，沉香一钱，砂仁一钱，上列各药研细，盐滚水冲服。

【审查意见】腹痛属于积滞，且有阴寒症象者，用之甚当。

（13）腹痛第十三方

治法：陈石灰二钱，醋煎，艾汤送下。

【审查意见】此方主治胃酸过多之胃疼（俗称心痛），其症吞酸嘈杂，嗳气腹痛，恶心呕吐，食欲不振，心窝苦闷疼痛。石灰为碱类物，能直接中和胃酸，醋、艾有收敛及止痛作用。三物合用，施治本症，甚当。

（14）腹痛呕吐方

治法：伏龙肝一两，黄连二钱，生姜汁一盅，先煎伏龙肝、黄连，后将姜汁与药调和，空腹服下。

【审查意见】此方止呕确效，有热者尤宜，用量宜临时制宜。伏龙肝即灶心土，单用此药煎服，止孕妇呕吐（恶阻）亦具奇效。

（15）腹痛痞证方

治法：干姜三钱（炒），良姜三钱，吴萸三钱，官桂二钱，苍术三钱，石菖蒲二钱，引用老酒二盅，煎服。

【审查意见】辛香健胃剂，寒症可用，有热忌服。

（16）腹痛第十六方

治法：元胡钱半，五灵脂三钱，没药七分，甘草一钱，水二盅，煎八分，空心服。

【审查意见】腹痛拒按而属实者，可用。

（17）腹痛第十七方

治法：蜂蜜四两，炒神曲五钱，煎服后，饮白酒数杯即愈。

【审查意见】此药能消粽子积？似亦奇矣！方药与病症不切，万不可从。

（18）治停滞冷茶冷水方

治法：用山楂、红糖水煎服之。

【审查意见】此方山楂用三五钱，红糖用一两，再加焦神曲钱半，川厚朴钱半，生姜三片，以温中行气，则效更大。

注：脾胃为仓廪之官，胃主收纳，水谷气血之海也。脾主运化，津精气血之母也。是脾胃于人体之生理，诚为重要器官。故对于调节脾胃，须加之意焉。若失调节，则容者不容，化者不化，津精气血无以生，肌肉精神，遂渐行消败。故医治诸病，首重脾胃，使饮食能进，消化灵动，百病自然渐愈。若脾胃一败，则百药且难施效，虽欲延生，得乎？以斯知脾胃为后天根本者也。

（19）破积汤方

治法：三棱三钱（醋炒），莪术三钱（醋炒），雷丸二钱（醋炒），酒川军半分（半醋炒），枳实二钱，川厚朴二钱，青皮二钱，陈皮钱半，元胡三钱（酒浸），乳香三钱，没药二钱，砂仁三钱，白豆豉二钱，二丑四钱，肉桂二钱，干姜二钱，水煎，温服。

此方专治妇女腹中疼痛，牵引腰脊亦痛。是病起于血积、气积、食积、痰积、虫积等症。以手按之，疼之较甚，面黄肌瘦，时复作痛。积年累月，肚腹胀大，胸间殊觉不爽。因是食不多进，形成痨瘵，卒至毙命者，指不胜屈。余用此方，活人无算。但用此药时，可煎三次，每隔四小时许，即可服一次。服下后，用手从腹上，徐徐揉之，以助药力运行。隔日大便遂下，见粪内脓泡数起，而腹中稍觉爽快。再服一剂，病可痊愈。病人戒食碱、盐半月，并可食稀米汤十五日，以资调养。

【审查意见】此病原因，由于气滞感寒，水食不化，血不流通，瘀积日久，脾阳渐虚，饮食少进，则痰虫亦生，遂成痨瘵。此方祛寒化气，快脾消积，破血化滞，兼以杀虫逐水，故诸积均消，可以取用。又：下后宜服补养药，尤须调节饮食寒热，大虚者慎之。

（20）治因食积水积腹痛方

治法：川朴、枳实、广皮、川军、山楂、粉草、槟榔、芒硝各三钱，水煎，温服。

【审查意见】凡水食积滞，则饮食不进，腹胀疼痛，按之愈痛。此方推消水食积滞，积滞开而腹痛自止，虚人慎用。

（21）腹痛第二十一方

主治：中寒腹痛，食寒胃痛，五积六聚，癥瘕痞块，膨闷倒饱，嗳气吞酸，及伤食等症。

治法：广木香六钱，炒建曲一两，草蔻仁五钱，炮姜五钱，甘草四钱，生姜半斤（切片晒干，炒黄），将各药共为细末，蜜丸，五分重。大人每服二丸，轻者一丸，小儿减半。每饭前先以饭汤送下，随后吃饭压之。忌食生冷肥腻等物。

【审查意见】凡痞块积聚，皆由胃机失调，脾阳不运。故水食不化，而停滞作焉。此方重用暖胃健脾快气之品，佐神曲以化滞，则阳气转运，积聚自然消化，此方确是有效。但温燥太过，热症忌用。

（22）腹痛第二十二方

主治：腹痛有痞块。

治法：白术两，当归五钱，白芍两，柴胡钱，鳖甲三钱，神曲三钱，山楂、枳壳、半夏各一钱，水煎服，连服十剂，块消身安。

【审查意见】按：本方可治停食瘀积之痞块，他未有效。

（23）腹痛第二十三方

主治：蓄食不转腹痛。

治法：用炒盐一勺，童便调服。

【审查意见】盐能消食软坚，催进胃液之分泌。轻微之消化不良有效。

（24）治积食积水腹痛方

治法：川朴、枳实、广皮、川军、山楂、粉草、槟榔、芒硝各三钱。

按：凡腹内疼痛，其病不一。但因积食积水而疼者，其先大小便不利，渐至肚腹膨胀，饮食不进，用手按之，更觉剧痛。用前列消导之药服之，则疼痛可止。

【审查意见】积食积水之症，必有吞酸嗳腐，胃部膨闷，肠鸣腹痛，二便欠利等。甚者，饮食不进，肚腹膨隆，用此消导，允称合拍。否则，损其无辜，有伤胃气，不可不慎。又：虚者可加参术。

（25）腹痛第二十五方

主治：男女寒症腹痛。

治法：官桂三钱，白芍五钱，川军二钱，枳壳二钱，甘草五钱。

【审查意见】寒症腹痛，因胃肠之机转不灵，蠕动作痛。本方配合颇佳，官桂虽热，然有白芍以制之。川军之用，以便溺通利与否为断。

（26）心腹虫痛方

主治：唇上有白点，一得食更痛者是。

治法：党参三钱，白芍五钱，土炒大白三钱，乌梅三个，苦楝根皮三钱，鹤虱三钱。

【审查意见】虫得苦则安，见辛则伏。故治虫法以辛苦之药为最要，本方颇得斯旨。但党参不虚者不可用。又：大白疑即槟榔之别名。

（27）腹痛第二十七方

主治：治一切受寒肚痛，咳嗽不止等症，五更泄泻，杀虫利水。

治法：胡椒四两，干姜四两，肉桂二两，丁香三钱，红糖十二两，将药研末，用水化开，红糖熬至滴水成珠，和药为丸，如桐子大，丸名神效香桂丸；加花椒五钱，名二椒丸。

【审查意见】胃肠素寒，喜饮热物，兼之生冷所伤，或受风寒，用治所列之症，温通兴奋，确是效方。如内有伏热者不宜。

7. 消化不良

脾胃论

人体生存根本有二，肾为先天根本，得于有生之初；脾胃为后天根本，赖于既生之后。故人一饭不食则饥，七日不食则饥而死。故脾胃关系于人生，不诚大矣。脾胃无病，则饮食入胃，赖脾阴胃阳之蒸气，熟腐水谷，使精微之气味，洒陈于五脏六腑，而生气、生血、生津、生液。又，人之所赖，以应万和者，全恃此谷气。若脾胃有病，饮食减少，轻则少神，重则不起。故于治病，首重脾胃。一能纳谷，诸病均能转机。且脾胃一败，百药难施。善持生者，于脾胃宜所知所养，为人司命者，宜知所重哉！

（1）香砂养胃丸

治法：神曲八钱，藿香四钱，莱菔子二钱，山楂肉四钱，砂仁二钱，陈皮二钱，白芷八分，法夏三钱，茯苓四钱，木香二钱，麦芽四钱，酒芩二钱，神曲打糊为丸。

【审查意见】人之所以饮食照常入胃者，全赖脾胃健运之气化，升降转运以使之耳。或受寒邪，或受湿滞，脾胃之气化不灵，或有停滞，则饮食减少。此方用藿香、砂仁、陈皮、半夏、木香，以温中快脾，麦芽、楂肉、神曲以化食，莱菔子推积行气，茯苓健脾利湿，白芷性温味辛，尤能行气，黄芩虽苦寒，而能健胃。作丸久服，效甚宏大。

（2）寒食停滞方

主治：寒食停滞，饮食不进。

治法：先服加减三物白散一剂，后服补中益气汤二剂。

【审查意见】三物白散，其力太强。既云寒食停滞，不若以温中快脾，如厚朴、砂仁、广皮、半夏、槟榔、苍术、干姜、焦楂、神曲、麦芽之类。如欲通下，木香槟榔丸即可。此方不切。

（3）三物白散方

治法：桔梗三分，巴豆一分（去皮熬黑或去油用霜），贝母三分，水送下。病在膈上必吐，在膈下必利。不利进热粥一杯；利过不止，进冷粥一杯则止。编者按：此方每服以一分为限，不可过多。

（4）补中益气汤方

治法：党参三钱，白术钱半，广皮钱半，炙芪二钱，炙草一钱，当归三钱，柴胡五分，升麻五分，水煎，温服。

（5）消化不良第五方

主治：胃口火与腿疼。

治法：连翘三钱，桔梗二钱半，元参二钱，牛蒡子二钱，花粉二钱，地骨皮二钱，川牛膝二钱，杜仲钱半，荆芥二钱，防风二钱，皂刺钱半，黄连钱半，黄芩三钱，甘草钱半。

【审查意见】"胃口火"太笼统，不切。腿疼，应活血疏络，此方纯属清热，殊觉欠当。若治内热发炎之症尚可。

（6）健胃方

治法：炒白术四钱，制马前子一钱，研末，水和为丸，如桐子大，约一分重。每食后服五丸，旬日即效。

【审查意见】此方极效，不饥不纳者，尤妙。

（7）疏肝和胃丸

治法：香附二钱，沉香一钱，生白芍钱半，甘松钱半，鸡内金钱半，猬皮钱半，吴萸一钱，川连七钱，生姜汁、甘蔗汁各一瓢。胃寒加干姜、附片各八分；年久或顽固性者，加韭汁一瓢，狗宝一钱。

【审查意见】此方凡肝胃不疏、胁肋疼痛、吞酸、嗳腐，食后倒饱，膈食难下，类似噎膈者有效。（编者按：本方及上方皆本会理事时逸人传）

（8）消化不良第八方

治法：用香砂平胃散二钱，遵古炮制。用水冲服，早晚各一次。

【审查意见】本方为消化不良之通方。所云胃症，太属笼统，应以消化不良目之。

（9）消化不良第九方

治法：用香附二钱（醋制七次），良姜二钱（酒洗七次），有气者，多用香附五分；有寒者，多用良姜五分，米泔水煎服。

【审查意见】为"姜附散"，治胃寒而痛及消化不良者，甚妙。

（10）消化不良第十方

治法：良姜三钱，川厚朴三钱，五灵脂三钱（醋炒），青皮钱半（醋炒），砂仁钱半，广木香、茹香二钱，淡醋一盅。水煎服。

【审查意见】此方暖胃，行气快脾，化食消滞。故胃寒而痛，或少食或消化迟慢者，均能奏效。茹香不详为何物，无关轻重，不用亦可。

（11）香砂六君子汤

治法：人参三钱，白术二钱，茯苓三钱，炙草钱半，广陈皮二钱，半夏二钱，广木香一钱，砂仁钱半。

（12）消化不良第十二方

主治：新旧寒热气食。

治法：苍术三钱，香附三钱，陈皮、茯苓、干姜、焦栀各一钱，川芎、滑石各钱半，神曲二钱，白芷八分，甘草三分，生姜三片，水煎服。

【审查意见】寒热不均，食积易停，如苦腹痛，不思食，小水黄赤，则服此方，清上焦之热，行中焦之寒，兼以快脾化食，和胃。或将香附易以厚朴更佳。

（13）消化不良第十三方

主治：脾家冷积，每食已辄胸满不下症。

治法：橘红皮一斤，甘草四两，盐花四两，水五碗，慢火煮三味，令乳焙为末。每服二三钱，白水冲服。

【审查意见】此证系消化不良。橘皮行气快胃，足以刺激胃之分泌，故能有效。

8. 噎膈

噎膈在今世之医学上，尚无确效疗法。古书所谓有效各方，殆诊断上误食管及管旁别症为噎症耳。所征各方，虽不能有效，然药品均和平无毒，当可试用。再，如此大症，正宜博采群说，研究进步，故予编入，阅者不以滥收见责，幸甚。

（1）噎膈第一方

治法：汾阳习惯，凡有食不下咽之疾者，托厝家遇启多年旧墓时，将墓堂原日安置之口饭钵内所有之物，窃取少许食之，间有成效。此物等，于大酱色，色红绿。葬埋时，钵内所填肉菜炉食等腐化之物。其治噎症之理解，不甚详悉。

【审查意见】噎膈为最难治之症。方书所载多方，施之均不见效。其云有效者，殆邪热上郁，食道偶尔肿胀。或胃气上逆，碍食难下，绝非噎症。据实地经验，认为噎症者，经中西医院，治疗尽法，总无一生。本方以腐化之物，用治胃中食滞，消化不良，当可奏效。噎症恐不能治。无法订正，暂予存疑。

（2）噎膈第二方

治法：白鹅血以多为妙，无用炮制，乘热饮之。

【审查意见】世俗验方，本有此说。彼疑噎膈症，胃脘之内，有瘀血停积。用鹅血乘热饮之，血能引血，有导血下行之效。不知鹅血入胃，遇热则凝结成块。虽不致有壅塞之害，确亦无破瘀之功。盖俗人之以讹传讹，而盲从者。爰说明如此。若云此方可治噎症，无法订正，暂予存疑。

（3）噎膈第三方

主治：反胃。

治法：用牛乳二两，韭汁一两，热服。

【审查意见】此云反胃，即胃寒气逆，食入停滞而吐，乃胃虚而津液不足之故。牛乳能养胃，韭汁能温行，可速服数次。若有胃热，食入即吐者不宜。

（4）噎膈第四方

主治：噎食反胃。

治法：桑磨柳取皮三钱，煎汁一碗服之。

【审查意见】桑磨柳，不知为何种药物之别名，姑存疑备考。查本方主治为噎食与反胃并列，疑此种方药，当列入于反胃门。盖乡中人无普通医药智识，以反胃为噎食故也。

（5）噎膈第五方

治法：用陈旧油多木梳一个，烧灰研末，将药冲服。

【审查意见】油垢服之失音，不可不慎。本方用陈旧油多木梳，烧灰存性。揆其用意，似取梳能疏通，油能滑润，用以治胃脘闭塞，发生噎膈之症。《本草纲目》亦曾收载。但恐噎膈重症，非本方所能有效耳。无法订正，暂予存疑。

（6）噎膈第六方

治法：于伏天拔取已出稳灰菜，晒干收藏。将上列之灰菜煮汤，一顿服用。

【审查意见】稳灰菜不知为何物，意见从缺。

（7）噎膈第七方

治法：用红辣椒剖开两半，在冷水碗内，摩擦其里面，饮用此水即愈。

【审查意见】红辣椒辛温，当有刺激性，可以助消化，不能治噎食。

（8）噎膈第八方

治法：用啄木鸟之舌三个，砂锅焙干，忌见铁器，研细末。每日三次，黄酒送，忌肉百日。

【审查意见】啄木鸟舌治噎膈，或为其可啄积滞乎？不详，存疑。

（9）噎膈第九方

治法：白木耳、紫胶、柏薄、麦冬各等分，用阴阳瓦焙干成灰。每服三钱，黄酒送。忌羊肉、烧酒，反者难治。

【审查意见】柏薄二字，不知是否"百叶"之误。"紫胶"功用不详，不敢妄评。

（10）噎膈第十方

治法：青名虫三条，微火炒研，开水送下。

【审查意见】青名虫不知为何物，存疑，待考。

（11）噎膈第十一方

治法：香附（醋炒炙）、白术（土炙）各等分，共为细末。每服三钱，米汤送下。日服三次，忌生冷、油腻、劳动。

【审查意见】白术健脾燥湿，化痰水，止呕吐；醋炒香附，调气血，消积滞。可用以治脾寒消化不良之呕吐，不能治噎食等症。

（12）噎膈第十二方

主治：食少脾虚气滞，类似噎症。

药品：土炒白术、醋炒香附各等分。

制法：共研细末，每服一钱，砂仁、苡米汤送下。食前服，一日服三次，忌食生冷、油腻等物。

【审查意见】白术补脾，为医者所共晓。此脾字之名义，系专指肠胃吸收机能之工作而言。脾虚食少之名词，系指吸收之能力减退，饮食不为肌肤。或消化不良不能多食，或大便泄泻，或完谷不化，古人皆谓为脾虚。用白术治之有捷效。其兼患气滞胸满者，加香附以舒气解郁，功效甚宏。惟称其为治噎膈症，恐未能确实耳。

9. 呃逆

（1）呃逆方

治法：良姜、丁香、柿蒂、陈皮各三钱，引用酥油三钱。将药用水三盅，煎八分，将酥油融化药内，用开水送下。不过三时，即能见效，而频频作声也。

【审查意见】呃逆者，因胃部受寒，横膈膜痉挛，气上逆。其有饮食不下者，且有不能安寝者。此方暖胃行气，气通寒化，则呃逆自止。无酥油者，不用亦可。

10. 呕吐

（1）呕吐腹痛方

治法：黄连一钱，桂枝二钱，党参二钱，干姜二钱，半夏三钱，炙草一钱，水煎服。

【审查意见】呕吐而腹疼痛，恐系时令病。此方不可漫用。

（2）呕吐第二方

治法：灶中土二三钱，不炮制，研细，开水冲服。

【审查意见】此为治呕吐最畅行之单方，功效颇佳，可取用之。

（3）呕吐第三方

治法：茯苓二钱，半夏二钱，广皮钱半，苍术三钱（米泔浸，炒），厚朴一钱，藿香一钱，乌梅一个，甘草一钱，水煎，温服。

【审查意见】此方治胃部寒结，气化不通，脾不转运者宜之。胃热呕酸或干呕者不宜。

（4）呕吐第四方

主治：不拘时候吐泻。

治法：生姜三钱（面包火煨），上花茶二钱（微炒），水煎服。

【审查意见】生姜为镇呕特效药。但胃热呕吐，痧症呕吐，以及温病时行滞呕吐，俱不宜用。

（5）呕吐第五方

主治：立止呕吐圣药（时逸人理事传）。

治法：将刀烧红，加食盐少许，用清水淋过，取水饮之。

【审查意见】凡呕吐症，多因寒热相滞，中气不通，失其转轮之力，以致气不下行而上逆。用烧红之刀，取其金有镇压之力；水淋烧刀，有水火相济和解之效；更加食盐，独具止呕下行之力，故能立止呕吐。此方并无副作用，方虽平庸，却是效验甚宏，不可轻忽视之。

（6）涤痰陷胸汤

主治：肝木横逆，胸膈不利，痰壅气闭，食入即吐。

治法：川黄连三钱，法半夏四钱，油瓜蒌六钱，枳实、白芥子、苏子、葶苈子各三钱，生姜三片，水煎服。自制奇方，屡获奇效。

【审查意见】气积胸满，故痰壅而饮食不下。此方开气化痰，颇有大力。降气之品，重用即伤元气，瓜蒌用二三钱即可。总之，气实者尚可试用，气虚者切勿轻尝，慎之。

（7）呕吐第七方

治法：黄连四分，细辛二分，水煎，温服。

【审查意见】既云呕吐不止，即是寒热不均，中气不和，自宜用和中行气之法。此方似乎力薄而欠确，然其效亦是和解寒热。盖黄连苦寒能折热，而细辛辛温能散寒，寒热互用，尚无大害。

（8）干呕方

治法：樗树枝一把，煎汤服之。

【审查意见】樗树枝何以能治干呕？不切！应服竹茹五钱，尚可。

（9）胃寒吐食方

治法：砂仁、青皮、公丁香、藿香、厚朴、白豆蔻、香附各二钱，甘草一钱，生姜三片为引，水煎服。

【审查意见】此方用丁香、豆蔻暖胃行气；广皮、藿香快脾利气；砂仁、青皮、厚朴温中快脾，兼以化食；香附行气；甘草和脾，使脾胃安和，吐症自止。

（10）上吐下泻第一方

治法：南苍术二钱，广陈皮钱半（土炒），厚朴半，炙草钱半，车前子三钱，木瓜一钱，伏龙肝为引，水煎，空心温服之。

【审查意见】此方非治霍乱重病，而治类似霍乱之吐泻者。原因中焦受寒，脾胃之阳气不运，故饮食不化而上吐。阳气不能蒸腾，水气渗流肠中而下泻。此方温中燥脾，使阳气转运，气通则不吐，而且能分布水气，以归膀胱，斯病可愈。

（11）呕吐第十一方

主治：痰饮呕吐，大便燥结，俗名痰症。

治法：香附、紫龙丹、上沉香、大戟、甘遂、川紫朴、白芥子各等份，共为细末糊丸，如绿豆大。每服二钱，清晨开水送下。壮人用三钱，服三五次为度，后再服旋覆代赭汤三五贴。

【审查意见】此方温中行气，逐水化痰，功力甚大。如虚弱人服此药后，恐伤正气。服香砂六君子汤，以助气健脾，盖脾旺则痰饮不生矣。即旋覆代赭汤，亦是助气养脾化痰之方，但功力逊于六君子汤。服法作丸，以面糊为丸可也。

附方：旋覆代赭汤：旋覆花二钱（布包），人参钱半，生姜二钱，甘草二钱，代赭石三钱，半夏二钱，大枣十二枚，水十盅，煎二盅，分三次用。

（12）呕吐第十二方

主治：翻胃呕吐。

治法：朱茯神五钱，当归三钱，白芍二钱，茯苓钱半，广皮二钱，法半夏二钱，炙粉草一钱，竹茹为引。

【审查意见】反胃呕吐，须视大便之通利否。若便闭，即当通便；便利，则须调气。本方朱茯神不切。

（13）上吐下泻第二方

治法：藿香、香薷、扁豆各二钱，厚朴、槟榔、乌药各钱半，枳壳一钱，陈皮一钱，炙草五分，水煎，温服。

（炮制扁豆法：用土炒之，令外显黄白色，内即成黄金色即可。）

【审查意见】此方可治夏令轻微之霍乱。

11. 泄泻

（1）腹泻初起方

治法：烧核桃仁五个，生姜三钱，红糖三钱，水煎服，下泻后，再用红柿核五个，纸包水湿，炭火烧热，食五个即止。

【审查意见】此云腹泻者，是指腹部微受阴寒，水气不化。用此方以温胃和中，使气化水利，而泻即止矣。

（2）水泻方

治法：赤糖一两，烧酒二两，将糖、酒共入瓷瓶内炖热，空心温服。

【审查意见】水泻者，因腹部受寒冷之气，以致中气不通，水气不化，故水气不能入膀胱，而直走大肠。用此方以和中行寒，则气化通而小便利，水泻可止。但内热之水泻则不宜。

（3）泄水不止方

治法：焦白术一两，车前子三钱，焦山楂三钱，用上花茶少许为引，水煎服之，屡试屡验。

【审查意见】此方用焦术健脾，焦楂化滞，车前、茶叶以利水，为治水泻之良法。

（4）五更泻第一方

主治：脾肾两虚，子后泻症。

治法：破故纸、肉豆蔻、乌梅、熟地、山药各三钱，焦白术、茯苓各二钱，丹皮钱半，泽泻一钱，水煎，子前服药，三次即止。

【审查意见】子后泻症，即五更泄泻。原因脾虚阳衰，肾虚寒伏，故每到子时以后，阳气下降，阴气弥漫，而自身之阳气不能抵空中之阴气，内寒与外寒相招，则阳气不振而泻作矣。用熟地、故纸以补肾固阳，肉豆蔻、山药、焦术温胃健脾，茯苓健脾渗湿，丹、泽利水，乌梅味酸性敛，用以补液收涩。如虚寒甚者，再酌加吴萸、附子、桂楠、干姜之类，以壮阳祛寒，则更善矣。

（5）水泻腹痛第一方

治法：藿香三钱，砂仁二钱半，香茹二钱，扁豆二钱半，焦术三钱，炒小朵二钱，茯苓二钱，泽泻二钱半，神曲三钱，焦楂二钱，川厚朴二钱，广皮钱半，炙升麻二钱，炙草钱半，炙米壳三钱为引，水煎服。

【审查意见】此方治水泻腹痛，是指随时感受暑湿夜寒，类似霍乱，而发热、泄泻、腹痛。故用和中利气，疏解寒热之法。然初起邪盛，米壳可减，恐其汗多伤液。至于小朵，不明何物？即不用，亦无关重轻。意者小朵，或是凤仙花之类，与香茹同用。取其鲜花有芳香清热之功，以治暑热之症欤。

（6）治老人泄泻不止方

治法：枯矾一两，诃黎勒七钱半（火煅），为末，醋丸，木瓜汤下，每服一分。

【审查意见】此为止涩之品，久泻无滞者，不论老人青年，俱可用之。

（7）水泻不止方

治法：高粱子一撮，炒焦，水煎服之愈。

【审查意见】此方虽属平庸，然最易取用，且无偏胜之弊，姑列之以备采用。

（8）泄泻第八方

车前子五钱，白术二钱半，水煎服，治愈多人。

【审查意见】泄泻症，即因脾阳虚弱，消化不良。用白术以健脾化痰，车前子利水湿，脾旺水利，其泻乃止。

（9）泄泻第九方

治法：姜三片，艾叶七个，煎水，温服。

【审查意见】此方为久泻虚寒之方，内热泄泻者不宜。

（10）治伏暑泄泻方

治法：白矾一块，火煅为末，醋糊为丸，如梧桐子大。量人大小，用木瓜汤送下。经验多人，均效。

【审查意见】此方有止涩之效，久泻可用。伏邪之泄，内有伏热，此方不宜用。

（11）泄泻第十一方

治法：茯苓钱半，焦楂二钱半，白术二钱，苍术三钱，厚朴一钱，麦芽三钱，陈皮钱半，神曲钱半，甘草八分，滑石钱半，桂枝一钱，猪苓钱半，泽泻钱半，乌梅一个为引，水煎，温服。

【审查意见】此方治腹内受寒，脾阳不运，水食不化，清浊不分而泄泻。因药力有健脾、化食、温中、行气、渗湿、利水之功，故能有效。

（12）泄泻第十二方

治法：白术一两，车前子五钱，高丽参二钱，水煎，温服。

【审查意见】此方偏于补益，久泻体虚者可用。否则，宜去高丽参。

（13）治痢及脾泄腹痛方

治法：用带缨红萝卜半斤，清水煎汤。连同萝卜，共服三次，即愈。传数年有效。

【审查意见】泻痢者，寒热之气凝滞也，故现腹痛后重。脾泄者，指消化不良而致泻也。萝卜辛温下气，消食化滞，即重用之，乃蔬菜之品，亦无偏胜之害，且一简易治法也。唯气虚者，不宜多服。

（14）泄泻第十四方

主治：湿热积滞致成泻痢之症。

治法：用艾绒在脐左右各二寸灸之，名天枢穴。成功后，服参苓白术散。

【审查意见】泻痢初发，乃泻滞有余之症。治宜调和气血，宣壅导滞，用当归导滞汤，或芍药汤加减。随其赤白之多寡，判其寒热之轻重，定其宜温宜清，再加推积之品。若日久阳虚脾败，则用此法。盖灸天枢，以治内伤脾胃之久病，又服参苓白术散以助气，健脾暖胃，故能有效。

（15）肠泻方

治法：焦楂、大腹皮各三分，用水煎之，赤糖二钱冲入服之。治愈多人。

【审查意见】肠泻者，即指消化失职而致泻也。用焦楂化滞，腹皮利水，赤糖温中以和之。但其量太轻，即用各三钱，可也。

（16）腹痛水泻第二方

治法：白术三钱，白芍三钱，车前子钱半，甘草钱半，生姜引，均炒用，煎汤，温服。治愈多人。

【审查意见】水泻寒也，腹痛、不通也。用白术燥脾，生姜行寒，甘草和中，白芍下气，车前利水。然白芍性寒，虽能止痛，内有寒者不宜。

（17）泄泻第十七方

治法：苍术（米泔水炒）、厚朴（姜汁炒）、陈皮、猪苓、白术（土炒）、茯苓各三钱，泽泻、白芍各钱半，甘草一钱，生姜三片为引。

【审查意见】此方专治脾阳虚弱，清浊不分之泻。故用燥脾温中，利水法治之。

白芍性寒，不用亦可。

（18）五更泻第二方

治法：破故纸四钱，吴萸三钱，人参四钱，五味子三钱，于术一两，茯苓五钱，广皮五钱，香附二钱，砂仁三钱，藿香三钱，莲子三钱，川朴四钱，建曲五钱，炙草三钱，肉豆蔻三钱，附子二钱，水煎，空心服。

【审查意见】此症为脾肾两寒，下焦伏寒。每至夜晚，阴气弥漫之时，腹内阳气，敌不过空中阴气，因而水气留聚。至黎明时，阳气渐旺，水气难留，而作五更前后之泻矣。此方用四神丸以暖胃补肾，更加大量白术、人参、广皮、茯苓、砂仁等以助气健脾，川朴、丁香、附子以温中行寒，使阳气旺，则寒气不入，求水不聚，而此症自愈。

（19）泄泻第十九方

治法：车前子三钱，丽春草五分，水煎服。

【审查意见】丽春草不详。

（20）治胃寒水泻奇方

治法：焦楂三钱，乌梅三钱，生姜二钱，用水煎，以红糖调服即愈。

【审查意见】乌梅宜易车前子，加白术苓泻方合水泻治法。

（21）稀屎劳方

治法：生麻、椿皮各三钱，煎服。

【审查意见】久泻不止，因泻而致虚弱者，俗名稀屎劳。治当调中止涩，尤须转地疗法。本方生麻不详，椿皮止涩不过冀大便之合宜耳，但效不确。

12. 大便不通

（1）大便不通第一方

治法：大麻油一两，滚水冲服。

【审查意见】此云大便不通者，系无他病症，只因大肠干燥，粪结不通，用麻油以滑肠，则燥粪即下也。

（2）大便不通第二方

治法：猪苦胆一个，用小竹筒插入胆内，注入肛门内，登时即下。

【审查意见】此是外治法。惟因病久气虚不下，或阴虚血燥不下，皆无内伤之害，而有软粪之功。非如内服下药，恐伤元气，为可虑也。

（3）大便不通第三方

治法：用独角兽，俗名推粪虫，用有角者二三个，焙干研末，开水冲服。

【审查意见】此法即取推粪虫，以推结粪之意。但防其不洁，反生他症，不可用。

（4）大便不通第四方

治法：用陈醋少许，切忌过多，以致破裂。无炮制法。用笔管吹入肛门即解。

【审查意见】此法虽简易，然不若苦胆为宜。因胆汁能刺激肠壁，增进肠壁蠕动之效也。

（5）大便不通第五方

治法：全当归三钱，桃仁二钱，火麻仁二钱，酒川军二钱，粉草一钱，蜂蜜二两为引，水煎服。

【审查意见】此方是治伏热肠燥之大便不通。故用当归、桃仁、麻仁以润肠滑利，又引以蜂蜜养阴滑润。川军、甘草清热下行，是以有效。若血燥，当归加用三钱，亦可。

（6）大便不通第六方

治法：生白菜根三四个，煎汤饮之，屡试屡验。

【审查意见】白菜亦菜蔬之一，清淡之品。用根治便燥者，或具润肠推送之力，因易于配置，且无毒质。但性缓，恐无甚效验耳。

（7）大便不通第七方

治法：牙皂两个，蜂蜜生用为丸，如大枣核。纳入粪门，即刻下。

【审查意见】此法即治内无别病，或有病亦只求其便通而已。用牙皂以破坚，蜂蜜润肠，使肠滑润，而燥粪自下。

（8）大便不通第八方

治法：油当归八钱，火麻仁四钱（炒研），净水煎服。

【审查意见】此方治阴虚肠燥，粪结不下。故用当归养血润燥，麻仁滑利大肠，则燥结自解，此方最善而无害。

（9）大便不通第九方

治法：大便不快听无言，满腹如山起坐难。用水夹研麻仁汁，一时吃了自然安。

【审查意见】此云不快者，只是燥结不通，或便时不通顺。故用麻仁汁以润肠滑利也。

（10）大便不通第十方

治法：川枳实四钱，川厚朴二钱，桃仁二钱，川军二钱，元明粉二钱，牙皂二钱，全当归一两，肉花苁蓉四钱，滑石粉三钱，竹叶钱半，引用升麻三分。

【审查意见】既润且下，如增水推舟，一往无阻。但只有大便不通，无潮热、神烦、谵语等症者，枳实、川朴、大黄、桃仁、元明粉、牙皂等各用一钱即可，原方分量太重，宜减少为是。

（11）大便不通第十一方

治法：柏木陈棺材板一块，砂锅一个，将柏木在砂锅内烧之。人坐其上即通。

【审查意见】此法太笨，效亦不确。

（12）大便不通第十二方

治法：尿圪蜋焙黄为末，黄酒送下。

【审查意见】尿圪蜋不洁殊甚，切不可用。

13. 肠痈

（1）治肠痈方

治法：苏叶、陈皮、乌药、槟榔、黄芩各二钱，白芍、丹皮、香附各三钱，半夏、沉香、甘草各钱半，谷麦芽三钱，黄连一钱，生姜三片，先服香连丸三钱。

【审查意见】此症肠中积热，血瘀而生肿疡之症也。宜先用大剂凉血清燥之品，如大黄、枳实、元明粉、桃仁、黄芩、黄连、栀子、生地、甘草、干姜、川朴之类，以下热邪。再服养阴、活血、化气之类，以去余热。若此方则不切。

14. 食厥

（1）食厥方

主治：大人小儿，食积生痰，发痉，面肌及眼唇抽搐不已，或口作流，脉乱，苔腻，神识不知。此平素多食甜腻，再感冷风刺激，致汗液不能排泄，疾随气升，肺窍被塞，口不能言。

治法：用炒过食盐一汤匙，以水一碗半冲开，大约咸味适中。用厚竹片撬开其口，将盐汤灌下。每灌十匙，略停四五分钟，再带温灌之。倘气急促，多少不拘。大约五岁内半饭碗，十岁内一碗，十五岁一碗半。气不急促，再取鹅翎探喉中取，吐去其痰湿为要。平定后用细石菖蒲根三钱，打开，煎汤服之；或加莱菔汁一杯；或再用薄荷一钱，同煎；或冲入小儿回春丹三分，亦可。

【审查意见】食厥之症，因内有停食，复受外感，神经脑髓骤被刺激，于是卒然昏仆，无异中风。治法，首宜开窍取嚏，并刺中脘、三里，以行胃气。待神识醒后，再施疏风消食之法。此法盐汤探吐，既属不便，且不中肯，非救急治法也。

（九）生殖器病

1. 遗精

（1）遗精第一方

治法：熟地四钱，山萸二钱，山药二钱，丹皮钱半，泽泻钱半，云苓二钱，牛膝一钱，车前子一钱，附子一钱，肉桂六分，煎汤服。

【审查意见】此金匮生肾气丸原方，功专利水。遗精于膀胱或尿道疾患而宜利尿者，可用。其余他原因之遗精，均难奏效。未可执迷误事。

（2）遗精第二方

治法：韭菜子三钱（烧灰），白水送下。

【审查意见】此遗精通行单方。其药理虽尚不明，但以虚寒患者为宜。有热者，切不可用。

（3）遗精第三方

治法：韭菜料三钱，烧炭存性，酒冲服。

【审查意见】韭菜料疑是全部韭菜之称，其功用与子略同，但一般用子者多，鲜有用全料者。

（4）遗精第四方

治法：熟地八钱，山药四钱，山萸四钱，粉丹皮三钱半，云苓三钱半，泽泻三钱，五味子四钱（生蜜拌），黄柏四钱（水炒），共捣细末，蜜丸，每服三钱，开水下。

【审查意见】此方以知柏地黄丸为主，药品复杂，其病证殊难捉摸。大抵阴虚发热者，或可用之。

（5）遗精第五方

治法：龙骨三钱（研碎），沸水冲服。

【审查意见】龙骨收敛之效甚佳，遗精亦多常用。此方单用一味，病清浅而单纯者有效。

（6）遗精第六方

治法：人中白一钱，熟军一钱，灯心钱半，猪脊髓三钱，水煎，温服。

【审查意见】猪脊髓滋润生津，余药清热通便，实对症者可用。但能否治愈遗精，尚待研究，因非治遗精专药也。

（7）遗精第七方

治法：萆薢三钱，龙骨五钱，牡蛎三钱，锁阳三钱，益智三钱，赤苓三钱，泽泻二钱，赤石脂二钱，通草二钱，水煎，温服。

【审查意见】不兼其他疾患，而有虚寒征象者可用。

（8）遗精第八方

治法：酒蒸枸杞、金樱子（焙）、山楂肉（炒）、石莲肉（炒）、莲须（焙）、九制熟地（焙）、芡实粉（炒）、白茯苓、酒当归各等分，共为细末，蜜丸，如桐子大。每服三钱，空心白汤送下。

【审查意见】阴虚者可用。

（9）遗精第九方

治法：金樱子一两，以水煎服。

【审查意见】金樱子原是固精之品，但以一味而治遗精，恐难见效。且遗精又有梦遗、滑精之别，岂能专以一味固涩之品而概治之？

（10）遗精第十方

治法：年久便壶一个，红枣若干，将枣装满便壶，浸入沸水煮熟，取出晒干，随时服食。

【审查意见】效否尚须研究。惟红枣内服，令人胸满便秘。有胃肠病者，宜注意之。便壶煮红枣，治遗精症不切，此方不适用。

2. 淋浊

（1）白浊方

治法：星星草、竹叶、车前子，煎服。

【审查意见】星星草疑是土名，不详何药。竹叶、车前子，清凉利小便，轻度白浊或有效。

（2）血淋方

治法：川萆薢三钱，石菖蒲二钱，滑石三钱，瞿麦二钱，冬葵子钱半，萹蓄二钱，大蓟二钱，连翘五钱，银花五钱，当归尾三钱，木通二钱，熟军三钱，草梢三钱，竹叶引，水煎服。

【审查意见】急性淋病，体温升腾者，用之有效。

3. 锁阳

（1）锁阳方

治法：先用葱白寸半长者七节，捣烂，铜勺内炒热，摊布上，贴脐下，用白布蒙盖，再用葱白七节，生姜少许，煎服。

【审查意见】葱白炒热，外敷脐部，有兴奋下焦作用。锁阳因于寒者可用。

（2）脱阳方

治法：脐下六寸，左右各开一寸半处，各灸三壮即愈。

【审查意见】脐下六寸左右各一寸半处，是横骨穴。灸此处以治脱阳，故能取效。但不若再灸关元、气海等处，见效更速。

4. 疝气

（1）疝气第一方

治法：火石二钱（即古时乡间敲石取火之石），用河水二碗，煎汤去渣，取水服之。服后十二小时，必有血块或红筋等由小便而出，即病根除去之象。如未愈者，再作一服，便能断根。

【审查意见】服火石汤，能令小便出血，又能根治疝气？毕竟确否，尚待研究。

（2）疝气第二方

治法：赤茯苓一两①，薏米一两，白术五钱，橘皮五钱，水煎服。

【审查意见】有寒湿者可用，橘皮易以橘核较妥。

（3）疝气第三方

治法：白术三钱，茯苓二钱，猪苓二钱，泽泻二钱，木通一钱，橘核三钱，肉桂五分，川楝子钱半（去核），木香五分（另冲），荔枝核二钱，水煎服。湿重加汉防己一钱；寒重加制附子一钱，炮姜钱半。

【审查意见】此亦疝气兼寒湿者方。

（4）疝气第四方

治法：当归四钱，杭白芍三钱，橘核三钱，昆布三钱，木通三钱，木香三钱，胡芦巴二钱，铁梨寨一个，甘草二钱。

【审查意见】铁梨寨不详何物。余药有热者，忌用。

（5）疝气第五方

治法：荔枝核七枚，火煅存性，研细末，黄酒冲之。

【审查意见】荔枝核历来为治疝专药，而疝又有脱阳证与肌肉疝痛之分，古人统名曰疝，殊欠清晰。究竟荔枝核治疝效否，抑治何种疝症？编者意见，以治脱阳疝为准。

（6）疝气灸法

治法：大敦穴，脐下寸半，左右各开寸半处，各灸三壮。

---

① 原文为"赤茯苓各一两"，疑有缺漏。

【审查意见】大敦穴在足大趾端，去爪甲如韭叶及三毛中。《千金方》谓灸气海（脐下寸半）、关元（脐下三寸）、大巨（脐旁下各二寸）、大敦等穴主小腹疝气、卒暴痛、癫疝等症。与此处灸法，大致相同，或可有效。

（7）疝气第七方

治法：茴香五钱（炒），青皮四钱（醋炒），荔枝四钱（去皮），水煎服。

【审查意见】小腹疝痛，无热候者可用。用量临症斟酌。

（8）疝气第八方

治法：取大道上之尘土，用多年之老陈醋，做成窝形，烤干，就热安于患处。

【审查意见】此热罨法，还纳性脱阳证有效，睾丸炎亦可以用。尘土杂质菌集，流弊滋多，易以谷糠麸皮之类为妥，或以白面调制亦可。

（9）疝气第九方

治法：龙眼核、荔枝核、小茴香各等份（焙），共研细末为丸。早起空心服一丸，黄酒送下。

【审查意见】有寒证者可用，发热者不宜。

（10）疝气第十方

治法：广木香五钱，乳香八钱，没药八钱，大附子五钱，小茴香一钱，川楝子八钱，元胡五钱，全蝎四钱，党参一两，共为细末，好酒打糊为丸，如梧桐子大。每服一钱，空心黄酒送下。

【审查意见】此亦辛燥温热之剂，热证忌用。证属寒湿凝滞者可用。

（11）疝气第十一方

治法：屋顶瓦缝内草红枣三枚，水煎。用生白布蘸水洗之。

【审查意见】所用药品不详。但此症发作后，令患者绝对安静休息，虽不药亦能自愈。非必俟药物之力耳。

（12）疝气第十二方

治法：马连花二两（九蒸），小黑豆二两，水煎服。

【审查意见】马连花不详，疑似马兰花之讹。

（13）疝气第十三方

主治：外肾肿痛诸般疝气。

治法：木香、乳没、附子一个（面裹火煨），小茴香（盐炒）、柴胡、全蝎、人参各等份，为末。好酒打糊为丸，桐子大。每服百丸，空心黄酒下。

【审查意见】此方用温肾降肝之品，又兼全蝎，和缓神经之拘急。治寒疝有效。

（14）疝气第十四方

治法：荔枝核一两，制硫黄一钱，陈皮五钱，共研细末，小米饭丸，如桐子大。每晚开水空心服五分。

【审查意见】此方太嫌温燥，非寒湿重者不可用。

（15）疝气第十五方

治法：猪苓、小茴香各三钱，研末，黄酒冲服，每服二分。

【审查意见】方虽有效，但茴香分量太重，宜减半用之。

（16）疝气第十六方

治法：鸡蛋一枚，川芎三钱（研末）。将蛋开一小孔，去清留黄，将川芎末入蛋内，以白纸封口，烘干研末，黄酒冲服。

（17）疝气第十七方

治法：白扁豆四两（炒研），白糖四两，和匀，开水冲服。

【审查意见】以上二方，功效确否，尚待研究。但方中药味，皆与疝证无关，用以治疝，恐系讹传之误。

（18）疝气第十八方

治法：鸽子粪炒热，分装布囊，更替按于下腹。轻者一次，重者二三次即愈。

【审查意见】此法无论脱阳证与小腹疝痛，均可用之。用后亦可减轻痛苦，但不能根本治愈。仍宜再施相当疗法，以求根治。此法可用以辅佐可也。

（19）疝气第十九方

治法：川楝子四钱，蓖麻子一钱，白古月七枚，大料一钱，小茴香五分，共研细末，用鸡蛋一个，开一小口，将药装入，用药棉包裹，干草烧热，将皮蛋取净研末。加生姜少许，用黄酒冲服。

【审查意见】白古月是白胡椒面，大料是烹饪用以调味之花椒、大茴、良姜等混合物。未审确否，此亦辛燥温热之剂。蓖麻子又有通便作用，如非腹部疝痛，兼有大便秘结者，不可轻用。发热及体弱者，尤不可用。

（20）疝气第二十方

治法：茴香、桃仁各三钱，研末，白水冲服。

【审查意见】小腹疝痛，不发热者可用。茴香分量太重，入煎剂每次最多不能过五分，切记切记。如分量太多，防其中毒，不可不慎。

（十）泌尿病

1. 小便不通

（1）小便不通第一方

治法：白菜心一个（拧汁），一天一服，数日即愈。

【审查意见】白菜心治小便不利，亦是便方。效否，尚待试验。

（2）小便不通第二方

治法：石竹花根，若干分量。视病情而定，将花根焙干，碾成焦面，就手吞服用，开水送下。如非大症，用黄酒送下为妙。

【审查意见】石竹花即是瞿麦，性寒能利小便。用根焙焦，又加黄酒，或能减少其寒凝之性。是否有效，尚待试验。

（3）小便不通第三方

治法：生杏仁七个（去皮尖，研细），用米汤冲服，即愈。

【审查意见】杏仁能舒畅肺气，取治上以通下之意。能否有效，尚不敢必。

（4）治幽门气滞不通方

治法：肚腹疼痛，大小便不通，危在旦夕，用针刺之。以八分小圆针针幽门穴，用生麝香五分，煨甘遂一钱，米糊为丸，用开水服。

【审查意见】麝香能通诸经，甘遂有行水之功。先针幽门，再用此二味为丸，服之以治此症，理当有效。但性峻不可多服。又：甘遂与甘草相反，服甘遂后，宜忌甘草。

（5）小便不通第五方

治法：一个小蛇，白占月七颗，占月入蛇腹内。再鸡蛋一颗，打小穴，将蛇投入，纸封口，泥涂，焙干，研面，黄酒送下。

【审查意见】此方用白占月（即白胡椒）性热，能散寒，蛇善通利，治寒症小便不利，似亦有理。但一个鸡蛋中，难容一条小蛇，实属可疑。治小便不利之方甚多，何必用此等药，存疑待考。

（6）小便不通第六方

治法：生酒合水各半，大茴香不拘分量，芒硝二分。先将生酒合水煎大茴香，煎好，再入芒硝服之，极效。

【审查意见】此方用生酒与大茴，亦是治寒症小便不利，或能有效。否则不可用也。

（7）小便不通第七方

治法：茯苓、栀子、茵陈、木通、泽泻、车前、猪苓、肉桂、甘草各等分，灯心、竹叶为引。

【审查意见】此方于清热利水之中，加入肉桂，方意颇佳，可备试用。

（8）小便不通第八方

治法：旧草帽圈一个，煎服即愈。

【审查意见】此用旧草帽圈，以治小便不利。此种便方，即使无效，亦并无害，但须洗净为妥。

（9）小便不通第九方

治法：鲜高粱花（若干份，视病势而定），用水煎服。

【审查意见】此高粱花治小便不通，恐无甚效验。姑录之以待试验。

（10）小便不通第十方

治法：小便不通有何难，不用庸医说再三，萹蓄水煎连口咽，方知此法不虚传。

【审查意见】作此歌者，不知是何人。小便不利之种类甚多，宜分其虚实寒热而治之。萹蓄虽能利水，然当以证候为主，不能一概浪施。

（11）小便不通第十一方（康宁镇村民赵知卿传方）

治法：用瞿麦四钱，萹蓄三钱，甘草一钱，滑石二钱，大黄三钱，用水煎，空心服，屡验。

【审查意见】此方能治火滞，小便不利之症。否则不可用也。但甘草宜用生草，大黄宜用一钱即可，太多必致大便下泻，小便反少。

（12）小便不通第十二方

治法：瞿麦二钱，萹蓄三钱，车前子三钱，滑石钱半，木通二钱，山栀钱半，泽泻二钱，甘草二钱，竹叶、灯心为引，水煎服。

【审查意见】此方一派清水之品，内热小便不利者可用。

（13）癃闭方

治法：麻黄六钱，滑石五钱，杏仁三钱，水煎热服，覆被取汗。

【审查意见】此方因有外感，以致小便不利，或可用。但麻黄不可用至六钱之多，宜三五分可也。

（14）小便不通第十四方

主治：膀胱有火以致小腹胀满，小便闭塞。

治法：地肤子三钱，车前子三钱，早晚空心，水煎，温服。

【审查意见】此方用地肤子、车前子原本清火利水之品。但小腹胀满，内热甚重，二味尚嫌分量太小。

（15）小便不通第十五方

治法：松茅二两，白酒二两，水煎，温服。

【审查意见】松茅是松树之叶，原有通便之功。白酒有善行之力，但酒能燃火，其性热可知。治寒症小便不利或可。因热者不宜。

（16）小便不通第十六方

主治：口渴，津液不上升。

治法：茯苓、白术、猪苓、泽泻、桂枝各二钱，水煎服。

【审查意见】此仲景之五苓散也，内有停水，小便不利，身发寒热，舌苔白腻而口渴者可用。

（17）小便不通第十七方

主治：男女小便成癃。

治法：葱白一斤或半斤，麝香五分或三分。将葱白挫细，入麝香拌匀，用稍沙之白布二块，分包，摊置脐上。先以炭火熨斗熨之，半炷香时，换一包，以冷水熨斗熨之，互相迭熨，以尿通为度。

【审查意见】此外治之法，葱白、麝香性热能通，又以热熨斗熨之，或能有效。冷水熨斗，以脐下内热者为宜，否则不可妄用。

（18）小便不通第十八方

治法：大黄、瞿麦、木通、滑石各二钱，车前、山栀、甘草各钱半，水煎，空心服。

【审查意见】此方用一派寒下之品，果系因热大小便不通，理当有效。如因寒者，切不可用。

（19）小便不通第十九方

治法：用通肺窍之药，加当归二钱，贝母五钱，黄芩二钱，泽泻二钱，煎汤饮之。

【审查意见】此方用通肺窍之品，加以当归、贝母等治小便不利，是用宣上达下之意。果系肺气壅塞，亦能有效。通肺之药，加桔梗、马兜铃、紫菀、苏叶等。

（20）小便不通第二十方

治法：蝼蛄十个，无灰酒四两。并无特别炮制之法，先将蝼蛄研末，再将灰酒煨热，调合一处。二日服一分，服过三次即愈。

【审查意见】蝼蛄能通，无灰酒能行能散，有通散膀胱之意，利水有效。但性猛，不可多服，用十个太多。

（21）小便不通第二十一方

治法：冰片少许，将冰片研细，涂于小便口上即愈。

【审查意见】冰片性寒，涂于小便之口，以清其热，果系火滞或能愈之。

（22）小便不通第二十二方

治法：麻骨一两，浓煎汤服之。

【审查意见】麻骨，想是麻秆。此亦便方，用亦无害，有效与否，尚待试验。

（23）小便不通第二十三方

治法：小便终朝难行下，菖苣一味捣成泥，将来做饼脐中贴，能使泉流得应时。

【审查意见】菖苣疑即白苣子，有通水分之性，做饼贴脐或能有效。编者未曾实验，不敢妄断。

（24）小便不通第二十四方

治法：陈草帽三钱，车前子二钱，木通二钱，煎汤，在食前服。

【审查意见】此方有清热利水之效。

（25）小便不通第二十五方

治法：黄柏钱半，知母钱半，紫油桂五分，水煎服。

【审查意见】此淋症，因湿热者，用本方可治。因花柳病毒者，用此方无效。

（26）小便不通第二十六方

治法：鸡子一颗，白胡椒七粒。将鸡子开一小孔，再将胡椒装入，以黄土泥封固，用火熏干后，去泥与壳，研末。用黄酒冲服。治过多人均验。

【审查意见】此方是人常用之法，治淋症或能见效，不能治小便不通也。

（27）小便不通第二十七方

治法：用槐白皮二两，煎服治，日服二次。

【审查意见】此是便方，尚待考验。

（28）小便不通第二十八方

治法：石花、瓦松、车前子、谷芽各一钱，水煎服。

【审查意见】可备试用。

（29）小便不通第二十九方

治法：猩猩草三钱，水熬，服之即通。

【审查意见】药品不详，待考。

2. 尿血

（1）治小便尿血不止方

治法：鹿茸片二钱，生地黄二钱，当归一钱，冬葵子三钱，蒲黄一钱。冬葵子、蒲黄炒黄，连同上药研末。用酒引，服之效。

【审查意见】此方治阴虚血滞之尿血有效，但必须除去鹿茸方妥，因鹿茸在补脑，与尿血无关也。

3. 尿白

（1）下寒尿白方

治法：黄酒三两，葱白三根，冰糖一两，竹叶少许，水煎服。

【审查意见】黄酒、葱白性热能散寒，冰糖、竹叶能利小便。虽是便方，有益无害。

（2）尿血第二方

治法：瞿麦五钱，滑石三钱，益智仁二钱，车前三钱，国老二钱，海金沙三钱，川萆薢五钱，水煎，温服。

【审查意见】尿白原是精管不通，亦有兼寒湿而成。此方有通利温肾之品，轻症有效。

（3）尿血第三方

治法：防风二钱，荆芥二钱，透骨草二钱，鬼圪针二钱，鸽子粪公母各七个。先将药材焙干，研面；鸽子粪焙为黄色，研面；于临卧时，以黄酒冲服（黄酒随人酌量），出汗后必愈。

【审查意见】尿白原是精管不通，虽有外感风邪，亦兼内有寒湿而成。此方有散风之药，而无除湿之品，且鬼圪针不详待考。本方治尿白不切。

4. 小便频数

（1）小便频数用秘泉法

治法：古方桑螵蛸壳一钱，水煎三剂痊愈。

【审查意见】桑螵蛸原能治小便频数，但不若合益智仁为妙。

三、妇科

（一）调经门

1. 调经第一方

治法：丹参五钱，晒干为末，酒下。

【审查意见】古医有云：一味丹参，功同四物。虽属过信之词，然本药活血调经，确有卓效。为末酒下，尤擅温通之功，允为调经简妙之方。

2. 调经第二方

治法：干丝瓜，烧灰存性，研末，酒下。

【审查意见】此方曾见方书单方中。然调经是否有效，未敢确定，存疑以待。

3. 交加地黄丸

主治：月经不调，血块气瘕腹疼。

治法：生地一斤（捣汁存渣），老生姜二两（捣汁存渣），延胡、当归、川芎、白芍各二两，没药、木香各一两，桃仁、人参各五钱，香附半斤，共为末。先以姜汁浸地黄渣，地黄汁浸生姜渣，晒干汁尽，共十一味，作一处，晒干研细，醋糊丸，梧子大。每服三钱，空心姜汤下。

【审查意见】此方通中寓补，活血调气，尤妙在交加互浸，洵属调经之良方。

4. 七制香附丸

主治：月经不调，结成微瑕或骨蒸发热。

治法：香附米十四两分匀七份，一同当归二两，酒浸；一同延胡、川芎各一两，水浸；一同蓬术二两，童便浸；一同三棱、柴胡各一两，醋浸；一同丹皮、艾叶各一两，米泔浸；一同红花、乌梅各一两，盐水浸；一同乌药二两，米泔浸。各浸春五，夏三，秋七，冬十日，晒干。只取香附为末，以浸药汁打糊为丸，如柏子大。临卧，黄酒下八十丸。

【审查意见】此方药性温热，治寒湿痛经则可，治内热骨蒸不切。

5. 调经第五方

治法：当归一斤，川芎四两，牛膝四两（烧灰），共为细末，炼蜜为丸，梧子大。每早服三钱，开水下。

【审查意见】经行不利可用，其他无效。

6. 调经第六方

治法：当归、白芍、白术、茯神、甘草、柴胡各一钱，生姜引，水煎服。

【审查意见】此逍遥散法也，治因郁闷而起之经行不匀，尚属良剂。

7. 调经第七方

主治：经血不调，不受孕等症。

治法：小茴香十粒（炒），干姜三钱（炒），元胡、没药各一钱，当归三钱，川芎、官桂各一钱，赤芍二钱，蒲黄三钱，灵脂二钱。

【审查意见】此温通活血药。脉搏迟滞，腹刺痛，苔白不渴者宜用。

8. 调经第八方

治法：当归、生地各三钱，酒芍二钱，川芎、香附、醋炒大黄、青皮、桃仁、红花、牡丹皮各一钱，水煎服。

说明：四物汤是补血的，醋炒大黄是通滞的，香附调气的，桃仁、红花、丹皮破血的。一面补血，一面破瘀，是通经最确的方法。

【审查意见】此治经行不利之通套方法。

9. 胡金鳞方

主治：妇女动任虚损，月事不调，或前或后，乍多乍少，小腹急痛，经色不正者，并皆治之。

治法：金香附半斤（用童便浸制二两，用食盐浸制二两，用酒浸制二两，陈醋浸制二两），熟地黄四两，贡芍四两（炒），山萸肉二两（去核），天字片二两，当归片二两，川芎二两，阿胶珠二两，元胡索一两，小茴香一两（盐制）。

制法：以上十味药品，共为细末，用水作为小丸。

金香附补血、润燥、行络、消积；熟地强肾水补真阴；炒贡芍乃肝脾血分之首药，和血缓中；山萸肉助阴扶阳；天字片益脾利窍、宁心益脾；当归为血中之血药；川芎乃血中之气药，和血行气；阿胶珠清肺养肝，补阴血之不足和经行之不调；元胡索治气清血凝，上下内外诸痛；小茴香性热理气，有纯阳之力，暖丹田、命门，盐制入肾。

夫人一饮一食，皆有常度。用药之事，当分钱数。人有疾病，以药求生。如病者在未用药之先，安心定气，去忧就欢，则清升浊降，阴阳可分。气血调和，服之则灵，即可除。早晚空心服二次，每服二钱，米汤为引，手续亦不乱也。

又曰，余读圣贤之书，略知坤道之源。夫女子二七而天癸至，任脉通，太动脉盛。月事以时下，如月盈则亏交，乃七七而天癸绝，动任衰，地道不通，月事渐止，则有缺月无盈也。大凡阴阳调，百病除，此坤之常也。吾则治一妇人，月事或前或后年多年少，面皮黄瘦，饮食减少，少腹不时而痛，按之即止。诊断脉气曰浮大沉细，左关涩小，两尺具备。究问其源，皆因怒气所。遂服此香附调经丸，不月而经脉和，气血调病，乃愈。得此病者，服此药可也。

【审查意见】此为滋养性之调经药。凡经行退后，色淡量少，腰困乏力，经后腹痛者，服之必佳。惟天字片不知为何药之别名，待考。

10. 调经第十方

主治：妇女经期，六月不至，少腹有积成块，坚硬如石，其大如碗，脉数，面黄肌瘦，饮食减少，其内必干血，服此方三剂即愈。

治法：生黄芪三钱，野党参、白术各三钱，生山药五钱，生白芍三钱，天花粉三钱，知母一钱，京三棱五分，蓬莪术五分，鸡内金三钱，南红花一分，为引。

【审查意见】此治胃肠。须有精神倦怠，食少便秘之消化器病，缓行腹痛之月经病，乃为用本方之的候。

11. 调经第十一方

治法：黑豆五两（炒焦研碎），苏木少许，煎汤，送豆末三钱。

【审查意见】此方甚佳，尤宜于虚痛者。

12. 先期饮

治法：川羌活、防风各五分，柴胡、升麻各二分，生地五钱，当归二钱，杭芍三钱，栀子、黄芩各钱半，砂仁二钱，党参三钱，炙草一钱。竹茹为引。

此方治妇人经水先期而至，或十日，或二十日即行一次，每次至八九日始止。查治经水先期而至，前人有以血热则沸，用凉药以清之者；有以气虚不能摄血，用温药以补之者，然或有效或无效。盖经水先期之散，因感受风寒。若止以凉药清热，必寒其胃；温药补虚，必阻其气，恐发生他症。此方开三阳之表，则内热者，火有出路；内虚者，气亦升提。又加以清热补虚之品，虽不止血，而其血自止。即可不先期来也。

【审查意见】经水先期，古人谓为血热则沸，临床上确亦多见。若谓"多因受风寒"，岂非臆断？羌、防、升、柴，究属不切，应删去乃妥。

13. 后期饮

治法：厚朴三钱，枳实二钱，川芎、当归各二钱，生地三钱，苍术二钱，陈皮、炙草各钱半，牛膝、茜草各二钱，桂枝、柴胡各钱半，生姜引。

此方治妇人经水过期无定日，或六七十日，或八九十日始行一次。世医治此症，往往以血少腹痛为不足，血多腹痛为有余。甚至不问其有余不足，而专用破血之药为主，以至暗伤经血。抑知经之所以过期者，由气之不行也。此方用破血行气之品，加入通经之剂。气行血自流，有余则能通，不足者亦顺，其血自然按期而下矣。

【审查意见】议论偏僻，方中且少通血药，体肥有湿痰者尚可用。

14. 调经种子丹

主治：妇人经血不调，经前后腹痛，数月或经年不见，恐成血膨者。

治法：当归、香附、柴胡、元胡、广木香、枳壳、白芍、白术、云苓、甘草、丹皮、栀子、薄荷、厚朴、川红花、益母草、沉香、陈皮、半夏、郁金各等分，炼蜜为丸。

【审查意见】杂乱无章，不足为法，非调经之法也。应删去薄荷、柴胡、白术、甘草、山栀，加入桃仁、台乌、茜草等则佳。

15. 调经第十五方

主治：经前腹痛，气滞血凝。

治法：乌药二钱，砂仁钱半，元胡钱半，草片一钱，木香钱半，香附二钱，槟榔二钱。

【审查意见】此方行血疏气，面面周到，为痛经之妙方，但草片不详。

16. 调经第十六方

主治：妇人阳虚阴盛，冷结胞门，血不归经，有时而痛。

治法：人参三钱，炙芪二钱，杭芍二钱，土白术二钱，制附子钱半，上肉桂钱半，干姜钱半，砂仁钱半，茯苓三钱，姜黄片钱半，水煎，温服。

【审查意见】此治血室虚寒，兼腹冷痛，倦怠乏力。

17. 经闭第一方

治法：白凤仙花（俗名茜草花），秋海棠叶（须叶之阴面叶脉系红色），鲜橘络（即橘皮内与橘相连之白丝），以上三药，不拘多少，以黄酒煎汤饮之。

【审查意见】有通血之效，可备一试。

18. 调经第十八方

主治：专治妇人阴虚火旺，经血短少，甚至干枯，血不行者。

治法：酒当归四钱，九熟地三钱，阿胶珠二钱，粉丹皮二钱，降香二钱，香附三钱，桔梗二钱，甘草八分，水煎，温服。

【审查意见】阴虚火旺之本征，六脉细数，夜热口干。降香、香附，似嫌过重，则不免愈伤阴血，宜减去不用。再加生地、玄参、桃仁、红花等方妥。

19. 调经第十九方

主治：妇女血行不止。

治法：西洋参二钱，汉三七二钱，真阿胶二钱，焦白术二钱，焦白芍三钱，当归三钱，地榆二钱，炒芥穗三分，粉丹皮二钱，吴茱萸二钱，甘草钱，百草霜一钱，童便一杯，墨汁一小盅，兑药服。

【审查意见】黑芥穗太多，吴茱萸不切，应删。

20. 调经第二十方

治法：桃仁、红花二钱，焙黄，研末，黄酒送下。

【审查意见】此逐瘀习用之药，滞而欠通者可用。

21. 经闭第二方

治法：大黄四钱，制附子三钱，桃仁三钱。

【审查意见】果尔血滞经闭，兼之体壮而子宫有沉寒，脉搏沉滞者可用。否则切勿轻尝。

（二）白带

1. 白带第一方

治法：酒炒白芍五钱，干姜一钱，研末，分三次，空心，米汤送下。

【审查意见】白带为由宫腔分泌之白浊液，为妇女最多而最顽固之病。如仅系白带，无全身病者，可用洗涤方法，其效较为简切。此方有健胃平肝之功，治带久中寒者，或可有效。

2. 白带第二方

治法：木鳖子隔纸炒去油，蛇床子、良姜各等分，研末蜜丸，重六七分。将药一丸，纳阴户内，白带自出。次日再纳，二三日带净病愈。

【审查意见】此方宜慎用。须防良姜刺激，又发炎之害。

3. 白带第三方

治法：白鸡冠花，水煎服。

4. 白带第四方

治法：白术二钱，土炒山药二钱，野党参钱半，杭白芍三钱，苍术分半，车前子钱，黑芥穗分半，柴胡八分，老陈皮钱半，茯苓二钱半，甘草一钱，白果十粒（去皮）作引。

【审查意见】白冠花无足轻重之方也。次方，补中燥湿、利水升陷，恰合气虚有湿之白带治法，足资备用。

5. 白带第五方

治法：石灰一两，白茯苓三两，共研细末，水为丸，每服三十丸，空心，白汤送下。

【审查意见】此方制法不详。如用此方做丸，绝不可服，应删去。

6. 白带第六方

治法：土炒白术、苍术、山药、白果二十个（去皮），陈皮三钱，酒白芍三钱，车前子二钱（酒炒），柴胡六分，甘草三分，水煎服。

【审查意见】白果宜少用，车前子不宜酒炒。

7. 白带第七方

主治：妇科带症，肝郁脾湿，流白不止。

治法：土白术一两，怀山药一两，人参二钱，杭白芍五钱，车前子、苍术三钱，甘草一钱，陈皮一钱，芥穗五钱，柴胡六钱。

【审查意见】方药功在燥湿，有湿者可用。惟芥穗、柴胡过重，宜以一钱即可。人参之用，以有虚象者为适应，否则防其滞邪。

8. 白带第八方

治法：天覆花三钱（阴干），核桃三枚（火烧），将天覆花研末，纳核桃于内，研碎，黄酒送下。

【审查意见】天覆花不知为何药之别名，存疑待考。

9. 白带第九方

治法：陈丝萝底一块，女发数根，二味焚透成灰，用水送下。

【审查意见】此方治血漏尚可，白带则效不确。

10. 白带第十方

治法：白果三钱，红糖三钱，滚水煎服。

11. 妇女赤白带方

治法：炒山药一两，茯苓五钱，焦白术钱半，粉芡实一两，盐黄柏三钱，巴戟天、白果十个（去皮），童便一盅，白水煎服。

【审查意见】此白带套方，应加利湿之药，如茯苓、泽泻、苡米之类。

12. 和络双补丸

主治：妇人气血不和，血海干枯，赤白带下，渐成虚劳者。

治法：人参、鹿茸、远志、枣仁、当归、广木香、炙草、炙芪、茯神、龙眼肉、白术、茯苓、九地、山萸肉、山药、五味子、麦冬、杭芍、丹皮、泽泻各等分，为末，炼蜜为丸。

13. 白带第十三方

主治：妇人白带，身体潮热，肚腹疼痛。

治法：当归五钱，川芎二钱，朱云苓二钱，白果三钱，党参二钱，盐苁蓉三钱，扁豆三钱，白术二钱，炙草一钱，水三盅，煎一盅，空心服。

【审查意见】以上二方，偏行补涩，应施于白带之久而虚者。

（三）血崩

1. 血虚第一方

治法：生口芪一两，黑芥穗钱半，三七参一钱，研末，水煎服。

【审查意见】血虚血崩，其始由血漏、偶触相当之原因，血乃打下不止。斯时也，唯有止血为第一要，补气养血为第二要。于大剂止血之中，加以大量补齐升陷之品，多能得救。此方虽得补气止血之旨，然遇重症，究嫌力薄。可酌加阿胶、地榆、棕皮炭之类，则见效尤捷。

2. 血虚第二方

治法：陈棕灰，每服三钱。

【审查意见】止血套药，暂时有效。惟血止之后，须求其原因而治之。

3. 血虚第三方

治法：绵芪五钱，潞党参三钱，云苓片二钱，焦白术二钱，全当归三钱，粉甘草钱半，汉三七三钱，荆芥炭三钱，朱茯神半钱，炒远志钱半，水煎服。

【审查意见】三七之量太重，三七宜用八分，且不宜黄酒煎服。荆芥炭宜用五分，方中宜加阿胶、生地等。

4. 血虚第四方

治法：棉花籽铜锅内炒焦，烟尽为度（不可用铁锅），每服一钱，用好黄酒两杯送下。

【审查意见】黄酒能扩充血管，出血症皆不宜。果为脉搏沉细迟弱，舌质虚弱白胖大之虚寒崩症，宜于补气止血中，少佐炮姜为是，此方不切。

5. 血虚第五方

治法：人参一钱，白术钱半，茯神二钱，枣仁一钱，黄芪二钱，龙眼肉钱半，自当归三钱（酒洗），远志二钱，广木香三钱，甘草一钱。

【审查意见】木香辛温香浓，治血脱症宜少用，三五分即可。方中少止血药，宜加阿胶、白芍、生地、棕炭、艾灰成剂。血脱不止，面色发白、少气倦怠者，加重参芪。

6. 血虚第六方

治法：大口芪五钱，全当归五钱，三七参五分。

【审查意见】此为治崩漏救急之妙方。用芪归之双补气血，以三七之善能通瘀止血者佐之，补而不腻，止而不滞，可为治崩漏之主方。宜加阿胶方妥。

7. 血虚第七方

主治：气郁血郁，血崩不止。

治法：酒洗当归一两，白术钱半，醋炒白芍一两，丹皮三钱，酒生地三钱，三七末五分，黑芥穗五分，柴胡五分，贯众炭三钱，甘草二钱。

【审查意见】气郁血崩之原理，因七情之不调，精神上之感动，而使血管运动神经，发生剧烈之变化。治当调摄其气，是为原因的疗法；佐以止血，乃为正规。查此方药品，与所列主治气郁不符，但确有止血之功，血崩恐不胜任，血漏用之可也。

8. 血虚第八方

治法：炙地榆、椿皮各一钱，以醋煎服。

【审查意见】漏症尚可，崩症其力不逮。又，醋宜煎成后，冲入少许（约二三分重，最多不可过一钱），不可纯用醋煎，切记。

9. 血虚第九方

治法：自当归一两，炙口芪一两，三七参五分（研末），大西洋参五钱，川芎三钱，水煎服。

【审查意见】川芎辛窜，非血崩症所宜，应删去。宜加白芍、阿胶等。

10. 血虚第十方

治法：大熟地一两，白术钱半，黄芪三钱，人参三钱，当归五钱，炮姜一钱。

【审查意见】此方为治虚寒崩症治主方，即脉搏沉迟细弱，面色㿠白，舌质胖大而色淡，少气不足以息。无此症而用之，则害立见，慎之。（编者按：炮姜宜用炭为妥）

11. 血虚第十一方

治法：大熟地一两，焦术钱半，台参三钱，炙芪三钱，炮姜炭二钱。

【审查意见】此与前方仅少当归一味，炮姜较重，主治同前。

12. 人参补血汤

主治：专治妇女崩漏下血不止，血晕不醒人事，速服此药。

治法：西洋参三钱，炒白术三钱，广皮二钱（不带黑点），杭芍二钱，五灵脂三钱（用新锅炒黑），熟地黄五钱（用童便浸过三日），地榆皮二钱半，川芎片二钱（酒炙），当归尾二钱，炙粉草二钱，广砂仁末钱半（冲服）。

此药煎时，用过半数之水，熬至十分之四。病人吃药之时，侧卧在床或安稳立坐病室，不可热度太甚。亦不可与病人多谈杂言，以免病者惊悸，预防不测之弊。次将药汤和广砂仁末调匀服，候二三点钟，心清气爽，方可再服一剂，病可痊愈矣。

【审查意见】既为血崩，而用归尾、砂仁、川芎，皆属不切，应去之。

13. 血虚第十三方

主治：妇女血崩兼治男子便血。

治法：生口芪五钱，炒山药五钱，山萸肉五钱，茜草三钱，海螵蛸三钱（捣），煅龙骨三钱，煅牡蛎三钱，陈棕灰二钱，黑芥穗五分，五倍子一个（焙捣）。

凡服此药，龙骨务纯，山萸肉务须去核，五倍末务要药汁冲服。

【审查意见】补涩之中，佐以茜草行血止血，而无流弊，洵足取用。

14. 血虚第十四方

治法：用四物汤特将生地炒成炭，再加黑黄芩钱半，黑艾叶五分，黑芥穗五分，黑地榆二钱，高丽参引，用童便、黑姜五分，煎服。

【审查意见】此方止血之力甚大。其白术亦可炒黑用，余如阿胶等，亦应加入。

（四）不孕症

编者按：不孕，首常调经。经既调矣，而仍不孕，则当检其全体，有无潜伏病症。如有之，即治其病，病愈而尚不孕，则宜检查其子宫，有无畸形发育不全等症，是为求嗣之大法。俗以不孕概为寒冷，事投温热壮阳之品，渐至燥烁血液，津液涸槁，因是损其天年，可悲也夫。

1. 韩飞霞女金丹

主治：子宫虚寒不孕。

治法：白术、当归、川芎、赤石脂、白薇、丹皮、人参、延胡、白芍、藁本、肉桂、白茯苓、没药、甘草各一两。

上药除石脂、没药另研，余酒浸三日，焙干为末，足十五两。另加香附十五两，醋浸三日，略炒为末。方足三十两，蜜丸弹子大，瓷瓶收。每取七丸，鸡未鸣下一丸，以清茶漱喉细嚼，以酒或水下。服至四十丸为一剂，以经调受孕为度。

【审查意见】按：后注"焙干为末，足十五两"，查药仅十四味，每味一两，计十四两，其中必有脱落。至此方之功用，温通而已。视之为经行不利之调经方可也。治虚寒可用，治不孕不切。

2. 不孕第二方

主治：女人寒多热少，久无孕。

治法：四制香附一斤（去头、取中末半斤），酒当归、土炒白术各三两，川芎、丹皮、茯苓、益母草、黄芩、生熟地、臭椿根白皮、柴胡各二两，俱研末，醋糊丸，桐子大。每服三钱，空心下。

【审查意见】此亦调经之方，血虚而来无定期者可用。

（五）干血痨

1. 干血痨第一方

治法：全当归五钱，酒洗川芎八分，酒杭芍二钱，醋炒熟地一两，九蒸郁金一钱，醋炒干漆一钱，去油三棱一钱，醋炒莪术一钱，醋炒藏红花一钱，口芪七钱，柴胡八分，醋炒黄柏一盅。

【审查意见】此方用大量之补血药，加入种种醋炒之通瘀品，可为治干血痨之一法。惟郁金不宜九蒸，黄柏宜用二钱，用一盅不合适。

2. 干血痨第二方

治法：全猪肠一副，烧酸黄酒冲服三次（猪肠在新瓦上烧）。

【审查意见】单方偏方，往往如是。方意不明，无法审查，暂予存疑。

3. 干血痨第三方

治法：用陈米糠烧灰，每服三钱，黄酒、童便下，十日内行经。

【审查意见】用米糠或为取其维生素之故，然不宜烧灰。原件所载主治，功效不确。米糠之功效另论。

4. 干血痨第四方

治法：益母草六成、紫丹参四成，合熬之后，以纸滤过，再煎成膏，即得。每日空心服。

【审查意见】此通血之剂，轻者可期良效。

5. 干血痨第五方

治法：炙草三钱，陈黑豆二十九粒，桑叶七个，河水煎服。

【审查意见】痨症发热，至体虚不支之时，可以此为退热之剂。

6. 干血痨第六方

治法：黑豆一把，炒焦为末，苏木水送下。

（六）虚损症

1. 虚损第一方

主治：妇人诸虚百损、骨蒸、五劳七伤、四肢无力、经水不调等症。

治法：炙箭芪五钱，土白术四钱，当归三钱，白芍二钱半，寸冬二钱，贝母二钱，知母二钱，香附子二钱半，柴胡、条芩各二钱，苏薄荷二钱，甘枸杞二钱，引用生草，水煎服。

【审查意见】此方有补益解热之功，然亦不能包治万病。所言主治，大多不能符合，用此方者慎之。

2. 虚损第二方

主治：阴虚发烧，妇女痨病，久嗽泻肚。

治法：鹿茸二分，龟板二钱，台参一钱，枸杞二钱，川贝一钱，寸冬二钱，丹皮二钱，阿胶钱半，共为末，装锡壶内，每药一料，用阴阳水斤半，将壶放在内，煮一炷香。每早服五大酒杯。

【审查意见】所列主治，与方药尚合，滋阴补益，颇称佳法。

（七）下乳

1. 下乳第一方

治法：全当归五钱，炒川芎二钱，生芪三钱，麦冬二钱，花粉钱半，潞党参三钱，黑芝麻三钱，漏芦片一钱，王不留钱半，川红花三钱，水煎，食后服。

【审查意见】通乳之法。虚弱者补之，瘀滞者通之，此方二法咸得，可谓佳方。

2. 下乳第二方

治法：漏芦通二十二个，甲珠一钱，生芪八钱，当归六钱，王不留三钱。

【审查意见】通草之类，亦可加入。

3. 下乳第三方

治法：炙黄芪、酒当归各二钱，千头子钱半，北五味五钱，香附一钱，王不留钱半，寸冬三钱去心，党参钱半，甲珠钱半，黄酒引，水煎服。

【审查意见】五味子似太补敛，不如前二方精纯。千头子不详。

4. 下乳第四方

治法：酸枣根若干，分量视病情而定，水煎服，每日二三碗。

5. 下乳第五方

治法：绵黄芪五钱（蜜炙），当归二钱，山甲珠三钱，漏芦一钱，川续断一钱，通草钱半，甘草一钱，水煎服。

【审查意见】通乳妙方。若有虚热者，可加七星猪蹄数个。

（八）妇人杂症

1. 治女人淋症方

治法：香椿籽三钱，红糖五钱（红淋用白糖）。

【审查意见】女人淋症，与男子未尝不同，应诊察其症候而治之。此方不切。

2. 治妇人腰腿疼痛方

主治：妇人腰腿疼痛不能行走。

治法：林内紫蘑菇一二个，每日煮熟，连汤食。

【审查意见】腰腿疼痛，以松蘑菇为最良，焙干研末，黄酒送服。

3. 男女脱阳方

主治：男女行房不慎、误食生冷、小腹绞痛、指甲青黑，症现脱阳者用之。

治法：明白矾一钱，胡椒二分，黄丹八分，火硝一分。共为末，瓷瓶收贮。用时可将药末二三分，置于患者手心，用陈醋和浓，然后将阳物眼孔正对药水，以手握固，无论如何疼痛，不可松手。须臾，汗出即愈。（按：此方应列生殖器病门）

【审查意见】男女之交媾也，神经兴奋，百脉沸腾。交媾既终，应安心静养，以定其势。乃或啖以生冷，随将此余焰未灭之火，转而被冷直折之，故多现麻痹虚脱之状。方中系温热药品，取其兴奋之力。但临时配置不及，宜预制之。又：凡阴寒腹痛，挑填脐中，俱可应用，非必即此始可用也。

4. 木耳丸

此丸专治妇女老幼，腰腿疼痛，动作不便，甚至卧床三五年，不能反侧。服之无不见愈。惟青年妇女，服此愈后，恐于生产有碍。非不得已，不可轻服。

治法：白木耳一斤（洗净，火上焙干，研为细末，用丝罗罗过，每药一两），用糖料八钱，捣和为丸，每丸以五分为准。早晚每服一丸，用开水送下，或咀咽亦可。忌食醋及生冷。

【审查意见】此方曾用确效。但于青年妇女，有难产之虞。然又有谓纯黑木耳，则有碍；用白耳木则无碍。依原件中谓，不得已而用之可也。

5. 治乳痈初起方

治法：当归八钱，生芪五钱，金银花五钱，炙草钱八分，桔梗钱半，黄酒二碗，服八分，顿服。

【审查意见】乳痈初起，以瓜蒌散为最妙，但瓜蒌非重用无效。此方口芪于初起不切，宜加山甲片、制乳没等。

6. 治妇女乳疮方

治法：乳香、没药、蓝黛各三钱，雅梨二个，为末，敷患处。

【审查意见】此方敷疮，能消肿止痛，不必一定乳疮也。蓝黛疑即青黛。

7. 妇人杂症第七方

主治：妇人两乳满起红肿，坚硬未溃。

治法：蒲公英五钱，明没药一钱，滴乳香一钱，香白芷五分，芒硝一钱，广木香五分，川大黄钱半，水煎服。

【审查意见】两乳坚硬红肿，是厥阴肝、阳明胃之热结。方中清热消炎，通结止痛，当必有效。其银花、连翘之类，俱可酌量加入。

8. 妇人杂症第八方

主治：妇人乳头破烂，久不能愈者。

治法：猪板油二两，葱白二支、黄蜡一钱，粉香一钱，官粉一钱，血余炭一钱，蜜少许，共合一处，捣千捣，为膏，贴乳上。虽久不收口，用此疮口即饮。

【审查意见】疮口破烂，久不收口，多因该部之代谢机能减弱，俗谓阴疮。须内服温补托里之药，外以热药熨之。此方有葱白，足以冲动阴滞，余亦可为收敛。但粉香不知为何物，或即松香之误乎？

9. 妇人双乳中风方

治法：土蜂披头一块，赤糖二两，水煎，空心服。

【审查意见】双乳中风，是何物症状？臆造病名，未便审查。

10. 妇人杂症第十方

主治：女人血入心包，哭歌无时、疯打乱闹、亲疏不避。

治法：酒当归五钱，酒赤芍三钱，小生地五钱，苍术二钱，茯神三钱，柴胡二钱，远志三钱，川黄芩二钱，桃仁三钱，苏木三钱，清半夏二钱，红花三钱，甘草一钱，辰砂五分，药用砂锅煎好，先将辰砂面置舌上，以此药汤冲下，连服三五剂。

【审查意见】血入心包，名词太怪，当作瘀滞谵妄可耳。方中苍术、半夏与主治不切，应删之。

11. 妇人脏燥方

治法：甘草三两，小麦一升，大枣十枚，水煎服。

【审查意见】此金匮甘麦大枣汤，治妇人脏燥，哭笑无常，如有神灵者最妙。频频服之，以多为佳。

12. 妇人麻木方

治法：狼粪（用砂锅在火上焙干捣面），轻者一小酒盅，于该病发现时，合面制成饼，代饭食之。

【审查意见】狼粪治麻木，不详其理。

13. 妇人杂症第十三方

治法：用鸡子一个，任择一端，挖一小孔，入白胡椒二粒，再用草纸，将孔封闭，将鸡子用火焙干研末，沸酒或开水冲服。

【审查意见】此方有滋养疏筋之效，洵为麻木之简便良方。

14. 妇人杂症第十四方

治法：黄松节一两，乳香钱半，宣木瓜钱半，石器炒研细面，每早晚空心服二钱。

【审查意见】松节、木瓜，疏筋止痛；乳香活血，治麻而疼者有效。

15. 妇人杂症第十五方

主治：妇人眼生云翳，红筋白膜，疼痛不止。

治法：连翘三钱，龙胆草三钱，防己二钱半，石蟹二钱，羚羊角五分，草决明三钱，净蝉衣三钱，木贼二钱，茺蔚子二钱，川黄连二钱，大白芍二钱半，生地黄三钱，车前子二钱，甘草一钱，引用灯心竹叶，食前服。

【审查意见】此眼科套药。但大苦大寒，非良法也，用者慎之。

16. 妇人杂症第十六方

主治：妇人四时畏寒。

治法：潞参一两，炙草三钱，山药四钱，苡米四钱，玉竹二钱，玉果三钱，柴胡二钱，建莲子二钱，益智二钱，水煎，食后服。

【审查意见】四时畏寒，乃体虚卫阳不充之故。拟用芪附汤，加当归、巴戟之类，不必服此。

17. 妇女失血病方

治法：香附四钱，一半用生，一半醋炒，研末，每服四钱。

【审查意见】失血之名，既含混不清；所用之药，亦欠妥当，应删。

18. 桃仁雄黄膏

主治：妇女阴证。

治法：桃仁五钱，雄黄三钱，研泥，鸡肝一个，切片。搅药，纳入阴内。其虫嗅肝腥，皆钻肝内，将肝取出即愈。

【审查意见】凡阴痒、阴蚀疮，多因有虫，俱可以此治之。

19. 治妇人麻搐方

治法：当归五钱，川芎五钱，苍术五钱，木瓜四钱，钩藤三钱，川牛膝三钱，木耳三钱（另包）。先将木耳用陈醋煎透，吃完再服前药。此系前三剂。

苍术三钱，川牛膝一钱，远志一钱，当归一钱，木瓜一钱，茯神一钱，熟枣仁钱半，杜仲一钱，桂枝一钱，钩藤一钱，木耳二钱。木耳另包，服法如前。此为后三剂。

服六剂能去根。

【审查意见】方中苍术，似不宜用。又宜加白芍、钩藤、郁李仁以缓拘急。

20. 妇人杂症第二十方

主治：妇人膨胀及血分不调。

治法：大九地炭一两，泽兰叶三钱，醋香附三钱，川郁金二钱，熟军五分，桂心五分，早晚空心，水煎服。

【审查意见】膨胀之种类不同、原因各异。在妇人须分先经闭而胀，与先胀而经闭。此方重在通瘀，宜于先经闭而胀者。如体未弱，川军可加二三钱。

21. 调经种子方

治法：桑寄生五钱，白扁豆二钱，龙眼肉七个，枳壳二钱，白酒二碗，空心服。

【审查意见】此方不足调经，更不足种子。白酒煎服，殊属不妥，应删。

22. 妇人杂症第二十二方

治法：盘儿花（连茎根叶，截为短节）取少许，以清水煎之，温服半饭碗。

【审查意见】盘儿花不识为何物，存疑待考。

23. 治妇人坐胎方

治法：当归二钱，熟地二钱，白芍、川芎、茯苓各一钱，益母草钱半，条芩钱半（布包），蛇床子一钱（布包），生姜三片，水煎，食前服。

【审查意见】求子之法，首重调经，非某药即能使之受孕也。此方通补兼施，寒热并用，对于经少色淡、或前或后者，可服之以调经。

24. 妇人杂症第二十四方

治法：白檀香、海沉香、北细辛、白豆蔻、大黄、芡实、川乌、南星、枳壳各二钱，研为细末，以蜜为丸，共做六十丸。男女每日各服一丸，自女人月经来时服起，一月服完。过月即有孕，不可再服，再服必生双胎。男用良姜汤，女用毕波汤下。

【审查意见】一派辛温流气药，血虚者不宜，内寒者宜之。其过月即孕及双胎等语，似近浮夸，不足取信。

25. 妇人杂症第二十五方

治法：官桂二钱，伏姜二钱，祁艾二钱，醋炒黑，水煎，空心服。经来时连服三剂。

【审查意见】经行退后，而腹痛者可用。

四、胎产病

（一）胎产杂病

1. 济阴丹

治数经堕胎，胞冷无子。皆冲任虚冷，胞内宿挟疾病，或经不调崩漏等致孕育不成。

治法：苍术八钱，香附、熟地、泽兰各四两，蚕退纸、人参、桔梗、石斛、秦艽、粉草各二两，当归、肉桂、干姜、细辛、丹皮、川芎各一两五，木香、茯苓、京墨（煅）、核桃仁各一两，川椒、山药各七钱五，糯米（炒）一升、大豆黄卷（炒）半升，蜜丸，每两做六丸。细嚼酒下。

【审查意见】此方一派除湿理血兼补气血之品，治妇人胞冷无子尚可，预防胎堕则不可也。

2. 佛手散

治跌打伤胎，或子死腹中，疼痛不已，昏闷满胀，血上冲心，或横生倒产及产后腹痛，皆有神效。

治法：当归五钱，川芎三钱，水七分，酒三分，同煎七分。如横生倒产，子死腹中，加黑马料豆一合，炒熟淬入水中，加童便一杯，同前药煎服。不效，少刻再服。

【审查意见】此方又名芎归汤，治胎前及临产之一切病症，前贤已有详论，唯须随症加减乃妥。原件所述之主治太泛。子死腹中，加马料豆不合。

3. 降逆汤

治法：藿香、生地各三钱，石膏、白芍各四钱，当归五钱，竹茹二钱，粉草一钱，条芩三钱，姜引，水煎，温服。

孕妇多呕逆之症，多因热气上升。故胎前宜清热，服此一二剂可止。

【审查意见】孕妇呕逆，多因肝郁气滞之故，和肝则呕逆自止。此方用生地、条芩、石膏一派凉药，注重清降胃热。当然以症候为主，不可专用凉药。

4. 治孕妇伤寒方

治法：青黛为末，和井底泥令匀，置脐上。干则易之，以汗出为度。如无井底，河水阴背处泥亦可。

【审查意见】此法为妊妇温病、大热症护孕之法，非能治孕妇伤寒而发汗也。原件所云，皆系讹传之误，不可误用，反致伤人。

5. 妇人堕胎方

治法：川续断一两，菟丝子一两二钱，焦杜仲二两，焦地榆一两，糯米糊为丸，早晚每服四钱。

【审查意见】妇人习惯堕胎，除谨慎动作而外，可服此方以预防。其胎已动而血漏者，亦可用之。

6. 治妊娠子鸣方

即儿在腹中啼叫。此症多因孕妇探高取物所致，勿须用药。令孕妇鞠躬曲腰，少时即安。

【审查意见】此属奇症，固罕见也。姑从之以备一格。古医虽有此说，惜编者尚未之见。

7. 妇人胎漏时时下血方

治法：用葱白一把，浓煎饮之。

【审查意见】此方或治感冒性之漏血，以葱白有散性，感冒愈而血自止。其他之出血症，则不宜。所云能治胎漏，方意不明，付之阙疑。

8. 安胎方

治法：蜜炙黄芪一钱，姜炒杜仲一钱，云茯苓一钱，川黄芪五分，生白术五分，阿胶珠一钱，甘草三分，川续断八分。

加减法：胸中胀满，加紫苏、陈皮各八分；下红加艾叶、地榆各一钱；再多，加阿胶，引用糯米百粒，酒二杯，水二杯煎，腹痛用急火煎。

【审查意见】此方治胎动不安及胎漏下红，甚验。唯分两太轻，应加三倍用之。阿胶不宜炒珠，杜仲尤宜生用，盖炒之胶质去，而效鲜矣。

9. 安胎银苎酒

治妊妇胎动欲坠，腹痛不可忍，及胎漏下血。

治法：苎根二两（如无苎根，用芳草根五两），纹银五两，酒一碗，上药水煎服之。

【审查意见】胎因触动而不安，腹痛下血，则唯恐胎之下坠矣。苎麻纵能安胎，而纹银性属镇坠，酒性又能动血，殊觉欠当。其因惊怒而胎动者，可用之。

10. 紫酒

主治：妊娠腰痛如折。

治法：黑料豆二合（炒焦），白酒一大碗，煎至七分服。

【审查意见】此方颇验，但宜用水煎。加黄酒少许，不必白酒。

11. 保产无忧散

主治：妇人临产，连服二剂，绝无难产之患。

治法：当归钱半，川芎钱半，酒白芍钱半，黄芪八分，艾叶七分，芥穗八分，川朴七分，羌活五分，炒枳壳六分，菟丝子钱，川贝母钱，甘草五分，此方分量不可加减，水煎服，加姜三片。

【审查意见】艾叶宜炒，芥穗宜黑，枳壳亦当炒，菟丝子宜用饼。古云此方有催生之效，但用之者，尚未见有害也。

12. 平胃散

主治：下死胎。

治法：苍术（米泔炒）、姜炒厚朴、广陈皮各二钱，甘草一钱。

或问何以知其胎死？面赤舌青，母活子死；面青舌赤，母死子活；面舌俱青，子母俱死。况死胎坠腹疼痛，亦与常产不同。

【审查意见】平胃散，健胃燥湿之方也。胎死腹中，气机不运，原因虽有种种，而子宫收缩力之不强，实为主要原因。平胃散富有挥发性，能兴奋气机，鼓舞子宫之张缩力，此其所以能下死胎也。但宜加芒硝、牛膝方妥。

13. 胞衣不下方

治法：用粗麻线将脐带系住，又将脐带双折，再系一道，以微物坠住。再将脐带剪短，经三五日，自萎缩干小而下。

【审查意见】胞衣不下，最好用手循脐带，缓缓探入阴户，以指轻轻拨出。或以两手挤肚，助子宫收缩亦妙。此法在万无别法时，可采用之。

14. 妇人杂症第十四方

主治：妇人怀胎，无故腹胁胀满，痛不可忍者，此极效。

治法：当归、川芎、酒白芍、熟地、潞参、柴胡、腹皮、枳壳、黄芩，水煎服。

【审查意见】妇人怀胎腹胁胀满，多由肝气不舒。此方虽有舒气之品，然熟地、潞参恐有碍滞，不若去之。原方无分量，宜临用时酌量之。

15. 妇人杂症第十五方

主治：妇人孕期内小便不利。

治法：多年草帽辫少许，车前子少许，上列两药，用水煎服。

【审查意见】此方用多年草帽辫，性质能通，车前子能利，或能取效。但不足凭恃，宜求其原因而治之。

16. 胎漏下血方

治法：真阿胶珠三钱，艾叶少许，煎汤送下。

【审查意见】本方系胶艾汤古方。治胎漏，非不对症，但药力太弱，宜伍止血诸品方效。

17. 子死孕妇腹内方

治法：用黄牛粪，敷放脐上。

【审查意见】此方是不服药之偏治法，是否有效，尚待试验。

18. 孕妇胎动方

治法：全当归钱，白芍钱，茯苓钱，柴胡钱，上白术四分（炒），炙草五分，薄荷引，水煎服。

【审查意见】此是逍遥散原方，舒肝解郁之方也。果系肝气不舒，以致胎动，定能有效。

19. 胎漏方

治法：焦九地五钱，川芎五分，炒白芍三钱，条芩二钱，阿胶珠二钱，粉草钱半，焦当归二钱，水煎服。

【审查意见】此方治胎漏颇验。虚者可加参芪，以提其气，气旺而血自止矣。

20. 治妇人生产方

治法：用白蜂蜜一两，内滴二三滴麻油，开水冲服之。当儿头朝下，产妇目中出火星时，服之。

【审查意见】此方含混，方药亦不切当，应删之。

21. 妇人胎前上逼下坠方

治法：归身三钱，杭芍三钱，白术钱半，酒芩二钱，枳壳二钱，紫苏八分，粉草钱半，艾叶七个，马鞭草七个，白水煎服。

【审查意见】妇人怀胎不安，多因肝气不舒，或血虚不能养胎，或下寒胎受冷逼。此方补血调气，颇切适用。但艾叶宜用炒黑，白芍宜用酒炒，方为相宜。

22. 妇人杂症第二十二方

主治：临产感受风寒，产后咳嗽气促，声如拽锯，喑哑发热，谵言妄语，不省人事。

治法：当归三钱，川芎钱半，荆芥钱半，桑皮二钱半，橘红二钱半，紫菀钱半，半夏一钱，川贝母钱半，红花二钱，黑姜一钱，冬花二钱，炙草一钱，井水、童便各半，随服，不限时间。病重者二剂，煎温服。

【审查意见】方药杂乱，不可妄用。

23. 临产交骨不开方

治法：当归二钱，川芎七分，龟板三钱（炙），血余卵大一团（焙有性）。

【审查意见】此是龟板汤之原方，开骨固能有效。但嫌当归、川芎分量太少，宜加三倍为是。

24. 妇人难产方

治法：灶内烧红土五钱，为末，黄酒冲服。

【审查意见】取灶心土治难产，亦已奇矣。方意不明，存之以俟识者。

（二）产后血晕

1. 产后血晕第一方

治法：当归五钱，川芎二钱，黑芥穗二钱，白芍二钱，炙芪一钱，粉草一钱。上各药用水煎好，再用好黄酒半杯，童便一茶盅送下。

【审查意见】本方用芎、归、芪、酒、荆芥等皆补血强心行气之品，治脑贫血之血晕尚觉相宜。气虚者，加酒并台党三钱。倘为脑充血之血晕，本方切勿误用。又：当昏迷之际，可用烧红煤炭，投于醋中，以其气熏鼻，人事易醒。又用热手巾揩面，其效亦捷，外治方法可资辅助也。

2. 产后血晕第二方

治法：全当归五钱，川芎二钱，桃仁钱半，姜炭五分，生芪八分，茯神三钱，红花一钱，炙草一钱，广皮钱半，生地炭钱半，童便一杯。

【审查意见】按此方即加味生化汤，较前方去白芍、芥穗，加桃仁、红花、姜炭、广皮、茯神等，活血行瘀之效极大，治血晕因有瘀者的系良方。

3. 产后血晕第三方

治法：当归一两，川芎一两，生地五钱，丹皮二钱，蒲黄二钱，水煎服。并无特别炮制法，空心服。

【审查意见】此川芎当归汤，加丹皮、蒲黄等生新去瘀，乃血晕后调理之剂。急宜用下列二法，惟川芎分量不宜与当归平用，可改作川芎三钱。生地非新产所宜，删之可也。

4. 产后血晕第四方

主治：滚水布洗心窝。

【审查意见】此方外治法，有益无害。但洗心窝，不如揩面为佳。

5. 产后血晕第五方

治法：用好醋半碗，以炭烧红，淬入醋内。对准鼻孔，使醋气冲入鼻醒。

【审查意见】此方治法，系临时用为救急而设。俟人醒后，当分别其为脑充血、血瘀、血滞等诊断确实，随症治之方妥。慎毋专用此方，有神醒后复又发晕之害也。

6. 产后血晕第六方

主治：治产后血晕，不省人事。

治法：荆芥穗一味，焙焦，研末，黄酒或童便调下三钱，神效。此外更宜兼用炭醋熏鼻（方法见上）。

【审查意见】中医治产后血晕，以瘀血上冲为主，西医治产后血晕，以脑部贫血为主。其原理以西医产科，方法完善。故西妇产后无恶露症，用荆芥方，舒通心脑灵机之堵塞。以黄酒送下，治脑贫血最效，因酒性升发故也。以童便送下，治脑充血有效，因童便系盐化物，有收缩血管之效。此虽世俗验方，颇能合于科学原理。其炭醋熏鼻，藉其酸涩之气，刺激知觉神经，使其血管收缩，故可备为救急之助。

7. 产后血晕第七方

治法：泽兰二钱，人参一钱，粉草八分，川芎钱半，黑芥穗二钱，水煎，加酒少许，温服。

【审查意见】按本方用芥穗、川芎、泽兰活血行瘀，又少加人参以补其气，气虚瘀停者，有效。

8. 产后血晕第八方

治法：五灵脂二钱半，黑蒲黄二钱，当归五钱，川芎二钱，姜炭八分，白萝卜根为引。棕与绵不拘多少，烧灰。将药用水煎一茶盅，冲入棕与绵灰内，温服。

【审查意见】此即加减生化汤。以萝卜为引，注重活血行滞。确系有血滞而致晕者有效。棕与绵烧成炭，治血崩宜用，治血晕不宜。

9. 产后血晕第九方

治法：自归一两，川芎三钱，滑石粉三钱，临产前或产毕冷服。

【审查意见】此即芎归汤加滑石，行血利水，方尚平妥，惟冷服不宜。

10. 产后血晕第十方

主治：产后血迷不醒。

治法：泽兰三钱，当归五钱，川芎二钱，荆芥五分，人参一钱，粉草二钱，童便为引。

【审查意见】此即加味芎归汤。荆芥，宜用芥炭。

11. 产后血晕第十一方

治法：冷水一口，将冷水噙入口内，向病者用力喷之。

【审查意见】治血晕症，稳妥速效之良方甚多。此等方法，究竟不妥。

12. 产后血晕第十二方

治法：陈醋一斤，倾铁盆内。将生铁烧红，放入醋内，使热气上蒸，在妇女鼻下，熏之即醒。

【审查意见】藉醋气熏鼻，以刺激神经，救急之时可用。

13. 产后血晕第十三方

治法：干漆一两，水煎服。

【审查意见】干漆能消瘀破血。产后血迷，宜活血行血，不宜破血。干漆不甚合宜，不可试用。

14. 产后血晕第十四方

主治：产后三日血晕。

治法：生产三日后，得血晕症，牙关紧闭，不省人事。用银针急刺眉心，然后用失笑散，一服而愈。

【审查意见】产后三日，血晕者甚少。间或有之，当诊断病情，方不致误。失笑散功专消瘀，无瘀者勿用。

15. 产后血晕第十五方

治法：生蜂蜜一斤或二斤，于妇女生产前一月，每日早用蜜核桃大一块，放碗内，用开水冲起，将水上蜜渣，用纸拉去。饮下，生产前，将蜜用完。

【审查意见】此治血晕症，极端不合，决不可用。

16. 产后血晕第十六方

治法：用好香墨一钱，锅底下黑一钱，共研成细末。于妇人产后，用童便冲起，送下一钱，血晕自止。

【审查意见】此止血方，用治血晕不确，决不可用。

17. 产后血晕第十七方

治法：用黑炭（水飞，研），二三钱。

【审查意见】黑炭不能治血迷，此方不可试用。

18. 产后血晕第十八方

治法：白雄鸡粪五钱，赤糖五钱，用黄酒溶化，饮时，穿暖厚衣服，务使出汗。

【审查意见】雄鸡粪散力固大，又加黄酒、红糖以走血分，用之汗出表通，而瘀血下行，血迷或可能愈。但鸡粪污秽之物，与胃难合，不可轻试。且治贫血之血晕，尤不相宜。

19. 产后血晕第十九方

主治：妇人产后血晕，不省人事。

治法：白萝卜汁一杯，木炭灰二钱，二宗共在一处，灌之。

【审查意见】白萝卜汁，能降气降血，或可有效。木炭灰不用亦可。

20. 产后血晕第二十方

治法：酸枣根皮六七两，以水于铁锅内，熬一炷香，使患者不时饮之，多多益善。

【审查意见】此方是否有效，尚待试验。

21. 产后血晕第二十一方

治法：铁心草五钱（即甘草心，其药出自蒙古，以色最黑而质最坚为佳），捣碎，用水煎汤，服之极有功效。

【审查意见】铁心草一味，非治血晕专药，恐难有效。

（三）产后血崩

1. 产后血崩第一方

主治：产后血崩三四次后，神昏气脱，将近绝命方。

病原和病状：产后百日之内，不能登楼劳动。因楼梯上下奔走，妇人阴户内之子宫血管，不易收敛。且旁边肌肉，亦难收缩。保护体温，因之冷风袭入，在所不免。崩至数次之后，面色惨黄或淡白，神倦力乏，往往四肢厥冷而气濒于绝。

治疗法：最急时用焠纸十根，燃火吹熄，向病人之鼻熏烟，得苏。再用铁锤烧红，置入真醋中熏鼻。

【审查意见】此因产后血崩之际，有神昏气脱之危险，故用此法，为救急而设。神清气爽后，急宜延医诊治，施用药物治疗，乃妥。

2. 产后血崩第二方

主治：妇人血崩，产后尤效。

治法：党参三钱，白术三钱，当归钱半，川芎一钱，熟地二钱，黄芪一钱，白芷四分，荆芥四分，防风四分，升麻五分，陈皮四分，黄连四分，黄柏四分，粉草五分，水煎服。

【审查意见】血崩之原因，有气虚下陷，有因内热迫血下行，有因劳动太早者，有因误服攻破行血之剂过多者。治疗方法，宜随其原因而治之，参、芪、当归、阿胶、艾叶等均为必须之品。本方用防风、白芷、荆芥，意在升提，然须防其发散（因产后忌出汗）。又用黄连、黄柏，意在止血，然又恐其寒冷伤胃，殊非善法。以编者意见，方中宜删去防风、荆芥、白芷、黄连、黄柏，加炒白芍、阿胶、艾叶、棕皮、炭白、茯苓等。有热者，再加条芩、炒山栀；有寒者，再加炮姜、炭肉桂等为是。

3. 产后血崩第三方

治法：大口芪二两，全当归二两，三七三钱，水煎服。

【审查意见】此是当归补血汤加三七，可加入棕皮炭、益母草、白芍、阿胶、陈皮等，则见效较捷。

4. 产后血崩第四方

治法：铜青灰，每服二钱，黄酒送下。

【审查意见】铜青原有外敷止血之功，故外科多用之。内科恐不甚相宜，治血崩尤属不切，此方不可用。

5. 产后血崩第五方

治法：车前子一两，水煎服。

【审查意见】车前子系利小便之品，用此止血，实属不切。盖此方仅有利小便之功效也。

（四）产后杂病

1. 产后儿枕痛方

治法：当归、元胡、赤芍、桂心、蒲黄、红花各一钱，每服二三钱，开水煎服。

【审查意见】儿枕痛，指产后腹中有硬块作痛，是血室中有瘀血之故。此方一派活血之品，使瘀血去而新血存，可为善矣。

2. 治产后块痛方

治法：山楂三钱，红糖五钱，共煎浓汁，温服。

【审查意见】红糖疏通之功效极强，观旱烟筒中烟油堵塞，以红糖水灌之，即能通利，其功效可以证明。山楂肉化停滞，攻坚积，与红糖合用，活血行瘀之力至大。凡腹痛下痢，瘀停块痛等症，服之皆效，洵简便良方。或于方中加生蒲黄二钱，五灵脂三钱，则见效尤捷。

3. 产后杂病第三方

主治：妇人产后，腹中有块，恶露不行，发热大汗。

治法：当归一两，川芎一两，桃仁两、墓头回两五、黑姜二钱，泽兰叶二钱，乳香二钱，没药二钱，黑芥穗二钱六分，元胡二钱，炙草钱二分，煎时，加黄酒、童便各一盅，水煎，温服。

【审查意见】此加味生化汤，治产后有块、恶露不行等症，只可用川芎二钱，桃仁三钱，黑姜五分，黑芥穗一钱，原方分量太重，殊不合宜。又：墓回头宜去之。热重汗多者，加生白芍、小生地、炒山栀各二钱，皆可。

4. 产后杂病第四方

治法：当归七钱，川芎五钱，桃仁五钱，姜炭五分，粉草五分，红花五分，童便半杯，水煎服。

【审查意见】此是生化汤加红花，乃新产之良方。但川芎、桃仁只宜用一钱半，原方分量太多。再加黄酒少许，更佳。

5. 产后血冲心方

治法：槐花五钱（炒），黄丹三钱，共为细末，研成末后，用开水将药送下。

【审查意见】此方用黄丹三钱，新产后绝对不相宜。产后血冲心，宜用乳香、没药、桃仁、当归等，方能与病症符合也。

6. 产后杂病第六方

主治：妇人产后存积瘀血，停滞不下者。

治法：以砂锅一个，将陈醋盛于锅内，务须盛满，置火上熬煎，俟将醋熬干，连锅捣成碎末。再将当归炒焦，亦研成末。与醋砂锅末，匀和一处。每晨空心用白水冲服三钱。

【审查意见】沙锅研末，服入胃内，决不相宜，不可用。

7. 妇人产后胎衣不下第一方

治法：全当归一钱，炒川芎一钱，真紫油桂一钱，川牛膝二钱，车前子二钱，芒硝五钱，白附子钱半，水煎，空心服。

【审查意见】本方系芎归汤，加牛膝、车前、芒硝等补血活血，而兼下行利便之品，下死胎衣胞或可有效。惟当归分量太少，芒硝分量太多。白附子，系化痰专药，治死胎不切，宜去之。

编者按：死胎不下，宜用西法手术除去，较为便利。药物内服终嫌其力太缓。

8. 妇人产后胎衣不下第二方

治法：妇人阴毛数根，白麻纸一张，将毛及纸张焚成灰，水冲服之。

【审查意见】本方恐无效，不如用手术为佳。

9. 妇人产后胎衣不下第三方

治法：小麻油半两，将油盛于瓷灯内将捻点着，熬至一半服之。

【审查意见】此用小麻油下胎衣，仅取滑下之意，恐难见效。

10. 妇人产后胎衣不下第四方

治法：儿已落地，胞衣不下，速将产妇头发打开，塞入产妇喉间，使连打恶心数响，胎衣即下。

【审查意见】此法用上吐下开之意，或能有效。气虚者宜慎用。

11. 妇人产后胎衣不下第五方

治法：当归五钱，川芎二钱，红花二钱（酒炒），川牛膝三钱，肉桂钱半，龟板五钱，车前子二钱（酒炒），水煎服。

【审查意见】胞衣不下，有因产妇临产时，喜睡火炕，以致衣胞与子宫之膜黏滞；又有儿出产门后，瘀血入胞者；又有气虚不能送出者。此方用归、芎、红花活血化瘀，牛膝、龟板、车前疏通停滞。肉桂一药，果系素日下寒可用，否则恐有增加血热之害。

编者按：产后胞衣不下，以用西法较为便利。药物内服，须经胃内吸收，诚恐效力不大。

12. 妇人产后胎衣不下第六方

治法：失笑散一钱，加川牛膝一钱，元明粉一钱，黄酒一盅，冲服。

【审查意见】失笑散方中，为蒲黄、五灵脂、加牛膝、元明粉令瘀血速下之意，又用黄酒引入，增加速度，胞衣不下因于瘀停者，此方有效。

13. 妇人产后胎衣不下第七方

治法：酒当归一两，川芎三钱，乳香三钱，没药三钱，益母草五钱，黑荆芥五分，麝香五厘，用冷水三小碗，煎成一小碗，空心，温服。

【审查意见】此方用芎归汤加益母等物，注重活血行瘀。因瘀停而致衣带不下者，有效。

14. 妇人产后胎衣不下第八方

治法：羊耳血一杯，饮之立愈。

【审查意见】血系液体，饮入胃内，得热则凝，消化甚不容易，如何能下胎衣？必系传闻之误，决不可用。

15. 妇人产后胎衣不下第九方

治法：用井底青泥，带原水一碗，调匀服之。

【审查意见】井底青泥与原水，皆非下胎衣之物，产妇服此冷物，必然有害，决不可用。

16. 妇人产后胎衣不下第十方

治法：黑豆二两炒熟，用醋一碗，煮两滚。取出，再炒，至烟起。用黄酒冲服。

【审查意见】用黑豆能补肾，合用醋治，又加敛性。谓能下胎衣，恐难见效，决不可用。

17. 妇人产后胎衣不下第十一方

治法：大麻子（即老麻子又名蓖麻子）四十九粒（或与产妇年岁相等数量），去壳研，贴两脚心。胞衣即下，衣下立将脚心洗净。若洗迟，则肠出。倘肠出，可将脚心洗净，速将麻子贴在顶心。缩回其肠，急将顶心洗净，效如神。

【审查意见】蓖麻一物，在上能提，在下能下，贴两足心，能下胎衣，贴顶心能缩肠，古医确有此说。惜编者未能实验，不敢妄断。

18. 妇人产后胎衣不下第十二方

治法：大麻仁十二粒，研烂，分贴产妇两脚心，衣下即去。

【审查意见】大麻仁当系蓖麻仁之土名，古时中医书中，皆有是说。编者未能实验，不敢妄断，暂予存疑。

19. 妇人产后胎衣不下第十三方

治法：萝卜叶不拘多少，将叶用水煎汤，令产妇服三二口即下。

【审查意见】此是偏方，有效与否，尚待试验。

20. 妇人产后胎衣不下第十四方

治法：大木耳七个，瓦上焙焦研末，黄酒或童便调饮之，衣即下。

【审查意见】此方有效与否，尚待试验。

21. 治产后感寒头痛方

治法：全当归五钱，川芎五钱，葱头带须五个，以上各药，水煎服。（编者拟加淡豆豉三钱。）

【审查意见】新产后及失血者，皆有禁汗之条。因丧失血液之后，血中胶质填补于血管破裂之处。发汗药品，多能扩张血管，以促进血液运行。在血胶缺乏减少之际，服发汗药，最能使血管因扩张而破裂，此失血家所以忌汗之原理。川芎、当归活血兼能补血，合豆豉汤之宣散外邪，且川芎散头面风寒，尤有捷效，能治产后感寒之病。而独以头痛标题，正表扬其专长之力也。

22. 治妇人产后咳嗽方

治法：人参一钱，大枣三个，胡桃肉三个，水煎服，将人参、大枣、胡桃一并食之。

【审查意见】此方去人参，加川贝、冰糖各二钱，煎服，则无害。且可多服数日，自能渐愈。如痰多者，可加白芥子五分，亦妙。

23. 治妇人产后感冒方

治法：黑豆二个，炒焦捣粗末，用童便、黄酒煎温服。

【审查意见】黑豆有补肾之功，今炒焦以治感冒，似于理不合，恐无治感冒之能力。

24. 产后中风方

主治：产后中风。头疼不止，身发寒热，手足痉挛，牙关紧闭。

治法：当归二钱，川芎钱半，九地二钱，荆芥钱半，粉草二钱，生姜二钱，朱砂二钱（研末冲服），赤金十张（冲服），黄酒三两，童便一杯，将药用水煎至半碗，服下，立时汗出，诸病即退。轻者服一剂，重者服二剂愈，但服药后，忌生冷面食。

【审查意见】产后中风，头疼寒热等症，用芎归汤加荆芥、生姜可也，但不宜用朱砂、赤金、九地等。如因手足拘挛，牙关紧闭，恐系破伤风症，宜按治破伤风之方法治之［治破伤风之方法，参观本会《传染病学》（下卷）"破伤风"项下］。

25. 产后发热方

治法：当归五钱，川芎一钱，黑芥穗一钱，焦楂二钱，炙草五钱，水煎，空心服。

【审查意见】此方用芎归汤加黑芥穗、焦楂、炙草，以治此症。不如再加丹皮、地骨皮各一钱之为善也。

26. 妇人产后阴虚发热方

治法：当归三钱，川芎一钱，炙龟板二钱，生鳖甲三钱，丹皮三钱，生地炭二钱半，水煎，温服。

【审查意见】产后发热，多因血虚，用芎归汤加龟板、生地炭、丹皮尚合法度，可用。

27. 治产后不语方

治法：白矾一钱为末，开水调服。

【审查意见】产后不语，或中风或血晕，本是重症，岂能以一钱白矾治之乎？

编者按：是治痰迷心窍之方，以涌吐为用者也。若虚不宜，吐者忌服。

28. 产后风第一方

治法：荞麦地长的轻麻少许，切碎，熬水，和红糖服出汗。

【审查意见】此是便方，未有经验，不敢妄评，阙疑待考。

29. 产后风第二方

治法：防风钱半，归尾四钱，厚朴花二钱，荆芥炭钱半，海南沉二钱，川芎钱半，黄连八分，水煎服。

【审查意见】此方治产后风，宜将归尾易全当归。治风先治血，血和风自灭。海南沉一味，果是气滞可用，否则不可用也。

30. 产后风第三方

治法：当归五钱，川芎二钱，炮姜一钱，炙草钱半，黑芥穗二钱，泽兰叶三钱，白薇钱，清水熬之，黄酒为引。

【审查意见】本方及上方，皆云治产后风，以"风"字代表病名，而症候不详。查中医以"风"字命名之症候有二：一为外感病之总称，指恶寒发热而言；一为神经紧张拘急之现象，指手指抽掣，角弓反张等症候而言。以上二方，所能治之症，大概有恶寒、发热、头痛，有汗或无汗，或有气滞不舒等症候，故有风名之讹传。原件未言症候，滋特补之。

31. 产后血虚方

治法：当归一两，川芎二钱，黄芪五钱，炮姜一钱，水煎服。

【审查意见】血虚症，用当归补血汤加炮姜，定能有效。但新产三五日内，恐黄芪有壅滞之害，不若再加消瘀之品为宜。

32. 产后咳嗽气短泄泻方

治法：豆腐四两，白糖一两，上锅蒸服，每饭前服一次，三日即愈。

【审查意见】此亦便方，尚待试验。但咳嗽气短，又兼泄泻，恐此方难以治之。

33. 妇人产后小便不通方

治法：当归五钱，赤茯苓三钱，冬葵子五钱，车前三钱，石莲子三钱，生地炭二钱，通草二钱，水煎，空心服。

【审查意见】此方一派利水而兼补血之品，产后伤血太多，小便不利者宜之。否则不可用也。

34. 治妇人下乳方

治法：当归三钱，川芎钱半，生芪三钱，红花八分，白芷八分，水煎服。

【审查意见】此方下乳，宜去白芷、红花，再加瓜蒌、山甲片、通草、王不留行等。当归分量亦可多用。

35. 治妇女生子无乳方

治法：大生地一斤，黄芪一斤，黑芝麻一斤，黄酒一斤，熟蜂蜜一斤。先将黄芪、生地及黄酒放入砂锅内，用水熬成稠膏。再将黑芝麻炒熟，连蜜入膏内。于女人生产前一月，每早晚用开水送下，赶生产时，将药膏均匀用完。

【审查意见】此方治无乳，宜用于素日气血虚弱，而有血热者方可用。否则不可妄用。

36. 产后气血两虚乳汁不足方

治法：生芪一两，当归五钱，白芷钱半，王不留五钱，炮甲珠三钱，红花钱半，水煎服。

【审查意见】此方既补且通，产后乳汁不足，服之最效。（编者按：除去白芷，则方法较醇。）

37. 妇人无乳方

治法：王不留、川山甲各一钱，煎温服。

【审查意见】王不留、川山甲固是下乳之品，但嫌二味药力，皆是有通无补。气血不足者，宜加补血之药为是。

38. 产妇乳汁不通方

治法：用猪蹄一个，白胡椒七颗，用河水煎服。

【审查意见】本方效用，不外滋补疏通之力，可用。

39. 妇人有小儿无乳奇方

治法：生黄芪一两，酒当归五钱，炮甲珠一钱，为末，水煎，空心服。

【审查意见】乳为气血所化，此方生芪补气，当归补血，甲珠通脉，能通乳之道路。服之有乳，理当然也，何足为奇？（编者按：本方补力太大，惟气体虚弱人可用，气体壮实者不可用。）

40. 产后无乳方

治法：白苣子五钱，炒过为末，黄酒冲服。

【审查意见】白苣子虽是下乳之品，但此一味恐其力薄而无效。姑存之以待试用。

41. 吹奶成疮方

治法：鹿角五钱，烧灰，黄酒冲服，外用香油调搽。

【审查意见】吹奶成疮，是由小儿鼻风吹入，阻血流通，而血瘀成疮。鹿角能消肿毒、化恶血，故治此症。再服活血消炎之剂，则更善矣。

42. 治妇人乳眼出血方

治法：麦冬三钱，半夏三钱，粳米一把，党参二钱，竹茹二钱，蜂蜜五钱，炙草钱半，水煎，和蜜服之。

【审查意见】此病甚属罕见，以理推之，不外血管壁薄弱，血液漏出，与乳汁混合。本方系古方麦冬汤加味，方尚不妥。唯须加白芍、阿胶、当归等，如有寒者，再加炮姜，则益善矣。

43. 产后初患痢疾方

治法：焦山楂、陈曲、麦芽、槟榔、生姜、红糖、白糖各等分，煎温服。

【审查意见】此方治初痢合宜。

44. 产后红痢方

治法：清茶、白糖各二两，煎水冲开温服。

【审查意见】治初痢病轻者或能愈之；如红痢重症，必不能愈，宜用芍药汤为妥。

45. 治妇人产后痢方

治法：大枣一枚，白矾一钱（入枣内），生姜二钱，三宗捣一处，用米汤引送下即愈。

【审查意见】大枣能补，白矾能清。痢症湿热俱多，此方不合，决不可用。

46. 拈痛汤

治法：当归四钱，炮姜四钱，川芎、熟地各三钱，桃仁钱，生蒲黄三钱，生灵脂三钱，红花二钱，童便引。

产后每多腹痛者，由瘀血内攻也。此方能散瘀生新，服一二剂则止。

【审查意见】此方治产后瘀血腹痛之症，应能有效。红花与炮姜各用五分即可，原方力量太多，必当酌减。

47. 产后回生汤

治法：炙芪三钱，桂枝尖一钱，杭芍钱半，当归二钱，川芎钱半，防风一钱，砂仁三钱，焦三仙二钱，炙草钱半，川朴二钱，干姜钱半，姜枣引。

此汤治产后一切危症。产后致病之由，多因饮食不节。产后气血空虚，易中风寒，胃气衰弱，不能容物，倘风寒容于外，食品积于内，则诸病悉起矣。此方能固表消食，顺血补气，连服数剂，诸症俱退。

【审查意见】此方治产后一切危症，此说欠妥。三五日以及二十余日，俱名曰产后，其间处方，大有分别。且按症处方，尚恐有误，岂能定以一方治一切危症之理？方后自注云：因饮食不节，易中风寒，果系如此，更"在半月以后之症，用此方或能见效"，否则不可用也（须去黄芪）。

48. 治产后食积水积腹痛方

治法：川朴、枳实、广皮、川军、山楂、粉草、槟榔、芒硝各三钱。

【审查意见】此即加味大承气汤，主治火邪太甚，大伤津液，屎硬不下，以致病人身如火焚，狂言不休等症。今于产后食积、水积、腹痛之症而用之，似有不相宜之处。食积、水积，宜多用消食化水之品，而痛自止。此方仅有山楂、槟榔，是消食化水之物，其他多是凉下之药，与此症甚不合宜，决不可用。

49. 产后腹胀方

治法：干芫荽、干白萝卜、干芜菁、核桃仁等各少许，以水煮之，空心饮其煮水。

【审查意见】产后腹胀，有寒、热、气、食、瘀、停之别，岂能以芫荽、萝卜等一概治之？不过此等便方，姑且服之，亦无大害，但不能恃为治疗上主要之工具耳。

51. 妇女产后腹疼不止方

治法：京纹纸二张，将纸化灰，用阴阳水冲服，连三次，病当自愈。

【审查意见】此便方，虽无大害，恐难治病。宜延医诊察，求其原因而治之，乃为妥善。徒恃此等便方，恐反养患贻害也。

52. 治产后黄水疮方

治法：槐条五钱，烧灰，香油调搽。

【审查意见】黄水疮乃皮肤感受热度，兼伤潮湿，亦有食辛辣过多者，皆血热不清所致，宜用清热去湿之药治之。槐性寒味苦，烧灰涂之，即清热吸水之意也。

53. 当归补血汤

主治：大补阴血，退产后虚热甚效。

治法：蜜炙黄芪一两，自当归三钱，水煎服。

【审查意见】本方为治产后血虚发热之良剂，凡产后面赤大热，切其脉搏虚泛无力者，以此投入，其效如响。古书皆载之，惜编者尚未一试。

54. 通脉汤

治产后乳少或无乳。

治法：生口芪一两，当归五钱，白芷五钱，七星猪蹄一对，煎汤，吹去浮油，煎药一大碗服之。覆被而睡，即有乳。或未效，再服一剂，即通矣。

【审查意见】通乳之法，虚者补之，滞者通之。此方有芪、归以补乳资，白芷以通乳路，颇有必效之卜。惟白芷分量太重，宜用一钱即足。又：近代研究之糖疗法，大有试验之价值。法用纯净冰糖，制为百分之四或五之溶液，行皮下注射，每次 1 毫升，观其乳腺分泌之程度而增损之。

附：产后十八论

夫产后各方，方书备载，今姑就已经验者而录之，倘能按症投药，可免危险。

治法：川红花二两，官桂一两五（妇人三十岁以外者，再加五钱），熟地一两，当归一两，雄黑豆一两，莪术一两（面煨），蒲黄一两，干姜一两（妇人三十岁以外者，再加五钱），赤芍一两，上药九味，如法炮制，共为细末，盛瓷瓶内，须封口，勿令出气。临用时，每服三钱。凡患产后诸症者，细查十八论中，必其所患与所论相符，乃照所论引子，用水二盅，煎七分，将煎药三钱，冲入搅匀，空心温服，即效。其次数不拘多少，总宣病好为度。重者不过四五服，轻者二三服而已。

第一论

孕妇有患热病六七日，小腹疼痛欲死，指甲青色，而口中出沫者，皆因脏腑极热，以致子死腹中，不能顺下耳。若服此药即产，用滑石、榆皮各一钱，水二盅，煎七分，加陈酒三分，和陈药三钱。如不热，和滚水内服之。

【审查意见】所论尚是。但下死胎，用芒硝、牛膝，比较为佳。本方官桂、干姜皆大热之品，患热病脏腑极热，本方决不可用。

第二论

凡难产者，因子在母腹十月之久，或有瘀血凝结为块，名曰儿枕，生时儿枕先破，败血流入衣胞中。急服此药，逼去败血，自然易生。用炒黄燕子粪、滑石、榆皮各一钱，煎汤，照前入酒三分服。

【审查意见】难产之原因甚多，此论模棱臆度，毫无理由。其所以能催生者，因其药温热兴奋之性故也。

第三论

胞衣不下，败血流入衣中所致，照前引服。

【审查意见】"败血流入衣中"，臆度之词，此方无效。

第四论

产后三五日，起坐不得，眼见黑花，及昏迷不识人者，因败血流入五脏，奔注于肝。医者不知，误认为暗风治之，必死。惟此药能救：用陈醋一斤，将生铁烧红浸其内，俟铁冷时取出；再烧红浸之，如是三次。用榆根皮炭、延胡索各一钱，加酒煎汤七分，入童便三分，和药服。

【审查意见】产后神昏眼黑不识人，系血晕症。若系失血过多，神无所养，为脑贫血之血晕，宜当归补血汤，加入安神定志之药。如子宫胀大，恶露不行，为脑充血之血晕，方可用此为治。但生铁烧红浸入醋内，宜取其气熏鼻有效，内服不妥。

第五论

产后口干心烦，多烦渴者。乃血未定，便吃腥酸热物，以致瘀血结聚于心，故有此症。用当归一钱，煎汤，仍入童便三分和药服。

【审查意见】口干心烦，多为血虚有热，未必即服腥酸热物。应补血、清热、滋液，如归脾之类，加入生地、元参、天麦冬等有效。

第六论

产症寒热往来头痛者，皆产时偶受风寒。邪气如于腹内，败血不净，上连心肺，下至腰肾，故有此症。照前引服。

【审查意见】产后寒热往来，须审寒热之偏盛，而酌量用之，始无拘执盲从之弊。

第七论

产后发热，或偏身寒冷，皆因败血攻注于四肢，停滞日久，不能还元。甚至四肢俱肿，若作水肿必误。盖水肿则喘，小便涩滞；气肿则四肢寒热。须细细辨别，先服此药，逐去败血。服通宝散立效：用官桂、红花各一钱，煎汤，入陈酒三分，和药服。

【审查意见】产后发热，原因甚多，有外感发热，有血虚发热，有瘀滞发热。种类不同，治法各异。其恶寒者，要为卫阳虚弱，不能外护，治法，当以调和为主。本方性偏温热，切宜慎用。

第八论

产后言语癫狂，眼见鬼神，乃败血攻心所致。急服此散：用当归一钱，酒半盅煎汤，入童便三分，和药服。

【审查意见】瘀血二字，久为产后病症家之惯言，实则血虚、瘀滞自属两途，不可概以瘀血目之。如子宫胀大，小腹坚硬，恶露不下，腹中有刺痛着，瘀血也。否则，血下淋漓不断，一切神经器官，因失血液之营养，而现种种体工救济之作用，当以贫血为治。产后癫狂，即以此判其虚实，方无误治之弊。但此方究属温热，如有寒者方能合拍。如有热者，宜用滋润养血法，如三甲复脉汤，加朱珀之类。

第九论

产后失音不语，是七孔三毛九窍，多被败血冲闭，所以言语不得。用延胡、棕皮各一钱，煎汤，入陈酒三分，和药服。

【审查意见】失音不语，为声带即言语中枢之障碍。古以心有七孔三毛九窍，不合生理，姑不置辨。惟以此药疏通兴奋，亦治此症之一法。惟棕皮不切，宜去之。

第十论

产后腹痛兼得痢，或腹胀虚满者，皆因月中误吃生冷热物。而瘀血结聚日久，腹胀疼痛，米谷不消或脓血不止，水气入肠，冷痛或败血入小肠，变赤白带下。先服此药，逐去败血，然后调治泻痢：葛根一钱，煎汤，入童便、陈酒各三分，和药服。

【审查意见】产后泻痢，统属胃肠病，原因于胃肠之停滞。痢用当归导滞汤，泻用胃苓汤加消食之品。初起者足可告愈，不必拘以此方为治。

第十一论

产后百节疼痛，乃败血入于关节之中，聚结虚胀，不能还元之故耳。用酒半盅，牛膝一钱煎汤，入童便三分，和药服。

【审查意见】产后身痛，总因循环涩滞，压迫神经之故。治宜温通活血，血液畅行而痛自止。本方颇佳。

第十二论

产后有血崩如鸡肝，昏闷发热者，误吃辛酸之物所致。用樟柳根、杏胶各一钱，煎汤，入陈酒三分服。

【审查意见】产后血崩，色如鸡肝，是子宫血管破裂可知。急宜收缩血管，止血消炎，此方不切。

第十三论

产后昏迷惊慌，气逆咳嗽，四肢寒热，口干心闷，或背膊酸肿，腹中时痛，皆因血未还元，早吃热物，致有此症。甚至日久则月经不通，黄赤带下，而小便或滑或涩。急服此药，用引同前。

【审查意见】昏闷惊慌，属神经之不安；气逆咳嗽，为呼吸器病；背膊酸痛及腹痛为血液瘀滞，不能疏畅之故。治当安神祛痰，活血通络。安神如朱珀，祛痰如贝母、橘皮，活血如归尾、赤芍，通络如丝瓜络、白蒺藜，少加童便。用前方不切。

第十四论

胸膈气满呕逆者，败血未净，心有恶物，肺气不清之故。不可作伤食治。宜服此药，用引同前。

【审查意见】心有恶物，似太不雅。当作心脏瓣膜障碍论之，以疏通胸膈之郁血，如郁金、元胡、降香之属。郁血通，而胸闷气滞之症自愈。

第十五论

产后小便赤色，大便涩滞，乃败血流入小肠，闭却水道所致，切勿认作淋症。当服此散，引用同前。

【审查意见】产后二便艰涩，乃血液虚弱之故。治宜培补血液，以滋润其机转，五仁汤之类。本方不切。

第十六论

产后舌干鼻衄，颈项生点者，败血流入五脏也。用当归一钱，酒半盅，煎汤，入童便三分，和药服。

【审查意见】舌干鼻衄，乃血热上行，当清热镇逆。本方温热，不切殊甚。

第十七论

产后腰痛眼涩或浑身拘挛，牙关紧闭，或两足如弓，状如中风者，因百日之内，过行房事。用乌、蛤蟆、麻子各一钱，煎汤，入陈酒三分，和药服。

【审查意见】此为产后痉症，多系产后失血过多，神经失却充分灌溉，而起痉挛之象，宜大剂滋液安神。此方不切。又：麻子或即为麻仁，不详。

第十八论

产后脏腑不安，言语不得，咽喉作蝉声者，乃月中误吃热物，或停宿食而败血攻注。喘息间，上下往来，与牙关相紧，故有此症。用乳香一钱，煎汤，入陈酒三分，和药服。

【审查意见】统观十八论，欲以一方包治产后百病，未免牵强立论。但方中固有对症者，亦可预制备用。其陈酒为引，大可斟酌，热性病症，绝对不宜。至此论，咽喉作蝉声者，恐为痰饮阻碍，应豁痰利气，切勿拘执。专用陈酒，反致害事。

五、小儿科

（一）感冒

1. 治小儿受风方

治法：如小儿白睛发现蓝色，即系受风。如系男儿，即用哺女儿之母乳汁，少半茶杯，与哺受风之男儿之母乳汁，混合成半茶杯。取三寸厚之白萝卜一块，挖其心，将混合乳汁半茶杯盛其中。再放炙黄艾叶两片、荆芥穗一枚，置于大碗内，用锅炉蒸之。俟乳汁面有油皮时，取出将油皮挑去，同时并将艾叶、荆芥穗取出。立令小儿饮之，风症即愈。女儿受风，易用哺男儿之母乳汁，余同。

【审查意见】小儿体质脆弱，最易风寒侵袭。其一切表散之药，在周岁内，绝不可轻投。此方有温散消食之功，而无峻烈伤正之害，洵为小儿感冒之良方。

2. 治初生小儿风寒症方

治法：川军六分，川连三分，黄芩二分，钩藤五分，白芍五分，僵蚕三分，茯苓六分，连翘四分，甘草三分，广皮三分，生姜引，水煎服。

小儿在初生后，如遇肚腹发硬，眼睛不转，手足抽搐，不吃乳食，用前方灌之即愈。

【审查意见】大苦大寒，既清且泻。初生小儿，曷克当此。纵有肚腹胀满诸症，又须壮热炙手，方可一试。否则不宜。

3. 小儿中风方

治法：麝香银皮（即麝香壳）五厘，温水送下。

【审查意见】治小儿中风，太嫌含混。但即药效以推主治，此药兴奋，可治痫症卒仆，兹增订如下：

主治：治儿痫或中寒，卒仆神昏，四肢搐搦，厥逆自汗，痰涎壅甚者，以此兴奋之。

4. 小儿感冒第四方

主治：小儿初生三月，中风咳嗽膈上有痰者。

治法：党参一钱（蜜炙），生姜三片，水煎，和竹沥一钱，灌之。

【审查意见】果系中风，党参绝非所宜。

5. 治小儿感冒方

治法：以乌梅一钱，炙草二三分，鲜姜一片，煎成之水冲白糖一两，饮之。见小儿发际有汗为止，即愈。

【审查意见】如系痧症时疫，宜以薄荷、葱白、豆豉，易乌梅、鲜姜、白糖。

（二）惊风

1. 小儿惊风第一方

治法：墙上黑蜘蛛一个，如重者，可用二三个。将蜘蛛肚内白水，用手挤出，于小儿饮之

【审查意见】急惊风与慢惊风，天渊隔别，何能兼治？且治急惊宜清热豁痰，慢惊宜温补脾肾。黑蜘蛛肚水，究有何功，存疑待考。

2. 治婴儿风症方

治法：赤金一张、朱砂一分，黄连一分，甘草二分，广防风一分，上药共为细末。婴儿落地，即用开水灌下，可保脐风之症绝不发生。

【审查意见】婴儿初生风症，中医称曰脐风，即西医所谓之初生儿破伤风。其原因为破伤风杆菌，由脐窝向内产生，排泄毒素，循环于血液，能使脊髓之反射刺冲性异常亢进，故现一种强直性痉挛。此方清热镇逆，有安抚神经之效，但宜少服。尤以保护及清洁脐部为要。

3. 治小儿搐风方

治法：羌活一钱，独活一钱，柴胡一钱，白芍钱半（生），黄芩一钱，僵蚕五

个，全蝎五个，三岁以下之小儿，可照原方服食。若四五岁以上之小儿，每味不妨酌加四五分。

【审查意见】小儿搐风，原因非一。此方以羌独辛散为主，治感寒无汗。如《伤寒论》之所谓刚痉者，宜加葛根服之。外此则忌。

4. 治小儿妇女产后抽搐方

治法：冬桑叶钱半，甘菊花一钱，犀角钱半，竹茹钱半，丝瓜络二钱，生石膏四钱，羚羊角钱半，嫩生桑二钱，煎汤，空心服。

【审查意见】妇女产后抽搐，乃产后痉病，因失血液亏之故。宜补血滋液。是方苦寒泻热，不宜轻投。至小儿抽搐，除流行性脑脊髓膜炎及急惊之外，尤须慎用。

5. 小儿惊风第一方

治法：长虫皮（用头），鱼鳔头，水煎，温服。

【审查意见】长虫皮不详。

6. 小儿惊风第二方

治法：九胆星三钱，朱茯神三钱，橘红二钱，细米钩二钱，糖瓜蒌二钱，麦冬一钱，防风钱半，焦楂二钱，大腹皮钱半，神曲二钱，木通钱半，薄荷一钱。灯心、竹叶引，始服汤剂，日服一剂。嗣服丸药，日服二钱，每早空心服之。

【审查意见】惊风症搐、搦、掣、引、窜、反、视之八候，无论急惊慢惊俱有此候。设或误治，危象立至。急惊宜清火逐痰，慢惊宜温脾补血。此为治急惊之套方，若施之于慢惊，适以促其速死，慎之。

增订主治：治急惊牙关紧闭，角弓反张，痰如锯声，两目上吊，面赤身热，气促无汗，有待于豁痰疏表者。

7. 小儿惊风第三方

治法：朱砂一钱，轻粉一钱，蒿虫五钱，共研细末，丸如菜豆大。用时以亲母乳汁为引，服二丸，即愈。

【审查意见】此系镇痉药。但轻粉辛燥有毒，《冷庐医话》谓：不若以蒿虫末和灯草灰服之，为简妙也。

8. 小儿惊风第四方

治法：生石膏一两，明朱砂五钱，研末，生蜜水送下，每服一钱。

【审查意见】石膏清热，朱砂镇痉，治急惊颇近理。但少祛痰药，应加枳、贝、胆、苓为是。

9. 小儿慢惊风方

治法：人参一钱，炙黄芪二钱，白芥子八分，炙甘草八分，姜、葱引，煎服。

【审查意见】慢惊系久病或吐泻之后，体质衰弱，营养障碍，因而神经起剧烈之变化。貌似风症，实无风可驱；虚痰上泛，亦无痰可逐。此方于培补之中，加白芥子之祛痰，治虚痰尚可，慢惊则无力。

10. 小儿预防风痘方

治法：二花一钱，红花一钱，桃仁一钱，芥稍一钱，赤芍一钱，当归、甘草各五分，煎服。初生小儿，十八日内用之。

【审查意见】此方活血利便，可解胎毒，以防疮疡之发生。但须少服为妥。

11. 小儿惊风第六方

治法：朱砂二钱，全蝎五钱，琥珀二钱，共为细末，生姜、葱白少许，煎服，每次八分。

【审查意见】小儿惊风，有一种发作性者。既非急惊之可大施清凉，又非慢惊之纯宜温补，月发两三次或一二次，缠绵无已。此方用朱、珀安惊镇痉，全蝎弛缓神经，或可治是等发作性者。可试用。

12. 小儿急惊风方

治法：蝉蜕二个，烧灰存性，黄酒送下。

【审查意见】治急惊风力不胜任，治慢惊则不切。

13. 小儿生下六天上惊风方

治法：桂枝一钱，归身一钱半，细辛五分，木通一钱，甘草一钱，大红枣三个，水煎，温服。

【审查意见】此厥门中之当归四逆汤也。景岳谓"太阳血少者，多有戴眼反张之症"。周虚中推斯意，尝用之以治搐逆。然则斯方之治抽搐，为何类乎？殆即颜白肢冷、血液不足之贫血抽搐也。用者务宜详审。

14. 小儿惊风第九方

治法：乌梅一个，煎汤灌之。

【审查意见】此方可于牙关紧闭之际，用以搽牙，俾灌汤药。

15. 小儿天吊惊风方

治法：钩藤钱半，明天麻八分，羚羊角四分，炙草三分，全蝎一个，人参四分，水煎数沸，空心服饮。如小儿内热痰盛，则减去人参。

【审查意见】天吊惊风，即两目上吊。古籍对于惊风之名词太杂，殊为欠当。清喻嘉言力关惊风之谬，颇多发明。唯因惊风一名，沿传甚久，欲其废止，似为不易。故于名词一项，姑置勿论。只期用方不误，转危为安，斯可矣。此清热、安脑、镇痉之剂，治急惊可也，但宜除去人参。

16. 儿科惊风清热止咳方

治法：当归一钱，桃仁一钱，青荷叶一钱，贝母一钱，生地钱半，元参八分，丹皮一钱，薄荷五分，赤芍五分，炒知母一钱，琥珀五分，郁金五分，胆星五分，僵蚕五分，桔梗五分，竹叶一钱，竺黄三分，双钩藤一钱，天麻二分。三岁以下服五分，三次匀分。三岁以上，一日服七分，分三次用。均用红蜜调之。

【审查意见】太嫌杂乱，不足为法。

（三）痞块

1. 小儿腹中痞块方

治法：上鸡子一个，开一孔，加入木鳖子一个（打碎，去油），和匀，用纸包，以火煨熟。避风食之。

【审查意见】此方可杀虫消积。

2. 小儿痞疾方

治法：用常用之木梳，烤热烙之。

【审查意见】此方可备施用。

3. 治小儿痞方

治法：用针刺小儿两手十指内面横纹处（大指一处横纹，其后各指两处横纹，均须针刺）每日或二三日一次。初刺流淡水，后流黄色浆液，如丝状，断续针刺，水尽而痞病即愈。

【审查意见】小儿黄瘦腹大，俗称有痞。相传有割痞之法，此则以针刺之，用意略同。但此法不宜逐日行之。

4. 小儿痞方

治法：半夏一两，红枣肉、黑矾五六块，炮熟陈石灰五六块，研末为丸。如绿豆大，每日服七粒。

【审查意见】痞疾之主症，面黄腹大，身体羸瘦，为一种退行性病变。治法虽多，而大要以理胃肠为要。此方有半夏之和胃，石灰之解酸，黑矾消积，大枣补中，颇具妙意，唯无主治，兹增订如下：

主治：治痞疾面色黑黄、羸瘦、腹胀有块，痰液随呼吸作声。服此大便黑粪，积消胀灭，再理善后。

5. 小儿风痞方

治法：煅全蝎一条，煅蜈蚣一条，青皮一钱，莪术一钱（醋炒），三棱一钱（醋炒），甲珠一钱，牙皂一钱，鳖甲一钱（醋炒），研为细末。每用二分，调入鸡子内蒸熟。用黄酒引食之。

【审查意见】风痞者，既有抽搐天吊之风症，复有面黄腹胀之痞证。全蝎、蜈蚣能弛缓神经之拘急，棱、术、青皮可消痞证之积聚。然痞为积渐而成，有痞有风，当系慢惊，用此宜慎。

6. 治小儿痞证方

治法：用西瓜皮焙干研末，加红糖，用开水冲服，每次一茶匙。

7. 小儿痞证方

治法：透骨草五钱。将此味捣乱，贴小儿痞处，以一分钟为度，每日一次，连贴三次可愈。

【审查意见】痞病，西医谓之黑热病，原因于消化机能之障碍。其主要症候，腹大有块，面黄而瘦，肌肉不为饮食而增。治宜温通消导，恢复其消化机能。赤糖可温活血液。而西瓜皮究有何效，不详。透骨草贴痞块，其效尚确。

8. 加减消痞散

主治：小儿痞证面黄，饮食不消。

治法：使君子、青皮、陈皮、六曲、炒枳实、炒川朴、炒芦荟、山楂、苍术、焦白术、砂仁、吴萸各三钱，研为细末。每服一岁至三岁三分，四岁至七岁五分，一日早晚两服，汤水冲服。

【审查意见】方药与主治症状尚切。莲子、山药之类，皆可酌加。

（四）痨症

1. 小儿痨症方

治法：枭鸟一个，用小钱将鸟喉刺一窟窿，令小儿口就鸟颈，尽力吸其血，以血尽为止。

【审查意见】小儿痨症，种类不一，枭鸟血究有何益，其效不确。

（五）眼翳

1. 小儿眼翳方

主治：小儿缺乳致肌黄面瘦，眼生云翳，赤泽红肿，羞明怕日或生点花。

治法：炉甘石五分（水飞），石决明一钱，雄黄五分，白矾五分，朱砂五分，海螵蛸五分，自然铜五分，冰片二分，研细末。每用少许，夹入雄鸡肝内，蒸熟温食。大人用羊肝。

【审查意见】小儿哺乳不足，以致面黄肌瘦，眼生云翳，疳疾之症，于焉以成。鸡肝富有维生素，既可补益，复可明目。叶氏每取以治疳疾，颇验。又：查此方与叶方，大同小异，互有出入。尝闻经验者云，用此药以两目疲倦，而不欲视者为适应。

（六）痘症

1. 治痘症塌陷方

治法：以桑根之白虫，用新瓦上下覆之，其端开口处，用黄酒泥封固。置火炉上烤干，然后将烤干桑虫取出，研末（服），即愈。

【审查意见】痘症塌陷，审其为热结宜清，为正虚宜补。此方恐无效。

2. 痘症不灌方

治法：人牙二个，黄酒送下。

【审查意见】痘症不灌，多系气虚。应于解毒之中，兼以补托。此为古法，有否效果，尚难逆料。

3. 小儿痘症第三方

治法：赤小豆、小黑豆、绿豆，以上三味各一升，水半升煮熟，每日空心食之，能解毒不染。

【审查意见】三味俱能清热败毒，凡防御一切传染病，俱可预先煎服。

4. 痘后发斑眼红方

治法：柴胡五分，黄芩五分，赤芍五分，黄柏一钱，连翘一钱，甘草五分，水煎服。

【审查意见】痘后发斑眼红，是余毒未清。应清热解毒。方中应加银花二钱。

（七）麻疹方

1. 小儿时疫方

主治：出谷疮，发烧，发渴，面带赤色。

治法：乌梅三钱，白糖三钱，炙草五分。先将乌梅、炙草用一茶盅水煎之，至水剩半盅时，加入白糖，使小儿饮之。

【审查意见】所列病状，系时疫热症。宜清热解毒，如银翘之类，此方不切。

（八）黄水疮

1. 小儿黄水疮第一方

治法：川黄柏面二钱，冰片二分，共研为末，和香油，抹于患处。

2. 小儿黄水疮第二方

治法：取黑豆不拘多少，装沙瓶内，以头发塞口，倒置盘碟中，用牛马粪紧围燃烧之。则黑汁自瓶中出，收之即得。将所取之黑汁，敷搽患处。

3. 小儿黄水疮第三方

治法：黄柏一两，轻粉三钱，枯矾三钱，共研细末，用真芝麻油调搽患处，一次即愈。

4. 小儿黄水疮第四方

主治：专治小儿头面部黄水疮，如疮豆大，青黑色，顶出红水，用之即愈。

治法：陈柳树皮、猪脂油粥末各若干，树皮煨至焦黑研末，将脂油炼熟，和入树皮，再加粥末少许，成膏涂于患处。

【审查意见】黄水疮，最属绵缠。治宜燥湿清热，外敷干燥水分之药，上数方俱可备用。

5. 小儿黄水疮第五方

治法：大黄叶三个，甘草一钱，熬水，洗患处。

【审查意见】既属薄皮疮，其病根不深可知。大黄、甘草，清热消炎，洗之有效。

（九）耳病

1. 治小儿底耳病方

治法：以乌煤炭（即灰）研成细末，加冰片一分，纳于小儿病耳孔内，每用棉花塞耳数日，即愈。

【审查意见】宜先用沸过之水洗净，继以药末掺于其上，使之干燥，可期渐愈。

2. 小儿耳烂方

治法：铜绿钱半，枯矾一钱，儿茶钱半，梅片一分，研极细末，和清油调搽。

【审查意见】有止痛、渗湿、收敛之效，可用。

（十）口疮

1. 小儿口疮方

治法：吴茱萸三钱，研末，用陈醋调搽足心。

【审查意见】此引火下行法。凡上部火盛诸症，用之功效尚佳。

（十一）脐疮

1. 小儿脐疮方

主治：专治小儿脐眼出脓，如浆不止。

治法：侧柏叶三钱，韭菜根一两，童便，炉甘石。将韭菜根切碎为末，连同侧柏叶盛于茶碗内，童便满，入笼蒸好服之，并外敷炉甘石更好。

【审查意见】当以外科方法处理，尤要保持清洁。

（十二）肾囊肿

1. 小儿肾囊肿方

治法：蝉蜕一两，用水煎洗，效。

【审查意见】此化湿浊之方，故能有效。

（十三）泄泻

1. 小儿泄泻第一方

治法：鲜姜、葱白各等分，捣如泥，以黄丹丸如黑豆大。用平常膏药，贴于小儿肚脐，立愈。

【审查意见】此温暖之剂，治寒泻有效。伤暑水泻则不宜。

2. 小儿泄泻第二方

治法：凡小儿肚泻不止，以莜面三分之一，豌豆面三分之二，和水制成面条二三两，入锅煮熟。以蒜一二瓣，捣烂，投入加盐少许，以淡为妙，趁热食之即止。

【审查意见】此方宜施于久泻者尚可，若婴儿及初泻者，反有留滞之虞。

3. 小儿泄泻第三方

治法：鸡子一两枚，白矾少许，将鸡子打开，加白矾少许，用香油炒熟食之。

【审查意见】此止泻最普通之法，盖有白矾涩力故也，但初起者不宜。

4. 小儿泄泻第四方

主治：小儿虚弱泻症。

治法：酒连、广木香、东参、米壳各等分，共为细末。炼蜜为丸，如桐子大。每日早晚二次，每次用药三丸。

【审查意见】虚弱泄泻，因肠胃之衰弱而起。久之有变慢惊及疳疾之虞。故于泄泻，不可不善为调治。参苓白术散、五谷虫俱可用。此方减轻黄连，亦可取用。研末水送，不必做丸。

（十四）痢疾

1. 小儿痢疾第一方

治法：鲜姜、葱白各等分，捣如泥，用麝香少许，丸如黑豆大。用平常膏药，贴于小儿肚脐，立愈。

【审查意见】葱、姜、麝香善能温通。凡久泻久痢，所下澄澈清冷，贴之有效。

时行热痢不宜。

2. 小儿痢疾第二方

主治：七岁以下小孩，血痢日久，肛不能收，每每下坠痛苦号呼，服此药立愈。

治法：诃子三枚，煨熟去核，研为细末，米汤调服。

【审查意见】此收涩之药，久泻久痢者方可。

3. 小儿痢疾第三方

治法：用干赤芍花不拘量数，黑糖炒熟，日喝三次，即愈。

【审查意见】赤痢尚可，白痢则效不确。

4. 小儿痢疾第四方

主治：小儿噤口痢疾。

治法：粟壳七个，红枣七个，乌梅七个，七寸草。

【审查意见】心痢噤口，多因热结，宜泻热涤垢。久痢噤口，胃气将绝，宜培中补胃。此方功专收敛，治噤口痢不切。

5. 小儿痢疾第五方

主治：男女小儿痢疾，不论赤白噤口。

治法：粟壳三钱，蝉蜕三钱，茯苓三钱，苍术二钱，滑石五钱，生花一两，白赤糖各五钱，水煎服。

【审查意见】方中粟壳收涩，苍术苦燥。初起湿热之痢疾，绝对不宜。

（十五）胎毒

1. 小儿胎毒第一方

治法：川连、条芩、黄柏、轻粉各等分，连、芩、柏三味研末，香油与药熬成稀膏，另再放轻粉面。

2. 小儿胎毒第二方

主治：小儿胎毒，头上生疮。

治法：猪油半斤，麻黄半斤，轻粉三钱。先将葱头煎汤，洗净患处，再将猪油、麻黄同煎至黑，去渣，入轻粉三钱，搽之。

【审查意见】小儿胎毒，多发之于头面，迭愈迭发，绵延无已，惜无特效之方。上列二则，备试可也。

3. 小儿胎毒第三方

治法：五倍子二钱，白芷五钱，花椒五钱，丝丹一两，枯矾七钱，研成细末，涂于皮肤。

【审查意见】花椒、枯矾，分量太重。丝丹恐为黄丹之误。

4. 小儿胎毒第四方

治法：五灵脂六钱，海螵蛸二钱，共研极细末，香油调搽。

【审查意见】此外敷之药，无足轻重，但须兼服解毒药为要。

（十六）脱肛

1. 小儿脱肛方

治法：五倍子五钱，生葱半斤。先用葱煮水，熏洗，将五倍子干研末，敷患处，五次即愈。

【审查意见】此为脱肛外治良法。但全身衰弱者，应内服强壮剂。

（十七）小儿杂症

1. 小儿杂症第一方

主治：十二岁以下小儿，疹后风，口歪眼斜，四肢麻木。

治法：牛黄一分，研为细末，滚水送。

【审查意见】非现神经症状，发热谵语者不可用。

2. 婴儿风火咳嗽方

治法：僵蚕二钱，细茶叶一钱。须将僵蚕用火炒黄，研细末，和以茶叶，开水冲之。病者晚睡前服用。

【审查意见】新感风火，微咳微热，用僵蚕宣散，茶叶泄热，其效颇确。

3. 治小儿热咳嗽方

治法：玉簪花七朵、白蜜三匙，凡小儿因受热咳嗽初起时，将前二味煎汁，温服极效。

【审查意见】玉簪之根有毒，不宜多服。

4. 小儿吐乳方

治法：蚯蚓粪五钱。将蚯蚓粪研末，用米汤调服。

【审查意见】因热吐乳者尚可。

5. 小儿杂症第五方

主治：小儿胃寒吐乳不止。

治法：藿香、拣砂仁、制半夏、潞党参、于白术、广木香、公丁香、炮姜、炙草，以上分量按儿童大小用之，生姜引，水煎服。

【审查意见】参、术非治呕吐专药，切宜慎重。方内除去参、术，加赭石较妥。

6. 小儿杂症第六方

主治：小儿有乳，食吃即吐。

治法：炒麦芽三钱，广陈皮一钱半，公丁香五分，鲜姜一片，红糖一撮，水煎服，一日三服。

【审查意见】此治胃寒停食之呕吐，感冒性者不宜。

7. 小儿杂症第七方

主治：小儿断乳而不肯断者。

治法：山栀子三个（烧灰存性），雄黄少许，辰砂少许，三味为末，生麻油、轻粉少许，调匀。孩儿睡了，抹于两眉上，醒来便不食了。

【审查意见】治法似奇，姑存备试。

8. 小儿眼翳方

治法：砂锅片，打碎研末，以箩过之，每饭前开水冲服一撮。

【审查意见】砂锅片有碍消化，似非所宜。

9. 治小儿痧症方

治法：石膏二两，川贝母四钱，红花三钱，荆芥一钱，地骨皮八钱，桔梗八钱，干葛一两，当归尾一两，甘草四钱，赤芍五钱，牛蒡子五钱，薄荷五钱，陈皮五钱，桑白皮一两，枳壳六分，制成细末。一二岁每服用三钱，四五岁每服用五钱，白水三盅，煎汤去渣服。

【审查意见】痧症多系炭气郁遏，麻痹各器官之机能。治宜宣透气机，通达血络，此方颇得其旨。惟石膏不宜煅用。

增订主治：治发热恶寒，手足逆冷，肢麻体痛，咳嗽胸闷者。

10. 治小儿腹胀方

治法：沉香二钱，莱菔子三钱，车前子二钱，丁香二钱，炒枳实二钱，葶苈子二钱，生大黄一钱，广木香二钱，青陈皮各二钱，椒目一钱，使君子三钱，干蟾皮一钱五、白芷二钱，汉防己二钱，滑石二钱，水和丸，加姜汁少许为丸，每早晚各服一钱，开水送下。

【审查意见】三岁以上之小儿，研和为散亦可。

11. 小儿却病方

治法：凡小儿软弱之症，俗名谓之有痞疾。即不思饮食，面色黄瘦，起动不便之病，可用推拿法。即每日早晚，将小儿十指推搓一次，约半时许，使其血脉流通。其搓时，系将小儿左手各指第一节，向内搓；右手各指第一节，向外推搓，是为补法。如小儿或患腹中结有食火，可用泻法，系将小儿左手指向外推，右手指向内推。其法虽同，然分内外，确为相反。此法行之民间，甚有功效。因奉前饬，理合将原法，记录抄呈以资研究。

【审查意见】推拿法确有卓效。唯系专术，必须充分熟练，断非临时可以妄用者。

12. 小儿咽喉肿痛方

治法：炮姜一钱，紫油桂五分，水煎服。

【审查意见】阴寒肿痛之特征，患处色淡而非紫红，脉搏虚大或沉细，足冷面白，方可用此大热之剂。否则抱薪救火，祸不旋踵，慎之。

六、耳鼻咽喉口齿眼病

（一）耳聋

1. 耳聋第一方

治法：用老葱黄芽塞耳内，无分昼夜，干时即换。

【审查意见】此方有吊炎之力。轻度外听道炎及中耳炎或可有效，但仍以治其病因为主。又：用时尤须注意者，不可损伤鼓膜，恐引起局部炎症之增剧。

2. 耳聋第二方

治法：猫尿，滴入耳内。

【审查意见】此民间通行方。鼓膜穿孔以及耳内有炎症分泌物者忌用。猫尿如有杂质及细菌，尤不可用。

3. 耳聋第三方

治法：甘草一钱，甘遂一钱，装入葱尖，塞耳内。

【审查意见】方意不明，暂予存疑。

（二）聤耳

1. 聤耳第一方

治法：鸡蛋一个煮熟，去白，用铁锅将蛋炒焦，炼成油。滴入耳内，以棉花塞之。

【审查意见】此亦通行验方。用时先以清洁棉花拭净耳内，否则无效。鼓膜穿孔及重症中耳炎，不可用，用亦无效。

2. 聤耳第二方

治法：冰片一二分，研细末。将耳内脓汁洗干净，再将上药吹入少许，以棉花塞之。

【审查意见】此方尚合法度，可以试用。但聤耳之来，普通多兼感冒，或有其他热性疾患，故医者不可但凭外治，必须标本兼顾为妥。

3. 聤耳第三方

治法：乳香、没药、轻粉各五分，煅龙骨、冰片各二分，研为细末。吹耳，日二三次。

【审查意见】此方可以止痛、消炎、制泌。用前先令耳内清洁，用后耳内药粉亦不可长久蓄留。

4. 聤耳第四方

治法：胆矾三分，清水一两，溶化滴入耳内。

【审查意见】此收敛剂，轻者有效。

5. 聤耳第五方

治法：石榴花烧灰五分，冰片一分，研细撒入耳内。

【审查意见】脓汁排除后，再用此收敛之剂。

（三）鼻流黄水

1. 鼻流臭黄水方

治法：丝瓜藤近根三五尺，烧黄捣碎，酒调，服一钱。

【审查意见】此《医学正传》原方，效否殊难确证。

（四）鼻衄

1. 鼻衄第一方

治法：本人头发灰三钱，水煎服。

【审查意见】发灰为止血专药，鼻衄当然有效。但以之内服，毕竟功效缓慢。同时，须参用对症治法，更须追求病因施治，则功效较捷。

2. 鼻衄第二方

治法：多年尿壶，火上烘热，熏鼻。

【审查意见】此藉尿臭刺激神经，间接的引起血管之收缩。但臭气令人难受，须注意之。

3. 鼻衄第三方

治法：乱发一团，烧灰吹入鼻内。

4. 鼻衄第四方

治法：西洋参二钱，生地五钱，苦酒引，水煎，温服。

【审查意见】此方有凉血收敛作用，血虚发热之鼻衄，可以用之。用量宜随症制宜。

（五）赤鼻

1. 赤鼻方

治法：硫黄二分，轻粉半分，杏仁十四个，同研捣如泥。临卧敷鼻，以愈为度。

【审查意见】此方能催进血行，制止炎症，慢性酒齄鼻（赤鼻）可以涂用。如兼便秘及血行障碍、生殖器病者，须施原因疗法。

（六）咽喉痛

1. 咽喉痛第一方

治法：麻黄五分，豆豉三钱，石斛二钱，生地三钱，白蒺藜二钱，荆芥三钱，防风钱半，花粉三钱，水煎服。

【审查意见】感冒后咽喉疼痛，发热恶寒，宜表散者，可以用之。再加生草、桔梗、薄荷、射干、川郁金等，则功效较确。

2. 咽喉痛第二方

治法：粉葛根二钱，金银花二钱，枇杷叶二钱半（去毛，炙），薄荷五分，冬桑叶二钱，小木通八分，淡竹叶一钱，贝母二钱，生甘草八分，水煎服。

大便闭者，加瓜蒌二钱，郁李仁二钱；胸闷加枳壳钱半（炒），麦芽二钱（炒）；小便赤短，加车前子三钱，灯心一钱。

【审查意见】感冒喉痛，发热多恶寒少者，可用。

（七）白喉

1. 白喉第一方

治法：龙胆草二钱，玄参五分，马兜铃三钱，板蓝根三钱，生石膏五钱，白芍三钱，川黄柏钱半，生甘草一钱，大生地五钱，瓜蒌三钱，生栀子一钱，水煎服。

舌有芒刺，谵语神昏者，加犀角一钱；大便闭，加大黄、枳实各二钱。

【审查意见】此治白喉古方，名活命汤。原方载《白喉忌表抉微》，现已采入本会出版《传染病学》"白喉症"项下。以白喉而有高热烦渴者可用。

2. 白喉第二方

治法：万年青根二三两，食盐一茶匙，清水少许，捣烂沥汁。含入口内，少待片刻，即行吐出，再含再吐，至少以五六次为度。

【审查意见】此含漱剂，有清凉退热之效。轻度口腔咽头黏膜炎，可以治愈。白喉患者亦可减轻局部之热痛。

3. 白喉第三方

治法：大黄五两，芒硝三钱，桔梗二钱，甘草一钱，水煎，调醋服。

【审查意见】喉痛而便秘者可用。

4. 白喉第四方

治法：斑蝥、轻粉、巴豆、蒜，捣烂。每用五分，涂手虎口二小时，即起泡，挑破拭净，用帛裹之。

【审查意见】此吊炎法，能减轻局部症状。真性白喉，不能治愈。惟涂于虎口一二小时内，即起泡。故时间不可太长，以免涂部疼痛。乃外治，有益无害之方法也。

5. 白喉第五方

治法：朱砂一钱，元明粉一钱，冰片五分，硼砂一钱，雄黄一钱，凤凰衣十个，研末，吹入喉内。

【审查意见】此白喉外治法。凤凰衣即鸡卵壳内之白膜。本方有清热、消炎、生肌之效。

6. 白喉第六方

治法：斑蝥一钱（去足翅，糯米炒黄去米），朱砂钱半，全蝎分半，元参钱半，冰片分半，麝香、乳香、没药各钱半，研为细末，放瓷瓶内备用。用时先取小膏药一张，烤开，将药末一钱撒上，再烤，乘热贴于项部痛处。半日后，必起小泡。以针穿破，另以无药膏药贴上。

【审查意见】此方对于咽头炎或可奏效，白喉决难见功。且用时对于局部发泡，尤甚审慎处治。如有其他病菌侵入，为害匪浅。

7. 白喉第七方

治法：黑栀子一钱，防风二钱，枳壳五分，连翘一钱，黄芩一钱，当归一钱，薄荷一钱，桔梗一钱，生地钱半，甘草五分，白芷五分，山豆根二钱，麦冬一钱，灯心三十寸，茶叶一撮，水煎服。

【审查意见】咽痛发热，微恶寒，舌赤，脉数而燥，小便短热浑浊者，可用。用量随症加减。

8. 白喉第八方

治法：大生地五钱，麦冬五钱，白芍二钱，薄荷钱半，元参四钱，丹皮二钱，贝母二钱（去心），生草一钱，水煎服。

【审查意见】此养阴清肺汤原方，治阴虚内热之喉症最效。有感冒性之恶寒发热者，不宜用此方。

9. 白喉第九方

治法：冬莱菔叶，水煎服。

【审查意见】轻度咽痛可用，白喉无效。

10. 白喉第十方

治法：胆矾、白矾、火硝、冰片、山豆根、朱砂、鸡内金各等分，研细末，吹入喉内。

【审查意见】二矾、火硝须依法精制，以免吹入喉内作痛。

11. 白喉第十一方

治法：射干二钱，连翘三钱，炒大力子钱半，天花粉二钱，酒黄芩二钱，薄荷钱半，生地二钱，酒军四钱，木通钱半，贝母钱半，知母二钱，生草二钱半，灯心五钱，水煎服。

【审查意见】咽痛便闭者可用，小儿用量酌减。

12. 白喉第十二方

治法：西瓜霜，用老西瓜一颗，在根端用刀割口，盛入火硝一斤，将原皮盖上。用新瓦盆两个，相扣在内，用纸糊好，放南阴凉下四十九日。剖开，将瓜上白霜刮下，用药鼓吹入喉内。

【审查意见】此药对于真性白喉，能否治愈，尚无确证。但普通之咽腔口腔等炎症，用之颇效。

13. 白喉第十三方

治法：百草霜一钱，生蜜五钱，开水冲服。

14. 白喉第十四方

治法：川连、川柏、黄芩、栀子各钱半，水煎服。

【审查意见】清热降火，不兼表证者，可用。

15. 白喉第十五方

治法：甘草节一两，小黑豆半合、薄荷五分，水煎服。

【审查意见】能使疼痛缓解，肿胀渐消，轻症宜用。

16. 白喉第十六方

治法：生地四钱，元参三钱，寸冬三钱，归尾二钱，赤芍钱半，丹皮二钱，龙胆草一钱，川牛膝二钱，焦山楂二钱，马兜铃二钱，郁李仁钱半，炒枳壳二钱，川朴根一钱，川大黄二钱，生甘草一钱，大青果一枚，水煎服。

【审查意见】不兼表证而便秘者，可用。

17. 白喉第十七方

治法：玄参四钱，生地五钱，贝母二钱，青皮一钱，白芍二钱，甘草一钱，丹皮钱半，麦冬二钱，桑叶三片，水煎服。

【审查意见】白喉末期而津亏者可用，初起不宜。

18. 白喉第十八方

治法：粉葛根二钱，僵蚕二钱，生地三钱，黄芩二钱，山豆根一钱，山栀二钱，木通二钱，浙贝三钱，甘草五分，蝉蜕一钱，冬桑叶一钱，水煎服。

【审查意见】咽喉疼痛，但发热不恶寒者，可用。

19. 白喉第十九方

治法：大生地一两，白芍六钱，元参八钱，丹皮四钱，薄荷二钱半，麦冬六钱，贝母四钱，银花三钱，连翘三钱，生草钱半，水煎服。大便不通，加大黄三钱，元明粉二钱；小便不通，加木通钱半，滑石粉钱半，泽泻钱半。

【审查意见】血热虚者可用，用量斟酌。

20. 白喉第二十方

治法：硼砂三分，牛黄一分，明雄三分，梅片一分，共研细末，用笔管吹入喉中，数次即愈。

21. 白喉第二十一方

治法：杭白芍六钱，寸冬肉三钱，生地三钱，天冬二钱，薄荷二钱，枳壳钱半，粉丹皮二钱，元参四钱，贝母二钱，连翘三钱，甘草一钱，水煎服。

【审查意见】此养阴生津方，白喉善后而阴亏者可用。

22. 白喉第二十二方

治法：西瓜霜一两，人中白一钱，辰砂二钱，明雄三钱，梅片二钱，共研细末，吹入患处。

23. 白喉第二十三方

治法：桔梗二钱，山豆根钱半，元参钱半，生地一钱，薄荷一钱，甘草一钱，白糖二钱，水煎服。

【审查意见】咽头黏膜炎、扁桃腺炎症状轻微者，可用。

24. 白喉第二十四方

治法：胆矾钱半，铜青三钱，人中白二钱，牛黄五分，冰片五分，麝香五分，共研细末，吹之。

25. 白喉第二十五方

治法：桔梗钱半，山豆根三钱，金银花二钱，粉草一钱，水煎服。

26. 白喉第二十六方

治法：吴茱萸二两，研细，好醋调匀，涂两足心（先用开水洗净）。

27. 白喉第二十七方

治法：薄荷五分，硼砂五分，冰片七分，雄黄五分，儿茶五分，共研细末，竹管吹喉。

【审查意见】以上四方，皆可备用。

（八）口疮

1. 口疮第一方

治法：胡黄连、金银花各少许，水煎服。

【审查意见】宜内外兼治。专张内治，效力缓慢。如兼大便闭结者，更宜调理便通为要。

2. 口疮第二方

治法：生黄檗一两，真青黛三钱，梅片钱半，研细末掺之。

【审查意见】与上方合用，奏效尤速。

3. 口疮第三方

治法：玄明粉五钱，硼砂五钱，冰片五分，朱砂六分，研细末，涂患处。

【审查意见】此冰硼散原方，清热消肿，兼能止痛。口腔及咽头疾患，最多赏用，效力亦佳。口疮可用。

4. 口疮第四方

治法：以人中白用水冲开，漱之。

【审查意见】人中白，坊间制炼简陋，不但气味闷人，且多杂质含混。医疗上虽不无相当功效，究嫌流弊滋多，殊属遗憾。此处用以含漱，可以硼砂、食盐等溶液代之。

（九）舌肿

1. 舌肿疼痛方

治法：生蒲黄三钱，研细。每次撒舌上一钱，一日一次，三日用完。

【审查意见】蒲黄有清凉功效，舌肿疼痛症候轻微，别无他种疾患者，可以用之。如因于热病而来者，但治热病即可。或双方兼而治之，尤妥。

（十）牙疳

1. 牙疳第一方

治法：用浓盐水一茶碗，时时漱之。

【审查意见】如有别种疾患，仍以治其本症为主。食盐水作含漱料，普通用百分之一至二即可，太浓亦非所宜。

2. 牙疳第二方

治法：红枣一枚，人言二分，将人言装枣内烧焦，研细。用米泔水将口漱净，抹牙上。

【审查意见】米泔水漱口，可以食盐水代之。齿龈破溃者，此方不宜。

3. 牙疳第三方

治法：芜荑、芦荟、川连各钱半，胡连二钱，黄芩钱半，雄黄一钱，大黄二钱，玄明粉二钱，水煎服。

【审查意见】此方清热通便，体实或有热症者可用。

4. 牙疳第四方

治法：人中白、硼砂各五分，研末搽之。

【审查意见】人中白须用炼制纯洁者，否则勿用。

（十一）齿衄

1. 齿衄第一方

治法：患处敷黄豆渣，其血立止。内服：熟地八钱，山药四钱，山萸四钱，云苓三钱，泽泻三钱，丹皮三钱。

【审查意见】外敷药能否止血，尚待研究。内服药当视现症何以为断。有热症者，此方不宜；阴虚火亢者，亦不切当。盖六味地黄汤，初非滋阴降火之剂耳。

2. 齿衄第二方

治法：川芎，不拘多少，煎汤，或饮或漱。

【审查意见】川芎止齿龈出血，陶弘景曾经记载，确否殊不敢必，药理亦不明了。宜去川芎，用丹皮、牛膝各钱半，煎汤服之，功效较佳。

（十二）牙痛

1. 牙痛第一方

治法：用葱两节，长二寸，塞入两耳，静睡一小时，即愈。

【审查意见】此法虽具诱导之力，可以减轻齿龈充血，但其刺激外听道，往往诱起外听道炎。又或插入不慎，以致鼓膜穿孔者，亦意中事，似以不用为妥。

2. 牙痛第二方

治法：元参五钱，生地五钱，麦冬二钱（去心），丹皮钱半，泽泻钱半。以此为主，上牙疼加条芩、木通、灯心各一钱；下牙疼加知母、黄柏各一钱。

【审查意见】血热阴虚者可用，感冒症忌之。

3. 牙痛第三方

治法：生地五钱，元参三钱，丹皮钱半，白芷钱半，乳没各一钱，桔梗二钱，甘草一钱，水煎服。

【审查意见】感冒牙痛、不恶寒者可用。

4. 牙痛第四方

治法：细辛、白芷、姜黄各等分，研细末，撒疼处。

【审查意见】此方刺激性强烈，齿龈肿者不可用。宜煎汤含漱，研末敷之不合。

5. 牙痛第五方

治法：石膏三钱，麻黄一钱，甘草二钱，茶叶一两，水煎服。

【审查意见】无表证者，麻黄可去。否则头部充血，齿龈肿胀，牙疼较前更甚也。

6. 牙痛第六方

治法：巴豆一个，花椒二粒，捣碎，白布包好，咬疼处。

【审查意见】此治蛀齿疼痛方，能使局部神经，暂时麻木，失却痛觉。但非根治之法。

7. 牙痛第七方

治法：川黄连四五分，开水冲饮一二次。

【审查意见】充血性牙疼，症候经浅者，有效。

8. 牙痛第八方

治法：玄参、生地、黄芩各等分，煎服。

9. 牙痛第九方

治法：置木炭火一小盆，放葱籽四五钱于火内，取青碗一个，内涂香油少许，覆碗火上，待烟气熏满取下，注酒一二两，搅匀。然后噙口，连漱数次即愈。

【审查意见】能否根治，尚属疑问。但对于局所疼痛，藉酒精之麻醉力，可以减轻。如兼齿龈充血，则不可用。

10. 牙痛第十方

治法：猪油，以白布包之。含于疼患处，嚼一二分钟，取出，即有虫在白布上。如无可再嚼之。

【审查意见】此方以猪油诱虫外出，疼痛自减。但能否诱出，尚待证实。既诱出后，对于口腔清洁，务宜十分注意为要。

（十三）眼红

1. 眼红第一方

治法：归尾、防风、川连、杏仁、桃仁、明矾、胆矾、甘草各等分，水煎，温洗。

【审查意见】此方清凉收敛，急慢性结膜炎，均可用之。如有内热，须内外兼治为妥。

2. 眼红第二方

治法：鸡子一枚（去黄用清），黄连四分，冰片五分，先将黄连捣细末，然后共放一处，搅匀点眼。

【审查意见】药性清凉，消肿止痛，足可胜任。普通结膜肿痛，均可以用。冰片用量，不可过多，多则刺激强烈，充血肿胀，疼痛更剧。

3. 眼红第三方

治法：蕤仁（去皮捣烂），以人乳调涂。

4. 眼红第四方

治法：胆矾、铜绿、杏仁、黄连各一钱，浸水洗之。

【审查意见】以上二方，用于普通结膜炎，有消肿止痛之效。

（十四）眼缘疱

1. 眼缘疱方

治法：生南星一块，醋磨浓汁，时时搽之。

【审查意见】此治眼睑麦粒肿方，炎症初起时可用。如已化脓，务以挑脓消毒为主，此方勿用。

（十五）眼翳

1. 眼云翳方

治法：用白人龙一条，以竹刀切断，将流出白水搽上。即时疼痛，搽四五次即退清。

【审查意见】人龙即蛔虫，李时珍谓此药烧末或阴干为末，入汞粉少许，唾津调涂，能治一切眼疾，及生肤翳、赤白膜、小儿胎赤、风赤眼等症。《疡医大全》以此药与雄黄配伍，治眼胬肉。此处取汁涂治眼翳。毕竟药理如何，功效确否，无从悬揣，尚待研究证实。

七、外科

（一）痈疽

1. 痈疽第一方

主治：专治一切发背、痈疽、杨梅、无名肿毒。如溃后内有腐肉或流血水，将此丹撒上，即可化脓而自出矣。

治法：水银二两，火硝二两，白矾二两（升法与红升丹同，升后须加珍珠一钱）；麝香五分，冰片少许。

【审查意见】此方前三味升炼之后，即《疡医大全》内之小升丹，又名三仙丹，西医化学药中亦名三仙丹，乃古今中外确认为外科中之有效药品。若再加以珍珠，麝香、龙脑二香，则得效更速矣。兹将升炼法，功用，用法，方释，分述于此。

升炼法：将水银、火硝、白矾共合一处，在乳钵内，研至水银不见星为度。放阳城瓷罐内，罐口盖以铁盏，上加以铁梁，用铁丝在梁及罐底周围上下扎进。罐身及底，用纸筋泥涂一寸厚，盏与罐口接连之处，更宜涂布严密。俟干，地上钉钉三个，外露钉七八寸高。将药罐放置钉上，离罐七寸之周围，用砖砌成百眼炉。用木炭置炉内燃着，炉眼用风匣吹之。升炼三炷香之久，即去炉熄火。俟冷开视，刮下。加珍珠一钱，麝香五分，冰片少许，共研极细，瓷瓶盛贮，备用。

功用：对于一切痈疽、疮疖、疥癣、皮肤黄水浸淫等疮，杨梅、痦疮溃破之后，能去腐、提脓、生肌、敛口。

用法：疮口面干燥，将丹用水调涂，宜多不宜少，外用油纸膏贴之。疮口面湿润，将丹干撒，宜少不宜多，外用黄蜡膏贴之。疮口若深，将丹用棉纸作捻纤入，外仍用药膏贴盖。一日一换。

方释：水银本有杀虫消毒之力，白矾原有消肿、解毒、定痛之功，火硝化学名硫酸钠，又有破结散坚之能，合三味而煅炼之，即成为汞粉。更能驱逐湿秽，扫除污邪。其搜涤脓毒，去腐生肌之功，尤属伟大。况又加以通经、利窍、除秽、疗疮之麝香，及散火、通窍、止痛之冰片，与拔毒、生肌、敛口之珍珠，宜乎得效更速矣。

2. 治外科溃破不收口方

治法：斑蝥五钱，明雄三钱，晶明砂三钱，玄胡索五分，元参三分，麝香钱半，冰片七分，先将斑蝥、糯米拌炒，去足、头、翅。用时日上一次，不可太多，以愈为度。端阳节正午配合有效。

【审查意见】此方即胡学海一气丹，减去乳没、血竭、加朱砂，可定名曰加减一气丹。兹将功用、用法、方释，分述于后。

功用：对于一切痈疽、发背、对口，无名大小肿毒初起、已成、溃破、收口，用之均甚有效。

用法：初起者用水调涂疮上，次日即起疱消散。结核紧硬，用阳和解凝膏和此丹贴上，隔三四日一换。连贴四五次，其结核渐渐缩小，以至消失。已破者将丹撒上，外用黄蜡膏贴盖，能拔毒去腐而生新肉。不敛口者，将丹撒上，即能敛口。

方释：溃疡破不收口，原因多端。有腐肉未去不能收口者，有瘀肉内生不能收口者，有疮内阴寒不能收口者，有气血虚弱不能收毒者，总之，皆因诸毒内结，气血不能流通故也。方中用朱雄解毒去腐，斑蝥破结攻毒，元寸香利窍通经，龙脑香通窍止痛，元参消肿败毒、且能生肌，延胡索利气活血，大能收敛。其消肿、止痛、去腐、拔毒、生肌、长肉、通经、活血、去瘀、敛口之药，无不完备，非独功能敛口。且对于初起、已成者用之，均见奇效。

3. 白降丹

功用：治痈疽发背，疔毒诸疮。

药品：朱砂、雄黄各二钱（水飞），水银一两，硼砂五钱，火硝、食盐、白矾、皂矾各一两五钱。

制法：先以朱砂、雄黄、硼砂为末，入盐、矾、硝、皂、水银，共研匀，以水银不见星为度。用阳城罐一对，先将雄罐坐微炭火炉子上，徐徐起药入罐，化尽，微火逼干，将罐取起，此名曰稳胎。如火大太干，则汞气走，降药无效力。火太微不干，胎不固，降时药必倒下。其最难处，在此。胎果稳好，将雌罐对合雄罐上。用棉纸捻绳一条，在蜂蜜中蘸，围塞二罐合口处。复取半寸宽棉纸，用面浆糊合口四五重。再以羊毛或猪毛剪短，合黄土为泥，与棉纸在雄罐上糊四五重。地下挖一小潭，用小瓷盆盛水，放于潭底。将雄罐放盆内，以砖作两半规，挨潭口四边齐地，不可有空处，以防炭火落于盆内。雄罐上以生炭火盖之。外砌百眼炉，用小风匣在周围炉眼不时吹之，煅至三炷香之久。去火俟冷开看，约有一两余药，其白如雪。刮下研细，瓷瓶密贮。

用法：（甲）疮大用至五六厘，小者一二厘，水调敷疮头上。初起者涂之，立刻起疱消散。成脓者敷之，一二日即溃。有腐者用之，三四日其腐自脱。其妙在不假刀割，便见功效。

（乙）阴疽根脚走散、疮头平陷，即用七八厘或分许，水调敷于疮头坚硬处，次日即转红活。

（丙）疮毒内已成，久不穿溃，只须出一小头者，可用棉纸一块，量疮大小，剪一孔，以水调贴疮上。然后调丹点放纸孔内，揭去纸，以膏贴之。则所降之头，不致过大。反之令焮及良肉。

（丁）疮口若深，将丹用棉纸作捻插孔内。药捻长短粗细，按疮大小深浅。至四五日，用镊取之，其腐随捻而下。

（戊）疮内余腐未尽，用水丹少许，以纱布在丹水内浸匀填入疮内。一二次其腐即尽。

（己）浸淫皮肤诸疮毒，腐不去，用猪油和丹少许，涂布疮面，二三次其毒即消。

（庚）诸疮瘰疬痔疮生管，用丹作捻插入管内，四五日瘘管自脱。

（辛）鼻息、耳挺、斑痣，用针刺破，水调丹涂少许，三五日即落。初生小儿及妇女头面皮肉娇嫩，不可多用，否则必致漫肿贻患。

（壬）杨梅疮初起，用丹点之，可拔毒外出。唯此丹追蚀毒气，必至病根方止，所以点后疼痛非常。若内脓已胀，皮壳不厚，点之使不十分痛楚时，用蟾酥化汁调之，则此疼痛稍减。

（癸）凡痈疽以红升丹提脓，兼用珍珠收口。每见升提过甚，疮口四边起硬，亦有疮口新肉高凸者，不如用火气退尽之陈白降丹同珍珠散用之。不但四边疮口平坦，又且不留余毒。

（子）新炼之丹，火毒剧烈，用之疼痛难堪。可装入玻璃瓶内，在地内埋三个月，取出阴干。加入梅片一钱，熟石膏二钱，研匀，瓷瓶密贮听用。不唯火毒尽拔，且疼痛可减大半。

（丑）新炼之丹，欲完全用之不痛，可用玄色绸五寸，将丹研细，筛匀其上。以麻线捆扎，放瓦罐内。清水煮，约一伏时内换水三次。将绸卷取起，挂风处阴干。然后打开，以鸡翎将丹扫下，瓷瓶收贮。用之并无痛苦。

4. 红升丹

功用：拔毒去腐，生肌长肉，治一切疮疡溃后，疮口坚硬，肉黯紫黑。

药品：朱砂、雄黄各五钱，水银一两，火硝四两，白矾一两，皂矾六钱。

制法：先将二矾、火硝研碎，入大铜勺内，加火酒一杯，融化阴干，即起研细。另将汞、朱、雄研细，至水银不见星为度。再入硝、矾研匀。将阳城雌罐用纸筋泥抹一指厚，阴干。以竹扳常轻轻扑之，以防裂纹。如有裂纹，仍以纸筋泥补之，极干再晒。果无裂纹，方可入前药在内。罐口以铁灯盏盖定，盏上加一铁梁，上下用铁丝扎进。捻棉纸一条，蘸蜜塞于罐口周围，外用熟石膏末醋调封固。盏上加炭火数块，使盏热罐口封固易干也。地下钉三大钉，置罐于其上，下置炭火，外砌百眼炉。升炼三炷香，第一炷香用底火，如火大则汞先飞上；二炷香用大半罐火，以笔蘸水擦盏。三炷香火平罐口，用扇搧之，频频擦不可令干。干则汞先飞上。三炷香完，去火俟冷。开看霜气足盏，约有六七钱。刮下研极细，雌罐盛用。或收贮瓶内，以蜡封口埋土中十余日，以去燥性。但升炼时，须预备盐泥水，用笔蘸之，时扫口周围，以防裂纹，绿烟飞起。若绿烟一起，则汞气走散而药无用矣。

用法：

（甲）一切痈疽疮疡溃后，能拔毒去腐，生肌长肉。

（乙）一切痈疽疮疡，久不收口，疮口坚硬，用之即敛。

（丙）溃后，元气不充，及房事不禁，肉暗紫黑，用之立刻红活。

（丁）触动肉芽，破裂出血，用之其血自止。

（戊）因受风寒，疮内发痒，用之其痒自止。其功效诚难尽述。

红白二丹，俱阴阳升降之理，有水火既济之功。取热胀冷缩之作用，使药气结合成体，即气以成形之确症。国医原有之化学药，为外科中之圣药，诚夺命之灵丹也。而医家每因制法困难，多不深究或率意为之，故无大效。无怪近世言外科者，莫不归美西医。不知西学未入中国以前，吾国所恃以治外科病者，固未尝无灵药，特手术不及其精耳。诚能学彼手术，用我良药，是或一道乎。

5. 小升丹（亦名三仙丹）

功用：去腐提脓长肉，治小毒。

药品：水银一两，矾明一两二钱，火硝一两二钱。

制法：用铁锅一只，将药研细，倾入，上用平口宫碗一只（先用生姜片搽碗内外，则不炸）。盖定碗口，以潮皮纸捻挤扎紧，盐泥封口，碗底俱用泥固之。用炭二斤，炉内周围砌紧，勿令火出。如碗上泥裂，即以盐泥补之。升三炷香为度，冷时开看。碗内药刮下研细，瓷瓶收贮。

（二）无名肿毒

1. 无名肿毒第一方

治法：炒山甲一钱，皂刺五分，归尾钱半，赤芍五分，银花四钱，白芷一钱，贝母一钱，防风钱半，陈皮钱半，甘草一钱，乳香五分，没药五分，花粉三钱，水煎，温服。

编者按：此方有消肿排毒之力。凡属肿疡，脓未成者，服此可以消散。脓已成者，服此可促其速溃，洵外科应用之良方也。

【审查意见】此方即《证治准绳》之仙方活命饮，为疮痈圣药，岂独能治无名肿毒已耶。兹将其功用、用法、方释，分述于此。

功用：散瘀消肿，化脓生肌，治一切痈疽肿疡、发背、疔疮、痘疗、痘毒。

用法：研为粗末，无灰酒十茶盅（疮小者，五茶盅），入有嘴瓶内，莫犯铁器，以厚纸封口，勿令泄气。煎至三大盅，去渣。作三次服。接连不断，随疮上下，食前后服之。能饮酒者，服药后再饮三五杯，或水酒合煎亦可。服后侧卧睡一觉即效。如疮生背俞，皂刺为君，加紫花地丁；生腹膜，白芷为君；生胸次，加瓜蒌仁二钱；生四肢，金银花为君；如疔疮，加紫河车、草根三钱；毒在内，加大黄下之。

方释：一切疮痈肿毒，无非由于经络中血结痰滞，热毒蕴蓄而成。方中以穿山甲攻坚，以皂角刺达毒所，白芷、防风、陈皮通经理气而疏其滞，乳香定痛和血，没药破血散结，赤芍、归尾以驱血热而行之，以破其结，佐以贝母、二花、干姜，一以豁痰解郁，一以散毒和血，共为溃坚止痛宜矣。故用于肿而未成脓者可散，肿而有脓者可溃，已溃者可敛，实为疮痈之圣药，外科之首方。但荣卫强而中气不亏者可用，若脾胃素弱、荣卫不调，则宜用托里消毒散之法。

附：托里消毒散：

功用：治疮疡气血俱虚肿，不能溃，不能敛。

药品：人参、黄芪、白术、茯苓、白芍、当归、川芎、二花各一钱，白芷、炙甘草、连翘各五分。

用法：研为散，每服四五分，清水煎，徐徐服之。

方解：方中参、芪、术、苓、草以益气分，归、芎、芍以滋血分，银花、白芷、连翘以解毒，为治疮疡胃弱之良剂。

2. 无名肿毒第二方

治法：蒲公英不拘分量，连苗根共捣，醋调，敷肿处。

【审查意见】此药性苦寒，降多于升，有消热解毒之功，散滞化核之用。故对于一切疮疡初起，及无名肿毒初起，用新鲜蒲公英茎，捣如泥，敷疮上，立见奇效，屡试无爽。

3. 无名肿毒第三方

主治：无名肿毒，初起过大，疼痛难忍。

治法：金银花、粉甘草各二钱。

【审查意见】无名肿毒，不拘生于头面、手足、胸腹等处，其症焮赤肿硬，结核疼痛。而初起过大，疼痛难忍，系湿热之毒，蕴结过盛，致经络中之血液，不能流通，故疼痛难忍，所谓痛则不通也。忍冬花善解血液之毒，能清经络之泾，为散热、解毒、消肿、祛脓之品，用治一切痈疽肿毒，初起或已溃之后，均有奇效，故亦为外科中之圣药。惟鲜者力速，干者力缓，宜视疮之大小缓急，酌量拣择用之而后可。甘草能解肌表寒热，能泻内外邪热，有补有泻，能表能里，可升可降，入手足十二经络，和诸药而解百毒，合忍冬花而用之，功效尤伟。唯其用量，只各二钱，对于初起过大，疼痛难忍之症，恐剂不重而力不足，难以断言却除毒邪。若果有无名肿毒之确证，而在初起过大，疼痛难忍之时，则备用八钱或一两，浓煎温服，即不难于收效矣。

4. 无名肿毒第四方

治法：大黄、南星各一钱，共研细末，烧酒调涂，露其顶。

【审查意见】人之气血，周流不长，稍有壅滞，即肿矣。然肿有虚、实、寒、痰、湿、气、火、热之殊。查此方专治火、热、实三肿，实肿者肿而甚高；火肿之症，色红皮光焮热坚硬；热肿之症，其势微热微疼。三肿皆属于阳，大黄禀地之阴气独厚，得天之寒气独深，故其性质苦寒，泻实火热，调和血脉，消肿散瘀。生南星末，辛而质紧，而毒能拔毒，消肿散瘀活血，合大黄以治实火热。肿毒之初，即能使之消散，已成者涂之，能制止根盘散大。其用烧酒调和者，盖以其能行药使直达毒所也。

5. 无名肿毒第五方

治法：生黄芪、金银花、当归、粉甘草各五钱，研末敷于患处，久则见愈。

【审查意见】此方系内服之药，非外敷之方。岂独能治无名肿毒，即一切痈疽初起，未溃已溃，用之均效。以黄芪泻火止痛，助气托脓，忍冬花散热、消肿、解毒、祛脓，均为外科之圣药。当归补血和血，排脓止痛，甘草能和诸药，而解百毒。

6. 无名肿毒第六方

治法：自熟地八钱，麻黄八分，鹿角胶三钱，白扁豆二钱（可易为白芥子二钱），桂南三钱，炮姜炭五分，炙草五分，水煎服，外搽蟾酥丸。

【审查意见】此方即《外科全生集》之阳和汤，疗一切阴疽内陷，非肿毒阳疮之可用也。惟方内无白芥子而有白扁豆，系传写之误无疑。至方之分量及煎服法，外搽蟾酥丸，均有错误。盖以阳和汤用水、酒各半煎服，而蟾酥丸用搽疮肿毒则善。用于阴疽，则不宜矣。另将原方、用法、方释，述之于此。

阳和汤原方药品：熟地黄一两，白芥子二钱，炒研鹿角胶三两，姜炭、麻黄各五分，肉桂、生甘草各一钱。

用法：水、酒各一杯，煎服。乳岩加土贝母五钱。谨戒房事。无论冬夏不可妄行增减。体虚极者，肉桂、姜炭可加一二倍用，或加附子更妙。

方释：此方用熟地、姜、桂、鹿角以为温补之品，用麻黄以开腠理，用白芥子以消皮里膜外之痰。且熟地得麻黄，则补血而不腻膈；麻黄得熟地，则通络而不发表。用治诸疽内陷，如日光一照，使寒气悉解，故有阳和之名。

7. 燕窝疮方

治法：黄柏钱半，枣灰钱半，枯矾一钱，以上共细末，香油调搽。

【审查意见】此方即《医宗金鉴》燕窝疮下之碧玉散加枯矾是也。盖此疮生于下颏，俗名羊须子疮。初生小者如粟，大者如豆，色红热痒，微疼，破流黄水，浸淫成片，由脾胃湿热所致。故用黄柏以泻湿热，拔毒定痛，枣灰渗湿，枯矾止痒，兼可消毒止痛。合之以治此疮，得效甚速。

8. 无名肿毒第八方

主治：脑后所发无名肿毒。

治法：骡衣二钱，生麝一厘，铜绿一钱，共为细末，香油调搽。

【审查意见】此方骡衣未悉何物，即以铜绿、生麝二厘，用香油涂擦亦能生效。盖铜绿乃治诸恶疮之要药，麝香为外科之要药。

9. 无名肿毒第九方

治法：旱蛤蟆一个，剖开取肠，敷上即愈。

【审查意见】间以端午日在陆地所得之蛤蟆，谓旱蛤蟆，传有解毒消肿之功，可备应用。

10. 无名肿毒第十方

治法：取新切开之南瓜片，按疮上。

【审查意见】此方有清凉之效，初起宜用。

11. 无名肿毒第十一方

治法：生半夏、雄黄各一钱，为末，陈醋调涂。

【审查意见】此方用半夏、雄黄，甚有道理。盖生半夏，有开郁、发散、消肿、散坚之功，雄黄有解毒、杀虫、消肿、溃坚之力，为外科中之要药。二味合用，对于一切疮疡及无名肿毒，初起无脓之时用之，胜过二味拔毒散之功，定能奏效。

12. 无名肿毒第十二方

治法：党参钱半，白术钱半，炒山甲、香白芷各一钱，升麻、甘草节各五分，当归、生芪各二钱，皂刺钱半，青皮五分，水煎，兑酒服。

【审查意见】无名肿毒，初起只宜消散败毒，参术漫补，殊属无理。

13. 疮疡方

治法：槐花一把，用锅炒焦存性，研末，用开水和药末服之，服时加酒一杯。

【审查意见】槐花有清热之效。

14. 无名肿毒第十四方

治法：人新便之粪，装入旧篓子中，将口绑紧，用柴火煨之。不可烧黑，存性为度。铜锅炼蜜，炼成，将药末放入。贴时，摊布上。摊就，将鸡便之稀粪，放此膏中间，贴疮上。如无鸡稀粪，无甚效力。贴上立将毒拔出，疼痛立止。不数日后即愈。

【审查意见】此方大大不卫生，不可取用。

15. 无名肿毒第十五方

治法：斑蝥四钱（糯米炒黄），乳香五分，元参、血竭、没药、全虫各六分，梅片三分，上寸香三分，共为末，撒于消毒膏药上边，贴患处，一二张自消。

【审查意见】此方引赤之性，较消肿之力大。焮热肿盛者，不宜。

16. 无名肿毒第十六方

治法：金银花、粉草各二钱，开水煎服。

【审查意见】方稳效奇。应各用五钱，轻则寡效。

17. 无名肿毒第十七方

治法：轻粉、樟脑、红萝卜心各等分。惟轻粉微炒，共一处，捣如泥，贮瓶内勿泄气。疮未破者，用水调涂；破者，撒于疮面。

【审查意见】此药微有刺激性，一切坚硬结核，俱可用。

18. 无名肿毒第十八方

治法：大黄、南星各一钱，为末，烧酒调涂，露其顶。

【审查意见】初起者，可用醋调。

（三）疽疮

1. 疽疮第一方

治法：山楂二钱，赤糖二钱，加红花、桃仁，煎服。

【审查意见】活血止痛，应再加皂刺、赤芍，以通经络。

2. 疽疮第二方

主治：疮肿毒内攻。

治法：白菊花、金银花各二钱，水、酒各半，煎服。

【审查意见】二味清热解毒，为外科之圣药。肿胀焮热者，宜服。

3. 疽疮第三方

主治：专治时久不愈之阴疽。

治法：头发灰、硫黄为末，杏油调和。用鸡翎蘸药汁，轻擦患处。

【审查意见】阴疮不愈，则经久不能收口，甚至麻木不痛。此方有硫黄之温热，必能转阳作痛而速愈。

4. 疽疮第四方

治法：麻油二钱，血余一团，白蜡四分。将血余入油，小火烊化，去渣，入蜡候稍凉。棉纸剪块三张，摊之。揭半张，更换贴之，即愈。

【审查意见】此方有消肿之功，但重症无效。

（四）缠腰

1. 缠腰火丹方

治法：西瓜皮晒干，用新瓦焙存性，研细末，新汲水，调敷患处。

【审查意见】腰部充血性红斑，初起症轻者可用。

2. 缠腰疮方

治法：陈皮研浓，和雄黄末涂之。

【审查意见】初起者可用，但其效力不大。

（五）疔疮

1. 疔疮第一方

治法：黄花苗根一钱，老葱一棵，捣膏擦之，出汗。

【审查意见】黄花未审为金针菜，抑为黄花地丁（蒲公英）？此方刺激甚强，宜防引起焮肿为要。

2. 疔疮第二方

治法：葱白七斤，蒜心七节、杏仁尖七个，共捣如泥涂之。

【审查意见】与前方功用略同，而刺激更甚。

3. 疔疮第三方

治法：黄花苗根一钱，老葱一根，捣成膏，搽之出汗。

【审查意见】黄花，有黄花丁、黄花子、黄花地丁、黄花草之别，未悉此方所用黄花，究系何种黄花？须问明之后，再行审查。

4. 疔疮第四方

治法：鲜白菊花一株，捣烂取汁，陈酒熬数滚，服之。

【审查意见】菊花一味，捣汁服之，主治疔疮，《肘后方》曾记载之。此方与酒合用，服后势必出汗。宜于疔疮初起，憎寒发热之际用之。

5. 疔疮第五方

治法：鲜菊叶捣汁涂患处。

6. 疔疮第六方

治法：独头蒜切片，厚如铜钱，以艾灸之。

【审查意见】此方历代疡医，颇为推崇。灸时须历长久时间，所谓不痛灸至痛，痛灸至不痛是也。

7. 疔疮第七方

治法：桃仁剥去红皮，捣烂，涂之。

【审查意见】此方效否，殊难决定。

8. 疔疮第八方

治法：甘草三两，猪胆三个，熬膏，摊白布上，贴患处。

【审查意见】症弛缓者，但以此方外治即可。如急性者，须内外兼顾为妥。

9. 疔疮第九方

治法：猪胆一枚，趁温套指上，治手指疔。

【审查意见】手指疔大抵即为坏疽，外套猪胆，为通行方。但或效或不效，总以未化脓前用之为宜。

10. 疔疮第十方

治法：大青盐一撮，贯唇疔擦之即愈。

【审查意见】效否？未定。

11. 疔疮第十一方

治法：白菊花一两，紫花地丁一两，连翘三钱，煎服。外用三棱针刺破，再将生矾、黄丹各等分为末，撒上。主治蛇眼疔。

【审查意见】蛇眼疔生于指端两侧，亦瘭疽之属。此方内外兼治，并用刺法，当能有效。

（六）羊毛疔

1. 羊毛疔方

治法：生姜三大片，香附一钱，砂仁五钱，厚朴五钱，枳实二钱，川军二钱，焦山楂四钱，郁李仁五钱，木通五钱，水煎服。服后，用铜钱蘸凉水、麻油少许，刮背数十次，即有红点现出，用针挑破，拔毛即愈。

【审查意见】此方宜于心窝疼痛、食滞便秘者用之。

（七）臁疮

1. 臁疮第一方

治法：花椒一钱，白杨叶一钱，煎水洗之，再用杨叶末敷上。

【审查意见】轻者可用。如兼疼痛热痒等症，更宜酌加其他药品。

2. 臁疮第二方

治法：白马粪为末，涂三四次即愈。

【审查意见】是否有效，殊属疑问。但马粪秽浊腐败，病菌必多。用者慎之。

3. 臁疮第三方

治法：花椒水洗净疮面，将猪皮贴疮上，用棉布包裹，一次即愈。

【审查意见】单用猪皮贴之，恐无伟大效力。宜再撒以相当药粉为妥，其猪皮易以油纸亦可。

4. 臁疮第四方

治法：沥青一两，铜绿二钱，黄蜡二钱，乳香一钱，没药一钱。先研铜绿为末，入油调匀，次将黄蜡、沥青熔化，与铜绿一处搅匀。另用河水一碗，与药混匀，摊油纸上，贴患处。

【审查意见】沥青即松香。

5. 臁疮第五方

治法：木炭一两，苍术三钱（炒），黄柏三钱（炒），香油二两，黄蜡三钱，黄蜡熔化，与药末调匀涂。

【审查意见】臁疮渗出液旺盛时，用此方有吸收、制泌、燥湿之效。

6. 臁疮第六方

治法：官粉、松香、铜绿、银朱各三钱，共研细末，桐油调擦。

【审查意见】此方有效，但恐作痛耳。

7. 臁疮第七方

治法：蜈蚣三十条，红娘子三十五个，斑蝥、全蝎三十五个，蛤蟆五个，生半夏一两，香油六两，水煎去渣，入黄丹一两三钱，乳香、没药各四钱，官粉一两，黄蜡一两，冰片一钱，煎膏滴水成珠，桑白纸贴上。

【审查意见】久病不愈者，可以用之。

8. 臁疮第八方

治法：黄白皮一两，轻粉五钱，猪胆一个，先用茶水洗患处，后将药末与猪胆汁和匀涂之。

【审查意见】黄白皮恐为黄柏皮之讹。

（八）瘿瘤

1. 治瘤方

治法：五倍子一两，红信五钱，白信三钱，共研细，香油调涂。

【审查意见】此方有腐蚀性，瘤小者或可一用。

（九）瘰疬

1. 瘰疬第一方

治法：先用人言三钱，以面糊包，煨成黄色，研细末。次用田螺蛳五个，以竹刀切成薄皮，在南房檐下风干，用新瓦焙之，研细，以罗过之。再加梅片三分，真血砌砂四分，与螺蛳共合一处，研末。装瓶内，蜡封，勿令泄气。

用法：用厚蒜片中穿一孔，艾绒一团，加麝香二厘，在患处灸之。以见小泡为度，用针挑破泡皮。后用茶水调上药二厘涂之。再以江米麦面打糊，糊上棉纸七层，勿令透气。七日后捣开，疮孔流有毒水，用水洗净，再上药如前，用膏药盖之。待脓汁及烂肉无有时，另上八宝珍珠散收口。

【审查意见】此方注重腐蚀，初起可用。八宝珍珠散即儿茶、黄连、贝母、青黛、红毷、官粉、黄柏、鱼脑石、琥珀、人中白、硼砂、冰片、西牛黄、麝香。

2. 瘰疬第二方

主治：治瘰疬，无论已破未破均有效。

治法：老松香一两（研），杏仁三十粒，蓖麻子仁四十九粒，共捣烂和匀，以口津调敷，日三五次，一月后有效，三月后除根。

【审查意见】本方用老松脂生肌化毒，止痛排脓，杏仁消肿散毒，蓖麻子拔毒气外出，合用以治已破未破之瘰疬。长时间用之，必能收效。

3. 瘰疬第三方

治法：乌梅一两，轻粉三钱，以唾涎调捣乌梅为末，再加轻粉和匀涂上。

【审查意见】乌梅富含鞣酸成分，收敛之力甚强，瘰疬破溃宜收口者可用。

4. 治鼠疮良方

治法：以鸡蛋破一小口，将活蝎虎一个，装入，以纸封口，置于火炉旁，烤干研末，和净水，涂疮上甚效。

【审查意见】蝎虎，俗名壁虎，古称守宫。《青囊》方治瘰疬肿硬者，用壁虎一枚，焙干每日服半分，酒下，足征蝎虎治瘰疬，效用大著。本方外治，尤征卓越，洵有益无损之外治法也。

5. 瘰疬第五方

治法：川贝母、夏枯草各一钱，共为细末，白水冲服，每次二钱。

【审查意见】川贝有破结之功，夏枯草为瘰疬专药，合用甚安。但仍须内外兼治。

6. 瘰疬第六方

治法：海带一两，夏枯草一两，元参二两，甘草一钱，水煎服。

【审查意见】海带中含多量之碘质，为瘰疬之特效药，已为世界医学所共认。夏枯草清血热，消肿毒，元参有生津之功，甘草有缓泻之力，洵为治瘰疬之良剂。惜方中诸药，皆足寒胃，久服必碍消化，不可不知。

7. 瘰疬第七方

治法：甘遂、大戟、白芥子各等分，研细末，蜜丸如米粒。日服三次，每服三分，淡姜汤送下。

【审查意见】此《三因方》控涎丹原方，有痰者可用，瘰疬恐非所宜。且其刺激甚强，服后流弊尤多，用者慎之为要。

8. 瘰疬第八方

治法：老鼠疮，死猫烧灰为末，香油调搽。

【审查意见】死猫烧灰，杂质太多，效恐不确。

（十）背疮

1. 背疮第一方

治法：白皮豇豆一把、天花粉二钱，为末，香油调搽。

【审查意见】未破者可用。

2. 背疮第二方

治法：黑芝麻炒、寒水石、百草霜、飞罗面各等分，前二味先捣如泥，与后二味共合一处，香油调匀。再用油纸作袋，将药装入，然后贴于患处，三日即愈。

【审查意见】初起不甚焮肿者，或可有效。

（十一）脑疽

1. 脑疽方

治法：红蓖麻一两，松香三钱，龙骨三分，共为细末，水煎成膏，摊布上，贴于患部，一二次即消。

【审查意见】未破溃前可用，既破后勿用。

（十二）胯疽

1. 胯疽方

治法：人参一钱，黄芪三钱，川芎二钱，当归二钱，白术二钱，茯苓钱半，白芍一钱，银花三钱，白术一钱，甲珠二钱，皂刺二钱，草节三钱，上部重者，加桔梗；中部重者，加甲珠；下部重者，加牛膝；胸满者，不用甘草；痢疾加大黄。

【审查意见】本病为一种地方性疾病，编者于该病无深刻之经验，但治法以通达为是，参芪补益，初起不可骤用。

（十三）痔疮

1. 痔疮第一方

治法：猪苦胆二个，红皮蒜一瓣，以砂锅水煮之，漂去浮油，熏洗二三次。

【审查意见】痔核初起，此方可用。如兼有便秘、瘀血等症者，更宜内服和血通便之剂为妥。

2. 痔疮第二方

治法：木鳖一个（去皮），用凉沸水少许，在粗瓷碗底磨汁。以棉花蘸擦患处。

【审查意见】此方曾见李氏《本草纲目》木鳖子条下。以水磨汁，不如易以醋磨为妥。亦宜于痔核初起时用之。

3. 痔疮第三方

治法：荷叶熬水，熏洗患处。

【审查意见】荷叶有无治痔之效，殊难决定。但痔核初起，多用热汤熏蒸，或以温水洗涤，均可舒畅局部血行。久而久之，亦可痊愈。

4. 痔疮第四方

治法：没食子二钱（研碎），鸦片膏五分，猪油一两，三味匀和，每用半钱，作一粒如竹笋形，用手指擦之。

【审查意见】此治痔坐剂，有止痛退肿之效。

5. 痔疮第五方

治法：苦参二两，槐米一两（微炒），研末，装入猪大肠内，熬浓为丸，服用。

【审查意见】此清热凉血方，痔疮灼热肿痛者，用之相宜。

6. 痔疮第六方

治法：石炭酸皂少许，用开水洗之，一月愈。

7. 痔疮第七方

治法：黄蜡二两，白矾二两，三七六钱，共为细末，将蜡烊化为丸，如梧子大。早晚服一钱，百日愈。

【审查意见】此通瘀收敛剂，痔核可用。

8. 痔疮第八方

治法：金针菜二两，赤糖一两，水煎，空心服之。

【审查意见】金针菜一名黄花菜，即萱草之花，普通作蔬菜食用。此处用以治痔，未审功效确否。

9. 痔疮第九方

治法：菜油少许，涂疮上，其痛立止。

【审查意见】此方滑润痔核，只能取效于一时，不能根治。

10. 痔疮第十方

治法：黄芪六钱，升麻一钱，当归三钱，荆芥二钱，地榆三钱，槐实一两，水煎服。

【审查意见】痔疮出血，兼气虚者，可以用之。荆芥、地榆、槐实等宜炒用。无气虚之症者，黄芪、升麻，可以弗用。

11. 痔疮第十一方

治法：鸡蛋七枚，活蛇雏七个，胡油二两，用铁锅将胡油煎热，将蛇置油内炸死，后将鸡蛋打入油内，与蛇和匀，一次或二次服用。

【审查意见】活蛇雏不详，胡油疑为胡麻油之省笔。

12. 痔疮第十二方

治法：黄土、麦麸各适量，先用白布一尺二寸，制成有口袋子，将上药炒热装入，紧束小腹上。如冷另换，三次即愈。

【审查意见】此方外熨，有催进血行之效。轻度痔核，三四次或可奏效，重者则难胜任。

13. 痔疮第十三方

治法：滑石四钱，人中白二钱，猪胆一个，共为细末，猪胆汁和匀为丸。早晚饭前服之，服后忌饮茶水。

【审查意见】此方有清热利尿之功，痔疮有热者可用。

14. 痔疮第十四方

治法：葱根七个，黑豆、花椒各一把、槐树枝七节，煎好，熏洗。

【审查意见】此用熏洗，必刺激炙痛。痔疮肿痛，绝非所宜。

15. 痔疮第十五方

治法：皮硝一两，合滚水，又多年尿壶内蒸之立愈。

【审查意见】多年痔疮，局部凝滞者用之有效。

16. 痔疮第十六方

治法：鸡肠一副，地龙十条，棉油煎焦为末，黄酒冲服。

【审查意见】鸡肠治痔不详，棉油恐系棉花籽油之省笔。

17. 痔疮第十七方

主治：一切内外痔漏，即诸顽漏。

治法：鱼鳔、黄蜡各四两，明矾二两（研），朱砂一两（研），珍珠五钱（研），象牙粉五钱，先将鱼鳔用酒煮极烂，捣为膏，入蜡化尽，入矾并炒，和匀如桐子大。每服三十丸，空心酒下。

【审查意见】此方治内痔，或可根治，但非无力者所能配制，实谓不切实用。

18. 痔疮第十八方

治法：荆芥五钱，防风五钱，艾叶一两，椿根、槐根、桑根各一斤，水煎，乘热熏之。初起者有大效。

【审查意见】椿根、槐根、桑根之"根"恐系"枝"字之误。艾叶须用陈者，则无刺激作痛之弊。

19. 痔疮第十九方

治法：鸡肠一副、地龙十条，棉油煎焦为末，黄酒冲服。

【审查意见】鸡肠乃消渴、小便数遗、遗精、白浊之药，地龙为泻热、行水、通经络之药。若云能治多年漏疮，尚待高明证之，不敢断焉。

八、花柳科

（一）梅毒

1. 杨梅第一方

治法：青粉、红粉各二钱，水银一钱，安息香三炷、蚊蚊草二钱，甘草二钱，冰片二钱，捣为细面，以生谷米用水冲起，取末和药面，做成七丸。每用一丸，置烟袋锅内，如吸烟法。一日一次，七日有效。

【审查意见】梅毒，古称杨梅，又名广疮，又名棉花疮、砂仁疮……皆为象形之名称。今人称为花柳者，因其毒得于花街柳巷也。考其治法，古方虽不乏精彩奇效者，但于症候，绝无系统的记载。自西历 1905 年萧定（Sohanbin）及何夫忙（Hoffmnu）[1]两氏研究细菌，确定病原菌为梅毒螺旋体后，病原说乃大进，遂有近日之特效药焉。然水银疗法，古籍久已赏用。奉为本病之特效药，西历十五世纪末，行之渐盛。盖因水银对于本病，不仅取效于一时，且可根治于将来。厥后又谓第三期梅毒，实因水银中毒而起者。卢氏、路氏力辟其说，但二氏仍谓使用水银。究属利害参半，能引起流涎、舌炎、口内炎等症。可知水银疗法，须谨防中毒。本方既非外擦，

---

① 弗里兹·萧丁（Fritz Schaudinn）与埃里克·霍夫曼（Erich Hoffmann）

又非内服。吸烟而不燃质，此烟气随肺脏之瓦斯交换，达于血分，以杀灭病菌，中毒之虞当可减轻。惟宜常漱口齿以预防。蚊蚊草不详，存疑待考。

2. 杨梅第二方

治法：明雄、花椒各五钱，杏仁一百粒，捣烂酒合为丸，如梧子大。每服五十粒。

【审查意见】此较服轻粉毒品稳健多矣。惟不宜用酒合丸，可易以蜜丸为妥。

3. 杨梅第三方

治法：真轻粉、南红花、桃仁、红枣儿各二钱，共为末，蜜丸。

【审查意见】轻粉虽能暂效，然毒气入骨，为祸至烈。万不得已而用之。宜另煎土茯苓汤，频频饮之为要。

4. 杨梅第四方

治法：六零六注射甚效。

【审查意见】此为花柳病之要药，久已信于世界。惟注射器须严厉消毒。注射手术，尤须惯行熟习者。否则危险甚大，不可不知。

5. 杨梅第五方

治法：轻粉五分，红粉五分，朱砂八分，巴霜三个，水银三分，红枣七个。以上五味为末，将枣蒸熟去皮核，为三丸。将丸放于木炭火上，再盖孔碗，孔上用白水面捏嘴通孔。无论轻重，均可服。

【审查意见】经此一煨，轻粉之毒当必可减。然药性太峻，以少服为是。

（二）横痃

1. 痃疝方

治法：炒防风、木通、酒熟军、紫苏、丹皮、泽泻、牛膝、黄柏、知母、薄荷，煎汤，温服。

【审查意见】此为鼠蹊部淋巴腺胀大之症。在梅毒硬性下疳，谓之无痛性便毒，不化脓；在软性下疳谓之横痃，多化脓。又：阳物无疳，而鼠蹊部胀节者，俗谓左为鱼口，右为便毒，皆可酌用。〔编者按：宜去紫苏、薄荷，加山甲片、皂角刺（制）、乳没、桃仁、川红花等，则效较佳。〕

（三）淋浊

1. 淋浊第一方

治法：用不见日之白椿树根一条，在火上焙干，再与核桃夹皮、老葱，不论多少，于砂锅内用水熬之。将热水随意服之，即行痊愈。

【审查意见】花柳之病有三：梅毒、下疳、淋病是也。当中古时代，细菌学尚未发明，对于花柳病之病原，有三病一毒说，即同毒说；有三病二毒说、即一毒说，议论纷纷，莫定一是。迨后，萧定、何夫茫两氏就细菌之形状，证明三种病之区别。即梅毒为梅毒螺旋体，淋病为淋病重球菌，软性下疳为软性下疳杆菌，始确定也。淋病感染之因，多由不洁之交媾，故须注重灭菌。若因热而淋，恐系小便频数，非真淋也。宜用清热利便，知母、黄柏、滑石、木通之类可用。何必若是烦琐哉？

2. 治淋症方

治法：益智仁、川萆薢、石菖蒲、乌药、赤苓、甘草各等分，水煎服，服时加白盐一撮。

【审查意见】慢性白浊尚可，急性淋症不宜。

3. 治茎中痛方

主治：吊白小便不利，茎中痛。

治法：黄柏三钱，真龙骨二钱半，牡蛎二钱，天仙子二钱，细木通钱半，车前子二钱，生草梢二钱，灯心、竹叶为引，水煎服。

【审查意见】尿道灼热作痛、淋沥不通者，可用。

4. 吊白方

治法：将鸡蛋一个，打破，再用大黄面五分，和于蛋黄内，用泥纸将破口封好，再用火焙干。共分三次，一日服完，开水下。

【审查意见】此古传单方，名将军蛋，治淋浊久已历验。惟缓性，非多服不效。

5. 收风白浊方

治法：川牛膝一两，乳香一钱，蔡瓢三钱，水煎服，三四剂，即愈。

【审查意见】牛膝通血止痛。蔡瓢，恐为苦瓢之误，苦瓢下水通淋。为治血淋之方，白浊不切。

6. 淋浊第六方

治法：独木草七根，千里尘一块，水煎服。

【审查意见】二药不详，存疑待考。

7. 五淋方

治法：陈药锅五钱，川芎五钱，火龙皮五钱，小茴香三钱，车前子三钱，共为细末，炼蜜为丸，如梧桐子大。每服七丸，早晚服，盐水送下。膀胱湿热，便黄茎痛，小便不利，此药能渗湿热。

【审查意见】此方太无意识。陈药锅有中毒之虞。火龙皮据武乡段志林君之考证，谓即熟铁皮，主治镇心平肝、定惊疗狂、消痈解毒、健脾胃。

8. 淋浊第八方

治法：小茴香三钱，研末，重者加倍，黄酒送下，甚效。

【审查意见】茴香、黄酒，性属温热，淋症多有发炎之处，切宜忌之。方药与病症不合，决不可用。

9. 淋浊第九方

治法：川芎、猪苓、黑豆、猪毛各二钱，共炒，研末，开水下。

【审查意见】猪毛火炒，气臭难堪，且不合卫生，宜删。

10. 下淋第一方

治法：元参三钱，木通三钱，黄芩二钱，结结草二钱，甘草二钱，以上六味水熬熏之。

生麻五钱，大黄五钱，白糖一两，以上三味，再加童女十岁尿煎服之。

【审查意见】童女便欠妥。生麻不详。结结草据段志林君称，即凤仙花之别名。

11. 治受风淋症偏方

治法：将鸡蛋打一小孔，使蛋清流出，装白胡椒七粒，将口糊住，置于火炉旁，用碗扣住，俟干，研为细面。用开水冲起，空心服之。

【审查意见】慢性虚寒之白浊尚可，淋症欠妥。

12. 气血寒淋方

治法：黄芩三钱，赤苓三钱，猪苓三钱，桂枝三钱，生姜三片，煎服。

【审查意见】黄芪为强壮性利尿药，凡慢性久淋者，可宗之。桂枝、生姜，皆与淋症不合。

13. 下淋第二方

治法：核桃夹子二十片，轻则当茶喝，重则水煎服。

【审查意见】核桃夹纵有温涩力，但泡汤服，其效不确。

14. 下淋第三方

治法：核桃仁一升，每次核桃仁十五个，捣开净水煎，日服二次。

【审查意见】核桃温补滋养，慢性白浊可用，急性淋不宜。

15. 淋浊第十五方

治法：莲须、龙骨、通草各五分，水煎服。

【审查意见】慢性淋症虚弱者可用。

16. 淋浊第十六方

治法：牛肾一钱，研末，黄酒送服。但有虚火者忌。

【审查意见】急性淋症不宜。

17. 淋浊第十七方

治法：小茴香三钱（醋炒），马兰花四钱，昆布四钱，青盐钱半，为末，水送。

【审查意见】急性淋症，疼痛炙热，甚者不宜。小茴香内服，每剂以五分为限，多服有中毒之虞。

18. 五淋白浊方

治法：鸡子一个，将大黄一钱，装入蛋内，用柏枝燃火煮熟，空腹食之。

【审查意见】此乃为将军蛋方，但不必拘以柏枝燃煮。

19. 白浊方

治法：茵陈、猬皮刺、二花、连翘各二钱。

【审查意见】五淋白浊，方书多连称之。然二症之原因与症候迥不相同。淋症必点滴而痛，白浊缺如，虽有时亦点滴难下，然绝不痛。其原因，淋症因不洁之交媾，感染淋症球菌；白浊则非是。凡膀胱加答儿、肾盂炎、尿道炎、膀胱结石，俱能发现白浊之症候。治淋症以杀菌解毒为主，治白浊以利湿化浊为首。此二症不同之焦点。本方利湿清热，为消炎之功，宜于白浊有炎症者。

20. 淋浊第二十方

治法：鸡蛋一个，斑蝥一个（去头尾），装入蛋内，用面封好，蒸熟食。再服八正散。

【审查意见】斑蝥大毒，服后恐下血丝，反生不适。八正散为水通方，尚可用。

21. 淋浊第二十一方

治法：陈黄麦秆，不拘多少，熬热服。

【审查意见】初起症轻者有效。

22. 慢性白浊方

治法：赤苓三钱，川草薢三钱，车前子三钱，归尾三钱，小生地三钱。虚加覆盆子、菟丝子各三钱；实加牛膝、粉丹皮各一钱；热加知母、黄柏钱半；寒加乌药、广皮各钱半；小便不利加滑石二钱。水煎，温服。

【审查意见】此方系本会常务理事时逸人传。对于生殖泌尿器病，除虚寒之小便频数外，如热直小便淋浊、小便淋漓泄痛，以及下疳等类，俱可治。加减亦切。

23. 淋浊第二十三方

治法：核桃夹、瓦松各二两，水煎服。

【审查意见】瓦松生屋瓦上及深山石狭缝中，叶厚细长而尖。淋浊用之，是否有效，尚待试验。

24. 淋浊第二十四方

治法：川草薢、瞿麦、石韦、白果、滑石、甘草各三钱，水煎服。

【审查意见】此利水之方。治白浊可加苍术、黄柏，以清湿热。

25. 淋浊第二十五方

治法：木通七钱，滑石三钱，黄荆子二钱，粉草四钱，空心煎服。

【审查意见】利湿通套药。黄荆子不详。

26. 淋浊第二十六方

治法：香蚊草、白糖各二两，水煎服。

【审查意见】香蚊草一药，承段志林君热心之考察，送来标本一束，谓有理气开阖之功。治气痢、气淋等症甚效云。

27. 淋浊第二十七方

治法：酒军八钱，研末，以蜜和丸。温水送下。每服五分，日服二次，食前服。

【审查意见】川军能荡涤污垢，治急性淋病有效。治白浊则不切。

九、皮肤科

（一）黄水疮

1. 黄水疮第一方

治法：新砖磨粉，撒患处。稍干，布包，使疮落皮，即愈。

【审查意见】此方用于黄水疮（湿疹）之湿润期，虽不无吸收干燥等效用，但其中杂质参混，又多不洁之物，用时最宜慎重。

2. 黄水疮第二方

治法：雄黄、川椒、防风各五钱，水煎，每日洗一次，或三五次，连洗七日。

【审查意见】外洗之后，仍须外敷药粉，或涂药膏之类为妥。

3. 黄水疮第三方

治法：白糖一两（炒），白木耳一两（炒），研细末，和以香油搽之。每日三次。

【审查意见】此方可以减少分泌，黄水疮用之当能生效。但如渗出物旺盛时，单以药末撒之即可，无需和油。

4. 黄水疮第四方

治法：苦瓜（连秧带花），焙干研细，用香油调搽患处。

【审查意见】未破溃或结干结者，可用。

5. 黄水疮第五方

治法：绿豆、松香各等份，研细末，香油调敷患处。如患处湿润，即将药末撒之，勿用油调。三四次愈。

【审查意见】此方清热燥湿，兼能止痛，可以施用。

6. 黄水疮第六方

治法：红枣八钱（去核焙干），黄丹四钱，白矾四钱，松香四钱，共为细末，湿疮干擦，干疮香油调搽。

【审查意见】此方有燥湿收敛之效，可用。

7. 黄水疮第七方

治法：轻粉、蛤粉、黄连、石膏各等份，研为细末。用香油拌匀，涂之。

【审查意见】湿疹红斑期及丘疹期可用，湿润期炎症亢进者，也可用。如分泌物过多，香油勿用。

8. 黄水疮第八方

治法：石膏、蛤粉各一两，轻粉二钱，黄柏五钱，青黛三钱。

【审查意见】湿疹分泌亢进、灼热瘙痒、疼痛者，此方研末撒布，自能收效。但一方仍须注意全身症候，以作根本治疗。

9. 黄水疮第九方

治法：桃、柳、槐枝各一撮，花椒十四粒，葱白四寸，熬成药水。用新棉布频频温洗。

【审查意见】有消散作用，初起者其效尤大。外洗之法皆无害有效也。

10. 黄水疮第十方

治法：黄酒、烧枣、香油各一钱，涂抹患处。

【审查意见】破溃者用之不宜。初起可用。

11. 黄水疮第十一方

治法：白矾三钱，明雄黄三钱，儿茶一钱，灯心二钱，共研细末。香油二两煎滚，紫草一钱少煎，澄清去渣，再如黄蜡一钱，放瓷罐内。先搽油，后撒药末。

【审查意见】初起可以照用。已破溃者，但用药末即可。

12. 黄水疮第十二方

治法：粉甘草，炒黄，研末，用香油调搽。

【审查意见】结痂期可用。

13. 黄水疮第十三方

治法：槐条烧灰，香油拌搽。

【审查意见】破烂者不宜用。

14. 黄水疮第十四方

治法：辣椒（大者）一枚，用麻油炸枯，除去辣椒，将油搽上。

【审查意见】未破者或可有效，已破及结痂落屑者，均不可用。

15. 黄水疮第十五方

治法：大纸炮一个（取药），松香一钱，枯矾一钱，共研细末，香油调匀，涂之。

【审查意见】此方燥湿收敛之力强盛。湿疹湿润期，可用之。香油仍宜除去为妥。

16. 黄水疮第十六方

治法：黑豆一撮，烧油，连抹数次。

17. 黄水疮第十七方

治法：用烧饼炉内焦土，研细，入香油，调搽。

【审查意见】以上二方，结痂中期有效。因其有吸收水分之用也。

（二）疥疮

1. 干湿疥方

治法：狼毒三钱，水银三钱，核桃仁七个，共为细末，分七份，每夜用一份，灌于褥单上，七日酒尽即愈。

【审查意见】此方治疥亦效，盖狼毒性质辛平，疗恶疮疥癣；水银辛寒有毒，杀虫消毒；胡桃仁渗湿润燥，收涩杀虫，去皮肤瘙痒故。对于干湿两疥，用之最宜。本方刺激性太强，用之过久，恐引起皮肤之炎症。

2. 疥疮第二方

治法：蛇床子一两，硫黄一两，猪板油二两。蛇床子、硫黄二味，为末，再用猪板油共捣一处，拿夏布包搽，数次即愈。

【审查意见】此方治疥亦效，盖蛇床子渗湿消肿，疏风止痒；硫黄消肿止痛，治疥特长；猪油湿润，生肌收敛，以治诸疥，定能收效。但此方力弱，须多用为妥。

3. 疥疮第三方

治法：雄黄三钱，白矾钱半，铅粉一钱，硫黄二钱，松香钱半，甘草钱半，研末，猪油调搽。

【审查意见】此方用治诸种疥疮，必获奇效。盖疥疮之来，由于湿热。湿热酝酿，化生疥虫，故挛生蔓延，日久难愈。此方雄黄性热，解毒杀虫；矾石性涩，去热燥湿，蚀恶解毒；铅粉消肿疗疥，止痛生肌；硫黄疗治诸疮，杀诸疥虫；松香却湿止痒，化毒排脓；甘草能和诸药而解百毒；再以猪油之滋润，调和以上之药，用涂诸种疥疮，定获效无疑矣。

4. 疥疮第四方

治法：大枫子三钱，木鳖子三钱，轻粉二钱，杏仁二钱，花椒一钱，白矾一钱，雄黄一钱，硫黄三钱，荆芥一钱。上药九味，共为细末，用香猪油四两，连药捣在一处。再用生白布包住，在红火上烧出油质，搽之，其效甚大。

【审查意见】此方用治诸疥，效且便利。盖大枫子仁，攻毒杀虫，善医疥癞，为外科之要药。木鳖子油专疗恶疮，兼医诸疥，为皮肤之良品。轻粉搜涤毒邪，善驱淫秽，杏仁辛能发散，消肿灭虫；白矾辛热大毒，故能以毒化毒，疗疥杀虫之力无比。雄黄性热有毒，故能以毒化毒，疗疮治疥之功颇著。硫黄疗疮杀虫，疥疮圣药。花椒散寒燥湿，杀虫灭瘢。荆芥辛温，解毒散瘢。猪油润滋，调和诸药。共捣如泥，用白布包裹，烧出油珠，乘热涂擦患处，非惟收效迅速，而且便利无比矣。（编者按：调制精巧，药亦对症，治疥当然有效。）

5. 疥疮第五方

治法：香猪油二钱，水银三分，胡桃仁二钱，大枫子一钱（去皮），铅粉五分，轻粉三分，共研布包，擦身，木炭火烤至痊愈。

【审查意见】此方用治疥疮，定能收效。盖水银能疗诸疮，杀虫消毒之力无比；大枫子善医疥癞，攻毒灭虫之能甚伟；铅粉消肿疗疥，能止痛生肌；汞粉善驱淫秽，能搜涤毒邪；兼之胡桃仁散肿去毒，香猪油滋润收敛。调和一处，遍擦患部，加以木炭火烤，则药力乘热而入腠理，淫邪之毒，乘热发散外出矣。

6. 疥疮第六方

治法：藿香二钱，蝉蜕一钱，水煎，空心服。

【审查意见】此方有疏表之力，疥疮瘙痒者，可以轻减，但非根本治法。

7. 疥疮第七方

治法：猪油二两，水银三分，核桃仁二钱，大枫子一钱（去皮），官粉五分，轻粉三分，共研布包擦之。

【审查意见】此方有杀除疥虫之力可用。

8. 疥疮第八方

治法：大枫子三钱，硫黄二钱，艾叶一钱，猪油二两，共捣擦患处。

【审查意见】大枫子及硫黄为疥癣良药，用之当可有效。

9. 疥疮第九方

治法：冰片、黄丹、送香、官粉、乳香、没药、硫黄、轻粉各等分，共研细末，猪油和匀擦之。

【审查意见】此方有杀虫、解热、止痛、止痒等效，疥疮用之，自能奏效。

10. 疥疮第十方

治法：鸽子粪十个，硫黄一两，大枫子十四个，黍子三钱，重加潮脑一钱，研细，用猪油调匀，再以陈甘草烤患部，然后擦之。

【审查意见】樟脑（潮脑）具兴奋性，可以制止痛痒，疥疮经久不愈，瘙痒奇甚者可以加入。

（三）癣疮

1. 癣疮第一方

治法：生南星、生半夏、川乌、草乌一分，共研细末，陈醋调擦。

【审查意见】如系干癣，可用油脂调涂。

2. 癣疮第二方

治法：土茯苓三钱，甘草二钱，全蝎二片，僵蚕五个，川军三钱，用香油调匀，抹患处。

【审查意见】此方能否治癣，殊不敢必。

3. 癣疮第三方

治法：生半夏二钱，生斑蝥五分，共研细末，生鸡蛋一个，煮熟，用黄炼油将药调匀，擦患处。

【审查意见】此药刺激强烈，涂擦时间，不可太久。否则皮肤发赤起泡，疼痛尤甚，宜注意之。至其功效确否，尚待研究。

4. 项上癣疮

治法：甜酱少许涂搽。

按：此方难以审查，存疑待考。

（四）秃疮

1. 秃疮方

治法：雄黄、龙黄、黄丹、官粉、枯矾，以上各等分，共研细末，以香油和匀。用热水将疮痂洗净，至将出血时，再将上药涂上，数次即愈。

【审查意见】龙黄一药，据武乡段志林君称，谓系上党呼硫黄之土名。其余诸药，秃疮均可用之，尤以有脓汁者为宜。

审查征集验方

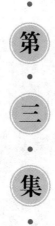

1935年

阎会长序

　　是书第一、二集，已付梓印行。于第二集序中，述及搜集验方之用意经过，并中医改进研究会审查之方式。兹者第三集亦已脱稿，请弁一言以为序。余意吾国历史垂数千年，其间行医之家，积世而深求之。或以理悟，或以验证，得妙方以活人者，即如第一、二两集，以及于此。仅晋地一省之所集，其为数已有可观。而其间随时淹没散失者，尚不知凡几。于以知吾国之病者，死于奇疾异症，而无所施其医治之方者，故为可惜。而死于妙方之不能保存，本可医治而不及医治者，尤为可惜也。愿我会中同人，深体此意，广为搜集，慎重审查，既以为保存妙方之助，且以为活莫治病之人之计。由三集、而四集、而五集，以至于无穷已。使举世之人，前有病而莫医，今有疾即可以除。是不但为吾会之光荣，抑亦为吾会同人之功德也。诸君其勉励为之，即以是为之序。

五台　阎锡山

序

　　医者之工作在治病，良方之价值在应症。苟欲广集多数应症之良方，刊成临床之宝筏，以资按图索骥之用，必须凑合多数医家之结晶，与散落乡间之秘方。更与以相当之代价（或名誉或奖金）使之慨解锦囊，或掬珍自谢不为功。此下走之素衷，亦我会长阎公百川先生之钧旨也。

　　会长本仁民爱物之怀，力求中医之改进，不遗余力，无待讳言。今夏更电招下走等商讨改进中医之周密计划，至为详确。更饬令会中悬奖征集，暨委派专员分赴各县、区、村征集民间秘方、验方。下走为慎重其事，曾谆谆告诫各该派员等，必须苦口婆心、多方劝导，并告以奖格、名誉、金钱，由投稿者自择。使人民了解我会长伟大之博爱精神，与中医之生灭与国家之关系，至重且大。尚幸颇不付托，所获得者，为数至巨。然其间杂乱无章。先由审查组专员张文元、李澍桢详加审查。暨分列门类，区划系统，增加意见。更经审查委员会（系本会全体理事所组织，专做审查工作）重行究正而抉择之。最后下走再行修正，分别等级，或与以名誉，或与以金钱，皆依照投稿者之方法（讹者正之，缺者补之；方意不明者补充之，主治不确者增订之，其主治药方不全，无法订正者，则存疑以待，不敢以私意妄加评判也）鉴定之。是该书之资材，纯系珍拾于民间，奖得诸医家。比之坊间所售之通行医方，故不可同日而语。即本会前此出版之一、二两集《验方》，亦于征集之方法与代价亦迥不相同矣。唯知一管所见，殊不足以发挥中医验方之精与之底蕴，尚祈医界同人贤哲近而教之。是幸，今当编校既变爱记其原起如此。

民国二十四年一月二十日

时逸人氏　敬序

跋

　　窃医学精要，虽在经验，而治疗伟效，端在良方。是故良方为我国医学经验之宝藏。《千金》《肘后》乃古方集成，《石室》《金匮》即凤传秘制。方书流布，几至汗牛充栋，美不胜收矣。然我国所有良方，除一部载诸医籍外，而一部多秘传民间。其方则药少功专，治疗收效，多出人意料。惟自古向有父子秘传，作为传家世宝；师弟株守，挟为敛财工具。因此，有效良方，不轻浅露，日渐失传。可惜殊甚。且思人无病时，体常泰然；偶尔失慎，疾病颠连，顿改常态，呻吟床笫，局踏卧室。势有生死不得之苦。至若瘟疫发生，传染流行，荒村山谷，鲜有不束手以待毙者。由此观之，欲救济生民病苦，而使通衢乡曲，俱可受其惠者，舍刊行验方，普及医药，乌可得耶？

　　本会会长阎主任有鉴及此，眷念民瘼，恫瘝在抱。复兴中医，毅然自任。所有全盘计划，已与本会常务理事业师时逸人先生商量研究。具体决定：初步工作，先从调查征集验方医书着手。国义求学于川至医专，卒业于甲戌之夏。幸蒙时师垂青，力为推毂，与同学张君玠、相君作良、单君生文等，前往河边同去听训。会长叮嘱，永记心目。遂受委以调查医方之职，征集验方、秘方、秘传针灸。时君逸人师多方指导工作，方策使到民间，不至有所扞格。责任之重，敢不竭其所能。尽调查征集之能事，庶不负会长复兴中医之一番苦心也。于是，首由河边村开始征集，五台、崞县、定襄、忻州，继至汾阳、文水、交城、清源以及阳曲、太原、祁县、平遥、太谷等县，各地风土、皆有差异；乡村区域，各有经验。医生乡民、应征踊跃，所到之处，无不欢迎，故将各地世医秘传结晶，医家经验心得，药肆创制售品，乡民自制秘方，无不征集一尽，如：龟龄集、定坤丹、麝雄锭、玉枢丹、舒筋散等，均在其列。至今所征验方秘方计四千余份，医书百余种。其应征者，医生占十分之七，乡民占十分之三耳。至于酬报，有受名誉奖者；有受现金奖者；亦有自愿公开济世，不受任何报酬者。总之，征集验方，文物繁华之地，应征者较多，山隅偏僻之处，则较为少耳。今者将所征验方，由本会验方医书审查委员会，汇订数集。第三集审查征集验方，付梓在即。书中验方、分列门类，方名主治，审查意见，均甚简明。法取成效，堪资实用。通衢乡曲，各备一编，偶渠疾病，对症施方。尚可不至束手乎，因忘谫陋，略志始末。

民国二十四年一月二十三日

中医改进研究会验方征集组调查员　范国义　谨志

注　意

本书由来，珍拾民间。
经验中得，屈才丰渊。
从药刊出，卫生宝典。
家家必备，寿命绵延。
功超良相，效不可言。
医界诸君，能不争添？

目　录

一、内科

(一) 传染病

按：传染病，据近代医家之考察，属于内科领域以内者，已有二十余种之多。本篇所选各方，共六十一首。但如以病类分之，仅有十种，尚不及前数之半，挂一漏万，殆为不可掩讳之事实。读者欲窥全豹，请参考本会之《中国急性传染病学》，互相对勘，当能获益不浅也。

1. 疫疹

(1) 清瘟败毒饮

主治：时行瘟疫，身发斑疹。

组成：生石膏二两，生地八钱，黄连四钱，犀角三钱，山栀三钱，连翘三钱，桔梗三钱，黄芩三钱，知母三钱，赤芍三钱，丹皮三钱，元参三钱，竹叶三钱，粉草三钱。

加减法：有斑疹，加大青叶三钱，加升麻引毒外透，服一二剂后则去之。前药共煎，大剂盅半，中剂八分，小剂六分，早晚空心服。

【审查意见】此余师原方，有清热解毒之功。对于疫疹发热、口渴、面赤、神昏、脉洪数有力者，当能取效。

(2) 疫疹第二方

主治：瘟病发疹，头晕目眩，身热骨蒸。

组成：酒黄芩，连翘，地骨皮，栀子。

加减法：阳明有实症加酒大黄，有热症加石膏，有斑疹者，加犀角、地黄。

用法：水煎服。

【审查意见】清凉剂，表解者可用。

2. 痘疮

(1) 保婴出痘方

主治：小儿痘疮。

组成：金银花一钱，西红花一钱，制桃仁一钱，荆芥穗钱半，赤芍片二钱，全当归二钱，怀生地二钱，粉甘草五分。

加减法：如小儿先天毒重者，可倍加金银花。

用法：上药八味，用清水二茶盅，煎至一黄酒盅，再用小儿本身落下脐带，二三寸，炭火瓦上焙干存性（忌用煤火），研极细末，冲入药中。仅日内，陆续与小儿服完。

【审查意见】痘疮见点期，此方可用，芥穗宜炒。

（2）养正化毒汤

主治：痘疮灰白下陷，倦怠少气。

组成：潞参一钱，黄芪一钱，全当归钱半，炙草五分，红花二钱，肉桂五分，炒甲珠钱半，炒川芎一钱，广木香五分。

用法：水煎服。

【审查意见】温补气血，虚寒证有效。

3. 麻疹

（1）黄连解毒汤

主治：麻疹后夜热、面红、神倦、嗜卧。

组成：黄连，生地，当归，赤白芍，黄芩，木通，鳖甲，柴胡，银花，连翘，麦门冬，丹皮，人中黄，犀角。

用法：研，另末冲，分量随时酌定。另服化毒丹。煎汤，午后服。

加减法：如多蚊处，加夜明砂五钱。

（2）化毒丹

主治：小儿麻疹后，余毒未清。

组成：上犀角一分，人中黄八分，鹤青珠三分，青果灰五分，明琥珀七分，灯芯灰二分，真川贝三钱，柿霜一钱。

用法：上药共研细末，匀十六服，各包。每清晨服一包。金银花煎汤送下，加蜜少许亦佳。

【审查意见】以上二方，皆系清凉解毒剂，实热证可用。若虚寒症浮阳外散，自觉发热有误，服之则危险至极，祸不旋踵矣，慎之。

（3）麻疹第三方

主治：麻疹热毒盛者。

组成：上犀角五分，生地钱半，丹皮一钱，栀子一钱，大青钱半，紫草八分，蝉蜕五分，龙胆草一钱，石膏二钱。

用法：煎服。

【审查意见】此系古方，有消疹解毒、清热、凉血之效。

（4）麻疹第四方

主治：麻疹，身热、口渴、脉象弦数、目赤、便闭、神烦舌绛。

组成：犀角五分，大黄一钱，石膏二钱，玄参一钱，细生地钱半，青黛一钱，丹皮一钱，赤芍八分，玄明粉一钱。

用法：水煎顿服。

【审查意见】有凉血、清热、通便之效，可用。

4. 白喉

（1）除瘟化毒汤

主治：白喉初起，症象轻浅。

组成：粉葛根二钱，金银花二钱，杷叶钱半（去毛，蜜炙），薄荷五分，生地二钱，冬桑葚二钱，小木通八分，竹叶一钱，贝母二钱（去心），生甘草八分。

用法：水煎服。

加减法：如大便秘者，加瓜蒌二钱，郁李仁二钱；胸下胀闷者，加炒枳壳钱半，炒麦芽二钱；小便短赤者，加车前子三钱，灯心一钱。

【审查意见】通行方，初起有表证，热多寒少者，可用。

（2）铁爪长匙散

主治：白喉症。

用法：木工用旧铁钻头上铁（须乘转动极热时刮下，否则不灵）一厘，药珠二厘，壮男指甲炭三厘，三味同研。再用郁金二分，雄黄二分，硼砂三厘，三味同研。以瓷瓶封存，临用时取出（分量平均）拌匀。合研极细，吹于患者喉间。惟非喉症肿闭极危时，勿遽用。以其药性猛烈故也。

【审查意见】此方功能清热解毒，可备应用。

（3）白填鸭散

主治：白喉奇险时，百药罔效。

用法：用纯白公鸭一只，自霜降日起，每日用麸面和蜗牛，地龙、柿霜、瓜蒌霜、古钱醋煅为末，各等分。（计麸面七成、药三成）捏成小团，卯酉时，各填十二个，关闭笼内，不使多走，所遗之粪，另以一器收好。至小雪日交节之时，宰取喉头骨，连喉管、肺管及肺（宰时，以刀刺腹，勿割其喉，忌水）置瓦上焙干，为炭，存性。另以一月内所遗鸭粪，用清水漂去垢，澄去土，至净为度。带水研至极细，澄定。沥去水，亦置瓦上焙干为炭，存性。与前炭合一处，共研极细末。加蜗牛焙黄四十九个，用旧寿州烟斗口门七个（用凸起处一圈，馀勿用）洗净，烟渍火上微烘，二物同研极细，再与两炭合研拌匀。瓷瓶封固。置低潮处，以去火气，临用时，再加入冰片、硼砂、人指甲（煅黄）、人中白、鸭嘴、胆矾五种细末各少许，和匀，吹喉内患处。

【审查意见】此方即不用鸭，但用硼砂等药，亦能取效，惟加鸭用，能否增加效力，尚待研究。

（4）白喉第四方

主治：白喉喉部发白，难下饮食。（赵郁文）

组成：元参五钱，寸冬五钱，丹皮三钱，生地五钱，花粉三钱，生白芍四钱，桑皮三钱。用法：上药水煎，每隔二小时，温服一次，连服五次。

【审查意见】此方清燥凉血，再加疏解推积之品，如酒军、薄荷之类可也。

（5）白喉第五方

主治：白喉症，痰涎壅塞。

组成：巴豆霜、皂角末、冰片各少许。

用法：上药研细末，卷入火纸中熏之，少顷，痰下，肿消，大便黑粪，即可全治。

【审查意见】此方痰盛而障碍呼吸者可用，肿痛剧烈者，切勿浪施。

（6）蒜片拔毒散

主治：白喉症肿痛难忍者。

用法：用老蒜一瓣（独头者更佳）捣如泥，以豌豆大，敷经渠穴（大指伸直，近手腕寸脉后，有窝处即是），男左女右，用瓦楞子或小蚌壳盖上，扎住，过五六时，起一水泡，用银针挑破，揩去毒水，即可减轻病症。

【审查意见】普通吊炎法，轻症有效。

（7）吹喉冰硼散

主治：白喉症。

组成：冰片三分，硼砂一钱，胆矾五分，灯芯灰钱半。

用法：上药共研细末，用少许，吹入喉中，吐出痰涎，数次即愈。

【审查意见】喉症专药，可用。

（8）吹喉凤衣散

主治：白喉肿痛者。

组成：青果炭二钱，黄柏一钱，川贝母一钱（去心），冰片五分，儿茶一钱，薄荷叶一钱，凤凰衣（即初生小鸡蛋壳内衣）五分。

用法：上药各研细末，再入乳钵内，加冰片再研，和匀。按症轻重，酌量用药，吹入喉中。

【审查意见】通行方，可用。

（9）吹喉瓜霜散

主治：白喉。

组成：西瓜霜二钱，上辰砂四分，上冰片二分，人中白二分（煅），明雄黄四厘。

用法：上药各研细末，再入乳钵内，和匀，研至极细为度，吹入患部。

【审查意见】此方功能清凉、解毒、防腐、杀菌，白喉可用。

（10）外治异功散

主治：喉症肿痛。

组成：斑蝥四分，真血竭六分，制乳香六分，制没药六分（去油），上麝香六分，全蝎六分，大元参六分，上梅片二分。

用法：斑蝥去头、翅、足，糯米拌炒，以米色微黄为度，去糯米。除血竭外，合诸药共研细末，另研血竭拌匀，置入瓷瓶收贮，勿令泄气（凡验血竭真伪，以少许磨指甲上，以红透指甲者，方可认为真的，若与诸药同研，则血竭飞去，故须另研）。凡遇喉症肿痛，以此散捏成黄豆大一小粒，置小张膏药上，左肿贴左，右肿贴右。左右俱肿，俱贴，均在结喉旁边软处。经五六时，即揭去膏药，现有水泡，用银针将泡刺破，揩去毒水即愈。

【审查意见】此系古方，以知吊炎，可使喉症减轻。

（11）白喉第十一方

主治：白喉症，喉痛发白色，兼身热、口渴，脉洪数者。

组成：西瓜霜五分，飞朱砂五分，梅花片三分，人中白五分（煅），西牛黄三分，雄精五钱。

用法：上药研细末，瓷瓶收贮，频吹喉内白点上，每次五分许。

【审查意见】此治白喉专剂，可用。

（12）善后养正汤

主治：白喉愈后，余毒未清。

组成：生玉竹五钱，生地黄三钱，熟地黄四钱，花粉二钱，怀山药四钱，茯苓二钱，制首乌两钱，麦门冬二钱（去心），白芍二钱，女贞子三钱，当归三钱，炙甘草一钱。

注：当归辛温，似余毒退尽方可服。

用法：煎服，每日一剂。

【审查意见】此系普通方，有滋阴清热健脾之效。

（13）善后银花四君子汤

主治：白喉愈后，脾胃虚弱。

组成：台党参五钱，制于术四钱，生首乌四钱，金银花二钱，炙甘草一钱。

用法：煎服。

【审查意见】此方功能补气、健脾、清热解毒、可资应用。

（14）养阴清肺汤

主治：白喉余毒未尽，口干舌燥者。

组成：大生地一两，麦冬六钱（去心），白芍四钱（炒），薄荷二钱五分，元参八钱，丹皮四钱，贝母四钱（去心），生甘草二钱。

用法：水煎服。

加减法：如喉间肿甚者，加煅石膏四钱；大便燥结，数日不通者，加清宁丸二钱，元明粉二钱；胸下胀闷者，加神曲二钱，焦楂二钱；小便短赤者，加木通一钱，泽泻二钱，知母二钱；燥渴者，加天冬三钱，马兜铃三钱；面赤身热或舌苔黄色者，加银花四钱，连翘二钱。

【审查意见】此方有清热滋液之功，应用于白喉末期，阴虚火盛，口干舌燥者，确效。

5. 霍乱

（1）定乱饮

主治：干霍乱（又名热霍乱，亦名绞肠痧）。

组成：枯白矾五分（研末），地浆，滚水。

用法：上二味各一茶盏，煮沸，入枯白矾末，时时饮之，以饮后或吐或泻为度。

外治法：服药三十分钟后，如仍不吐泻者，速用银针刺两肘曲处曲泽穴及两手十指，两腕后内关穴，可保万全。

【审查意见】此系通行方也，若霍乱症不吐不泻，腹不胀满，胸不痞闷，且无嗢嗢欲吐之发作，则枯白矾有收敛止痛之效，地浆水赋清热和胃之功，诊断既确，功效必捷也。

（2）三合济生丸

主治：霍乱、转筋、绞肠、肢冷、伤寒、伤暑以及疟痢等症。

组成：川厚朴一两六钱二分五厘（姜汁制），香薷五钱，乌药七钱五分，草果五钱，枳壳八钱七分五厘（麸炒），赤苓一两五钱，香附七钱五分，广藿香一两七钱五分，桔梗三钱七分五厘，木瓜三钱二分五厘，甘草七钱五分，紫菀五钱，茯苓五钱，毛苍术七钱五分（制），川芎七钱五分，制半夏一两一钱二分五厘，野白术三钱七分五厘，苏叶一两七钱五分，檀香二钱五分，木香九钱，陈皮一两六钱二分五厘，防风七钱五分，柴胡二钱，白芷一两二钱五分，砂仁七钱五分，细川连三钱七分五厘，晚蚕沙一两，神曲一两二钱五分，羌活一两。

用法：上药共研细末，用薄荷七钱五分，松萝茶、大腹皮各二钱五分，煎汁，米汤一盅，相合泛丸如绿豆大，朱砂末二钱五分为衣，晒干入磁瓶，勿令泄气。每服一钱，重者二钱。寒症，姜汤送下；舌苔发白者，藿香汤送服。

【审查意见】此方类皆辛热温燥香蜜之品，对于风湿、寒湿、秽浊等症，当能有效。然药品繁杂，殊非临症之主治良剂也。

（3）寸金丹

主治：霍乱吐泻、中风、中寒、饮食停滞、四时感冒、发热头疼、伤风咳嗽以及小儿急慢惊风等症。

组成：防风、羌活、乌药、前胡、川芎（酒浸）、木香、半夏（姜汁浸）、陈皮、厚朴（姜汁浸）、砂仁（姜汁蒸炒）、紫苏、薄荷、苍术（米泔水浸）、香附（醋炒）、藿香、赤茯苓、槟榔、神曲以上各三两，枳壳一两五钱（麸炒），炙甘草二两五钱，白豆蔻肉一两（炒）。

用法：将以上药共为细末，再将神曲二十两，研细末，同姜汁，作锭剂。每锭重二钱，阴干，用飞净朱砂为衣，磁瓶收贮。大人每服一锭，重者二锭，小儿减半俱用淡姜汤送下。

【审查意见】此通行方，寒湿症兼有外感者，可用，热盛者忌服。

（4）解结理乱散

主治：霍乱。

组成：丹砂五钱，枳实三钱，半夏三钱，延胡索四钱，木瓜三钱，青盐三钱，滑石二钱，柴胡三钱。

用法：以上各品共研极细末，为散剂。初发见霍乱时，即用温水送服三钱，若时间稍久，或重者，均可酌增。

【审查意见】有清暑、利湿、化浊之用。

（5）回应丹

主治：霍乱吐泻、腹疼转筋、内伤饮食生冷、胸膈胀闷、不思饮食、山岚瘴气、不服水土、心腹作痛、痢疾水泻等症。

组成：台乌药、防风、川羌活、前胡、川芎（酒浸）、香白芷、广陈皮、半夏

（姜汁炒）、茅苍术（米泔浸，炒）、拣砂仁、赤茯苓、广木香、藿香叶、薄荷叶、川厚朴（姜汁炒）、细香附各四两。

用法：以上分作三份，将一份以黄酒炒，一份用醋炒，一份用童便炒。另外用白蔻二两，枳壳一两五钱（麸炒），草果一两（微火煨热，去壳取肉炒），白扁豆二两（炒），六神曲十八两（姜汁炒胡饼），以上共药二十一味，研细末，姜汁为丸，朱砂为衣，如桐子大。大人每服二钱，小儿减半，姜汤化服。

加减法：如红白痢疾、水泻等症，加红糖三钱；内热小便不利，加灯心三十枝。

用法：煎汤化药，调匀热服，以汗出为度。

【审查意见】此方辛燥温热，以治风湿、湿寒等症，较为适宜，霍乱有此等兼症者，可用。

6. 疟疾

（1）截疟神效膏

主治：疟疾。

组成：常山四两，独活八钱，甘草八钱，羌活一两六钱，秦艽一两六钱，生地一两六钱，天麻一两六钱，防风一两六钱，白芷一两六钱，川乌一两六钱，川芎一两六钱。

用法：上药十一味，用大麻油五斤，浸三昼夜，与油同煎，去渣。另入淘净纬丹二斤，搅匀。收至滴水成珠为度，贮瓦钵。冷水隔器养之，用时，开水炖化，摊蓝布上，摊作膏，约一寸五分见方，于疟疾发作四五次后，在先一小时前，炙热，贴天庭穴即妥。

【审查意见】此疟疾外治法，功效不大，然用之亦无碍。天庭穴即眉上额部也。

（2）疟疾第二方

主治：久疟腹中结块。

组成：醋炙鳖甲五钱，穿山甲七钱，柴胡六钱，潞参三钱，白芍七钱，川芎五钱。

用法：以上各药共为细末，以长流水和为丸如梧桐子大。每服二钱，于病未犯以前（约一小时）用黄酒半匙送下。

【审查意见】久疟气虚结块者，有效。

（3）疟疾第三方

主治：疟疾寒热往来、头痛、便秘等症。

组成：南常山四钱，乌梅肉二钱，草果仁三钱，川朴根二钱，炒枳实钱半，焦楂肉三钱，炒神曲钱半，醋青皮钱半，川甲珠二钱，川军块二钱，白芍生二钱，条芩片二钱，醋柴胡二钱，宁半夏二钱。

用法：上药以水三大碗，黑豆五十粒，煎之，作汤剂。露一宿，在未发病前一点钟服之。

【审查意见】久疟有停滞者，可用。

（4）疟疾一针愈

主治：暑疟、风疟、寒疟、湿疟、温疟、瘴疟、瘅疟、牡疟、疫疟、鬼疟、疟母、三日疟、间日疟等。

用法：当发作之际，用带将患者四肢，各个束缚，则四肢上组黑暴露跳动之大血管，极形紧张，察其暴露显著而跳动者即用三棱针刺之，令其充分出血，即愈。

【审查意见】疟疾有郁闷之苦者，针刺出血，可使减轻。但欲根治疟疾，殆不可能。

（5）疟疾第五方

主治：疟疾间日热。

组成：柴胡二钱，黄芩二钱。

用法：水煎，于未发前二时服之，连服二帖。

【审查意见】用量宜酌量增减，更须参加化痰、利湿、清暑、顺气、芳香化浊、消导等药为安。

（6）贴脐截疟丸

主治：疟疾。

组成：胡椒，雄精。

用法：以上二味，各等分，研末。以大米饭研烂为丸，如桐子大，外以朱砂为衣，置丸于脐中，外以膏药贴之。

【审查意见】疟疾外治法，用之无碍。但功效未能充分。

（7）疟疾第七方

主治：疟疾恶寒战栗，周身动摇不定。

组成：狗蝇七个（小儿三个），葱叶一枚。

用法：将狗蝇置葱叶内，在火上炙热，食之即愈。

【审查意见】功效确否，存待试用。

7. 痢疾

（1）痢疾第一方

主治：赤痢。

组成：白槿花三钱（焙干），白糖适宜。

用法：上药共研极细末，作散剂，以白开水调匀，饭前温服。

【审查意见】白槿花即木槿花之白色者，有活血之效。痢疾可用。

（2）滑石芦根汤

主治：赤痢症。

组成：滑石三钱，芦根三钱，杏仁二钱，银花二钱，枳实二钱，桃仁一钱，大黄二钱，芒硝一钱，黄连二钱，竹叶二钱，通草钱半，泽泻钱半。

用法：以上各药水煎汤，空心服。

【审查意见】赤痢兼有郁热停滞者，可用。

（3）痢疾第三方

主治：赤白痢疾。

组成：条芩六分（酒洗），白芍六分（酒洗），橘红四分，厚朴四分（姜炒），地榆五分，炙草五分，高参五分，焦术五分，当归五分，红花三分（酒洗），木香二分。

用法：水煎服。

【审查意见】此治泻痢之通行方，可用。

（4）痢疾第四方

主治：红白痢。

组成：川黄连（酒炒六分，生用四分），条芩（酒洗六分，生用四分），白芍（酒洗六分，生用四分），楂肉一钱，橘红四分，厚朴四分（姜汁炒），槟榔四分，青皮四分，当归五分，甘草（炙三分，生二分），地榆五分，红花（酒洗）三分，桃仁一钱（研泥），广木香三分（研末冲服）。

用法：上药水三碗，煎一碗，入木香冲化，温服。

【审查意见】通行治痢方，有效。

（5）痢疾第五方

主治：红白痢。

组成：川黄连（去须生用）、条黄芩（生）、杭白芍、楂肉各一钱二分，陈枳壳（麸炒）、厚朴（去皮，姜汁炒）、坚槟榔、青皮各八分，当归、甘草、地榆各五分，红花三分（酒洗），桃仁一钱（去皮尖，研泥），广木香三分（研末，另包冲服）。

用法：水煎服。

加减法：单白者，去桃仁、红花，加橘红钱半，木香三分；涩滞甚者，加川军三钱，三服以后，去川军。

【审查意见】痢疾通行方，有效。

（6）痢疾第六方（刘述陶）

主治：红白痢疾，微感里急后重、腹痛者。

组成：乌梅四个，粟壳一钱，生蜂蜜一钱，麦冬一钱，红枣四个。

用法：上药系童子量，大人可再加二倍。以水三碗，煎一碗。入生蜂蜜冲化，温服。

【审查意见】此方有收敛性，初起忌服。久痢可用。

（7）芍药汤

主治：红白痢疾，里急后重，腹痛。

组成：芍药二钱，当归三钱，黄连二钱，黄芩二钱，槟榔二钱，广木香钱半，甘草一钱，枳壳钱半。

用法：水煎服。

加减法：泻痢无度者，加川军三钱。

【审查意见】此系古方，治痢有效，腹痛甚者，可加酒军。

（8）痢疾第八方

主治：汗后、产后红白痢疾。

组成：酒洗白芍八钱，归尾八钱，枳壳钱半，广木香钱半，川连钱半，滑石粉二钱，车前子三钱，炒莱菔子二钱，甘草二钱，野台参三钱。

用法：煎汤，空心服。

加减法：产后用之，去枳壳五分，广木香五分，为妥。

【审查意见】此方有行气、导滞、清热、利尿之功。对于普通泻痢有效。

（9）痢疾神效方

主治：红白痢疾。

组成：生白芍五钱，吴萸炒黄连三钱，广木香钱半，川朴根钱半，黄连炒吴萸钱半，炒枳实二钱，酒军钱半，桂枝尖一钱，焦山楂二钱，槟榔二钱，青皮钱半。

用法：生姜三片为引，水煎服。

加减法：如血多，可照原方；如脓多，可将黄连炒吴萸用三钱，吴萸炒黄连用二钱为妥。

【审查意见】此方以行气导滞为主，颇合治痢法则。如发热重者，或兼表证者，均宜随症增减为妥。

（10）治痢妙方

主治：因饮食不调、肠胃失和而来之红白痢疾，里急后重、次数多、而其量甚少者。

组成：全当归一两，炒贡芍八钱，莱菔子四钱，枳壳二钱，槟榔二钱，厚朴二钱，广木香钱半，木瓜二钱，黄芩钱半，升麻七分，生川军三钱，甘草钱半，吴萸炒黄连钱半。

用法：煎汤，空心温服。一剂后，则须减其量至半，再服之。

【审查意见】此方增加升麻一味，殊不合理；木瓜亦不妥帖。其余诸药，均系治痢普通之品，可备应用。

（11）痢疾散

主治：红白痢下脓血者。

组成：羌活五钱（米泔浸一夜，晒干），白芍二钱，防风二钱，川厚朴二钱，连翘二钱，白头翁二钱，酒军半钱。

用法：以上诸药，研末作散剂。如系白痢，用生姜汤送下三钱；红痢用灶心红土烧成赤色者，以开水化汤，澄清送下（药量与前同）。头疼加川芎钱半。

【审查意见】燥湿、导滞、解热有效，有表证者可用。

（12）痢疾第十二方

主治：痢下频数，色红、或白、或红白相间，腹痛，里急后重；胃纳不振，但无身热头疼之症者。

组成：油当归一两，杭白芍一两。

用法：或少佐莱菔子、飞滑石、木香、槟榔、枳实、甘草等，上药水三盅，煎一盅，温服。

【审查意见】单纯性痢疾，见症轻微者，此方有效。

（13）八仙万应至宝丹

主治：红白痢，心痛，腹痛，咳嗽。

组成：雄黄十两，郁金十两，巴霜五两（去油），没药三两（去油），乳香三两（去油），木香三两，牙皂三两，陈皮三两。

用法：上药共研细末，用陈醋和匀为丸，如黄豆大，外用朱砂为衣。大人每服一丸，小儿服半丸，开水送下。

【审查意见】此方功能攻积化滞，治痢有效。

（14）痢疾第十四方

主治：暑月下痢红白、里急后重、脘腹灼热、滞痛难忍、舌苔黄腻、脉滑数有力者。

组成：莱菔子二钱，花槟榔二钱，油当归五钱，生白芍四钱，炒枳壳半钱，车前子一钱，青木香八分，净楂肉三钱，炒川连一钱，酒川军一钱，生甘草一钱。

用法：上药十一味，煎汤，空心温服。

【审查意见】普通泻痢方，堪资备用。

（15）泄湿导浊汤

主治：暑月腹痛泻痢。

组成：晚蚕沙五钱，生苡仁四钱，滑石三钱，大腹皮钱半，青皮钱半，槟榔钱半，木香二钱。

用法：上药水煎，分二次顿服。

加减法：发热加连翘三钱，山栀钱半。

【审查意见】此方有湿热者可用，再加入活血之品，治痢尤切。

（16）清热化滞汤

主治：痢疾。

组成：黄连（吴茱萸煎汤炒），白芍，陈皮，茯苓，枳壳，黄芩，甘草。

用法：加生姜三片，水煎服。

加减法：初起积热正炽，加大黄、芒硝；血痢，加酒炒黄芩、当归、地榆；白痢加川朴、枳壳；赤白并下，加川芎、归尾、桃仁、红花、滑石、陈皮、炒干姜；白痢并虚者，加焦术、黄芪、去黄芩、枳壳；赤痢久虚，下后未愈，去芩、连，加当归、白芍、焦术、川芎、胶珠；里急后重，加木香、槟榔；腹痛，加白芍、当归、川芎、元胡、枳壳；小便赤色，加木通、猪苓、泽泻；久痢气血两虚，加台参、黄芪、当归、川芎、升麻、肉蔻、重加升麻提之。

【审查意见】通行方，有效。

（17）理中加白芍熟军汤

主治：久痢虚痢。

组成：人参三钱，白术三钱，干姜三钱，生白芍五钱，熟军三钱，炙草三钱。

用法：水煎服。

加减法：发热，加黑豆；寒甚，加附子；腹痛，加桂枝、细辛；后重，少加升麻。

【审查意见】因久痢虚寒，以致肠管蠕动力及排泄机能迟滞者，此方可用。

（18）痢疾第十八方

主治：噤口痢。

组成：东洋参二钱，石莲子二钱，吴萸炒川连钱半，酒连钱半，酒黄芩钱半，广木香一钱。

用法：水煎服。

【审查意见】气虚有热者，可用。寒症不宜。

（19）痢疾第十九方（陈同山）

主治：噤口痢。

用法：用五谷虫瓦上焙干，为末，每服一钱，用米汤冲服。

【审查意见】此方有健胃之效，消化不良者可用，噤口痢恐难胜任。

（20）痢疾第二十方

主治：休息痢。

组成：乌梅肉，建茶，干姜。

用法：以上三味，各等分，共研为极细末，米糊为丸如桐子大，早晚以焦山楂煎汤送下，每次三钱。

【审查意见】普通方，有暖胃止泻之效。

8. 丹毒（大头瘟）

（1）水仙膏

主治：大头瘟。

用法：水仙花头一个，先将外边黑皮去净，捣成泥，涂在肿处，轻则易之，以肿消为度。

【审查意见】此民间最普用之良方也，盖水仙花性寒、味苦微辛，以之作膏剂外用，有清热、消肿、解毒之效故也。

（2）丹毒第二方

主治：大头瘟，面腮肿胀焮红。

组成：芒硝五钱。

用法：研细末，取醋一碗化匀，净白布浸湿。乘温揭患处。

【审查意见】此方消炎退肿，确有功效。一切炎症，于未化脓前，均可用之。

9. 黄疸

（1）黄疸第一方

主治：黄疸病，全身发黄。（胡宪孔）

组成：白丁香（公家雀粪）、苦丁香（甜瓜蒂）、陈谷各七粒。

用法：共研细末，一次闻入鼻内，流黄水后，即愈。

【审查意见】古方，有效。

（2）黄疸第二方

主治：黄疸，胸痞，腹胀，小便不利。

组成：平胃散一两，针砂三钱，皂矾三钱，车前子三钱。

用法：共研匀，红枣泥捣和为丸，每服三钱，开水送下，忌食盐、酱、醋百天。

【审查意见】湿重者，此方可用。

（3）黄疸第三方

主治：黄疸病。

治法：麝香一分，放脐眼内，外用膏药贴紧，数日即愈。

【审查意见】麝香有兴奋作用，放入脐内，可以唤起肠壁神经之蠕动机能。黄疸消化不良，症候轻浅者可用。

10. 流行性耳下腺炎

（1）痄腮第一方

主治：痄腮（即耳下腺炎）。

组成：川军块五钱，雄黄一钱，明矾三钱。

用法：上药研细末，用醋（陈久者）和匀，涂患处。每日三次。

【审查意见】此方有清热消肿之力，耳下腺炎可用。

（2）痄腮第二方

主治：瘟疫流行，令人腮肿，或左或右，热渴不止，疼痛焮赤。

治法：连翘三钱，板蓝根三钱，丹皮二钱，银花三钱，山栀二钱，黄芩钱半，薄荷钱半，滑石三钱，生草一钱，水煎，空心服。

加减法：大便闭结，加生军二钱，芒硝钱半。

【审查意见】此方解毒清热可用。

（二）时令病

本集关于时令病之验方，应征者，寥寥可数。本会常务理事时逸人先生著有《中国时令病学》，历述时令病之原因、病理、症候、诊断，至为精详。而治法，处方，尤其灵活周到，切于实用。读者彼此互参可也。

1. 伤寒

（1）伤寒第一方

主治：伤寒二三日，寒热酸困、头痛发热、口苦咽干。

治法：黄芩二钱，赤芍钱半，紫苏钱半，杏仁三钱，白芷三钱，川芎钱半，石膏三钱，柴胡钱半，花粉二钱，煎服。

【审查意见】此系古方，外散风寒，内清里热，可用。

（2）伤寒第二方

主治：伤寒四五日，不恶寒，浑身疼痛，口干，不得卧。

治法：黄芩钱半，赤芍钱半，丹皮钱半，栀子钱半，石膏三钱，花粉三钱，麦冬二钱，连翘二钱，水煎服。

【审查意见】清凉剂，可用。但有表证脉浮者，忌服。

（3）神白散

主治：时行伤寒。

组成：白芷二钱，甘草一钱，生姜三片，葱白三支，大枣一枚，豆豉五钱。

用法：上药水煎，作汤剂。临卧服。

【审查意见】辛温发汗平剂，初起有表证者，可用。

（4）头痛立效煎

主治：冬天感寒头痛。

组成：荆芥穗、天南星、草乌头各二个，石膏六钱。

用法：上为细末，茶、姜汁、薄荷水煎。

【审查意见】此方功能散风泻热，减轻脑部血压，麻痹局部神经。感寒头痛兼有胃火者，必能取效。

（5）伤寒第五方

主治：冬天感受风寒，发寒热、咳嗽、鼻流清涕。

治法：荆芥三钱，防风二钱，黄芩钱半，桔梗钱半，杏仁一钱，桑皮二钱，半夏一钱，甘草五分，葱白三寸、生姜三片，煎服。

【审查意见】辛温发散剂，可资应用。

（6）伤寒第六方

主治：阴证伤寒，恶寒战栗，舌苔黑滑，脉沉而紧。

治法：高丽参一钱，淡附片钱半，炒于术二钱，炒川姜一钱，葱白三寸、细辛五分，炙草一钱，桂枝一钱，水煎，空心服。

【审查意见】强心发汗，阴寒症可用。

2. 感冒

（1）感冒第一方

主治：感冒，脉浮紧，头项强痛，发热而恶寒，间有胃脘不舒，呕逆咳嗽。

治法：当归三钱，川芎钱半，赤白芍各二钱，荆芥二钱，防风二钱，焦三仙三钱，薄荷叶二钱，生姜三片，葱白三节为引，以武火煎汤，临卧，空心服。

【审查意见】活血发散，普通感冒风寒症可用。

（2）参苏饮（王万琳）

主治：感冒风寒，头痛发热、憎寒咳嗽、涕唾稠粘、胸膈满闷，脉弱，无汗。

治法：人参、苏叶、干葛、前胡、陈皮、枳壳、茯苓、半夏，以上各六分，桔梗、广木香、甘草各五分，生姜五片，大枣一枚为引，水煎热服，取汗。

【审查意见】古方，益气发汗法，对症有效。

（3）感冒第三方

主治：夏天感冒，发寒热、咳嗽、头晕、目眩。

治法：淡豆豉三钱，薄荷叶二钱，银花二钱，鲜芦根三钱，杏仁一钱，酒芩钱半，山栀一钱，茯苓二钱，甘菊花二钱，茯苓二钱，滑石粉一钱，葱白二寸，煎汤服。

【审查意见】清凉解表剂，可用。

（4）加味升麻葛根汤

主治：大人小儿感冒头痛、发热、肢体烦疼、胸闷、口苦、胁痛者。

治法：升麻二钱，葛根二钱，白芍二钱，柴胡钱半，黄芩二钱，陈皮一钱，半夏钱半，甘草一钱，煎服。

【审查意见】此升麻葛根汤原方，加柴胡、黄芩、陈皮、半夏四味，与所主病症，尚属适应，可用。

（5）感冒第五方

主治：感冒六七日，寒热往来，胸痞，呕吐，脉弦，苔白。

治法：柴胡一钱，黄芩钱半，枳壳钱半，桔梗钱半，姜半夏钱半，广皮钱半，生姜二片，葱白三钱，水煎服。

【审查意见】此方具和解之力，施用对症，有效。

（6）感冒第六方

主治：头疼（感冒性头疼）。

治法：川芎三钱，薄荷一钱，杭白菊花四钱，水煎，空心临卧顿服。

【审查意见】辛凉平剂，感冒风寒之头痛，当然有效。

3. 伤暑

（1）清暑益气汤（赵图南）

主治：伤暑气虚，发热自汗，脉洪大无力者。

治法：南香薷三钱，生扁豆五钱，滑石三钱，粉草一钱，大洋参二钱，生石膏三钱，知母二钱，茯苓三钱，苏叶钱半，杭菊三钱，灯心、竹叶为引，水煎服。

【审查意见】此方有清凉解暑、益气、利尿之效。气虚伤暑症，最为适宜，诚经验有效之方也。

（2）枇杷解暑汤

主治：中暑伏热，烦渴饮引，欲呕吐恶秽，头目眩晕。

治法：枇杷二钱（布包），陈皮一钱，丁香五分，香薷三钱，益元散三钱（布包），麦冬二钱，厚朴一钱，茅根二钱，栀子二钱，甘草五分，水煎冷服。

（3）清暑饮

主治：中暑。

治法：葛根钱半，枇杷叶钱半（布包），缩砂六分，扁豆八分，黄连四分，茯苓一钱，甘草五分，乌梅二个，藿香六分。

【审查意见】以上二则，皆以清暑、解热、利尿为主，尚可选用。但仍须详察病情，分别加减为妥。

4. 风湿

（1）升阳除湿汤

主治：秋季感受风湿飧泄及肠风、滞下、便血。

治法：防风二钱，苍术、白术、茯苓、白芍各一钱，生姜三片为引，煎服，取微汗。

【审查意见】此方散风燥湿，堪资取用。

（三）呼吸器病

1. 肺痨

（1）肺痨灭菌散

主治：肺痨，发热，咳嗽。

治法：蛤蟆一只（开腹去肠渣，焙干研末），胡连、苦楝皮、龙脑各一钱。上药各研细末，和匀为散，每早晚水送服，成人每次服量为一钱，小儿每次服五分即妥。

【审查意见】此系古方修改，肺病初起，尚可取用，但须酌加滋阴清肺之品，功效较捷。

（2）瓜蒌汤

主治：胸痹，咳嗽气急。

治法：瓜蒌仁三钱，橘皮二钱，半夏二钱半，桂枝三钱，枳实三钱，薤白三钱，厚朴二钱，生姜三钱，桔梗三钱，紫菀二钱。水煎，临卧空心服。

【审查意见】古方，尚属有效。

（3）肺痨第三方

主治：肺病咳嗽吐血，潮热盗汗，面唇发白，六脉微弱。

治法：蛤蚧二对、生黄芪五钱，浮萍草二钱半，姜汁一钱，白蜜二钱，将前三味药共为末，以姜汁、白蜜为引，每服三钱，白水调姜汁、白蜜送下。

【审查意见】此方温补肺气之力甚大，阳气微弱者可用。

（4）肺痨第四方

主治：咳嗽，痰中带血。

治法：旋覆花钱半，代赭石二钱，海浮石二钱，半夏曲二钱，枇杷叶二钱，百部钱半，炙白前钱半，大小蓟炭三钱，陈阿胶三钱（蛤粉炒），鲜茅根三钱，生地三钱，白杏仁二钱（去皮），仙鹤草二钱，炒紫菀三钱，冬桑叶二钱，制苏子钱半，水煎，早晚空心服。

【审查意见】旋覆花须布包，否则该花附着之绒毛，反能刺激气管，使咳嗽增剧。

（5）肺痨第五方

主治：骨蒸潮热，口干舌燥，渴不多饮，脉细而数。

治法：银柴胡八分，鲜骨皮二钱，真青蒿八分，粉丹皮五分，条沙参二钱，石斛钱半，黑元参二钱，粉甘草五分。水煎，空心，温服。

【审查意见】滋液解热剂，阴虚潮热者可用，惟元参宜生地，石斛用量太少，宜加重至三四钱方可。

（6）肺痨第六方（曲向塘）

主治：新久虚劳咳嗽，每日到黄昏时，渐渐咳嗽发作。两颧见赤色，并吐出白色痰涎。

治法：炙鳖甲三钱，炙龟板二钱半，白阿胶三钱，白苓三钱半，当归头二钱，橘红皮二钱半，紫厚朴一钱，泽泻二钱半，焦术一钱，饴糖一钱，水煎服。

【审查意见】滋液，清热，补肺化痰，有效。

（7）加减千金麦门冬汤（曲守中）

主治：肺郁寒火，咳嗽唾血。

治法：麦冬三钱，桔梗二钱，半夏二钱，紫菀二钱，麻黄一钱，五味子一钱，粉草一钱，丹皮二钱，生姜三片为引，煎汤服。

【审查意见】去麻黄五分，加苏叶钱半，白芍钱半，阿胶珠钱半，广三七三分为妥。

（8）加味异功散

主治：肺痨少气。

治法：上好人参钱半，茯苓三钱，于术二钱，甘草五分，陈皮三钱，核桃肉一钱，山药四钱，蛤蚧尾一钱，水三盅，煎一盅，温服。

【审查意见】虚寒症有效。

2. 肺痈

（1）肺痈第一方

主治：吐臭痰，或疑似为肺痈者。

治法：川通草一钱，生苡仁五钱，桔梗钱半，芦根三钱，桃仁钱半，茯苓三钱，作煎剂，清晨服。

【审查意见】有清热、利水、化痰之效，可用。

（2）肺痈第二方

主治：咳久成肺痈，吐出脓血，觉有腥臭。

治法：将薏仁三两煮粥，加百合一两，并熬之，每日频食。

【审查意见】此滋补剂，症状单纯者可用。

（3）鲤鱼汤

主治：肺痈初起，不过一月之症。

治法：用三四两重之鲤鱼一条，先将鱼甲与肚中之物去净。腮中之物亦去净。再用川贝母三钱，为末，装肚内，男童便煮鱼熟，一剂服之。

【审查意见】鲤鱼汤治肺痈，系滋养疗法，另加川贝母兼有豁痰破结之力，以肺痈初起，无高热，体衰弱者为宜。

3. 咳血

（1）咳血第一方

主治：努伤咳血。

治法：归尾三钱，赤芍三钱，香附三钱，桃仁三钱，川军三钱，苏木三钱，甲珠二钱，汉三七一钱，水煎服。

【审查意见】有行瘀化滞之效。

（2）二地阿胶止血汤

主治：咯血不止，脉数，身热，口渴，唇焦，心烦，头眩，小便短赤。

治法：生熟地各二钱，阿胶四钱，天麦冬各二钱，知母二钱，黄柏钱半，紫菀二钱，茜草二钱，粉丹皮二钱，牛膝三钱，麻黄三钱①，水煎，饭后二时，温服。

【审查意见】有清热止血之效，惟熟地味厚，终嫌滞腻，宜去之，麻黄性散，恐伤肺气，宜蜜炙较妥。

（3）咳血第三方

主治：温病咳血，咳嗽时作，甚则咳血，身热，脘痞，舌尖红，苔薄白，脉浮数。

组成：白茅花钱半，冬桑叶钱半，生米仁三钱，百草霜一钱，黑泡姜二分，广皮五分，汉三七五分（冲），毛西参一钱，阿胶五钱，紫菀钱半。

用法：加童便一盅，水煎，去滓，空心服。

【审查意见】此方配合周密，施与温病咳血有效。

（4）咳血第四方

主治：肺热咳血，口渴，舌赤，唇红。

治法：茜草钱半，白芍三钱，当归钱半，生地三钱，丹皮钱半，生草五分，阿胶三钱（烊化冲），三七末五分（冲），石膏二钱，知母钱半，水三碗，煎一碗，更将阿胶汁和匀，三七末冲服。

【审查意见】此方清热活血，兼能凉血止血，肺热咳血，可以用之，但石膏宜用生者。

4. 咳嗽

（1）咳嗽第一方

主治：发热恶寒，咳喘时作，苔白，脉紧，无汗。

治法：麻黄绒五分，紫苏叶二钱，杏仁泥三钱，前胡一钱，橘红二钱，姜半夏二钱，云苓三钱，葱白钱半，生姜八分，水煎，饭前温服。

【审查意见】此解表、降逆、定喘之剂也。盖表解，则肺部之蕴热，得随汗外泄；逆降，则呼吸之气机，得随顺序流行，于是肺部之压力减低，呼吸自然和缓，而不喘促矣，然非确系表证喘促者，切勿滥投。

（2）止嗽神效汤（赵图南）

主治：肺受风寒咳嗽。

治法：广皮钱半，宁半夏二钱，茯苓二钱，粉草一钱，细辛七分，炒白芥子钱半，妙杏仁钱半，川朴根钱半，炒枳壳一钱，干姜钱半，五味子钱半，川贝母二钱，生姜三片，水煎服。

【审查意见】五味子功专收敛，于肺部感受风寒，殊属不宜，以减去为妥。

---

① 原文为"麻黄三卜"，依上下文改。

（3）咳嗽第三方

主治：痰咳嗽，胸部满闷，饮食减少。

治法：象贝母三钱，杏仁三钱，白芥子三钱，蒌皮钱半，炒半夏二钱，焦三仙三钱，淡干姜八分，茯苓三钱，炙甘草八分，水煎，空心温服。

【审查意见】祛痰，治嗽，消食，健胃，可用。

（4）蜜姜止嗽膏

主治：老人久嗽以及冬日咳嗽等症。

组成：国产熟蜜一斤，鲜姜半斤。

用法：先将姜切烂，与蜜合一处，和匀，用磁罐装之，白麻纸封口，要多封几重。于初伏头一日，放在太阳中晒之，晒三伏即成。每早用开水冲三钱服之，如此一月，其病自愈。

【审查意见】姜蜜止咳祛寒，虽属通剂，然该方配置得法，功效较佳。

（5）咳嗽第五方

主治：干咳嗽，身微热。

治法：用高粱陈醋半茶碗，服两次（微温）。

【审查意见】有消热收敛之功，用于肺虚作咳，或能有效，但本会尚未经试验，存待试用。

（6）咳嗽第六方

主治：咳嗽痰涎壅塞。

治法：用巴豆七个，捣烂。用绵纸一张，折为四层。将药撒在纸上，卷起。用火点之。以烟熏鼻孔内，痰即流出。熏时，先将病人的口，用筷子开启，以便咳痰涌出（如初患本病时，即令病人坐正，另用一人抱住病人脐下，不可教后门放气为妥）。

【审查意见】此治痰单方，须壮实体质，方可施用。老弱童稚，防有窒息之虞，不可轻用。

（7）咳嗽第七方

主治：冬天内热感寒，咳嗽不止。

治法：麻黄一钱（不去节），杏仁三钱，甘草五分，陈皮一钱，浙贝二钱，枳壳一钱，苏子五分，水煎服。

【审查意见】此系古方，外感症兼有咳嗽，胸闷喘促者，有效。

（8）麻黄苍术汤

主治：秋冬夜咳不绝，至晓方缓，口苦，胸痞，胁痛，痰涎殊多，饮食不进。

治法：麻黄五钱，苍术三钱，黄芪半钱，柴胡五分，羌活五分，草豆蔻六分，防风、当归、甘草各四分，条芩三钱，五味子十五粒，水煎服。

【审查意见】此温散之剂，但麻黄用量太多，宜酌减至五分至一钱即足。

5. 痰饮

（1）痰饮第一方

主治：老人痰满，肾气不固，身热汗出者。

治法：人参钱半，炙草一钱，山药二钱，夜交藤二钱，熟地二钱，萸肉钱半，五味子钱半，胡桃肉二钱，花生仁三钱，水煎服。

【审查意见】滋阴补肾，益气饮肺，可用。

（2）痰饮第二方

主治：男妇风痰，牙关紧闭，不能开口。

组成：元胡索二钱，青黛六分，牙皂十四粒（火煅），香附二钱。

治法：上药共研细末，入麝香一分，再研，冷水调和，作锭剂。每锭五分，阴干，以水磨开，滴入鼻孔即进喉内，痰遂吐出。

【审查意见】牙皂、麝香，系辛香通窍之品，以之滴入鼻腔，当能刺激鼻黏膜，起反射作用。痒痒作嚏，且可藉兹振荡，兴奋附近口腔各部神经，使之恢复固有之机能，于是口腔闭合自如。痰涎得以向外流出，然此法只可暂时用之，善后仍须另行调治为宜。

（3）三圣散

主治：顽痰。

组成：半夏三钱，陈皮二钱，黄连一钱。

用法：上药研末，用曲糊丸，姜汤送下。

【审查意见】此方治顽痰功效欠佳，黄连宜易黄芩，更加寸冬、川贝、瓜蒌等较妥。

（4）消气化痰丸

主治：稠痰。

组成：杏仁三钱，蒌皮二钱，枳壳钱半，半夏二钱，南星一钱，陈皮一钱，茯苓三钱，条芩一钱。

用法：上药研末，姜汁糊丸，每服三钱，姜汤送下。

【审查意见】化痰清热，尚属可用。

（5）痰饮第五方

主治：寒痰，面色微白，咯痰清稀。

治法：仙半夏曲三钱，泡姜两，陈皮一两五钱，白芥子五钱，云白茯苓三两，枳壳一两，共研细末，姜汁糊为丸，如梧桐子大。每服三十丸，生姜煎汤送服。

【审查意见】于化痰燥湿剂中，加泡姜以温寒消饮。尚属对症，可用。

6. 哮喘病

（1）定喘白果汤

主治：肺寒膈热，哮喘不止。

治法：白果三十枚，麻黄二钱，姜半夏二钱，款冬花二钱，黄芩一钱，甘草一钱，水煎，随时温服。

【审查意见】麻黄用三分即可，二钱嫌多。

（2）补阳益气汤

主治：下焦虚寒，浮火迫肺，以致哮喘者。

组成：附子三钱，炮姜二钱，上油桂钱半，真西洋参三钱，油朴根一钱，麦冬钱半，上沉香五分（冲服），七爪红一钱。

用法：将上药煎好，沉香捣细末，冲化，俟微凉服之。

【审查意见】强心回阳峻剂，脉象沉迟微弱者，方可用之，用量随症制宜，不必固定。

（3）哮喘第三方

主治：哮喘症。

组成：炙麻黄五分，杏仁三钱，枇杷叶二钱（包），川贝母二钱，橘红二钱，苏子钱半，茯苓三钱，生姜三片。

用法：水煎，空心服，连服二三剂。

【审查意见】无热者可用，虚弱者忌服。

（4）苏子降气汤

主治：哮喘痰涎壅塞。

治法：炙苏子一钱，半夏曲三钱，茯苓三钱，陈皮二钱半，降香钱半，浙贝三钱，川朴花钱半，炒杏仁二钱，牛膝钱半，炒杜仲二钱，水煎服。

【审查意见】哮喘专剂，实症有效。

（5）助气降痰汤

主治：老人气虚哮喘症。

治法：真正大西洋参三钱，土沉香七分，广皮钱半，宁半夏二钱半，茯苓三钱，炙麻黄二分，炙草钱半，煨姜二片，水煎服。

【审查意见】此方降逆化痰，益气定喘，可用。

（6）三子养亲汤

主治：老人痰咳喘促。

治法：炙苏子一钱，白芥子二钱，莱菔子钱半，水三盅，煎一盅，温服。

【审查意见】《儒门事亲》原方，化痰降气有效。

（7）哮喘第七方

主治：气虚哮喘日久不愈。

治法：人参二钱，白芍二钱，桂枝一钱，麻黄五分，厚朴一钱，杏仁一钱，水煎顿服。

【审查意见】此系古方，加味，可用，须再加入饮肺之品为妥。

（8）补肺止喘丹

主治：老人虚喘、气虚、身弱、喘嗽不宁。

组成：猪肺一具（焙），胡桃肉三两，海南沉香一两，五味子一两，破故纸二两，川贝母一两五钱，百合一两，陈皮五钱。

用法：上药共研极细末，炼白蜜为丸，每服三钱，白汤下，饭前空心服，一日一次。

加减法：痰多者，加入竹沥一两；脉弱，加丽参三钱。

【审查意见】肺气虚弱脉搏无力，精神倦怠者，可用。

（9）哮喘第九方

主治：哮喘经年累月，体弱肌瘦，或年高者。

治法：鹿茸一钱，川贝母一两，枸杞子一两五钱，海南沉钱半，五味子三钱，紫菀一两，桑白皮五钱，紫苏子五钱，胡桃肉一两，云茯苓一两，共研细末，炼蜜为丸，如绿豆大，于发病前三时温服，每日一次，每服二钱。

【审查意见】虚寒症可用。

（10）久喘神效汤

主治：年久哮喘、体衰食减者。

治法：海蛤粉二钱，吉林参一钱，五味子一钱，桑白皮二钱，罂粟壳钱半，杏仁三钱，炒枳壳一钱，生姜五分，水煎服，空心温服。

【审查意见】此补敛肺气之力，倘非虚症，不可滥用。

（11）秘制杏苏丸

主治：老人久病，喘不得卧。

组成：杏仁五钱，胡桃肉五钱，苏子二钱，山萸五钱。

用法：上药为末，蜜丸，如梧子大，每服二钱，临睡时，开水送服。

【审查意见】气虚者，加丽参钱半，黄芪二钱；有痰者，加陈皮钱半，姜半夏二钱，茯苓三钱。

（12）哮喘第十二方

主治：老年衰喘，肾枯失纳。

组成：熟地三钱，枸杞五钱，牛膝二钱，巴戟钱半，青盐三钱，胡桃肉五钱。

用法：上药研细，蜜丸，如梧子大，每服一钱，开水送服。

【审查意见】温补剂，虚症可用。

（13）哮喘第十三方

主治：病后气喘者。

治法：人参二钱，白芍二钱，阿胶钱半，陈皮二钱，麦冬二钱，甘草钱半，胡桃肉三钱，水煎服。

【审查意见】病后阴虚气喘，此方可用。

（14）哮喘第十四方

主治：阳虚肾不摄纳，气虚而喘，息促而不足，呼长吸短。

生熟地各二钱，山药五钱，补骨脂二钱，胡桃肉三钱，五味子一钱，牛膝一钱，吴茱萸二钱，枸杞子二钱，水煎服。

【审查意见】降逆补气敛肺滋肾，可用。

（15）止喘烟

主治：喘息病（神经性）呼吸困难，气促作喘，时发时止者。

治法：曼陀罗叶十五片，上沉香五钱（研细），将曼陀罗叶潮湿，每三叶撒沉香末一钱，作成烟卷，火燃吸之（如吸烟状），每枝吸四五次，不可过度。

【审查意见】曼陀罗叶用量宜减少，曼陀罗含有"阿忒罗品"① 成分，能麻痹交感神经，制止支气管之痉挛，沉香可以降气定喘，合而用之，当能有效，惟痰多者，不可用，切宜注意。

（16）哮喘第十六方

主治：年久喘气肾虚气弱。

治法：杜仲一两，诃子肉八钱，北五味五钱，生薏米一两，怀山药一两，山萸肉八钱，黑大枣一两，研细，糯米粉为丸，如绿豆大，每服二钱，莱菔煎汤送下，空心服。

加减法：消化不良，加入香附五钱，砂仁三钱。

【审查意见】薏米非治喘专药，消化不良，加香附不切，均宜去之。

（17）哮喘第十七方

主治：肾虚喘咳，腰腿酸痛。剂老人气短之症。

组成：鹿茸（酥炙另捣成泥）五钱，五味子一两，牛膝五钱，南沉香三钱，川杜仲二两，熟地黄二两。

用法：上药共研细末，清酒和丸，如梧桐子大，每次服四五十丸，空心温酒下。

【审查意见】温补之力太大，非虚寒症勿用。

（18）哮喘第十八方

主治：产后汗出而喘，几至虚脱者。

治法：人参六钱，附子二钱，黄芪二钱，水煎服。

【审查意见】此方所治之喘，系亡阳虚脱之喘，与普通喘症不同，但既云产后而喘，似少活血之药，宜酌量加入为妥。

（19）哮喘第十九方（曲清齐）

主治：糠疮后气喘（糠前喘，出不透用此亦效）。

治法：圪笨（色白者）一片（一方寸大），如无圪笨，用最薄洋灯罩一片亦可，研细末，用开水送下三五分。

效果说明：服后，气喘者，即不喘，如糠前喘，服后，糠即出齐矣。

【审查意见】此系秘方，可资试用，原件所云糠字，系糠疮之简称，即近世之麻疹也。

（20）哮喘第二十方

主治：喘胀、二便不通、气郁者。

治法：麻黄五分（蜜炙），薏仁二钱，茯苓一钱，杏仁一钱，甘草五分，郁金钱半，水煎顿服。

【审查意见】有外感者，可用。

（21）哮喘第二十一方

主治：虚脱喘气（面色㿠白，抬肩喘息，冷汗淋漓，脉搏微弱，手足厥冷）。

---

① 即阿托品。

治法：附片一钱，肉桂一钱，沉香钱半，胡芦巴钱半，硫黄一钱，黑锡一钱，五味子钱半，辽东参二钱，水煎空心服。

【审查意见】回阳定喘专剂，虚寒症，脉搏沉迟微弱者，有效。

（22）神授气喘汤

主治：气喘。

组成：马兜铃一两，白矾五钱，砒霜五厘，苏子五钱，杏仁一两，皂角五钱（烧），沉香三钱。

用法：上药研末，另加竹沥一两，姜汁三钱，炼蜜为丸，如梧桐子大，每服钱半，温汤送下。

【审查意见】降逆定喘，尚属可用，但杏仁用量太重，宜酌减至五六钱即足。

（23）哮喘第二十三方

主治：久嗽致喘，痰多胸闷。

组成：熟地一两（砂仁炒），鳖甲心五钱，芡肉八钱，阿胶一两，牛膝五钱，茯苓一两，远志一两五钱，五味子一两，秋石三钱，磁石三钱。

用法：上药共研细末，蜜丸如梧桐子大，每服二钱，早晚用竹沥，姜汁汤，再冲服威喜丸。

附威喜丸：白茯苓四两，去皮，切块。用猪苓二钱五分如于磁器内，煮二十余沸，去猪苓，取出，阴干为末，用黄蜡四两，和茯苓末为丸。每服一丸，空心细嚼，满口津液，徐徐咽下，以小便清利为度。

【审查意见】虚弱痰喘可用，威喜丸，有利痰之效。

（24）滋液降火汤

主治：阴火动发，热喘嗽，吐痰气急者。

治法：百部三钱，生地黄、熟地黄、天门冬、麦门冬、知母、贝母、白术、芍药、茯苓、黄芪、地骨皮各钱半，上药水煎服。

加减法：夜热者，加鳖甲，痰中带血，加阿胶。

【审查意见】肺部发炎，喘咳频作，分泌物少量者，尚属可用，若系痰喘，殊非所宜，盖因二地、二冬、知母、贝母等皆能增加水分，旺盛分泌故也。

（25）益气补肺汤

主治：失血后肺气虚耗，咳嗽痰喘。

治法：丽参二钱，生炙黄芪各五钱，陈皮三钱，玉竹二钱，白术三钱，麦冬三钱，陈贡阿胶六钱，京杏二钱，百合五钱，茯苓三钱，清甘草一钱，制半夏二钱，五味子三钱。煎汤，分作二次，早晚空心服。

【审查意见】补肺专剂，非大虚症不可滥用。

（26）哮喘第二十六方

主治：真元亏损而喘。

组成：磁石二钱，沉香二钱，破故纸三钱半，胡桃肉三钱。

用法：上药先煎故纸、胡桃肉，次入沉香、磁石，煎成后，以童便为引，早晚食前作汤服之。

【审查意见】虚症可用。

（27）加减苏子降气汤

主治：痰嗽喘促。

治法：橘红钱半，半夏二钱，当归二钱，前胡钱半，肉桂一钱，厚朴二钱，甘草一钱，麻黄五分，干姜五分，苏子二钱，水煎服。

【审查意见】此系古方，略事加减，可用。

（28）定喘止嗽丸

主治：痰饮咳嗽，气逆难卧。

组成：炙麻黄六分，葶苈子一钱五分（炒），川贝母五钱，陈皮一钱五分，白芥子八分（炒），法半夏三钱，上沉香一钱五分，陈胆星二钱，莱菔子四钱，白明矾六分，细辛六分，冰糖一钱。

用法：上药共为细末，炼蜜为丸。如梧桐子大，每服十四丸，临卧时，开水送下。

【审查意见】此方配合宣肺化痰、降气诸品，以治喘咳，当然有效，但丸剂究嫌效缓，且体弱者，亦不相宜，总须斟酌为妥。

（29）归气定喘汤

主治：短气而喘。

治法：人参二两，牛膝三钱，麦冬一两，九地二两，山萸五钱，五味子一钱，枸杞二钱，胡桃一个，破故纸一钱，水煎服。

【审查意见】益气补肾峻剂，非虚弱喘息症，不可服用。

（30）哮喘第三十方

主治：寒症喘咳，口吐冷痰，舌覆白苔。

治法：姜半夏二钱，干姜一钱，杏仁三钱，前胡一钱，桔梗一钱，莱菔子钱半，茯苓三钱，川朴二钱，炙草一钱，煎汤，空心服。

加减法：胸痞加郁金二钱，枳壳钱半；食滞加神曲三钱，砂仁一钱；便秘加川军二钱，元明粉一钱。

【审查意见】温化痰涎，降逆止喘，尚属有效。

（31）哮喘第三十一方

主治：阴虚喘哮。

治法：麦冬二钱，浙贝母一钱，五味子五分，云茯苓二钱，白芍一钱，苏子一钱，元参二钱，杏仁二钱，甘草五分，水煎，空心服。

【审查意见】生津，养阴，定喘，可用。

（32）养阴定喘汤

主治：阴虚喘嗽，唇干口渴，脉象虚数者。

治法：沙参钱半，西洋参一钱，麦冬一钱，郁金二钱，五味子一钱，浙贝母二钱，桑白皮二钱，云苓三钱，水煎，空心服。

【审查意见】此方类皆清热润肺之品，阴虚咳嗽，尚属可用，治喘功效不确。

(33) 哮喘第三十三方

主治：肺热喘促。

浙贝母二钱，知母一钱，百部一钱，枇杷叶钱半（包），沙参二钱，款冬花二钱，杏仁三钱，枯黄芩一钱，茯苓三钱，甘草一钱，水煎，空心服。

【审查意见】此方清热定喘，有效。

(34) 哮喘第三十四方

主治：先喘而后胀者。

组成：白石英三钱，云母三钱，萝苈子二钱，杏仁二钱，陈皮钱半，五味子一钱。

用法：上药煎汤，饭后停半小时，顿服。

【审查意见】气虚有痰者可用。

(35) 沉香定喘丸

主治：气喘。

组成：土南茄沉一钱五分，公猪肺一具，引加苏子五分，桑白皮八分，煎汤。

用法：先将公猪肺用陈醋浸一日洗之，再用生酒浸一日，上笼蒸熟，用火焙干，与土南茄沉共研细末，水和为丸，如梧桐子大。每日早晚空心用引汤送服（病重者，一日半服完，轻者，三日服完，小儿酌减）。

【审查意见】治喘专剂，可用。

(36) 哮喘圣药

主治：痰多气喘，胸满不寐。

组成：炙麻黄五分，川郁金二钱，苏子钱半，象贝三钱，法半夏二钱，光杏仁三钱，蒌皮二钱，淡附片五分，茯苓三钱，川朴一钱。

用法：上药水煎，空心温服三剂，隔日一次。

【审查意见】喘症，有湿痰者，可用。

(37) 定喘三仙丹

主治：痰喘，胸中痞硬。

组成：牙皂角三钱（烧灰），莱菔子一两（蒸熟），广郁金五钱。

用法：上药共研细末，另加姜汁一钱，蜜丸，如绿豆大，每服二钱，温水送服。

【审查意见】痰喘实症，可用。

(38) 定喘汤

主治：小儿痰喘。

组成：海浮石、牡蛎、马兜铃、木香各二钱，二丑钱半。

用法：上药共捣为末，作散剂。每服五厘，开水送下。

【审查意见】实症可用，虚弱者忌之。

(39) 哮喘第三十九

主治：咳嗽喘促，吐痰不利，又兼气短者，尤以年高之人为宜。

组成：蜂蜜五钱，胡桃肉一两，生姜钱半，竹沥三钱，杏仁三钱。

用法：上药水煎，去渣，早晨空心服，每日一次，连服二次。

【审查意见】止嗽，降气，润燥化痰，可用。

（40）哮喘第四十方

主治：痰涎黏稠，气喘时作。

治法：瓜蒌仁三钱，法半夏二钱，炒枳壳钱半，淡干姜一钱，杏仁泥三钱，紫苏子二钱，淡竹沥五分，白茯苓三钱，水煎，饭前温服。

【审查意见】宽胸涤肺，实症有效。

（41）控涎丹

主治：痰涎滞塞，呼吸不利，喘急气促。

组成：甘遂一钱，大戟一钱，白芥子二钱。

用法：上药共研细末，用面糊为丸，每服三钱，温水送下。

【审查意见】古方，控涎丹，化痰有效。

（42）除痰定喘丸

主治：痰喘胸痞，苔白。

组成：胆星一两半，姜半夏一两半，瓜蒌仁二两，橘红一两，杏仁二两，浙贝一两，茯苓一两，苏子一两。

用法：上药共研细末，水泛为丸，如梧桐子大，每服三钱，开水送下。

【审查意见】祛痰，宽膈，定喘，可用。

（43）哮喘第四十三方

主治：感受风寒，身热致喘者。

治法：麻黄五分（蜜炙），杏仁一钱，苏子二钱，橘红二钱，桑白皮钱半，赤苓二钱，甘草五分，白果肉一钱，荆芥穗二钱，水煎服。

【审查意见】解表降逆有效。

（44）哮喘第四十四方

主治：感受风寒，咳嗽气喘。

治法：前胡钱半，杏仁三钱，橘红二钱，苏子钱半，桔梗一钱，牛蒡子钱半，赤苓三钱，水煎，空心服，连服二剂。

【审查意见】有表证者可用。

（45）哮喘第四十五方

主治：风热痰喘。

组成：冬桑叶八分，丝瓜络钱半，嫩桑枝一钱，淡竹茹钱半，枇杷露五钱（另冲），双钩藤钱半，瓜蒌仁钱半，白池菊一钱，川贝母八分，旋覆露五钱（另冲）。

用法：上药水煎，冲入枇杷露、旋覆露，饭前温服。

【审查意见】清热，散风，可用。

（46）哮喘第四十六方

主治：肺热咳嗽气喘。

组成：川贝母一两五钱，知母一两五钱，杏仁一两，款冬花一两，旋覆花一两，五味子五钱，粟壳五钱，天门冬一两，桑白皮一两，枯芩五钱。

用法：共研细末，炼蜜为丸，如梧桐子大，每服三钱，开水送下。

【审查意见】清热、宁嗽、降气、定喘，有效。

（四）消化器病

1. 消化不良

（1）消化不良第一方

主治：肠胃无力，消化不良。

治法：苍术炭二钱，炒五谷虫三钱，炒车前子三钱，陈皮炭三钱，炒于术三钱，煨肉果二钱，云苓三钱，姜朴钱半，鸡金炭三钱，炒霞天面三钱，半夏面三钱，焦薏仁三钱，水煎服，作汤剂，早晚空心服。

【审查意见】健胃剂，有促进消化机能之功。又兼有虚寒腹胀者，亦可藉各种炭化药品之吸收作用，使气体逐渐消失。然肠胃有热者，切勿滥用。

（2）参术健脾汤

主治：脾胃虚寒停饮，饮食减少。

治法：野参三钱，茯苓四钱，白术三钱，炙草一钱，当归二钱，白芍一钱，生姜一钱，小枣三个，水三盅，煎一盅，温服。

【审查意见】去当归、白芍，加陈皮、半夏、建曲等较妥。

（3）白雪膏

主治：脾胃虚弱，不进饮食，内伤虚劳，泄泻等。

大米一升，糯米一升，山药（炒）、莲肉（去心）、芡实各四两，白糖一两五钱，共为细末，搅令匀，笼蒸熟，任意食之。

【审查意见】此滋补剂，病后体虚弱者可用。

（4）消化不良第四方

主治：脾胃伏火，唇口干燥，发热作渴，食欲不振。

组成：藿香叶七钱，黑山栀一两，生石膏五钱，酒军三钱，生甘草二两。

用法：上药共为细末，用蜜为丸，如梧桐子大，每服二钱，早晚服。

【审查意见】有泻热导滞之效。

（5）消化不良第五方

主治：胃寒，肾寒，阳虚湿盛，肚腹胀大，脐腹冷痛。

组成：紫瑶桂一钱，沉香一钱，琥珀三钱，巴戟肉五钱，小茴香一钱，炒枳实五钱，全当归一两，紫油朴五钱，川杜仲五钱，黑丑五钱，大腹皮一两，赤苓二两，胡芦巴五钱，炒白芍一两，广木香五钱，砂仁五钱。

用法：上药各研细末，蜜丸，如梧桐子大，每服三钱，以车前草三钱，灯心五分，煎汤送下，食前空心服。

【审查意见】寒湿盛者，此方可用，虚证忌服。

（6）消化不良第六方

主治：面白肌黄，心跳头晕，目眩唇白，食量减少，饮食无味。

治法：炒白术三钱，煎汤代茶饮之。

【审查意见】脾虚者可用，但效力缓慢，以多服久服为佳。

2. 呕吐

（1）呕吐第一方（曲向塘）

主治：呕吐、哕呃等症。

组成：姜半夏钱半，紫厚朴钱半，广木香钱半，白茯苓三钱，砂仁二钱，竹茹二钱，炒枳壳钱半，橘红皮八分，生姜五分，甜杏仁五分。

用法：上药水煎，空心温服。

【审查意见】温中，降逆，和胃，止呕，有效。

（2）呕吐第二方

主治：时吐不止。

治法：生姜五钱，取汁，用黄酒冲服。

【审查意见】此系通行单方，轻症有效，重症宜加吴萸八分，川连四分，生赭石三钱，陈皮、法半夏、赤苓等再宜求其原因而治之。

（3）呕吐第三方

主治：一切呕吐。

组成：苏叶三分，川连二分，竹茹钱半，广皮一分。

用法：上药用百沸汤冲之，泡一时许，作浸剂。用食匙缓饮之。

【审查意见】此王孟英温热经纬方，别加竹茹、广皮二味，症单纯者，可用。

（4）呕吐第四方

主治：呕吐，呕气，饮食不下。

治法：丁香一两，枇杷叶一两，生姜三钱。水煎，分二次，空心服。

【审查意见】胃寒呕恶，此方可用。但枇杷叶须用布包煎之。

（5）呕吐第五方

主治：胃部寒痛，呕吐不能食，有痰口不渴。

治法：良姜五钱，制香附五钱，炒白芍五钱，加红花二钱，白酒二两，煮红花，取浸汁，去渣，取酒和前药，量加白蜜为丸，如小豆大。每服一钱，食前米汤送下，日服一二次。

【审查意见】胃痛，俗名心口痛。此方治胃寒血滞成痛，确有伟效，但于胃热作痛者，不宜，须详审之。

（6）清胃止呕汤

主治：胃火恶心呕吐。

组成：生石膏三钱，川黄连五分，生代赭石二钱，灶心土三钱，青子芩钱半，清半夏三钱，淡竹茹三钱，新会皮二钱，六一散三钱。

用法：上药煎汤冲入六一散，于食前微温服。

【审查意见】泻热，降逆，止呕有效。

（7）解痧止呕汤

主治：痧结胸膈，呕吐不食，脉弱而沉。

治法：苏叶四分，黄连三分，吴萸五分，鸡内金五分，沉香钱半，川郁金三钱，乌药三钱，广木香钱半，用莱菔子引，水煎顿服。

【审查意见】食积气郁，此方可用。

（8）呕吐第八方

主治：胸肋刺痛、呕逆嗳气、口苦、便秘、胃呆少食。

组成：金铃子二钱，元胡钱半，郁金钱半，青皮钱半，龙胆草五分，竹茹一钱，生白芍二钱，焦三仙三钱，熟军一钱，广皮一钱，枳壳钱半。

用法：用旋覆花钱半，真新绛钱半先煎代水熬前药，空心服。

【审查意见】有郁滞者，此方可用。

（9）虎肚沉香散

主治：反胃挟气（胃虚气逆不能纳食之故）。

治法：真虎肚一钱五分，上沉香五分，共研细末，勿近火，用生姜汤冲服，轻者分三次，食前服。

加减法：如兼胃气不降者，加煅赭石一钱（研细如霜）。

【审查意见】胃寒者，有效。有热者忌服。

3. 噎症

（1）噎症第一方（曲清斋）

主治：噎症。

组成：陈皮一两，多年崖头连草老土。

用法：将陈皮用土炒，研末，黄酒冲服。

【审查意见】有行气快脾作用。

（2）旋赭解郁汤

主治：食入则噎（因气痰交阻胃脘）。

组成：旋覆花二钱，代赭石二钱，橘红三钱，半夏曲三钱，当归二钱，川贝二钱，郁金三钱，枇杷叶二钱（布包），佩兰叶三钱。

用法：上药水煎，晚间空心服。

【审查意见】降逆化痰，可用。

4. 吐血

（1）吐血第一方

主治：吐血内崩，上气，面色如土者。

组成：侧柏叶三钱，干姜三分，陈艾钱半，生地三钱，贡阿胶三钱，藕节七节。

用法：水煎去滓，早晚空心服。

【审查意见】吐血无大热者，此方可用。干姜宜易泡姜。

（2）吐血神效汤（赵图南）

主治：吐血。

组成：银柴胡钱半，当归三钱，生白芍五钱，茅术钱半，茯苓三钱，粉草钱半，汉三七钱半，藕节三钱，麦冬三钱，天冬三钱，制桃仁一钱，炒黄芩三钱，黑蒲黄三钱，川军二钱。

用法：水煎服，十灰散一服，分二次冲服，童便一杯。

【审查意见】吐血专剂，功效颇确，内有热者，宜去茅术、柴胡，加地生山楂等较妥。

（3）止血神效汤

主治：因怒气伤肝，吐血不止之症，必见身热，头晕，胸中闷疼，脉数而玌。

组成：银柴胡钱半，当归三钱，生白芍五钱，茅术二钱，茯苓三钱，粉草一钱，丹皮三钱，炒栀子二钱，麦冬三钱，藕节三钱，桃仁钱半，汉三七钱半，川朴根钱半，炒枳壳二钱，落水沉香二钱。

用法：水煎，十灰散一服，冲服。

【审查意见】舒郁，降逆，清热，止血，可用。

（4）吐血第四方

主治：因热吐血、便血。

组成：生地二钱，天冬二钱，麦冬二钱，棕炭钱半，黑芥穗钱半，藕节钱半，汉三七一钱，地榆一钱。

用法：以水两碗，煎一半，加童便少许为引，温服。

【审查意见】清热，止血，可用。然吐血须加镇逆之品，便血少佐收敛之药，较妥。

（5）吐血第五方

主治：吐血、衄血。

治法：生赭石三钱，将赭石研末，作散剂，以生地汁送下。

【审查意见】有镇逆之效，但末服太多，能害胃，宜煎服较妥。

（6）吐血第六方

主治：热壅于内，血管胀裂，致有呕血、下血以及咳血之病。

治法：犀角一钱，生地二钱，赤芍三钱，丹皮二钱，元参二钱，寸冬钱，藕节五节，水煎，早晚服。

【审查意见】此系犀角地黄汤加味，热症吐血者捷效。

（7）茧膘白及丸

主治：失血，不论吐血及女人血崩久不愈者。

组成：蚕茧壳三两（洗焙），鱼膘三两（蛤粉炒），白及三两（炒）。

用法：研末炼蜜丸，每服三钱，吐衄者，食后服，血崩者，空心服。血症可加黑木耳三两（洗炙）；血崩，加牛角腮（煅）三两；阴虚血亏，加入六味丸或四物丸中，各从其症加减。蚕丝壳须减去蛾，水洗，摊匾内，晒干，涂些白蜜炙，称净末三两，新制称八五折，须加重。鱼膘用蛤粉水飞过炒。白及炙炭存性。

【审查意见】功专止血，可用。

5. 胃痛

（1）胃痛第一方

主治：心痛彻背，缩脊，声不出者。

组成：五灵脂一钱，干姜五分，玄胡索五分，木香五分，砂仁一钱。上五味，以水一合半，煎取一合，纳童便一盏，分三次服之。

【审查意见】此方有逐瘀疏滞、行气散寒之作用。对于寒滞血凝，气机不舒，影响心脊神经作痛，脊柱挛缩者（寒则收缩之故）用之有效。

（2）胃痛第二方

主治：心胃热疼，身热口干，小便赤短。

组成：炒栀子二钱，炒干姜一钱，川芎钱半，川黄连钱半，香附三钱，陈皮二钱，粉草一钱，苍术钱半，枳壳二钱，乳香三钱。

用法：煎汤加姜汁一盏，温服。

【审查意见】宜去干姜及姜汁。

（3）香郁散

主治：各种心胃气痛，年久不愈者。

组成：青皮橘子一百个，香附一斤，郁金四两。

用法：先将橘子铺大蒸笼内，蒂眼朝上，用新布垫底，再将香附、郁金二味，研末掺入，于挨晚时盖好，蒸极透熟。每橘蒂眼上，放生姜一薄片，姜上加艾绒一小团，将艾燃烧，烧过另换姜艾，连烧三次。晒过一天，次晚再蒸，接连蒸晒九次，每一次，照前法连烧三次，无日晒，风吹亦可。制好，用资器收贮。每服时，连橘带药共一钱，用水煎一服，可煎二三次，早晚空肚服。

【审查意见】胃寒可用。

（4）胃痛第四方

主治：胃口疼，呕逆，上动，面色苍白。

治法：苍术钱半，紫朴三钱，杭芍三钱半，槟榔二钱半，香附钱半，砂仁钱半，神曲钱半，广皮一钱，茯苓二钱，没药二钱，青皮钱半，藿香钱半，生姜三片为引，煎服。

【审查意见】寒症有效。

（5）胃痛第五方

主治：胃脘瘀血作痛。

治法：五灵脂三钱，延胡索二钱，云苓三钱，通草二钱，焦芸曲二钱，水煎，早晚空心服。

【审查意见】有行瘀止痛之效，可用。

（6）玄参乌药散

主治：胃脘及腹痛。

治法：玄胡索三钱（醋炒），乌药一钱（研细如霜）。大人作一服，小孩分三服，食前开水送服。嫌味苦，加赤糖（服后缓进饮食，俟痛减少，食流动之食品）。

加减法：如有停饮者，加煅瓦楞子一钱；受寒者，加丁香五分；虫痛，加雄精五分；食痛，加红曲五分。

【审查意见】此系古方，有舒气逐滞之功，对于气滞血凝之胃脘痛，可用。

(7) 胃痛第七方（赵图南）

主治：下部虚寒，肾气之直冲，心口疼痛难忍者。

治法：炒荔核三钱，广木香钱半，附子三钱，干姜二钱，桂枝尖钱半，生白芍三钱，焦术二钱，茯苓二钱，川朴根钱半，好沉香二钱，红大枣三枚（去核），煎服（轻者一剂，重者三剂）。

【审查意见】对症有效。

(8) 二分金

主治：胃脘疼痛。

组成：丁香钱半，古月钱半，木香钱半，巴豆钱半（米炒去壳，水煮去油），明雄钱半，枳壳钱半（炒），红花五钱，五灵脂五钱。

用法：上药共为细末，装瓷瓶内，每次用二分，按舌上，以唾津咽下即妥。

【审查意见】寒症体壮实者可用。

6. 胁痛

(1) 胁痛第一方

主治：胁下疼痛，夜卧或劳动后，则疼痛更甚，以及时发时止之间歇性疼痛及胁间疼痛等。

治法：醋青皮二钱，鲜桃仁十四粒，酒白芍三钱，母丁香一钱，柴胡二钱，小茴香二钱（火焙），乌梅肉一钱，良姜一钱，郁金二钱，生姜为引，水煎作汤剂，空心服。

【审查意见】胁痛有瘀滞者可用。

(2) 胁痛第二方

主治：肝积，胁下有块，撑痛。

治法：川楝子二钱，延胡索二钱，川连钱半，青皮二钱，山楂炭二钱，五灵脂二钱，当归尾三钱，三棱钱半，莪术钱半，茯苓三钱，广木香一钱，水煎，早晚服。

【审查意见】破积，行瘀，消滞，可用。

(3) 左金丸

主治：左胁作痛。

治法：黄连六两（炒），吴茱萸一两（汤泡），上为末，作丸剂，空心服。

【审查意见】此系古方，胃热作酸有效，治胁痛功效不确。

7. 便秘

(1) 五仁汤

主治：老年人气虚，大便燥结。

组成：郁李仁三钱，杏仁三钱，松子仁三钱，柏子仁三钱，火麻仁三钱。

用法：上药水煎，空心温服。

【审查意见】此系古方，滑肠润便甚效，如气虚者，须酌加参芪之类。

（2）便秘第二方（曲向塘）

主治：久病肛门干燥，大便不利。

组成：酒当归二钱半，阿胶珠三钱，肉苁蓉一钱八分，炒柏子仁钱半，冬葵子钱半，百合五分，炒大麻仁二钱半，甜杏仁钱半，川芎五分。

用法：上药水煎，空心午后服。

【审查意见】温通润下，虚寒者有效。

（3）便秘第三方

主治：暑月热极，贪冷食过度，以致三四天不大小便者。

组成：葱四两，生姜四两，吴茱萸二两，麦麸半升。

用法：上药共捣细末，用火炒热，以布袋盛之，暖于脐下。

【审查意见】此方效力太弱，宜设法兼用内服药治之。

（4）润字丸

主治：痰精瘀浊，大便不解。

组成：橘红二两，杏仁二两，牙皂一两，前胡三两，天花粉二两，枳实二两，甘草三钱，山楂肉二两，槟榔七钱，半夏一两，生大黄十二两。

用法：上药研细末，水泛丸，如桐子大，开水服二三钱（量人大小虚实酌定，有仅用钱许即解者）。

【审查意见】祛痰，逐瘀，通导便秘，有效。

8. 泄泻

（1）铁门闩

主治：久泄不止。

组成：五倍子一钱、白矾三钱，黄丹二钱，生牡蛎三钱，黄蜡一两。

用法：上药四味，研末，黄蜡为丸，如绿豆大。小儿每次以五丸至七丸，大人每次以十丸为度，早晚开水送服。

【审查意见】全系燥涩之药，久泄当能生效，但宜酌加利尿之品为妥，如气虚下陷者，更须加入升提补气等药方，易收功。

（2）泄泻第二方

主治：久泻垂危者。

治法：骨碎补二钱，入猪肾中煨熟，乘热即食。

【审查意见】病轻者有效，重病不能胜任。

（3）四神丸

主治：脾肾双虚，午后作泻，不思饮食。

组成：肉果二两，补骨脂四两（炒），五味子二两，吴茱萸二两（炮）。

用法：上药为末，红枣四十九枚，生姜四两（切），水煮枣熟去姜，取枣肉捣和药丸，桐子大，空心盐汤送服。

【审查意见】古方，虚寒症可用。

（4）泄泻第四方

主治：炎夏纳凉过甚，胃肠受寒，至秋泄泻，日久不止（慢性泄泻），食思缺乏，消化力衰弱，强食上逆，肠鸣腰困，四肢无力，脉沉细，无力。

组成：附片四钱，熟地七钱，牡蛎六钱，白茯苓四钱，肉桂三钱，山药七钱，白芍五钱，磁石二钱半，阿片钱半。

用法：先将各药研细末，另将阿片焙干，研细（或用西药阿片末亦可），纳入诸药内和匀，丸如梧桐子大，早服用盐汤送下，晚服用重曹汤送下，早晚服量约二钱至二钱半。

【审查意见】各种虚寒症，此方有效，宜随症参酌用之可也。

（5）中元丸

主治：元气虚弱，饮食迟化，腹痛、肠鸣及脾冷泄泻。

组成：紫油朴四两，制附子四两，干姜七两，神曲六两，白术六两。

用法：上药为末，面糊为丸，梧桐子大，每服二钱，用米饮送下。

【审查意见】虚寒症可用。

（6）泄泻第六方

主治：肠鸣，腹痛泄泻。

治法：陈皮二钱，白芍三钱，白术三钱，防风钱半，赤猪苓各二钱，泽泻钱半，焦三仙三钱，荷叶引，水煎服。

【审查意见】利水兼消导方，白术宜改用苍术。

（7）泄泻第七方

主治：癞冷洞泄，许久不愈。

组成：桂心一钱，附子二钱，干姜一钱，甘草钱半，川朴一钱，川军八分，焦三仙二钱。

用法：上药水煎，早晚空心温服。

【审查意见】此系本事方，温脾汤，加焦三仙，寒症有效。

（8）泄泻第八方

主治：形寒热甚，脉来弦数而促，舌苔满布，温度一百零四五度间，神志不清，脘闷面红，口干，上为呕吐，下为泄泻，里急后重，将成痢疾者。

组成：广藿香二钱，花槟榔钱半，莱菔子三钱，焦楂炭三钱，广郁金钱半，薄荷叶一钱，生枳实钱半，焦建曲三钱，佩兰叶钱半，川通草一钱，制半夏二钱，陈皮钱半。

用法：上药水煎，去滓，食前温服。

【审查意见】湿热泄泻，有积滞者，可用。

（9）泄泻第九方

主治：虚寒久泄，完谷不化，腹疼痛者。

组成：胡芦巴三两，补骨脂二两，白术三两，野党参一两，干姜三钱。

用法：上药杵为末，作散剂，成人每服二钱，小儿每服五分，清晨用开水送下。

【审查意见】普通止泻方，对症有效。

（10）泄泻第十方

主治：久病泄泻，完谷不化。

治法：白扁豆钱半（炒），土茯苓三钱，炒红曲三钱，金樱子二钱半，炒莲子三钱，炒芡实二钱半，炒泽泻钱八分，焦术二钱，炒麦芽二钱，白茯苓钱半，使君子五分，葛根五分，水煎服。

【审查意见】泻久脾虚者，有效。

（11）止泻神效汤

主治：久泻，五更泻，老人水泻，属阳虚者。

组成：鹿角霜三钱，炒菟丝子三钱，炒杜仲二钱，关东参一钱，肉桂八分，云苓三钱，炒乌梅肉三钱，赤石脂三钱，煨肉果二钱，焦升麻八分。

用法：上药水煎，空心温服。

【审查意见】此方温补固涩，颇合虚寒症止泻法则，用之当能有效。

（12）泄泻第十二方

主治：老年五更泻。

组成：焦白术一两，酒白芍一两，煨肉豆蔻五钱。

用法：研末水丸，每晚服二钱，开水送服。如不愈，再服一料，以愈为度。

【审查意见】脾虚症有效。

9. 便血

（1）神效止血汤

主治：一切大便下血。

治法：紫参八钱，粉草三钱，椿根皮三钱（炒），黑地榆三钱，三七钱半，炒槐花三钱，鲜姜三片，水煎服。

【审查意见】此方有凉血止血之功，便血有热者可用。

（2）便血第二方

主治：便血不止。

治法：炒僵蚕一两，乌梅肉一两五钱。共为末，醋糊丸，如桐子大，每服五十丸，醋送下。

【审查意见】方虽有效，惟少清热凉血之品，宜加小生地、黄柏、女贞子、丹皮、山栀等；又醋送下，不用白水为便。

（3）便血第三方

主治：大便下血，在粪前者。

治法：侧柏叶一钱，当归钱半，槐花二钱，枳壳一钱（炒），黄连钱半，乌梅一个，生地黄一钱，川芎一钱，地榆二钱，荆芥一钱，甘草五分，生姜三片，煎服，服时不论在饭前或在饭后，总要离饭三时为妙。

【审查意见】凉血、止血有效，惟荆芥须炒焦用，生地宜加倍方妥。

（4）便血第四方

主治：大便下血。

治法：椿根皮二钱，茯苓三钱，石榴皮一钱，茶叶二钱，桑白皮二钱，党参二钱，生姜一钱，水煎，空心服。

【审查意见】气虚者可用。生姜不妥，宜去之。

（5）便血第五方

主治：便血发热，肛门灼疼。

治法：生地三钱，杭芍二钱，当归二钱，槐米钱半，赤芍钱半，甘草一钱，银花三钱，水煎，空心服，日一次，连服二次。

【审查意见】清凉解热，活血止血，对症有效。

（6）便血第六方

主治：大便下血如注。

治法：椿根白皮为面，用水为丸，每服三钱，开水空心送下，服药宜忌生冷与有发性之食物百日为佳。

【审查意见】有清热止血之效。

（7）聚金丸

主治：积热下血。

组成：黄连四两，条黄芩一两，防风一两，冬月加酒蒸大黄一两。

用法：黄连分四分，一分生用，一分切炒，一分泡切，一分水浸晒，共研为末，曲糊为丸，如梧子大，每服五十丸，米泔浸枳壳水，食前送下。

【审查意见】有清凉燥湿之功，湿热下血可用。

（8）便血第八方

主治：大便下血，吐血，妇人血崩。

组成：羊血块一两（焙干研细），焦芥穗八分，炒丹皮三钱。

用法：共研极细末，作散剂，成人每服钱半，小儿每服五分，空心服，温水下。

【审查意见】此方止血又兼凉血，有效。

（9）紫参汤

主治：肠风下血。

治法：紫参八钱，粉草五钱，炒椿根皮三钱，炒槐花三钱，吴茱萸炒黄连三钱，鲜姜三片。煎服。

【审查意见】凉血、止血、活血，有效。若增入地榆二钱炒焦，功效较佳。

（10）槐花散

主治：痔血，肠风，吐崩诸血。

组成：槐花三钱（炒），扁柏叶二钱（炒），荆芥咀三钱（炒黑），枳壳三钱（炒），枯黄芩二钱，全当归二钱。

用法：将以上各药用铜锅或砂锅炒过，共在一起，研末（或加小黄米一撮，改作汤剂亦可），成人每服一两五钱，女子加倍，小儿减半，米汤送下。

【审查意见】止血专剂，有效。

（11）便血第十一方

主治：肠热便血。

组成：焦地榆三钱，生地炭二钱，炒槐花钱半，炒当归钱半，阿胶珠二钱，炒黄连八分，乌梅炭三钱，炒白芍二钱，炙甘草一钱。

用法：水煎，加童便一盅，温服。

【审查意见】清凉止血剂，便血有热者，尤称对症，有效。

（12）便血第十二方

主治：大便下血。

治法：灶口土三钱，木耳炭三钱，百草霜三钱，煎汤常服。

【审查意见】大便下血，此方有止涩收敛之效。

10. 奔豚

（1）文奔豚丸

主治：奔豚。

组成：云苓一两，当归三钱，川芎三钱，白芍三钱，川楝子三钱，荔核三钱，小茴香二钱，广木香三钱，青皮二钱，吴萸二钱，莪术二钱，槟榔三钱。

用法：上药研末，水泛为丸，开水送三钱五钱均可，若煎汤服亦可。

【审查意见】理血，行气，破积，散寒，有效。

（2）武奔豚丸

主治：奔豚。

组成：杏仁一钱，二丑一钱，青皮一钱，小茴一钱，巴霜一钱，莪术一钱，官桂一钱，川芎一钱，良姜一钱，川椒一钱。

用法：共研末，水泛为丸，如梧桐子大，每服八九丸或十丸，开水送下。

【审查意见】寒证体壮实者，可用。

（3）立止肾气汤

主治：肾气上动，心痛欲死。

治法：炒荔核五钱，广木香二钱半，鲜姜三片，煎服。

加减法：如寒甚，加附子二钱五分。

【审查意见】通行方，寒气凝滞者，可用。

11. 积聚

（1）化积膏

主治：腹中积块疼痛。

组成：巴豆仁一百粒，蓖麻仁一百粒，五灵脂四两，阿魏一两（醋煮化），当归一两，两头尖五钱（去油），穿山甲五钱（去油），乳香五钱（去油），没药五钱（去油），麝香三分，松香斤半，芝麻油五两。

用法：上药除乳香、没药、麝香、阿魏等外，余药俱切片，浸油内三日，用砂锅煎药至焦黑色，去滓，入松香，煎一饭时，再入乳香、没药，然后取起，入水中抽洗，以黄金色为度。煎时，以桃柳枝用手搅匀，勿令枯，摊狗皮上，熏热贴患处，每日以热袜底熨，令热气深入为妙。

【审查意见】破积化瘀，外用有效，但须持续行之。

（2）积聚第二方

主治：腹中积块，或筋骨疼痛。

组成：六神曲半斤，吴茱萸二两，上安桂五钱，广木香五钱，明没药四钱，滴乳香四钱，南红花三钱，口防风三钱，荆芥穗二钱，辽细辛三钱，川甲珠三钱，五加皮一两。

用法：上药共研细末，再用大葱白半斤，生姜六两共捣为泥，将药面和匀，入锅内，加醋炒热，先缝两个细布布袋，将药装入袋内，置患部，递换熨之。

【审查意见】沉寒痼冷，用此外熨，有散寒止痛之效。

（3）祛风济生散

主治：男妇老少食积，寒积，一切惊风，肺胀，痰涎壅盛，喘促不宁，心胃疼痛，手足搐搦，牙关紧闭，哭不发声，耳目天吊，角弓反张，大便不利，种种危急等症。

组成：枳实一钱，防风一钱，南星一钱，礞石钱半，半夏一钱，雄黄三钱，朱砂三分，巴霜五分，川天麻五分，甘草五分。

用法：共为细末，大人重者每服五分，轻者三分，白汤送下，小儿重者每服一分八厘，轻者八厘，乳汤送下。

【审查意见】祛痰，镇痉，散风，消积，可用。

（4）积聚第四方

主治：腹中结毒，心下痞硬者。

组成：大黄三两，硝石一两五钱，甘草五钱，玄参五钱。

用法：上四味各别为末，以苦酒六合。先煎大黄，减二合，入甘草、玄参更煎，入饴状，下火后入硝石，搅之为丹，如桐子大。每服三钱，开水送服。

【审查意见】攻下之剂，病体均实者可用。

（5）三仙丹

主治：食滞，痞满，肿胀。

组成：香附一斤（醋炒），五灵脂一斤，黑丑一斤，沉香一钱，白丑一斤。

用法：上药为末，醋糊为丸，如绿豆大。每服二五十丸，食后姜汤送下。

【审查意见】有瘀滞停水者可用。

（6）积聚第六方

主治：湿流肠胃，气血停滞，右少腹板硬作痛。

组成：台乌药三钱，丹皮二钱，桃仁二钱，赤芍三钱，五灵脂二钱，当归须三钱，茯苓三钱，延胡二钱，青皮二钱，瓜蒌子三钱，枳壳二钱。

用法：水煎，空心服。

【审查意见】舒气，化滞，逐瘀，破积，可用。

（7）积聚第七方

主治：虫积腹痛（凡属长期连续，时疼时止，年深日久，百药不效者，不论男女老少，皆可服用）。

组成：乌梅一个，红枣二枚、杏仁七个。

用法：上药共捣成丸，男用淡黄酒，女用淡醋，不拘早晚，空心冲服。

【审查意见】有杀虫之效，宜酌加消导之品。

（8）积聚第八方

主治：冷痰积聚。

组成：紫油桂一两，油厚朴一两，制香附一两，桃仁一两五钱，醋延胡八钱，川楝子八钱，蓬术八钱，山楂肉一两半，莱菔子一两，茯苓一两五钱。

用法：上药研细末，曲糊为丸，如桐子大。每次二钱，开水冲化，空心服。

【审查意见】寒积兼有瘀滞者，用之有效。

（9）积聚第九方

主治：癥瘕积块。

组成：川椒五钱，三棱五钱，巴豆五钱，吴萸五钱，葱白二两，生姜五钱。

用法：上药捣如泥，布包之，置脐上熨之。

【审查意见】可备试用。

（10）玉环来笑丹

主治：男女腹内年久寒积之症。

组成：火硝三分，银朱五分，枯矾五分，白胡椒按每岁加三粒加之。

【审查意见】留待散寒，可备取用。

12. 疝气

（1）疝气第一方

主治：男子坠气，由寒气凝结下焦者。

组成：炙升麻三钱，川乌药三钱。

用法：上药水煎服，连服二剂，无不神效（取病上而求诸下之义也）。

【审查意见】升提疏气之品，对症有效。

（2）疝气第二方

主治：疝气。

组成：小茴香五钱，川楝子一两，荔枝核一两，橘核子一两。

用法：上药共研细末，黄酒冲服。

【审查意见】寒湿症可用。

（3）疝气第三方

主治：疝气。

组成：黑荔核五钱，小青皮二钱，小茴香三钱。

用法：上三味，共为细末，作散剂，以盐汤送下。

【审查意见】疝气通行方，可备用。

（4）疝气第四方

主治：疝气（肾囊受寒湿，肿大如拳或如儿头者）。

治法：黄芪五钱，粉草一钱，当归三钱，茯苓三钱，薏仁三钱，扁豆二钱，焦术二钱，芡实钱半，再加灯心一大团，水煎服。

【审查意见】有渗湿之功。

（5）疝气第五方

主治：疝气痛肿不可忍者。

组成：荔枝核四十九个，陈皮连白九钱，硫黄四钱（须置火上熔化，投水去毒）。

用法：将上药为末，盐水打曲糊丸，绿豆大。每服九丸，痛时空心酒下，次日再服，三次即愈。

【审查意见】壮阳散寒，利气除湿，寒症可用。

（6）消疝逐瘀汤

主治：疝气肿痛，红赤高胀。

治法：小茴香（不炒）、川楝肉钱半，八角茴香八分（炒），广木香五分，炒桃仁二钱，粉丹皮二钱，山栀钱半，龙胆草二钱，水二盅，煎成一盅，去渣，早晚空心服。

加减法：如无红赤现象，可去桃仁、丹皮、龙胆草，加盐炒荔枝核三钱。

【审查意见】疝气兼有湿热者可用，但二茴、木香终嫌温燥，可以勿用。

（7）疝气第七方

主治：疝气肾大如斗。

组成：八角大茴香二两，青皮二两，荔枝核二两。

用法：上药炒黄色，烟尽为度。置土上，以碗覆之，少时，取出研末。每服二钱，无灰酒下，清晨、午后、临睡各一服。

【审查意见】寒症可用，但须持续服之，方能奏效。

（8）疝气第八方

主治：疝气，双胆偏坠。

组成：橘子核八钱，荔枝核七钱，川楝子六钱（盐炒），广木香三钱，小茴香四钱（盐炒），青皮三钱，川杜仲三钱，大腹皮三钱，香附三钱，沉香橼四钱，川大白四钱，莱菔片三钱，丝瓜络五钱。

用法：上药水煎服。

加减法：视病势减轻，可按原方酌减，或先减去腹皮、香橼、莱菔三药亦可。

【审查意见】用量太重，宜减去三分之二为妥。

（9）橘红丸

主治：疝气便坠。

组成：橘红二钱，川楝子二钱，海藻二钱，海带二钱，昆布二钱，桃仁二钱

（去皮尖），桂心一两，厚朴一两，枳壳一两，元胡一两，木通一两，木香一两。

用法：上药酒糊为丸，盐水送下钱半即妥。

【审查意见】咸寒泻热、散结、利尿，辛温化寒、行气、舒滞，对于外肾肿大、腹痛，寒热凝滞者，功效必佳。

（10）疝气第十方

主治：小肠疝气。

组成：砂仁、陈皮、香附（醋炒）、荔枝根（炒）、小茴香（炒）各一两，枳壳一两五钱，木香三钱，沉香五钱。

用法：上药共研细末，面糊为丸，桐子大。每服一钱，黄酒送下。

【审查意见】湿寒症可用。

（11）疝气第十一方

主治：小肠疝气抽痛（慢性者更效）

治法：料角石一块研为极细末，红糖同升合量（即与料角石同量），以上二味和匀，装入磁罐内，封固，埋于地下。以三尺深为宜，待百日后，取出。每早服三钱，开水送下。

【审查意见】功效确否，尚待试用。

13. 寄生虫病

（1）寄生虫病第一方

主治：虫积。

治法：宿麦根八两（小儿减半），加红糖五钱。将宿麦根洗净，加水煎之，冲糖溶化。每日午前空心服。

【审查意见】此方是否有杀虫之效，尚待研究。

（2）寄生虫病第二方

主治：肠中蛔虫，时时心腹急痛，大便闭者。

组成：巴豆钱半，大黄三钱，鹧鸪菜五钱。

用法：将三味研细末，以米糊为丸，如绿豆大。早晚空心服，成人每服五分，小儿一分。

【审查意见】此通便驱虫剂，实症可用。虚弱者不宜。

（3）寄生虫病第三方

主治：吐蛔虫症，面瘦黄，手足冷，胃中空虚，脉象沉细。

组成：白术二钱，潞参二钱，干姜八分，茯苓三钱，乌梅二钱，蜀椒六分，甘草一钱。

用法：上药水煎，早晚空心服。

【审查意见】此方为温补杀虫剂，虚寒症可用。

（4）寄生虫病第四方

主治：虫积腹痛，喜食米茶炭土等物。

组成：使君子二两（去壳），天南星（姜制）、槟榔各一两。

用法：上药合炒，如喜食生米，用麦芽一斤炒；喜食茶叶，用茶叶炒；喜食炭土，用炭土炒。研药为末，蜜丸如梧子大。每服二钱，食前开水服。

【审查意见】此方有杀虫之效，各种肠寄生虫病可用。

（5）寄生虫病第五方

主治：小儿肠中各种寄生虫病。

组成：石榴根皮五钱，榧子三钱，槟榔三钱。

用法：上药研细末，作散剂。每服一钱，白水送下。

【审查意见】杀虫专剂，可以取用。

（6）加减四灵丸

主治：小儿五疳发热，肚大而瘦。

治法：大蟾一个，去足，开腹，去肠杂。入胡黄连末一两，用线缝合，外以湿纸包之。再以泥封固，令干，在炭火内烧通红，去泥纸，研末加后药，芦荟一分，麝香一分，熊胆一分，芜荑五分，上药共研末，以面糊为丸，麻子大。每服以粥饮下三丸，日三服，三岁以上加服。

【审查意见】小儿肠寄生虫病，可用。

（7）寄生虫病第六方

主治：小儿肠内有虫，无论绦虫、蛔虫、蛲虫等。

组成：使君子二两，芦荟一两五钱，麦芽二两，厚朴一两，川椒一两，芒硝五钱。

用法：前六味，共研细末，蜜和为丸，每五分重，共计为一百六十九丸。于饭前送下二三丸（如在乳儿期间，须减少，以一丸即足），日三次，至后渐减其量。

【审查意见】驱虫剂，肠寄生虫可用。

（8）寄生虫病第八方

主治：虫积腹痛。

组成：苦楝皮七钱，使君子钱半，槟榔一钱，槐花一钱，吴茱萸二钱，炙甘草一钱。

用法：上药水煎，空心服。

【审查意见】杀虫剂，可用。

14. 气臌

（1）气臌第一方

主治：气臌。

组成：大蛤蟆一个，砂仁，五灵脂，川朴，槟榔，广木香。

用法：大蛤蟆一个，剖开，以砂仁、五灵脂、川朴、槟榔、广木香各等分，填满蛤蟆腹中，用黄泥封固。炭火煅红，取出冷后研末，作散剂。每服三钱，陈皮煎汤，早晚空心调服，一日二次。

【审查意见】此方治气臌颇验，可备用。

（2）秘传气臌饮

主治：气臌，腹胀如鼓，中空无物。

治法：百合五钱，乌药四钱，干姜五分，加水作成煎剂，代茶随时饮之。

【审查意见】治气臌，有效，可用。

（3）气臌第三方

主治：气臌。

治法：汾河水初下来漂的沫，捞取数团，将沫稍热，加海沉香末或土茄楠末五分，用沫冲末，趁温饮之。

【审查意见】此民间通行方，可用。

（4）气臌第四方

主治：气臌腹大。

治法：广橘皮二钱，五加皮二钱，大腹皮二钱，杭白芍三钱，连翘壳二钱，赤茯苓二钱，丹皮二钱，蒌皮二钱，水煎，温服。

【审查意见】行气消肿，气臌可用。若加入木香、制槟榔、广砂仁等更佳。

（5）气臌第五方

主治：气臌

组成：杭白芍五钱，大腹皮二钱，川朴二钱，川楝子钱半，南沉香一钱，茯苓三钱。

用法：上药水煎，去渣，空心服。

【审查意见】此方可用，但应少佐桂枝，一以兴奋气机，一以缓白芍之寒，其效当过于此。

（6）气臌第六方

主治：肿胀因气者。

治法：人参二钱，白术二钱，山萸肉二钱，山药五钱，熟地二钱，茯苓皮二钱，砂仁钱半，厚朴二钱，木香二钱，水煎服。

【审查意见】此乃温补剂中加茯苓皮之利水消肿，厚朴之除胀泄满，木香之行气舒滞，对于虚弱患者可用。惟熟地一味宜删去，以其滋腻壅塞，为肿胀所禁忌之品也。

（7）气臌第七方

主治：臌症气滞。

组成：干白萝卜四两（切片），广木香钱半，商陆五分，麝香一分。

用法：上药研细末，成人每服一钱，小儿用量减半，温水空心服，一日一次。

【审查意见】气臌腹胀，此方可用，尤以实症为宜。

（8）气臌灵药

主治：气臌。

组成：蟾皮三钱，香附子一两，乳没各三钱。

用法：上药各研细末，和匀，作散剂。成人每服二钱，小儿每服一钱，白水送下。

【审查意见】气郁不舒，腹胀疼痛者，可用。

（9）气臌第九方

主治：气臌水臌，产后肚腹胀满，小儿气臌痞疾。

组成：胡椒三钱（炒黑），茶叶三钱，白糖三钱，干姜三钱，酒曲三钱，生蜜三两。

用法：上药用黄酒一斤，同药末共入锡壶内，煎剩一半为度。

【审查意见】气臌有寒症者，此方可用。

（10）气臌第十方

主治：胀满，胸闷，嗳气不舒，气机拂逆酿成症。

组成：莱菔子一两，广木香二钱，香附米五钱，乌药六钱。

用法：上药先将莱菔子、广木香、香附米、乌药等共为捣研，以水滤汁，浸缩砂一两，经夜后，炒干，又浸，又晒，凡七次，为末。成人每服钱半，小儿每服三分，早晚米汤送下。

【审查意见】此方择药精纯，配合巧妙。为气臌有益无损之方。

（11）鸡屎白前汤

主治：男女臌症。

治法：鸡屎白，以白水化开服之（但须澄清，若用纱布滤过，更佳），服后俟下行秽物即愈。

（12）气臌第十二方

主治：臌胀症。

治法：大蛤蟆数个，焙黄，研末，黄酒送下。

【审查意见】鸡屎白、大蛤蟆，虽为臌胀成方，苟施治对症，确有功效，可以备用。

15. 虫臌

（1）虫臌第一方

主治：虫臌，肚腹胀大，时卒胀痛，唇上生疮，或生白点者。

组成：川姜黄二钱，真川椒二钱，净吴萸钱半，芜荑钱半，槟榔三钱，使君子三钱，榧子三钱，莱菔子三钱，广木香二钱。

用法：上药挫作散剂，每服二钱，乌梅煎汤送下。

【审查意见】温中散寒，消积杀虫，虫臌可用。

（2）虫臌第二方

主治：虫毒，腹胀如鼓，神昏，恍惚不宁。

组成：癞蛤蟆一个，辰砂七钱，使君子三钱，槟榔三钱，川椒二钱。

用法：端午节取蛤蟆一个，剖腹后，将辰砂、使君子、槟榔、川椒等研为细末，纳入腹内。悬至次日，以黄泥包之，火煅存性，俟冷再研，以水为丸。早晨空心服，成人每用二钱，小儿每用三分，以川朴一钱，煎汤送服。

【审查意见】肠寄生虫之臌胀症，此方可用。

（3）虫臌第三方

主治：虫臌腹大。

组成：木香八分，槟榔八分，大黄八分，雷丸八分，使君子八分，锡灰八分，赤苓八分，白豆蔻八分。

用法：上药以水二盅，连须葱五根，煎熟，俟温，五更时顿服。

【审查意见】肠寄生虫之臌胀，可用。

16. 腹胀

（1）叶氏宽鼓散

主治：肚腹胀大。

治法：大癞蛤蟆一只，剖开，去肠杂，用大砂仁填满腹中，以黄泥封固，在炭火上煅红。冷定去泥，研成极细末，作散剂。每服五分，以陈皮一钱，煎汤送下，食前空心服。

【审查意见】此为叶氏宽鼓散去五灵脂，治腹胀气臌等有效。

（2）腹胀第二方

主治：食积，气滞，腹胀大。

组成：丝瓜络三钱，川朴一钱，莱菔子一钱，陈香橼皮八分，灯心一钱，砂仁五分，大腹皮二钱，神曲二钱半，鸡内金两张、人中白五分（煅）。

用法：上药煎汤，食前空心服。

【审查意见】通行方，有行气消导之效，可用。

（3）腹胀第三方

主治：腹胀便闭者。

组成：八角茴香，火麻仁，生葱白，五苓散（药从略）。

用法：以八角茴香七个，火麻仁半两为末，生葱白三根（约二两）同研，煎汤。调五苓散，早晨空腹一次服之。

【审查意见】此方治水肿腹胀可用。

（4）腹胀第四方

主治：胀满。

组成：莱菔子二钱，牙皂角一钱，琥珀一钱，醋炒生军二钱，巴霜五分，降香五分，酒炒枳壳二钱，蝼蛄一只（去头、足、翅，酒炒）。

用法：上药各研细末，和匀，炼蜜为丸，如芥菜籽大。再用沉香、木香、陈皮各一钱研细末，黏于外面为衣。每服二分，食前空心服。以丝瓜络三钱，砂仁五分，通草一钱，煎汤送下。

【审查意见】实证可用。

（5）腹胀第五方

主治：食积腹胀。

组成：大麦芽三钱，鸡内金二钱，大腹皮三钱，川朴根二钱。

用法：上药研末，作散剂。成人用量，每服三钱，小儿用量，每服一钱五分，均用百沸汤冲服。

【审查意见】饮食停滞，吞酸嗳腐，腹胀如鼓者，此方可用。

（五）循环器病

1. 瘀血

（1）瘀血第一方

主治：陈久不化，附着性之瘀血，以致小腹作痛难忍。

治法：鸡血藤胶三钱，干漆二钱，蟅虫一钱，虻虫一钱，水蛭一钱，丹皮二钱，当归三钱，水煎，早晚服。

【审查意见】行血峻剂，有活血疏滞之效。实证可用，虚弱者不可轻试。

（2）血府逐瘀汤

主治：胸中疼痛。

组成：当归三钱，生地三钱，桃仁四钱，南红花三钱，枳壳二钱（炒），赤芍二钱，柴胡一钱，甘草一钱，桔梗钱半，川芎一钱，牛膝二钱。

用法：水煎服。

（3）膈下逐瘀汤（曲荣年）

主治：胸中疼痛。

组成：五灵脂二钱，当归三钱，川芎二钱，桃仁三钱，红花三钱，丹皮二钱，赤芍二钱，乌药二钱，元胡一钱，甘草三钱，香附钱半，枳壳钱半。

用法：水煎服。

【审查意见】二方皆有行瘀之功，胸疼有瘀滞者，尚属可用。

2. 水肿

（1）水肿第一方

主治：水肿症。

组成：黑牵牛二钱，槟榔二钱，云苓五钱，白术五钱，桂枝二钱，车前子二钱，泽泻二钱，木通二钱，干姜三分。

用法：水煎，早晚空心温服。

【审查意见】有泄水之功，可用。

（2）西瓜灰

主治：水臌。

组成：烂瓤西瓜一个，阳春砂仁四两，独头蒜四十九个。

用法：先将西瓜蒂处，用刀切一小孔，保留空薄壳，勿碎，将砂仁、蒜头装入后，仍以瓜蒂固盖。再用酒䴺迅涂周外，约一寸厚，须密固，炭火四面炙之，约半日，用炭二十余斤。待其自冷，出炭去泥，碾成细末，味辣、色焦带黄为火候恰好之度，则有效，否则过度或不及，均无效。成人用量，每次二钱至三钱，小儿减半。白水冲服，每日三次，于食前服之。

【审查意见】此系古方，西瓜鲜用即可，不必用烂瓤者。

（3）水肿第三方

主治：水臌。

组成：丝瓜络八钱，二丑五钱。

用法：上二味用巴豆一钱共炒，以丝瓜络黄色为度，拣去巴豆，再用陈仓米五钱共炒，以米发黄色为度，去米，将二味研细末。成人每服一钱至钱半，小儿每服三分至五分，随时俱用生薏仁煎汤送服。

【审查意见】古籍单方，有用丝瓜络以巴豆炒，去巴豆而用丝瓜者，此方仿照其意，再合二丑，则泄水之力尤大，制法颇佳。水臌可用，但以实证为相宜。

（4）决壅汤

主治：水臌症属实者。

治法：牵牛二钱，甘遂八分，青皮二钱，大黄钱半，橘皮钱半，木香钱半，地肤子二钱，赤苓二钱，水煎服（作丸剂，亦可）。

【审查意见】此逐水峻剂，实证可用。

（5）水肿第五方

主治：水臌。

组成：醋芫花四钱（炒微黄色），甘遂三钱，商陆三钱，广木香三钱，白胡椒三钱，巴霜一钱。

用法：用和好荞面，将药完全包裹，用微火煅煨，自白而黄，自黄而黑时，可将荞面去之。将药共研细末，醋糊为丸，如梧桐子大，镜面砂为衣。可服其一半，白水送下，如不见效时，再服一半之半量（若其症再现有干咳嗽者，则难治矣）。

加减法：阴臌，原方加白胡椒二钱，阳臌加芫花一钱，神曲三钱，气臌加广木香三钱。

【审查意见】此方每次服量二三分，每日服量七八分即妥。原件用量，每服八钱之多，未免太过。

（6）水肿第六方

主治：水气、面目四肢浮肿，以手按之，随手而起。咳嗽喘急，不得安卧者。

治法：葶苈三钱，猪苓二钱，椒目一钱五分，黑丑二钱，泽泻三钱，桂枝二钱，加葱白二茎，水煎服。

【审查意见】此逐水利尿峻剂，实证可用。

（7）水肿第七方

主治：水肿症。

组成：枳壳、芫花（醋煮）各等分。

用法：上药共捣极细末，为丸，如梧桐子大，成人每服三十丸，小儿每服五丸至十丸，白汤下。

【审查意见】此泄水之剂，水盛而体壮者可用。

（8）水肿第八方

主治：水肿。

组成：黑丑二两，大黄三两，陈米饭糕一两。

用法：共为细末，糊丸，如梧桐子大。成人每服三十丸，小儿每服五丸至十丸，姜汤送下。

【审查意见】此方泄水最妙，但须壮实者，方可取用。

（9）水肿第九方

主治：水肿腹胀紧如鼓。

组成：槟榔末五钱，甘草一分，桑白皮一两，商陆一两。

用法：上三味水煎，每服调下槟榔末。

【审查意见】逐水峻剂，实证可用。

（10）水肿第十方

主治：水肿。

组成：郁李仁一钱五分，牵牛一钱，芒硝一钱，甘遂八分，木香八分。

用法：上药水煎，早晚空腹服（小儿分作四次）。

【审查意见】泄水峻剂，实证可用。

（11）十枣汤

主治：水肿。

组成：芫花一钱，大戟一钱，甘遂一钱，大枣十枚。

用法：上药水煎服，待水泄肿消，再服下方（人参二钱，附子一钱，干姜一钱，甘草一钱）。

【审查意见】前方系仲景十枣汤原方，为治水专剂。宜加陈皮、川朴、大腹皮、砂仁、法夏、赤苓等较妥。后方须阳虚者，方可用之。

（12）水肿第十二方

主治：遍身水肿，小便不通，大便秘结，脉象沉实。

组成：甘遂五分，芫花钱半，大戟钱半，肉桂五分，油厚朴五分。

用法：上药各研细末，和匀。成人用量，每次一钱，小儿用量，每次三分至五分，饭前空心白水送下。

【审查意见】十枣汤为水肿专剂，此方去枣加桂朴，逐水又兼温运，寒症水肿，当能有效。但以实证为宜，虚证不可轻用。

（13）水肿第十三方

主治：水肿症之属实者，大便秘结，小便短少，肚腹满闷，脉洪而数（肚腹触之有波动者）。

组成：黑牵牛二钱（炒），大黄二钱，地肤子二钱，车前子三钱（另布包），大腹皮二钱，甘遂一钱（面煨），肉苁蓉二钱，芫花一钱（面包煨），大麦须三钱，香附一钱五分。

用法：上十味，作汤剂，空心服，以水三盅，煎一盅，日服一剂，连服二三剂。小儿五岁以内者勿用，五岁以外者因年龄加减。

【审查意见】此方治水肿，药性既峻，用量亦重，非大实症未可冒用。

（14）水肿第十四方

主治：水肿。

组成：田螺五个，大蒜二个，鲜车前草三两。

用法：上药共捣为膏，大如饼状，将饼覆于脐上，以洁净布条缚之。

【审查意见】腹水肿胀属热者，此方可用，属寒者不宜。

（15）水肿第十五方

主治：水肿水胀，形气俱实。

组成：黑丑四两（炒），大黄二两（酒浸），甘遂一两，大戟一两，芫花（醋炒）、青皮一两，橘红一两，木香五钱，轻粉一钱。

用法：上药研末，糊丸，如梧桐子大。每服一钱，开水送服。

【审查意见】此亦逐水峻剂，实证可用。然宜删去轻粉，以其具有强烈之毒质，攻下之力，极为猛峻，内服殊非所宜。

（16）水肿第十六方

主治：肿胀。

组成：甘遂等分，大戟等分，木香等分，巴霜等分，杏仁等分。

用法：上药共研为末，米饭糊丸，如梧子大。每服一分开水送下。

【审查意见】逐水峻剂，实证相宜。

（17）加味十枣丸

主治：水肿。

组成：红芽大戟钱半，芫花钱半，甘遂钱半，川椒目一钱，大红枣十个。

用法：上药共为细末，先将大枣煮熟，去皮用糊为丸，共做四丸。初服二丸，大便下水，如下不尽，再服二丸，完全下尽，肿气渐消。

【审查意见】此治水肿之峻剂，实证可用。但用量每服二丸，计有甘遂七分许，似嫌过多，宜酌减之。

（18）神效雪肿汤

主治：一切气肿，水肿等症。

治法：茯苓三钱，大腹皮七钱，桑白皮二钱，广陈皮二钱，生姜皮三钱，白术五钱，槟榔片钱半，猪苓一钱，泽泻钱半，广木香钱半，莪术三钱，砂仁二钱，炙草一钱，水煎服。

【审查意见】利水消肿剂中加行气、温胃、消瘀等品，药方平和，功效亦佳。

（19）水肿第十九方

主治：产后水肿，并诸血毒生肿者。

治法：琥珀一钱五分，商陆二钱，桂枝八分，反鼻五分，猪苓七分，水三盅，煎一盅，温服。

【审查意见】反鼻不详何药（疑是反鼻蛇之简称，未知确否）。余药对于水肿，尚属可用，但产后似嫌太猛耳。

（20）泄水定喘汤

主治：水气，偏身肿满，上气咳逆，小便涩少。

治法桑根白皮一两，泽漆茎叶一两，赤茯苓一两，甜葶苈一两，杏仁一两，郁李仁五钱，生姜皮二钱，川朴少许为引，水煎顿服。

【审查意见】此方宜先喘而后肿者。然作煎剂，杏仁以上各种药品，用量究嫌太重，宜酌减轻。而杏仁尤不宜用一两做煎剂，以减至三钱即足，否则恐有中毒之虞。

（21）水肿第二十一方

主治：水肿，小便不利，颜面苍白（属于血虚有热者）。

组成：当归三钱，浙贝母二钱，苦参一钱，冬葵子三钱，茯苓五钱（连皮），晚蚕沙三钱，海金砂二钱，车前子二钱，泽泻钱半，台乌药一钱。

用法：上药水煎，顿服。

【审查意见】此为当归贝母苦参汤与葵子茯苓汤之合方，又加入利水之品，水肿利尿，确有卓效。

（22）消胀丸

主治：水肿胀满。

琥珀一钱，黑丑二钱，葶苈钱半，猪苓二钱，泽泻二钱。

用法：共研细末，和匀，蜜丸，如桐子大。每服三钱，用葱一钱。煎汤五更时送下。

【审查意见】水肿可用，虚人忌之。

（23）水肿第二十三方

主治：水肿在胸、腹、腰、腿等部者。

组成：大戟等分，甘遂等分，滑石等分。

用法：上药研末，用好醋调匀。加面糊和匀，涂于肿处，上覆白布包之。

【审查意见】戟、遂、滑为利水专药，以醋和之，则能深入组织，用以外治水肿，当然有效。

（24）水肿第二十四方

主治：水气，通身浮肿，烦躁喘咳，小便不利。

组成：泽泻七分，商陆七分，赤小豆七分，羌活七分，大腹皮七分，椒目七分，木通七分，秦艽七分，茯苓七分，槟榔七分，生姜三片，白术二钱。

用法：上药水煎，温服。

【审查意见】水气遍身浮肿者，可用。烦躁者，应加重木通。

（25）水肿第二十五方

主治：半身以下水肿如鼓。

组成：陈皮二钱，茯苓皮三钱，姜皮三钱，桑白皮三钱，大腹皮三钱，桂枝尖二钱，路路通二钱，木通二钱，车前子钱半（用布另包）。

用法：上药煎汤，早晚空心温服。

【审查意见】此五皮汤加味，周身浮肿，可以应用。

（26）水肿第二十六方

主治：头面虚浮，四肢肿满，心腹膜胀，上气喘促。

组成：大腹皮（黑豆汁洗）、茯苓皮、陈皮、桑白皮，以上四味各一钱五分，生姜皮八分，大枣二枚。

用法：用砂锅将上药，照量秤准，混合煎之，时间以一时半为限，切不可将药煎焦。煎好后，日服二次，头次以食前早晨为宜，二次以晚间临卧时为宜。

【审查意见】此系古方，水气浮肿可用。

（27）水肿第二十七方

主治：肾脏性水肿（其肿由眼下如卧蚕，继至全身，则有小便不利，腰酸脚弱，脉微无力等现象）。

治法：金匮肾气丸每服三钱，另以甘遂二分，葱白三节，煎汤于每日早晚，空心以此为汤，将丸药送下。

【审查意见】水肿小便不通者，可用甘遂、葱白，虚人慎用。

（28）水肿第二十八方

主治：水肿。

治法：蚕沙等分，滑石等分，水煎温服。

【审查意见】此方有清凉利水之效，轻度水肿有热症者可用。

（29）水肿第二十九方

主治：水肿。

组成：防己一两，椒目一两，葶苈子一两，大黄一两，赤苓五钱。

用法：上药研末，炼蜜为丸，如梧桐子大。每服一丸，开水送下，日三次。

【审查意见】此金匮己椒苈黄丸加味，治水肿殊效。惟服量一丸嫌轻，每服宜用一钱至二钱方妥。

（30）水肿第三十方

主治：水肿胀。

治法：茯苓五钱，白术五钱，泽泻五钱，陈皮三钱，大腹皮三钱，桑白皮三钱，木瓜三钱，槟榔三钱，砂仁二钱，木香二钱，苏叶一钱，煎服。

【审查意见】此方颇验，水肿可用。

（31）水肿第三十一方

主治：水肿。

组成：绿豆三分，商陆半斤。

用法：上同煮，候豆熟为度，只吃豆。

【审查意见】此方用法新奇，为治肿之单方，可用。

（32）水肿第三十二方

主治：水肿。

组成：莱菔子五钱，车前子五钱，生姜三钱，牵牛子二钱。

用法：研细曲糊为丸，桐子大。成人每服一钱五分，小儿每服五分至一钱，白汤送下。

【审查意见】方药颇纯，水肿用以泄水，有效。

（33）水肿第三十三方

主治：积水，或饮水过多，四肢肿而身热。

治法：赤小豆二钱，陈皮二钱，莱菔子二钱（炒），甘草五分，木香五分，砂仁一钱，姜枣引，水煎服。

【审查意见】此方有泄水消积之功，可用。

（34）水肿第三十四方

主治：水肿。

治法：桑白皮二钱，茯苓皮三钱，生姜皮钱半，大腹皮二钱，陈皮三钱，葶苈子二钱，白术五钱，水煎服。

附记：先针三阴交穴，取平补泄法，后再服药。

【审查意见】水肿通行方，可用。

（35）水肿第三十五方

主治：水肿，项部肿，夜重者。

治法：白萝卜切片，煎汤服。

【审查意见】此方体壮体虚者咸宜，但力缓效慢，非多服久服不效。

（36）水肿第三十六方

主治：水肿症。

治法：甘遂五分，芫花八分，元明粉一钱，茯苓三钱，姜半夏三钱，陈皮钱半，元胡一钱，车前子一钱，煎温服。

【审查意见】泄水之剂，气滞水停者可用。

（37）水肿第三十七方

主治：水肿。

组成：猪苓、泽泻、神曲（炒）、麦芽（炒黑）、赤小豆（炒黑）各等分。

用法：煎服。

【审查意见】此利尿剂，水肿可用，但无服量，宜用三钱至五钱煎汤可也。

（38）水肿第三十八方

主治：肿小便不利者。

组成：瞿麦一钱五分，瓜蒌根二两，大鸡子一个，茯苓三两，山芋三两。

用法：上药为末，蜜丸，梧子大。每服三丸，日三服，开水下。

【审查意见】水肿，溺闭，此方可用。

（39）水肿第三十九方

主治：水肿腹胀。

组成：大戟等分，芫花等分，甘遂等分，海藻等分。

用法：共研细末，用醋调面，和匀。涂患处，以软绵裹住。

【审查意见】此方外治水肿，可以生效。

（40）水肿第四十方

主治：水肿，水臌，血臌，食臌。

组成：商陆钱半，大戟钱半，轻粉钱半，巴豆二钱（去油），生硫黄一钱。

用法：上药共研细末，和为饼。先用新绵放脐上，次以药饼当脐按之，外用布捆紧即妥。

【审查意见】此为各种实性水肿胀满之外治良法，可用。

（41）水肿第四十一方

主治：水臌肚大。

组成：商陆根等分，滑石等分，胡椒减半。

用法：上药共研细末，醋糊和匀，摊布贴在肚上。

【审查意见】此腹水外治法，可以取用。

（42）水肿第四十二方

主治：腹水（俗名水臌）。

组成：芒硝等分，甘遂等分，麝香少许。

用法：上药共研极细末，醋调面糊，和匀，敷脐周围。

【审查意见】此方逐水与兴奋药合用，外治腹水，虽不能完全奏效，总可减轻症状，可以取用。

（43）水肿第四十三方

主治：水臌。

组成：芫花五钱，葱白四两，麝香五分。

用法：上药将芫花研末共捣成膏，贴肚上。

【审查意见】此为水肿外治良法，大可备用。

（44）水肿第四十四方

主治：水臌。

组成：轻粉二钱，巴豆四钱（去油），生硫黄一钱，葱白四钱，生姜四两，吴茱萸二两 麦麸子半升（炒）。

用法：将各药品共捣研成饼，先以新绵一片，铺脐上，次以药饼当脐按之，外用帛缚，如人行五六里许，水自泻下。候三五度，除去药饼，以温粥补之。久患者，隔日方去药饼，其效如神。

【审查意见】药虽峻烈，但外用绝不为害，确为各种实臌之外治良方。

（45）实脾散

主治：阴水，小便清利，通身肿满或放水后而仍肿者。

组成：厚朴一两，白术一两，木瓜一两，木香一两，草果一两，大腹皮一两，附子一两，茯苓一两，干姜一两，甘草五钱，连皮扁豆一两。

用法：上药共捣为散剂，每服二钱（小儿八分至一钱二分），用开水送下，一日二次。

【审查意见】此方作泄水之后之辅佐药则可。若欲专任以治水肿，恐效力薄弱，不能胜任耳。

（46）水肿第四十六方

主治：水肿。

组成：白术十两，茯苓八两，枳壳四两，石钟乳八两，附子五两，肉桂三两，半夏三两，人参十二两，细辛三两，水萍三两，木通五两（附子、肉桂、童便炒）。

用法：上药均研细末，为散剂。早午晚日三服，早午黄酒送下，晚童便送下，成人每次三钱，小儿每次一钱。

【审查意见】此为治阴水之方，如肿先由下起，小便清白而欠通，少气不足以息，当必有效。阳水用之，立见危殆，慎之。

（47）阴水立愈煎

主治：胸腹胀大，通身肿满，发烦躁渴，面赤，气逆，两足冰冷，脉细，或浮大者。

组成：吴茱萸一钱，附子八分，人参七分，干姜一钱，海沉香二钱，川椒目二钱，乌药二钱，知母二钱，泽泻二钱。

用法：先用泽兰叶一两，煎汤代水，熬药顿服。

【审查意见】此方治阴水而兼虚阳上浮，阴火冲逆者有效。

（48）水肿第四十八方

主治：水臌初起实证。

组成：广木香一钱，槟榔二钱，川军三钱，使君子三钱，白豆蔻二钱，芫花五分，甘遂八分，连须葱三根，大枣三枚。

用法：水二盅，煎八分，早晚服，尽剂。

【审查意见】此方宜治阴水，小便清白而不利者可用。

（49）水肿第四十九方

主治：水肿脉沉溺闭。

组成：南沉香五分，肉桂五分，猪苓二钱，茯苓三钱，陈皮一钱，腹皮二钱，车前子一钱。

用法：水煎，温服。

【审查意见】利水消肿剂中，更加温热调气之品，寒证水肿，此方可用。

（50）水肿第五十方

主治：水肿，小便不利，脉沉迟无方，自觉恶寒者。

组成：于术三钱，桂枝尖二钱，茯苓片二钱，甘草一钱，干姜三钱，人参三钱，威灵仙钱半，淡附片一钱。

用法：水煎，空心温服。

【审查意见】阴寒水肿，此方可用。

（51）水肿第五十一方

主治：水肿腹胀。

组成：黑丑四两，茴香一两（炒），莱菔子一两（炒）。

用法：上药共研细末，作散剂。成人每服钱半至二钱，小儿极量一钱，姜汁汤送下。

【审查意见】阴水，小便不利，腹痛不舒者，可用。

（52）水肿第五十二方

主治：阳水肿胀。

组成：续随子二两（炒去油），大黄一两。

用法：上研末，酒水为丸，绿豆大。成人每服五十丸，小儿每服五丸至十五丸，白汤送下。

【审查意见】续随子行水破血，大黄泻热通便，二者相伍为用，对于水肿之实热证可用。

（53）水肿第五十三方

主治：遍身肿胀。

组成：麻黄五分，杏仁三钱，石膏三钱，赤小豆二钱，甘草五分。

用法：水煎，温服。

【审查意见】有利水泻热之功，阳热证可用。

（54）水肿第五十四方

主治：阳虚水肿，按之没指，呼吸急促，小溲不利。

组成：制附片一钱，云苓三钱，泽泻三钱，椒目五分（炒），淡干姜钱半，苍白术各三钱，焦车前三钱（包），防己三钱，丽参三钱，通草钱半。

用法：上药水煎，食前服，日一次，连服三日。

【审查意见】阳虚水肿可以服用，但车前不宜焦用。

（55）秘传阳水煎

主治：阳水，小便短赤不利，其肿先由腹部或眼窠下肿起，渐至通身，肿而光亮，咽干口渴，脉沉细数。

治法：生龟板五钱，川黄柏一钱，海金砂三钱，晚蚕沙三钱，猪苓二钱，泽泻二钱，泽兰三钱，黑豆百粒为引，加水慢火作成煎剂，空心顿服。

【审查意见】肿而光亮，便赤溺涩之阳肿，可用。

（56）水肿第五十六方

主治：肾脏炎性肿。

组成：大黑皮西瓜一颗，大蒜头十二两，阳春砂四两。

用法：将西瓜蒂部切去一盖，如五寸碟大，挖去瓜瓤，留皮约四分厚。再将大蒜去梗，连皮切片，砂仁去壳打碎，加入瓜内。仍将切下之盖，用篾签签上，外涂酒坛泥寸许厚，再敷以敷砻糠，用木柴青炭炙存性，研极细末，瓶贮勿令泄气。每日清晨或临卧时，开水送下，一日一次，每次成人服一钱，小儿减半或三分之一。

【审查意见】有清热，和胃，利水之力，肿兼消化不良者，可以用之。

（57）水肿第五十七方

主治：肿胀，气息喘急者。

组成：白术二两，大麦穗二两，茯苓一两，赤小豆三钱，地肤子三钱，泽泻二钱。

用法：上药水煎服。

【审查意见】此方治水肿而兼胃肠虚弱者，甚效。但气息喘急，应加桑皮、杏仁为妥。

（58）乌鱼汤

主治：水气肿胀。

组成：乌鱼一条（重约十二两至一斤），生于术三钱，陈皮二钱，木瓜三钱，云苓三钱，桑皮二钱，生姜皮一钱，苏叶一钱。

用法：上药，先以水五碗煎乌鱼，成稠汤，以汤代鱼煎药。食前空心，分数次温服。

【审查意见】脾虚水肿，可以服用。但乌鱼腥臭，恐有腻胃之弊，宜去乌鱼为妥。

（59）加减胃苓五皮汤

主治：一切肿胀，苔白而腻，小便不利者。

组成：杜苍术八分，川朴钱半，生晒术一钱，茯苓三钱，建泽泻钱半，猪苓钱半，安边桂三分，香橼皮三钱，新会皮钱半，桑皮二钱，五加皮三钱，生姜皮一钱，大腹皮二钱。

用法：先以生薏米一两煎汤代水，作成煎剂。清晨顿服，一日一剂，连服三剂。

【审查意见】此方健脾利水，水肿最宜。

（60）泄水至神汤

主治：水肿病，上下肿胀，肾囊肿大，饮食减少。大便秘结，小便不利等症。

组成：白术二两，大麦须一两，茯苓一两，赤小豆三钱，加地肤子三钱。

用法：将上五味用三碗，混于一处，煎好，空心温服。

【审查意见】此方健脾利尿，水肿可用。但用量太大，须酌减三分之二，方可。赤小豆、地肤子可仍照旧。

（61）水肿第六十一方

主治：水肿胀满，小便不利。

组成：赤苓一两，生于术一两，赤小黑五钱，建曲五钱，车前子一两，大麦须五钱，小枳实三钱。

用法：上药浓煎，分数次服，每隔二小时服一次，食前空心服，一日一夜服完。

【审查意见】利尿健脾，水肿可用。

（62）筑堤防水汤

主治：放水后而仍肿者。

组成：白术一两，苍术五钱，人参四钱，全当归五钱，赤白茯苓各三钱，肉桂钱半，泽泻二钱，枸杞三钱，黑大豆一合为引。

用法：上药捣细末，为散剂，每用百沸汤调下钱半，日二次。

【审查意见】此方健脾利湿，放水后可作为调补之剂。

（63）水肿第六十三方

主治：水臌胀满。

组成：苍术一钱，白术一钱，茯苓一钱，陈皮一钱，枳实一钱，香附子八分，猪苓八分，泽泻八分，大腹皮八分，砂仁七分，木香三分。

用法上药入生姜、灯心，煎服。

【审查意见】轻度水肿，此方宜用，灯心太无谓，不用亦可。

（64）水肿第六十四方

主治：水气臌胀。

组成：楮实子，茯苓，白丁香。

用法：上药以洁净釜，用楮实子一斤，水二斤，熬成膏，茯苓三两，白丁香一两五钱，为末。以膏和丸，如梧子大。早晚空心服之，至小便清利，胀清为度。

【审查意见】轻度水肿，多服始克生效，重症则不能胜任。

（65）水肿第六十五方

主治：水肿胀满。

组成：炒黑丑三钱，煨甘遂二钱，炒车前子一两，紫瑶桂五分，大腹皮三钱。

用法：上药煎汤、空心服。

【审查意见】新病壮实者可用。

（66）水肿第六十六方

主治：水肿初起。

组成：葶苈二钱，甘遂五分，厚朴一钱，南枣五枚。

用法：上药焙干，研细末，成人每服一钱，小儿每服三分至五分，空心温水送下，一日一次。

【审查意见】胸水，腹水，属实证者，可用。

（67）经验理中丸

主治：水肿症。

组成：猪牙皂三钱，广木香钱半，红芽大戟二钱半，甘遂一钱，黑丑二钱。

用法：上药五味，共捣细末，用红枣肉为小丸（每料制六百粒），每日早晨食前，壮者，每服五十丸，赢弱者，每服三十丸，开水送下，隔二三日服一次，肿消尽为止。

【审查意见】强有力之泄水剂，实证可用。

（68）水肿第六十八方

主治：水肿胀急，大便不通，大实大满。

组成：郁李仁二两，大黄一两，牵牛一两，芒硝五钱，甘遂五钱，木香三钱。

用法：上药研末，入生姜自然汁，和如稀糊，每服二钱。

【审查意见】水肿兼肚腹胀满，大便不通者可用，否则不宜。

（69）水肿第六十九方

主治：水气，身面肿，垂危者。

组成：桑白皮二钱，茯苓三钱，郁李仁二钱，橘皮二钱，海藻钱半（洗），赤小豆四钱，地肤子二钱。

用法：水煎，温服。

【审查意见】水肿通行方，可用。

（70）水肿第七十方

主治：水气臌胀。

组成：商陆三钱，甘遂三钱，广木香三钱，芫花四钱，神曲三钱，胡椒三钱，巴豆一钱（去油），镜砂一钱（研细），蝼蛄七个（火焙）。

上九味，共研细末，醋糊为丸，成人用量，每服五钱至七钱，第二次减半，小儿用量，每服一钱至钱半，开水送下，饭前服。

【审查意见】此水肿峻剂，实证可以酌用，如体弱者，恐有随下而致气脱之虞。巴霜宜用五分，成人每服二钱至三钱，小孩每服五分至八分即妥，原方用量太重，不宜取用。

（71）半边散

主治：水肿腹水，脉实大有方，体格强壮，大便结闭，小便短赤。

组成：甘遂二钱，大戟二钱，芫花二钱，蝼蛄十二只，丝瓜络一钱五分，长尾五谷虫七只。

用法：捉活蝼蛄背腹剖为二片，焙干记左右，各包研末，长尾五谷虫制法，亦如蝼蛄。另将诸药研末，作散剂。每日分早午晚，服三次。开水送服一次，服七分，如欲消左边之肿，以左边蝼蛄末及五谷虫末，加入药内，余仿此。

【审查意见】泄水峻剂中，更加蝼蛄之咸寒通便，五谷虫之性寒泻热，丝瓜络之舒通郁滞，用施治水肿症之兼有停滞及身体壮实者，颇属对症，可用。

3. 血臌

（1）血臌第一方

主治：病人脸背发现红丝之血臌症。

组成：鸡血藤胶三钱，粉丹皮二钱，桃仁二钱，藏红花一钱，干丝瓜一两（去皮），赤芍二钱，路路通三钱，旱三七一钱，荆三棱一钱，郁李仁三钱，郁李根三钱。

用法：水煎，早晚空心温服。

【审查意见】此方活血通络，治血臌最宜。

（2）鲤鱼汤

主治：血臌虫腹胀。

组成：大鲤鱼约重十二两至一斤，沉香五分，琥珀五分，归尾三钱，泽兰二钱，赤芍二钱，通草二钱，姜片一钱，马鞭草一两。

用法：先将鲤鱼洗净，剖开去肚肠，用马鞭草、通草先煮鱼汤，去鱼以汤代水，煎药，食前空心服。

【审查意见】瘀血腹胀，此方可用。但鲤鱼有腥臭味，最能害胃，宜慎用之。

（3）血臌第二方

主治：血臌作痛。

组成：女儿石些许，丝瓜三钱，藏红花五分。

用法：先将丝瓜、红花煎汤，次将女儿石用长流水研开，约有一茶盅为度，然后与药汤调和搅匀，早晚空心服。

说明：女儿石系俗名，女子遇干血痨病故后，干血凝结如石，从墓中取出此物，即能治病。

【审查意见】女儿石治瘀血臌胀，是否有效，尚待研究。

（4）血臌第四方

主治：血分瘀结之水肿。

组成：莪术一钱，川芎一钱，桃仁一钱，丹皮一钱，元胡一钱，槟榔一钱，陈皮一钱，赤芍一钱，大腹皮一钱，赤苓一钱，葶苈一钱，瞿麦一钱，大黄钱半，甘草五分，姜枣引。

用法：水煎，空心温服。

【审查意见】水肿兼血瘀者可用。

（5）血臌第五方

主治：妇人血臌，水肿，并虚人臌胀。

组成：活鲤鱼一条（去鳞肠），广皮二钱，生姜二钱，赤白苓各三钱，当归尾二钱，土白术二钱，川芎钱半，五加皮三钱，猪苓二钱。

用法：先煎鲤鱼，去鱼，以汤熬药作成煎剂，空心顿服。

【审查意见】此方治妇人先经闭而后水肿者可用。

（6）解郁活络饮

主治：一切肿胀，血络凝滞。

组成：丝瓜络三钱，地肤子三钱，白蒺藜三钱，香橼皮二钱，大腹皮二钱，郁金二钱，元胡钱半，佛手片七分，蜣螂虫二钱，真新绛钱半，青皮钱半。

用法：用生薏米五钱煎汤熬药，顿服。

【审查意见】此方活血透络，开郁舒滞，可用。

（六）神经系病

1. 头痛

（1）头痛第一方

主治：偏头风，便秘结，脉浮数。

组成：天麻三钱，香白芷四钱，川芎三钱，蕲蛇钱半，白颈蚯蚓钱半，生军三钱，芒硝二钱。

用法：水煎，食前服，连服二剂。

【审查意见】实热便秘之偏头疼，可用。此方天麻、川芎宜用八分，白芷、生军、芒硝各用钱半为妥。

（2）日月饼

主治：头痛甚，如锥刺状，绵绵不休。

组成：生南星、生乌头各等分。

用法：二味为细末，葱汁调制饼，大小适宜于患者额角，将药饼贴于太阳穴上。

【审查意见】此通行方，南星、乌头皆系辛热有毒之品，头部神经为寒湿风痰等刺激作痛者，可用取效。但贴用时间不可过长，以免局部引起炎症致招化脓之虞也。

（3）加味白芷汤

主治：偏正头痛。

治法：香白芷五钱，川芎二钱，炮川乌三钱，如左痛加当归三钱，右痛去川乌加党参钱半，炙黄芪二钱，巅顶痛加藁本三钱，煎汤，卧时服。

【审查意见】川乌气味雄烈，内服用量太重，如有发热现象，可以去之。

2. 神经衰弱症

（1）神经衰弱症第一方

主治：脑贫血，神经衰弱。

治法：生龙齿五钱，生牡蛎五钱，陈阿胶三钱（蛤粉炒），金狗脊五钱（去毛），宣木瓜二钱，制首乌三钱，白蒺藜三钱，赤白芍各二钱，鲜茅根二钱，鲜生地三钱，生鳖甲五钱，酒丹参二钱，生谷芽三钱，生麦芽三钱，厚朴花钱半，水煎，早晚空心服。

【审查意见】有清脑，补髓，滋液，疏滞之效。对于脑贫血神经衰弱症，脉搏细小而数者，用之有效。惟谷芽、麦芽等，若无食滞之症状，可减去之。

（2）神经衰弱症第二方

主治：神经衰弱，时时汗出，异常发烧。

组成：生黄芪一钱，潞参八分，炒萸连各五分，元参六分，麦冬五分，防风炭三分，荆芥二钱，广皮炭五分，酒军三分，连翘八分，姜朴五分。

用法：水煎，空心服。

【审查意见】清热，滋液，消导之剂，阴虚发热兼有停滞者可用，惟防风、荆芥似无可用之必要，以去为宜。

（3）神经衰弱症第三方

主治：虚损劳热，寐汗短气，身倦肌瘦，小便赤涩，肉瞤身战者。

组成：人参二两，桂楠一两，全当归一两，白茯苓一两，杭白芍一两，陈皮一两，焦术二两，黄芪二两，熟地四两，五味子七钱，远志肉五钱，益智仁五钱，炙甘草五钱。

用法：共研细末，生姜、大枣打糊为丸，如梧子大。每服三四钱，开水下。

【审查意见】此方补气益血，安神固表，应用于虚寒症兼有轻度之神经衰弱者，厥为相宜。

（4）神经衰弱症第四方

主治：虚损汗出，洞泄不止，脉微弱者。

组成：胡芦巴四两，补骨脂三两，白术二两，人参一两，山药一两，山萸肉一两五钱，诃子五钱，牡蛎五钱，炙草一两。

用法：上药共研极细末，饴糖为丸，每服三钱，酒汤任下。

【审查意见】此方功专温补收涩，非虚症不可轻服。

（5）神经衰弱症第五方

主治：气血虚弱，心悸恍惚盗汗者。

治法：生黄芪五钱，当归三分，牡蛎二钱，桂枝三分（炙），鹿角胶二钱，酸枣仁二钱，制附片二钱，朱茯神三钱，焦远志钱半，益智仁二钱，炙草一钱，麻黄根一钱，红枣肉三枚，煎服。

【审查意见】此方气血兼补且有强心安神之效，虚证用之，必能奏效。

（6）神经衰弱症第六方

主治：诸虚不足，及大病后，体虚津液不固，常发盗汗者。

组成：黄芪皮三钱，麻黄根一钱，牡蛎二钱，浮小麦二钱半，粉草一钱。

用法：水二杯，煎一杯，临卧空心服下，一日一次，连用二三剂。

【审查意见】虚弱盗汗，此方有效。

（7）神经衰弱症第七方

主治：诸虚百损。

组成：白茯苓一两，陈皮一两，巴戟肉一两，补骨脂一两，小茴香二钱，杜仲一两（姜汁炒），小生地一两，肉苁蓉一两（酒浸）。

用法：用新砂锅煎水二十碗至五碗，去药渣，用药水煮豆二升，以新桑条不停手搅，水干为度。俟冷收瓶内。三日少晒，蒙瓶内一二日，再晒，收瓶内用之。每日三钱，细嚼滚水送下，早晚服二次。

【审查意见】此方壮汤温补，阳虚证可用。

（8）神经衰弱症第八方（曲荣年）

主治：气血两虚，胸中不通，四肢无力，身上出汗。

组成：台党参二钱，白芍二钱，炙草二钱，草果二钱，川朴三钱，槟榔二钱，川军二钱，茯苓一钱，枳壳二钱，苏子三钱，砂仁二钱半，生地二钱，半夏二钱，自归片三钱，广陈皮二钱，广木香五分。

【审查意见】方中宜去川军、槟榔、草果、枳壳方合治气血两虚胸闷之症。

（9）新加酒沥汤

主治：虚损，面色苍白，争现红丝，肺部不舒，胸肋串痛，不思食，时作太息，脉弦数而无力者。

组成：细生地四钱，自归身二钱，川柴胡五分，薄荷三分，生白芍三钱，炙草五分，橘白钱半，玫瑰花五分，竹沥二瓢（冲）、陈绍酒二匙（冲）。

用法：水煎，晚间空心服。

【审查意见】此系张石顽原方加味，可用。若再加入川芎、香附各钱半，增加行血舒郁之力，功效较捷。

3. 失眠症

（1）失眠症第一方

主治：心虚烦热，夜卧不宁及病后虚烦。

治法：远志一钱（蜜炙），黄芪一钱（蜜炙），当归钱半，麦冬一钱半，石斛八分，枣仁一钱二分（炒），茯神一钱（炒），炒甘草五分（炙），水煎服。

【审查意见】有清热，除烦，安神，补虚之功，惟效力缓慢，用于轻度烦热之失眠症，尚可取效。仍须详察病情，分别加减为妥。

（2）失眠症第二方

主治：心烦潮热，不得眠。

治法：炒栀子仁二钱半，酸枣仁二钱，龙眼肉三钱，白茯神二钱半，黄琥珀二钱半，朱砂五分，远志三分，煎服。

【审查意见】有清热安神之效，烦热神志不宁之失眠症，用之有效。又酸枣仁宜炒用为妥。

（3）失眠症第三方

主治：心神不安，时时失眠。

治法：人参钱半，茯神二钱，黄连八分，甘草一钱，辰砂五分（冲），滑石三钱，菖蒲二钱，远志二钱，柏子仁二钱，生地三钱，水二盅，煎八分，去滓，临卧空心服。

【审查意见】益气，解热，镇静剂，气虚烦热，躁扰不宁之失眠症，用之有效。

（4）失眠症第四方

主治：劳神过度，精神恍惚，辗转反侧，不能安床。

治法：炒枣仁三钱，琥珀一分，辰砂一分，茯神二钱，炒山栀二钱，石菖蒲二钱，辽沙参三钱，广皮一钱，灯心草八分，莲子一钱，水煎，临卧空心服。

【审查意见】镇静剂，有安神，益志，解除烦热之功，可用。

（5）失眠症第五方

主治：贪色过度，神识衰弱，以致失眠者。

治法：紫河车一钱，归脾丸三钱。紫河车煎汤，送服归脾丸即妥。

【审查意见】有虚寒证可用。

4. 怔忡症

（1）怔忡症第一方

主治：心悸怔忡之症。

治法：酸枣仁三钱，寸冬二钱，知母二钱，当归三钱，鲜生地五钱，元参三钱，怀山药三钱，白芍二钱，水煎，空心服。

【审查意见】有滋液安神之效，阴虚发热，心悸动者可用。

（2）怔忡症第二方

主治：心血虚损，惊忡不止。

治法：猪心一具，加辰砂一钱，煮熟啖食。

加减法：如肝虚胆怯，用羊肝一具，加五味子五钱，煮熟啖食。

【审查意见】惊悸怔忡，此方可用。

（3）怔忡症第三方

主治：心虚手振，惊悸怔忡。

治法：全当归一两，生地一两，人参五钱，沙参一两，酸枣仁二两，柏子仁两半，天麦冬八钱，远志八钱，茯神三钱，朱砂三钱，胆星五钱，菖蒲八钱，共研细末，蒸饼糊为丸，如绿豆大，金箔为衣，每服三钱，白汤下。

【审查意见】有安神，除烦。益气，滋阴，涤痰之效。

5. 腰腿痛

（1）疏风定痛汤

主治：腰腿疼痛，麻木，无论因寒、因风、因湿、因虚，俱有效验。

组成：瓜蒌根二钱，川牛膝二钱，焦杜仲二钱，地骨皮三钱，独活三钱，防己二钱半，如病人虚弱者，可加人参一钱二分。

用法：前六味为汤剂，以生姜为引，空心服下，次日再服。连服四五剂。

【审查意见】有散风，除滋，疏滞之效，风湿症用之相宜。

（2）利腰汤

主治：一切腰痛，小便短赤。

组成：破故纸二钱，桑寄生三钱，元胡钱半，牛膝钱半，当归三钱，杜仲三钱，盐黄柏一钱，盐知母一钱。

用法：水煎，食前服。

【审查意见】腰痛有热者可用。

（3）腰腿痛第三方

主治：坐骨神经痛（即俗所谓胯痛者，难于立站，不能行步，其他神经痛亦可用之，惟不若坐骨神经痛之效著耳）。

组成：当归三钱，丹参三钱，生山药五钱，生乳香二钱（另包），生没药二钱（另包），茯神二钱，山萸肉三钱，官桂三钱。

用法：上八味，以水碗煎之，取一碗，另以制附子一钱为引。

【审查意见】湿寒症可备用。

（4）腰腿痛第四方

主治：腰腿筋疼痛。

组成：何首乌三钱，川牛膝三钱，枸杞子三钱，五加皮钱半，当归身二钱，钗石斛二钱，川杜仲二钱，黄柏钱半，狗脊二钱，茯苓三钱。

用法：煎汤，食前温服。

【审查意见】温补疏达，虚寒湿滞者尚属有效，若系风寒刺激神经作痛者，不可滥用。

（5）腰腿痛第五方

主治：受风腰腿痛。

组成：当归三钱，川芎二钱，桂枝二钱，白芷子四钱，桂楠一钱，川杜仲二钱，川牛膝三钱，川吴萸一钱，青皮钱半，僵蚕钱半，全蝎一钱，芥穗钱半，追风花二钱。

【审查意见】疏风，导滞，活血，行瘀，用之有效。

（6）腰腿痛第六方

主治：腰腿中风痛。

组成：全当归八两，元胡八两，牛膝八两，杜仲炭八两，白子八两，白木耳八两（陈醋泡共末），白蜜八两，赤麻糖二片。

用法：共为丸，三钱大，每日服一丸，黄酒引送服。

【审查意见】活血行瘀有效，惟白木耳有碍生产，少妇宜慎用之。

（7）腰腿痛第七方

主治：腰腿酸痛，无力行动。

组成：炒枣仁二钱半，煅磁石钱半，阿胶珠二钱半，鹿茸八分，炙鱼板二钱半，杜仲炭二钱半，白芍少许作引。

用法：先用白水煮磁石数十沸，再下他药，日煮十余沸热服。

【审查意见】虚寒证有效。如内有湿浊停滞者，不宜。

（8）腰腿痛第八方

主治：腰腿疼。

组成：当归三钱，防风三钱，乳香三钱，没药三钱，千年健三钱，追地风三钱，川牛膝三钱，台磨一钱，冰糖半斤，粉草三钱，土鳖七个，黄酒十二两。

用法：以上除黄酒、冰糖外，其余药品，共为末。将冰糖用黄酒加热化开，与药末和匀，装瓷瓶内，上笼蒸半炷香，取去为丸。早晚空心服，每服三钱，白水送下。

【审查意见】风湿症用之有效。

（9）腰腿痛第九方

主治：腰腿疼痛，不能行动。

组成：熟地三两，木瓜一两，当归一两，川芎一两，薏米一两，杜仲一两，牛膝一两，枸杞子二两，芷子二两，虎骨一两，木耳半斤，桑枝一两，秦艽八两，木香五分，续断一两，松树叶一斤，烧酒十斤。如上肢痛者，加川羌活八钱，威灵仙一两，桔梗一两；有瘀血者，加桃仁、红花各两；有痰者，加南星、半夏各两；有湿热者，加苍术、茯苓、黄柏各两；气弱者，加人参、黄芪各两，血虚者；加黄阿胶、鸡血藤各二两；腿足软弱而无力者，加金毛狗脊、煅羊胫骨二两。

用法：将松树叶浸于酒内，一月后即可用。余药共为末，用蜜制为丸，以松树叶酒送服，每服三钱，一日两次，早晚服。

【审查意见】木耳，少妇忌用，恐与生产有碍。

（10）腰腿痛第十方

主治：肾虚腰疼，不能仰伸，仰则其疼为折。

组成：鹿茸五钱，菟丝子一两，杜仲一两，茴香五钱，当归一两，红花三钱，赤白芍各五钱，羊肾一副。

用法：上药先将羊肾酒煮烂，去膜。余药研细末，共同和匀。丸为桐子大。如羊肾少，加入酒糊适量。每次二钱至三钱，空心温酒或盐汤送下。

【审查意见】虚寒证用之有效。

（11）腰腿痛第十一方

主治：肾虚腰疼，小便清长，四肢常常发冷。

组成：茴香五钱，鹿茸五钱，破故纸一两，枸杞子一两，川杜仲一两，南桂三钱，防己五钱，茯苓一两，川牛膝五钱，白芍五钱，炼蜜为丸，豌豆大。

用法：每服三钱，黄酒送下，空心服。

【审查意见】温暖滋补，虚寒证有效。

（12）腰腿痛第十二方

主治：肾虚腰疼。

组成：雄猪肾一具、杜仲三钱。

取猪肾一具与杜仲共入锅内（不加香料），煮熟后，分三次食之。或将猪肾焙黄，与杜仲共研为细末，用黄酒送下，每服一钱至二钱均可。

【审查意见】此方为补肾专品所组成，单纯性之肾虚腰痛可用。然功效缓慢，非久服不克奏功。

（13）腰腿痛第十三方

主治：风寒腿疼。

治法：用生葱适量，捣烂，敷患处。唯恐其单薄，故又用桑柴火徐徐烤之，以助其力，每日晚上睡前行之。

【审查意见】寒湿凝滞可用。

（14）神效腿疼膏

主治：寒痹腿疼。

组成：绍兴酒二钱，好陈醋二钱，鲜老姜汁二钱，鲜老葱汁五钱，东阿胶三钱，制乳没各三两。

用法：将酒、醋、姜、葱和一处热之，纳入阿胶溶化，再将乳没研末，加入和匀，即成摊青布上，贴患处（用量随患处大小而定）。

【审查意见】辛温透远，寒痹外用有效，然须持续行之。

（15）腰腿痛第十五方

主治：湿痹腿痛，患处肿胀，脉濡而数，舌苔白滑。

组成：薏仁三钱，海桐皮二钱，防己二钱，蚕沙钱半，川草薢钱半，桑枝三钱，川牛膝钱半，木通一钱。

用法：水煎，空心温服二帖。

【审查意见】此方有利湿疏滞之功，湿痹用之有效。再加制乳没各一钱，功效尤捷。

（16）腰腿痛第十六方

主治：男女腰腿疼痛。

组成：当归一两，川芎一两，川独活一两，怀牛膝一两，杜仲炭一两，钩藤一两，金毛狗一两，续断一两，上枣王二两，自地三两，巴戟一两，香信蘑菇六两，广砂仁三钱。

用法：共为细末，红饧为丸，三钱重，早晚每服一丸，开水引。

【审查意见】此方活血补肾，追风寒，利关节有效。

（17）腰腿痛第十七方

主治：诸毒结骨病不已，两腿疼痛，不能步行者。

钟乳石六分，琥珀三分，龙脑一分，珍珠五厘，朱砂三分，飞白面三钱。

用法：上六味，研极细末，调土茯苓二钱，以开水一升二合，煎至六合，去滓，分作三剂，每日早晚服一剂，空心顿服。

【审查意见】解毒消炎，热证可用。

（18）腰腿痛第十八方

主治：腿痛。

组成：杜仲（酒浸，炒断丝）三两，破故纸（酒浸，蒸三四次）四两，桃仁半斤（去皮捣如泥，入蜜四两再研匀），牛膝（酒浸一日）二两。

用法：炼蜜为丸，每丸三钱，日服一丸，木香汤送下，如腰痛盐汤下。

【审查意见】寒证兼瘀血者可用。

（19）腰腿痛第十九方

主治：寒湿风痛等症。

组成：沉香三钱，木香三钱，茵陈三钱，羌活三钱，干姜三钱，川山甲三钱，麝香少许，蕲艾一两。

用法：将诸药捣为末，再与蕲艾及麝香混合共捣之，成极细之末，用棉纸半尺，撒药于其上，卷紧，外糊一纸，不致散开。用火燃着，以红布或绵纸六七层，隔灸之，内部觉热停止，再灸他处。

【审查意见】此方功效甚缓，病重者无效。

（20）忘疼汤

主治：浑身骨疼，时作时止。

组成：黄芪一两，当归五钱，肉桂一钱，元胡五分，花粉五分，秦艽二钱。

用法：有火者去肉桂，加酒芩、山栀、丹皮，水煎服。

【审查意见】此当归补血汤加肉桂之辛热化寒，元胡之破血通络，花粉、秦艽之滋液疏达，虚寒证之神经痛可用。但效力缓慢，须持续服之，庶能期效。

6. 神经痉挛

（1）神经痉挛第一方

主治：手指抽搐。

组成：丝瓜络二钱，钩藤钩四钱，桂枝尖钱半，嫩桑枝二钱，杭白芍三钱，蛇蜕一钱。

用法：水煎，空心服。

【审查意见】此方有疏通镇痉之力，手指抽搐，当然可用，唯桂枝辛燥，用时总须再三慎重为要。

（2）木耳丸

主治：妇女抽麻病（又名鸡爪风）。

组成：白木耳半斤，木瓜四两，肉桂二两，钩藤钩二两，柴胡一两。

用法：将木耳用水淘净，晒干，研为细末，又将诸药捣碎，用罗子过了，混在一处，以水及淀粉作为黏稠之状，用糊作丸，如弹子大。每服二十丸，小儿减半，每日开水送下。

【审查意见】此方镇痉与强心互用，神经拘挛，当然有效。但以虚寒患者为宜，惟白木耳未制，恐于生产有碍，孕妇当慎用之。

（3）神经痉挛第三方

主治：妇女手指拘挛（俗名鸡爪风），时发时愈者。

组成：生姜一两，葱白四两，芜荽一两，烧酒半斤。

用法：上药煎半小时，取棉花一团，蘸药水擦洗手掌，水冷再煎再洗，一日早晚各一次。

【审查意见】辛热温达，寒证以之外用，当能有效，但须持续使用，非短时可用奏效耳。

（4）神经痉挛第四方

主治：中风挛缩。

组成：夜合枝五两，柏枝五两，槐枝五两，桑枝五两，石榴枝五两，防风五钱，羌活二两，糯米五升，黑豆五升，细曲七斤半。

用法：先以水五斗，煎五枝，取二斗五升。浸米豆蒸熟，再入曲与防风、羌活封七日，压汁用，每次四两，温服。

【审查意见】此方取用诸枝，意至通四肢之拘挛，尚属可用。

（5）神经痉挛第五方

主治：手足抽搐，时犯时止。

组成：当归三钱，赤芍三钱，荆芥二钱，防风三钱，全蝎二钱，钩藤四钱，朱茯神四钱，熊胆三分，竹沥半匙，姜汁半匙。

用法：先将七味药，用武火煎好，去渣滓，再将熊胆、竹沥、姜汁搅入药汤内，搅匀，早晚温服。

【审查意见】有舒筋，散风，镇惊，安神之效，痉挛症可用。

（6）归芍六君子汤加炮姜

主治：血少而塞，筋挛抽搐。

组成：野党参二钱，白术三钱，茯苓三钱，炙甘草一钱，制半夏二钱，当归三钱，白芍三钱，广橘红二钱，炮姜八分。

用法：水煎，空心服。

【审查意见】气虚寒湿凝滞者可用。但力缓慢，恐难胜任。

7. 瘫痪

（1）瘫痪第一方

主治：中风已成，偏废全废等症。

组成：宁芪四两，自归两半，地龙三钱，僵蚕钱半，全蝎钱半，自地三钱，原红花钱半，赤芍三钱，川芎二钱，制桃仁钱半。

用法：空心煎服。

【审查意见】此系古方，有效。但须多服，更宜详细诊察病情，分别施治为妥。

（2）活络偏枯煎

主治：半身不遂，手足麻木。

组成：金毛狗脊二钱，海风藤钱半，宣木瓜二钱，川续断三钱，杜仲三钱，桑枝三钱，秦艽二钱，桂枝钱半，地黄三钱，归身三钱，丝瓜络三钱。

用法：用河水三大碗，煎至六分，和绍酒一小杯服。

【审查意见】有活络之效，可备用。若能详察病情，分别加减，则功效更佳矣。

（3）瘫痪第三方

主治：骤然跌扑，半身不遂。

组成：川胡椒三个，儿茶一钱，麝香二分。

用法：先将胡椒、儿茶研细，再纳入麝香，研极细，每用一分，用笔管吹鼻器，吹入患者鼻中。

【审查意见】辛香兴奋剂，有刺激性，取嚏有效。

（4）舒筋丸

主治：偏枯。

组成：乳香三钱，没药三钱，全当归三钱，骨碎补三钱，木香二钱，白附子二钱半，番木鳖二钱，白胶二钱，牛膝一钱，虎胫骨三钱，枸杞子三钱，甜瓜子三钱，京墨钱半，地龙二钱，木瓜三钱。

用法：上药共为细末，炼蜜为丸，如梧子大，于清晨每服六十丸，用黄酒送下，孕妇禁服。

【审查意见】宜去白胶、京墨方可。

（5）瘫痪第五方

主治：半身不遂症，由气血衰微者。

组成：黄芪一斤，当归一两，赤芍五钱，真红花五钱，桃仁一两，真麝香五分，红荬子面斤许。

用法：和丸，令公鸭食之。俟肥壮后，将鸭煮食，不加五味（即调料），藉此滋补，大有奇效。

【审查意见】此方于滋补气血剂中，兼有活血行瘀通窜之品，对于半身不遂之虚弱症，可资应用。

8. 风痫

（1）风痫第一方

主治：风痫。

组成：胆星二钱，琥珀二钱，朱砂二分。

用法：各研细末，加猪心血、炼蜜为丸，如梧子大。每服五分，空心开水送下。

【审查意见】镇逆，降痰，活血，安神，治痫有间接功效。但力弱，非久服不能胜任。

（2）风痫第二方

主治：风痫。

组成：苦丁香三钱，川贝母三钱，贡砂三钱，竹沥一小瓶，生蜜一两，赤金三张。

用法：共合一处，研成细末，一次冲服之。

【审查意见】有吐痰，清热，润肺，镇静之功，但用量作散剂嫌重，以二次分服较妥。

（3）风痫第三方

主治：痫风抽风。

组成：生大蜈蚣一大条，约重一钱，熊胆一分，辰砂一分。

用法：各研细末，炼蜜为丸，如梧子大。用熟枣仁三钱，天麦冬各三钱，云茯神三钱，竹沥三钱（冲）煎汤，食前空心送下二分，日服一次。

【审查意见】配合尚有法度，堪备试用。但力薄不可恃以重任，宜求其原因而治之。

（4）风痫第四方

主治：积痰郁滞胸膈，变为风痫，抽搐倒仆不省人事。

组成：半夏五两（姜制），白矾（烧令汁尽）、朱砂各三两，菖蒲二两，黄丹一两。

用法：上药为末，以粟米饭和丸，如梧子大。成人用量，每次十五丸，小儿用量，每次五丸至七丸，用人参汤送下。

【审查意见】祛痰镇静剂，痰盛者，可服用。

（5）风痫第五方

主治：痫风症，心神烦乱，痰多呕逆。

组成：磨刀水五两，熊胆三分，芦荟三钱，生代赭石三钱，辰砂二分，炒建曲三钱，生灵磁石三钱。

用法：用磨刀水煎药，临卧服，日服一剂。

【审查意见】此方以清热，化痰，降逆为主，痫症有痰热者可用，尤以体壮实者为宜。

（6）风痫第六方

主治：风痫。

组成：银柴胡钱半，当归三钱，生白芍三钱，焦术三钱，茯苓三钱，粉草一钱，苏薄荷一钱，真正琥珀二钱，煅赭石二钱，土沉香七分，油朴根钱半，菖蒲二钱，青皮钱半，好朱砂三钱（分二次冲服）。

用法：水煎服，初服，一月（初九、十九、二十九）服三剂，如此半年以后，一月一剂，又半年，再每到立春后服三剂（亦是十日一剂）。如此又三年，永不再发。

【审查意见】此方以痫症兼有痰湿者为宜，但方中缺少镇痉之药，宜再斟酌加入为是。

（7）风痫第七方

主治：痫风、急惊风、脑部充血、内热极重者。

组成：龙胆草二钱，钩藤钩三钱，羚羊片一钱，生赭石三钱，青黛一钱，法半夏二钱，白茯神三钱，薄荷叶一钱，朱砂二分，僵蚕三钱。

用法：磨刀水煎药，食前空心服。

【审查意见】急惊风用之为宜，痫症有热者亦可用。

9. 惊痫

（1）惊痫第一方

主治：惊痫。

组成：犀角五分，远志五分，白鲜皮五分，甘草五分，石菖蒲五分，西洋参五分。

用法：上为末，每服五分，麦门冬煎汤调下。

【审查意见】此方有清脑安神之效，白鲜皮、洋参均不切，可去。

（2）惊痫第二方

主治：惊痫。

组成：胆星二钱，全蝎一钱，白附子一钱，僵蚕二钱，川芎一钱，炒白芍一钱，当归二病、薄荷一钱，黄芩一钱，丹皮一钱。

用法：各为细末，蜜丸如梧子大。青黛为衣，每服一钱，开水送下。

【审查意见】急惊风用之，较为适宜。

（3）惊痫第三方

主治：惊痫口吐涎沫。

组成：枳实二钱，竹茹钱半，陈皮二钱，半夏二钱，茯苓五钱，甘草钱半，胆星一钱，竹沥汁三钱。

用法：水煎，冲竹沥汁服。

【审查意见】此化痰利湿之剂，痫症痰湿凝滞者可以用之。

10. 痫症

（1）痫症第一方

主治：羊痫风。

组成：枭鸟脑一个，羚羊角八分，胆星钱半，天竺黄二钱，柴胡一钱，橘红钱半，夏曲钱半，琥珀八分，全蝎五个，茯神二钱，薄荷八分，灵磁石一钱，石菖蒲八分，川贝母一钱，炙草八分，竹茹五分。如无枭脑时，可以蝎虎爪尾焙干代用。

用法：枭鸟脑姜汁蒸三次，露三次，不见日，灵磁石醋煅，竹沥姜汁为丸，朱砂为衣，赤金箔上面，如梧子大。每服五丸至十丸，小儿减半，开水送下。

【审查意见】此方镇痉化痰之力甚大，痫症用之尚宜，但仍须消息病情，随症疗治为妥。

（2）痫症第二方

主治：各种痫症。

组成：枭脑一个，鼠肾一付，明天麻二钱，胆南星钱半，天竺黄二钱，橘红二钱，茯神三钱，磁石三钱，石菖蒲八分，夏曲钱半，僵蚕钱半，全蝎三个，薄荷八分，川郁金八分，枯矾三分，枣仁钱半（炒），双钩藤八分，甘草八分，石燐一分。

用法：枭脑姜汁蒸三次，露三次，不见日，全蝎去爪甲尾，磁石醋煅，枣仁炒，姜汁竹沥为丸，朱砂为衣，外上金箔。每服五分，重者一钱，开水临卧送服。

【审查意见】此方功专镇痉化痰，痫症用之，尚属相宜，但如另兼他症，则宜随症处方，不可专恃此方，一概施治耳。

（3）痫症第三方

主治：羊痫症。

组成：川芎二钱，口防风一钱，猪牙皂一钱，川郁金一钱，明矾一钱，蜈蚣二条，壁虎一个，僵蚕五钱（蜈蚣用黄脚、黑脚各一条，壁虎用爪尾有红点者）。

共为细末，蒸饼为丸，桐子大。空心清茶下，成人用量，每次十五丸，小儿用量，按年龄增减。

【审查意见】此方治痫，兼疏肌表，有表证者可用。

（4）痫症第四方

主治：羊痫。

组成：地龙七条，黄栀子七个，鸡蛋清一个，生姜一钱，麝香三分，葱头七个，飞罗面一钱。

用法：各药捣烂和匀，烘热，以绢帕缚于腹上。

【审查意见】此外治良方，有益无害，足资备用。

（5）急救圣金散

主治：中风涎涌，口噤气闭。

组成：薄荷末一钱，瓜蒂末一钱，藜芦末一钱，辰砂五分，牙皂角二钱。

用法：上药各研细末，和匀，每服一钱，温汤调下，取吐。

【审查意见】涌吐，通窍，镇静合剂，可用。

（6）痫症第六方

主治：羊痫卒然栽倒，不省人事，口吐白沫。

治法：以青橄榄一斤（打破），砂锅内熬十数沸，入石臼内捣烂，再熬，熬至无味去渣，熬成膏，用白矾六钱研末，加入搅匀。每日早晚服膏三钱，开水送下，服完自愈。

【审查意见】此方清热祛痰，痫症有痰热者，不无功效。但究嫌力弱，恐难当此重任耳。

（7）加味磁朱丸

主治：羊痫风，气逆不下，痰涎上壅者。

组成：磁石二钱（能吸铁者，研极细末，水飞，切忌火煅），赭石二钱（煅），清半夏二两，朱砂一两。

用法：上药各制为细末，再加酒曲半斤，轧细过罗，可得细面四两，炒热二两，与生者二两共和药为丸，桐子大。每服二钱，小儿五分至钱半，铁锈水煎汤送服，日再服。

【审查意见】痫症每多痰涎壅滞，此方有降痰，化痰，镇逆，安神等效，施用得宜，可用收效。

（8）痫症第八方

主治：羊痫症。

组成：云苓四钱，真广皮二钱，蒌仁三钱，法夏三钱，旋覆花三钱，于术四钱，潞参四钱，炙黄芪二钱，石菖蒲二钱，潼蒺藜二钱，桂枝一钱。

用法：计药十一味，共研细末，以水为丸。未病前空心服。每日服一次，每次二钱，姜汁半匙，与开水冲和，将丸药送下。

【审查意见】此方注重补气化痰，总以气虚痰盛之痫症患者，始为相宜，又此方功力缓慢，非久服不能见效。党参、白术、黄芪、桂枝等终嫌温燥，亦以去之为宜。

（9）加减定痫神效丸

主治：痫症（俗名羊痫风，发时昏不知人，猝然眩仆，瘛疭抽搐，口眼歪斜或口作六畜声，将醒时吐涎沫，有一日发一二次者，有数日或数十日发一二次者。）

组成：赤脚蜈蚣一条（去头、足），全蝎二钱，乌蛇肉（酒炒）二钱，南星二钱，法半夏二钱，白附子二钱，熊胆二钱，枯矾一钱，辰砂五分，钩藤三钱。

用法：各研细末，炼蜜为丸，如梧子大，朱砂为衣。成人用量，每服三分，小儿十岁上下者，每服一分，食前空心服，小生地、杭菊花各二钱，煎汤送下。

【审查意见】此方配伍尚佳，施用得当，自能生效。但宜观察病情，另处汤剂，不可专恃此方耳。

（10）痫症第十方

主治：羊痫症，夜间不眠，痰多，心神烦躁，头昏脑涨，精神困倦，饮食无味。

组成：白茯神三钱，熟枣仁三钱，远志肉三钱，石菖蒲三钱，熊胆一分（冲），法半夏三钱，白芥子三钱，胆星三钱，全当归五钱，朱砂一分（冲），如手指抽搐，加郁李仁一钱，嫩钩藤三钱。热重者，加犀角五分，羚羊二分。大便不通者，加枳实钱半，芒硝一钱冲。

用法：水煎，温服。

【审查意见】此方有化痰安神之效，痫症有痰少眠者尤宜。

·473·

（11）痫症第十一方

主治：羊痫症。

组成：硫黄铅一钱，生赭石一钱，芒硝三钱，朱砂五分，青黛五钱，法半夏五钱，硼砂五钱，郁李仁五钱，制乳没各五钱。

用法：用真黑铅石硫黄细末各一斤，先将铅入铁锅中溶化，即将硫黄末四五两撒至铅上，硫即发焰，急用铁铲拌炒溶化之铅，即结成砂状，其有未尽结成砂状者，须将硫黄末陆续撒上，勿令火熄，不住手用铁铲拌炒，待其逐渐溶化完全结成砂状为度。俟凉后，取砂状之硫黄铅研成细末。其中如有未尽之原铅，除去不用，再用芒硝半斤，水化。将硫黄铅结成砂状细末，浸煮三遍，晒干后，入药备用。各研细末，芒硝水化，炼蜜为丸，如桐子大。每服一钱，食前空心下，日服一次。

【审查意见】制法甚奇，姑存之以备研究。

（12）加味金箔镇心丸

主治：痫癫惊悸，一切痰火之症。

组成：真琥珀三钱，天竺黄三钱，好牛黄五分，台麝香少许、土沉香一钱，九转胆星一钱，真珍珠一钱，金箔一钱，好朱砂三钱。

用法：蜜小丸，金箔为衣。每服一丸，苏薄荷汤送下。

【审查意见】此方清降痰热，兴奋神经，痫症用之，症候的对，自有相当功效。但不可专恃此方，一概施与耳。

（13）柴胡加龙骨牡蛎汤

主治：治癫痫狂，胸满烦惊，心悸怔忡，遗精疲困者。

组成：柴胡一钱，龙骨三钱，黄芩钱半，生姜一钱，铅丹五分，人参二钱，桂枝钱半，茯苓三钱，半夏二钱，大黄一钱，牡蛎三钱，大枣三枚、铁粉二钱。

用法：水一大碗，煎至半碗，去渣，饭前三小时温服，或临发病前三时服。

【审查意见】此伤寒论原方，另加铁粉一味，用治痫症，尚合法度。但须药症的对，未可一概施用。

（14）痫症第十四方

主治：痫症。

组成：瓜蒌仁三两，竹沥三两，荆沥一两，姜汁一两，钩藤二钱，代赭石五钱。

用法：熬膏，成人每用一钱至二钱，小儿每用五分至一钱，温水烊化，饭前服之，日二次。

【审查意见】利膈，化痰，降逆，镇痉，痫症有痰湿者，可用。

（15）痫症第十五方

主治：痫症。

组成：朱砂一分，龙齿三分，牛黄一分，牛膝三分，琥珀三分，茯神三分，防风三分，全蝎一分，条沙参三分。

用法：上药为末，灯心汤调下。

【审查意见】清热镇痉，安神有效。配合服法亦佳。随症再加以引药，尤为妥善。

（16）痫症第十六方

主治：初起痫症。

组成：钩藤五钱，杭白芍五钱，茯苓三钱，辰砂五分，石菖蒲钱半，陈皮半钱，法半夏二钱，炙草一钱，薄荷一钱。

加减法：体虚，加西洋参一钱；胸痞闷，加郁金二钱，枳壳钱半；便闭，加川军钱半，元明粉五分，服。

【审查意见】此方安神，开窍，镇痉，化痰，痫症可以，功效甚缓慢耳。

（17）清胆饮

主治：痫症（小儿十岁以内者有效）。

组成：川黄连一钱（猪胆汁浸炒），真龙胆草一钱五分，前胡一钱，天竺黄七分，川柴胡一钱。

用法：水煎服。

【审查意见】虽有清脑热之效，但药味太苦，不堪入口。

（18）痫症第十八方

主治：十岁至二十岁之痫症。

组成：艾叶不拘分量。

用法：将上药用水洗净焙干，研极细末。成人用量，每次三钱，小儿十至十五岁者，每次二钱，黄酒一盅（十至十五岁减半）开水一杯，兑匀，将药冲下，食前服，每临发病前五小时服。

【审查意见】此治痫症初起之单方，病陈久者，效力不确。

（19）稀涎散

主治：痫症卒仆口吐涎沫，手足抽掣，不省人事，平素中气虚弱者。

组成：猪牙皂角等分，白矾等分。

用法：研细末，贮瓶内，水调服五分，于口吐涎沫时用之。

（20）加减补中益气汤

主治：同前。

组成：黄芪钱半，人参钱半，白术钱半，陈皮一钱，炙草一钱，当归二钱，柴胡一钱，钩藤五分，天麻二钱，郁金三钱，生姜一钱，大枣三枚。

用法：井华水煎（水一碗留半碗），食前温服，于用第一方后服之。

【审查意见】此痫症发作时之治法，第一方有催吐作用。为治痫通行之方，第二方如果对症，亦属可用。又：用第一方时，如患者牙关紧闭，须先设法启开牙关，然后再令涌吐，吐后再以刺激性药物，嗅鼻取嚏，然后随症用药，方为周到。

11. 癫狂病

（1）癫狂病第一方

主治：狂病。

组成：犀角钱半，大生地三钱，杭芍三钱，丹皮二钱，羚羊角钱半。

用法：水煎，早晚空心服。

【审查意见】泻热，镇静，滋液，解毒，脉洪数之实热证用之有效。

（2）癫狂病第二方

主治：男女抑郁癫狂及风痰迷闷痫病等。

组成：郁金七两，白矾三两。

用法：共为末，面糊为丸，每服三钱，开水送下。

【审查意见】此通行白金丸方，有宽胸祛痰之效，痫症可用。

（3）癫狂病第三方

主治：癫狂。

组成：生铁落二钱，代赭石三钱，白芥子三钱，甘遂一钱，茯神三钱，琥珀砂二钱，枣仁三钱。

用法：上七味共研细末，以竹沥调和为丸，如龙眼大。每日清晨送下一丸，临卧送一丸，均以阴阳水送下。

【审查意见】逐痰，降逆，镇静之峻剂，体壮实者可用。

（4）癫狂病第四方

主治：男妇抑郁癫狂及风痰迷闷。

组成：川郁金三钱，茯神三钱，琥珀三钱，石菖蒲三钱，朱砂三钱，白矾二钱，柏子仁三钱，当归三钱，乳香三钱，酒浸远志三钱，枣仁三钱。

用法：共研极细末，面糊为丸，如梧子大。每日开水送下三钱。

【审查意见】此方配伍尚佳，痫症多痰湿者可以照服。

（七）新陈代谢病

1. 糖尿病

（1）糖尿病第一方

主治：糖尿病（中医所谓消渴症）。

组成：生箭芪五钱，大生地一两，生怀山药一两，净萸肉五钱，生猪胰子二钱（切碎另包）。

用法：上五味将前四味煎汤（生猪胰子勿与前四味同煎），送服切碎之生猪胰子一半，至煎药渣时，再将剩余之一半送服。

【审查意见】糖尿病之成因，有因胰腺发生病变而起者，此方于温润滋补剂中，伍以猪胰，施治胰性糖尿病，尚属合理可用。

（八）运动器病

1. 痿症

（1）痿症第一方

主治：痿症。

组成：杭白芍五钱（与桂枝一钱同炒），紫菀三钱，豨莶草三钱（酒洗），广寄生五钱，当归三钱，金狗脊四钱（去毛），秦艽钱半，防风钱半，酒元胡二钱，生地五钱（同细辛五分捣碎），炙草一钱，汉防己钱半。

用法：水煎，早晚空心服。

【审查意见】宜去防风，加宣木瓜钱半，较妥。

2. 痹症

（1）蘑菇丸

组成：蘑菇一斤，当归三钱，川芎三钱，枸杞三钱，牛膝三钱，钩藤三钱，金毛狗脊三钱，杜仲炭三钱，续断三钱，独活三钱。

用法：用醋浸蘑菇七日，晒干，同药研细末，用饴膏子与药等分，和为丸，如弹子大。每服一丸，早空心一丸，临卧一丸，均用开水送下。

【审查意见】此方有行血，舒滞，温通宣散之功，能促进血行，温化凝泣，疏达郁结，寒痹可备用。

（2）补血舒筋汤

主治：血不养筋，肢节疼痛。

组成：小生地三钱，生芍药三钱，当归身三钱，川芎钱半，制首乌四钱，杭菊花二钱，枸杞子三钱，宣木瓜二钱，桃仁钱半，藏红花二钱，桑枝三钱，秦艽二钱。如血液中有杂质者，去芍药，加防风、桔梗各钱半，若头痛者，加白芷、薄荷各钱半。

【审查意见】有补血，活血，疏筋之效，可备用。

（3）痹症第三方

主治：四肢麻木，倭麻质斯症。

组成：明天麻一钱，川芎一钱，吴萸一钱，钩藤钩一钱，山萸肉一钱，酒芍一钱，熟地一钱，再加木耳二两，米酒一斤。

用法：将上七味之药，各称四钱，分为四剂，再加木耳二两，米酒一斤，分为四份，每日清晨将木耳、米酒各一份，置入砂锅内，以酒用文火煮木耳，以无酒时为度。每日清晨空心先吃木耳，隔一小时再服药，每日一剂，四日服完。本药服后，有谓碍于青年生育，但据经验之下，亦有服药以后，能生者不少。

【审查意见】有行血，镇痉疏达之效，血行运缓，末梢神经麻痹者可用。但熟地嫌滋腻，以去之为宜，更加入宣木瓜二钱，川楝子一钱，元胡索一钱，红花五分较妥。木耳有碍生育，历代医家已成定论，但究竟确否，尚待研究。不过青年妇女仍以戒慎为是，未可以身试药耳。

（4）痹症第四方

主治：痹症。

组成：雄黄等分，南星等分，半夏等分，川乌等分，草乌等分，朱砂等分，白天麻等分。

用法：研末，每服一钱，酒下。

【审查意见】有温通镇痉安神之效，寒湿痹麻，兼有口眼歪斜之神经症状发作者可备用。

（5）白藓皮散

主治：男妇足部顽痹。

治法：白藓皮一两，为粗末，用布包好，置于足顽痹部。

【审查意见】白藓皮苦寒，有去热除湿，通利关节之效，湿热证之足部顽麻可资外用。

（6）痹症第六方

主治：痹症。

组成：人参三两，山甲三两，吴萸三两，细辛二两，葡萄二两，制干漆二两，肉桂二两五钱，生姜二两，狗脊二两，当归四两（醋炒），木瓜二两（醋炒），云母二两（另用）。

用法：上药研细末，以面粉为丸，照上方分量，每一料用云母二钱，另渍汤，备选次之用。日服二次，早晚各一丸，每丸三钱，用云母水送下，小儿酌减。

【审查意见】寒湿症可以应用。

（7）痹症第七方

主治：寒湿风邪。

组成：麻黄（陈，去根节）三两，陈艾（即日久者）二两。

用法：将上药合煎成汤后，于服第一方丸药二三小时之间，用白布和汤，搓拭周身，能接引里邪外出而不伤正。

【审查意见】解表外治法，可用。

（8）痹症第八方

主治：两腿外受风湿麻痹者。

组成：麻黄一两，防风五钱，连须葱一两，白古月二钱，白芥子三钱，苍术二两。

用法：上药煎汤，盛盆内。乘热先熏后洗，周围覆被令出汗，切避风寒为要。

【审查意见】此方外用，能使风湿由汗而解，可备应用。

（9）痹症第九方

主治：寒湿痹症，两手曲握艰难。

组成：桂枝二钱，杭白芍钱半，苍术三钱，附片一钱，甘草梢七分。

用法：水煎服。

【审查意见】此方温燥宣达，寒湿痹症用之，尚属对症。

（10）痹症第十方

主治：痹症瘀滞，周身动作不便。

组成：当归三钱，川芎钱半，甘枸杞二钱，川续断二钱，羌活二钱，桃仁钱半，牛膝三钱，钩藤二钱，白花蛇（焙）五分，松蘑菇三钱（研细末另包阴干）。

用法：上药煎汤，入黄酒一杯，将药末冲入，顿服。

【审查意见】此方功能活血，行瘀，疏达郁滞，郁血性之痹症，用之有效。

（11）痹症第十一方

主治：寒痹。

组成：蜀椒四两（研），桂心二两（研），生姜四两，连须葱白半斤，当门子一分（研细另包）。

用法：上四味，共捣如泥，用年久陈醋入砂锅内，慢火频炒令极热，如黏稠状，分作两份。先将一份入白布袋中（布以疏软为宜），装时入当门子五厘，撒于一面，乘热熨患处，熨时务以患处着当门子面为要，冷则再以另一份熨之。

【审查意见】此方外用，功能辛温透达，寒痹频熨，必能有效。更须内服对症药剂，功效较捷。

（九）泌尿器

1. 小便不通

（1）小便不通第一方

主治：小便不通。

组成：独头大蒜一枚、盐花少许。

用法：将大蒜、盐花共捣极烂，摊在纸上（油纸为佳）贴于患者之脐部，若涂于阴囊上，其效更速。每次贴半时至一时，即速洗去。

【审查意见】此民间疗法之通行方，可用。

（2）小便不通第二方

主治：小便难，腹满闷。

组成：葱白三斤，盐一斤，车前子五两。

用法：上相和研烂，炒令热，以帛裹分作二包，更互熨脐下，小便立出。

【审查意见】小便不利，此方可用。

（3）小便不通第三方

主治：下寒，小便不利。

组成：桂枝尖二钱，附子三钱，干姜二钱半，茯苓三钱，炒泽泻二钱，炒小茴一钱，通草一钱，麝香三厘（冲服）。

用法：水煎服。

【审查意见】此方于温通利尿剂中，更加麝香之辛香通窍，功效必捷。

（4）小便不通第四方

主治：小便不通，因肝火热结者。

治法：生葱一斤，捣烂炒令极热，温覆小腹上，再用火罐搬之（取热因热用之意，无不立通）。

（5）小便不通第五方

主治：小便不通。

治法：蜂蜜冲服或以陈草帽条煎汤，服之均效。

（6）小便不通第六方

主治：小便不通。

治法：车前子两许、炙升麻一钱五分，煎服。

【审查意见】以上四则外治法，有诱导刺激作用，可以生效，内服草帽方不妥，车前子可用。

2. 小便不禁

（1）小便不禁第一方

主治：大人小便频数不禁。

组成：乌药等分，益智仁等分（炒），川椒等分，吴茱萸等分，桑螵蛸等分。

用法：酒糊为丸，梧桐子大。每服五十丸，卧时盐汤下。

【审查意见】虚寒证，小便频数，此方有效。

3. 尿淋

（1）茯苓泽泻汤

主治：老人尿淋。

组成：茯苓二钱，猪苓二钱，砂仁二钱，泽泻二钱，木香钱半，香附钱半，陈皮一钱，半夏一钱，木通二钱，通草二钱，竹叶三钱，甘草五分。

用法：尿道涩痛，再加车前子二钱煎汤，食前服。

【审查意见】气滞而小便不利者相宜。有寒者，须加温药。

4. 尿血

（1）尿血第一方

主治：尿血、便血。

组成：伏龙肝三钱，紫菀五钱，生地二钱，阿胶三钱。

用法：水煎，饭前服。

【审查意见】无兼症者，可用。

5. 遗尿

（1）遗尿第一方

主治：梦中遗尿。

组成：鸡肫皮两个（烧存性），鸡肠一具（焙干烧灰），猪胞一个（烧焦）。

用法：以上三物，系男用雌、女用雄，将三味为末，每次二钱，临卧黄酒送服，特效。

【审查意见】寒症有效。

（2）遗尿第二方

主治：小儿夜梦遗尿。

组成：桑螵蛸三钱，益智仁三钱。

用法：水煎服。

【审查意见】虚寒证有效。

（十）生殖器

1. 遗精

（1）遗精第一方

主治：劳心梦遗（即遗精）。

组成：龙骨一两，远志一两五钱。

用法：将以上所列药物捣成极细粉末，炼蜜丸，如梧子大。朱砂为衣，早晚用莲子汤服之。

【审查意见】效力太弱，难胜重任。

（2）遗精第二方

主治：肾经久虚，膀胱虚冷，下元虚惫，耳重，唇焦，腰腿疼痛，脐腹撮痛，两肋刺胀，小腹坚疼，下部湿痒，夜梦遗精，恍惚多惊，皮肤干燥等症。

组成：川乌头十六两（炮去皮脐），肉桂（去皮）十两六、石斛十八两（去根，酒浸制），桃仁四十八两（麸炒），白蒺藜四十八两（炒去刺），白术四十八两，山药四十八两，肉苁蓉（酒浸）十八两，巴戟四十八两。

用法：上为细末，炼蜜丸，如梧子大。每服三十丸，空心食前盐汤下。

【审查意见】强阳固精峻剂，非下元虚损瘤冷者不可轻试。

（3）遗精第四方

主治：肾虚遗精、滑精。

组成：肉苁蓉一两，何首乌一两，菟丝子一两，沙苑蒺藜一两，甘枸杞一两半，新会皮五钱，鹿茸三钱，乌贼鱼骨八钱，煅龙骨五钱，海螵蛸五钱，生牡蛎五钱。

用法：研细末，炼蜜丸，如绿豆大。每服三钱，清盐汤送，空心服。

【审查意见】少清热利小便之品，宜加女贞子、黄柏、车前子等较妥。

（4）遗精第四方

主治：心肾不交、烦躁不宁、梦泄等症。

组成：桑螵蛸（蒸过略炒）五钱，远志五钱，石菖蒲五钱，潞参五钱，茯神五钱，当归五钱，龙骨（另研）五钱，龟甲（炙黄）五钱，甘草二钱。

用法：计药九味，共研细末，每服二钱，潞参一钱，云苓二钱，煎汤，临卧送服。

【审查意见】遗精气虚不摄者，可用。

（5）遗精第五方

主治：衰弱遗精，身体困倦。

组成：公鸡膛内黄皮四五个（焙干），鹿角一钱，五倍子三钱。

用法：研末调匀，空心酒服一钱。

【审查意见】公鸡膛内黄皮，有无治遗精之效，尚待研究，其余二味，确系益肾、强精、热清之品，可资备用。

（6）遗精第六方

主治：肾虚精清。

组成：人参一钱，五花龙骨四钱，淡苁蓉二钱，麋角胶四钱，山萸肉二钱，山药二钱，龟板二钱，五味子二钱，韭菜子三钱，大熟地三钱，蛇床子二钱，童牛骨髓一钱，斑鸠一只（酒浸半月取出，煮熟，捣烂），瓦雀一只（以冬至清明采取者为佳，焙干研末）。

用法：以上各药，共研细末，为丸，如梧桐子大。日服三次，每次七粒，饭后用盐汤吞下，孕妇忌服。

【审查意见】补肾固精专剂，可用。

2. 缩阳证

（1）缩阳证第一方

主治：男子缩阳证。

治法：制附子，官桂，良姜（炒），小茴（盐炒过），以上诸药各四两，研末，淡黄酒冲服，每天服一钱。

【审查意见】本方辛热祛寒，治缩阳证之固寒者有效。

（2）三睾丸

主治：睾丸肿大，时常发痒，有时疼痛。

组成：海盐半斤，大茴香半斤，麸子半斤，葱白四两，黄酒四两。

用法：共炒热，用新白布袋装好，乘热覆患部熨之。冷再炒、再装、再熨。每日如此数次，三四日即可痊愈，其效如神。

【审查意见】以此外用，当能有效，然须持续行之。

（3）缩阳证第一方

主治：男子肾囊肿大如斗。

治法：雄黄一两，白矾一两，甘草八钱，煎汤熏洗。

【审查意见】可资备用。

（4）缩阳证第四方

主治：遗精不止，由肾阳虚损不能射精。

组成：禹余粮三钱，赤石脂三钱，炙升麻八分。

用法：上药以水三茶盅，煎取一盅，去滓，临卧温服。

【审查意见】此方升提固涩，颇合法度，遗精病可用。

二、妇科

（一）月经

1. 月经第一方

主治：妇女经水不调，小腹胀痛，月经淡黄或紫块，有时肋胀痛，右尺脉细迟，左尺脉弦紧。

组成：酒洗当归五钱，炒赤芍二钱，川芎一钱，酒生地钱半，赤丹参二钱，白阿胶珠三钱，制香附二钱，炒莲子二钱，柴胡八分，益母膏五分。

用法：月经来时，温服。淡黄酒少许作引。

【审查意见】此方有行血舒郁，逐瘀通经之功。应用于经期延迟，肋胀腹痛者有效。但白阿胶有凝集血液、滞血行之弊，以不用为宜。

2. 白薇丸

主治：妇人月水不利，身体困乏，四肢无力。

组成：当归五钱，白薇五钱，柏子仁五钱，白芍五钱，川芎五钱，白术五钱，桂心五钱，附子五钱，木香五钱，槟榔五钱，细辛一钱，吴茱萸一钱，白茯苓七钱半，石斛七钱半，川牛膝七钱半，泽兰叶七钱半，紫石英一两，丹皮一两，熟地三钱。

用法：上药共为细末，炼蜜为丸，如桐子大。每晚空心服五十丸，白水送下。

【审查意见】此方有通经疏滞，益阳滋液之功，既可促进经血，复能鼓舞气机，对于妇人阳气不宣，月经不利，肢体困乏可用。

3. 行气活血散

主治：月经退后，少腹疼痛。

组成：乌药三钱，木香二钱，沉香二钱，香附三钱，砂仁二钱，归尾二钱，牛膝钱半。

用法：上各味，杵为散。每日空心用淡姜汤送服，每服钱半。

【审查意见】经后腹痛，多虚证，本方不宜，如诊察果不属虚，且内有寒湿凝滞者可用。

4. 月经第四方

主治：妇人月经迟行，腹痛属寒症者。

组成：当归五钱，赤芍药二钱，藏红花五分，紫瑶桂一钱，延胡索钱半，丹参钱半。

用法：上药水煎，另兑黄酒一杯，温服，空心下。

【审查意见】温经祛寒，行血可用。

5. 月经第四方

主治：中年妇人月经不调，四肢起疙瘩，不时疼痛，腰发疲困。

组成：当归三钱，川芎一钱，赤芍二钱，丹皮二钱，桃仁二钱，桂枝尖五分。

用法：水煎，晚空心服。

【审查意见】此方有活血逐瘀之功，对症可用。

6. 月经第六方

主治：归女经行不畅，少腹胀痛，瘀血停于子宫，以及经来妄行交合，发生经停、腹痛等症。

组成：当归五钱，丹皮三钱，蚕沙三钱，鹿角霜三钱，血余炭三钱，赤白芍三钱，龟板一两，黑丑二钱，两头尖三钱。

用法：上药加酒少许，水煎，食前温服。

【审查意见】此方攻坚破瘀之力甚为强剧，非体实者未可轻试。

7. 月经第七方

主治：月经不调，子宫寒冷，赶前错后，姑娘经闭，妇女杂症。

组成：当归三钱，川芎二钱，白术三钱（炒），柴胡（醋炒）钱半，香附二钱半（炒），郁金三钱，小茴香（盐水炒）三钱，元胡（醋炒）二钱，干姜二钱（炒），生蒲黄二钱，藏红花钱半，炒祁艾钱半，五灵脂二钱半，炙甘草钱半。

用法：上药用砂锅盛水煎之，临卧时，空腹用黄酒一杯（普通茶杯大）同煎药。

俟凉，搅匀同服。

【审查意见】此方有舒气活血之效，月经不调，可资备用。惟用量欠妥，如小茴香宜用一钱，藏红花宜用三分，干姜宜用一钱即可，原方分量太多。

8. 月经第八方

主治：经漏。

治法：地榆根一两，酽醋半斤，上药用砂锅煎至四两，候至十二钟后滤渣。每服一两至二两（以体之强弱定之），午后冷服。

【审查意见】有清热凉血，收敛血管之效，轻度热性型之经漏者可用。

9. 月经第九方

主治：气血凝滞，经闭不行；少腹刺痛、胀满，以手摸之或觉有硬块；经水不来，面黄不欲食，体困欲眠，身发热，口渴唇燥。

组成：猪牙皂角一钱，川山甲一钱，巴豆霜一钱，川椒一钱，川乌一钱，车前子一钱，甘草一钱，葶苈子一钱，丁香一钱，白附子一钱，乳香一钱，没药一钱，轻粉一钱，红粉一钱，广陈皮一钱，樟脑一钱。

用法：共研细末。以白绢制囊，如拇指大，长约三寸许，纳药囊中，囊端系以丝线。但于制剂之前，须将绢囊与线，严密消毒，或置酒精中，或于硼酸液中皆可。用时须将制妥之药囊，纳阴户内，线端系于裤带，溺时取出，溺毕复塞之。

【审查意见】此方各药刺激性甚强，用作坐药，须防局部之炎症。其主治症，以寒证为宜。

10. 月经第十方

主治：妇女经脉不调，瘰瘵寒热，腹内血积气结等症。

组成：好米醋一斤，白山羊血一具。

用法：先将醋放在盆内，待血醋凝结，然后将血煮熟，每用三两，切碎温食。

【审查意见】此方有补活血行瘀之效，可备用。

（二）不孕症

1. 不孕症第一方

主治：调经种子。

组成：当归三钱，川芎二钱，丹皮二钱，桃仁二钱，红花三钱，炒元胡三钱，乌药二钱，炒香附钱半，酒白芍三钱，益母草三钱，泽兰药二钱，柴胡钱半，粉草二钱。

用法：上药鲜姜三片煎服。

【审查意见】此方行血破瘀，舒气散郁，用于瘀血性之血行迟滞，更兼气机不宣而来之月经不调、不能孕育者，可以取效。若谓一概调经种子，不详原因与病证，殊属不合。

2. 补血种玉汤

主治：血虚身瘦，久不孕育者。

组成：九地一两，杭白芍五钱，当归五钱，山萸肉五钱。

用法：上药水煎，每月经行之始，连服五剂。

【审查意见】此方系傅氏女科种子门养精种玉汤原方，为滋液润燥之专剂，能增加血液之水分，阴虚烦热、体瘦脉微者用之有效。

3. 不孕症第三方

主治：月经不调，不能生育。

组成：自地一两，酒白芍三钱，当归五钱，川芎二钱，焦术五钱，黑芥穗三钱，制山萸三钱，川续断一钱，粉草一钱，生姜三片。

用法：水煎，温服。

【审查意见】补血调经剂，可用。

4. 不孕症第四方

主治：妇人经水不调，男子遗精白浊，久不孕育者。

组成：附子二两，大茴香一两（炒），小茴香一两（炒），丁香一两，五味子一个，升麻四钱，木香四钱，甘草四钱，甘遂四钱，沉香一钱。

用法：上药共为细末，用蕲艾四两，搓绒晒干，将前药置艾中间，用线密缝一小布袋，置丹田上，外用手帕包固，昼夜缚定，不可摇动，至一二月后，则去之。

【审查意见】寒湿证以之外用，有壮阳温达逐水之效。但须持续行之，然究嫌效力缓慢，只可作辅佐品用之，更施以对症之内服药，即妥。

5. 不孕症第五方

主治：久不孕育者。

组成：当归一钱，川芎二钱，知母二钱，粉草一钱。

用法：水煎服。

【审查意见】有活血，润肺，除烦之效，烦热咳嗽者可用。不孕用之不宜。

6. 种子丸

主治：男妇性交不孕，或孕而不能生男，及概不能生男者。

组成：白檀香一钱，海南沉一钱，南星一钱，大黄一钱，枳壳一钱，白豆蔻一钱，草豆蔻一钱，枳实一钱，川乌一钱，半夏一钱。

用法：上药共为细末，炼蜜成丸，如桐子大。每料计六十丸，每晚男女各服一丸，男用良姜汤，女用荜茇汤送下。

【审查意见】不孕之原因甚多，此方并未注明，证候亦缺，殊难审查，但据药推证，似以气滞体强兼寒症者为宜。

（三）白带

1. 白带第一方

主治：久不受孕之妇人，或经不调，白带时来时止，腹内作痛。

组成：小茴香七粒（拣肥大者微炒），干姜二分（微炒），元胡索一钱，当归三钱，生蒲黄三钱（整者佳），官桂一钱，赤芍二钱，川芎一钱，五灵脂二钱（炒），没药一钱（研）。

用法：上药水煎，每月经见之日服起，连服五剂。

【审查意见】月经不调，证属于寒，兼有瘀血者，此方可用。

2. 白带第二方

主治：妇女新久患白带者。

组成：白术一两，山药一两，潞参五钱，白芍五钱，车前子三钱，寸冬二钱，苍术三钱，甘草一钱，陈皮五分，黑芥穗五分，柴胡六分。

用法：水煎顿服。

【审查意见】此乃傅氏女科之完带汤略事加减，白带兼有湿寒症者用之有效。

3. 白带神效汤

主治：白带顿流，臭秽，腰痛，眼花。

组成：白术五钱，苍术二钱，黄柏钱半，车前子二钱，鸡冠花一大撮。

用法：上药水煎，分三次服，连服三剂。

【审查意见】有健脾利湿之效。

4. 白带第四方

主治：妇人下焦湿寒，白带淋漓。

组成：黄柏四钱（炒），椿根皮三两，白芍一两（炒），良姜五钱（炒），佩兰五钱，茯苓八钱。

用法：研末，曲糊为丸，桐子大。空心服三钱，白开水送下。

【审查意见】此方利湿温寒，尚属可用。但黄柏一味欠妥，宜删去，易苍术，则方较纯。

5. 白带第五方

主治：白带下，腰有酸痛。

组成：墓头回五两（酒炒），茅术二两（米泔汁浸，炒），煅牡蛎三两（水飞），赤白苓二两，春砂仁二两，怀山药二两，菟丝子四两，冬白术二两，川黄柏二两，豆腐饭渣八两，甘草一两（盐水炒），白果肉二两（净）。

用法：上药共研细末，令匀，水泛为丸晒，或以山药粉煮糊为丸。每晨空心米汤服四钱，下午五时再服。

【审查意见】此方有清热，利湿，健脾之功，白带之湿热证用之有效。

6. 白带第六方

主治：妇人赤白带症，淋漓不止，面黄肌瘦，经年累月不愈者。

组成：棉花籽半斤，杜仲四两。

用法：以上二药，炒黑存性，共研细末，米糊丸，如绿豆大。每服三钱，赤带用赤糖下，白带用白糖下，饭前服一日一次。

【审查意见】虚寒证可资应用。

7. 白带第七方

主治：妇人湿热带下。

组成：芍药五钱，芽术三钱（烧灰），黄柏五钱（烧灰），椿根皮一两五钱。

用法：研末，米糊丸，如桐子大。每服四五十丸，开水下。

【审查意见】湿热带下，此方有效。宜加入渗湿利尿之品，如滑石、茯苓等。

（四）赤带

1. 生地白薇汤

主治：妇女急性淋浊，子宫出血，赤带。

组成：生地黄五钱，白薇四钱，黄檗二钱，黄连二钱，丹皮二钱，栀子一钱，木通二钱，钩藤钩三钱，车前子一钱，土茯苓二钱，滑石二钱，蚕沙二钱。

用法：引用马兰花根半斤，捣汁入药，煎汤，临寝服。

【审查意见】有清热消炎之效，又服赤茯苓须忌茶。

（五）血崩

1. 血崩第一方

主治：（薛仲猷）妇女血崩不止。

组成：五灵脂二钱，血余炭一钱，棕皮炭二钱，汉三七二钱。

用法：将五灵脂炒令烟尽，研细末，合诸药，均研极细。空心以黄酒冲服，轻者一次即愈，重者须再服。

【审查意见】止血剂，单纯性之血崩症可用。有收敛血管，凝集血液，填塞破裂伤口之远达的功效。但五灵脂以炒用为宜。

2. 血崩第二方

主治：妇人子宫出血。

组成：紫菀一两。

用法：水煎，空心温服。

【审查意见】紫菀为肺家专药，对于咳血、唾血等确效，已为一般医家所公认，今单用以治子宫出血，系新发明，可资试用。

3. 血崩第三方

主治：血崩。

组成：棕皮炭三钱，生地炭四钱，百草霜三钱，炒蒲黄二钱，藕节三钱，丹参二钱（炒），阿胶四钱，炙草钱半。

用法：水煎，童便一杯，兑入药中服之。

加减法：气虚，加人参二钱，黄芪二钱。

【审查意见】阴虚血崩，此方可用。阿胶宜烊化，或炒珠用。

4. 血崩第四方

主治：崩漏初起。

组成：黑芥穗二钱，黑条芩三钱，当归三钱，川芎钱半，黑白芍三钱，生地三钱，黑蒲黄三钱，地榆炭三钱。

用法：加水浓煎，顿服。

加减法：虚者，加党参三钱。

【审查意见】血热崩漏，此方可用。

5. 地榆苦酒煎

主治：血崩。

治法：生地榆一两，醋煮，露一宿，次日早温服立止。

【审查意见】血崩，有因热、因寒、因瘀、因虚之不同，随其所现之症候而治之。此方但宜于热症，其余非可侥幸也。

6. 血崩第六方

主治：血崩。

组成：白术一两，九地一两，人参五钱，山萸肉五钱，茯苓三钱，车前子三钱，芥穗三钱，姜炭一钱，黄柏五分。

用法：水煎，早晚空心服。

【审查意见】气虚阴亏，此方可用。芥穗宜炒用。

7. 血崩第七方

主治：妇人失血，血崩，人事不省，怀胎胎动。

组成：自归八钱，川芎二集、酒贡芍三钱，自地三钱，贡胶二钱，黑祁艾钱半，黑芥穗钱半，朱神三钱，炒远志钱半，炒枣仁三钱，高参五钱，宁芪五钱，升麻钱半，贯众炭三钱，地榆炭三钱。

用法：上药水三碗，煎一碗，临卧温服。

【审查意见】此方提气补血引血归经，有效。

（六）干血痨

1. 神授丹

主治：妇女干血，未过百，发寒热，咳嗽胸闷之症。

组成：五灵脂六两，炒枳实六两，川军片六两，干姜六两，制巴霜四钱。

用法：上药共为细末，面糊为丸，如梧桐子大。身体素壮者，每服六十丸；弱者，三四十丸。

【审查意见】逐峻剂，体壮实，诊病准确者，有殊效；虚弱人忌服。

2. 干血痨第二方

主治：妇女干血痨症。

组成：当归三钱，桃仁三钱，没药一钱，乌药钱半，元胡二钱，赤芍钱半，枳壳五分，川牛膝钱半，刘寄奴钱半，广木香五分，丹参二钱，桂心三分。

用法：引用生姜、真南红花，水煎服。

【审查意见】此方系有力之行血，破瘀，疏滞合剂，实证可用。

3. 干血痨第三方

主治：干血痨。

治法：鸽子一只，血竭（病一年者一钱；病二年者二钱；病三年者三钱）。将血竭放在鸽子肚内，用棉线缝好。购好陈酒煮烂服之，服后数小时，腹中血脉行动，病人不必惊骇。连服三剂，病人可自愈。

【审查意见】鸽子有调经益气之功，血竭赋破血通经之能，二者互相为伍，用以施治干血痨，当能有效。然血竭须择上等者，功效方确。

4. 干血痨第四方

主治：女子干血痨。

组成：瓷碗片五钱（研细末），真红花五钱。

用法：上药先将红花微火煎之，再将瓷碗片细末用纱布包好，入药煎之，温服，连服二剂，即见红。

5. 干血痨第五方

主治：有血积块在一处不动，时疼者。

治法：斑蝥十个，去头足，以枣肉和丸，以白水服下。片时，及觉腹中疼痛甚烈，即下黑血臭物而愈。

【审查意见】瓷碗功用不详，斑蝥逐瘀破血之力极峻，非有瘀血停积不可轻用，用量宜因症制宜。

（七）贫血

1. 贫血第一方

主治：妇人血虚热，面色萎黄，精神不振，自汗盗汗。

组成：细生地五钱，黑元参三钱，铁粉一钱，煅龙骨二钱，丹皮一钱，生牡蛎二钱，炒白芍三钱，五味子一钱，当归身三钱。

用法：水煎，空心温服，连服八剂，必愈。

【审查意见】滋液镇静合剂，且有收敛汗腺之功能，血虚发热，汗出，脉微者有效。

（八）瘀血

1. 瘀血第一方

主治：妇人少府瘀血，积聚成块，延及脐间，按之跳动，痛不可忍。

组成：大黄二两，蟅虫三钱，水蛭三钱，白芷五钱，当归尾一两，麝香一钱，檀香一钱。

用法：诸药共为细末，置锅内令热，盛纱布袋内，同时可制二剂，以便轮熨。用时，将炒热包好之药熨患处；另换一袋，将前袋内之药出而复炒，每天至少熨一时以上，每用三四次，即换新药。

【审查意见】该方配伍各药皆系破瘀行血之品，但外用有效。

2. 桃奴散

主治：血停积，经水不通。

组成：桃奴（炒）、煅鼠粪（炒）、元胡索、肉桂、五灵脂、砂仁、香附、桃仁。

用法：以上八味各等分，共为细末，每晚空心以酒调服三钱。

【审查意见】有行血，破瘀，温通之效，瘀血症可用。

3. 瘀血第三方

主治：妇人血室中有瘀血，不能生育，并打一切鬼胎。

治法：猪牙皂角一个，花粉二钱，生巴豆一枚（去皮），老葱白三寸，麝香三厘，红娘子一个（去头足）。先将前药，共捣一处，分为三次用之，如一次愈，即停用后剂。当用时将药末以油布包好，纳入阴户中。

【审查意见】此方刺激性强烈，能使局部充血发炎，瘀血自可通行。但以有寒证者为宜。

（九）腰腿痛

1. 舒筋丸

主治：妇女腰腿痛。

治法：川牛膝四两，木耳八两，蒿苣子八两，甘枸杞八两。用黄酒一斤，将枸杞浸透，晒干，共研细末；用炼蜜三十八两，共为一百三十二丸。每早晚淡黄酒引，服二三丸。

【审查意见】有行气舒筋之效，但木耳有碍生产，孕妇慎服。

2. 木耳丸

主治：老幼妇女腰腿疼痛，动作不便，甚至卧床三五年不能反侧者。

治法：白木耳一斤，洗净火上焙干，研为细末，用细箩筛子，每末一两，用糖料八钱，掺和为丸。以五钱为标准，早晚每服一丸，以开水送下，或咀切咽下均可。

【审查意见】此通行有效之单方，唯与生产有碍，故少妇非不得已时，切勿轻服。

3. 腰腿痛第三方

主治：妇人瘀血腰痛，屈伸俯仰尤剧甚者。

组成：当归一钱，红花一钱，牛膝一钱，威灵仙五分，桃仁一钱，川楝子一钱，绍酒一盅。

用法：水煎，将酒加入药内，空心服。

【审查意见】通瘀活血，用之有效，惟用量嫌轻，宜酌量加之。

（十）腹痛

1. 加减开郁导气汤

主治：女子郁证腹痛。

组成：炒苍术二钱，制香附钱半，川芎一钱，白芷一钱，云苓末二钱，滑石粉二钱，黑栀子一钱，炒神曲二钱，陈皮八分，黑干姜八分，甘草五分。

用法：煎服。

【审查意见】原件所主之病症，宜加元胡、白芍、全当归、木香等方妥。

（十一） 呕吐

1. 呕吐第一方

主治：妇人神经性呕吐。

组成：法半夏二钱，竹茹三钱，浙贝钱半，生赭石三钱，砂仁八分，焦三仙三钱，橘络钱半，川郁金钱半，酒苓钱半。

用法：上混和，合一处，以水三碗，煎至一碗，空心温服。

【审查意见】行气镇呕有效。

（十二） 阴挺

1. 阴挺第一方

主治：妇人阴户阴挺。

组成：乳香二钱，没药二钱半，生白芍七钱半，枯矾二钱半，铜青一块，朱砂钱半，五倍子二钱半，桃仁二钱半。

用法：上药共细末，蜜丸，棉片包，纳入阴户内。

【审查意见】铜青具腐蚀性，对于阴挺固能取效，然恐引起子宫黏膜发炎之虞。

（十三） 阴痒

1. 蛇床槐实汤

主治：妇女阴门痒痛。

组成：蛇床子一两，槐实三钱（炒），生姜三片。

用法：煎服。

【审查意见】此方以熏洗为宜。

三、产科

（一） 阴肿

1. 洗阴散

主治：产后阴门肿痛。

组成：五倍子二钱，明矾二钱，芒硝二钱，小麦二钱，葱白二钱。

用法：水煎洗。

【审查意见】此方有消炎温通之功，以之煎汤外用，有清减子宫腔道肿痛之效。但熏洗时，须注意汤之温热，务求适宜，否则，温热过高，反能促进炎症，转为脓疡之虞。

（二） 产后泻

1. 产后泻第一方

主治：产后久泻不止。

组成：川芎二钱，炒山药三钱，诃子皮一钱，高参二钱，土当归四钱，干姜八分，炙草八分，茯苓二钱半，制肉果钱半，莲子钱半，糯米一撮。

用法：煎服。

加减法：痛不止者，则减肉果，而加丹参三钱，醋香附二钱。

【审查意见】此方温补收涩，虚证可用。

（三）产后淋

1. 产后淋第一方

主治：产后小便淋闭。

组成：当归五钱，川芎三钱，赤芍一钱五分，生地二钱，蒲黄一钱，瞿麦一钱，桃仁一钱，滑石一钱，草梢一钱，木香五分，木通五分。

用法：煎服。

【审查意见】清热利尿有效，产后十日内慎用，恐有血凝腹痛之害。

（四）产后呕吐

1. 产后呕吐第一方

主治：产后逆冲呕吐。

治法：白术一两二钱，生姜一两五钱，酒、水各二升，煎服一升，甚效。

【审查意见】此方依原件所主之病症，少行瘀镇逆之品，宜加怀牛膝、生赭石、桃仁、红花、陈皮、法夏、建曲等，又白术、生姜用量嫌重，宜减去三分之二方妥。

（五）自汗

1. 自汗第一方

主治：产后虚汗自出。

组成：麻黄根二钱，当归三钱，黄芪皮三钱，川芎一钱。

用法：水煎服。

【审查意见】止汗专药可用，川芎去之亦可。

2. 自汗第二方

主治：产后血崩，并经久流血不止，以致出汗不止。

组成：人参二钱，自归一两，肉苁蓉四钱，炙草三钱，川芎四两，生黄芪一两，炒枣仁二钱。

用法：煎服。

【审查意见】此方为温补剂，虚证可用，但少许止血清热之品，盖血热则行速，崩出益甚矣，宜加入棕皮炭、阿胶、生地黄、杭白芍等。又：原方参、芪、当归、肉苁蓉等用量嫌重，以减去二分之一为妥。

（六）乳病

1. 乳病第一方

主治：乳腺不通。

组成：石钟乳一钱五分，通草一钱，漏芦二钱，川山甲一钱五分。

用法：上四味混和，制为粉末剂，分为三包，为三次用量，以稀粥汤服之。

【审查意见】催乳有效。

（七）产后喘

1. 白圣散

主治：妇人产后腹大坚满，喘不能卧。

治法：檀柳根一两，大戟五钱，甘遂三钱（炒），将白圣散原方药品三味，加麻黄三钱，共为极细末，每晚临卧，空心服二钱。以大枣五枚，煎汤送下。

【审查意见】此方载《济阴纲目》，为泄水峻剂，产后停水满喘，体证皆实者可用，但每次服量以一钱至钱半即足。

2. 补虚降火汤

主治：产后大喘，大汗。

组成：麦冬一钱，丽参五分，元参五分，桑叶十五片，苏子五分。

用法：上药水煎，早晚空心服。

【审查意见】滋液，清热，降逆合剂，产后阴虚发热，汗出而喘者可用。

（八）产后瘀血病

1. 产后瘀血病第一方

主治：产后血块疼痛，发寒发热。

组成：当归八钱，川芎四钱，桃仁二钱，炙草一钱，酒生地二钱，生地炭三钱，原红花三钱，炒元胡钱半，醋香附三钱，炙龟甲二钱，丹参三钱。

用法：上药水三碗，煎一碗，温服。

【审查意见】此方宜加炮姜炭一钱，去生地、丹皮、龟甲，恐血寒则凝而愈痛，又方中红花、元胡用量太重，宜减半为妥。

2. 产后瘀血病第二方

主治：产后瘀滞，骨节拘挛。

组成：舒筋子三钱，川独活三钱，川芎三钱，川牛膝三钱，荆芥钱半，茅苍术三钱，桂枝尖三钱，槟榔钱半，木瓜二钱，防己二钱，防风钱半，薏仁钱半，天麻三钱，威灵仙二钱，生黄芪五钱，秦艽一钱，车前子二钱。

用法：煎服。

【审查意见】此方为疏风镇痉合剂，风湿拘挛症可用。

3. 产后瘀血病第三方

主治：蓄血。

治法：没药三钱，血竭三钱。没药去油，同血竭研末，每服二钱，开水送下。

加减法：或加玄胡索三钱，乳香一钱，亦可。

【审查意见】破瘀通行方，蓄血症可备用。

4. 产后瘀血病第四方

主治：产后小腹作痛。

组成：没药二钱，元胡索二钱，当归尾三钱。

用法：水煎，早晚服。

【审查意见】破瘀行血合剂，瘀血性之小腹作痛，用之有效。

5. 桂心丸

主治：产后血气不散，积聚成块，上攻心腹。

组成：桂心二钱，当归六钱，赤芍六钱，牡丹皮六钱，没药六钱，槟榔七钱，青皮七钱，干漆七钱半（炒，令烟尽），厚朴一两，三棱一两（煨），元胡索一两，大黄八钱，桃仁八钱（去皮），龟甲一两（炙）。

用法：上药共研细末，炼蜜为丸，如梧子大。食前开水送下，每服三十丸。

【审查意见】此方以行血、破瘀、散积为主，更用桂心之温通，能使瘀积之血块得热则消破愈速。寒证用之当能有效。

6. 癸日丸

主治：妇人产后瘀血兼有食滞。

治法：川军二斤半，当归半斤，原红花半斤，巴豆一两（去油与皮）。先将川军用好醋浸七次，再与药共为细末，炼蜜为丸。用量一两分三次服，或二两分六次服，开水或黄酒送下。

【审查意见】此方有破瘀行血之功，产后有瘀血证可用，虚人忌之。

（九）浮肿

1. 浮肿第一方

主治：妊娠四肢浮肿。

组成：白术五分，木香五分，槟榔五分，紫苏五分，枳壳五分，茯苓五分，木通八分，黄芩八分。

用法：加生姜二片，水煎服。

【审查意见】水气浮肿可用。惟木通于胎有碍，宜易泽泻为妥。

（十）难产

1. 难产第一方

主治：临产骨分不开，胎不得出。

组成：自归一两，川芎五钱，二枝高参五钱，怀牛膝三钱，原红花一钱，宁芪一钱，炙龟板三钱，真柞木枝一两。

用法：上药煎汤，俟胎入骨分时，用之即下，万不可早服。

【审查意见】此方系傅氏女科降子汤原方，加入宁芪、龟板二味，对于临产交骨不开，可备用。

2. 难产第二方

主治：妇人生产不下。

组成：炙龟板一两，当归八钱，川贝五钱，柞木枝三钱，血余少许。

用法：置新瓦上煅过存性，同药煎服。

【审查意见】古方，有效。

3. 催生夺命丹

主治：妇人难产，临盆数日，胎儿不下，或儿大难产。

组成：母丁香三钱，乳香一钱，没药一钱，麝香二钱，肉桂五分，川芎三钱，油当归二钱，凤仙子二钱。

用法：上药研细，另加兔脑二具，杵为丸，如鸡头子大，朱砂为衣。每用一丸，冬日以黄酒送下，夏日以白开水送下。

【审查意见】此通行催生剂，可备用。

4. 难产第四方

主治：难产。

治法：鬼脑一个，将鬼脑捣碎，以面糊为丸，如梧子大，开水送下，每服二十丸。

【审查意见】此系古方。按：鬼脑内含有脑下体后叶素，有收缩子宫、促进娩出之作用，但宜用于开口期方妥，否则反使子宫收缩不易产出。

5. 难产第五方

主治：生产历时过久或不顺者。

治法：素心兰花三四朵，鲜干不拘，沸水饮之。

附记：兰花红心者忌用。

【审查意见】此方即使有效，其理未详。

（十一）小产

1. 小产第一方

主治：跌闪小产。

组成：当归五钱，川芎一钱，炒白芍三钱，醋蒲黄二钱五分，醋五灵脂二钱半，棕皮炭三钱，川续断钱半，粉草一钱，台参三钱，潞参三钱。

用法：煎汤服。

【审查意见】此方有补气、活血、破瘀之功，跌闪小产瘀血积滞者有效。

2. 保胎汤

主治：妇人惯于堕胎。

治法：莲肉三钱（去心不去皮），白糯米三钱，家用青苎麻（洗去胶），以上各品，用水浓煎，去麻，于清晨连米、莲与汤一次服完，每一月服一料。

【审查意见】堕胎之原因甚多，该方于主治项下，概未注明，但其所用各药，有清心、除烦、润燥、固胎之效，阴虚发热、口渴，脉微滑而数者用之有效。

3. 小产第三方

主治：小产。

组成：人参三钱，白术五钱，赤苓三钱，熟地一两，当归五钱，杜仲五钱，炮姜五钱。

用法：黄酒、童便作引，水煎，温服。

加减法：热加黄芩一钱，寒加砂仁八分，寒热相兼并加黄芩、砂仁；有肺火加寸冬三钱，白芍钱半；腰脐病加白术三钱，山药三钱；有汗加桑葚八分；头痛加柴胡、川芎各一钱；目痛加蒺藜一钱，甘菊花一钱；喉痛加桔梗二钱；肋痛加柴胡、川芎各三钱；胸痛加枳壳二钱；腹痛手按不止加大黄二钱，手按不痛者加肉桂一钱。

【审查意见】温补气血剂，虚寒证可用。

（十二）衣不下

1. 衣不下第一方

主治：产后胞衣不下。

组成：自归一两，川芎五钱，桃仁钱半（去皮尖），姜炭八分，炙草五分，车前子三钱，野党参三钱，冬葵子三钱，紫油桂二分，原红花五分，牛膝三钱。

用法：水煎服。

加减法：如血窒，加黑芥穗三钱。

【审查意见】此方有促进血行、鼓舞气机、疏滞滑利之效，产后胎后衣不下、气虚血滞者可用。

2. 衣不下第二方

主治：胞衣不下。

组成：川牛膝三钱，归尾一钱五分，木通一钱，滑石一钱，冬葵子一钱，枳壳一钱五分。

用法：水煎服。

【审查意见】有降逆下达之力，对症有效。

（十三）产后血

1. 产后血第一方

主治：产后血虚血晕，不省人事。

组成：当归一两，川芎二钱，姜炭一钱，制桃仁七分，炙甘草五分，黑芥穗三钱，益母草三钱，朱茯神二钱，炒远志一钱，炒枣仁二钱，野台参一钱五分。

用法：上药童便为引，水煎服。

加减法：如见汗更加台参钱半，血流不止加贯众炭钱半，心烦加朱砂一钱。

【审查意见】此系古方，有活血行瘀、安神之效。

2. 清魂散

主治：产恶露已尽，忽晕不知人。

治法：泽兰叶三分，石柱参三分，川芎五钱，荆芥一钱，生甘草三分（炙）。上药共为细末，更宜熏漆器，淬醋炭于床下，使闻其气以助药力，加黄酒一酒盅，童便一茶杯，和药调服。

加减法：如产后气虚，石柱参可加至一钱；受风邪，荆芥加至二钱；昏晕，参、泽兰叶加至钱半；腹痛，川芎加至二钱。

【审查意见】严氏清魂散原方，可用。

3. 产后血第三方

主治：妇人素日血虚，新产后，患血量，不省人事。

组成：当归七钱，川芎二钱五分，益母草三钱，黑姜钱半，桃仁五分，东参五钱，炙草一钱五分，茜根二钱。

用法：上药以水煎浓，入黄酒一杯，童便二杯混和，俟温服。

【审查意见】此方有补气、益血、破瘀之功，产后气血兼虚，瘀浊未净，神经迷闷者，用之有效。

（十四）产后风

1. 产后风第一方

主治：产后风。

辰砂一两，乳香五钱，酸枣仁五钱（微炒），茯神一两，琥珀五钱，人参五钱，僵蚕三钱，钩藤五钱，元参五钱，白芍五钱，炙草一钱。

上药共熬成膏，每服三钱，加黄酒一盅，薄荷灯心汤送下。

【审查意见】此方尚合法度，于产妇出月后，气阴两虚之抽风症可用，受风者不宜。

2. 产后风第二方

主治：产后风。

组成：当归身五钱，杭白芍三钱，钩藤钩三钱，桑寄生二钱，川续断二钱，丹皮钱半，杭菊花三钱，金银花一钱五分，沙参一钱五分。

上药水煎浓，兑黄酒一盅，温服。

【审查意见】此方生津养血，清热镇痉，治产后风，尚属合理。

3. 产后风第三方

主治：产后风。

组成：鸡血藤胶三钱，当归三钱，赤芍二钱，荆芥二钱，防风二钱，潞参二钱，炙黄芪钱半，郁金二钱，生姜三片，薄荷三分。

用法：以长流水两茶盅，用武火煎成一盅，早晚空心服。

【审查意见】此方系治生产一月后，气虚感冒风寒，腿痛、肢痛，有效。月内不宜，因发汗及补益，皆不合也。

4. 产后风第四方

主治：产后中风，口噤，牙关紧急，手足瘈疭，如角弓状，或血晕不省人事，四肢强直，吐泻欲死。

组成：荆芥穗、全当归，以上二味各等分。

用法：上共研细末，加童便三匙，以开水冲化，或以黄酒代之，用量每服三钱，临卧空心服。

【审查意见】此方用于产后感冒发寒热者有效。对于产后神经拘急挛缩之中风，不能生效。

5. 产后风第五方

主治：产后失血过多，发痉壮热。

组成：大生地三钱，自归身二钱，炒白芍钱半，生龟板四钱，生鳖甲三钱，白知母三钱，女贞子三钱，淡菜二钱，川牛膝钱半，川子楝钱半，炮姜炭五分，粉丹皮钱半。

【审查意见】本方滋阴清热有效，产后风热甚者尚可用，唯知母分量宜减去一半，再加炙草五分，便妥。

6. 产后风第六方

主治：产后血虚阴亏，四肢抽掣，头晕眼黑，牙关紧闭。

组成：当归身五钱，玉竹二钱，辽沙参二钱，天麻一钱，蝎尾五分，朱砂五分（冲），川芎钱半，秦艽钱半，桑枝钱半，薄荷钱半，白芍三钱，地骨皮二钱。

用法：水煎，饭前温服，日一次。

加减法：气虚，加西洋参二钱，口芪二钱；发寒热，加黑芥穗二钱。

【审查意见】产后失血过多，神经拘急者可用。但月内慎用，出月方妥。

7. 产后风第七方

主治：妇人产后，阴虚发热，四肢瘈疭。

组成：小生地五钱，杭白芍五钱，粉丹皮三集、牛黄五厘（另冲），青蒿二钱，羚羊角八分（研冲），山栀一钱，沙参二钱。

用法：上作煎剂，牛黄、羚羊角，另研冲，温服，日一次。

【审查意见】此方湿阴镇痉，兼清血热，产后风，证候相对，可用，然以出月为宜，月内禁用。

8. 加味十全大补汤

主治：妇人产后痉，溃疡脓清，手足动摇。

组成：人参钱半，熟地钱半，黄芪钱半，肉桂五分，白术一钱，当归一钱，白芍一钱，川芎一钱，茯苓一钱，甘草一钱，荆芥八分，钩藤五分，蝎尾五分，生姜三片，大枣三枚（破）。

用法：上药以清水二杯，文火煎至一杯，去滓，食前温服。

加减法：如虚热，可加羚羊角五分，山栀三钱；气逆胸满，加木香，沉香，厚朴根，苏子可酌加之。

9. 产后风第九方

主治：妇女产后一切杂症。

组成：益母草八两，全当归二两，元参一两，广木香一两，潞参二两，赤芍二两。

用法：上药共为细末，过罗，用蜜一斤为丸，如栗子大，每丸三钱重，按病轻重，每次服一丸或二丸均可。

此药按加病减引送，兹列之如次。

产后四肢无力，面目发黄，茵陈汤引。

产后伤寒，头痛发热恶寒，生葱汤引。

产后恶血不出，脐肠疼痛，童便为引。

产后后迷发闷不省人事，芥穗汤引。

产后鼻内出血或吐血，藕汤为引。

产后下血太多，已成崩漏，头眩眼黑，当归汤引。

产后心血不足，不能安寝，枣仁汤引。

产后大便不通，芝麻汤引。

产后小便不通，车前子引。

产后赤痢，红枣汤引。

产后白痢，老米汤引。

产后气短不思饮食，红枣汤引。

产后胃气疼痛，木瓜汤引。

产后喘嗽恶心，吐酸，四肢无力，自汗盗汗，姜枣汤引。

产后泻，糯米汤引。

产后白带，艾汤引送。

产后血虚，身发热，手足麻木，百节疼痛，五心烦热，燥渴咽干，童便引下。

产后赤带，红枣汤引。

产后头痛，白艾汤引。

产后如见鬼神，狂言妄语，或心虚胆怯，行动骇怕者，酒加朱砂引。

产后肩背疼痛，姜汁酒引。

产后儿枕作痛，黄酒为引。

产后乍寒乍热，身热出汗冷，童便为引。

产后胞衣不下，童便为引。

产后腰疼痛，淡盐汤引。

产后四肢无力，面目浮肿者，木风汤引。

产后膝胫足跟痛，四肢无力虚肿，牛膝汤引。

产后肺气疼痛，陈皮汤引。

产后胸腹疼痛，童便为引。

产后中风，牙关禁闭，半身不遂，失音不语，左瘫右痪，不省人事，薄荷引。

产后勒奶或痈疽，五名肿毒，俱用好醋，调敷患处，内用黄酒调服一丸。

临产时，先服一丸，保无杂症，姜汤为引。

【审查意见】此方有活血、补气、行气之效，原件加减引送，所主病症，极为杂糅，似有未能适合病情处，宜审慎之。

10. 产后风第十方

主治：妇人产前产后风。

治法：初生下小驴蹄子中心名为肉蹄，取出用新瓦焙干研末，每服一钱至二三钱（然最宜主义者，为分别前后蹄，焙干各包，用时如产前风，则用前蹄，产后风，须用后蹄），白水送下，以黑效驴蹄尤佳。

【审查意见】此民间疗法，可资试用。

四、小儿科

（一）急惊风

1. 小儿急惊风第一方

主治：小儿急惊、抽搐，目瞪，口噤，壮热如焚，脉数实者。

组成：薄荷叶一钱，辰砂三分，钩藤二钱，蜈蚣二分，南星一钱，菖蒲二钱，赭石五分，生石膏三钱，知母一钱，黄芩一钱，通草一钱，郁李仁一钱，牛膝五分。

用法：水煎去渣，适寒温，分数次服。

【审查意见】此方有镇痉解热之效，急惊风可用，惟石膏用量太多，宜用一钱即妥。

2. 千金散

主治：小儿痰喘，急惊风，脉浮而有力，面色青白，气息极缓弱无力，四肢搐抽，角弓反张。

组成：全蝎三分（炙熟），直僵蚕三分，朱砂四分，牛黄六厘，冰片一分，黄连一分，明天麻一分，胆星二分，甘草二分。

用法：共合一处，研成细末，每服五七厘，薄荷、灯心、金银花煎汤，不拘时调下。

【审查意见】镇惊专剂，急惊风症用之有效，如遇牙关紧闭时，须先行开口法，如乌梅肉擦牙及现时西法之开口器等皆为有效之治疗，一方更用诸葛行军散八宝红灵丹等吸入鼻腔更佳。

3. 小儿急惊风第三方

主治：小儿急惊风。

组成：天竺黄二钱，轻粉五分，青黛五分，黑丑五分，蜈蚣五分，牛黄一分。

用法：研匀，炼蜜为丸，如梧子大。每服一丸至三丸，薄荷煎汤送下。

【审查意见】此方具清热、通便、镇痉、开窍等效，治急惊风尚属合法。

4. 加味凉膈散

主治：小儿急惊风，壮热，口渴，弓反张，手足抽掣，舌黄燥，便秘结，脉数实者。

组成：连翘钱半，大黄一钱，芒硝一钱，甘草五分，黄芩一钱，薄荷一钱，山栀八分，竹叶五分，钩藤三钱，羚角三分，僵蚕一钱，辰砂三分。

加减法：项强，加菊花、皂刺一钱；背痛，加秦艽二钱，嫩桑枝五钱；呕吐，加竹茹三钱。

用法上药入清水一丸，煎半碗，分数次用，空心温服。

【审查意见】此方清热通便，兼能镇痉，急惊风用之，可用减去脑压，制止抽掣，无表证者，可以取用。

5. 小儿急惊风第五方

主治：急惊风发热抽搐。

组成：牡蛎五钱，生石膏五钱，羚角一钱。

用法：研细末，每服一钱，银花薄荷汤下。

【审查意见】清热镇痉，治急惊风，必能生效，堪称合理之验方。

6. 小儿急惊风第六方

主治：小儿惊风有热者。

组成：陈皮五钱（去白为末），槟榔末五钱，甘草末二钱五分，黑牵牛（四两，半生半炒，研末，一两二钱五分），僵蚕一钱，牛蒡子一钱。

用法：共研为细末，一岁以下三分，二岁以上五分，五岁以上七分，用蜜汤调服（微利三次为妙，服前方而痰热未除者，加服益元散）。

【审查意见】急惊风体壮实者可用。

7. 小儿急惊风第七方

主治：小儿惊风。

组成：甘草二分，朱砂一分，生大黄三分，栀子一分。

用法：共为细末，红砂糖一钱五分，入开水溶化，调药一茶匙，分两次温温灌下。

【审查意见】清降血热，可使脑压减轻，急惊有热候者，有效，但仍须酌加镇痉药为宜。

8. 小儿急惊风第八方

主治：小儿急惊。

组成：灯心二十根（长五寸），蝉蜕七个（去头、足、翅，只用肚皮明亮处），上好辰砂三钱。

用法：以新白纱扎紧，用线系物，坠于砂罐两旁，悬空放水中，水量小儿大小，或用水一钟半，煎一钟服。

【审查意见】此方有清热镇痉之功，单纯性之轻度急惊风，用之有效。

9. 玉枢丹

主治：脑脊髓膜炎（急惊风）初起者。

组成：山慈菇二两，辰砂五钱，雄黄五钱，大戟二两，千金霜二两，苏合香一两，冰片三钱，麝香三钱。

用法：各研极细末，米糊做成小片，晒干，每服三分至五分，用钩藤五钱，薄荷三钱，煎汤送服，每日三次至五次。痰多用鲜竹沥一两，姜汁三分，开水冲下。

【审查意见】如法施用，自能生效，可谓急惊风之简便疗法也。

10. 小儿急惊风第十方

主治：小儿急惊风，身挺颈痉，神昏面热，目睛上窜火，痰涎上壅。

组成：钩藤钩三钱，羚羊角八分（水磨），龙胆草二钱，青黛二钱，清半夏二钱，生赭石一钱（轧细），茯神一钱，僵蚕钱半，荷叶八分，朱砂二分（研细另冲）。

用法：煎剂，用浓生铁锈水煎前药，分二次温服。

【审查意见】镇痉解热合剂，小儿急惊发热者用之有效。

11. 小儿急惊风第十一方

主治：急惊风，拍掣反张，人事不省者。

组成：地龙（焙黄）不拘数、麝香酌量加十分之一。

用法：地龙置辛瓦上焙黄，研细末，加麝香混匀，研细，每用三分至五分，用金银花五钱，薄荷一钱，煎汤送下。

【审查意见】此方对于神经拘掣，有兴奋疏通之力，且伍以清凉药，治急惊风可以用之。

12. 清肝镇痉煎

主治：急惊风大热面赤，痉厥时发，无汗，甚则呕吐气逆者。

治法：龙胆草一钱，桑叶钱半，浙贝钱半，薄荷钱半，朱茯神三钱，川郁金钱半，制远志八分，芥穗八分，生石决明五钱，煎汤代水熬前药，为剂，频频灌之。

【审查意见】本方有镇痉清热之效，治急惊风颇宜。

13. 小儿急惊风第十三方

主治：小儿急惊风。

组成：鼠睾丸一具（要鼠儿子未出毛者雄鼠）阴干，研末，每服一分，开水送服。

【审查意见】此方民间颇多使用，亦屡效，但其药理则不知耳。

14. 小儿急惊风第十四方

主治：小儿急惊风。

组成：朱砂五厘，麝香五厘，明雄三厘。

用法：共研细末，以薤汁、白水对半，同煎沸送下。

【审查意见】有兴奋气机之功效。

15. 沥汁饮

主治：小儿发热，手足搐搦，吻疮，中风，口噤，惊痫，眩晕，消渴，热痢初起（用之无不效）以及惊风初起（流行性脑脊髓膜炎）等症。

组成：荆沥，竹沥，生姜汁。

用法：每服荆沥、竹沥各一茶匙，生姜汁一茶匙混合，加开水温服。

热盛者，多用竹沥；寒盛者，多用荆沥（吻疮和黄连、黄柏、黄丹去姜汁敷之）或加钩藤、薄荷叶汁；虚者加参汁少许；恶寒者，加苏叶汁；消渴反胃者，和米汁；口出涎沫者，加菖蒲、远志汁。

【审查意见】通行方，有清热镇痉之效。

16. 鼠肾惊丸

主治：小儿惊风及痫症等。

组成：鼠睾丸一具，熊胆半具，竹叶钱半。

用法：割去鼠肾囊之后，去其皮，次用到切成片，用甘草黑豆水浸一宿，取出，复用扁青水浸约二小时，取出，用新瓦焙干，研末为散。先将熊胆与竹叶煎温服之，约三四小时后，再用黄酒为引，将鼠睾丸散匀分三次，一日内尽服。

【审查意见】此方治小儿惊风，乡间多尝用之。但调制粗陋，抑且单用鼠睾丸，未如本方之完善也。

17. 小儿急惊风第十七方

主治：小儿惊风痰迷。

延胡索二钱，青黛六分，牙皂十四粒（火煨），麝香一分，半夏一分。

用法：用清水调成锭，每锭五分，阴干，每用一锭，取井水磨开，将药滴入鼻孔，即能渐进喉部，痰即吐出。

【审查意见】此方据云吐痰，未审效否，如其功效果尔，宜于痰涎寒时用之。

18. 小儿急惊风第十八方

主治：惊风发热，口渴面赤，气粗。

组成：钩藤一两，硝石五分，炙草一钱。

用法：各研末，混匀，每服五分，温水送服，日三次。服后微泄，连用二日即可痊愈，但不可泄多，多则无益有害。

【审查意见】此方清热、通便、利尿、镇静，惊风对症，当有功效。

19. 小儿惊风散

主治：小儿惊风，抽搐不宁。

组成：僵蚕三钱，薄荷三钱，蝉蜕三钱，蝎尾三钱，钩藤五钱，辰砂三钱，牡蛎五钱，石膏五钱。

用法：上药共研细末，每服三钱，温水送下，空心服。

【审查意见】此方纯恃镇痉之力，无兼症者，可用施用，否则随症处剂，不可拘泥为妥。

20. 小儿急惊风第二十方

主治：天吊惊风。

组成：人参五分，犀角五分，全蝎二分，天麻二分，甘草一分，钩藤一分。

用法：水煎服。

【审查意见】此方清热镇痉，惊风症可用，如无虚证，人参不用亦可。

21. 保持散

主治：小儿惊风。

组成：甘草二分，朱砂一分，生大黄三分。

用法：将上药共研细末，用黑砂糖一钱五分，开水化，调药末，分两次，徐徐温灌下。

【审查意见】此方有镇惊、清热、消导之功，小儿神经病发热便秘者可用。

22. 太极丸

主治：疫疠浮行之时，小儿作热，眼目上窜，角弓反张，手足搐搦等症。

组成：天竺黄五钱，胆南星五钱，酒大黄二钱，真僵蚕三钱，真麝香二分，梅花片二分。

用法：共为细末，端午日午时修合，炼蜜为丸，如芡实大，朱砂为衣，姜汤化服一丸，神效。

【审查意见】此系古方，有通便、祛痰、辟秽之功，实证可用。

23. 小儿急惊风第二十三方

主治：抽风症

组成：桃仁七颗、杏仁七颗、山栀子七颗。

用法：用烧酒一两，白面一两，研成细末，和匀，男左女右，黏于手足心即妥。

【审查意见】有清热活血作用，可备应用，但效力不准确耳。

24. 小儿急惊风第二十四方

主治：小儿急慢惊。

治法：生栀子七粒，胡椒七粒，共为细末，入灰面三钱，鸡蛋一个，用青勺搅成糊，摊布上，如膏药样，贴在小儿心口，用布扎住，明日对时放开，其药变黑色，小儿心口转深蓝色，其病尽去矣。

【审查意见】效否难必，尚待研究。

25. 小儿急惊风第二十五方

主治：小儿急慢惊风，病羊痫风者。

组成：牛黄六厘，冰片三分，川连四分，朱砂四分，天麻四分，僵蚕三分（用酒洗炙黄），全蝎三分（用酒洗炙黄），陈胆星二分，甘草二分。

用法：共为细末，无付一分五厘，轻者七八厘，用钩藤、灯心煎汤，温送下。

【审查意见】此方治痫可以取用，但只可用以镇痉，如有其他兼症，则须随症治之方妥。

26. 复生散

主治：急惊风，口噤，项强，目睛上视，手足搐搦，不省人事。

组成：全蝎一钱，直僵蚕一钱，本牛黄一钱（好者五分），大梅片五分，明天麻七分，姜黄连五分，胆南星五分，粉草五分，麝香少许，黄牛胆七分。

用法：共研细末，分装瓶内，每服三五分，以银花、灯心、薄荷煎汤送下。

【审查意见】有镇惊、泻热、解毒、祛痰之功，治急症有效，慢症不宜。

27. 小儿急惊风第二十七方

主治：小儿急惊风。

组成：朱砂五厘，全蝎一个（去足、尾）。

用法：上为细末，乳汁调服。小儿一二岁者，朱砂用五厘至一分，三岁以上者，四五分；全蝎一岁一个，三岁二个。

【审查意见】清热镇痉，急风无兼症者有效。

28. 小儿急惊风第二十八方

主治：小儿急慢惊风，而以急惊尤效。

组成：真牛黄五分，朱砂一钱，天冬二钱，全蝎一钱，地龙二钱。

用法：共为研末，作散剂，每服一钱，生米汤送服，日服一次。

【审查意见】镇痉清热剂，急惊风可用，慢惊风不宜。

29. 小儿急惊风第二十九方

主治：小儿急惊风，四肢拘急，发搐壮热，眼吊，痰涎上潮狂乱惊痫，及胸膈不利，一切风热毒火等症。

组成：天蚕三钱，蝎尾三钱，抓连三钱，钩藤三钱，雄黄三钱，巴豆霜三钱，赤金十张、朱砂三钱，天麻三钱，胆南星三钱。

用法：以上各药共为极细末，分数十包，每包二分，以白糖水送下，或白开水亦可，服改大便一二次，病则减退，如不愈，可再服一剂，神效。

【审查意见】此方清热，通便，镇痉，安神合用，急惊风有效。

30. 秘制保婴丹

主治：小儿慢惊风。

组成：西牛黄二钱，神曲一两，大黄一两，蝉蜕八钱，川贝母八钱，防风一两，茯苓一两，生草七钱。

用法：上药研细末，水泛为丸，每重五分，朱砂为衣。初生六月以内之小儿，每服半丸，一岁至四岁者，每服一丸，四岁以上，每服一丸至二丸。

【审查意见】有清热、镇痉、消导、利湿之效，小儿惊风可用。

31. 铁粉丸

主治：小儿惊疳壮热，夜啼等症。

组成：铁粉三分，麝香一分，朱砂一分，天竺黄一分，青黛一分，使君子一分，黄连一分，熊胆一分，木香二钱。

用法：研末和匀，以粟米饭和丸，麻子大。用米饮送三丸，三四岁者五丸。

【审查意见】此方清热镇痉为主，杀虫之力极微。

32. 小儿惊风散

主治：小儿急慢惊风，天吊，脐风，胎风，咳嗽痰喘以及一切抽风诸症。

组成：雄黄六钱，朱砂四钱，钩藤二钱，天竺四钱，巴豆霜三钱，全蝎四个，大赤金二十张、明天麻（火上焙干）二钱。

用法：以上八味药，共为极细末，三岁以下者，每服五分，三岁以上者，每服一钱，五岁以上者，每服二钱，临睡开水送下。

【审查意见】此治惊风套方，以急惊风为宜。

33. 小儿急惊风第三十三方

主治：小儿惊风症。

组成：真正朱砂一钱，明雄一钱，僵蚕五分，巴豆十个（将油去净）。

共为细末，用量每次一分，小儿五厘，俱用姜汤送下。

【审查意见】此方功专镇痉，急惊风可用。

34. 小儿急惊风第三十四方

主治：小儿急风。

组成：当归二钱，槟榔六钱，生军六钱，生草二钱，黑白丑六钱，白附子二钱，全蝎二个，赤金八张，钩藤四钱。

用法：上为细末，大儿每次五分至一钱，以黄酒送下；小儿每次三分至五分，用箸头缠蜜粘药，使小儿吮食之，每日早晚二次。

【审查意见】此系镇痉消导合剂，应用于小儿之惊风症，兼有食积停滞者有效。

（二）慢风

1. 小儿慢风第一方

主治：小儿慢惊，脾虚，泄泻，体瘦脉弱。

组成：南枣四两（焙），石榴皮二两（炒），鸦片五分（焙，泡）。

用法：各研细末，和匀，米糊为丸，如桐子大。每服一钱至三钱，开水或乳汁，食前送服，一日二次至三次。

【审查意见】此方有收敛涩泻，镇静肠管之功效，用于慢惊泄泻，当能收功。

2. 小儿慢风第二方

主治：小儿体质虚弱或久病不愈或痘疹之后，误服寒凉，泄泻呕吐，转为慢惊者。

组成：泡姜八分，胡椒五分，肉蔻八分，肉桂五分，油厚朴一钱，丁香八分，苍术钱半，茯苓二钱。

用法：研细末，加灶心土三两，煮水澄清，再入前药煎之，频频灌下。

【审查意见】寒症呕吐泄泻，此方有效。

3. 小儿慢风第三方

主治：小儿慢惊风，抽搐，面白目呆。

组成：全蝎二十个（酒炙），麝香五分。

用法：研细末，和匀，贮瓷瓶内，勿令泄气，每服三分至五分，金银花汤调服，虚者，人参汤下。

【审查意见】此方可用兴奋神经，制止痉挛，慢惊风别无其他兼症者可用。

4. 小儿慢风第四方

主治：小儿慢惊风，属虚者。

治法：天麻二分五厘，白附子二分五厘，白花蛇肉二分五厘，防风二分五厘，川乌一分，薄荷一分，入姜三片，枣二枚水煎服。

【审查意见】惊风兼虚寒症者，此方有效。

（三）脐风

1. 脐风灵散

主治：小儿脐风，撮口聚，唇闭口噤，啼声音如哑，舌上如粟，或口吐白沫或喉痰潮向，或气息喘急，或舌强面青，腹胀筋青等。

组成：大梅片八分，正朱砂八分，真牛黄八分，母根内新① wagneria 八分。

用法：将上四味共研为粉末，无服五厘，隔三小时服一次，重者一分，温水

---

① 疑为硫酸镁（magnesium）之音译。

送下。

【审查意见】镇静药太少，效力当不甚大。

2. 小儿脐风第二方

主治：小儿撮口脐风。

组成：羚角一钱，山甲片钱半，天麻五钱，蝉蜕一钱。

用法：各研末，混匀，每服五分，先用乌梅将牙擦开，再以温水冲药。

【审查意见】此方功专镇痉，可作脐风之辅佐药。

3. 小儿脐风第三方

主治：小儿脐风。

组成：僵蚕一钱，蝉蜕一钱，苏薄荷一钱。

用法：煎汤服一勺半，隔五小时服一次。

【审查意见】此方药性和平，镇痉之力亦属可靠，脐风不兼其他疾患者，可以取用。

4. 小儿脐风第四方

主治：小儿脐风属内有邪热，手足搐搦，啼哭无力，角弓反张，面色青白等症。

组成：犀角尖一钱，黄连五分，全蝎二个，朱砂一钱，钩藤钩一钱。

用法：共为极细末，每服一分，乳汁送服。

【审查意见】此方有清热镇痉之效，每服一分，仍嫌太多，宜酌减至三厘至五厘即足。

5. 小儿脐风第五方

主治：小儿脐风，撮口抽掣，角弓反张。

治法：全蝎（焙末），朱砂各等分，研末，麹糊为丸，如绿豆大。朱砂为衣，每服一丸至二丸，乳汁或黄酒送服。

【审查意见】此降逆镇痉之单方，脐风别无兼症者，可以取用。

6. 小儿脐风第六方

主治：脐风。

组成：羌活一钱，朱砂一钱，胆南星七分，法半夏一钱，巴豆霜一钱，明雄黄二钱，倒虫六十个（炙干）。

用法：上药七味，为细末，蜜丸，比绿豆大，莞豆少小，用白开水或乳汁送下。至于服量，四六日小儿服半粒，满月后者，服一粒，周岁服一粒或二粒，三四岁服三粒。

【审查意见】倒扒虫治脐风有效与否，存疑代考。

7. 小儿脐风第七方

主治：脐风痰壅喉间，如曳锯声，眼睛上窜，四肢拘挛搐搦，角弓反张。

组成：大蜈蚣一条（焙），赭石五分，朱砂二钱，清半夏三钱，麝香三分。

用法：各研极细末，贮瓷瓶内，勿令泄气，每服五分至一钱，薄荷煎汤送服。

【审查意见】脐风痰壅搐搦者，此方可用。

（四）吐乳

1. 小儿吐乳第一方

主治：小儿吐乳。

治法：用梨一个，将核去净，用生蜂蜜灌满，再行封好，蒸熟捣烂，食之即愈。

【审查意见】此方清胃热有效，胃寒者不宜。

（五）乳积

1. 小儿乳积第一方

主治：小儿奶积病。

组成：葱白七个，苦杏仁七个，生栀子七个，红枣七个，皮硝三钱，飞罗白面三钱，酒糟一钱。

用法：上药共捣如泥，用五寸白布两块，摊药于其上，前后对贴患处，如三日内不见青色，更连贴数次即愈。

【审查意见】外治方，尚属有效。

（六）小儿无乳

1. 八珍代乳膏

主治：无乳儿，用本膏代乳作营养品。

组成：白芡实二钱半，炒山药四钱，白扁豆四钱（去皮炒），莲子肉二钱半，云苓块五分，山焦五钱，神曲五钱，麦芽三钱，糯米二两，白糖半斤，甘草二钱，上白面一斤。

用法：以上各药共为极细末，将白面上笼干蒸八次后，再将白糖及药面共和一处，调匀，候用。量小儿之食量，以定用药多寡，用时，将药调为稀糊食之。

【审查意见】此方作荣养剂可用。

（七）虫积

1. 消积杀虫丸

主治：小儿虫积，面黄肌瘦，腹疼胀满。

组成：使君子肉一两，黑白丑各三钱，乌梅肉二钱，大腹皮二钱，广木香二钱，川厚朴钱半。

用法：研细末，白砂糖为丸，如芡实大，每用一丸，开水送下。

【审查意见】此方有杀虫化积之功，可用。又白砂糖和丸，利于小儿服用，制法亦较佳。

2. 杀虫救儿汤

主治：小儿虫积，经久不愈，身体日瘦，饮食少进。

组成：川连三分，胡连三分，生白芍二钱，鸡肫皮八分，炒楂肉一钱，芦荟一钱，潞参五分，炒枳实一钱，苦陈皮五分，乌梅肉三钱。

用法：水煎，空心服。

【审查意见】此方杀虫化积，可用。

3. 小儿虫积第三方

主治：小儿疳。

组成：乌药二钱，使君子三钱，白芜荑第二钱，芦荟三钱，肉豆蔻二钱，胡黄连二钱。

用法：上药共为细末，未满一岁者，每次服六分，一岁至三岁，可服一钱，每天一次。

【审查意见】此方杀虫通便，可备用。

4. 小儿虫积第四方

主治：小儿虫胀，肚腹膨大，面黄而瘦，腹痛者。

组成：干蟾皮三钱，槟榔三钱，使君子三钱，广木香二钱，黄连钱半，乌梅肉二钱，吴萸一钱，香附三钱。

用法：捣为散剂，用开水灌服，每服一钱，日二次。

【审查意见】肠寄生虫病兼停滞者，可用，惟作散剂，小儿每付服量嫌过多，恐妨胃，宜改作煎剂为妥。

（八）疳疾

1. 小儿疳疾第一方

主治：小儿疳疾。

组成：使君子肉一钱（面包煨），川连一钱（姜炒），肉豆蔻一钱（面包煨），神曲七分，麦芽七分炒，木香五分。

用法：共为细末，用一猪肝叶，竹刀切片，去白筋，去寒血水，散药于其上，用湿纸数层裹之，以炭火灰煨之，以热为度，时时食之。

【审查意见】此方杀虫兼助消化有效。

2. 肥儿丸

主治：小儿肚大青筋，骨瘦毛焦，泻痢疳热等症。

组成：白术（土炒）、建连各一两五钱，山药一两五钱，山楂肉一两五钱，芡实一两，白茯苓一两，神曲五钱，白芍（酒炒）五钱，白色大杀虫五钱，陈皮四钱，泽泻四钱，甘草三钱；如瘦极成疳，加芦荟二钱；泄泻，加肉果三钱（面煨）；内热口干，加黄连三钱（姜汁炒）；外热，加柴胡三钱；骨蒸热，加地骨皮五钱；有虫积，加使君子肉炒二钱；肚腹胀大，大便稀水，肠鸣作声，加槟榔五分，木香一钱。

用法：上药共为末，炼蜜为丸，每服三钱，空心米饮下，若是腹泻，不必蜜丸，可作散末，用米汤调服，或少加白糖亦可。

【审查意见】健脾化积有效。

（九）癖疾

1. 小儿癖疾第一方

主治：小儿痞积，不思饮食，腹胀体瘦，胸痞满闷。

组成：鸡内金三钱，于白术八分，建神曲三钱，苦楝皮二钱，陈皮二钱，莱菔子钱半，大腹皮二钱。

用法：各研末，枣肉和丸，每服一钱至钱半，开水下，饭前服。

【审查意见】此方有健脾消导之功，痞积可用。

2. 抓癖膏

主治：小儿癖疾。

组成：白蜡四两，桃仁四两，香油半斤，桐油半斤，生猪脑子半斤。

用法：男子理发灰水洗净不拘多少，上俱下锅内，文武火熬，俟蜡化尽，用绢虑去滓，次下飞过黄丹一十四两，熬成膏。待温再下胡黄连、香白芷、苏木、三棱、红花、莪术各三钱，当归尾、硇砂各五钱，麝香一钱半，各为细末，入膏内，搅匀，收贮，勿令泄气。先用皮硝煎水，洗患处，用生姜擦之，方用绢帛摊药贴上，贴后，用热鞋底炙热熨之。

【审查意见】此方有破瘀消积之功，可备外用。

3. 小儿癖疾第三方

主治：小儿痞。

治法：陈皮一钱，甘草二钱，麦芽二钱，槟榔二钱，神曲二钱，山楂二钱，煎服，红糖引。

【审查意见】消导剂，应用于消化不良，兼有食滞者，有效。

4. 小儿癖疾第四方

主治：小儿痞疾。

组成：水萝卜二两，黄酒糟二两，皮硝二两，栀子五钱，连皮生姜五钱。

用法：将药五味，共捣如泥，用布包贴患处，干则又换。

【审查意见】可资备用。

五、外科

（一）痈

1. 痈第一方

主治：一切痈肿及乳痈、乳岩等症。

组成：制香附五钱，蒲公英二两，麝香一分，酒二两。

用法：将香附研成细末，将酒水和匀，煮蒲公英，取极浓汁，取渣和香附末做饼，加入麝香，趁热敷患处，用布包之，数分钟后，药冷，即加酒少许，置火上，微温，趁热敷之。

【审查意见】此方具消炎止痛之力，痈肿初起可用之，但功效甚为迟缓耳。

2. 痈第二方

主治：痈疽发背及一切无名肿毒等症。

治法：隔年陈小粉一斤（陈久更佳），将小粉置锅内炒成黄黑色，初炒时，溶解如饴，再炒则焦，取起冷透，研极细末，用醋调和如膏状，服于患处，如患处肿大，即敷于四周，日敷四五次。

【审查意见】醋有消肿收敛之效，且能深入组织，此方之效，全在乎此，但只能用于小疖小疮初起之时，效力较确耳。

3. 痈第三方

主治：痈疽发背。

治法：蜜休一两，白矾五钱，梅片钱半，研细和匀，瓶收贮，取药适量，醋和涂患处。

【审查意见】此方有消肿止痛之效，痈肿初起，红肿高大，灼热疼痛者，用之有效。

4. 疮科神效丹

主治：诸疮恶毒。

治法：雄黄二两，朱砂五钱，活蜗牛一两（捣烂），蟾酥三钱（烧酒化开为锭），麝香一钱，寒水石八钱，研细，共和膏为锭一钱，以醋磨涂之一日数次。

【审查意见】此系解毒消肿之剂，可用。

5. 痈第五方

主治：痈疽发背，诸疖，恶疮及一切无名肿毒。

治法：川军一两，藤黄五钱，明矾四钱，蟾酥四钱，乳香二钱，射干二钱，雄黄三钱，蜗牛捣烂作锭，每锭重二分五厘，米醋磨敷，立即消散。

【审查意见】此方消毒散肿，有效。

6. 痈第六方

主治：阴性疮疽，经久不愈者。

组成：蝮蛇二钱（烧黑），鹿茸二钱（烧黑），鼹鼠二钱（烧黑），土茯苓五钱。

用法：上药四味，捣研细末，成人每次二钱，小儿七分，早晚空心服。

【审查意见】体虚寒者可用。

7. 无极化毒丹

主治：诸般恶疮毒肿。

组成：乳香五钱（另研），没药五钱（另研），巴豆四十九粒（去皮心，另研），草乌头（醋浸炮制，共醋候用）、浮石各一钱（烧赤醋淬七次，其醋候用），玄胡索五钱，牡蛎二钱。

用法：上七味为细末，和匀，用醋调糊为丸，如豌豆大。每服五丸，食后冷酒送下。

【审查意见】驱毒峻剂，体实证者可用。

8. 移毒丹

主治：无名肿毒，发背对口。

治法：地龙装在经霜丝瓜内煅枯焦，连瓜为末，每三钱加麝香一分，乳香五分，没药五分，雄黄一钱，蟾酥一分，黄蜡一两，共为末，蜡丸，每服三分，如在上部腰处，用甘草、桂枝、麻黄煎酒下，即移左手，如在背部，用羌活、防风、生姜汤下，即移足下。

【审查意见】辛温消毒剂，阴证可用，移毒云云，恐不确实。

（二）肿疡

1. 托裹散

主治：无名肿毒，未破溃者。

组成：皂角刺二钱，当归二钱，赤芍三钱，川山甲三钱，白芷三钱，制乳香二钱，没药二钱。

用法：上药共研细末，每服三钱，布包水煎汤，饭后历三时许服之。

【审查意见】此方活血消瘀，破坚止痛，于肿疡初起用之，必能有效。

2. 疮疡内消汤

主治：一切无名肿毒，各种疮疡，初起红炽高肿，发热不退者。

组成：荆芥穗钱半，防风一钱，薄荷一钱，银花二钱，连翘二钱，炒山甲一钱，皂刺五分，花粉三钱，赤芍二钱，归尾一钱，乳没各钱半，甘草一钱，滑石三钱，蒲公英三钱。

上药水煎，空心服，一日一次，连服二剂。

【审查意见】此方清热疏表，初起可用。

3. 肿疡第三方

主治：无名肿毒，初起发热，疼痛，红肿高大。

组成：连翘三钱，蒲公英三钱，金银花三钱，生甘草一钱，滑石三钱，青黛五分。

用法：上药水煎，空心服。

【审查意见】此方清热败毒，可用。

4. 肿疡第四方

主治：毒疮红肿疼痛，便秘溺赤，脉沉实者。

组成：大黄五钱，白芷三钱，银花三钱，蒲公英五钱，玄胡二钱，穿甲珠二钱。

用法：上药水酒各半煎服。

【审查意见】此方内服有消毒、攻坚、通便之效，疮疡初起便秘者，与外治法合用施治，功效尤捷。

5. 肿疡第五方

主治：项后无脓之干疮，日久不愈者。

组成：当归三钱，茯苓三钱，陈皮二钱，乳香一钱，炮甲珠一钱，连翘三钱，浙贝母二钱，银花二钱，天花粉二钱，黄芩钱半，栀子钱半，粉赤芍二钱，粉甘草钱半。

【审查意见】此方活血，消毒，泻热，破结，可用。

6. 活络流气饮

主治：活流注块，顽固之毒。

组成：木通三钱，白芷三钱，桔梗三钱，薄荷二钱，当归三钱，川芎三钱，红花二钱，甘草一钱，连翘三钱，皂角刺二钱，威灵仙二钱，元参三钱，天花粉二钱，银花七钱。

用法：水煎，早午晚空心各服一剂。

【审查意见】此方功能活血行瘀，消炎破结，肿疡初起可用。

（三）疡溃

1. 加味神效定痛散

主治：疮疽溃烂疼痛。

组成：乳香五钱，没药五钱，麝香五分，寒水石一两，冰片一钱，白芷二钱，雄黄三钱。

用法：上药共为细末，搽患处，痛立止。

【审查意见】收敛疮口，止痛，活血，有效。

2. 疡溃第二方

主治：疮疡破后，疼痛难忍。

组成：硼砂三钱，寒水石四两（烧半日，研），乌贼鱼骨（研）、滑石（研）各两，轻粉一钱。

用法：上为极细末，干掺疮口，耳中痛苦者，以香油调如糊滴入。

【审查意见】此方有防腐消炎之力，溃疡可用。

3. 疡溃第三方

主治：疮疡破溃，久不收口，以及血流不止等症。

组成：血竭、龙骨、乳香、没药、赤石脂、海螵蛸、煅石膏各等分。

用法：上研细末，混合令匀，用时将药敷于疮上。

【审查意见】此方收敛，止涩，定痛之力甚佳，用以止血生肌，定能奏效。

4. 疡溃第四方

主治：疮疡破溃，久不收口。

组成：乳香二钱，没药二钱（去油），血竭二钱，儿茶二钱，珍珠五分，龙骨五分，冰片五分，象皮少许，石膏一钱，麝香五分，牛黄五分。

用法：上为细末，瓷瓶收贮，用时撒布疮上。

【审查意见】此方功专收口生肌，可备选用。

5. 溃疡神效散

主治：疮疡破溃，流脓流水，久不收口者。

组成：生石膏一两，枯明矾一两，冰片一钱，干松香一两，滑石粉一两，明乳没各五钱，珍珠钱半，儿茶五钱。

用法：各研细末，和匀，瓷瓶收贮，用时，撒患部，油纸盖覆。

【审查意见】燥湿收敛剂，溃疡可用。

6. 疡溃第六方

主治：发背疮，将溃时，根脚走散，不收束者。

组成：铜绿五钱，明矾四钱，胆矾三钱，五倍子两钱（炒），白芷五钱，轻粉一钱，郁金一钱，麝香一分。

用法：共为细末，用米醋一碗，盛勺内，慢火熬至一小杯，候起金色黄泡为度，待温成膏，每用将膏炖温，以新笔蘸膏，涂疮根上，又以绵纸覆之。

【审查意见】收敛疮口，可用。

7. 白灵生肌散

主治：肌肉不生。

治法：炉甘石（不拘多少），以木炭或，将炉甘石煅通红或用童便或以陈醋淬之，为极细末，加梅片少许，用时，以少量掺疮上即妥。

【审查意见】此有燥湿，制泌，清凉之效，疮疡之有分泌物者可用。主云生肌，恐无是效，须慎重之。

（四）脓疡

1. 开疮奇效方

主治：无论大小疮症，不能自行开口者。

治法：用荞麦秸灰少许，冷水和成糊，涂在疮上，一日即开，涂大开大，涂小开小，百发百中，无用刀割，且无疼痛。

【审查意见】据应征人云，此方功效，非常确实，可备试用。

（五）疖疮

1. 疖疮第一方

主治：疖毒初起，四肢困倦，不时发作，寒热心烦等现象。

组成：菊花三钱，银花三钱，丹皮四钱，赤芍四钱，蒲公英五钱，蜜休三钱。

用法：上水煎，空心服。

【审查意见】此方有败毒消炎之功，惟少通利二便之药，宜加木通、酒军等为妥。

2. 疖疮第二方

主治：疔疮，手指发肿，疼痛非常，肿处现有白点。

组成：紫花地丁三两，银花二两，生白矾三钱，生草梢三钱，连翘五钱，栀子二钱。

用法：水煎，早饭后温服。

【审查意见】此方泻热，解毒，散结，有效。

3. 疔毒散

主治：疔疮。

组成：天花粉三钱，轻粉三钱，硼砂三钱，潮脑三钱，白蜡三钱，冰片二分。

用法上共研细末，先用猪油四钱入锅内熬化，将上各药混合一处和匀，用针刺破患处，令出血将药抹上即妥。

【审查意见】此方清凉解毒，轻症有效。

4. 飞龙夺命丹

主治：疗疮发背，脑疽，乳痈，附骨疽，切勿头肿毒恶疮。

组成：雄黄三钱，朱砂二钱为衣，轻粉五分，血竭一钱，乳香二钱，没药二钱，铜绿二钱，胆矾一钱，寒水石一钱，麝香五分，蜗牛二十一个，蜈蚣一条（酒浸，炙黄色，去头足），蟾酥二钱。

用法：上为细末，先将蜗牛连壳捣烂，和前药为丸，如绿豆大，朱砂为衣，每服二丸，用葱白三寸，令病人嚼烂，吐于男左女右手心，将药丸裹于葱白内，用无灰热酒送下，病重者，再服二丸，汗出即效。

【审查意见】此系外科正宗原方，可用。

5. 疔疮第五方

主治：疔疮初起。

组成：当归二两，银花四两，甘草二两，蒲公英二两，红花五钱。

用法：水煎服。

【审查意见】此方功能消毒，疔疮初起，内服有效。

6. 千捶膏

主治：疮疡疔毒，初起瘰疬臁疮以及一切无名肿毒。

组成：白嫩松香四两（拣净），巴豆肉五粒，麻子仁七钱，土木鳖五个（去壳），乳香二钱（去油），杏仁钱（去皮尖）、没药二钱（去油），铜绿一钱（研细）。

以上八味如石臼中捣之，至三千余捶即成膏，取起，浸清水中，随疮大小用手捻成薄皮，贴疮上，用绢盖之。

【审查意见】此系古方，有驱毒之效。

7. 疔疮第七方

主治：疔疮（即淋巴腺炎）疼痛难忍，或麻木不知者。

治法：蟾酥、黄丹、白面各等分，用大癞蛤蟆以针刺破眉稜上，手捻出酥，滴干油纸上，或桑叶上，用竹篦刮下，然后挂在背阴出，待干研末，如白面及黄丹末，和丸，如麦粒状。用针破患处，以一粒纳之。

【审查意见】此乃治疗专剂，堪备选用。

8. 马齿拔疔膏

主治：疔疮。

治法：马齿苋不论多少，切碎捣为膏，涂疔疮上，干则易之，如此数次，再另用马齿三四两煎汤服之。

【审查意见】此系《医宗金鉴》外科门马齿苋膏原方，可用。

9. 回疔丹

主治：疔疮起线者。

组成：蟾酥五分，血竭五分，朱砂五分，没药五分，轻粉二分五厘，片脑二分五厘，麝香二分五厘。

用法：上为细末，草乌头汁和匀，作细条，刺破疮头纳入。

【审查意见】此方消毒止痛,疔疮有效。

10. 疔疮第十方

主治:疔疮恶疮。

治法:紫花地丁三钱,干萝卜切片阴干三钱,用黄酒煎三五次,热服,出汗为度,煎时不可令泄气。

【审查意见】此方清热毒解毒,可备应用。

11. 青银丸

主治:疔疮肿毒并跌仆伤,筋挛痛,贴骨痈疽,瘰疬,乳串,痰气滞凝,硬块成毒。

组成:马前子即番木鳖四两(以米泔水浸三日,刮去毛皮切片晾晒,麻油炒透),山甲片一两二钱(炒黄色为度),白僵蚕一两二钱(炒断丝)。

用法:上用黄米饭捣匀,和丸,晒干,每服五分,量人虚实酌减,临睡时,按部位用引经药煎汤送下。

头面,羌活、川芎各五分,煎汤送下。

肩背,皂刺尖五分,煎汤送下。

两臂,桂枝五分,煎汤送下。

胸腹,枳壳五分,煎汤送下。

两肋,柴胡五分,煎汤送下。

腰间,杜仲五分,煎汤送下。

两足膝,牛膝、木瓜各五分,煎汤送下。

咽头,桔梗、甘草各五分,煎汤送下。

跌扑,挛筋,红花、当归各五分,酒煎送下。

瘰疬,夏枯草,煎汤送下。

老年气血衰弱,妇人新产半月以内者,每服四分;小儿周岁以内者,每服九粒,周岁以外,服十一粒,三岁者,服十五粒,四五岁者,服十九粒,五六岁者,服二十一粒,八九岁者,服二十三粒,十岁以上者,服三分,十五岁以上者,服四分,二十岁者,照大人服。

【审查意见】此方应用于乳房结块肿痛有效,疔疮恐不确。

12. 疔疮第十二方

主治:面疔。

组成:黄连钱半,黄芩钱半,黄柏钱半,丁香钱半,白芷五分,蟾酥三分。

用法:上六味,共研细末,以菊叶汁和之,涂患处。

【审查意见】泻热解毒,可资外用。

(六)乳痈

1. 秘制乳痈神效汤

主治:乳痈初起红肿灼热,疼痛难忍者。

组成：金银花二两，蒲公英一两五钱，甘草节三钱，归尾三钱，没药二钱，乳香钱半，贝母二钱，川甲一钱。

用法：上水、酒各三碗，煎至一碗，食后服，余渣再煎服，立愈。

【审查意见】此方清热、活血、解毒，可用。

2. 和肝消痈汤。

主治：乳痈肿赤疼痛。

组成：当归五钱，赤芍三钱，川芎二钱，青皮二钱，瓜蒌一两，桔梗三钱，川贝母三钱，粉草二钱，银花三钱，乳香二钱。

用法：水煎服。

【审查意见】虽系通行方，尚属有效。

（七）吹乳

1. 白膏药

主治：妇人吹乳肿痛。

治法：麻子三百六十个（赤白俱可用），拣净松香一斤，上二味合一处，捣如泥，沸汤内煮，以化为度，捞出入凉水内，去火毒，瓷瓶收贮，用时，以热水温软摊贴，不可见火。

【审查意见】此系普通单方，有消肿之效，可用。惟原件制法欠妥，宜先将松香研细末，再将蓖麻子捣如泥，与松香末和匀，熬成膏，即妥。

（八）胯疽

1. 胯疽膏

主治：胯疽。

组成：南丹三钱，官粉一钱，口胶两半，陈醋半斤。

用法：用新砂锅或其他不易化合之锅熬成膏，均摊于白布上，布之大小，为直径二寸之圆形，大约如上配合一料，可制十张，将此膏贴于股间表皮，约七余日，更换一次。

【审查意见】此方贴治胯疽，初起有效。

（九）烂脚疮

1. 烂脚疮第一方

主治：烂脚经年不得痊愈。

治法：黄柏炒焦存性，研细末，和菜油调数日敷三五次。

【审查意见】此方有吸收水分之效。

2. 烂脚疮第二方

主治：烂脚疮，日久破烂，流脓流水，经年不愈者。

组成：赤石脂等分，松香等分，冰片等分，樟脑等分，轻粉等分，炉甘石等分。

用法：上研细末，麻油调匀，擦患部，一日一换。

【审查意见】此系燥湿、制泌、防腐合剂，富有吸收力，能使疮疡分泌浓汁、毒汁逐渐减少，烂脚可用。

（十）瘿瘤

1. 箍瘤膏

主治：瘿瘤。

治法：海藻二两，昆布二两，芫花二两，用青炭灰水熬化成膏，加入米醋一饭碗，再将生南星、生半夏、五倍子各一两，共为细末，加风化石灰（炒红色）二两，大黄末二两为膏，听用。初起者，将膏箍患处，百日消失，如未全消者，再箍。

【审查意见】此方痰湿证可用。

（十一）瘰疬

1. 瘰疬第一方

主治：瘰疬初起，未经开口者。

组成：贝母等分，夏枯草等分，郁金等分，陈皮等分，昆布等分，青皮等分，海藻等分。

用法：上研细末，炼蜜为丸，如弹子大，食前开水送服一丸。

【审查意见】瘰疬专剂，可备选用。

2. 瘰疬第二方

主治：瘰疬初起。

治法：活蝎虎一个焙干，上药研为细末，作散剂，成人每次半分，小儿酌量用之，以酒冲服。

【审查意见】此方外敷有效，内服既嫌不洁，药性又太峻猛，毋轻用。

3. 四仙饮

主治：瘰疬初起，结核脓胀未破溃者。

组成：海带五钱，金银花五钱，夏枯草五钱，蒲公英五钱。

用法：上药煎汤，食前温服。

【审查意见】此方配合，甚有精义，海带含有碘质，可作变质药用，治瘰疬者，古今中外，最欣赏；夏枯草亦为瘰疬专药，单味熬膏内服，屡屡生效；其余银花、蒲公英尤有清凉解毒之伟效，合而用之，必有相当之效果，但病人体羸胃弱者，用量总须斟酌为安。

4. 瘰疬第四方

主治：鼠疮瘰疬未破者。

治法：夏枯草不拘若干，上熬膏，摊布上，贴患处。

【审查意见】通行验方，可备用。

5. 瘰疬第五方

主治：瘰疬臁疮已破者。

组成：沥青四两，没药三钱（研末），乳香三钱，黄蜡五钱，铜绿五钱。

用法：先将铜绿为细末，入香油调匀，次将黄蜡、沥青火上熔开，入前铜绿，火上搅匀，熬待油热，方入没药、乳香，再搅匀，将药贮瓶，入河水内拔毒，照疮口大小，捏成饼子，贴上即愈。

【审查意见】此方功能生肌长肉，可用。

6. 瘰疬第六方

主治：瘰疬轻者，项上右或左生疙瘩，大小一串，患者不觉痛苦，日久破溃流脓。

组成：青粉、红粉各买贰角钱的，生石膏、熟石膏各买一角钱的，猪板油四两。

用法：上四味，连猪油共捣成糊（用铁杵在大石上捣），将药摊油纸上贴患处，外用布包好，每日早晚各换一次。

【审查意见】此方用于轻度之瘰疬症有效，破溃者不确。

7. 瘰疬第七方

主治：瘰疬。

组成：夏枯草八钱，皂角四钱，鳖甲四钱，芒硝四钱，血竭四钱，乳香四钱，没药四钱，当归四钱，白芷四钱。

上药如普通膏药方法熬之，熬成，摊油纸上，贴核上。

【审查意见】此方有和血、行瘀、消结之功，可备用。

8. 瘰疬第八方

主治：瘰疬。

组成：柴胡三钱，黄芪三钱，夏枯草三钱，当归三钱，川芎一钱，人参钱半，猪胆二个。

用法：煎汤，食前服之。

【审查意见】此方除治瘰疬外，且能鼓舞气机，促进血行，虚证可用。

9. 瘰疬第九方

主治：瘰疬结核以及无名肿毒，红肿高大等症。

组成：蟾酥一分，冰片一分，山慈菇五分，番木鳖五分，生大黄三分，紫花地丁三分，雄黄三分，朱砂一分。

用法：各研细末，用清茶调或用如意油调，外用于核上及周围角，过半点钟涂一次，日涂十余次。

【审查意见】瘰疬系全身疾病，须内外并治，方属稳妥，此方只用外治，虽不无相当功效，然究非完善之法也。

10. 瘰疬第十方

主治：瘰疬结核。

组成：硼砂二钱半，轻粉一钱，麝香五分，巴豆五粒（去膜），白槟榔二个，斑蝥十个（去头翅，糯米炒）。

用法：诸药共为细末，取鸡子二个，去黄用清，调药末，仍入壳内，以湿纸糊口，饭甑内蒸熟，取出晒干研末。成人每服五钱至一钱，小儿减半，用炒生姜煎酒或温水，于五更时调服。

【审查意见】此方逐瘀破结之力极强，体壮实者可用。

11. 瘰疬神效膏

主治：瘰疬。

组成：生山甲三钱，生半夏一两，生马前干四钱（煎碎），生甘遂一两，皂角三钱，生血竭二钱。

用法：先将半夏、山甲、甘遂、马前子、皂角五味，用香油煎熬，至枯为度，去渣，加黄丹收膏，火候到时。将血竭研极细末，掺膏中，熔化和匀，用时，按疮之大小，摊作膏药，但每用药一点，宜加麝香少许（麝香临用时再加）。

【审查意见】此方应用于瘰疬初起有效。

12. 瘰疬第十二方

主治：瘰疬。

组成：蜈蚣一条，全蝎十六个，山甲四钱，火硝三钱。

用法：用新瓦上撒衬硝，焙三天三夜，勿令焙黑，只以黄色为度，研细末，黄酒引或米饭下。只用新桶瓦，新板瓦各一个，将火硝撒板瓦内铺衬，再将全蝎、川山甲、蜈蚣放火硝上，令桶瓦口着，用净黄土和麦糠泥封固，勿令漏风，放火炉台上，靠火焙干三日三夜，勿令火着过，恐将药烧黑，即不能使用，只可炙黄为是，共合一处，研细末，分为七包。令病者每早饭后送下一包，如不能用酒，米汤下亦可。谨忌房事及食荞面百日。

【审查意见】此方有走窍破结之力，初起可用。

13. 瘰疬第十三方

主治：瘰疬鼠疮。

治法：用老广东的大叶子烟之叶筋切碎，用砂锅熬炙十小时之久，去渣熬膏。用布摊贴，若其贴药过痛时，可将梅片加在药上，则不甚痛。

【审查意见】有消肿之效。

14. 瘰疬第十四方

主治：气瘰。

组成：炒栀子一钱，粉丹皮一钱，醋柴胡八分，夏枯草三钱，连翘壳一钱，归尾一钱，制香附二钱，青木香三钱，玫瑰花二钱，川郁金二钱，若痰多，加半夏、竹沥；食滞加山楂、神曲；大便不通，加郁李仁、元明粉。

用法：水煎，食后服。

【审查意见】此方有疏肝活血之效，气郁不舒者可用。

15. 瘰疬第十五方

主治：气瘰鼠疮。

治法：用猫头一个（死者），烧灰，油调搽，或陈醋调搽。

【审查意见】此方有收缩淋巴腺之功能，可备用。

16. 瘰疬除根丸

主治：气瘰，湿瘰，痰瘰，在结核形成未溃破及未化脓者。

组成：牛黄三分，熊胆四分，珍珠四分，梅片四分，麝香四分，镜明砂一钱，明雄一钱，乳香五钱，没药一两，葶苈五钱，知母五钱，赤金十五钱。

用法：先将珍珠、明砂、雄黄研细，再将乳、没、葶苈、知母、贝母研细，两相和匀，然后纳入牛黄、熊胆、梅片、麝香，共研极细，用人乳和为丸，以生男孩之妇乳为佳，如绿豆大，再将赤金另研为衣。每服五丸，小儿酌减，一日二次，于早晚饭后，用开水送下。

【审查意见】此方泻热消结，可以备用。

（十二）痔核

1. 痔核第一方

主治：痔疮。

组成：生黄芪五钱，当归二钱，川大黄二钱半，广木香二钱半，甘草二钱，皂刺二钱，黄芩二钱半，川朴二钱。

用法：上水煎，温服。

【审查意见】此方有补气消坚之效，适应于气机无力鼓舞，使疮毒外达者，厥为对症。

2. 痔核第二方

主治：痔疮。

治法：当归一两，蒲公英一两，连翘五钱，生姜一两，猪肠头八寸近肛门一段，水煎汤，用棉花二两，缠于箸头，外用白布包，扎泡药汤内，乘热掩洗，冷则再泡再洗，每日至少洗一次，每次洗一时以上，六七次即愈。

【审查意见】有活血消散之效，适于痔疮外用，虽无根治之力，总可轻减病症及痛苦。

3. 痔核第三方

主治：痔疮。

组成：防风三钱，荆芥二钱，枳壳二钱（炒），菟丝子二钱，蛇床子三钱，川椒五钱，苏根三钱，蛤蟆草二钱，鸽子粪一把、大白葱一根。

用法：以上药十样，熬水熏洗，数次即愈。

【审查意见】此方辛温刚燥，熏洗痔疮，有活血通瘀之效，以初起痔核用之，较为相宜。

4. 痔核第四方

主治：痔疮不论新久。

组成：大乌龟一只。

用法：将龟打死，去外壳，连皮肉加入，置瓦罐内，煮成极烂稠汤，乘热熏洗痔部。

【审查意见】效否，可备试用。

5. 洗痔液

主治：痔疮。

组成：蜈蚣二个，金银花三钱，连翘三钱，皂刺三钱，蒲公英三钱，知母三钱，甘草钱半，乳香钱半，没药钱半。已破者，可加枯矾二钱。

用法：以上各药，先泡二小时，煮三沸，去渣，盛小瓶中，置水锅，重汤煮之，以药水有粘力为度。但乳香、没药、枯矾三味，研极细，后将煎好之药水，用时，倾入小瓷盆或碗内，用絮蘸药水，轻洗患处，每日二三次。

【审查意见】此方有消毒、攻坚、泻热、止痛之效，可以试用。

6. 痔核第六方

主治：漏疮。

组成：苦参三钱，地骨皮三钱，艾叶二钱，防风钱半，蛤蟆草一钱，地龙钱或狼毒钱。

用法：上六味，加瓦松三钱，水四碗煎之，先熏后洗，须避风。

【审查意见】有活血行滞之效，漏疮以之外用，能轻减病症及痛苦。

7. 痔核第七方

主治：漏疮。

组成：栀子二钱，槐花二钱，瓦松二钱，胆矾二钱，海螵蛸二钱。

用法：煎汤洗之。

【审查意见】有清热收敛之效，漏疮可用。

8. 痔核第八方

主治：新久漏疮。

治法：喇叭花，即土地黄苗，三月内未开花时，连根采来，阴干，五钱，又采茎叶五钱，将喇叭花以水三碗，煎二碗，日洗三次，内用酒、水各一盅，煎茎叶五钱至八分，空心服，隔三日，再服一剂。

【审查意见】喇叭花治痔漏，能否有效，尚难确证，存待试用。

9. 痔核第九方

主治：痔漏。

组成：酒当归五钱，露蜂房五钱，川连五钱，槐花三钱，川芎三钱，皂刺二钱，乳香三钱，枯矾三钱。

用法：上研末，黄蜡二两，熔化为丸，桐子大。每服三十丸，漏芦、炉甘石煎汤送下。

【审查意见】此方有活血、攻坚、消炎止痛之功，适应于痔核期，有效。若曾经破溃者，勿用。

10. 文痔漏丸

主治：痔漏。

组成：倭硫黄一钱。

用法：将倭硫黄研细末，面糊为丸，共计二十一丸，早晨空心用黄酒送下三丸，七早服完。

【审查意见】此方有缓缓通便及杀菌之效，痔疮初期可用。

11. 武痔漏丸

主治：痔漏。

组成：甘遂（制）等分，鸡肠子（焙）等分，红花每服二钱（煎）。

用法：甘遂用土泡黄，鸡肠子火上焙黄，研于一处，泛为丸，如桐子大。早晨空心将红花煎汤送服一钱。

【审查意见】此方有逐瘀破结之效，痔核初起可用。

12. 痔核第十二方

主治：痔漏疼痛。

组成：川大黄四两（酒、醋、便、乳各制一两），槐子三两（研细），穿山甲三两（醋炒研末），木耳二两，蜂窝三两。

用法：共为末，猪大肠七寸，将前药入肠内，在砂锅内煮烂。木杵捣为泥同蜜为丸，如梧桐子大，每次三十丸，空心白汤送下，外用温水坐瓷盆熏洗。

【审查意见】治痔专剂，有效，惟木耳有碍生产，少妇当慎用。

（十三）痔瘘

1. 痔瘘第一方

主治：痔疮有管漏者，时时流分泌物，或肿胀疼痛者。

治法：立秋后马齿苋三十斤取汁熬膏，槐角三斤焙为末，入膏内，每服三钱，空心开水下。

【审查意见】有清热消炎之功，至云能除瘘管，恐不确。

2. 胡连闭管丸

主治：痔疮漏管。

组成：胡黄连净末五钱，穿山甲五分（麻油内煮黄色），石决明五分，槐花（炒）五分。

用法：上为末，炼白蜜为丸，麻子大，晨昏各一服，每服一钱，开水送下。

【审查意见】此方清热解毒，又兼破结，痔疮可用。

3. 痔瘘第三方

主治：痔瘘。

组成：夏枯草八两，甘草节四两，连翘四两（去子），金银花一斤。

用法：夏枯草、甘草节、连翘等共为细末，以金银花煎汤，水丸，如桂圆核大。每晨用盐汤送下三钱。

【审查意见】此方能清热消炎，不能去管，以痔核用之为宜。

4. 槐角汤

主治：痔疮。

组成：槐角五钱，地榆五钱，荆芥五钱。

用法：水煎，温服，连服二剂，即效。

5. 痔瘘第四方

主治：痔疮破溃流水成漏，痒疼者。

治法：砒霜、乳香、广木香、明白矾各药临用时酌定用量，共研细末，和西药凡士林膏，频频擦之，即愈。

【审查意见】以上二方，内外合用，取效更捷。

（十四）血痔

1. 血痔第一方

主治：血痔。

组成：槐花七钱，皂角刺一两（烧灰），地榆七钱，当归一两，猬皮五钱，苦楝根五钱。

用法：五倍子二钱，共研细末，醋调绿豆粉，煮糊为丸，如桐子大。每服二钱，小儿减半，空心将此药服下，另用热童便及白矾末煎汤熏洗，一日一回。

【审查意见】痔疮专药，可用。

2. 血痔第二方

主治：痔疮出血，里急疼痛。

组成：槐花五钱，艾叶三钱（炒），地榆五钱，当归五钱，川芎三钱，白芍五钱，枯矾三钱，贯众一两，猬皮一两，皂针三钱（醋炙）。

用法：上为细末，蜜丸如桐子大。大人每服三钱，小儿酌减，空心米饮送下，一日一服。

【审查意见】此方有消痔、破结、止血、收敛等效，痔疮出血可用。

3. 血痔第三方

主治：痔疮下血。

组成：陈醋半斤，硬砖一块。

用法：先将砖烧入火中，烧红后，可将陈醋喷在砖上，再于砖上覆布一块，蹲于其上，随后即坐于砖上，数次即愈。

【审查意见】此我国古时烧灼疗法之一种，颇合痔疮外用，盖陈醋有散瘀、消肿、止痛之透达作用，能使局部病变逐渐减退，但功效较缓，须持续行之，方既简，且省费，诚为一般贫民治疗之良法也。

4. 血痔第四方

主治：痔疮出血。

组成：明矾一钱，白糖一钱（焙干）。

用法：上二味，和于一处，研为细末，分为十包，每服一包，日三次，饭后开水冲服。

【审查意见】有收敛性，能止血，可备用。

5. 脏连丸

主治：诸痔肿痛，肠风下血，肠痈脏毒及赤痢等症。

组成：黄连八两，槐米二两，槐角一两，苍术一两，枳壳一两，香附一两，防风五钱，牙皂五钱，木香五钱，猪大肠一具（用时翻转，糖盐各半，擦去秽，蒸烂）。

用法：捣丸，晒干，每服三钱，空心开水送下，重者一日服三次。

【审查意见】此方有泻热，燥湿，止血，调气之功，适应于湿热性之痔疮疾患。

6. 血痔第六方

主治：痔核肿疼，大便困难或成瘘管，脓血淋漓。

组成：大黄一钱，制乳香一钱，白矾二钱，黄柏二钱，冰片钱半，熊胆二钱，轻粉钱半，麝香八分，蟾酥钱半。

用法：研极细末，瓶收备用，先用生枳壳、癞蛤蟆草各五钱，煎汤洗之，再将上药敷上，用量约一钱至二钱。

【审查意见】此方有止痛、消炎、收敛之力。

7. 血痔第七方

主治：痔疮溃烂而翻花者。

组成：木鳖子五钱。

用法：将木鳖子捣极细末，以陈醋和药末，敷患处，一二次神效。

【审查意见】此方外治有效，但未能除根耳。

8. 血痔第八方

主治：血漏（大便带血，肛门灼热，肿疼后重）。

组成：地榆炭一两，炒槐花一两，皂刺五钱，猪大肠一条，归尾五钱，川楝子五钱，醋青皮三。

用法：共研细末，白蜜为丸，如桐子大，每次三钱，小儿酌减，饭前服，盐水送下。

【审查意见】此方凉血破结，可资备用。

9. 血痔第九方

主治：痔漏大便带血。

组成：阿胶四两，白芷二两。

用法：将阿胶用长流水化开，再将白芷研细末，入胶内，作丸剂，如梧子大。每早晚空心服三钱，白开水送下。

【审查意见】有止血之效，白芷宜炒用。

10. 血痔第十方

主治：肠风下血，痔漏。

组成：鲜牛大肠一斤至二斤，择犍牛肛门前者。

用法：上用冷水洗净，砂锅内煮熟，早晚空心，用淡黄酒引食下。

【审查意见】通行单方，可用。

（十五）虫漏

1. 虫漏第一方

主治：虫漏带血。

组成：通大海一钱，牙皂二钱，椿白皮二钱，川大黄二钱，楝树皮一钱，使君子二钱。

用法：水煎，温服。

【审查意见】有杀虫、消炎、通便之作用。

（十六）跌仆伤

1. 接骨散

主治：跌打损伤。

组成：瓜蒌仁三钱，五加皮三钱，香附三钱，麝香五分，胡椒三钱，人中白三钱，川花椒三钱，白公鸡一只另备。

用法：将药品共研为末，再将白公鸡用杵臼捣如泥，连毛乘热敷于青布上，将药撒鸡肉泥中，紧裹患处，三日后，换接骨膏。

【审查意见】此方消肿行瘀有效。

2. 接骨膏

主治：跌打损伤。

组成：当归七钱半，川芎五钱，乳香二钱半，川乌四钱，没药二钱半，骨碎补五钱，黄松香六钱，木香一钱，另用好香油四两炼凉。

用法：将药品共研细末，与香油调成膏药，敷于青布上，按第一方将接骨散去后，再将此膏药裹紧，至愈为止。

【审查意见】此方活血行瘀，且有收敛止痛之功，可用。

3. 跌仆伤第三方

主治：跌打损伤。

组成：麦秸一束黄表即黄秸纸生酒一瓶。

用法：将麦秸烧灰存性，用黄表包好，贴伤处，将生酒温暖，倒黄表包上，其瘀血自散立止疼痛。

【审查意见】此方消肿止痛，有效，可资备用。

4. 跌仆伤第四方

主治：跌打损伤。

组成：海桐皮三钱，乳香二钱半，没药二钱半，全当归钱半，川芎一钱，香白芷一钱，川椒一钱，原红花一钱，透骨草五分，防风一钱，赤芍一钱，威灵仙八分，生草八分。

用法：以上各药，用砂锅煎熟，亦洗亦吃，连服四剂。

【审查意见】此方有活血之效，可备用。

5. 栀子劳糟软膏

主治：凡打扑挫跌磕等伤，红肿未破皮者。

组成：栀子一两，劳糟三两，小麦面五钱，视伤之轻重，而酌用量之多寡，如不敷用，可倍量。

用法：上先将山栀研细，再合糟面共捣如泥为软膏，无劳糟，代用柴酒，或加生地黄，惟劳糟辛散而外，有甘缓作用，如用柴酒，可加红糖少许，外涂敷于患处，干则易之，以愈为止，如伤重血甚者，可内服活蟅虫二个，洗净捣如泥，入酒少许，开水冲送下。

【审查意见】此方有清热消炎之功，肿痛用之有效，惟方中柴酒不详，蟅虫生用，亦嫌不妥。

6. 跌仆伤第六方

主治：跌扑之后，气血瘀滞不通，胸肋疼痛者。

组成：酒当归五钱，酒白芍三钱，醋柴胡八分，醋青皮钱半，广木香五分，川红花钱半，桃仁泥三钱，滑石三钱，甘草八分，川芎二钱，大便不通加酒军钱半，芦荟钱半。

用法：水煎，另兑黄酒一盅，童便一盅，空心温服，一日一剂，连服二剂。

【审查意见】此系活血通瘀专剂，可备用。

7. 跌仆伤第七方

主治：跌扑，筋骨气血凝滞，腰痛。

组成：当归四钱，川芎三钱，白芍二钱，生地二钱，桃仁钱半，牛膝一钱二分，元胡钱半（酒炒），红花二钱（酒炒），肉桂二钱，如痛甚者，加乳香、没药各一钱，均去油。

用法：外用酒糟、葱、姜捣烂，炒热罨之。水煎，空心服。

【审查意见】此方有活血通瘀之效，可用。

8. 跌仆伤第八方

主治：跌扑努伤，瘀血，胸中作痛甚至呼吸气痛者。

组成：大黄三钱，归尾三钱，桃仁三钱（小儿酌减）。

用法：上药煎汤，加酒三盅，早饭后服，免伤胃气。

【审查意见】跌仆之后，如患者大便秘结，兼有瘀血等症者，此方可用，否则未便轻率。

9. 胜金丹

主治：跌打损伤。

组成：血竭三钱，乳香三钱，没药三钱，地龙五条，自然铜一两，无名异五钱，木鳖子五个。

用法：上为末，蜜丸如弹子大，卧时用好酒送下一丸，如为跌伤，用红花、苏木煎汤服之。

【审查意见】此方有破瘀、疏滞、止痛之效，气血凝滞过甚者，可用。

10. 跌仆伤第十方

主治：跌坠磕撞凝集瘀血疼痛者。

组成：丁香一两，木香一两，瓜儿血竭一两，儿茶一两，热大黄一两，红花一两，当归头二两，白茯苓二两，白芍二两，莲肉二两，丹皮五钱，甘草三钱。

用法：以上十二味共为细末，每服三钱，布包用滚水加酒为引，煎服，若平时备用，炼蜜为丸，更妙。

【审查意见】有破瘀、导滞、行气之效。

11. 定痛散

主治：跌坠磕撞，皮肉未破，疼痛发肿。

组成：当归一钱，川芎一钱，白芍一钱，官桂一钱，升麻一钱，防风一钱，红花五钱，紫丁香根五钱，山柰三钱，麝香三分。

以上十味，共为末，用老葱捣烂，和药调敷。

【审查意见】此方活血行瘀，尚属可用，但升麻、防风似无可用之必要，宜删去为妥，更加乳香、没药各一钱五分，止痛之效必较此为佳也。

（十七）骨折

1. 骨折第一方

主治：跌打骨折，腰部疼痛。

组成：虎骨三钱，败龟板三钱，黄芪三钱，牛膝三钱，草薢三钱，续断三钱，乳香三钱。

用法：以上各药，均用酒浸，水煎服。

【审查意见】此系强筋壮骨专剂，有效。

2. 骨折第二方

主治：跌打骨伤（骨折及脱骨）。

组成：土鳖子（去足，火煨）三十个，续断一两，古石灰一钱，大枣三十枚（去皮）。

用法：先将土鳖子煨熟，研为细末，再将古石炭、续断共捣之，用筛取其末，再将大枣蒸熟捣烂，纳诸药末，共为一百丸，大人每服五丸，渐次增至二十丸，小儿二丸至四丸，每日空心服，开水送下。

【审查意见】此接骨通行验方，有效。

3. 骨折第三方

主治：骨折。

组成：马前子一两，自然铜七钱，朱砂三钱，黄牛角五钱。

用法：上药马前子用小便浸过，去皮毛切片，和陈壁土炒，研细末。自然铜火炼七次，醋浸七次，为末。朱砂用水飞净，黄牛角烧灰存性，共为极细末。黄酒服三分，且不宜多服。

【审查意见】此方有镇痛接骨之效，可以备用。

4. 骨折第四方

主治：骨折。

治法：乳香（去油）、没药（去油）、土鳖、血竭、自然铜、归尾、大黄、硼砂、骨碎补（去毛），以上九味药，各三钱，系内服药。每服用铜钱一剂，醋调送下，每十分钟服一次，服一日为止。

白公鸡一只，肉桂六两（研末），乌金纸十五张，以上三味，先将白公鸡捣烂，再将肉桂、乌金纸和捣极烂，用黑皂布二尺，将药敷在布上，裹患处。外用竹劈捆紧，愈紧愈好。俟一对时，即将布药取下，否则恐皮肉有害。此时骨已接好，静养百日，即可愈。

【审查意见】此接骨通行方，可备应用。

5. 骨折第五方

主治：跌打损伤，筋骨折断，比较轻微者。

组成：牡牛角一个，榆树皮三钱，白杨皮三钱（用白），黍米面三钱，花椒七粒。

用法：先将牡牛角向火上炙一曾，合诸药共为细末，酌量加陈醋，置火上，熬成稀糊，一顺搅成拔绪状为度，将药糊摊青布上，贴患处，外夹以木板缠定。

【审查意见】此方乡间多使用之，轻度骨折用之有效。

6. 骨折第六方

主治：跌打损伤，骨折皮破等症。

组成：汉三七三钱，血竭三钱，儿茶三钱，五加皮三钱，乳香三钱，没药三钱，潮虫二十一个，白胡椒二十一粒，半夏三钱，雄鸡一只（带毛，活，捣如泥）。

用法：上药研细末，用时，将鸡肉摊布上，将药末撒鸡肉上，裹伤处，再用长带扎紧。

【审查意见】此方有止痛、活血、舒筋之效，惟用法欠佳，按骨折最需注意者。为固定患部，宜以木片扶于骨折部之两侧，以带扎之为妥，而今西法所用，缚之石膏绷带，亦同此目的，可采用之，又方中所用潮虫，亦不详。

7. 骨折第七方

主治：跌打损伤。

组成：番木鳖五钱，青麻一两，当归尾三钱，赤芍钱半，制乳香钱半，制没药钱半，真血竭五分，续断二钱，五加皮三钱，杜仲二钱，鱼鳞胶一钱（炼珠），糯米粉二两。

用法：上药共研细末，将糯米粉打糊为膏，剂摊青布上贴患处，即妥。

【审查意见】可备应用。

8. 骨折第八方

主治：跌打损伤。

治法：苍蝇老虎数①个，捣烂好酒冲服，即愈。

【审查意见】此方即便有效，其理未详。

9. 骨折第九方

主治：同前。

治法：玫瑰花四十九朵，黄菊花四十九朵，月季花七朵，土鳖虫七枚，共研细

---

① 即跳蛛。

末，用童便分三次冲服。

外治法：以野菊花根捣烂敷之。

【审查意见】内服外用，功效必佳。

10. 骨折第十方

主治：跌伤。

治法：大魁栗研细末，干敷或嚼烂敷之，亦愈。

【审查意见】功效不敢必定，待试。

11. 骨折第十一方

主治：同前。

组成：土鳖子一钱，真血竭五分，乳香一钱，没药一钱。

用法：水煎服。

【审查意见】功专活血，行瘀止痛，可用。

六、皮肤科

（一）疥疮

1. 疥疮第一方

主治：疥疮。

组成：水银五钱，大枫子五钱，核桃仁三钱（捣），人言少许。

用法：将上药捣如泥，以猪油调适宜，按脐上揉之，手热即止，可向左边转之，即泻，如向右转，即呕吐。

【审查意见】此方能直接杀灭疥癣虫，可用，又于未用药前，可用石炭酸肥皂或加里石碱①等水，擦洗脐部周围，使药力得充分直达，免却皮肤秽腻，阻隔药力之虞。

2. 神效无忧散

主治：一切恶疮疥癣。

组成：水银、黄柏、黄连、柏脂（透明者）、腻粉、土蜂窝（着壁上者）、甘草各等分。

用法：水银以唾津研如泥，入瓷器中，以麻油和研，绢滤如饴，入药末再研，如稠饴，温水洗疮，干涂之。

【审查意见】此方消毒清热，且能吸收毒汁，恶疮用之，可使病症轻减，如于有分泌物之疥疮，当能奏效。

3. 疥疮第三方

主治：疥疮。

服剂：皂角刺一大把，放入猪肠肚内煮熟，空服食其肚，并少饮其汤。

---

① 为钾盐皂之日语直译。

搽剂：硫黄一两，熟猪油四两，枯矾五钱。将上药搽剂，捣烂和匀，然后用布包之，搽时甚便，唯须注意者，宜先洗身换衣，然后涂搽，取效甚速。

【审查意见】搽剂有小效，内服药存疑。

4. 疥疮第四方

主治：疥疮久不愈者。

大枫子二钱，硫黄三钱，砒霜五分，苦参末一钱。

用法：上四味研细末，以猪油四两和匀，包布袋内，以火热之，以油浸出，俟温搽之，内服荆防败毒散（方略）。

【审查意见】有杀虫之效，可资外用，更须于未用药前，注意清洁皮肤，俾药力充分发挥亦为要事。

5. 疥疮第五方

主治：皮肤病之干疥、脓疥、黄水疮及一切湿疮等。

组成：硫黄一钱，吴萸一钱，硼砂一钱，儿茶三分，冰片二分。

用法：上各研细末，瓷瓶收贮，疮颗有脓水者，可用凡士林调敷，痒甚者，醋调敷，如疮颗有脓水者，宜用针挑破洗净，用药末干撒之。每隔二小时，敷一次，三五日即效。

【审查意见】此方治一切皮肤病，功效甚良，有杀虫、止痒、清热、消炎之作用。

6. 疥疮第六方

主治：脓疥。

秦艽三钱，苦参二钱，当归三钱，生芪二钱，防风三钱，荆芥三钱，炒黄连钱半，乌蛇七分，地肤子五钱，生姜三片，上水煎服。硫黄四钱，松香三钱，黄丹一钱，上共为细末，香油调敷。

【审查意见】荆、防、苦参用量嫌重，宜酌量减轻方妥。

7. 疥疮第七方

主治：疥疮脓窝。

组成：明矾二钱，花椒二钱，硫黄四钱，白萝卜一条。

用法：将萝卜剖开，将三味药装内扎好，埋灰火内煨枯，将药研细末，入葱白三根，同猪油捣烂，纱布包擦。

【审查意见】有杀虫、燥湿、收敛之效，疥疮分泌物多量者可用。

8. 疥疮第八方

主治：疥癣癞疮。

组成：大枫子仁六钱，硫黄二钱，明雄黄六分，人言三分。

用法：共为细末，用猪油四钱调匀，用纱布包裹，在患部频擦，六日定愈。

【审查意见】通行方，有杀灭疥癣虫之功用，外用有效。

9. 疥疮第九方

主治：疥疮。

组成：猪脂油二两，花椒一两（焙干），硫黄一两。

用法：上药二味，捣成面子，与猪油捣在一处，用生白布包好，以桑柴火烤熟，在疮处擦之。

（二）癣

1. 癣第一方

主治：癣。

组成：枯矾二钱，轻粉二钱，大枫子五钱，杏仁五钱。

用法：上捣膏，以纱布蘸擦患处。

【审查意见】此方杀虫之效甚佳，治癣当能有效，但难免疼痛之感。

2. 癣第二方

主治：癣病不拘远年近日者。

组成：巴豆、大黄、蓖麻子、黑胡麻、斑蝥，以上五味各等分。

用法：上研为细末，以麻布包好，清热酒涂患处。

【审查意见】此方有杀虫之效，癣病可用，顽固者尤为相宜。

3. 癣第三方

主治：疥癣。

组成：大枫子二十六个，水银五分，核桃仁二个，枯矾一钱，花椒四分，冰片七分，猪脂油三钱，人言五分，雄黄一钱。

用法：共研如泥，绸绢包固，搽患处。

【审查意见】杀虫专剂，有效。惟刺激甚强，涂搽时间不可过久，须更替洗换为妥。

4. 癣第四方

主治：疥癣。

组成：巴豆二两，大黄二两，蓖麻子二两，黑胡麻子二两。用法：上四味，研挫，麻布包之，热酒浸，频频擦之（擦后一时或半时之间，与麻疹发于肌表相似）。

【审查意见】此强有力之杀虫剂，顽固疥癣可用。

5. 疥癣除根油

主治：疥癣及各种皮肤病。

治法：柏油（侧柏叶榨取之油），先用绍酒洗净患部，后以鸡毛蘸油少许，薄涂患部，约隔一日之久，即以热水或入浴洗去，再依法涂抹。

【审查意见】柏油治疥癣，历代医家亦多应用。但多配伍他药，单用者殊不多见，此方单用一味，未知确效与否。但详细考察，此药既为屡用之品，虽不配伍它药，当不无相当之功效也。至其用法，亦较前代进步多矣。

6. 癣第六方

主治：癣疮。

治法：硫黄一两，上药入铜器内，再灯火上熔化（切忌放灶火及炉火上），再加顶上银朱五钱，搅匀，离火倒油纸上，候冷研细，用好醋将药调匀，敷患部，如系溃疡，用白蜜调敷。

【审查意见】阴性疮经久不愈，发生强度之痒感者可用应用。热性者，不宜。

7. 癣第七方

主治：顽癣（俗名牛皮癣）。

治法：斑蝥七个，以火油四两将斑蝥浸入，封口，经过七天后，即可用。每天以斑蝥酒涂患处，五六次。

【审查意见】此方有刺激兴奋之作用，顽癣外用，尚属相宜。但须注意涂擦过度，引起局部发泡为要。

（三）癜风

1. 癜风第一方

主治：白癜风。

组成：矾石、硫黄各等分。

用法：上二味研细末，用醋敷患处。

【审查意见】初起有效。

（四）黄水疮

1. 黄水疮第一方

主治：黄水疮。

治法：陈石灰四两（研细），生大黄一两，共置砂锅内，用文火炒，以鹅羽或鸡羽搅之，炒至桃花色，去大黄调敷患处，湿者干搽。

【审查意见】石灰必须陈久者方佳，用新者恐其作痛（此方与桃花散之药料制法同，外伤用之，有止血之效）。

2. 黄水疮第二方

主治：湿疮发痒，溃烂流水。

治法：铜灰五钱以纯净芝麻油拌匀另用，甘草煎汤一大碗。先以甘草水将疮洗净，然后将药涂患处。

【审查意见】铜灰太不清洁，用以涂疮不宜。

3. 黄水疮第三方

主治：多年头疮，其形白黄而流黄水，痒甚。

组成：松脂八钱，黄连八钱，黄茶一两，苦参一两，蛇床子二钱五分，大黄五钱，白矾（煅枯）五钱，水银一两分钱，胡粉半斤（合水银入水少许，同研，令不见星为度）。

用法：上为细末，研匀，用腊猪油调涂患处。

【审查意见】此方有泻热、燥湿、杀菌止痒之功，外用有效。

4. 黄水疮第四方

主治：脚趾间湿痒流水。

组成：枯白矾一两，黄丹五钱，老松香一两，孩儿茶五钱，滑石一两，乳没各五钱。

用法：上研细末，撒于患部，每日一次。

【审查意见】此方有燥湿泻热之功，可备用（有分泌物且作痒感之皮肤疾患）。

5. 黄水疮第五方

主治：小儿头上黄水疮及秃癣。

组成：松香二两（为末入葱管内用线扎定，水煮熔化去葱候干），黄丹（水飞）一两，官粉一钱（炒），无名异一钱（炒），轻粉三分。

用法：共研细末，香油调敷。

【审查意见】此方能吸收疮疡之分泌物及其毒质，黄水疮可用。

6. 黄水疮第六方

主治：小儿头上生疮流水，传染者。

组成：松香二钱，明矾二钱，东丹四钱，花椒二钱，猪网油一两。

用法：将药五味捣烂，卷在五寸真青布内，连布在火上熏出油，涂患处。

【审查意见】此方有燥湿制泌及吸收毒质之效，可备外用。

7. 黄水疮第七方

主治：小儿面部生疮，流出黄水者。

治法：用生姜、枯矾、槐树皮为末，纸卷为筒，蘸油燃火，将滴下之油收之，入轻粉少许，混和用油涂疮上。

【审查意见】燥湿消毒合剂，有吸收水分之作用，分泌物多量至黄水疮，用之必能取效。

（五）血风疮

1. 血风疮第一方

主治：腿上血风疮，满腿肿疼。

组成：水银三钱，牙硝三钱，明矾三钱，冰片一分。

用法：上将硝、矾研末，放锅内铺平，再将水银滴放末上，如天星之状。用瓷碗一个，生姜擦过，恐其裂破，将碗扣于锅上，外盐土泥封固，其碗底上，用水时滴之，文武火，煅三炷香时，待冷，翅毛扫下，如冰片。用时，以药末撒患处，量疮大小而撒之。

【审查意见】此方消肿止痛，兼能收敛，可用。

（六）麻风

1. 麻风第一方

主治：麻风脱皮，全身赤肿痒痛或失知觉。

治法：白僵蚕、白花蛇、穿山甲、蚕沙、全蝎、蝉蜕各等分，研极细末，每服四分，银花三钱，薄荷一钱，玫瑰花一钱，煎汤，兑酒送下。

【审查意见】此方搜风，活血，清热，解毒，麻风可用。

2. 擦癞三日一扫光

主治：癞症。

组成：大枫子二十七枚，家核桃四枚（打碎去皮存仁），水银二个，红矾二个。

用法：用极细磁罐，先入大枫子、核桃，共捣碎，再入水银、白矾合捣成泥，丸作大中小等三丸，用微火烤擦胸部，先搓大丸，次搓中丸，最后搓小丸。

【审查意见】此方有消肿、防腐、杀菌之效，但癞疾最为顽固，必须持续行之方可。又原件水银、红矾用量有误，于临症时，酌量定之可也。

（七）风疹

1. 风疹第一方

主治：风热结疹，搔之水出，痒不可忍者。

组成：麻黄根五两，蛇床子四两，蒺藜子四两，矾石二两，白粉二小升。

用法：上五味，捣筛可为细末，以生绢袋盛之，痒甚，即扑粉末于其处。

【审查意见】此方有温散之力，风疹可用。

2. 地肤皮草汤

主治：皮肤受风，发生疙疸。

组成：地肤子五钱，皮甘草五钱，当归三钱，蝉退钱半，生白芍三钱，荆芥三钱，老姜三片。

用法：上水煎服。

【审查意见】此方活血疏风有殊效，与原件主治病症，最为适应，可备用。

3. 风疹第三方

主治：小儿一切热毒疮痍发痒奇甚，抓破流水者。

组成：五倍子二钱半，黄柏五钱，黄连五钱，滑石五钱，煅龙骨四钱，枯白矾二钱，松香二钱，乳没钱半。

用法：上研极细末，每二三钱，香油调涂。

【审查意见】此方有清热、渗湿、收敛之效，可资备用。

4. 风疹第四方

主治：风疹、湿疹及皮肤起块，痒作难堪。

组成：地肤子五钱，蛇床子五钱，茯苓皮四钱，秦艽二钱，蒺藜二钱，茵陈二钱，泽兰二钱，荆芥二钱，防风钱半。

用法：上作煎剂，温服。

【审查意见】此方有利湿、宣散、止痒之效，皮肤湿疹可用。

5. 苦参皂角丸

主治：风疹痹痛，不可忍者。

组成：苦参一两，皂角二两。

用法：用水一升，揉皂角，滤过，取汁，石器熬成膏，和苦参末，丸梧子大。每服三十丸，食后温水服。

【审查意见】此方功能燥湿清热，再加宣散之药，如荆芥、防风、地肤子等方合主治之用。

（八）臁疮

1. 五味纸夹膏

主治：臁疮不论新旧。

治法：轻粉、乳香、松香、枯矾、黄丹各等分，共为细末，香油调，用好麻纸一张，针刺多孔，将药涂在纸上，用纸贴患处，外面再用纸包，经三日后再换，如此三日即愈。

【审查意见】此方燥湿杀菌，各种湿疹用之有效。

2. 臁疮第二方

主治：臁疮。

组成：全蝎二钱，白蜡二钱，肪油二两，炉甘石二钱。

用法：将以上药四味，共入臼内，捣如泥，取梅纸二张，涂上卷起，再用嫩槐条二枝，燃火烧叶卷，令滴汁于碗内，涂布上，贴患处。

【审查意见】通行方，可资应用。

3. 臁疮第三方

主治：臁疮。

治法：古铜钱七个，掺草干草节七个，人指甲七个，头发一撮，用麻油四两熬滚，将四味药如滚油炸过，淋之，再去渣，用黄蜡二两，亦熔化在内，摊白麻纸上，贴患处。每日换一次，将新纸贴内，旧布盖上，连换七日，即够七层，第八日并取清，再如此贴。

【审查意见】可备用。

4. 臁疮第四方

主治：臁疮日久。

治法：老鼠皮现剥，针刺七孔，趁热贴上。

【审查意见】此方有生皮之效。

5. 臁疮第五方

主治：臁疮，毒水浸淫，经久不愈。

组成：龙骨二钱，乳香二钱，密陀僧二钱，没药二钱，海螵蛸钱半，皂子五个（烧存性）。

用法：上为细末，清油和匀，用绵纸作夹膏，以针穿孔，贴患处，隔日一翻，两面贴之。

【审查意见】此方渗湿、制泌、止痛、解毒，臁疮用之是良方。

6. 臁疮第六方

主治：臁疮。

组成：人发一捻（烧灰），指甲七个，山羊油二两，黄蜡二两，官粉二厘，香油半斤。

用法：将人发烧灰，指甲在瓦上焙干，研碎。山羊油、黄蜡各入锅炼化，与官粉和匀，俟冷，然后再将香油加入，调匀，如酱糊。日涂三次，均温水洗之，以布擦干净，无油湿再抹。

【审查意见】此方治臁疮有效，若加入燥湿制泌之品，尤妙。

7. 臁疮一笑散

主治：经久不愈之臁疮。

组成：白降丹（粗渣，即未降下者）、龙骨各等分。

用法：上共为细末，混和一处，用时，先以二花甘草煎汤，温洗患部，再将药撒布上，以油纸覆之，至其用量，视疮之大小深浅而定。

【审查意见】白降丹渣滓，排毒去腐之力甚佳，配以龙骨兼有收敛之性，施治臁疮，颇为合理。其以二花、甘草温洗患部，用意亦佳。依法应用，必能奏效。但该药有刺激性，难免作痛。然就临症之经验所得，更加冰片少许，即可缓解痛感耳。

8. 疥疮神效膏

主治：臁疮。

治法：白豆腐片，以桐油炸黄，贴患处，三日见功，一周痊愈。

【审查意见】此方有防腐之效，但恐作痛。

（九）白痦

1. 白痦第一方

主治：白痦（脉细数，热久不解，舌苔薄而腻，心胸烦闷，胸腹部有水泡状之小白点）。

组成：薄荷叶八分，净蝉衣八分，牛子钱半，佩兰叶二钱，飞滑石三钱（包），鲜荷叶一钱，广郁金二钱（生打），杜藿梗二钱，猪苓一钱，佛手柑八分。

用法：水煎，空心温服，连服二剂。

【审查意见】湿热在气分致发白痦者，可用。

（十）汗瘢

1. 汗瘢第一方

主治：汗瘢。

组成：密陀僧、海螵蛸、川椒、硫黄各等分。

用法：将以上四种药品，研成细末，搓患处三次即愈。

【审查意见】通行验方，可备试用。

（十一）小疖

1. 小疖第一方

主治：面上小疖。

组成：生半夏、生大黄、戎盐各等分。

用法：研细末，令匀，醋调，敷患处。

【审查意见】此方有消炎作用，小疖可用。

（十二）鸡眼

1. 鸡眼第一方

主治：鸡眼疮。

组成：轻粉二钱，黄丹五分，煅石膏五分。

用法：上药共研细末，用香调敷患处（先用清水洗净）。

【审查意见】强有力之腐蚀剂，鸡眼疮皮硬疼痛者可用。

（十三）瘊子

1. 瘊子第一方

主治：瘊子。

治法：莪术、川郁金各等分，共研细末，用陈醋调匀，涂瘊子上，二三次。

【审查意见】此方有腐蚀消瘀之功，可资应用。

（十四）阴虱

1. 阴虱第一方

主治：阴囊部生八角虱。

治法：百部根四两，好酒四两，将百部根泡于酒内，隔半时许，将酒燃之，待酒热，将火吹灭，以棉花蘸酒洗之。

【审查意见】有效验方，可资应用。

2. 阴虱第二方

主治：阴虱。

治法：以少许之水银和以少许之污尘，酌用少许麻油，再用极粗之线一条，将上列水银、污尘等匀和而擦抹，使成混合物后，再擦之，使附着线上，将线系着腰间，紧接皮肤。

【审查意见】通行方，有效。

3. 阴虱第三方

主治：阴虱。

水烟袋中浓水（不拘多少），将浓水盛于碗内，以洁净棉花浸湿，于临卧时擦洗患部，神效。

【审查意见】此通行方，乡间最多用之，确有杀虫之效，但烟水有刺激性，难免发生痛感，不宜久用，恐引起局部充血，发生炎症之虞。

（十五）阴痒

1. 阴痒第一方

主治：男子阴囊下湿痒，妇人阴部瘙痒。

组成：蛇床子二钱，枯矾二钱，花椒钱半，白布二钱，杏仁钱半。

用法：上煎汤熏洗。

【审查意见】此方有温燥止痒之效，寒湿症，可资外用。

2. 牡矾丹

主治：阴囊两旁生疮，或阴湿水出，痒甚，夜则搔之不已，后必自痛，又两腋及脚心汗湿，无可奈何者，亦宜。

组成牡蛎二两，黄丹二两，枯矾四两。

用法：上为末，于夜睡时，用手捏药于痒处擦之。

【审查意见】燥湿解毒剂，外用可吸收分泌毒液。

3. 阴痒第三方

主治：男囊湿、女阴痒。

组成：蛇床子一两五钱，地骨皮一两，花椒三钱。

用法：上水煎一小盆，乘热洗之。

【审查意见】通行方，外洗有效。

（十六）足部湿气

1. 足部湿气第一方

主治：足部湿气。

治法：陈醋一斤或二斤，将陈醋煎热（不必沸腾），浸足入内洗之，至凉为度，浸洗十次，即愈。

【审查意见】陈醋功能散瘀消肿，且有深达作用。外用于脚气肿痛，未经破溃者有效，若曾经溃烂含有分泌物者，绝非所宜，以其有刺激性能使局部炎症增进，不可不慎。

2. 足部湿气第二方

主治：足部湿气。

治法：枯矾、炉中土（煅赤红者）、陈石滑、牡蛎粉，上药各等分，共研极细末，以纱布包之，扑于患处，即妥。

【审查意见】有燥湿收敛之功，可用。

3. 足部湿气第三方

主治：足部湿气流水。

治法：陈石灰（愈陈愈佳）、黄丹、炉中土、白矾末，共研极细末，过箩撒患处。

【审查意见】燥湿制泌，外用有效。

4. 足部湿气第四方

主治：足趾湿润。

治法：滑石粉、陈仓米粉、青黛、炉赤土、龙骨（煅为粉末），各等分研极细末，撒于足趾间或袜子内数次，即愈。

【审查意见】有吸收水分之功能，可资外用。

5. 足部湿气第五方

主治：同前。

治法：白矾（飞过不加水）研极细末，以细绢箩筛过，撒于趾间，湿润处数次，即可痊愈。

【审查意见】白矾有燥湿、防腐、消毒之功，以之外用，必能收效。但每次用量须少，否则能使局部充血，恐引起炎症之虞。

七、花柳科

（一）梅毒

1. 梅毒第一方

主治：梅疮初起轻症。

组成：土茯苓五钱（忌铁），白芷一钱，皂针一钱，薏仁一钱，白藓皮七分，木瓜七分，木通七分，二花三钱，生草梢五分。

用法：水煎，空心温服。

【审查意见】梅毒初起，此方可用，惟非虚寒者所宜。

2. 暗疮特效散

主治：男女暗疮（乡下所谓大疮，说不得的疮，即梅毒），如硬性下疳及阴户上之疮等。

组成：黄柏三分，儿茶三钱，白尾三分（炒黄），蚯蚓三分（炒），官粉三分（炒黄），潮脑三分，冰片三分，麝香三分。

用法：共研末，敷在患处，干则以花椒水洗湿撒之，三日即愈，稍觉痒，勿搔，忌烟酒房事，白尾即磨房尘丝。

【审查意见】初起梅毒，此方可用。

3. 梅毒第三方

主治：治已破之花柳病，如鱼口下疳等。

组成：川甲珠二钱，滑石粉四钱，真虎骨钱半，生龙骨钱半，全蝎子三钱，大蜈蚣二条，金银花四钱，土茯苓五钱，全斑蝥三钱，红娘子五个，地骨皮三钱，孩儿茶三钱，朱血竭二钱，炉甘石二钱，真元寸五分（另研，因贵重之物，不使飞扬也，俟他药研好，再入本品）。

用法：共为细末，面糊为丸，如梧子大。饭后二时，用开水冲服，并且服后多喝开水。至其用量，成人第一次服一两，第二次服五钱，三次服三钱，皆为极量，量病情定之，小儿依其年龄而定之，但十岁以下之小儿，勿轻用本方。

效果说明：服后若牙关麻，指理稍发酸者，药力见效之证象也。

副作用：牙疼，可咬软物，全身困酸，令人难堪，过半点钟后，即消失矣。

禁忌：花柳疮未破者禁用，茶、酒、辣椒等刺激物皆属禁用。

【审查意见】强有力之消毒剂，有破坚化结之功，梅毒初起可用。

4. 梅毒第四方

主治：微毒性病症。

组成：川芎五钱，大黄五钱，甘贡二钱半，金硫黄三钱。

用法：将药四味研为细末，成人每次五分，小儿二分，一日三次，分服。

【审查意见】梅毒初期，体壮实者可用，然甘贡作散剂内服，总须审慎，恐有中毒之虞。

5. 梅毒第五方

主治：一切花柳或前或后。

组成：轻粉三钱，明雄黄一钱，上朱砂五分，桔梗五分，藁本一钱，广皮二钱，川牛膝一钱（微炒），桂枝尖一钱，冰糖三钱，槐籽三钱。

用法：前药共为细末，蜜丸，只做六丸，分三次服之。但服药后，口中务须令衔柳枝，否则与牙不利。

效果说明：服药后，大便下恶物，下后，病即减轻，一星期即能痊愈。

【审查意见】梅毒初起，体强者可用，轻粉作内服，与各药相比例，用量嫌重，宜减去三分之一方妥。

6. 梅毒第六方

主治：微毒痼疾，经年不愈。

组成：轻粉一钱，竹茹一钱，牵牛子二钱，梅肉一个。

用法：上四味为末糊丸，茶末为衣。分作三服，日一服，白汤饮下。尽一剂后，服备急丸五分，秽物当下，凡施剂未必尽剂，可随病人强弱量之。

【审查意见】攻破峻剂，体病兼实者用之有效。

7. 梅毒第七方

主治：花柳病已破，尤以第一期及第二期特效。

组成：三仙丹三分（如无以红升代之），大蜈蚣三条，全蝎子七个，斑蝥三个，红娘三个，虎骨二钱，龙骨四钱，滑石四钱，儿茶三钱，麝香三分，琥珀三分，二花三钱，赤苓五钱。

用法：最重者，全身有破处（第二期）第一次服全量之半，隔一天一服，二次服其余的一半，次类推。服后须多喝白水，不敢吃硬物，若见牙疼，更须忌之，不然恐牙落也。

服后再取用解毒方即二花二两，滑石五钱，条芩三钱，甘草三钱煎服。

【审查意见】消毒峻剂，体壮实者可用。

8. 驱梅丹

主治：梅毒下疳，鱼口，便毒及一切阴疽已破或未破者。

组成：水银一两，火硝一两半，雄黄一两二钱，明矾一两二钱。

用法：上药各研极细末，混合一处，拌匀，再用铁锅一支，将药倾入，上用平口宫碗盖足（先用生姜片擦碗内外，则不炸裂）。碗口以麻纸撚扎紧，盐泥封口，碗底亦用泥涂，俟阴干后，用炭三斤，炉内周围砌紧，勿令火出，如碗上有裂，以盐泥补之。升三炷香为度，冷定，启开，将药刮下，研细，瓷瓶收贮用。未破者，以冷水和药，调涂患部。已破者，将药撒布，无须用水。至其用量，成人每次一分至三分，小儿每次三厘至一分。

【审查意见】此方系《疡医大全》三仙丹，另加雄黄一味，施治初期梅毒，有消炎、退肿、拔毒之力，药症对勘，当能有效。如兼全身症候，则宜另设法，不可专恃外治耳。

9. 梅毒第九方

主治：杨梅症。

组成：软石膏一钱，官粉一钱，轻粉一钱，梅片三分。

用法：共为细末，香油调涂患处。

【审查意见】此方有消毒破结之效，梅疮初期硬结可用。

10. 三奇汤

主治：杨梅下疳便毒。

组成：金银花二钱，赤茯苓一钱，穿山甲一钱（蛤粉炒），甘草节一钱，白僵蚕一钱五分（炒），连翘一钱五分，当归一钱五分，白蒺藜（去刺）二钱，蜈蚣一条（去头尾），皂角刺一钱，大黄四钱。

用法：水、酒各半煎服。

【审查意见】消毒，破结，导滞合剂，梅疮初期硬结，内服有效。

11. 梅毒第十一方

主治：便毒硬结。

组成：归尾二钱，熟军一钱，红花钱半，赤芍钱半，贝母三钱，粉草一钱，僵蚕一钱，土茯苓二钱。

用法：作煎剂，食前服之。

【审查意见】此方活血，去瘀，泻毒，有效。

12. 梅毒第十二方

主治：杨梅症。

组成：白矾七钱，火硝五钱，水银三钱。

用法：共为细末，用铁锅盛之，上用瓷碗盖之，盐泥封固，木炭火昇一炷香之时即成，用碗上之细面，每服一钱，用红枣去核，将药面装在枣内，连枣服之，开水下。

【审查意见】三仙丹原方，内服药力极峻，最宜慎重。

13. 十味谈斋汤

主治：微疮结毒。

组成：乌贼骨二钱半，抚川芎一钱，天花粉三钱半，防风钱八分，银花三钱半，白芷一钱，京川贝钱二分，制半夏一钱三分，天南星钱八分，当归钱八分，每剂加土茯苓一两或生广黄三钱五分，身疼，加络石藤、怀牛膝各二钱，南星、半夏次用姜制，各药均宜洗切，贝母去心，贼骨捣碎。

用法：混合作汤剂，上疮宜临睡服，下疳剂便毒，宜早晨服。

【审查意见】此叶天士种福堂方，可资应用。

14. 梅毒第十四方

主治：微毒性之骨节及关节疼痛，并一切陈痼之疮毒。

组成：水银二钱，矾石四钱，芒硝四钱，石盐一钱，明雄三钱，滑石五钱。

用法：先将矾石、芒硝、明雄、滑石共研细末，再入石盐、水银，再研调匀，以不见星为度，纳瓦盆中，以瓷碗覆之，以泥纸固封周围，置火上，烧至半日许，取其附着于碗之霜，以枣肉调匀为丸，如绿豆大，每次五六分，一日三次分服。

【审查意见】梅毒内服汞剂，虽有功效，但用量用法，须慎重耳。

15. 梅毒第十五方

主治：梅毒性腰痛。

组成：当归三钱，白芍三钱，甘草一钱，牛膝二钱，双钩藤三钱，薏仁二钱，木通二钱，白藓皮二钱，土茯苓三钱。

用法：水煎，早晚空心服。

【审查意见】此方有活血、破瘀、驱梅之效，可备用。

16. 梅毒第十六方

主治：杨梅疮，内服清毒药，根脚不红或溃或未溃者。

组成：铜绿五钱，胆矾五钱，轻粉一两，石膏（煅）一两。

用法：共为极细末，以磁罐收贮。湿疮者，干掺；干疮者，以公猪胆汁调点。

【审查意见】此方外用，可使症状减轻。

17. 珠黄化毒散

主治：大人杨梅疮。

组成：西黄二分，上濂珠四分，西血珀四分，甘中黄一钱，银花一钱五分，灯心灰四厘，雄黄一分。

用法：共为细末，每服四五厘。胎毒，赤游丹、绿豆汤送下；梅毒，土茯苓汤送下。

【审查意见】此方凉血解毒，相伍为用，对于梅毒、赤游风等，当能有效，但在梅毒，更须兼用外治之法，方为稳妥。

（二）淋病

1. 淋病第一方

主治：砂淋、石淋。

治法：浮石一钱，阿胶一钱，木通五钱，甘草五钱，海金沙一钱，车前子一钱布包，水煎服。

【审查意见】砂、石淋可资应用。

2. 淋病第二方

主治：血淋。

治法：浮小麦加童便，炒研细末，以砂糖调服五钱。

【审查意见】此方治轻度之尿道炎尚可，血淋恐难胜任。

3. 淋病第三方

主治：血淋。

治法：芦荟三钱，山栀二钱，红花一钱，郁李仁二钱，当归三钱，酒军二钱半，龙胆草三钱，玄参二钱，丹皮二钱，水煎服。

【审查意见】宜加入利尿剂。

4. 淋病第四方

主治：各种淋症。

组成：鸡子清一个，大黄三钱，白胡椒七个。火淋，用黄酒引；风淋，用防风引；花柳淋，用谷老引或用椿树子为引；肾亏之淋病，用枣树根去外皮为引。

用法：用草纸包，慢火煨焦，去壳，每服三钱，照上述各引，分别煎汤，送服。

【审查意见】实证可用，虚人忌服。

5. 淋病第五方

主治：白浊赤浊。

治法：韭菜二两，龙骨三厘五，桑螵蛸三厘五，童便为引，煎汤。俟成，入童便微煎，韭菜切碎，频频服之，至愈为止，日三服，服汤后，如能将韭菜等渣啖食，愈好。

【审查意见】虚寒证可用。

6. 淋病第六方

主治：白浊。

治法：冬瓜子为末，空心服，米饮下五钱。

【审查意见】有清热利尿之力，但太缓，初患者无效，日久慢性者可用。

7. 地肤子汤

主治：白浊。

治法：地肤子五钱，草梢一两，生地三钱，泽泻二钱，车前三钱（布包），全蝎五分，赤茯苓三钱，海金沙二钱，汉防己三钱，瞿麦三钱，通草钱半，炒栀子二钱，灯心、竹叶各一撮，煎服。

【审查意见】治白浊有效，可用。全蝎去之为宜。

8. 淋病第八方

主治：慢性淋症，白浊，白淫。

组成：鸡内金五钱，毕澄茄钱半，为末，作散剂，每服一钱，早晚各一次，白水下。

【审查意见】慢性淋症，为最缠绵难治之病，此方以汤寒症为相宜。

八、眼科

（一）眼赤痛

1. 没药散

主治：眼痛极，先白珠红，后生云翳。

组成：没药三钱，血竭三钱，大黄三钱，石决明三钱，朴硝二钱。

用法：上药共为细末，分四次服完，清茶送下。

【审查意见】此方功能清热，活血，通大便，减少眼珠之血压，惟宜煎汤温服为妥，作散剂服药，量太多，必妨胃也。

2. 眼赤痛第二方

主治：小儿眼目赤痛，耳流脓水，鼻干不通，口舌生赤白等疮，一切火炎之病。

组成：大黄，朱砂，甘草。大黄、甘草均宜生用。

用法：将前三味药各捣细末，用箩滤细面，合一处，和匀，各等分，量加白糖水和服，如小儿不能服药汤者，可照岁数所定用量加蜜为丸食之，一岁以内，每服五分，一岁以上，五岁以下，每服一钱，五岁以上，十岁以下，每服一钱五分。

【审查意见】实热证可用。

3. 眼赤痛第三方

主治：目肿异常痛疼痛及赤烂眼。

组成：防风、花椒（去子）、苍术、槐花子、铜青，以上各用五钱。

用法：将药共为细末，用开水将药末在盅内泡少许，俟冷洗之。

【审查意见】有热者不宜。又铜者有腐蚀性，原件用量嫌重，宜酌减半，否则反能使眼睑炎症增加，疼痛剧烈不可不慎。

4. 眼赤痛第四方

主治：两目红肿，两珠夜痛，心烦口渴，气郁不宣。

治法：夏枯草二钱，醋炒香附二钱，炙甘草四钱，炒山栀五分，加清茶叶一钱，煎汤，临卧服。

【审查意见】此方有清热舒郁之效，普通热性眼疾患，兼气滞者，可用。但山栀用量嫌轻，宜加至一钱至钱半。原件云治目珠夜痛，恐不确。

5. 三矾水（有硼酸狭俄宁皓矾水之功用）

主治：眼睑麦粒肿（天行疫眼，眼丹及偷针），急性结膜炎（口渴引饮之眼内红肿）等症。

组成：铜绿三分，胆矾三分，白矾三分，黄连一钱，川椒一钱，乌梅一钱，红花八分，薄荷叶一钱，生姜二分。风胜者，加荆茶、防风；热胜者，加川军；红肿疼痛甚者，加归尾、草节；寒湿者，加茴香、苍术，去黄连。

用法：上为水剂，即将九味浸沸水中，俟浸透，以手拧汁，用新白布隔滤，热胜者露一宿，寒胜者，乘温，用消毒棉花，频频揩洗患处，外用掩洗局部。

【审查意见】此方有破瘀、清热、消毒之效，然富有刺激性，频频掩洗，似属不宜。

6. 眼赤痛第六方

主治：肝经蕴热，目赤肿疼，视物不明，迎风流泪。

治法：草决明、干菊花、蝉蜕、谷精草、甘草各等分，外加清茶三钱，取前药三钱共和一处，水煎，半服半洗。

【审查意见】此方以原件主治病消息之，少清凉之品，如生地、银花、胆草、黄连等皆可酌量加入，作煎剂内服，功效较佳。

7. 眼赤痛第七方

主治：眼目赤肿、疼痛、灼热、羞明。

组成：生芒硝一两（皮包），好龙井茶叶三钱。

用法：上二味以水一碗煎之，临卧时以棉花（脱脂者佳）蘸洗之。

【审查意见】此方有泻热明目之功，以之外用洗眼，有减轻充血，消退炎症之效，实热证可用。但煎时，须注意火候，以三五沸即妥，否则煎时过久，反使有效成分消失矣。又：煎好后，更须澄清，以重纱布滤过用之方妥。

8. 眼赤痛第八方

主治：眼目破烂，畏日羞明，多多泪，全眼发赤。

组成：龙脑钱半，黄连五钱，朱砂二钱，硼砂三钱，炉甘石一两。

用法：各研究极细末，瓷瓶收贮，每用少许，井华水调如糊，临卧点两眼角。

【审查意见】此方有清凉消炎之功，用以点眼，能使局部充血逐渐轻减，热性目赤等症，用之有效。但须注意者，于研药作散剂时，须反复研磨，务求细腻，方堪应用。否则，反能使局部增加刺激，促进炎症。

9. 梅片洗目散

主治：眼暴红肿疼痛，日久生云翳，头晕头疼，发冷发热，饮食不进，口苦无味。

组成：梅片、川黄连、白菊花、铜青、炉甘石、枯飞矾、灯心，以上各五分。

10. 加减四物汤

主治：同前。

组成：当归二钱，川芎钱半，赤芍二钱，生地二钱，菊花二钱，枳壳二钱，香附三钱，柴胡五钱，酒军三钱，荆芥钱半，防风钱半，酒芩钱半，栀子钱半，连翘二钱，黄连一钱，粉草一钱，元参三钱，薄荷一钱，车前子三钱。

用法：清茶引，食后服。

【审查意见】以上二则，皆系通行方。第一则用川连外洗，初起不宜。第二则内有热者，荆、防须忌用。是在临症时详细诊察，酌量增减耳。

11. 菊花上清汤

主治：风火眼疼。

组成：菊花三钱，石决明四钱（煅），木贼草三钱，金银花二钱，生甘草五分，如大便秘加大黄四钱，芒硝三钱（另包）。

用法：煎汤，空心服。

【审查意见】有清热散风之效，可用。

12. 眼赤痛第十二方

主治：风火眼痛。

组成：归尾一钱，黄连一钱，明矾一钱，铜绿二分，皮硝二分。

【审查意见】原件无用法，兹就药剂之配伍功用补充之：以上各药用布包泡汤或煎汤，临卧时，洗眼，洗后，再用清水洗之。又该方系活血、清热、消炎之剂，火眼痛洗用有效，兼风者，非此方所能治。

13. 退红散

主治：眼边红烂，遇有火发痛。

组成：铜青、杭粉、飞矾、松香、生绿豆面，以上各三钱。

用法：共研细末，每晚间，调香油擦眼边。

【审查意见】此方虽有效，但恐作痛，以其所伍各药，皆含有刺激性，而铜青尤烈。且少清凉之品，如冰片、黄连等均可酌量加入较妥。

14. 眼赤痛第十四方

主治：眼红疼痛，羞明怕光，迎风流泪，两眼角又多眼眵者。

组成：皮硝一两，川连一钱，杭白菊三钱，白矾钱半，食盐钱半。

用法：白水煎，去渣，用新棉花浸药水，时时洗眼。

【审查意见】此通行洗眼单方，有清目泻热之效，热证可用。

（二）眼翳

1. 上泉液

主治：眼皮赤烂，眼角红肿，多泪，羞明，生有云翳、瘀肉等症。

组成：砂仁一钱，白矾一钱，川椒一钱，青盐一钱，胆矾一钱，杏仁七个（去皮尖），蝉退一钱，乌梅三钱，古铜钱一个，新大针三个，雄鸡胆三个。

用法：上药除古铜钱、新大针、鸡胆等三味外，其余八味共为末，再用磁罐一个，盛水一碗，将药末、钱针、鸡胆等共入罐内，放阴处、潮湿处，用纸密盖之，六七日后，其针自化，取汁少许，洗之。

【审查意见】此方有腐蚀性，对于目生瘀肉、云翳等尚可暂时用之。

2. 眼翳第二方

主治：眼中生翳，不论新久。

治法：威灵仙二钱，研成细末，用纱布二层裹之，作卷。翳在左，塞右鼻孔；翳在右，塞左鼻孔；如两目皆有翳，可左右更替塞之。

【审查意见】此治眼翳单方，效否尚待试用。

3. 眼翳第三方

主治：一切目疾，凡目赤，胬肉，翳障及烂弦风眼等症。

组成：川椒二钱，杏仁（去皮尖）二钱，乌梅一钱，砂仁一钱，胆矾三钱，食盐一钱，古铜钱一枚，小针三支。

用法：加水，春秋用温水，冬用滚水，夏用凉水，将上药除古钱，小针外，各研粗末，纱布包好，入磁罐内，用水泡药。将罐口封固，浸一月，去渣，取水备用。每日将水洗眼一二遍。

【审查意见】此方洗眼，难免刺激作用。结膜炎不可施用，翳障、胬肉尚可取用。

（三）眼昏

1. 羊肝丸

主治：头目昏暗羞明。

治法：黄连末一两，羊肝一具去膜擂烂，和丸梧子大，食后温浆水吞十四丸。

【审查意见】此眼科通行方，有泻热、补肝、明目之效，夜盲症可资应用。

2. 眼昏第二方

主治：思虑伤肝，气逆损阴，面青不择，烦热胁痛，目昏头眩，恐罹耳鸣，甚则转筋，筋节痿蹙等症。

组成：当归二钱，炙甘草一钱，白芍三钱，潞参三钱，女贞子三钱，秦艽一钱，橘络二钱，净枣仁钱半，柴胡二钱（鳖血拌），远志三钱（盐水炒），砂仁捣生地三钱，大枣三枚，鲜桑枝二两。

用法：煎汤（用文武火），早晚空心服。

【审查意见】通行方，有补气、和血、舒郁、解热之效，虚热，气滞，目昏，胁痛等症用之有效。

九、口齿科

（一）口腔病

1. 口疮

（1）口疮第一方

主治：白口疮。

组成：五倍子一钱（炒焦），青黛三钱。

用法：上药共为末，先用米泔水漱口，然后将药末敷患处。

【审查意见】此方古方，清热收敛有效。

（2）口疮第二方

主治：红口疮。

组成：黄柏、青黛，以上各等分。

用法：上药共为细末，先以米泔水漱口，然后将药末敷患处。

【审查意见】此亦古方，功能退热消肿，可备用。又米泔漱口，不若以连翘、银花、甘草等煎汤，含漱为佳也。

（3）参黄散

主治：口疮（因湿热发生）。

治法：人参、黄柏各等分，研细末，作散剂，撒布患处。

【审查意见】此方有清热生肌之效，如加入冰片、硼砂则效更捷。

（4）口疮第四方

主治：口疮疼痛异常。

组成：五倍子一两，滑石五钱（飞），黄柏五钱（蜜炒）。

用法：上药共为细末，每次五分，不时涂擦患处。

【审查意见】轻度之口疮可用。

（5）口疮第五方

主治：口舌生疮。

治法：青黛（淘净）五钱，硼砂五分，冰片少许，西瓜霜一钱，柿霜三钱，研细末，每用三分，撒疮上。

【审查意见】此系清凉剂，有消炎之功，口疮可用。

（6）口疮第六方

主治：小儿口疮。

治法：石膏、火硝各等分，共为细末，用水调敷小儿手心，二三次即愈。

【审查意见】此方药品寒凉，施治口疮，撒布或洗涤，自不无相当功效，乃竟敷于手心，且云家传秘方，究竟功效如何，尚难确证，如果确能生效，此方亦云奇矣。

（7）口疮第七方

主治：口疮。

治法：黄连一两，朴硝七钱，白矾七钱，薄荷叶一两，共为细末，腊月将末入黄牛胆内，风前挂两月，取下，临用时，再研敷之。去其热涎即愈。

【审查意见】此方清热消肿可用。

2. 流涎症

（1）流涎症第一方

主治：脾冷流涎症。

组成：肉豆蔻一两，法半夏一两，白术一两，丁香五钱，鸡内金五分炒，干姜五钱，砂仁五钱，潞参三钱。

用法：研细，枣肉为丸，如桐子大，空心温水下二钱。

【审查意见】辛香化浊，温燥健胃，寒证兼湿者可用。

（二）齿病

1. 齿痛

（1）齿痛第一方

主治：各种齿痛。

组成：川椒五钱，白矾一两，硼砂五钱。

用法：水煎一大碗，频频含漱，不可咽下。

【审查意见】此方辛涩，有消肿收敛之功，可用。然煎时，白矾、硼砂须布包，煎好后，澄清滤过，适寒温，方可用。

（2）齿痛第二方

主治：牙痛。

组成：北细辛、草乌、荜茇、香白芷、高良姜各等分。

用法：上五味共为细末，再加薄荷冰少许，用消毒牙刷蘸此药，擦于患处，一日三四次，但再擦时，以水漱去，极效。

【审查意见】此方宜煎汤含漱，有麻烈性，可以暂时止痛。但不能除根，研末擦之不宜。

（3）齿痛第三方

主治：牙痛。

治法：轻粉三钱，大蒜三钱，共捣如泥，将药敷手寸脉上（按：左牙疼，敷左手，右牙疼，敷右手上，左右全疼者，皆敷）。

【审查意见】此方有吊炎功用，治牙痛轻症有效。

（4）齿痛第四方

主治：风火牙痛。

治法：元参八钱，生地八钱，麦冬八钱，荆芥一钱，薄荷二钱，防风钱半，细辛五分，柴胡一钱，煎服。

【审查意见】此方解表消热，辛麻止痛，可用。再加入生草、桔梗、银花、丹皮等各钱半，功效较佳。

（5）石膏细辛散

主治：风火牙痛。

治法：生石膏三钱，细辛七分，煎汤漱口，五六次。

【审查意见】此方有泻热、散风、止痛之效，以之外用漱口，可使局部疼痛暂时停止，若照原方改作煎剂内服，应用于胃火牙痛，功效颇确。

（6）齿痛第六方

主治：牙龈肿痛。

组成：山豆根一钱（研末），鲜生地二钱，冰片三分（研末）。

用法：上药共捣如泥，作小饼，贴患处，一夜即愈。

（7）齿痛第七方

组成：鲜生地二钱，细辛五分（研末）。

用法：上二味共捣如泥，细绢包好，令患处咬住，使药汁得满向肿痛处即妥。

【审查意见】以上二方，皆以清凉消肿为生，而后者尤藉细辛之麻烈性可使局部神经麻痹，以达止痛之目的，牙龈肿痛，皆可选用。

2. 蛀齿

（1）蛀齿第一方

主治：虫蚀牙痛。

组成：五灵脂三钱，白薇三钱，细辛五分，骨碎补五分。

用法：上药共为细末，先用滚水含漱，然后用前药末五分，滚水调加稀糊，含漱半日，至气急吐出，如是三次。

【审查意见】虫蚀牙疼，不肿胀发热者可用，骨碎补可去，又滚水绝不适合漱口之用，不若以温水为宜。

（2）蛀齿第二方

主治：蛀蚀齿痛。

组成：蟾酥七分，雄黄三分，硼砂三分，甘草一分。

用法：研细末，以飞罗面和丸，如菜籽大，丝绵包裹，先用盐醋水漱口，再将药塞牙间疼痛处。

【审查意见】杀虫剂，外用有效。

（3）蛀齿第三方

主治：一切风火虫蚀牙痛。

组成：蟾酥五分，冰片三分，麝香六分。

用法：先将蟾酥为极细末，冰、麝同研细末，火酒为丸，如黍米大，每服一丸，塞牙缝内疼处，口津外吐不可咽下。

【审查意见】此方有杀虫、止痛、清凉之效，热性之虫蚀牙痛可用。

3. 齿衄

（1）齿衄第一方

主治：牙龈出血，渐至崩落口臭者。

治法：大黄米泔浸极软一片，鲜生地一片，贴患处，一日夜愈，忌说话恐引风。

【审查意见】此方泻热凉血，用之有效。但所贴之药片，须频换新鲜者为妥。

（2）齿衄第二方

主治：牙间出血。

组成：鲜生地三钱，丹皮二钱，当归一钱，地榆钱半，仙茅根二钱。

用法：上药水三盅，煎一盅，温服。

【审查意见】此方清热凉血，可用。

（3）齿衄第三方

主治：同前。

组成：棕炭一钱，生石膏三钱，生地黄二钱，粉丹皮钱半。

用法：上药以水三盅，煎取一盅，去渣温服。

【审查意见】此方有凉血止血兼泻胃火之功，属于热性之齿间出血者，用之有效。

十、耳鼻咽喉科

（一）耳病

1. 耳烂

（1）吹耳神效散

主治：耳内湿烂，流脓汁者。

组成：梅片二分，炉甘石一钱（煅），枯矾三分，龙骨一钱（煅），海螵蛸一钱，橘皮炭三钱，赤石脂一钱，儿茶三分，蚕茧壳二枚，煅石首鱼脑骨二枚（研细）。

用法：上药为细末，加胭脂边二钱，用纸包固，以水浸湿，用火煨炭存性，和匀，再研作散剂，吹入耳内烂处。

【审查意见】此方有清热燥温之功，能减轻热毒，吸收分泌物，耳内湿烂者，吹用有效。

2. 耳肿

（1）耳肿第一方

主治：控耳致伤肿痛者。

治法：鱼胆一个，红花一钱，元参二钱，生地二钱，蒸出浓汁，滴入耳内。

【审查意见】有清热消肿之效。

（2）耳肿第二方

主治：耳内闷肿，流出黑色臭脓者。

组成：黄连（蜜炙数次）、儿茶各二钱，轻粉三分，冰片三分，麝香三厘，红花五分，皂刺五分。

用法：共研极细末，香油调匀，每用少许，涂患处。

（3）耳肿第三方

主治：同前。

组成：枯矾二钱，麝香二厘。

用法：共研极细末，混合令匀，以消毒纱布包之，纳耳中。

【审查意见】以上二方，皆为耳疖之外用剂，第一方清热、消毒、破结，于耳疖初起肿痛时，用之有效。第二方有燥湿、制泌、吸收毒汁之力，于耳疖流脓期用之为宜。

3. 聍耳

（1）聍耳第一方

主治：聍耳流脓者。

组成：金头蜈蚣一条（置瓦上焙存性，研末），冰片一钱（研末）。

用法：上二味混合令匀，更研极细，每用少许，吹入耳中即妥。

【审查意见】吸收毒汁，制止分泌，兼能止病清热，可用。

4. 耳聋

（1）耳聋第一方

主治：病后耳聋。

组成：南红枣半斤（去核），桂圆四两。

用法：作丸剂，如大豆大，每日开水送服三丸。

【审查意见】补益剂，有安神益气，滋润肠胃之效，病后用之，有益无损。

（2）耳聋第二方

主治：肾亏兼怒气伤肝，致使耳中嘈杂，如蚁斗者。

组成：柴胡三钱，栀子二钱，桔梗一钱，芥子二钱，熟地三钱，杭白芍三钱，茱萸肉二钱，寸冬五钱。

用法：煎汤，临卧服。

【审查意见】此方清热、宣郁、补肾、平肝，堪资选用。

（3）耳聋第三方

主治病症：耳聋、聤耳作痛者。

组成：薄荷叶二钱，苦丁香一钱，菊叶一钱，夏枯草钱半，蔓荆钱半，山栀二钱，羚羊角五分，丹皮一钱，甘草三分。

用法：水煎服。

【审查意见】此方功能清热凉血，消肿止痛，热性耳聋可用，更须外用消炎通窍之剂，功效较捷。

（4）聤耳一枝葱

主治：耳聋。

组成：狗耳根骨一副（阴阳瓦焙，研），当门子二分。

用法：共研细末，每用一分须装入葱管尖内，于有药之端，用丝绵裹好，插入耳中，但鼻中闻见葱味，其耳即聪。

【审查意见】此系诱导疗法，藉辛烈香窍之透达作用，由鼻腔可间达欧氏管而疏通传音径路，轻度之器质性难听，用之确效。

（二）鼻病

1. 衄血

（1）衄血第一方

主治：鼻血直流不止。

组成：茅花一两，山栀子钱半（炒）。

用法：煎茅花为汤剂，山栀研细末，另包。先将山栀末吹入鼻中，后即服下茅花汤，一次即愈。

【审查意见】鼻血用之有效。

（2）衄血第二方

主治：血不止。

组成：羚羊角三钱，银柴胡二钱，川黄连一钱，元参二钱，生石膏二钱，川芎二钱，当归三钱，贡白芍二钱，生地钱半，黑栀钱半，炒蒲黄钱半，地骨皮钱半，炙草一钱，黑地榆钱半，白茅根二两。

用法：以上水三茶盅，先煎白茅根，煎至二茶盅，去渣，入前药，再添水一茶盅，煎至一盅，温服，一剂血止，二剂不再发。

【审查意见】泄热剂，热证脉洪大有力者，用之有效。

（三）咽喉病

1. 咽喉肿痛

（1）咽喉肿痛第一方

主治：喉咙肿胀（无论其原因为何）声音嘶哑以及喉中不快等症。

组成：僵蚕二钱，蝉退钱半，桔梗二钱，牛子钱半，陈皮钱半，二花三钱，生军二钱，黄连一钱，甘草钱半，黄芩钱半，知母二钱，浙贝三钱，元参三钱，连翘钱半，花粉二钱，元明粉二钱为引。

用法：用新汲凉水二碗，煎至一碗，入元明粉滚之。二三沸后，去渣候温。徐徐服之，不服二渣，隔一二时后，再用一服，照前减服。如肿退，则不用元明粉，如肿甚，有妨饮食，牙关紧急者，先以该汤漱口，自开。饭后或空心服。

【审查意见】体质壮实高热便秘而兼咽喉肿胀者，此方可用，此外均须斟酌。

（2）咽喉肿痛第二方

主治：喉肿，痰涎壅塞。

组成：巴霜、皂角末、冰片四许。用法：上药共研极细末，以火纸卷熏，痰下消肿，便下黑粪，立能救治。

【审查意见】痰涎壅塞者可用。如有其他兼症，须随症施治。

（3）咽喉肿痛第三方

主治：咽喉肿胀，浆水不入。

治法：生鸡子三个，打破去壳，置碗内，加皂角末五分，饮服。

附记：肿消毒下后，再用犀角地黄汤，可用收功，或以竹针刺鼻孔内流黑血亦效。

【审查意见】实热证可用。

（4）蛤蟆拔毒膏

主治：喉内生毒，堵塞项肿。

组成：蛤蟆一个，白矾三钱，蒲公英一个。

用法：将药同蛤蟆捣烂敷患处，干则再敷。

【审查意见】此方可以消肿，咽喉肿痛者可用。

（5）咽喉肿痛第五方

主治：喉内肿痛发热恶寒。

组成：枯白矾三钱，葛根三钱，羚羊角三钱，杏仁三钱，审贝母三钱，薄荷二钱，竹叶三钱。

用法：用急流水二茶碗，煎至一茶碗，食后热服，服此药后，忌食荤辛、饮酒。

【审查意见】风热喉痛，此方可用。

（6）罗浮仙草霜

主治：头目眩晕，胸膈紧塞，以息短促，蓦然咽喉肿痛，手足厥冷，气闭不通，痰毒壅盛。

组成：仙草霜一两，本牛黄一钱，露蜂房五钱（黄色者好，焙干存性），大梅片二钱，硼砂二钱，熊胆二钱，青黛二钱。

用法：在旧历五月五日五时，将上药配合，共研细末，吹入喉内，如气闭不通，痰毒壅盛之时，可将此药少许，吹入口内，即能开关。

【审查意见】此方清热解毒，杀菌，白喉有效。又仙草霜，疑是百草霜，未审确否。

（7）咽喉肿痛第七方

主治：喉痛、口疮、舌肿、牙宣。

组成：苏薄荷一两，柿霜一两，玄明粉八钱，冰片钱半，青黛五钱，朱砂五钱，明雄黄五钱。

用法：研极细末，贮瓶内，用时吹入患处，用量视病之轻重，随时斟酌。

【审查意见】此方清热杀菌，可用。

（8）清热化毒汤

主治：咽喉肿痛。

组成：青连翘三钱，鲜蔬荷叶一钱，杭白菊花三钱，芥穗钱半，竹叶钱半，山豆根二钱，山栀皮钱半，朱砂二钱，甘草一钱。

用法：水煎顿服。

【审查意见】此方有消炎止痛之效，可备用。惟芥穗辛温轻扬发散，能刺激局部腺体，使之扩张，似与本症有碍，以去之为宜。

（9）咽喉肿痛第九方

主治：病症咽喉肿痛。

组成：自地一两，元参一两，白芥子四钱，五味子四钱，油桂二钱。

用法：水煎，温服。

【审查意见】确诊其为寒证时，方可应用，如系热证，则不相宜。

（10）咽喉肿痛第十方

主治：咽喉痛，初起者。

治法：榆皮面用醋调起（但不可过硬，亦可不过软）涂患处，干则用醋湿之，不沾则弃去另涂，数次则愈。

【审查意见】此民间最普用之疗法也，有拔火毒之效，可用。又宜敷于咽喉疼痛之外部为妥。

（11）咽喉肿痛第十一方

主治：治喉咙诸病（喉部发白、发青）。

组成：大生地一两，麦冬六钱，丹皮四钱，元参八钱，生甘草二钱，川贝母四钱，白芍四钱，薄荷二钱半（小儿减半），火盛甚，加连翘，去白芍，燥甚，加天冬、茯苓。

用法：水煎服。

（12）咽喉肿痛第十二方

主治：同前。

组成：凤凰衣（即鸡孵卵之血衣），牛黄，冰片。

用法：共为细末，用竹筒吹之。

【审查意见】前方系养阴清肺汤，适应于白喉末期，阴虚火旺，口干舌燥，脉搏细数之症（已采入中国急传染病学上卷白喉门）。后方系古方，外用有效。

（13）咽喉肿痛第十三方

主治：喉肿作痛。

组成：人指甲（瓦上黑黄）、硼砂、茜草各等分。

用法：将药共研细末，每用少许，药鼓吹入喉内。

【审查意见】有清热、化坚、消毒、防腐之效。

（14）翘胡汤

主治：小儿喉痛。

组成：连翘四分（研），柴胡四分，地骨皮四分，龙胆草四分，钩藤四分，黄连四分，黑栀仁四分，酒黄芩四分，麦冬四分，木通四分，赤茯苓四分，车前子四分，枳壳四分，甘草二分，薄荷二分，滑石八分，灯心一撮，竹叶三片。

用法：水煎作汤，温服。

【审查意见】此方有清热、消肿、利咽之效，可备用。

（15）咽喉肿痛第十五方

主治：小儿蕴积热毒，唇口肿破，生疮，牙根出血，口臭，颊赤，咽干，烦躁或痘疹余毒未解或头目身体多生疮疖。

组成：犀角、桔梗（去芦）、生地黄（酒洗）、赤茯苓（去皮）、大力子各五钱（微炒），朴硝、连翘、玄参、粉草各六分，青黛二钱（研极细），有惊者，用朱砂为衣。

用法：上为末，炼蜜为丸，如龙眼大。每服一丸，薄荷汤送下。

【审查意见】泄热峻剂，实证可用。

（16）大连翘饮

主治：小儿伤寒感冒，化热，发热，痰壅，风热，丹毒，肿痛，颈项有核，腮赤痛疖，眼目赤肿，口舌生疮，咽喉作痛，小便淋沥，胎毒，痘疹余毒，一切热毒等症。

组成：连翘、瞿麦、滑石、车前子（布包）、栀子、牛蒡子、赤芍、木通、当归、防风各四分，柴胡、黄芩、荆芥各一钱二分，蝉蜕五分，甘草一钱六分；风痰热变蒸，加麦门冬，实热丹毒加大黄，胎毒痘疹余毒加薄荷叶，痈疖热毒加大黄、芒硝。

用法：上药剉，加竹叶十片，灯心十茎，水煎，不拘时，温服。

【审查意见】此方风热证可用。

（17）咽喉肿痛第十七方

主治：喉舌生疮。

组成：鲜蒲公英五钱，胡黄连三钱，鲜生地五钱，鲜梨汁。

用法：上药共捣如泥，涂项部即腮部即妥。

【审查意见】有凉血消炎之功，可资外用。

（18）咽喉肿痛第十八方

主治：喉疼甚者。

组成：猪胆汁一具（露七宿），大黄五钱（研细末）。

用法：上二味调和令匀，敷项部即愈。

【审查意见】此方功专消炎，可用。

十一、急救篇

（一）创伤

1. 创伤第一方

主治：各种外伤、流血不止者。

组成：白及一两，广郁金五钱，煅龙骨一两，炒乳香五钱，炒没药五钱。

用法：研细末，将药撒布患部，外覆麻纸裹之。

【审查意见】此方功能止血，止痛可用。

2. 止痛生肌散

主治：跌、坠、磕、撞，皮肉破者。

组成：乳香二钱，没药二钱，龙骨二钱，血竭二钱，白芷一钱五分，飞过黄丹五钱，熟石膏一两。

用法：以上共为细末，令匀，作散剂，用时掺于患处。

【审查意见】此方生肌定痛有效，外伤可用。

3. 如圣金刀散

主治：跌打损伤或金刀伤出血不止。

组成：松香七两，生白矾一两五钱，枯白矾一两五钱。

用法：共研极细末，收贮玻璃瓶，将患处用酒精或花椒水洗净后，撒布之，再用干净布片，掩覆固定。

【审查意见】此《医宗金鉴》原方，止血有效。

4. 止血散

主治：跌打损伤出血者。

组成：当归一两，南星一两，白芷四钱，防风一两，红花六两。

用法：将药品共研细末，敷患处。

【审查意见】此方有止血活血之效。

5. 太乙膏

主治：跌、坠、磕、撞，皮肉破者。

组成：生麻油四两，当归一两，生地黄一两，生甘草一两，黄丹（飞过）三两，黄蜡八钱，白蜡八钱，乳香三钱，没药三钱。

用法：以上九味，先以当归、生地、甘草切片，入滚油内煎汁，去渣，滤极净，再入净锅，熬至滴水不散，将黄丹炒过和入，又用缓火熬至滴水成珠，取起加入黄、白蜡，又用微火再熬，取起，少定，入乳香、没药搅匀，收瓷罐内退火气，摊于油纸或布块上，贴于患处。

【审查意见】此方有凉血、止血、定痛之效，可备应用。

6. 创伤第六方

主治：刀伤流血不止。

组成：珍珠五厘，琥珀五分，艾绒二钱，川连一钱，煅石灰一钱，生半夏一钱，生南星一钱，石脂一钱，血竭一钱，血余一钱，煅乳香一钱。

用法：共研细末，敷于患处。

【审查意见】此方有清凉及收敛血管之功，止血有效。

7. 创伤第七方

主治：刀伤出血。

组成：龙骨（煅），白及。

用法：以上二药各等分，共研细末，作撒布剂，外用。

【审查意见】此方有收敛作用，可使血管裂口收缩，而达止血之目的，可备用。

8. 桃花散

主治：血管破裂，流血不止。

组成：自石灰半升、大黄片一两五钱。

用法：取石灰二三升，用极细丝箩反复筛之，取极细之石灰末半升，与大黄片同置于砂罐内，先用文火后用武火炒之，以石灰变成红色为度。炒好以后，再用丝箩筛之，将大黄片完全去掉，取其最细之粉末用之，用凉水调涂患处或用粉末撒布亦可，然后用净布片包裹之。

【审查意见】此《金鉴》原方，止血有效。

（二）汤火伤

1. 清凉软膏

组成：王瓜根一两，黄柏五钱，豚脂适宜、白芷三钱，白及三钱。

用法：将王瓜根及黄柏、白芷、白及等各为极细末，加豚脂混合为软膏，涂布于患处，或先以好酒洗之，再敷（已破皮者，可作散撒布之，不可用酒洗，用硼酸水为佳）。

加减法：或加黄连三钱，栀子仁五钱，大黄三钱，梅片二钱，亦可；已破者，加人发五钱，猪毛五钱，猬皮五钱，为霜（烧存性）入之，但防猬皮多用，愈后留痕。

【审查意见】此方虽系通行，而有消炎、败毒、止痛之效，可用。

2. 汤火伤第二方

主治：汤火烧着及臁疮久不愈者。

组成：香油一两，官粉三钱，黄蜡三钱，信石三分，槐花条一根。

用法：上药将油熬黄蜡，再将官粉、信石一并下入，用槐花条搅熬，熬至发烟时，即可离火，再搅，俟凉后为止，装瓶内，膏即成。用时，擦伤处，外以油纸棉花细白布包好，带子缠裹，俟药力过数日，仍如前法行之。

【审查意见】通行方，有清热消炎之效，可用。

3. 汤火伤第三方

主治：烧疮。

治法：用无病女人月经布烧灰，调香油，搽患处。

【审查意见】通行方，有效。

4. 逐火煎

组成：大黄五钱，当归四两，荆芥三钱（炒黑），生甘草五钱，黄芩三钱，防风三钱，黄芪三两，茯苓三两。

用法：水煎汤，以洁净棉花浸湿洗之。

【审查意见】此方有清凉消炎之效，可资应用。

5. 汤火伤第五方

主治：烫伤、皮肤肿胀、发红、疼痛、灼热者。

组成：生石膏三两，儿茶三钱，明乳没各二钱。

用法：上药各研极细末，和令匀，以麻油或香油调敷患处。

【审查意见】此方功能止痛消炎，烫伤外用有效。

（三）虫螫伤

1. 虫螫伤第一方

主治：蜂蝎刺螫，肿胀焮痛。

治法：石灰（不拘新陈）三钱，用清茶一杯和匀，以手指或棉花蘸搽患部。不时行之，以疼止为度。

【审查意见】此方有中和蚁酸之效，但宜用陈石灰方妥。

2. 虫螫伤第二方

主治：蝎螫，蜂螫，疔毒起红线。

治法：白糖一味不拘多少，如疔毒起线（现名淋巴腺炎）以白糖疮上摩搽，其线即可消失。蝎螫、蜂螫以螫处用糖搽揉，立即痛止。

【审查意见】白糖洗碱性物，能中和蚁酸，施治蜂蝎刺螫，当能有效，疔疮恐难胜任耳。

（四）昆虫入耳

1. 昆虫入耳第一方

主治：热天乘凉，睡卧树荫下，以致蜈蚣及其他昆虫入耳内者。

治法：猪脂油指大一块，炙令香，俟温，滴入耳中。

【审查意见】此诱虫外出之疗法，可用。

（五）疯狗咬伤

1. 疯狗咬伤第一方

主治：疯狗咬伤。

组成：大黄三钱，桃仁七粒（去皮尖，炒），地鳖虫七个（去头足，炒）。

用法：以上三味共研细末，加白蜜三钱，酒一碗，煎至七分，连渣于空腹时服之，如病者不善饮酒，用水对和服之亦可。

【审查意见】疯狗咬伤，用破瘀通便之剂，历来极为通行，但确效者，殆不多得，此方亦通行破瘀峻剂，体壮实者可用。

2. 斑蝥散

主治：疯狗咬伤。

治法：好斑蝥七个（去头足），研细末，白酒调服，服后于小便盆内，见衣沫，似狗形者为效。如无，再服，如此七次，虽无狗形，亦不发疯也。

【审查意见】此通行单方，可备用。

（六）鸦片中毒

1. 救急丹

主治：吞食鸦片、信石等。

组成：顶上云胆矾二钱（研细），人粪尖二钱。

用法：上药共为稀液，灌之，得吐即愈。

【审查意见】通行方，有催吐作用，以初服毒，尚在胃中，未及吸收者，用之相宜。

2. 鸦片中毒第二方

主治：吞食鸦片。

治法：红白薯捣烂，用生白布拧汁，盛碗内，灌下即可。

【审查意见】甘薯解鸦片毒，有缓解作用，可使毒汁吸收，发生障碍，当能有效。

3. 鸦片中毒第三方

主治：误吞鸦片烟。

治法：柿子油（此油修补雨伞铺出售），服之，烟毒解化，即愈。

【审查意见】柿油能障碍收吞鸦片者可用，但宜兼用吐下药，方为妥当。

（七）窒息

1. 窒息第一方

主治：凡溺死、缢死、压死、魇死等心头温者可治，及产后晕绝中气，不省人事。

治法：生半夏不拘多少，研为细末，取如豆大，吹入鼻中，得嚏者，须臾即活（如无嚏者，不可救也）。

【审查意见】此方有刺激性，取嚏有效。

2. 回生第一仙丹

主治：受伤五大要症，并一切受伤之症。

组成：活大土鳖虫（研细净末）五钱，自然铜三钱，真乳香三钱，真辰砂（研细飞净）二钱，真血竭二钱，真全归（研细净末）一两，真正当门麝（研细净末）一两。

用法：土鳖虫择尾尖者为公虫，去足放瓦上木炭小火焙黄，研末。将自然铜放瓦上木炭火烧红，入好醋内淬之连制九次，研细末。将乳香用灯草三分，如砂锅内一同炒枯研末，吹去灯草灰另研细。辰砂用真正的川砂，不可用研细。血竭须拣味稍带碱，色赤，抹指甲上能透者为真，研细。当归用陈久泡透，砂锅炒干，研末。当门麝必要真正当门子研末。以上七味必须地道药材，如法炮制，秤准分量，研极细末，共合一处，用瓷瓶盛之，每瓶一分五厘为一服，用蜡封口，勿令泄气，用时可用黄酒送服。

冻死，放暖室中，不可近火，将此药敷三五服。

溺水死，须令吐出水来，亦服此药三五服。

割喉者，可将头扶正，合住刀口，用生松香、生半夏各一钱，共研极细末，在伤口周遭，厚厚敷紧，外用膏药，周围连好肉一并包裹住，再用布条围裹结扎好，将此药服三五剂，至六七剂，一月半如初。

大肠出者，用好醋一盆煎温，不凉不热，托肠入盆洗之，随洗随收，收入用寻常膏药加此丹，贴伤口，再服，此丹三五服。

自缢死，不可令泄气，急以裹脚紧抵肛门，女者连阴户，抵住，缓缓解下，紧提其发，勿使头垂，速将此药灌下三五服。

【审查意见】此方有活血、止痛、行气、开窍之效，可用，其云缢死以脚抵肛门谓恐泄气，殊与生理不合，不必从也。

（八）吞钉

1. 吞钉第一方

主治：小儿误吞铁钉，面黄消瘦，四肢无力。

治法：用煤炭末一撮（煤炭古方系木炭）和黄小米一撮（须研极细成面粉）送下后，铁钉即便下。

【审查意见】古方，可备用。

（九）金刀不出

1. 金刀不出第一方

主治：刀中骨缝不出者。

治法：半夏、白蔹等分为末，酒服方寸，一日三服，服之二十日，自出。

【审查意见】可备试用。

（十）吞食生米

1. 吞食生米第一方

主治：吞食生米。

治法：苍术，用米泔水浸一宿，剉焙为末，蒸饼丸，桐子大，每服五十丸，米饮下，日三服。

【审查意见】有健脾燥湿之能。

2. 吞食生米第二方

主治：同前。

治法：五谷虫五钱（焙黄、研末），山药一两，煎汤送下。

【审查意见】有健脾滋养肠胃之力。

十二、杂集

（一）辟谷

1. 辟谷第一方

主治病症：辟谷救饥。

组成：大黑豆五斗（淘净），大麻子三斗（浸一宿）。

用法：用大黑豆五斗淘净，隔汤蒸三次，去皮。大麻子三斗即（火麻仁），浸一宿，亦蒸三次，令口开，取仁。各捣为末。和捣作团，如拳大，入锅内隔汤蒸。从戌至子时止，寅时出甑，午时晒干，为末。收贮，干吞，以匙入口，细嚼咽下以饱极为度，不得食一切物。

（二）戒烟

1. 戒烟第一方

主治病症：吸鸦片烟有瘾者，不论新旧。

组成：赤糖四两，甘枸杞三两，白葡萄三两，鹿茸三钱，台参五钱，鸡子清五个。

用法：共研细末，蜂蜜为丸，如绿豆大。每日早晚各服三钱，黄酒送，空心服。

【审查意见】此方注重滋补，戒烟可用。

十三、补遗

（一）呼吸器病

（1）呼吸器病第一方

主治：久病气虚，风喘。

组成：人参三两，牛膝三钱，熟地五钱，麦冬五钱，山萸四钱，胡桃三个，枸杞一钱，五味子一钱，生姜五片。

用法：空心水煎服。

【审查意见】此通行方，虚弱症确有伟效，但方中人参用量过多，宜酌减至五钱至一两即足。

（二）消化器病

1. 噎症

（1）噎症第一方

主治：噎膈反胃。

治法：饮黄犬血则愈。

（2）噎症第二方

主治：反胃朝食暮吐（因中气不能生化）。

治法：黄犬肉，煮熟食之，以多食为妙，神速。

【审查意见】以上二则，效否，还待试验。

2. 胃痛

（1）胃痛第一方

主治：九种心痛。

治法：千年石灰研为细末，用黄酒送下，立能见效，多服尤佳。

【审查意见】用石灰宜注意清洁，又多服不宜，恐害胃耳。

3. 便秘

（1）便秘第一方

主治：大肠干结，由于血虚肠枯者。

治法：熟地二两，油炒当归二两，煎浓汤服之。

（2）便秘第二方

主治：病后便结。

组成：蜂蜜、皂角末，用量临时酌定。

用法：先将蜂蜜以开水冲化，稀释之入皂角末（须研极细过箩方可），搅令匀，俟温，然后以橡皮管将溶液打入肛门内即妥。

附记：或以猪胆汁如前法，打入肛门内，亦效。

【审查意见】以上二方，用以润肠均可生效，而均以虚弱患者，肠燥便秘者为宜。

（3）郁李润下汤

主治：老年便秘。

组成：郁李仁三钱，栢子仁二钱，蜂蜜五钱（另冲）。

用法：上二味煎好，冲蜂蜜送下。

【审查意见】润下剂，可用。

4. 牙痛

（1）牙痛第一方

主治：牙痛受火者。

组成：鲜生地三钱，鲜元参二钱，丹皮二钱，石膏三钱，升麻三分。

【审查意见】有凉血清热之功，可备用。

（2）牙痛第二方

主治：牙痛。

治法：细辛三分，生地三钱，大黄三钱，为末，鸡子青调敷。

【审查意见】功专清凉，止痛用之，有效。

审查征集验方

第

四

集

1935年

阎会长序

　　是书第一、二、三集均已付梓行世。于第二集序中述及搜集验方之用意与经过，并中医改进研究会审查之方式。兹者第四集亦已脱稿，请弁一言以为序。余意吾国历史垂数千年，其间行医之家积世而深求之，或以理悟，或以验征，得妙方以活人者，即如第一、二两集，以及于此，仅晋地一省之所集，其为数已有可观。而其间随时湮没散失者，尚不知凡几。于以知吾国之病者，死于奇疾异症，而无所施其医治之方法，固为可惜。而死于妙方之不能保存，本可医治而不及医治者，为尤可惜也。愿我会中同人深体此意，广为搜集，慎重审查，既以为保存妙方之助，且以为活莫治病人之计。由四集而五集而六集，以至于无穷，已使举世之人，前有病而莫医，今有疾即可以除。是不但为吾会之光荣，抑亦为吾会同人之功德也。诸君其勉力为之，即以是为之序。

五台　阎锡山

目　　录

一、内科

（一）传染病

1. 痢疾

（1）香草汤

主治：下痢胸闷，脉虚无力。

组成：陈皮二钱，川芎一钱，乌药二钱，香附子二钱，芍药二钱（炒），当归五钱，甘草一钱，粟壳八钱。

用法：腹痛加玄胡索；身热加条芩；小便不利加车前子（布包）。水煎服。

【审查意见】当归、川芎、芍药补血活血；乌药、香附疏胸顺气；甘草和中；粟壳收涩。故此方治虚性痢疾较宜。

（2）陈骨散

主治：痢疾。

组成：卤肉骨（以陈火腿最佳）。

用法：将骨研极细末。每服二钱，每日早晚白滚汤调服，三四日后有效。

【审查意见】此方治虚性痢疾，无积滞者有效。急性痢疾勿用。

（3）痢疾第三方

主治：红白痢疾。

组成：川大黄一斤。

用法：大黄分为四份，吴茱萸汤浸四两，黄连汤浸四两，人乳汁浸四两，童便浸四两，阴干，共为细末。一半生用，一半笼内蒸熟用。水为丸，如梧桐子大。生者用滑石为衣，熟者用辰砂为衣。红痢用白丸，黄连汤送下；白痢用红丸，吴茱萸汤送下。红白痢用红、白丸两样，黄连、吴茱萸汤送下。壮者每服三钱，弱人每服二钱，小儿每服一钱，婴儿每服五分。

【审查意见】此方有去滞通下之功，赤白痢疾，内有实热壅滞者，尚可试用。

（4）痢疾第四方

主治：痢疾。

组成：羊肝。

用法：醋煮羊肝，随时食之，立效。

【审查意见】羊肝内含有肝糖（glycogen），可以补充人体的一种营养素，虚弱性下痢，或能有效。

（5）疫痢散

主治：血液黏液性下痢。

组成：明雄黄、大黄各六钱，巴豆霜二钱。

用法：研细末，每服二分至三分。

【审查意见】此方治疫痢较宜，盖因雄黄解毒杀菌，大黄、巴霜通下去滞。服后有急泻之效，虚弱者慎用。

（6）玫瑰姜草饮

主治：夏秋痢疾。赤白色之浓厚黏液，里急后重，欲便不爽，腹部作痛，下痢，日夜数次至十数次，脉象小滑或弦软。

组成：玫瑰花十二朵，煨姜三大片，生甘草二钱。

用法：如下痢纯血，此方不甚相宜，可用苦参子二钱（去皮）装入胶囊中，分二次，以生地榆三钱，煎汤送下，浓煎温服。病轻者，一二剂即愈。

【审查意见】玫瑰花消肠炎、去停滞，煨姜、甘草和中止呕，治白痢较善。治赤痢加苦参、生地榆，则去滞、消炎、凉血之功，尤为强大，可资取用。

（7）痢疾第七方

主治：痢疾。

组成：山楂、槟榔片、武夷茶（炒）、鲜姜、核桃仁各三钱。

用法：红痢加白糖一两，白痢加红糖一两，红白痢俱加红、白糖各一两。如不效，再服一剂，水煎服。

【审查意见】此方止涩去滞，久痢可用。

（8）痢疾第八方

主治：噤口痢，大便脓血，一日数十次者。

组成：公丁香五粒，巴霜一分，杏仁五粒，砂仁五粒，没药三厘。

用法：以上共研细末，用熟红枣肉，和为二丸，先用一丸，填入脐内，以膏药盖之。

【审查意见】此方行气、调中、通下、去滞，有效。

（9）痢疾第九方

主治：痢疾。

组成：鲜马齿苋四两，山楂一两。

用法：水四碗，煎一碗。红痢加白糖，白痢加红糖，红白痢二糖俱用，饭前服。

【审查意见】马齿苋消炎、解毒、杀菌，山楂去滞、消食，治传染性痢，初得者可用。

2. 霍乱

（1）霍乱第一方

主治：夏月感受风热湿邪，因病霍乱。

组成：广陈皮二钱，宁半夏三钱，生白术二钱，青蒿三钱，葛根二钱，酒黄芩钱半，生杭芍三钱，猪苓钱半，泽泻二钱，滑石粉钱半，川羌活一钱，甘草钱半。

用法：水煎服。

【审查意见】此乃治肠胃炎之方，非治霍乱也。有清热、利尿、止吐、止泻之功。

（2）平痧解毒丸

主治：中风，受暑，感冒，山岚瘴气，四时不正霍乱等。

组成：藿香叶五钱，陈皮五钱，半夏五钱，青皮五钱，苍术五钱，川贝母五钱，祁滑石三两，蚕沙一两，枳壳一两，苏叶一两，草河车一两，甘草节两半，紫油朴八钱，台麝三钱，明雄黄三钱，镜面砂五钱。

用法：共研细末，葱姜汁为小丸，明雄黄为衣。

【审查意见】此方为燥湿、和中、去滞、解表、通窍、解毒、杀菌之专剂，真性霍乱，用之有效。

（3）霍乱第三方

主治：霍乱初起，乳有小核，身发寒热，忽然而起者。

组成：川当归二钱，炒白芍二钱，川厚朴钱半，银花炭三钱，炮甲珠钱半，紫地丁五钱，粉甘草一钱。

用法：分量随时酌定，但地丁宜重用。水煎，温服。

【审查意见】此方有清热、消炎、活血之功。乳起小核，恐系胸腺、淋巴腺郁结而成，此方可用。

（4）霍乱第四方

主治：山瘴厉气，不服水土，霍乱吐泻，心腹疼痛等。

组成：食盐（烧）、灶心土各等分。

用法：用阴阳水一杯，冲匀，澄清服之。

【审查意见】此通行验方，轻度吐泻、腹痛等，用之有效。

（5）霍乱第五方

主治：霍乱之呕吐下泻，身热头疼，坐卧不宁。

组成：母丁香三分，官桂三分，香附五分，硫黄五分，麝香五厘。

用法：以上五味，共研细末，填肚脐内，用膏药张盖。将男子旧鞋底多双烤热，在膏上熨多次，鞋以有脚汗者佳。

【审查意见】此方有通窍、止痛、散寒之功，普通寒湿腹痛症，用之有效。用时将药纳入肚脐，再以热鞋底熨之，则药力随麝香透入，功效较速。

3. 黄疸

（1）阴疸如神汤

主治：目黄，身黄。

组成：茵陈五钱，茯苓五钱，茅术三钱，焦白术三钱，车前三钱（布包），泽泻二钱，川朴根钱半，炒苡仁三钱，干姜二钱，生白芍钱半，叩米①二钱，草梢三钱，通草钱半，炒枳壳二钱，青皮二钱，灯草、竹叶各一撮。

用法：水煎服。

【审查意见】此方与后方大体相同，唯此方加焦白术、干姜、叩米，健脾燥湿之

---

① 即白豆蔻

力较强，治阴证黄疸宜之。

（2）阳疸保安汤

主治：目先黄，既而全身黄，身常发热。

组成：茵陈五钱，炒栀子三钱，黄芩三钱，生白芍三钱，茅术二钱，茯苓三钱，车前三钱（布包），通草钱半，木通二钱，泽泻二钱，炒苡仁三钱，川朴根钱半，青皮钱半，炒枳壳二钱，草梢三钱，灯心、竹叶各一撮。

用法：水煎服。

【审查意见】茵陈为黄疸要药。治黄疸，尤以通利小便为要，此固古人之明训，亦临床之惯技。此方茵陈、苍术祛湿补脾；栀子、黄芩、白芍清热凉血；苡仁、青皮泻肝行水；川朴、枳壳去滞通便；茯苓、车前、通草、木通、泽泻通利小水。故此方乃清利专剂，治阳证黄疸，定可见效。

（3）黄疸第三方

主治：黄疸。

组成：炒白术三钱。

用法：煎汤，代茶饮之。服一月有效，连服三月除根。

【审查意见】此方用白术一味治黄疸，但须有脾虚胃寒、食少无味等症者，可用。

（4）黄疸第四方

主治：黄疸症。

组成：茵陈三钱，苍术二钱，猪苓二钱，泽泻二钱，茯苓二钱，陈皮二钱，枳实二钱，条芩二钱，栀子二钱，木通钱半。

用法：水煎服。

【审查意见】清热利水，治黄疸病，尚无不合。

4. 丹毒

（1）丹毒第一方

主治：大头瘟肿胀极甚。

组成：芙蓉叶、霜桑叶、白蔹、白及、大黄、金线重楼、黄连、黄柏、黄芩、白芷、雄黄、芒硝、赤小豆各等分。

用法：为末，用蜜水调敷肿处，以翎扫之。

【审查意见】此方收缩血管，清热解毒，通便凉膈，治丹毒症，尚可用之。

（2）丹毒第二方

主治：大头瘟。

组成：僵蚕一两，姜黄二钱半，大黄二两，蝉蜕六钱，蒲公英二两，银花一两。

用法：研细末，米糊丸，每服三钱，开水送下。

【审查意见】此乃清热、解毒、通便之专剂，治丹毒有效。

（3）丹毒第三方

主治：一切丹毒，热痛焮赤。

组成：郁金、黄连、黄芩、银花、蒲公英、玄参各等分，糯米五合。

用法：上为末，每用蜜水调如泥，鸡翎扫丹上，干即易之。

【审查意见】此方内服、外敷，均见著效。内服有清热、解毒、凉血之功，外敷有清热、退肿、止痛之效，以治丹毒，堪称平安之剂。

（4）丹毒第四方

主治：大头瘟。

组成：板蓝根二钱，连翘五钱，金银花三钱，牛蒡子三钱，玄参三钱，生甘草二钱，桔梗二钱，马勃二钱，路路通二钱，僵蚕钱半，薄荷叶二钱，川芎二钱，当归二钱。

用法：水煎，连服三四剂。

【审查意见】凉血、解毒、活血之剂，初起有效。

5. 疟疾

（1）疟疾第一方

主治：疟疾。

组成：斑蝥一个。

用法：研末，用枣肉为丸，如绿豆大。于疟未发前一时，将药贴印堂上，以布条缠之。候疟发过时，即起。药贴处起泡，切勿惊异，数日自愈。

【审查意见】斑蝥外贴，有腐蚀肌肉、刺激神经之功用。惟贴印堂穴以治疟疾，是否有效，尚待试验。

（2）疟疾立止汤

主治：疟疾二三发。

组成：半夏曲（姜炒）、香附米（酒炒）、青皮（醋炒）、草果仁（去壳）、火酒炒常山各四钱，真六神曲（姜炒）二钱。

用法：水煎服。

【审查意见】此方祛痰、消食、顺气，乃治疟之通行方，可用。

（3）疟疾第三方

主治：疟疾。

组成：核桃仁五钱，鲜姜一钱。

用法：以上二味，共捣为泥，用苍耳叶煎汤冲服，二次即愈。

【审查意见】核桃仁补气、养血、润燥、化痰，鲜姜下气、化食、调中。以治疟疾，尚属可用。

（4）疟疾第四方

主治：疟疾发热，兼自利症。

组成：柴胡三钱，黄芩二钱半，苍术二钱，茯苓五钱，槟榔三钱，常山二钱，紫朴钱半，青蒿二钱半，广皮二钱，草果二钱，生姜三片。

用法：水煎，在将发未发之间温服。一剂轻，二剂愈。

【审查意见】疟疾初起，面色青白，恶寒战栗；过一二时，则面赤大热，口渴头痛；五六时，大汗淋漓，热退身凉。次日复发，或间日，或再日，发作秩序整然。脉搏弦而滞，苔厚而腻，其厚为暑湿痰浊之停滞，外受风寒之感触。治法宣达外邪，清导暑湿，次宜化痰清导，方中之常山、槟榔、黄芩、草果乃本症之良药，若痰多者加浙贝，汗多者加白芍。

（5）疟疾第五方

主治：疟疾

组成：凡病疟者，以手细按摩其锁骨（俗名算盘珠骨），必有一个骨节酸痛者。即以白胡椒末敷上痛处，用膏药盖之，次日即愈。

【审查意见】按胡椒所含有效成分为胡椒素、软树脂、挥发油脂肪、护膜、淀粉、有机酸、盐类，作健胃消食、祛风除痰、消积去寒有效。外治疟疾，效否待试。

（6）疟疾第六方

主治：舌色光绛，大渴，溺滴涩，两腰痛如锥刺，尺脉沉数，往来寒热，有定时者，此乃暑疟。

组成：龟板三钱，玄参三钱，麦冬二钱，地骨皮钱半，桑皮二钱，丹皮三钱，知母三钱，天花粉二钱，银花五钱，青蒿三钱，六一散三钱。

用法：水煎，频频饮之。

【审查意见】清热滋阴有效，治暑疟尚称对症。

（7）遇仙丹

主治：疟疾，寒热往来，发作有时。

组成：生军、槟榔、三棱、莪术、黑丑、白丑各三两，木香二两，常山一两。

用法：为末，水丸如梧子大。于未发时，温水送服一钱。次日即止；若不愈，再服一次，必愈。

【审查意见】此乃治疟之专方，有消导通下之功，体弱者切忌。

（8）常山截疟饮加减

主治：疟疾。

组成：常山三钱，柴胡二钱，天花粉三钱，麦冬三钱，山楂二钱，麦芽二钱，六神曲二钱，竹叶二钱。

用法：水煎，去渣，露一宿。空心温服。

【审查意见】古方加减，有截疟、消食、清热之功。

（9）疟疾第九方

主治：疟疾。

组成：常山三钱，川军三钱，槟榔三钱，乌梅七个，大枣七个，小黑豆四十九粒。

用法：水煎服。

【审查意见】通行方，疟疾兼痰食积滞者有效。

6. 猩红热

（1）猩红热第一方

主治：猩红热。

组成：归尾三钱，赤芍三钱，知母二钱，炒条芩钱半，僵蚕二钱，蝉蜕二钱，红花饼八分，紫草钱二分，丝瓜络三钱。

用法：水煎服。

【审查意见】活血凉血，清热通络，可用。

（2）加减青黛饮

主治：猩红热。面赤身热，发痧眼红，呼吸困难，或发谵语，不省人事，对答糊涂，脉象洪数，有时或伏。

组成：柴胡三钱，生白芍三钱，山楂四钱，葛根四钱，丹皮三钱，青黛三钱，犀角四钱，生地五钱，麦冬三钱，生石膏四钱，紫草三钱，知母三钱，灯草一钱，竹叶二钱。

用法：水煎为汤，不拘时间，空心服之。服后三四钟后，当见清醒，不可再用。

【审查意见】此方为解表清热、生津凉血、利尿之良剂，治猩红热有效。

（3）猩红热第三方

主治：猩红热（即烂喉痧）。

组成：玄参六钱，金银花二钱半，白菊花二钱，粉丹皮三钱，浙贝母（去心，研）五钱，冬瓜仁（研）二钱，板蓝根三钱，细木通二钱，牛蒡子（研）六钱，薄荷叶四钱，羚羊角（另煎，兑服）一钱，射干三钱，麦冬二钱，龙胆草二钱，大青果三枚。

用法：童便引，水煎服。

【审查意见】本方有清热、败毒、解表之功，对于猩红热兼有微寒者，可用。

7. 痧症

（1）痧症第一方

主治：痧毒。

治法：用荞麦面，以阴阳水和成饼，放在前后心、四肢弯，以手搓之，搓后见毛即愈。毛色白者轻，色黑者重。

【审查意见】此民间搓痧法，可备用。

（2）痧症第二方

主治：痧症初起，因身内有火，遇风郁结，全身浮肿，致痧难出。

组成：川羌活钱半，防风一钱，蝉蜕五分，连翘一钱，桔梗一钱，广皮一钱，前胡一钱，枳壳五分，赤苓钱半，甘草五分。

用法：临症视患者大小，可随时增减分量。引用生姜二片，若痧出，有咳嗽发热，加川贝、酒芩；有泻，去枳壳。

【审查意见】此方疏风清热，痧症有表证者可用。

（3）痧症第三方

主治：痧症。

组成：荆芥二钱，防风钱半，细辛八分，枳壳二钱，广皮二钱，酒芩三钱，贝母二钱。

用法：水煎，连服二剂。

【审查意见】此发汗解热剂，痧症初起兼表证者，可用。

8. 鼠疫

主治：鼠疫初起者。

组成：牛蒡子四钱，生地四钱，薄荷三钱，银花三钱，紫花地丁五钱，甘草三钱，连翘三钱，浙贝母三钱。

用法：水煎服。

【审查意见】本方有清热败毒之功，鼠疫初起，尚可取用。

9. 白喉

(1) 白喉第一方

主治：喉内肿痛腐烂，或有白，或无白；周身胀痛，壮热不止；或微恶寒，或神昏口渴，气粗，呼吸困难，食难下咽，便秘溺赤，头晕痛，耳下肿胀，舌苔黄燥。

组成：炒牛子四钱，川郁金三钱，射干二钱，玄参四钱，薄荷叶二钱，大青叶二钱，粉丹皮三钱，浙贝母三钱，茜根钱半，羚角（另煎，兑服）一钱，炒赤芍二钱，青黛一钱，连翘三钱，生石膏三钱，甘草一钱，芦根三钱，蝉蜕一钱。

用法：蝉蜕一钱为引，水煎服。如内热甚者，倍加石膏（不要用煅的），天花粉、金果榄、板蓝根、金银花亦可加入；阳明实热太甚，可酌用酒军、玄明粉。

【审查意见】此方清热、解毒、活血、消肿，甚有效验。

(2) 白喉第二方

主治：白喉。

组成：藿香叶四钱，白蔻仁五分，薄荷二钱，银花四钱，牛子三钱，连翘二钱，僵蚕四钱，滑石六钱，马勃四钱。

用法：晒干（忌火），共研细末。每服三钱，水三杯，煎数沸，温服，每日三次。

【审查意见】此方治白喉初起，恶寒发热，胸痞，喉疼，口干不饮食者最宜。

(3) 白喉第三方

主治：恶寒发热，四肢疲困，喉肿，夜间发热。

组成：牛蒡子二钱，犀角（剉细末）二钱半，炙鳖甲八钱（捣），丹皮二钱，细生地三钱，人中黄三钱，玄参三钱，龙胆草钱半，射干一钱。

用法：如恶寒发热，四肢困倦，加威灵仙二钱，独活二钱，槟榔二钱；渴甚者加生石膏六钱，童便一杯。水煎服。

【审查意见】解表清热，解毒杀菌，白喉经过四五日，高热不退者，可用。

(4) 吹喉散

主治：白喉。

组成：冰片一分，朱砂三钱，硼砂二钱，玄明粉四钱。

用法：共研细末，吹患处，每次一二分。

【审查意见】冰片清热杀菌，朱砂镇静、清心热，硼砂亦清热破积，玄明粉泻热、软坚。故治白喉，外吹此散颇佳。

（5）清热散

主治：白喉红痧。

组成：连翘三钱，霜桑叶三钱，白桔梗三钱，炒牛子三钱，射干三钱，酒黄芩二钱，酒生地三钱，酒黄连一钱，川郁金三钱，川贝母二钱（去心），焦山栀三钱，犀牛角钱半。

用法：水煎服，连服三剂。

【审查意见】本方有清热败毒之功，可备应用。

（6）普济消毒饮加减

主治：瘟疫白喉。

组成：连翘三钱，银花三钱，蒲公英三钱，板蓝根三钱，金果榄二钱，甘草节三钱，生槟榔二钱，玄参二钱，马勃二钱，大青果三钱，竹叶二钱，瓜蒌皮二钱半，橘红皮二钱半。

用法：水煎，空心服。但未服药前，宜先刺少商、商阳、少冲、少泽四穴，然后再针合谷穴，行四五时。

【审查意见】此乃治喉症之套法，有清热、利肺、润喉之效，可用。

10. 破伤风

（1）破伤风第一方

主治：破伤风。

组成：蜡渣，红地肤子苗，蝉蜕，槐树皮。

用法：蜡渣，即过蜂蜜所余之渣；红地肤子苗，相传端午夜采之待用；蝉蜕、槐树皮，分量看人之大小、伤之轻重用之。以上各味同煎服，黄酒为引，服后使汗出自愈。外用疮药烘方：白面打熟，薄粥摊草纸上贴之。

【审查意见】本方有活血、疏风、杀菌之效，破伤风初得用之，能使菌毒外泄。然须患者住暗室静养，方可完全收效。外用疮药烘方，效力甚弱，用之无碍。

11. 疫疹

（1）秘制玉枢饼

主治：小儿惊风时瘟痧症。

组成：钩藤钱半，天麻钱半，白僵蚕钱半，薄荷钱半，天竺黄钱半，橘红皮钱半，川贝母二钱，山慈菇钱二分，雄黄七钱，朱砂二钱半，巴霜二钱半，全蝎四个，牛黄五分。

用法：共为细末，以温开水和匀，做成饼剂用之。

【审查意见】有清热、解毒、祛风及弛缓神经之功，对于惊风及疫疹可用。囿原方无用，量是又在临症者斟酌用之。

12. 杂集

（1）加味玉枢丹

主治：

组成：千金子霜二两，山慈菇二两，川文蛤二两，红芽大戟一两半，片匾砂三钱，老山明雄三钱，珍珠五钱，台麝香五钱，本牛黄三钱，真琥珀三钱，制乳香三钱，制没药三钱。

用法：上为细末，糯米面成锭，五月五日午时做，赤金为衣。即磨一锭服之，得吐利便愈。

①山岚瘴气，烟雾疠疫，恶寒恶热，欲吐不吐，痈疽发背，对口疔疮，天蛇，无名肿毒，蛀节，红丝疗及杨梅疮，诸风隐疹，新久痔疮，并用无灰淡酒磨服，外用水磨涂擦疮上，日夜数次，觉痒而消。

②伤寒心闷，狂言乱语，胸膈寒滞，邪毒未出，瘟疫烦乱，发狂，喉闭，喉风，俱用薄荷汤，待冷，磨服。

③赤白痢疾，肚腹泄泻，急痛霍乱，绞肠痧及诸痰喘，并用姜汤，磨服。

④妇人急中癫邪，喝叫，奔走，狂乱，羊儿猪癫等风，俱用石菖蒲煎汤磨服。

⑤中风，中气，口眼歪斜，牙关紧急，言语蹇涩，筋脉挛缩，骨节风肿，遍身疼痛，行步艰辛，诸风诸痫，并用酒磨，炖热服之。

⑥自缢，溺死，压死，鬼魅迷死，但心头微温未冷者，俱用生姜，续断酒煎，磨服。

⑦一切恶蛇，疯犬，毒蝎等虫，伤人发肿，攻注遍身，甚者毒气入里，昏闷叫唤，用酒磨，灌下，再吃葱汤一碗，被盖出汗立苏。

⑧疟疾临发时，东流水煮桃柳枝汤，磨服。

⑨小儿急慢惊风，五疳五痢，脾病黄肿，隐疹疮瘤，牙关紧急，并用薄荷浸水，磨浓加蜜服之，仍擦肿上。

⑩牙痛，酒磨，涂痛上，仍含少许，良久咽下。

⑪小儿遗毒，百日内皮塌烂斑，眼眶损烂者，俱用清水磨服；打扑伤损，用松节无灰酒研服。

⑫头痛，偏头风，愈后毒气攻注脑门作胀者，俱用葱酒研服一锭，仍磨涂太阳穴上。

⑬妇人经水不通，红花汤下。

⑭传染病流行，用枇杷根汤磨浓，滴入鼻孔，次服少许，任入病家，再不传染。

【审查意见】千金霜、山慈菇清热解毒；川文蛤、红芽大戟、片砂、明雄燥湿去风，解毒杀菌，通关；珍珠、台麝、牛黄、琥珀散瘀宁神，清心凉肝，拔毒，顺气，透窍；乳香、没药活血伸筋，散瘀定痛。主治以上各症，当能生效。惟十四条谓预防传染病云云，效恐不确。

（2）八宝小金丹

主治：一切瘟疫时毒，疔毒，蝎蛰，狗咬。

组成：镜面砂一两二钱，茅苍术一两二钱，母丁香一两二钱，梅花片一钱，真台麝一钱，蟾酥一两二钱，明雄黄一两二钱。

用法：各研细末，五月五日配合水，簸为小丸。

【审查意见】镜面砂、雄黄杀菌解毒；蟾酥、冰片开窍消炎；苍术、丁香散气止痛，渗湿和胃。治疫症、时毒等有效。

（3）杂集第三方

主治：瘟症。

组成：石膏三钱，僵蚕钱半，蝉蜕钱半，薄荷二钱，香豉钱半，黄连一钱，黄柏一钱，黄芩一钱，栀子一钱，知母二钱。

用法：分量随病症轻重、虚实，临时斟酌增减之，可也。黄酒、蜂蜜为引，水煎冷服。

【审查意见】清热、解表、疏风有效。治瘟疫、目赤鼻干、舌黄唇焦、燥渴引饮、神昏谵语者可用。

（4）消暑七液丹

主治：瘟疫，痧胀，伤寒，温热，黄疸，疟痢，霍乱，红疹，白瘖，烂喉，丹痧，风火喉痛，及一切暑湿，暑热，暑秽，暑风，暑咳，头痛脑涨，头晕目昏等。

组成：上滑石十二斤，鲜佩兰叶汁、鲜藿香叶汁、鲜莱菔汁、鲜苏叶汁、鲜荷叶汁、鲜侧柏叶汁各三十两，生锦纹大黄三十两。晒干研细末，用好陈酒二斤拌入，按此方加入鲜青蒿汁二十两，效力更宏。

用法：上方将滑石研极细，去渣称准，用粉甘草三十两泡汤浸，漂飞净，以甘草汤尽为度，摊晒瓦盆内。七液不分前后，随时倾入，惟柏叶难于取汁，须投生藕汁中一同捣烂，方绞得汁出。待诸药俱已拌入、晒干，研细收储。最好称准，每服四钱，做成一大丸，晒干封固。

痢疾红者，黑山栀一钱；白者，生姜三片，煎汤化服；疟疾，生姜三大片，半夏一钱，煎汤化服；烂喉痧，一切杂症，白滚汤服；发斑，发痧，不得透达，轻者一二服，重者二三服，即愈；喉咙痛，因风火者，玄参、豆根煎服，重者三服；夏秋间发热不止，或头痛，头晕，寒热，开水送服，黄疸、茵陈五钱，焦栀二钱，煎服；伏暑，青蒿二钱，生首乌二钱煎服；霍乱，用阴阳水送下。

【审查意见】消暑七液丹，乃经验良方，辑要之原方，有消暑、解热、逐积、化浊、宣肺、和胃、泄水、利尿之功。

（5）麝雄丸

主治：时行瘟疫，山瘴厉气。

组成：台麝一两，老明雄二两，镜明砂五钱，西月石一两，枯矾一两，海螵蛸二钱半，南丹五钱，玄明粉五钱，五花龙骨五钱（煅）。

用法：上共为细末，糯米糊作丸，如软米大。每服二十至三十丸，小儿减半，水下。

【审查意见】台麝开经通窍；玄明粉泻热软坚；明雄、朱砂、南丹、西月石，活血、解毒、杀菌、清热、消积；枯矾、龙骨、海螵蛸燥湿清肠，通脉解毒。此方是治瘟疫、时令病之良品，亦卫生家必要之药剂也。

（6）杂集第六方

主治：预防时疫传染及水土不服。

组成：朱砂七钱，雄黄一钱五分，蟾酥六分，麝香四分，冰片三分，硼砂三分，薄荷霜三分，木香三分。

用法：拣上等，共研极细面，每服一分至二分，白水送下。

预防每日一次，一分；临症每日三次，每服二分。

【审查意见】本方清热解毒、杀菌调气有效，为一种有效药品，旅行家不可不备。

（7）食桃竟能致命（医士郭封沂）

文水合聚永银号执事高子峰，年逾花甲。数年前自街购桃数斤，回柜散给同事分食，亲择佳者两枚，食一枚而腹中大不舒畅，移时竟不能支持，舁之医家时，或谓时气被桃敛歇、或谓温毒暴发，与桃无涉，纷纷谕治，毫无价值，针药罔效，三日而亡，均以为奇。当时余未临症、嗣后有人谈及症状，思得本草有食桃能发丹石毒，又服术人忌食之说，必其人年老气衰，素喜服术以补养，或喜服丹石以壮阳，有以致之。众皆首肯，是否此理，贡献大会，请研究之。

【审查意见】食桃一枚竟能致命者，既非服术人忌食之说，亦非喜食丹石以致之也。考其原因，乃确由买桃时未及挑拣，以致细菌借此媒介附着于上，兼之其人年老气衰，抵抗力薄弱，遂食一桃而垂命矣。且不独一桃为然，故凡一切生冷瓜果，未经消毒，偶而食之，兼能致命。然一般人之所以不致患斯者，实为抵抗强弱之关系也。

（二）时令病

1. 伤寒

（1）防风通圣散加减

主治：伤寒初起、表里俱实者。

组成：防风三钱，独活三钱，荆芥三钱，连翘二钱，秦艽三钱，威灵仙二钱，赤芍二钱，黄芩三钱，大黄三钱，栀子二钱半，川芎二钱，川郁金二钱许，甘草一钱。

用法：水煎服。

【审查意见】此系古方加减，有清热解表之效。

（2）伤寒第二方

主治：伤寒温病。

组成：僵蚕钱半，蝉蜕钱半，姜黄一钱，黄连一钱，黄芩钱半，栀子钱半，连翘三钱，薄荷钱半，酒军一钱，玄明粉二钱。

用法：竹叶引水煎服。若心下痞，加枳壳二钱；小便赤，加滑石二钱；胸中热，加麦冬钱半。本方分量，临症视病势轻重、患者强弱，加减用之可也。

【审查意见】本方虽有清热散毒之效，但须以病症之程度为标准。

（3）伤寒第三方

主治：伤寒妄言狂语。

组成：连翘四钱，生石膏四钱，犀角片一钱，生地黄三钱，黄芩三钱，知母二钱，黄连二钱，茯苓四钱，泽泻三钱。

用法：灯心五分作引，水煎服。

【审查意见】通行方,有清热之效。

(4)实花散加减

主治:腹痛呕吐,伤寒头痛,寒热往来等症。

组成:川郁金二钱,荆芥三钱,细辛三分,真降香一钱。

用法:水煎服。有火,加金银花、连翘;有食,加槟榔、枳壳;小腹痛,加青皮;霍乱症,加玄胡索;寒热往来,加柴胡、川独活。

【审查意见】本方有通瘀散寒之效。

(5)伤寒第五方

主治:伤寒时寒时热,无汗。

组成:紫苏三钱,荆芥三钱,防风二钱半,秦艽三钱,羌活三钱,陈皮二钱,桂枝二钱半,香附二钱,川芎二钱,白芷二钱,甘草一钱。

用法:姜三片为引,水煎,空心服。

【审查意见】本方对症虽效,但表散之品不宜太多。

(6)伤寒第六方

主治:伤寒六七日,往来寒热,内热口干,有痰,头痛,胸闷等症。

组成:柴胡一钱,制半夏二钱,酒黄芩二钱,白芷片二钱,川芎五分,寸冬二钱半,酒知母二钱,炙甘草一钱。

用法:生姜三片为引,水煎服。

【审查意见】古方加减,可备用。

(7)伤寒第七方

主治:伤寒感冒,风寒,气上冲逆,喘促等症。

组成:苏叶一钱,橘皮八分,生姜二钱,豆豉三钱,葱白三钱。

用法:水煎八分,徐徐服之。

【审查意见】治伤寒感冒,当能有效。

(8)加味实华散

主治:风寒湿邪之霍乱,上吐下泻,肚腹绞痛,转筋等症。

组成:广藿香六钱,苏荷叶四钱,香白芷三钱,黄郁金六钱,荆芥穗四钱,降香屑四钱,贯众六钱,防风六钱,猪牙皂三钱,明雄黄三钱,北细辛三钱,紫苏叶四钱,广陈皮六钱,半夏(姜醋煮)六钱。

用法:上药生晒,共研细末。每服一钱,温开水送下。小儿减半,孕妇忌服。

【审查意见】通行方,有效。

(9)伤寒第九方

主治:伤寒,牙关紧密,药水不下。

用法:用青布一方,蘸冷水掩胸部。

【审查意见】用青布蘸水掩胸部,以开牙关,与西医冰囊掩头之意相同。伤寒体温升腾,神志昏糊,全身痉挛者,可资取用。但病至此时,其势甚危,此方恐无确切之效耳。

伤寒阳证与阴证之比较：

伤寒有阳证、阴证之分，庸者不察，难辨所以，或误阳为阴，或误阴为阳，妄予投药，儿戏人命，危哉。兹以管窥所及，不敢自私，特为分析言之于后，以共同好接济世人。

阳证所有之特征：喜言语；声响亮；口鼻之气往来自如；手足温暖；爪甲红活，不发青紫；小便或黄、或赤、或浊、或短数；大便燥秘或胶闭；常欲开目见人；能饮冷水；身轻，易于移动；面部青黑而且红活光彩；目痛，鼻干，不眠；唇燥；舌黄。

阴证所有之特征：懒言语；声不响亮；口鼻之气自冷；手足厥逆；爪甲青紫而不红活；小便清白或淡黄；大便下利或寒结；目闭不欲见人；不能饮冷水；身重，难以转侧；面色青黑或虽赤而不红活光彩；蜷卧向壁，欲寐；唇青；舌苔黑而滑。

【审查意见】此乃根据伤寒论所制，在阳证与阴证上之判别，尚无不合。然须注意真阳假阴证与真阴假阳证，方不致有误，不然一味拘泥阳证与阴证，若遇真阴假阳或真阳假阴，不为误疗者几希。

2. 温病

（1）温病第一方

主治：温热邪入血分，发斑身热，口渴，脉搏频数。

组成：大连翘三钱，大青叶二钱，犀角一钱，赤芍二钱，生地三钱，丹皮一钱半，山栀二钱，淡竹叶一钱，紫雪丹五分（冲）。

用法：水煎，空心服。

【审查意见】此方能清血分之热，温热病有斑疹，谵语妄见者，宜之。

（2）温病第二方

主治：风温寒客于荣卫，失汗失下，胸膈不通。

组成：醋香附钱半，紫苏钱半，柴胡炭二钱，白茯苓三钱，川芎五分，葛根一钱，广橘红一钱，甘草五分，前胡一钱，苏子钱半，川郁金钱半，桔梗二钱半。

用法：水煎服。

【审查意见】有宽膈、散寒、祛风之功。

（3）温病第三方

主治：温病咳嗽。

组成：鲜瓜蒌二钱，枳壳一钱，桔梗二钱，川贝母（研，去心）二钱，知母二钱，大玄参四钱，天冬二钱，麦冬三钱，橘红二钱，酒芩二钱。

【审查意见】清肺火，润喉，化痰有效。

（4）温病第四方

主治：斑疹狂躁，干渴，时欲饮水，身出赤红斑疹，六脉洪数。

组成：犀角一钱，生地四钱，黄柏三钱，石膏二钱半，知母二钱，生甘草钱半，白芍三钱，丹皮三钱，僵蚕二钱半，蝉衣二钱，栀子二钱，麦冬二钱半。

用法：引用竹叶一撮。

备考：斑紫红者，为热甚；黑色者，为胃烂。稀少成点者吉；稠密成片者凶，黑如果实者死；脉洪长滑数者易治；沉伏弦微者难治。

【审查意见】此方有清热凉血、解毒生津之效。

（5）温热病身冷治疗之经验

文水王梁坡陈永华，素以樵耕为业。去夏身患温热，延余诊，甫入室即觉积气逼人。诊得脉象虚细不振，询及病前既往症，云素无他症，惟腹时痛。询及现症之既往症，云及初得病之日，舌苔厚白，面垢作呕，身有积气，多汗身冷，腹满时疼，自利粘臭，小便黄赤种种症状。医者有谓阴寒，治之而病增；有谓温邪，屡用攻下。虽然二便清利，腹痛已止，身冷益甚，冷汗益多，饮食不进，不能起床。详察现病状况，胸腹无滞，表里无邪，二便清利。谛思之，脉象虚细，不任寻按，中气不振之象也。先是面垢苔厚、气积身冷、自利作呕种种症状，显属温邪，犯太阴。医者不知宜先和里，达邪外出之法，妄用攻下，中气大伤。况素日樵耕山野，饮溪水，啖生冷，势所必然。脾气素伤，时腹满痛，温邪直中之所由来也。谓之曰，此刻已成脱症，极难下手，稍缓不可救药。病家深信不疑，再三求救，不得已，勉拟一方，以生脉散为主旨，加以芪、术、苓、芍，重用附子以回阳气，山萸收敛元气，不三剂而竟奏全功。

【审查意见】谕症治法，尚合法度，可资备用。

3. 伤暑

（1）生津煎

主治：暑热，水泻腹痛，身热有汗，面赤。

组成：生芪一两，滑石五钱。

用法：水煎服。

【审查意见】此方有解热利尿之功，可备应用。

（2）香薷饮

主治：暑热肠鸣，心烦身热，无汗，泄泻，腹痛。

组成：香薷一钱，扁豆五钱，厚朴二钱，木瓜二钱，黄连五分，云苓二钱，粉草钱半。

用法：水煎服。

【审查意见】此方虽系古方，对于原方主治病症，确有相当功效。若能详细诊察病情，随症制宜，必能有效。

（3）伤暑第三方

主治：暑气化热，发热口渴。

组成：荷叶二钱，连翘三钱，知母四钱，蝉蜕二钱，生石膏五钱，蓝根二钱，玄参二钱。

用法：水煎服。

【审查意见】清凉解热剂，可用。

（4）伤暑第四方

主治：伤暑久泻，饮食少进，兼暑渴，吐泻，腹痛。

组成：焦术三钱，茯苓三钱，益智二钱，砂仁二钱，草果二钱，扁豆三钱，生麦芽二钱，焦楂二钱半。

用法：生姜引，水煎服。

【审查意见】此方有健脾、渗湿、温脾、解暑、消导食滞之功，对于原方主治病症，尚属适应可用。

（5）伤暑第五方

主治：脾泻腹痛，（受湿热兼暑）里急后重者。

组成：云苓片三钱，白扁豆五钱，川厚朴三钱，片芩钱半，广楂钱半，粉草钱半，杭白芍三钱，枳壳一钱。

用法：水煎服。

【审查意见】此方健脾渗湿，清热解暑，温中消滞，可用。

（6）无意中食冬瓜治愈危症之经验（医士郭封沂）

庚子孟秋，余先祖七十有三岁。染患暑热，历治无效，后加小便不通，危殆已甚。自问己无生理，适族祖来慰问，谈及园中冬瓜结实之佳，先祖急思食之，速取一枚，购精羊肉炖熟，与食半碗。食后腹中甚不舒畅，举家惶惶，追悔不及。不移时，小便大通，当日病减大半，次日又食一碗，而病若失。调养月余，康健如常，后又享寿十有二载而逝。如《内经》云：临病人问所便，或即此理也。

【审查意见】

查冬瓜之所以能治愈暑热兼小便不通者，并非意外之事，乃以本品性味甘微寒，有清热利湿、益脾补气、利便通肠之功效故耳。

4. 感冒

（1）防风汤

主治：发热身痛，卧不安而脉浮。

组成：防风、陈皮、银花、荆芥、枳壳、焦三仙、法半夏、赤苓各一钱。

用法：水两杯，煎七分，冷服。

加减法：头痛，加细辛三分，川芎五分；手足肿，加威灵仙、川牛膝、银花；内热，加连翘、知母；痰多，加川贝母、瓜篓仁；头面肿，加薄荷、甘菊；血滞，加茜草、丹参；口渴，加花粉；小腹胀痛，加青皮；食积腹痛，加山楂、莱菔子；面黑，加苏木、红花；寒热，加柴胡、独活；积浊，加藿香、薄荷；赤白痢，加槟榔；腹胀，加大腹皮、紫厚朴；咽喉痛，加山豆根、射干；心痛，加玄胡索、莪术。

【审查意见】此方虽系古方，为治感冒、时令病之良方，有解表清热之效。

（2）荆芥汤

主治：恶寒，发热，头痛。

组成：荆芥、防风、川芎、陈皮、青皮、连翘各一钱。

用法：水二盅，煎七分，稍温服。

加减法：食不消，加山楂、葡子；郁结不舒，加细辛；有积，加槟榔；气壅，加乌药、香附；大便不通，加枳实、大黄；小便不通，加木通、泽泻；咳嗽，加桔梗、兜铃；食积，加三棱、莪术；心烦热，去川芎，加黑栀子；暑热，加香薷、厚朴；痰多，加川贝母、白芥子；血壅，加桃仁、红花；喉痛，去川芎、青皮，加薄荷、射干、牛子。

【审查意见】此方为治时令病之方剂，解表疏络，清热有效，对初起感冒之发热、恶寒、咳嗽，可用。

（3）感冒第三方

主治：外感日久，日轻夜重，先寒后热，或热不寒，气滞咳嗽，口渴羸瘦，消化不良。

组成：黑独活二钱，黑芥穗一钱，黑秦艽钱半，柴胡钱半，粉丹皮二钱，鳖甲（醋炙）五钱，丝瓜络一钱，防己钱半，瓜蒌皮二钱，川贝母三钱，桔梗二钱，生蛤粉四钱，七爪红三钱，苏子三钱，炙覆花（布包）二钱，枇杷叶（布包，去毛）四钱。

用法：咳甚，加兜铃一钱；肺热甚，加苇茎四钱，羚角八分。水煎服。

【审查意见】按此方之药品，有清热凉血、疏解肌表之功。对于温病热邪伏于血分者，有热多寒少，或但热不寒者，宜之。

（4）感冒第四方

主治：感冒。

组成：荆芥三钱，防风二钱，云苓三钱，枳壳钱半，桔梗钱半，柴胡二钱，羌活二钱，独活二钱，川芎钱半，薄荷一钱，甘草钱半。

用法：水煎服。

【审查意见】通行方，可资应用。

（5）疏风败毒散

主治：外挟表邪之疾，其脉必浮紧，则发热体痛，形气实者。

组成：当归钱半，川芎一钱，杭白芍一钱，羌活钱半，独活二钱，桔梗钱半，枳壳一钱，柴胡一钱，云苓钱半，白芷一钱，甘草五分，紫苏钱半，陈皮一钱，香附一钱，生姜三片。

用法：上药为粗末，布包，水煎服。

【审查意见】本方功能活血滋液，疏散风邪，清解郁热，宣达气机，可资应用。

5. 风湿

（1）豨莶神效草

主治：风湿症。

组成：豨莶草。

用法：研细末，炼蜜丸，如桐子大。早晚以盐汤送二三十丸；亦有以生酒浸湿，蒸数次而用者，功效同此。

若风痹由于脾肾皆虚、阴血不足，不由风湿而得者，本方绝不可用，慎之。

【审查意见】此方有祛风散湿之功，可备应用。

（2）腿痛神效方

主治：风湿腿痛。

组成：真明天麻三钱，麻黄三钱，川乌钱半（炮），明没药一钱，木香六分，马钱子三钱，木瓜一钱，川牛膝一钱，黑杜仲二钱，川芎一钱。

用法：水煎服。

【审查意见】此方功专镇痛行瘀，宣达风湿，应用于风湿、瘀滞、局部神经作痛者有效。

（3）熏洗腿疼方

主治：腿部受风湿疼痛者。

组成：生黄芪二两，当归一两，豨莶草三钱，防己二钱，防风二钱，羌活三钱，独活二钱，川甲珠二钱，地龙钱半，川牛膝五钱，红花二钱，川芎二钱，杜仲钱半，川乌三钱，草乌三钱，透骨草一钱。

用法：水煎，熏洗。

【审查意见】此方具补气、活血、宣散风湿、破瘀、疏滞、麻醉神经之功，对于气虚瘀滞之风湿腿疼，用之有效。

（4）止痒方

主治：皮里肌外受风湿而作痒者。

组成：防风、苦参、夏枯草各一钱，明雄黄三钱。

用法：共研细末，搔破撒之，久而自愈。

【审查意见】此方有散风、祛湿、清热之功，外受风湿而热郁之肌肤发痒者可用。若加入地肤子三钱，功效较捷。

（5）洗腿痛方

主治：风寒湿腿疼痛。

组成：苍术四两，祁艾二两，羌活五钱。

用法：水煎，徐徐温洗，忌风即妥；如不慎受风，不易愈也。洗后务须避风，切记。

【审查意见】本方有燥湿温通之功，用于寒湿腿痛之初起者有效。若经时过久，影响血行发生变化，则非此方所能胜任矣。

（6）风湿第六方

主治：受风湿身疼肢废，腰背亦痛。

组成：羌活、独活、川芎、当归、赤芍药、防风、炒续断、粉丹皮、红花、桃仁、乳香、生地各一钱。

用法：上药水煎服。有热加黄芩。

【审查意见】本方配伍各药，皆系疏散风邪、活血、行血、凉血之品，应用于外感症之血行迟滞、瘀积作痛者，最为相宜。以其既可解表而不伤阴液，复能行瘀而除祛滞痛也。

（三）呼吸器病

1. 肺痨

（1）獭肝散

组成：獭肝一味。

用法：每服五分至二钱。或加牛黄五分，犀角一钱，桔梗二钱半，生甘草五分，与獭肝一钱半为丸。獭肝炙研，各药为末，水泛为丸。开水送下，日三次。

【审查意见】獭之肝脏内，含有肝糖（glycogen），有补助营养之功。人体肝脏内之肝糖缺乏，则营养不足，身体羸瘦，结核菌易乘机侵入致病。此方有益营养，自能取效，惟用时宜生晒，不宜炙研。

（2）治肺痨方

主治：肺痨，阴虚发热，咳嗽，痰中带血。

组成：西洋参二钱，天麦冬二钱，地骨皮二钱，三七三分，百合三钱，川贝母二钱，苡仁四钱，生地二钱，丹皮二钱，茯苓二钱。

用法：水煎服。

【审查意见】肺痨乃结核杆菌侵害肺所致。发热，咳嗽，痰中带血，已至一二期症状，迥非补气、滋阴、活血所能济。必须注意营养、空气、日光、静养、卫生等疗法，或有济于事乎。

（3）薏珠鳗鲡粉

主治：肺结核，面色㿠白，舌光无苔，咳嗽吐稠痰或稀痰，或痰中夹血，体瘦，夜卧盗汗，下午颧红，潮热，男子遗精，女子经闭等症，脉象细数。

组成：薏米仁五钱，鳗鲡（烧灰）十钱。

用法：如有剧烈症状，可临时加服。如咳甚，服癯仙琼玉膏；痰多，用川贝、甜杏仁、紫菀、款冬、百合、柿霜等药；体力衰弱，服牛肉汁、鸡肉汁、牛乳、鸡卵；痰中夹血，可用白及末吞服；潮热，可用地骨皮、青蒿、龟甲、玄参、丹皮等；盗汗，可用牡蛎、鲜桑叶；便秘，可用桑葚膏或大麻仁；胃呆，用麦精。研成细粉，每次钱半至三钱，白汤化服。

【审查意见】按薏米仁之特效成分在糠，含有生活素 vitamin，有益人体之营养。鳗鲡内含有钙质 calcium，故能增血中之钙质，兴奋神经，减杀杆菌，故肺结核病者宜之。若患遗精之症者，恐益助其阳，反为有害，故宜以大鱼骨烧灰代之，较为妥善耳。

（4）肺痨第四方

主治：初期或二期肺结核。

组成：生米仁八钱，炙百部一钱，侧柏炭钱半，鲜石斛、兜铃（炙）、茜草根、地骨皮各一钱，远志八分，浮小麦、炙鳖甲各三钱，川柏二钱。

用法：另以鳖甲一味，焙研为粉，每日开水送下一钱，浓煎温服。此方须连服一月后，间日服一剂；二月后，每三日服一剂，百日可愈。

【审查意见】此方有清热、止血、化痰之效，治肺病之通行方。同时兼行空气、日光、营养、休息、运动等卫生疗法，或可有效。

2. 肺痈

（1）肺痈经验方

主治：肺痈。

组成：瓜蒌二两，桔梗二钱，葶苈子三钱，花粉三钱，麦冬四钱，大红枣二枚。

用法：水煎服。

【审查意见】此方功专活血散瘀，肺痈咳嗽气喘者可备用。

（2）加减通络活血汤

主治：肺痈。

组成：藏红花一钱，紫草三钱，天仙藤五钱，犀角一分，生地三钱，鸡血藤三钱，丝瓜三钱，丹皮二钱半，皂荚二钱，麻黄一钱，血木通一钱。

用法：引加忍冬花、藤各二钱。水煎，食后服。服一剂后，去皂荚、麻黄，加生地至六钱，炙草三钱，再服，即愈。

【审查意见】古方加减，治肺痈已入二期，咳痰吐涎，热高，胸痛，声音重浊，脉搏紧促者可用。

（3）肺痈第三方

主治：肺痈。

组成：豆腐脑、人乳、蜂蜜、黄酒、童便各四两。

用法：上五味，用砂锅熬好，服三五剂即愈。

【审查意见】按豆腐脑含有淀粉，能清火、解毒、补血；人乳含有赤白血球，能滋血、生肌；蜂蜜含有糖类、有机物及灰质等，能清毒、补中；黄酒、童便和血排脓。故治肺痈诚属良方，惟黄酒之用量以少用为宜。

3. 肺痿

（1）治肺痿方

主治：肺痿。

组成：补肺阿胶汤加白及三钱，全瓜蒌四钱，麦冬三钱，去兜铃，重用阿胶五钱。

用法：水煎服。

【审查意见】补肺阿胶汤为治肺痿良方，再加白及等更佳。惟肺痿初得者有效。

4. 咳血

（1）咳血第一方

主治：咳血

组成：生白及三钱，生三七末钱半。

用法：各研细末，每服三分，开水或藕汤送下，日服三次，食后服。

【审查意见】行瘀止血有效。

（2）咳血第二方

主治：男女咳血，呕血，痰中带血。

组成：当归三钱，白芍二钱，炙百合三钱，阿胶珠三钱，白茅根二钱，炙杷叶（布包）钱半，生地二钱，法半夏二钱，橘红三钱，生甘草一钱。

用法：姜炭引。

【审查意见】按咳血属于肺，呕血归于胃。此方无论咳血、呕血，有积热者宜之。当归、生地、白芍补气凉血，含有胶质，增加血液之凝固力；百合、阿胶、茅根、枇杷叶滋阴，凉血，止血；半夏、橘红止咳，镇呕。若痰中带血，宜加郁金、降香、茅根较妥。

（3）咳血第三方

主治：咳嗽痰中带血。

组成：天冬二钱半，麦冬二钱半，生地钱半，熟地钱半，大小蓟二钱，当归二钱，川郁金二钱，川贝母二钱，藕节二钱，茜根二钱，白茅根二钱，蒌仁炭钱半，香附炭二钱。

用法：童便为引。

【审查意见】此方以二冬泻火化痰；二地补血凉血；二蓟凉血、止血；川郁金、贝母行血止咳；藕节、茜草根、茅根凉血；蒌仁炭、香附炭、当归炭止血，俾血，止痰。诚宁嗽、祛痰、止血之良剂也。

（4）吐血神效丸

主治：吐血，咯血，咳血，痰中带血，呕血及将入损途诸症。

组成：西洋参一两，炙鳖甲一两，全当归一两，南沙参二两，茜草炭一两，侧柏炭三两，大生地三两，淮牛膝一两，大麦冬三两，丹皮炭二两，阿胶珠三两，棕榈炭一两。

用法：各药研细末，炼蜜为丸，如桐子大。每服一钱至二钱，早晚各服一次，开水送下。

【审查意见】此方有清热止血之效，可用。但于肺出血症，宜加浮石、牡蛎等。

5. 唾血

（1）唾血神效方

主治：唾血。

组成：麦研草一小把（南方麦地有之），真阿胶二钱，大枣三个，藕节三个。

用法：童便引，煎好药后，冲童便服即妥。

【审查意见】此方麦研草不详，其余配伍各药，皆系润肺止血专品，当属可用。但唾血之原因甚多，仍须详细诊察病情，分别论治方妥。

（2）唾血第一方

主治：肝火，肺热唾血

组成：鲜生地三钱，侧柏叶二钱，旱莲草钱半，血余灰八分（包），北沙参三钱，大麦冬钱半，干百合二钱，橘络钱半，紫菀一钱，石决明五钱，绿萼梅一钱，茜草根钱半。

用法：便溏，加白扁豆三钱，山药三钱。井水煎，临卧服。

【审查意见】有凉血、止血之效，但血多者，茜草宜炒炭用。

6. 咳嗽

（1）咳嗽第一方

主治：肺虚咳嗽。

组成：寸冬钱半，五味子一钱，百合一钱，甘草一钱，川贝三钱，前胡二钱。

用法：水煎，连服八九剂。

【审查意见】此方有补肺、止咳、降痰之功效。咳无感冒性者可用。

（2）咳嗽第二方

主治：治咳嗽。

组成：桔梗、荆芥、紫菀、白前、百部各钱半，甘草五分，陈皮七分。

用法：水煎，温服，微取汗。

【审查意见】此方有祛风、散寒、止嗽之功，应用于本症之初起有效。（系普明子原方。）

（3）咳嗽第三方

主治：肺经不清，咳嗽气喘，痰涎壅盛。

组成：川贝母（去心，切块）四两，广橘红二两，甘草、枇杷叶（去毛）各五钱。

用法：甘草、枇杷煎汤，去渣，纳前二味全煮。晒干研末备用，每用三钱，温汤空心下。

【审查意见】行气，化痰，降逆，止嗽有效。

（4）润肺膏

主治：久咳不愈，年老肺枯，服药不愈。

组成：核桃（去皮）三十个，莲子（去心）二两，百合（炙）二两，巴旦杏仁（去皮尖）二两，生花生（去皮）二两，梨（去皮，切片）二个，枇杷叶（去毛，布包）三十片，白蜜四两，姜汁一酒杯，冰糖二两。

用法：将枇杷叶用水四碗，煎去一半，去渣。再将核桃、莲子、花生、巴旦杏仁、梨、百合煮极烂，后加姜汁、白蜜、冰糖，和匀为妥。每日蒸食半茶杯。

【审查意见】润肺，清热，止嗽，消痰可用。

（5）甘遂厚朴汤

主治：咳嗽上气，喘，目如脱，痰稠，唾之不易。

组成：甘遂一钱，厚朴钱半。

用法：水一盅半，煎八分，空心服。

【审查意见】水煎服似嫌太峻，如研成细末，每服一分或二分较妥。

（6）咳嗽第六方

主治：痰火咳嗽，吐痰，面鼻发红。

组成：青黛（水飞，晒干，研末）四钱，海蛤粉三钱。

用法：二味炼蜜为丸，如指头大，临睡口噙三丸。

【审查意见】此方有补肺、泻热、止嗽之功效，可用。

（7）咳嗽第七方

主治：咳嗽吐稀白痰涎。

组成：橘红二钱，杏仁二钱，桔梗钱半，茯苓三钱，炙草一钱，麻黄三分，干姜二分。

用法：水煎，饭后温服。

【审查意见】此方有散风却寒、降痰之功，风寒咳嗽可用。

（8）咳嗽第八方

主治：湿热咳嗽。

组成：南星、半夏各一两，白术一两五钱，橘皮一两，枳实五钱，前胡五钱。

用法：为细末，汤浸为丸，如梧子大。每服七十丸，食后生姜汤下。

【审查意见】本方有理气、却痰、止嗽之效，轻症可用。

（9）咳嗽第九方

主治：气血两虚之咳嗽。

组成：炒白果十个（研），白芥子三钱，苏子三钱，杏仁三钱，自归四钱，口芪三钱，枳实三钱，山楂三钱，陈皮二钱，砂仁二钱，炙草钱半。

用法：水煎服。

【审查意见】本方有补气、补血、消炎、止咳之功，但白芥子、苏子、杏仁、枳实、山楂用量太重，宜酌量减轻为妥。（编者按：有感冒性之咳嗽，本方不宜用。）

（10）咳嗽第十方

主治：湿咳嗽。

组成：甘遂二钱，大戟二钱，白芥子三钱，干姜五分。

用法：共为细末，每服二分，白水送下，连服二次即愈矣。

【审查意见】本方有温中、化痰、行水之功，寒嗽有痰者宜之。

（11）立止咳嗽丸

主治：男妇远近虚劳咳嗽，痰壅，气喘，伤风受寒等。

组成：炙麻黄一钱，炒杏仁三钱，老黄皮二钱，川贝母二钱，川夏曲二钱。

用法：炼蜜为丸，每服三钱。

【审查意见】治伤寒感冒咳嗽则宜，若治虚劳则不宜。

（12）咳嗽第十二方

主治：风寒咳嗽

组成：荆芥二钱半，苏子二钱，制杏仁二钱，桂枝尖二钱，麻黄一钱，焦栀二钱，北夏二钱，前胡二钱，防风二钱，槟榔二钱半，枳实二钱半，覆花二钱（另包），甘草钱半，白萝卜一大片。

用法：水煎服。

【审查意见】此方有理气散寒之效。

（13）咳嗽第十三方

主治：有火受风，胸膈结滞咳嗽。

组成：荆芥三钱，陈皮三钱，香附四钱，乌药二钱，枳壳三钱，紫苏三钱，青皮三钱，山楂三钱，连翘四钱，知母三钱，花粉四钱，砂仁三钱，生草二钱。

用法：引加川独活一钱，苍术一钱，水煎服。

【审查意见】本方有祛风、散寒、通郁之功。但温燥品太多，寒症可用。

（14）梅梨杷霜散

主治：久咳嗽。

组成：梨（两重）一个，梅干五个，枇杷叶六枚（去毛，布包）。

用法：水煎服。

【加减法】风寒未散，加荆芥、防风、前胡、苏叶；暑热未消，加黄芩、连翘、霜桑叶、栀子；痰涎，加半夏、苍术、贝母；喘息，加杏仁、麻黄、厚朴。

【审查意见】消炎降逆，顺气生津，镇静有效，治慢性气管之炎较妥。

（15）咳嗽第十五方

主治：咳嗽

用法：芦根一味，配以红、白冰糖为引。

【审查意见】芦根一味，有泻热止呕之效，对于暑热之咳嗽或有效验。

（16）治痰火咳嗽方

主治：痰火咳嗽，吐黄痰。

组成：杏仁五钱（炒黄为止），贝母二钱，白冰糖二两。

用法：将上三味药，共为末，用水冲服，当茶饮之。

【审查意见】此止痰火咳嗽之通行方，可用。

（17）五汁肺丸

主治：咳痰带红，吐咯成块，色紫、色赤。

组成：雄猪肺一具（不落水，去筋膜），藕汁二盏，青甘蔗汁二盏，梨汁一盏，茅根汁一盏，白花百合汁一盏，白莲粉三两，薏仁粉一两五钱，粳米粉一两，川贝一两，白及粉五两，人乳一小碗。

用法：用五汁代水，将猪肺安内，沙罐内煮烂，滤去渣。再将肺之浓汁煎腻如胶，将余药及人乳拌捣为丸，晒。早晚两次，用淡盐汤送四钱。

【审查意见】猪肺治咳血乃近世之脏器疗法，滋液，补肺，清热有效。此宜于肺结核初期症也。

（18）咳嗽第十八方

主治：咳嗽

组成：雪枣一枚（挖去心），川贝母三钱。

用法：饭锅蒸熟，食之。

【审查意见】民间通行方，化痰止嗽有效。

（19）避冬寒咳嗽方

主治：冬寒咳嗽。

组成：鲜姜（去皮）四两，乌梅肉二两，冬虫夏草一两，蛤蚧二对。

用法：以上四宗共捣一处，用火焙干，为细面，蜜丸三钱重。早晚每服一丸，橘红水送下。

【审查意见】为肺气虚寒，预防冬季咳嗽之方，可资应用。

（20）咳嗽方

主治：咳嗽。

组成：粟壳二钱半，良姜一钱，莱菔子钱半，广皮二钱，槟榔钱半，炙麻黄五分。

用法：水煎，空心服。

【审查意见】治嗽咳之通行方，虚弱冒风寒者可用。

（21）咳嗽吐痰方

主治：咳嗽吐痰。

组成：陈皮三钱，麻黄一钱，款冬花三钱。

用法：水煎，温服。

【审查意见】风寒咳嗽当能有效，但麻黄用量太重，宜酌减至五分至二分为宜。

（22）咳嗽痰血方

主治：咳嗽痰血。

组成：陈皮三钱，自夏三钱，川朴三钱，归尾三钱，桑皮三钱，丹皮五钱，赤芍二钱，酒生地五钱，地骨皮三钱，黑芥穗钱半，独活炭钱半，生草一钱。

用法：引加龙胆、草木通各一钱。

【审查意见】本方止咳，镇嗽，祛痰，收敛血管有效。

（23）润肺膏（李善福）

主治：老人气虚咳嗽。

组成：梨儿四两（去皮，研末用汁），生姜一两（研末用汁），冰糖五钱，白蜂蜜八两，白萝卜三大片（研末用汁）。

用法：梨汁、姜汁、萝卜汁三汁合一处。共用新砂锅熬汁，以水不多为度，发成糊。加冰糖，再将药七味煎汁半茶盅，再一处熬之成膏。其七味药，即七爪红三钱，川贝母二钱半，制杏仁二钱半，枇杷叶二钱，祁粟壳二钱，紫苏二钱，枣儿槟榔三钱半，共合熬成膏。每日早晚服一酒盅，白水送服。

【审查意见】此方止嗽化痰确效。不凉不热，诚老人气虚圣方。

（24）食痰咳嗽方

主治：食痰咳嗽

组成：广皮二钱，半夏曲二钱，糖瓜蒌二钱半，前胡二钱，覆花二钱（另包），槟榔二钱半，焦三仙五钱，玉竹钱半，枳实片二钱，制杏仁二钱（研），紫苏二钱，桑白皮二钱，生草钱半。

用法：炒干姜为引。

【审查意见】消食，祛痰，镇咳有效，实症可用。

7. 哮喘

（1）哮喘第一方

主治：气逆作喘，消化不良。

组成：大熟地三钱，五味子一钱，山萸肉三钱，生赭石三钱，灵磁石三钱，台党参五钱，川牛膝二钱，陈皮钱半，土沉香五分，焦三仙五钱。

用法：水煎服，可连服二剂，即效，三剂痊愈。

【审查意见】此方有镇逆止喘、顺气消食之功。

（2）哮喘第二方

主治：喘症。

组成：苏子二钱，麻黄五分，款冬、桑白皮、半夏各三钱，杏仁钱半，甘草钱半，白果二十一枚（炒）。

用法：水煎，徐徐服。

【审查意见】此通行治喘方，有表证者可用。

（3）哮喘第三方

主治：痰涎甚多，胸满气喘。

组成：苏子二钱，蒌皮三钱，法半夏二钱，川、浙贝各二钱，白芥子一钱，白附子五分，甜葶苈三钱，陈皮钱半，全当归三钱，大枣二个。

用法：水煎，温服。

【审查意见】此方消痰，顺气，定喘，可资应用。

（4）哮喘第四方

主治：哮喘气短。

组成：枭鸟一个。

用法：焙干为细末，黄酒冲服三钱，服完必愈。

【审查意见】按：枭鸟对于哮喘气短是否有效，尚待研究。

（5）哮喘应灵膏

主治：痰嗽，气喘，哮吼。

组成：当归三钱，白芷四钱，连翘四钱，川乌三钱，草乌三钱，木鳖子四钱，白及三钱，官桂四钱，云苓三钱，赤芍四钱，白薇四钱，牙皂二钱半，乌药三钱，桑枝、枣枝、桃枝、柳枝、槐枝各二钱半。

用法：用麻油一斤半，浸药一宿，熬焦去渣。入飞黄丹半斤，急以槐柳枝搅至滴水成珠，下乳香、没药各二钱，收膏，摊贴于肺俞、风门等穴，日久其病可以除根。

【审查意见】有镇咳、止嗽、定喘、顺气之功用。

（6）哮喘第六方

主治：老幼气喘，痰声辘辘，日夜不息。

组成：夜蝙蝠一个。

用法：将蝙蝠用铁丝钩其翼，吊在火烟筒内，到白天将头取出，研细。每日早晚，大人服六分，小孩服三分，老年者服八分，用童便为引。

【审查意见】蝙蝠治喘，是否确效，尚待试验。但有谓能断产，久服亦能致人死者，用时注意。

（7）哮喘第七方

主治：哮喘。

组成：羊肺一具，代赭石末五钱，旋覆花末五钱，麻黄二钱，杏仁三钱，五味子三钱，落水沉香三钱半，胆南星五钱，姜汁炒半夏五钱。

用法：先将各药研末，和匀，然后将羊肺割开七个窟窿，把药末填满各窟窿，用麦面包好，加火煨干，研末，收贮备用。每早晚空心服，每服三钱，以姜或黄酒汤送下，一料服完即愈，轻者半料。

【审查意见】定喘镇逆，补肺顺气。胸部迫闷，发喘者可用。

（8）哮喘神效散

主治：哮喘。

组成：海螵蛸一两（焙），桑白皮五钱，红砂糖一两五钱。

用法：研末和匀，每服五钱，小儿减半。空心服，白水下。

【审查意见】清肺敛气，虚症可用。

（四）消化器病

1. 消化不良

（1）宽胸开膈丸

主治：老少胸膈不利，胃口不开，食不运化等症。

组成：焦东山楂二两，炒神曲一两，炒麦芽一两，槟榔一两，炒枳实一两，九蒸熟川大黄五钱，屈臣氏花塔饼三个，云苓一两，二丑钱半（炒），白桔梗一两，大甘草五钱，炒莱菔子五钱。

用法：共为细末，炼蜜为丸，每丸重二钱，早晚空心，开水送下。大人只服二丸，十岁上下只服一丸，五岁上下只服半丸，一二岁不可服。

【审查意见】食积停滞，消化不良者可用。

（2）消化不良第二方

主治：夏郁气滞，不思食，身体日渐瘦。

组成：香附四钱，苍术二钱，栀子二钱，神曲二钱，川郁金三钱，石菖蒲三钱。

用法：水煎服。

【审查意见】六郁汤加减，有行气健胃之功，可用。

（3）消化不良第三方

主治：寒结于胸，饮食不化。

用法：巴豆、飞面各等分，同捣烂为饼。掩胸口，贴肉衬薄纸一层（防巴豆油近肉起泡）。

【审查意见】此与西医用芥子泥之功用相同，有效。

（4）消化不良第四方

主治：脾胃虚弱、不能消化症。

组成：紫苏钱半，鸡内金二钱，土炒陈皮二钱，土炒苍术钱半，薏米一钱，胡黄连八分，焦山楂二钱，炒谷芽二钱，炒神曲钱半，焦麦芽二钱。

用法：以上各等分，丸、散、汤服均可。

【审查意见】有健脾、燥湿、消导之功。

（5）消化不良第五方

主治：脾胃虚弱，食欲不振。

组成：炒扁豆一两，白术一两，台参五钱，白茯苓一两，甘草五钱，莲子一两，桔梗一两，薏米一两，山药一两，砂仁五钱。

用法：共为细末，每服三钱（大人量），白糖水送下。若小儿用时，以白麦面八斤半蒸饼，焙干食之，每日勿过二两为度。

【审查意见】此系健胃平剂，适合主治之病，须持续服之，自能奏效。

（6）消化不良第六方

主治：脾胃无力，盐酸过多，及消化不良症；脉象虚散，腹中有块，胸中似有虫行，异常烦躁，不思饮食，呃逆喜食冷，食后觉舒。

组成：川朴花钱半，玫瑰花钱半，生谷芽二钱，生麦芽二钱，于术三钱，陈皮炭三钱，生内金三钱，半夏曲三钱，霞天曲三钱，杏仁二钱，佩兰叶三钱，干薤白二钱，姜竹茹二钱，旋覆花钱半，代赭石二钱，丹参三钱（蜜炒），大砂仁一钱。

用法：水煎，空心服。

【审查意见】此方有中和胃酸及助胃蠕动之功，可用。

（7）加味平胃散

主治：胃中不舒，消化不良。

组成：梅苍术三钱，川朴根钱半，广皮钱半，粉草一钱，焦山楂三钱，白蔻仁一钱，炒芸曲二钱，炒枳实三钱，生姜三片。

【审查意见】此方有祛湿、消食、散寒之功，可用。

（8）加味建中汤

主治：脾胃虚寒，色黄声细，脉微弱无力。

组成：桂枝尖二钱，生白芍三钱，粉草钱半，生芪三钱，白蔻仁一钱，干姜二钱，焦山楂三钱，饴糖三钱。

【审查意见】此系古方加减，有健脾温胃之功，虚寒症可用。

（9）健胃清热汤

组成：台参、焦术、云苓、炙草、神曲、麦芽、山楂、厚朴、陈皮。

用法：上药水三碗，煎一碗温服，用量随症制宜。

【审查意见】此方有益气、健胃、消导之功，应用于虚症之消化不良者有效，但少清热药，宜酌量加之为宜。

2. 呕吐

（1）呕吐第一方

主治：呕吐。

组成：小麻子一把（炒焦），玉麦一把（炒焦），干蒸馍一块。

用法：火焙干，共捣碎，研粗末，开水冲服。

【审查意见】此系民间验方，轻度呕吐，不发热者可用。

（2）呕吐第二方

主治：呕吐、吞酸、反胃、干呕、胸满上逆以及妊妇恶阻等症。

组成：黄连四分，紫苏叶三分，灶心土三分，生姜二钱，生赭石三钱。

用法：先将黄连、苏叶、赭石研细末，再取灶心土、生姜煎汤调药末，频频服之。忌食甜味、油腻之物。

【审查意见】镇呕专剂，可用。

（3）温化汤

主治：胃寒食谷欲呕，以及头痛如破者。

组成：盐炒吴茱萸二钱半，人参钱半，大枣五个（去核），生姜五钱。

用法：上药以水三碗，煎一碗温服。

【审查意见】此方利用辛热化寒，甘温润燥，麻烈复能麻醉神经，制止疼痛，对于寒厥、呕吐、头痛剧烈者，可资应用。

（4）呕吐第四方

主治：房劳过度以致阳虚，暮食朝吐之症。

组成：鹿茸一钱，附子三钱，干姜三钱，云故纸二钱，枸杞子三钱，油桂楠钱半，高丽参三钱，炒于术三钱，茯苓三钱，炙草钱半，白蔻仁二钱，母丁香二钱，油朴根钱半，广皮二钱，蜜半夏三钱，鲜姜三片。

用法：大枣三枚（去核）为引。三剂则轻，六剂好，九剂则愈。忌生冷、房事一年余。

【审查意见】阴寒症可用。

（5）呕吐第五方

主治：久食生冷，朝食暮吐。

组成：附子三钱，干姜二钱，蔻仁二钱半，炒于术三钱，茯苓三钱，半夏三钱，广皮钱半，紫油朴钱半，炒故纸二钱半，公丁香二钱半，炙草钱半，广木香一钱，土沉香五分，生姜三片，大枣三枚（去核）。

用法：水煎服。三剂轻，六剂则好，九剂痊愈。

【审查意见】此方有温中散寒之功，虚寒症可用。

（6）平逆散

主治：肝郁、胃逆、时欲呕吐、食少痰多。

组成：白玉兰一两，姜制半夏三两，沉香三两，文蛤三两，紫玫瑰一两，酒制大黄三钱，二贤散一两。

用法：上药碾细末如霜，沉香烘，生刮、生研，白玉兰、紫玫瑰均须生研；其不可研时，略烘脆。每服一钱八分（旧戥），卧时淡姜汤送下。

按：二贤散系用橘红一斤，甘草、青盐花各四两，水五碗煎干，焙研为末。

【审查意见】降气，解郁，化痰可用。

（7）呕吐第七方

主治：食入反出。

组成：川贝母钱半，沙参三钱，丹参二钱，郁金五分，干荷蒂五个，砂仁壳四分，杵头糠三钱，云茯苓钱半，菖蒲四分。

用法：水煎服。

【审查意见】清热疏滞，可资应用。

3. 噎症

（1）五噎翻胃汤

主治：食而不下，下则吐出。

组成：广藿香二钱，醋炒香附二钱，醋杭芍三钱，茄南香二钱，野生芪二钱，西洋参二钱半，炙草二钱，车前子二钱，建泽泻二钱。

用法：水煎，连服二剂后，去茄楠香，加盔沉香三钱，重加醋香附一钱，醋杭芍一钱，又连服二剂即愈。

【审查意见】气虚呕吐，此方有效，治噎膈恐无济于事。

（2）噎症第二方

主治：噎症初得。

治法：每天早晨用炒黑豆一撮，研末，开水送下，对月即愈。

【审查意见】按黑豆有滋养及解毒之功，噎症用之，是否确效，尚待研究。

（3）噎症第三方

主治：一切噎症，气不降，食不下等症。

组成：京三棱、莪术、枳实、枳壳、陈皮、青皮、川军、槟榔各二钱。

用法：以上八味，共为细面，每次用药面三钱，以砂锅将陈醋滚起，略少捏白面成丸，醋引送下，惟饭后服药方为宜。丸药如不能下咽，可研药为面三钱，用陈醋滚起，缓缓饮之。势必大便次数增加，愈多愈好。禁忌烟、酒半月，凡发物须忌。白天如身体过弱者，减服一钱，慎之慎之。

【审查意见】此方有破气、通便、消滞之功，实症可用。

（4）噎症第四方

主治：噎膈。

组成：焦术二钱，炒青皮钱半，莪术（醋炒）二钱，白蔻仁钱半，制桃仁二钱，茯苓二钱，桂心钱半，茄楠沉一钱，荜澄茄钱半，红豆蔻三钱，半夏曲二钱，糠皮一钱。

用法：水煎服。若年龄过四十岁者，可加台党参二钱，炒杏仁钱半。

【审查意见】有降逆、行气之功，实症可用，虚症不宜。

（5）噎症第五方

主治：噎膈。

组成：落水沉香钱半，青黛钱半，白硼砂二钱，儿茶三钱，真麝香六厘。

用法：将前药共为细末，收贮听用。早晚空心服，每服二钱，以白薇、葡萄汁送下，服一料或二料即愈。

【审查意见】本方有消炎、沉降作用，治噎膈初起，食之不下，可资试用。

（6）噎症第六方

主治：专治因酒兼气所致之噎食症。

组成：葛花三钱，真九地一两，制山萸三钱，炒山药二钱，油朴根一钱，炒枳壳三钱，丹皮三钱，茯苓三钱，泽泻二钱，土沉香一钱，寸冬三钱，生白芍五钱，青皮钱半，粉草钱半。

用法：水煎，空心服。一剂见轻，二剂即愈。

【审查意见】按：噎膈为最难治之症，方书之方多不见效，共言有效者，殆邪热上郁，食道偶尔肿胀；或胃气上逆、碍食难下；此非噎症。故本方治因酒兼气上逆，胃中停滞，消化不良者，尚可应用。

（7）气噎神效汤

主治：因气忧思以致噎食之症。

组成：柴胡钱半，生白芍五钱，真九地一两，制山萸三钱，茯苓三钱，丹皮三钱，泽泻二钱，炒枳壳三钱，青皮二钱，土沉香钱半，玄参五钱，油朴根一钱，苏根钱半，粉草钱半。

用法：水煎，空心服。二剂轻，四剂、六剂痊愈。

【审查意见】噎膈症即近来之食道癌及胃癌，中西医学向无善法。此方所以治噎症有效者，即因气逆上冲，食道偶尔肿胀，碍食难下，非癌症之噎膈，亦可一概治愈也。

（8）噎症第八方

主治：噎症反胃

组成：猪肚一个，蛤蟆二个。

用法：焙干，共研细末，黄酒送下。每服二钱，空心服完，必愈。

【审查意见】本方是否有效，姑存待试。惟胃寒噎症，可备应用。

4. 呃逆

（1）呃逆一笑散

主治：呃逆。

组成：姜制半夏二钱，姜朴五分，杏仁泥钱半，砂仁与枳壳同炒（用布包）二钱，赭石（用桂枝末五分同炒，用布包）二钱，柿蒂七个。

用法：水煎服，连服三四剂而愈，空心服。

【审查意见】本方有理气镇逆之效，可用。

（2）呃逆第二方

主治：呃逆，胃脘不舒。

组成：炒萸连一钱半，砂仁二钱（同炒，用布包），代赭石二钱半，桂枝末三分（同炒，用布包），旋覆花二钱半，桂枝末三分（同炒，用布包），姜朴一钱，枳壳二钱，采芸曲三钱，白茯苓三钱，醋制香附二钱，柿蒂七个（炒焦），半夏三钱，佩兰叶二钱，藿香根二钱，茄南沉香八分。

用法：上药煎好，加竹沥、姜汁些许，搅匀，连服四五剂即愈。

【审查意见】有镇逆、下气、解郁、祛湿之功效，可备应用。

（3）呃逆第三方

主治：伤寒呃逆与痢症呃逆。

组成：木炭五钱（为细末），柿蒂三钱。

用法：煎汤送下，食后服。

【审查意见】木炭有吸着毒质之作用，柿蒂为降逆止呃之专药，合治伤寒（肠实扶斯）痢疾之呃逆，甚为合理，可资取用。

（4）呃逆第四方

主治：呃逆。

组成：川黄连二钱，竹茹三钱，砂仁钱半，沉香五分，半夏三钱，枳壳二钱，苏子一钱，广陈皮二钱，白茯苓三钱，柿蒂七个（炒黑）。

用法：上药煎好时，加竹沥膏一瓶，姜汁一匙。

【审查意见】此方有行气、降逆、止呃之效，可用。

5. 胃火

（1）胃火第一方

主治：津亏、液乏，口干发渴，胃有虚火。

组成：盐梅肉二两，麦冬（去心）五钱，沙参五钱，柿霜一两，白糖霜一两，西洋参五钱。

用法：研末，同梅肉、柿霜、白糖共捣为丸，如绿豆大，含口中，生津止渴，极妙。

【审查意见】此方有生津、止渴、滋液、降火之效，可用。

（2）胃火第二方

主治：气血两虚、胃火炽盛、唇干、口渴、发热、便赤。

组成：淡竹叶三钱，生地黄二钱，生黄芪二钱，麦冬二钱，当归二钱，白芍钱半，黄芩钱半，芦根三钱，沙参二钱，石膏二钱，西洋参一钱，花粉三钱。

用法：水煎，饭前服。

【审查意见】滋阴，降火，止渴，利尿有效。

6. 胃痛

（1）肝胃二气丹

主治：肝逆犯胃，脘胁作痛，呕吐酸水，食不得入，留膈湿郁。

组成：醋煅赭石八两，煅石决明八两，煅瓦楞子八两，路路通八两，旋覆花四两（泡），新绛二两，乌药二两，青葱管一把（以上八味，煎浓汁听用）。（前药）

淡附子一两，吴萸一两，玄胡索一两，五灵脂一两，蒲公英一两，佛手柑一两，当归二两，制香附一两五钱，炙草五钱，沉香一两五钱，公丁香一两，木香一两五钱，砂仁一两五钱，川连一两五钱，麝香五分。（后药）

用法：以上各味各取净末，照方法制。将后药为末，和匀，以前药汁搅入，量加曲，糊为丸，每丸重一钱五分，阴干，辰砂为衣，白醋封固。每服一丸，重者二丸。

【审查意见】平肝，和胃，宣络，行气可用。

（2）胃痛第二方

主治：胃气痛。

组成：猪胆汁一个，香附子三钱。

用法：香附以胆汁炒，研细末，以蜜为丸，分三次，食前开水服。

【审查意见】有镇静胃神经之功用，可备应用。

（3）胃痛第三方

主治：胃气痛。

组成：延胡索一钱五分，草果仁一钱，高良姜一钱五分，炒白芍二钱。

用法：上药煎汤服下，二三次自愈。

【审查意见】有破气、镇痛之功用，惟良姜用量太重，宜减去三分之二方妥。

（4）丁氏定痛丸

主治：神经性胃痛（俗名肝胃气痛），胸闷脘痛，食入作胀，女子月经不调，甚则四肢厥冷，呕吐清水，痛甚而厥。

组成：制香附三钱，乳香、没药各六钱，血竭一钱，烟膏三钱。

用法：各研粉末，以红枣肉捣糊，调药为丸，如绿豆大，朱砂为衣。每服五粒，以鲜佛手一张，泡汁送下。

【审查意见】此方所用药品均为镇静神经之良品，与西医吗啡针之功用仿佛。因本方有烟膏故也，服后定可止痛，但不可久服；仍须以其他流动食品，缓缓保养之，如此既久，方可除根矣。

（5）胃痛第五方

主治：胃气痛。

组成：延胡索二钱，杭芍二钱，炒萸、连各一钱，香附子二钱，乌药二钱，草果仁一钱，良姜一钱。

用法：水煎，连服三剂即愈。

【审查意见】此方有调气、散寒、祛湿之功，可备应用。

（6）胃痛第六方

主治：胃脘痛之有宿食积滞者。

组成：陈香橼四钱，文蛤一两半（煅），川郁金二钱，白玉兰三钱，沉香二钱，紫玫瑰四钱，槟榔二钱半，白芍三钱。

用法：研末如霜，每服一钱，姜汤下。

【审查意见】由消化不良以致胃脘闷痛者，此方有行气运食之功，可用。

（7）止痛丸

主治：胃脘痛有因虫蛀、血瘀者。

组成：茅苍术二两（蒸），干姜一两（泡），蒌仁一两，乌梅二两（炒），制半夏二两，木香五钱，杏仁一两，丁香三钱，五灵脂一两，乳香五钱（炙），甘草五钱，小青皮五钱。

用法：上药研末，干姜泡研，生甘草生研，炼蜜为丸，每丸重一钱，辰砂为衣。每用一丸，淡姜汤下。

【审查意见】有行气、开郁、和胃、健脾、杀虫之功，可用。

（8）胃痛第八方

主治：胸膈不利、胃痛。

组成：辽参钱半，白术三钱，云苓二钱，香附三钱，广砂仁八分，苍术二钱，川厚朴二钱，广皮钱半，白蔻仁五分，木香钱半，炙草钱半。

用法：姜枣煎服。

【审查意见】此方有利膈、健胃、祛湿、顺气之效，脾虚气弱者可用。

（9）芍药甘草官桂汤

主治：心痛。

组成：芍药三钱（酒炒），甘草二钱，官桂一钱。

用法：水一盅，煎半盅，空心温服。

【审查意见】胃寒作痛，虚症可用。

（10）胃痛第十方

主治：九种心疼。

组成：五灵脂三钱，酒大黄一钱，真沉香五分，干姜一钱，碎砂仁一钱，桃仁泥三钱，赤芍二钱，炙草一钱。

用法：煎服，饭前服之。

【审查意见】此方行气活血，调胃通下，镇痛有效，实症者宜之。

（11）胃痛第十一方

主治：寒气攻心，卒疼难忍，或瘀血刺痛。

组成：沉香、干姜、良姜、桂心各五钱，五灵脂、香附、白蔻、乌药各六钱，玄胡索、甘草各五钱。

用法：蜜丸弹子大，每服一丸，姜汤或白水送下。

【审查意见】沉香、砂仁调中行气；干姜、良姜、白蔻开胃消食；桂心、玄胡索活血顺气。故对于胃酸过多，吞酸嘈杂，胃痛宜之。

（12）胃痛第十二方

主治：心头痛欲死。

组成：良姜、厚朴（姜汁炒）、灵脂、香附子各等分。

用法：上为末，每服一钱，醋汤下。

【审查意见】素有胃病之人，寒气上冲，贲门刺痛者可用。

（13）胃痛第十三方

主治：男女心口疼痛。

组成：大黄、巴豆霜、蓖麻仁各等分。

用法：为末，蜜丸如黄豆大，每服二三丸，白水送下。

【审查意见】本方治肠胃积聚疼痛者宜用，但虚弱者忌服。

7. 胁痛

（1）胁痛第一方

主治：胸胁气痛。

组成：瓜蒌三钱，薤白钱半，当归三钱，乌药二钱，苏木钱半。

用法：白酒少许为引，水煎，空心服。

【审查意见】此方有活血、行气之功，可用。

8. 吐血

（1）吐血第一方

主治：男女吐血，衄血。

组成：怀生地一两，自归五钱，汉三七三钱（研为细面）。

用法：先将前二味药煎好，每日早晚冲服三七面一次，禁忌辛辣、烧酒、猪肉等物。

【审查意见】此方补血，凉血，止血，对于血热妄行有效。

（2）吐血第二方

主治：吐血。

组成：藕节二两，茅根五钱，黄芩炭二钱。

用法：食后服，忌生冷。

【审查意见】胃热吐血，此方可用。

（3）吐血第三方

主治：吐血。

组成：犀角二钱，生地三钱，丹皮二钱，赤芍一钱，栀子二钱，泽泻钱半，槐花二钱，枳壳一钱。

用法：水煎服。

【审查意见】此方治血分积热，或郁怒气逆之吐血，色带暗紫鲜红者，宜之。盖以犀角、生地凉血清热；丹皮、栀子、槐花清热止血；赤芍、泽泻、枳壳利便活血，为治吐血之良方。

（4）三黑神效饮

主治：吐血。

组成：炒黑丹皮钱半，焦栀仁七分，炒黑蒲黄钱半，酒生地一钱，川贝母一钱。

用法：鲜藕汁、童便煎服二剂。

【审查意见】清凉解热，收缩血管有效。

（5）吐血第五方

主治：满口吐血。

组成：真犀角钱半，酒生地三钱半，酒川连二钱半，黄芩三钱，川大黄三钱，柴胡三钱，川黄柏二钱半，天门冬钱半，川牛膝二钱，宣木瓜二钱。

用法：水煎服。

【审查意见】有凉血、止血之功，实热证可用。

（6）吐血第六方

主治：吐血。

组成：姜半夏三钱，白芍三钱，五味子五粒，丹皮二钱，洋参一钱，寸冬三钱，白茅根三钱，茯神三钱，白术二钱，牡蛎一钱，炮姜五分，甘草钱半。

用法：水煎服。

【审查意见】此方乃收敛补气、凉血健胃、祛痰之剂，吐血症兼消化不良者可用。

（7）吐血第七方

主治：吐血。

治法：急用白矾水调白及面冲服，当可止住。善后当用妥善药剂调理为要。

【审查意见】有收敛血管、凝集血液之功。惟白矾内服，最易害胃，消化不良者，尚须慎用。

（8）吐血第八方

主治：吐血，唾血，便血，溺血，牙疳血。

组成：大石柱参三钱，辽沙参二钱半，生地炭二钱半，蒸馍（烧焦）二钱。

用法：吐血、唾血，夏天，加麦冬二钱，水煎，食后凉服；秋、冬、春季，去麦冬，连服三四剂即愈。便血，用大黄二钱为引，空心凉服一二剂可愈。溺血，用辰砂一分，台乌药一钱，空心服，四五剂可愈。牙疳出血，用羚羊丝三分为引，食后凉服。

【审查意见】石柱参、沙参补气生津；生地炭、蒸馍炭凉血止血；加麦冬以解热化痰；大黄以清肠火；辰砂、乌药以顺气清热；羚羊以凉血。此亦治血之通行方，可备应用。

（9）吐血第九方

主治：吐血。

组成：汉三七、藕节（炒）各等分。

用法：共研末，蜜为丸，如桐子大，每服二钱，日二次。

【审查意见】止血，凉血，清热有效。

（10）鸭血饮

主治：吐血。

组成：白毛鲜鸭血一杯。

用法：以沸热黄酒冲之，频频搅匀，加食盐少许，俟温饮之。数服即奏效。

【审查意见】按：鸭血有止血、清热并补助血液之效；更用黄酒以活血；食盐以止血。故治吐血亦属良剂。

（11）止血丹

主治：吐血冲逆不已者。

组成：黑驴皮胶（蛤粉炒）二两，百草霜一两，白及（炒炭）四两，炙甘草六钱，桑白皮一两（炙），血余炭六钱，侧柏炭一两，三七参一两，蒲黄一两（蜜炙），川大黄一两，紫丹参一两，艾绒六钱（陈九年者）。

用法：上药研细晒贮，每服二钱，童便调服。或茅根煎汤送，或加琼玉膏同服。

【审查意见】此乃止血专剂，吐血症可用。

（12）吐血第十二方

主治：非外伤性出血与外伤性出血。

①组成：白茅根一钱，藕节二节，侧柏叶一钱，发灰一撮，棕炭一钱，生地钱半，大黄钱半，槐花炭一钱，童便三盅。

用法：水煎服。若出血时属热者，其血必鲜红而势奔迫，口渴，舌苔绛、或燥黄，大便燥闭，脉洪数滑大，如鼻膜、齿龈、喉头、胃部等出血，宜服此方以清凉剂止之。

②组成：伏龙肝一钱，乌贼骨炭一钱，别直参一钱。

用法：水煎服。若素体虚羸患失血，其血必不甚红，其行濡濡，面白，头晕，目花，舌苔白，不渴则宜用此方以温涩剂止之。

以上二方用于非外伤性出血。

③组成：桂圆核（炒）。

用法：研末极细，涂于伤口。

④组成：朱砂一钱二分，麝香一分二厘，冰片一分二厘，乳香一钱三分，没药钱半，血竭二钱，儿茶一钱四分，红花钱半。

用法：共研细末，若伤重者，每服二钱，轻者七厘。以温水或温酒冲服。

上二方则专用于外伤性出血。

【审查意见】一方有凉血、止血之效，对于内伤出血属热证者宜之。二方温涩之剂，内伤出血、体质虚弱者宜之。三方对于外伤破口敷之，有止血之效。四方有活血逐瘀之效，外伤出血初得者宜之。

（13）吐血第十三方

主治：男女吐血不止。

组成：西洋参二钱，三七参二钱，阿胶二钱，白术二钱，白芍三钱，当归三钱，地榆炭二钱，炒芥穗三钱，生地炭三钱，焦黄芩二钱，丹皮二钱，吴萸三分，甘草一钱，百草霜一钱。

用法：水三茶碗，煎成一茶碗，空心服。

【审查意见】本方有清热活血、收缩血管、凝集血液之功，用以止血，奏效必捷。

9. 腹痛

（1）开胸养元丸

主治：食积腹痛。

组成：橘红皮二两，制半夏一两，云茯苓四两，白洋参三两，泡扁豆二两，炒神曲二两，海沉香二两，炒麦芽二两五钱，白建莲二两，白蔻仁三两，山楂片一斤，炒薏仁四两，炙甘草一两，软大米六两，炒山药二两。

用法：上为细末，炼蜜为丸，每丸重二钱。每服一丸，姜汤下。

【审查意见】健胃消积专剂，有效。

（2）腹痛第二方

主治：腹疼。

组成：吴茱萸三钱，广木香八分，杭白芍四钱，西小茴三钱。

用法：水煎服。

【审查意见】寒气凝滞之腹疼可用。

（3）腹痛第三方

主治：腹疼，鼻血，数日绝食。

组成：丹参四钱，白檀香一钱，砂仁一钱，玄胡索一钱，川楝子二钱，白芍二钱，莪术一钱，祁艾一钱，白头翁二钱，秦皮二钱，黄连一钱，黄柏一钱。

用法：水煎服。

【审查意见】有调气疏滞、活血凉血之效，可用。

（4）定痛膏

主治：腹痛。不论长幼肚腹疼痛，喜按恶寒。或素有寒气，或感伤水泻，脉象有时呈迟象，或如常者。

组成：白胡椒一钱，肉桂一钱，麝香一分，香附一钱。

用法：上药各另研，每用少许，置脐内，外以膏药封之，封好再以热物熨之，或卧于热炕亦可。移时若转矢气者，知有效也。如系拒按、面赤、便实、卧不安者，忌。

【审查意见】有散寒、止痛、透窍之效，可用。

（5）腹痛第五方

主治：阴证腹痛。

治法：内服行军散二分，外用艾绒裹麝香灸脐中。

【审查意见】有行气散寒之效。

（6）腹痛第六方

主治：腹痛

组成：焦术、芍药。

用法：水煎服。（或用厚朴亦佳。）

【审查意见】此方有健胃及缓解疼痛之作用，可备应用。

（7）腹痛第七方

主治：心腹诸痛，服药不效者（一剂如神），胁痛里急者，兼治妇人产后腹中疼痛等症。

组成：当归七钱半，生姜一两二钱，羊肉四两。

用法：水煎服。

加减法：寒多，加生姜五钱；痛甚而呕者，加青皮五钱，焦术二钱半。

【审查意见】此《金匮》原方，补血，活血，温中散寒，羊肉又能兼补形气，应用于虚寒心腹疼痛者有效。

（8）腹痛第八方

主治：心胃脘疼及腹痛喜按者。

组成：黄芪一两，当归三钱，肉桂钱半。

用法：水煎服。

【审查意见】按：腹痛喜按，属虚寒者为多。该方补益气血，温散寒邪，当属可用。

（9）腹痛第九方

主治：右胁痛，胀满不食及腹痛等症。

组成：片姜黄、枳壳、桂心各三钱，炙草二钱。

用法：姜汤下。

【审查意见】此方有温中化滞之功，应用于寒气凝滞、气体充满者，有效。若加以陈皮炭、干姜炭等吸收气体之品，功效更捷。

（10）腹痛第十方

主治：心口痛及腹痛等症。

组成：百合一两，乌药三钱。

用法：水煎服。

【审查意见】润燥舒气虚证有效。

（11）腹痛第十一方

主治：心胸痛并妇人瘀血疼。

组成：赤丹参一两，白檀香钱半，砂仁钱半。

用法：水煎服。

【审查意见】此方有理血、行瘀、散寒之功，可备应用。

（12）腹痛第十二方

主治：火滞心胃疼。

组成：白芍一两，当归三钱，栀子三钱（炒），广皮一钱，甘草八分，槟榔钱半。

用法：上药水煎服。

【审查意见】此方有清热、滋液、消化食滞之功，应用于停滞宿食、胃火作痛者，尚能有效，可备用。

（13）腹痛第十三方

主治：寒滞肚腹疼痛。

组成：当归一两，焦术三钱，苍术三钱，肉桂二钱，良姜二钱，豆腐钱半。

用法：上药水煎服。

【审查意见】此方补血，健胃，燥湿，温中散寒，对症可用。

（14）化寒止痛汤

主治：肚腹寒滞疼痛。

组成：良姜二两，吴茱萸四两，胡椒一两。

用法：共研细末，每服二钱，酒冲下。

【审查意见】此方功专温中散寒，适于暂时腹中寒滞疼痛之用。若系慢性者，仍须详细消息病情，酌量增损，或另予以对症药剂，方可。

10. 脐痛

（1）狗皮暖脐膏

主治：受寒脐痛。

组成：乳香、木鳖子各五钱，桃仁四十九粒，杏仁四十九粒，柳枝四十九寸，没药五钱。

用法：用香油七两，先将桃仁、柳枝、木鳖子、杏仁、没药入油内煎焦，去渣，下黄丹三两熬膏，用柳枝不住手搅，以滴水成珠为度；后下乳香，加麝香一分和匀。每狗皮一块，敷膏五钱贴患处，病轻者一张，病重者二张，即愈。

【审查意见】此方功专镇痛行瘀，对于郁血性之脐痛可用。若用于原方主治病症，似少散寒温暖之药，宜酌量加入方妥。

（2）脐痛第二方

主治：脐上下左右痛。

组成：当归三钱，川芎三钱，白芍三钱，五灵脂二钱，玄胡索二钱，广木香二钱，青皮二钱，柴胡二钱，桂枝二钱，炙草钱半。

用法：水煎，温服，两剂即愈。

【审查意见】此方对于妇人寒滞经闭腹痛，有活血通经、行瘀散寒之效。

11. 泄泻

（1）泄泻第一方

主治：腹寒水泻。

组成：焦白术一两，车前子三钱（布包），炮姜钱半。

用法：水煎，温服。

【审查意见】有健脾利水之效，腹寒水泻，用之尚无不可。

（2）泄泻第二方

主治：五更泻。

组成：椿根皮。

用法：阳证用阴面，阴证用阳面，空心服五六钱。

【审查意见】此方治肠神经收缩力减弱及括约肌弛缓，有涩肠燥湿及助肠神经蠕动之功效，可用。

（3）伏龙肝汤

主治：鹜溏如水泄泻症。

组成：伏龙肝一两，久泻可加山药、野术各一两。

用法：水煎，温服，轻病一二服即愈；重症及久病，以多服为妙。

【审查意见】伏龙肝有收敛涩肠之效；山药、野术有助脾固肠之功。故于慢性肠炎、内无停滞者，可用。

（4）泄泻第四方

主治：阴证腹痛如绞，上吐下泻。

组成：台麝香、倭硫黄、上瑶桂各等分。

用法：研末，各用一分，葱白捣烂，置脐上，并以膏药盖定。

【审查意见】腹痛泄泻不发热者，有效。

（5）泄泻第五方

主治：大便稀溏滑泻，日久不痊。

组成：真怀山药一两，土炒于白术五钱，云白茯苓五钱。

用法：研末，过箩备用，每用三钱至五钱，白汤温调服之。

【审查意见】有健脾利水之效，无停滞者可用。

（6）泄泻第六方

主治：水泻。

组成：生杭芍二钱，茯苓三钱，泽泻二钱，生扁豆三钱，滑石三钱，生鸡内金二钱，藿香梗一钱，生甘草一钱，砂仁一钱。

用法：水煎，温服。

【审查意见】此方有利湿、健胃、温化之效，若再加苍术、陈皮，功效更捷。

12. 便秘

（1）便秘第一方

主治：实热证大便秘结。

组成：猪苦胆一个。

用法：用猪苦胆一个，内少加醋，以三寸许竹管，一头接苦胆，一头入肛门，以手捏苦胆将汁送入肛门内，引粪出肠，通热气下，即愈。

【审查意见】此《伤寒论》猪胆导法。大便秘结，因直肠干燥者可用。惟原书云用"大猪胆一枚，泻汁和少许法醋"，此方直接入醋于胆，未言泻汁，似有缺陷，宜补入为是。再以竹管插入肛门，难免刺激黏膜之痛苦，宜预先以香油涂之，管端棱角亦须设法刮剔，或另以其他完善之物代之尤妙。总以避免摩擦刺激为要义耳。

（2）便秘第二方

主治：二便不通，气水结症。

组成：川军三钱，滑石三钱，大皂角二钱。

用法：水煎服。

【审查意见】有通利二便之功，症单纯者可用。

（3）便秘第三方

主治：大便不通。

组成：皂角。

用法：煨成炭，米汤汁送下。

【审查意见】皂角有刺激肠黏膜之作用，对于肠蠕动弛缓之便秘症，当能有效。

（4）便秘第四方

主治：老人便秘或大病之后津枯便秘，生产之后血虚便秘等症。

组成：火麻仁三钱，当归二钱，肉苁蓉二钱，川牛膝五分，黑玄参二钱，郁李仁二钱，陈皮钱半，槟榔三分，白蜜五钱。

用法：煎汤，空心服之。

【审查意见】滋肠，润肠有效，血虚体弱者宜之。

（5）榆白皮散

主治：大小便不通及淋症。

组成：榆白皮末半斤。

用法：用滚水调如糊，煮熟温服。

【审查意见】有利窍、逐湿、除热、去滞之效，惟寒证不宜。

（6）熟地汤

主治：产后大便不通。

组成：熟地一两。

用法：将熟地煎好，一服即通。

【审查意见】熟地有润肠之功，虚弱便结者宜之。

13. 便血

（1）补血逐瘀汤

主治：粪前、粪后大便下血。

组成：大熟地一两，全当归七钱，炒白芍四钱，生地榆三钱，川黄连三钱，生草二钱，粉葛根三钱，柞木枝五钱，黑栀子三钱，真川军（蜜炙）一钱五分，槐花（蜜炙）二钱。

用法：每日一剂，水煎，空心温服。

【审查意见】此方有活血逐瘀、收敛血管之效，可备用。

（2）便血第二方

主治：便血。

组成：焦地榆三钱，焦芥穗钱半，炒蒲黄三钱，焦升麻五分。

用法：煎剂，空心服。

【审查意见】本方有止血升提之力，可用。

（3）便血第三方

主治：肠风下血。

组成：槐花炭五钱，炙芪三钱，旱莲花四钱，陈皮炭三钱，地榆炭二钱，厚朴一钱，当归二钱，乌梅肉三个，白术炭二钱，荆芥炭二钱，防风炭三钱。

用法：水煎服。

【审查意见】此方有清热止血、吸收碳酸瓦斯之效，对于便血症最宜。

（4）便血第四方

主治：大便血。

组成：鸦胆子二两（去皮）。

用法：拣成实者，每服三四十粒，逐渐加多，可加至百十粒，用白糖水送下。（勿服破仁，因味苦难下咽。）

【审查意见】鸦胆子（即苦参子），为热性赤痢之特效药，对本症若系血热所致者，本品有凉血解毒之功，亦能奏效。但不可不审病证，一概施治耳。

（5）便血第五方

主治：大便下血。

组成：升麻炭二钱，槐实炭五钱。

用法：第二服去升麻五分，加槐实炭一钱，水煎服。

【审查意见】此方有升提止血之效，便血症中气下陷者可用。

（6）便血第六方

主治：大便下血。

组成：椿皮、青茶、红花各五钱，生蜂蜜半盅。

用法：水三碗，煎至一碗，温服。

【审查意见】有涩肠、燥湿、清热之功。

（7）止血神效丸

主治：便血。

组成：椿根皮一两，地榆炭五钱，炒槐花五钱，自归尾一两，红花饼二钱，灯心炭五分。

用法：共研细面，水丸如桐子大，椿皮面为衣，临卧时用白水送下三钱。

【审查意见】止血，凉血，活血有效。

（8）便血第八方

主治：肠风下血。

组成：旱莲花一个。

用法：为末，浓煎葱白汤送下，一服立效。

【审查意见】旱莲花有止血及清凉肠管之效，用治肠风下血急如水箭者宜之。

14. 疝气

（1）疝气第一方

主治：疝气睾丸偏肿。

组成：川楝子四钱，青皮三钱，炒枳壳二钱半，黄柏二钱（盐炒），木通二钱，小茴香钱半，甘草一钱。

用法：水煎服。

【审查意见】按疝气之成因甚多，本方概未述明。兹就配伍药物研究之类，皆散寒破气之品，由下寒气滞而来之睾丸肿大者可用。

（2）疝气第二方

主治：疝气。

用法：用雄猪腰子一对，切片，用阴瓦焙干，研为细末。小茴香二钱，炒研细，二味共合一处，每日清早，用黄酒冲服五分。

【审查意见】雄猪腰子治偏坠，乃近代一种脏器疗法，再以茴香炒研，实为补肾脏命门、散寒之良品，可用。

（3）疝气第三方

主治：疝气。

组成：川楝子二钱半，小茴香二钱，附子一钱半，香附米一钱，公丁香二钱，砂仁二钱（研），肉桂二钱（研），吴茱萸二钱半，橘红二钱，三棱一钱半，莪术一钱半，川朴根一钱半，炙甘草钱半，广木香五分（研）。

用法：水煎，空心服，大人照原方，小儿减半。

【审查意见】此方温化行气、消瘀破结之力最大。苟非下元寒滞壅甚而来之疝气病，不可与服也。

（4）疝气第四方

主治：疝气。

组成：川楝子三钱（研），橘核三钱，炒桃仁钱半，制玄胡索二钱，全蝎钱半，炒枳壳二钱，广木香一钱（研），大茴香一钱，焦槟榔二钱，炙甘草钱半。

用法：寒者，黄酒一盅；肾虚者，炒盐一钱；下坠重者，加昆布钱半；下部有火，减茴香，加酒炒黄柏钱半；痛甚者，加没药、乳香各一钱。

【审查意见】此方破瘀，疏滞，利气，散寒，用于气滞瘀结之疝气有效。但全蝎宜删去。

15. 积聚

（1）秘制化滞丸

主治：气块、血块、霍乱、水泄、痢疾及小儿痞疾。

组成：京三棱钱半，蓬莪术钱半，青皮一钱，半夏一钱，巴霜三钱，红花一钱，广木香七钱，公丁香七分，乌梅十个，陈皮一钱，黄连三钱，甘草一钱。

用法：共为细末，面糊为丸，如绿豆大。如气块、血块，用生姜汤下；霍乱水泄，冷开水送下；痢疾，赤痢疾用枳实生白芍汤下，白痢疾用枳壳槟榔当归汤下；小儿痞疾，枳壳汤下。大人每服六丸，小儿每服三四丸。

【审查意见】此方有消坚破结、化滞通便、破瘀、清热之功，实症可用。

（2）仙缘五实丹

主治：男妇小儿郁积杂症，气积，血积，痰积，癖积，食积，男子五积六聚，女子七癥八瘕，一切积聚，坚顽痞块，男妇面黄腹胀，痰喘呕吐，行经腹痛，产后血块。

组成：归尾一两（酒洗），三棱一两（炒），莪术一两（炒），五灵脂一两，广木香一两，干姜五钱（炒），干漆一两（炒，净烟为度），玄胡索一两（炒），青皮一两（酒炒），山楂二两，枳实五钱，枳壳一两，赤芍一两，朴硝四两，红曲四两，槟榔一两。

用法：上共研末。川军四斤，分作四份，每份一斤，放四个瓷盆内。再用海盐一斤熬汁，陈醋三斤，老葱汁三斤，黄酒二斤，每份用各汁浸，在夏季烈日中，晒四十九日，晒干研面，共合并前药末，作水丸，如梧桐子大。大人每服二钱半，小儿五分，清早空心，开水下。

【审查意见】此方调气和血，解郁破积，开胃健脾，通经确有功效，实证可用。

（3）金丝化痞膏

主治：一切癥瘕积块，痞疾。

组成：巴戟一两，大戟一两半，大黄一两半，甘遂二两，芫花二两，千金二两，鸡内金二两，三棱二两，莪术二两，槟榔一两半，秦艽二两，鳖甲二两，穿山甲二两，芜荑一两，胡连一两半，草蔻仁二两，吴萸一两，覆盆子二两，麻油八斤，黄丹三斤，阿魏二两，乳香二钱，没药三钱，肉桂一两六钱，丁香一两，广木香一两二钱，台麝四钱，轻粉钱半。

用法：将诸药入油，浸春五、夏三、秋七、冬十日，如制太乙膏之法。

【审查意见】此方与阿魏化痞膏功用相同，积块病可用。

（4）积聚第四方

主治：日久腹中积聚成块，甚或疼痛。

组成：青石一块。

用法：研细末，每早用青石面五钱，白糖五钱，二种拌匀，开水送下，服后一二月始能见效。

【审查意见】按青石含有碳酸钙，内服有制止胃酸及减少肠分泌之作用，腹中积块由于肠分泌亢进者可用，但每次用量以五分至一钱为度，不可太多。

（5）熨痞纳热方

主治：寒气郁遏及腹内积滞症。

组成：炙茱萸一两，明没药四钱，六神曲半斤，滴乳香四钱，上元桂五钱，广木香五钱，口防风三钱，辽细辛三钱，南红花三钱，川甲珠三钱，荆芥咀三钱，五加皮一两，大葱白半斤，生姜六两。

用法：先将前十二味药研为细末，然后将葱白、生姜另捣如泥，最后把二者混和一处，纳入锅内，加醋炒热，用纱布或最稀粗布缝上两个布袋，将药装入，递换在腹上熨之，熨一二次或三三次即愈。

【审查意见】逐寒消滞，确有功效。

（6）消癥丸

主治：血症痞积。

组成：醋炒香附四两，醋炒玄胡索一两五钱，当归尾二两，川芎一两，红花一两，瓦楞子一两（煅，醋淬七次），海浮石一两。

用法：将药研细，用醋打面，糊为丸，晒极干。每服五十丸，卧前开水服。

【审查意见】和血行血，破气消积有效。

（7）灵胎蒸脐方

主治：内症寒瘀，痞积，一切积聚外症，阴疽，阴寒，冷痛。

组成：丁香三分，木香三分，生半夏三分，南星三分，川乌一钱，肉桂五分，麝香一分，冰片一分，乳香三分，大黄一钱，山甲五分，雄黄二钱，蟾窝三分，归尾一钱，银硝一钱。

组成：研粗末，姜汁、烧酒拌。痛处用干面开水化作一圈，上盖铜片用药放面圈内，上盖铜片、多钻细眼，艾灸铜片上，每日十余次，约三十六日，痞积可消。如有炎疮，俟后以西药凡士林搽之，忌热性发物。

【审查意见】此为徐灵胎治寒积之得意方，确有功效。

（8）消积化滞丸

主治：久积沉痼，痞块癥瘕，瘀血顽痰，经年累月，不拘男妇。

组成：木香、丁香、青皮、陈皮、沉香、南星、半夏、桃仁、赤芍各二钱，三棱五钱（煨），莪术五钱（煨），巴霜一钱。

用法：上药研细末，乌梅五钱，取肉焙干为末，水、醋各半，熬膏调前药，丸如桐子大。每服一丸或二丸以至五丸为度，量病轻重，加减用之。如欲通下，用热汤饮；欲止，用冷水。

【审查意见】此方为消积破滞、行瘀涤痰之峻剂，实证可用。

（9）积聚第九方

主治：阴证，腹痛，积聚。

用法：用斑鸠去毛，将腹内一切去净，煮熟连汤食喝，以病愈停止。

【审查意见】虚寒之症可用。积滞过甚者，须加入莪术、三棱、大黄等消导之品，惟宜少量。

（10）神效化积丸

主治：男女五积六聚。

组成：醋青皮五钱，川木香五钱，香附五钱，玄胡索三钱，五灵脂五钱，焦白术五钱，海沉香三钱，三棱五钱，砂仁三钱，小茴香五钱，赤芍五钱，川军五钱，吴萸五钱，二丑一钱，莱菔子一两，山楂一两，川朴四钱，槟榔五钱，麦芽一两，枳实五钱，上肉桂五钱，桃仁三钱，红花钱半。

用法：共研细末，醋蜜为丸，如桐子大。每服二钱，开水送下。

【审查意见】为消积去滞之良方，惟虚弱之人慎用。

（11）秘制平安丸

主治：积聚癥瘕。

组成：玄胡索五分（制），槟榔五分，莱菔子一钱（炒），广木香五分，姜炭五分，归尾五分，赤芍五分，三棱五分（醋制），莪术五分（醋制），五灵脂五分，吴萸五分，腹皮七分，干漆五分（炒净烟），神曲一钱，大黄二钱（醋制），二丑五分，枳壳五分（炒），枳实一钱（炒），川牛膝五分（醋制），红曲二钱，山楂五分（醋制），玄明粉一钱，硇砂七分五厘。

用法：共研细面，醋、水各半，泛为小丸，如绿豆大。每服一二三钱，量虚实服，日服一次，白水送下。服后使邪从大便出，必有浊物或粘滑物，或白或黑或青黄，色不一，是其验。孕妇忌服。

【审查意见】有消滞化食、活络通便之效，可用。

（12）积聚第十二方

主治：男女一切积块。

组成：三棱、莪术、草果、槟榔、苍术、皂角、沉香、乳香、没药、砂仁、山楂、豆蔻各五钱，大黄六钱，黑丑八钱。

用法：研为末，醋糊丸，如豆大，早晚服二钱五分。

【审查意见】去滞，破气，镇痛，消食，通便有效，实证者可用。

（13）积聚第十三方

主治：食积。

组成：鸡肫皮五钱（炒），炒麦芽三钱，炒谷芽三钱。

用法：研细末，每服二三钱，温水送下。

【审查意见】消导专剂，可用。

（14）积聚第十四方

主治：腹中积聚疼痛。

组成：巴霜一钱，干姜五钱，生大黄五钱，神曲五钱，麦芽五钱，山楂五钱，附子二钱。

用法：共研细末，炼蜜为丸，如梧桐子大。每服三四丸，开水送下。

【审查意见】腹中有寒积者，用本方有消积、通便、散寒之效。

（15）积聚第十五方

主治：腹内停食，消化不良。

组成：山楂二两，炒麦芽二两，炒神曲二两，乌梅肉二两，木瓜五钱，甘草三钱，云苓五钱。

用法：共为细末，炼蜜为丸，重一钱。大人每次服三丸，小儿按年岁，酌量加减服之。

【审查意见】此方有促进消化之功，可备应用。

（16）香朴桃仁散

主治：寒气结聚，腹大坚满，痛不可忍。

组成：木香（戎盐炒）、京三棱（炮）各五钱，厚朴一两，枳实、甘草各三钱，干姜、莪术各二钱，桃仁三钱，红花钱半。

用法：共研末，每服三钱，食前淡姜汤下。

【审查意见】寒结而瘀滞者有效，虚衰者慎用。

16. 臌胀

（1）臌胀第一方

主治：九种臌症。

组成：猪腰七个（男用雄，女用雌），干葛三钱，甘草三钱，甘遂三钱。

用法：上四味，用水煮，待猪腰熟，去药不用，每日吃猪腰一个，七日吃完。

【审查意见】有利水祛湿之功，腹水症用之有效。

（2）消虫汤

主治：虫症。

组成：丁香皮二钱，秦皮二钱，橘皮二钱，陈皮二钱，青皮二钱半，车前五钱，口芪四钱，通草八分，姜皮钱半，木通二钱，粉草八分，二丑二钱，枳壳一钱，腹皮二钱。

用法：引用生姜三片，多年旧草帽五钱，水煎服。

【审查意见】此方消臌逐水，通利二便，对于水臌实证，尚属可用。

（3）臌胀第三方

主治：臌症。

组成：猪肚一个，莲肉十个，天麻子肉二百粒。

用法：将天麻子、莲肉入猪肚内，线缝煮烂，去麻子、莲肉，日食猪肚。

【审查意见】此方用猪肚治臌症，乃一种脏器疗法，加天麻滋阴滑肠，莲子肉补脾涩肠，对于臌症属虚者宜之。

（4）臌胀第四方

主治：气臌。

组成：川军二钱，槟榔钱半，川厚朴钱半，炒枳实钱半，焦山楂一钱，炒麦芽一钱。

用法：水煎，空心连服二剂。若逾一月，万不可开，宜疏气、顺气。

【审查意见】此方应用于停滞壅胀、腹痛便秘者有效。

（5）臌胀第五方

主治：气臌。

组成：台乌药二钱，青皮丝二钱，官桂丝二钱，广木香钱半，藿香钱半，炒冬瓜子钱半，大腹皮钱半，活水芦根钱半。

用法：水煎，空心温服。十数剂可愈。如不愈，加石柱参二钱，随服三二剂，放出矢气即愈。

【审查意见】此方有利气、疏滞、温通、消臌之功。应用于气机不舒、寒湿壅滞者有效。

（6）臌胀第六方

主治：臌症。

组成：五加皮三钱，大腹皮二钱，茯苓皮三钱，生姜皮钱半，赤小豆三钱，椒目五分，川甘遂五分，二丑三钱（半生半炒），川军块三钱，槟榔片二钱，泽泻二钱，防己片二钱。

用法：轻者一剂，重者二剂。

【审查意见】此治水臌之良药，初起体症俱实者用之有效。

（7）臌胀第七方

主治：腹胀如鼓，困倦无力，烦闷异常。

组成：桃仁二钱（去皮尖），真红花八分，虻虫七分，鸡血藤胶四钱，真血竭一钱，川朴钱半，槟榔二钱，赤茯苓三钱，香附三钱，广木香一钱，路路通二钱半，丝瓜络二钱（要干的）。

用法：水煎，每晚空心服。连服二剂效，再三剂痊愈。

【审查意见】此方为破血、行瘀、利气之峻剂，对于经闭、瘀滞、血栓、血塞等之臌胀实证，可以暂时用之。然非诊断确实，断不可孟浪从事也。

（8）臌胀第八方

主治：腹胀如鼓。

组成：藿香、紫苏、腹皮各二钱，香附钱半，茯苓二钱半，甘草一钱，白术二钱，厚朴钱半，枳壳钱半，木香钱半，制半夏钱半，陈皮钱半。

用法：生姜、大枣为引，水煎服。

【审查意见】此方辛散温通、淡渗利湿、消胀泄满之力颇佳，可备选用。

（9）宽中散

主治：脾胃虚弱，腹胀，痞块等症。

组成：炒白术八两，枳壳一两半，炙甘草二两，制半夏二钱，制川朴四两，广陈皮四两，神曲八钱，广木香五钱。

用法：上药研末如霜，每服二钱，砂仁汤调下。

【审查意见】有助消化、健脾胃之效，可备用。

（10）臌胀第十方

主治：腹胀如鼓，咳嗽气喘，不能进食，不能安眠，腹痛拒按。

组成：乌药三钱，青皮一钱，槟榔三钱，莱菔子四钱，三棱二钱，莪术二钱，焦楂三钱，神曲三钱，枳实二钱，橘皮二钱。

用法：水煎服。

【审查意见】消食顺气有效，再加导滞镇静药，方称完善。

（11）蟠桃丸

主治：男妇浑身头面、手足浮肿，肚腹胀满疼痛，上气喘急等，脉浮大，按之微细，两寸皆短。

组成：沉香三钱，木香三钱，乳香三钱（炙），没药三钱（炙），琥珀一钱，白丑八钱（生用，研末），黑丑八钱（用牙皂熬浓汁，浸半日，铺锅底焙，一半生一半熟，取出研末），槟榔一两（一半生，一半用牙皂煎汁，浸透焙熟）。

用法：上为细末，牙皂水打稀，糊为丸，如桐子大，每服二钱七分，用砂糖煎汤送下，早用补中益气，加干姜、附子；晚用金匮肾气丸，加骨脂、肉果。各数剂，诸症即愈，再佐以八味丸。忌生冷、油腻、荤辛等物。

【审查意见】大便秘结，体质壮实者可用。

（12）臌胀第十二方

主治：少腹满，足肿，小便不利，脉虚弱而食少。

组成：鹿茸一钱，丽参一钱，黄芪三钱（炙），白术三钱，木瓜二钱，广皮二钱，椒目六分，茯苓三钱，白芍三钱，香附二钱。

用法：水煎，早晚空心服，连服四五剂。

【审查意见】气虚、血虚、脾虚而致腹满、足肿、小便不利者，可资应用。

（五）神经系病

1. 头痛

（1）头痛第一方

主治：头痛。

组成：苏薄荷一钱，白芷八分，川芎八分，细辛八分。

用法：共研末，以白面、米醋和匀，做饼四枚，令热熨太阳穴，冷则换之。

【审查意见】有疏通毛窍、刺激汗腺之功，可备试用。

（2）头痛第二方

主治：头风痛。

组成：川芎三钱，白芷三钱，防风三钱，羌活三钱，天麻三钱，甘菊三钱，细辛三钱，桃仁三钱，生姜二钱，葱白五钱。

用法：以上各味捣烂，同煎，以五碗煎至二三碗，乘热熏头，每天早晚两次，一二日痊愈。不可入口。

【审查意见】此方有活血、散风、镇痛之效，感冒性头痛可用。

（3）头痛第三方

主治：偏正头痛，或感冒头疼。

组成：生姜五钱，葱白五钱，羌、独活各二钱，防风四钱，白菊花四钱，苏叶三钱，芥穗三钱，霜桑叶四钱。

用法：水煎，温洗疼痛之处，微汗即止。

【审查意见】发汗，清热，感冒头痛用之有效。

（4）头痛第四方

主治：偏头痛。

组成：苍耳子一两（炒，捣），川芎五钱，黄芪五钱。

用法：葱须三个为引，水煎汤服。

【审查意见】发汗通脑，行血补气，因于神经性头痛，当必有效。

（5）头痛第五方

主治：头痛。

组成：川芎一两，蔓荆子二钱。

用法：水煎服。

【审查意见】民间通行方，有活血散表之功，可备应用。

（6）头疼清温解毒汤

主治：头疼。

组成：川芎钱半，白芷半钱，葛根一钱，羌活二钱，赤芍一钱，天花粉一钱，连翘二钱，黄芩二钱，黑参一钱，柴胡五分，甘草一钱，上桔梗钱半。

用法：竹叶为引，水煎服。

【审查意见】通行方，有散风清热之效，外感头疼可用。

（7）防风汤

主治：日久偏正头痛。

组成：防风二钱，芥穗二钱，炒僵蚕钱半，羌活钱半，川芎钱半，乳香一钱，天麻五分，地丁二钱，炮附子五分，白芷钱半，生石膏钱半，雄黄五分，川乌二钱半，草乌五分，炙甘草钱半，南星一钱，没药钱半，煅蝎子五分。

用法：引用车前子，水煎服。

【审查意见】此方辛散解表，清头目，止疼痛尚属可用。唯气血虚弱、头痛目晕以及热性病之头痛，用之不宜。

（8）头痛第八方

主治：风寒头痛。

组成：荞麦麸四两。

用法：醋炒荞麦麸，为两饼，更换覆额上。

【审查意见】按：荞麦麸治风寒头痛，为乡间最多用之方法，同时更须以米粒大之艾炷灸之，温散风寒，功效更捷。

2. 神经衰弱症

（1）健肾息回汤

主治：房劳过度以致阳虚，暮食朝吐之症。

组成：鹿茸钱半，附子三钱，干姜三钱，破故纸二钱，枸杞子三钱，油桂钱半，高丽参三钱，于术三钱，茯苓三钱，炙草钱半，白蔻仁三钱，母丁香二钱，油朴根钱半，广皮二钱，半夏三钱。

用法：鲜姜三片，大枣三枚（去核）为引，水煎服。三剂轻者，六剂好，九剂愈。忌生冷、房事。

【审查意见】此方有兴奋体功及鼓舞气机之作用，对于阴寒证有效。

（2）神经衰弱症第二方

主治：阴虚气滞。

组成：全当归一钱，小生地三钱，黄郁金五分，川连五分，柴胡五分，生白芍三钱，吴萸五分，条沙参三钱，生山楂三钱，橘络钱半，玫瑰花五分。

用法：水煎服。

【审查意见】滋阴活血，疏通气滞，有效。

（3）神经衰弱症第三方

主治：肾虚腰痛。

组成：桑寄生三钱，生白芍三钱，补骨脂二钱，川续断二钱，全当归五钱，车前子三钱，骨碎补三钱，山萸肉三钱，杜仲三钱，陈皮钱半，甘杞子三钱。

用法：用水一碗半，煎至一二沸，空心服。

【审查意见】此方为舒筋活血、滋补专剂,可用。

(4) 益寿自强丹

主治:面黄肌瘦,四肢无力,不思饮食,及先天不足,酒色过度,一切虚劳等症。

组成:九熟地六钱,石柱参三钱,黄毛茸五钱,自当归四钱,赤丹参三钱,制香附三钱,枸杞果五钱,紫蔻米三钱,野于术五钱,云茯苓五钱,大黄芪五钱,贡白芍四钱,川芎片三钱,粉甘草三钱,天门冬三钱,麦门冬三钱,制玄胡索二钱,桑寄生三钱,女贞子三钱,石菖蒲三钱,炒干姜二钱,制附子三钱,油肉桂二钱,大生地四钱,真山药六钱,粉丹皮五钱,锁阳片五钱,真龙骨三钱,煅牡蛎四钱,杜仲炭五钱,云故纸五钱,大海马一对,大蛤蚧一对,大驴肾二条,老广皮三钱,远志肉三钱。

用法:以上共为细面,炼蜜为丸,重一钱。空心服,每服一钱,白开水送下,忌生冷食物。

【审查意见】补气、补血、壮肾、健脾之专剂,治虚损之症,当必有效。

(5) 龟龄集

主治:男子脱阳,遗精,精寒,白浊,淋漓,疝气裹湿,失血,阳痿,无子;脾虚,怔忡,饮食少进;妇人脱阴,血脱,血崩,经水不调,赤白带下,子宫寒冷不孕,难产,血晕;一切虚寒劳瘵,自汗,盗汗,肾虚泄泻,少腹胀痛,腰痛,脚软无力,以及精神不足,断烟等。

组成:黄毛茸二两五钱,炮甲珠八钱,生地八钱,寸冬九钱,地骨皮四钱,天雄一个,天冬四钱,粉草钱半,蜻蜓一十二对,锁阳三钱,急性子二钱半,青盐四钱,菟丝子二钱半,老山参一两,仙灵脾二钱,九蒸地六钱,石燕一对,细辛钱半,杜仲二钱半,公丁香二钱半,镜朱砂二钱半,大海马一对,补骨脂一钱半,牛膝四钱,砂仁四钱,公母蚕蛾一十二对,雀脑三钱,枸杞四钱。

用法:上共二十八味,以法炮制。各研细面,分量称准,入银锅内,升炼四十九日,即成龟龄集。每服三分,黄酒或盐水下。

【订正炮制】此方系在文水所征,因炮制未详,复调查于太谷,详加对正,始知药品微有出入,惟炮制法,此略而彼详,今订正如下。

黄毛茸三两(陈醋、黄酒炮制),炒甲珠(黄酒、酥油炮制),生地(人乳炮制),寸冬八钱(黄酒炮制),地骨皮(蜂蜜炮制),天雄一个半(蜂蜜炮制),粉草三钱(蜂蜜炮制),蜻蜓公母十对,锁阳(黄酒炮制),青盐(炉火炮制),菟丝子钱半(黄酒炮制),老山参三两,仙灵脾(人乳炮制),九熟地(黄酒炮制),石燕(黄酒、姜汁炮制),细辛一钱(陈醋炮制),杜仲(蜂蜜炮制),公丁香(花椒炮制),朱砂(荞面炮制),海马(童便、酥油炮制),补骨脂四钱,牛膝(黄酒炮制),砂仁三钱(蜂蜜炮制),蚕蛾十对,雀脑三钱。

【订正服法】男子脱阳,人参引;遗精、精寒、白浊淋漓,青盐引;脾虚怔忡、饮食少进,无灰酒引;疝气囊湿,牛膝、小茴香引;失血,童便引;阳痿,不能种子，破故纸引。妇人脱阴，血脱、血崩，人参、当归引；经水不调，无灰酒引；赤白带、童便、青盐引；子宫寒冷不孕，艾叶引；难产、血晕，童便引。一切虚寒痨瘵，自汗盗汗，久嗽，无灰酒、童便引；肾虚泄泻，青盐引；少腹胀痛，小茴香引；腰痛、脚膝无力，杜仲、牛膝引；精神不足，断烟，无灰酒引。

【审查意见】此方乃补血、补气、兴阳壮肾之专剂，老人及体质虚寒者可用。青年若无以上诸疾，切勿妄投。

（6）神经衰弱症第六方

主治：自汗发烧。

组成：赤、白芍（各半，土炒）二钱，生地二钱，生龟甲三钱，生鳖甲三钱，粉丹皮二钱，浮小麦五钱，地骨皮二钱，白薇钱半。

用法：水煎，早晚空心服，连服二剂愈。

【审查意见】此方有凉血、补血、清心养营之功，治阴虚盗汗较宜。如系实热汗出，不宜。

（7）神经衰弱症第七方

主治：足软难行。

组成：杜仲一两（炒断丝）。

用法：水、酒各半煎，早晚空心温服。

【审查意见】按：杜仲为强壮剂，有补腰益膝之功，对于本症尚可应用。

（8）乌鸡救痨丸

主治：男女诸虚百损，五劳七伤。

组成：黄芪二两，当归三两，生熟地三两，人参一两，茯神二两，白术二两，鳖甲二两，地骨皮二两，炙草八钱，大枣四钱，紫河车一具，雌、雄乌骨鸡二双。

用法：将黄芪研末，熟面为丸，喂鸡。俟眼生眵呆死去，肠肚及毛洗净，将前药纳腹内，用童便浸一宿，焙干存性，研细末，蜜丸。每天早、晚空腹各服二钱半，每服约有六十粒，小儿减半。

【审查意见】此系滋养强壮之剂，虚痨症用之有效。

（9）来复固真膏

主治：亢阳衰弱，神气困惫，腰酸，脚软，溲冷，便溏。

组成：生附子二两，茴香一两，大蒜二两，补骨脂一两，蜈蚣五钱，山奈一两，五味子一两，甘草一两，紫梢花一两，地龙五钱，良姜一两，韭菜子一两，锁阳五钱，海马一两，穿山甲一两，广木香五钱，甘遂二两，狗头骨一两，蜂房五钱，青葱一两，蛇床子一两，蛤蚧五钱，川椒一两，木鳖子一两，全蝎五钱，狗胆一两，海螵蛸一两，当归五钱，鹿茸一两，沙蒺藜一两，胡椒五钱。（以上入煎。）

阳起石五钱，朱砂五钱，丁香一两，元精石五钱，蟾酥三钱，乳香五钱，肉桂一两，安息香五钱，鸦片五钱，麝香三钱，倭硫黄五钱。

用法：以上各研极细，用麻油四斤，夏秋浸五日，春冬浸十日。煎枯去渣，滤净，熬至滴水成珠，以铅粉收膏，待温再将药末倾入加苏合油、丁香油各五钱，搅和极匀，临用隔水炖炸摊膏，如两钱厚。将膏在炉边烘融，贴涌泉、肾俞、丹田等穴即妥。

【审查意见】此方对本症有回阳、补血、壮肾之效，阴虚者忌用。

3. 失眠症

（1）失眠症第一方

主治：失眠心虚，怔忡不宁。

组成：九节石菖蒲二钱，西洋参一钱，寸冬三钱，钗斛石二钱，朱染灯心草五钱，莲子心钱半，辰砂一厘（冲）。

用法：水煎，空心，睡前温服。

【审查意见】此方有强心、镇静、生津之功，健忘怔忡用之有效。

（2）清脑催眠煎

主治：失眠。

组成：当归三钱，酒生地二钱，朱茯神三钱，石决明钱半（煅），熟枣仁三钱，远志一钱（炙），煅龙齿钱半，沙参二钱，寸冬一钱，辽五味五分，甘草一钱，牛膝一钱，川芎钱半。

用法：水煎，临卧服三剂后必有效。

【审查意见】此方活血，滋阴，镇静有效。

4. 怔忡症

（1）怔忡症第一方

主治：心血不足，肾气亏损，以致怔忡健忘，寤寐不安，心神恍惚。

组成：潞党参钱半，生箭芪钱半，鸡血藤胶二钱，首乌藤二钱，全当归三钱，茯神钱半，琥珀一钱，远志肉二钱，朱灯心一钱。

用法：水煎，空心服。

【审查意见】此方为大补气血、安身镇静之剂，用于心悸、健忘、寤寐不安、神志不宁等症，必获良效。

（2）神效安寐汤

主治：怔忡不寐等症。

组成：人参三钱，丹参二钱，麦冬三钱，甘草一钱，茯神三钱，生枣仁五钱，熟枣仁五钱，菖蒲一钱，当归三钱，五味子一钱。

用法：水煎服。

【审查意见】此系滋补镇静之剂，对于失眠症有安神之功，可用。

5. 腰腿疼痛

（1）腰腿疼痛第一方

主治：腰腿疼痛。

组成：荆芥六钱，防风六钱，麻黄五钱，蜈蚣一条，全蝎一钱，僵蚕五钱，天麻二钱，葛根二钱，细辛二钱，马前子二钱（土炒），升麻钱半，川羌活二钱，独活三钱半，白花蛇一条。

用法：共为细末，每服钱半，轻者一钱，服二次愈。

【审查意见】按：本方对于感受风寒之腰腿疼痛，有祛风散寒之功，可资应用。

（2）腰腿疼痛第二方

主治：腰腿疼痛。

组成：青风藤五钱，海风藤五钱，攒地风五钱，炮甲珠五钱。

用法：烧酒为引，水煎服。

【审查意见】此方有通经散风之效，轻症可用。

（3）腰腿疼痛第三方

主治：闪跌腰痛。

组成：当归尾三钱，川断三钱，自然铜钱（煅），甲珠钱半，刘寄奴钱半，赤芍三钱，川红花钱半，大黄三钱，没药三钱，虎骨二钱，补骨脂二钱。

用法：水煎，加酒服，立止疼痛。

【审查意见】本方对于闪跌瘀血凝滞之腰痛，有行瘀止痛之功，可备用。

（4）腰腿疼痛第四方

主治：腰痛。

组成：胡桃，白酒。

用法：八九月后，胡桃成熟，采藏家中，惜其不能历久不败。若患腰痛与白酒同食，其效无比。

【审查意见】按：胡桃为滋养强壮剂，酒乃兴奋剂，二者合用，当能生效。惟宜再加以破故纸及杜仲，则更妙矣。

（5）腰腿疼痛第五方

主治：虚损腰痛。

治法：取健壮黄牛四腿骨之髓，熬制为膏。外用将熬成之油块，火上化开，净棉擦之；内用拌入炒米粉中为佳。

【审查意见】此滋补强壮剂，用之日久必见伟效。

（6）定痛金丹

主治：头痛，臂痛，腰痛，背痛，心腹痛，胃气痛等症。

组成：制香附六钱，乳香六钱，没药六钱，血竭二钱，大烟灰二钱。

用法：各药研末，枣肉打和为丸，如绿豆大，朱砂为衣。成人每服七粒，十五岁以内者每服四五粒，痛止不可再服。

【审查意见】此方功专理气活血、散瘀止痛，用于气机不舒、瘀血滞痛者，诚良剂也。

（7）腰腿疼痛第七方

主治：腰痛，行走艰难，如天阴雨则更加甚。

组成：宣木瓜三钱，川萆薢二钱，石楠藤二钱，海桐皮钱半，赤芍钱半，泽泻二钱，川桂枝一钱，云苓三钱。

用法：水煎服。

【审查意见】此方有除湿、利水、疏通经络之功效。

（8）腰腿疼痛第八方

主治：腰痛。

组成：杜仲炭、补骨脂、胡桃仁、牛膝、薏苡仁、续断、枸杞子各一两，小茴香、芝麻各五钱。

用法：为末，蜜丸如桐子大。每服温酒下四五十丸。

【审查意见】此方有壮肾、补筋骨之功效，可备应用。

（9）舒筋散

主治：妇女筋骨疼痛，筋肉拘挛。

治法：松蘑菇用童便浸三次，黄酒浸一次，再行阴干，于每百斤内加墓头回三斤。上各研，和匀作散，每料十两。每服一钱半，黄酒或白水送下。

【审查意见】按：妇女筋骨疼痛，原因颇多，而此方于主治项下概未叙明，殊难审查。兹就配伍药物推察之，盖松蘑菇有舒筋镇疼之效，墓头回具破瘀活血之功，更佐以童便、黄酒等活血兴奋之药，用于郁血性之筋骨拘挛、神经作痛症，诚佳剂也。

（10）神效舒筋汤

主治：妇女腰腿疼痛，行走艰难等症。

组成：白木耳二钱，杜仲二钱，桂枝尖钱半，秦艽一钱，僵蚕钱半，木瓜二钱，白芷子二钱，钩藤钱半，苍术二钱，羌活钱半，当归二钱，虎胫骨一钱，防风钱半，川牛膝二钱，枸杞钱半。

【审查意见】风湿之腰腿疼痛可用。惟木耳有碍生产，少妇慎用。

（11）舒筋丸

主治：腰腿疼痛并麻痹抽搐。

组成：南木耳一斤，川牛膝四两，杜仲四两，宣木瓜四两，南苍术半斤，川乌片四两，草乌片四两，炒神曲四两，枸杞子四两，升麻片四两。

用法：共为末，和水或蜂蜜为丸，如绿豆大。每服三钱，早晚两次，忌生冷。

【审查意见】此方活血宣散，通利关节，舒肝补肾有效。惟用木耳（据多数经验医者谈）不利于生产，少妇宜慎用之。

（12）腰腿疼痛第十二方

主治：妇人产后腰痛腿酸，饮食不能畅进，身体久不复原者。

组成：熟地四钱，麦冬二钱，白术二钱，莲子二钱，杜仲三钱，牛膝八分，赤芍钱半，络石藤钱半，续断二钱，益母草一钱，云苓三钱，桑寄生二钱，全当归三钱。

用法：水三盅煎一盅半，去渣，兑黄酒一小杯，空心温服。忌生冷、油腻、房事等。

【审查意见】此方有壮肾、健脾、补血之功。产后气血虚弱之腰腿痛兼消化不良者宜用。

（13）腰腿疼痛第十三方

主治：老人腿疼痛。

组成：透骨草二钱，川杜仲五钱，汉防己二钱，淮牛膝钱半，川续断二钱半，全当归五钱，鸡血藤三钱，川红花一钱，桑寄生三钱，云茯苓三钱。

用法：水煎，兑黄酒一小杯，饭前服。

【审查意见】老人腿痛有二种，一曰关节风痹，一曰肌肉风痹，其原因不外风寒侵袭及血液凝滞。此方乃治慢性关节风痹，故以温散活血及疏利关节为主也。

（14）腰腿疼痛第十四方

主治：腰痛不能下俯，不能回转。

组成：防己五钱，萆薢三钱，猪苓钱半，泽泻钱半，丹皮二钱，杜仲三钱，薏仁五钱，菟丝子三钱，官桂一钱，酒当归四钱，桑寄生五钱。

用法：水煎，再入黄酒二杯，空心温服。

【审查意见】寒湿腰痛、沉压涩痛、转身不利者，此方有散寒利湿之效。

（15）腰腿疼痛第十五方

主治：妇女抽风，腰腿疼痛。

组成：蘑菇七斤，金毛狗脊半斤（去毛），川牛膝半斤，当归二斤。

用法：先用陈醋、黄酒各半，将蘑菇浸透晒干，如此七次。再合当归、金毛狗脊、牛膝共为细末。每服三钱，空心用黄酒送下。服过一斤后病即减半，二斤好，三斤痊愈。

【审查意见】此方有壮筋活血、疏利关节之效。

（16）腰腿疼痛第十六方

主治：男女肾经虚损腰痛。

组成：川牛膝三钱，破故纸二钱，枸杞子五钱。

用法：水煎，食后服，连服七日，不必停止。

【审查意见】此方用于肾虚腰痛者有效。若系风寒腰痛切勿轻投，否则病症转剧，祸不旋踵矣。

（17）腰腿疼痛第十七方

主治：风寒腰痛。

组成：木鳖子。

用法：去净油研末，每服四分，烧酒送下。

【审查意见】按：木鳖子为神经兴奋药，烧酒能和血逐寒。故对于风寒腰痛、神经弛缓、血液凝滞者，用之有效。

（18）腰腿疼痛第十八方

主治：肾亏腰疼。

组成：沙苑蒺藜一两，枸杞子一两半，杜仲一两，山药粉一两，鹿角胶五钱。

用法：熬膏，每服三钱，开水冲服。

【审查意见】此方滋补肾脏，活血疏风，健脾有效。惟服用时以黄酒冲调，较为妥善。

（19）腰腿疼痛第十九方

主治：腰痛引背。

组成：潞参三钱，生地二钱，归身三钱，黑大豆一两，独活三钱，山药五钱，蒺藜二钱，杜仲三钱，桑寄生二钱，炙草钱半，牛膝二钱。

用法：水煎，早晚，空心，兑黄酒一杯服，连服七剂即愈。

【审查意见】疏风活络，通利关节有效。惟生地一味究嫌滋腻，以删去为妥。

（20）腰腿疼痛第二十方

主治：腰痛。

组成：杜仲炭、补骨脂、胡桃仁各五钱，枸杞子三钱，小茴香三钱，芝麻五钱。

用法：捣末，蜜为丸，如桐子大。每服四十丸，黄酒送下。

【审查意见】此方功专滋肾活血、温通寒滞，虚寒证可用。

（21）腰腿疼痛第二十一方

主治：腿受风寒湿疼痛。

组成：麦麸五升，大葱五枚（碎），生姜二两（碎），食盐末五钱，花椒三钱。

用法：上五味用陈醋拌起，炒极热，装白布袋内，熨患处。若冷，加醋再炒极热，以腿部发热为止，其效甚速。

【审查意见】此方逐风祛寒，通利关节有效，治风湿腿疼可用。

（22）腰腿疼痛第二十二方

主治：肾虚腰疼。

组成：猪腰一具，青盐三钱，杜仲炭末五钱。

用法：先将猪腰剖开，再将青盐与杜仲炭为末，装在猪腰内，用纸包裹煨热，空心开水送下。

【审查意见】肾脏衰弱，腰酸无力。猪腰子即猪肾，以猪肾补肾虚为近代盛倡之脏器疗法。并用青盐以增加血液，杜仲以强壮筋骨。诚治斯症之效方也。

（23）腰腿疼痛第二十三方

主治：腰腿疼痛。

组成：当归三钱，乳香三钱，千年健三钱，台蘑菇一斤，黄酒十二两，川牛膝三钱，防风三钱，没药三钱，追地风三钱，冰糖半斤，粉草三钱，土鳖七个。

用法：共为细末，用黄酒将冰糖火上化开，与药末和匀，装瓷瓶内蒸半炷香，取出为丸。早晚空心每服三钱，开水送下。

【审查意见】本方活血，逐湿，镇痛，疏利关节可用。

（24）腰腿疼痛第二十四方

主治：腰腿多年疼痛，不能行走。

组成：黄芪一两，白术三钱，川牛膝三钱，紫油桂一钱，破故纸二钱五分，独活钱半。

用法：水煎，温服，并于服药后针环跳穴，针入八分。

【审查意见】补气散寒，祛湿活络有效。

（25）腰腿疼痛第二十五方

主治：两腿疼痛，肾水不足。

组成：炙芪五钱，杜仲二钱（炒），云故纸二钱（盐炒），川红花二钱，核桃仁八个。

用法：陈酒煎服。

【审查意见】此系古方增删，有补肾、滋阴、行瘀之效，虚证可用。

(26) 腰腿疼痛第二十六方

主治：腰腿疼痛。

组成：熟地四两，玉竹一两五钱（蜜炙），白术二两（土炒），归身三两（酒洗），枸杞一两五钱，白芍一两五钱（酒炒），牛膝一两五钱（酒洗），蒺藜一两五钱（炒，去刺），杜仲二两（炒），胡桃仁七个（去皮），桑枝七条。

用法：以干黄酒（即纯黄酒）十斤，煎至三斤许。随量饮之，至将醉，盖被出汗即愈。如若不愈，再服一料。每料随量大小，或二次三次，饮尽即愈。

【审查意见】此活血补肾、健脾通络之剂，可用。

6. 手足麻木

(1) 手足麻木第一方

主治：年老妇人四肢麻木。

组成：当归三钱，川芎二钱，黄芪三钱，潞参二钱，香附二钱半，荆芥二钱，白木耳五钱，羌活三钱。

用法：共为细末，用鸡蛋一个，黄酒冲服，每次服二三钱。

【审查意见】活血舒筋，通行关节有效。

(2) 羊腰子散

主治：妇人手足麻木。

组成：羊腰子一对（焙干），当归七钱（炒），小茴香五分（炒），川续断三钱（炒），防风炭二钱。

用法：共为细末，每早开水服一钱。

【审查意见】活血舒筋有效，虚寒证可用。

(3) 手足麻木第三方

主治：妇人手足麻木。

组成：梅苍术三钱，当归尾五钱，川芎片三钱，明天麻二钱半，木瓜片三钱，桂枝片二钱，制乳香二钱，制没药二钱，香白芷钱半，泽兰叶三钱，九蒸熟地三钱。

用法：另研黑木耳末三钱，用黄酒冲服。

【审查意见】此方有活血利湿、疏风通络之功。风湿兼郁血性之手足麻木症，用之有效。

(4) 手足麻木第四方

主治：妇女手足搐搦麻木。

组成：白古月四十九粒，木耳一两。

用法：共为细末，分十剂用，以鸡清拌匀，黄酒冲服。

【审查意见】有舒筋活血、兴奋神经之功用，虚弱者宜用。

（5）手足麻木第五方

主治：男妇手足麻木，腰腿疼痛。

组成：蘑菇三两（童便制），陈皮六钱，川牛膝八钱，当归一两，柴胡三钱，陈皮二钱，半夏三钱，秦艽三钱，追地风四钱，海桐皮二钱。

用法：共为细面，水泛为丸。每服三钱，黄酒送下。轻者一料则效，重则二料则效。

【审查意见】此方有活血舒筋、通利关节之效，可用。

（6）木金散

主治：胸背横满胀痛，阵痛时则手足麻木，头汗不止。

组成：广木香一钱，郁金一钱。

用法：共捣细末，白滚水冲服。

【审查意见】胸膈不利、气机郁滞者可用。

（7）手足麻木第七方

主治：妇女手足麻木抽搐。

组成：荆芥钱半，防风钱半，独活二钱，厚朴钱半，僵蚕二钱，甘草钱半，川牛膝二钱，转地风钱半，千年健钱半，黑木耳五钱（另包，水浸，生吃）。

用法：每岁加黑豆一粒。以上除黑木耳生吃外，用水煎，温服二剂。

【审查意见】有兴奋末梢神经之作用，并有疏风、通络、活血之功效。

（8）麻木神效丸

主治：治遍身麻木并手足麻木不遂。

组成：全当归七钱半（酒浸），川牛膝五钱，杜仲二钱半，真川羌活二钱半，僵蚕一钱一分五厘，全蝎一钱一分五厘（去尾），鱼鳔一两（去沙，炮），南木耳二两（用黑不用白，水浸，去蒂晒干，黄酒浸过再晒干为度）。

用法：以上各品，共为细末。如麻木紧急，用黄酒冲服三钱；如症缓，宜用糯米和合成丸，每重二钱。

【审查意见】此方有疏风、活血、通络之功，可用。

（9）手足麻木第九方

主治：妇女手足麻木不仁、抽搐、疼痛等症。

组成：柴胡钱半，白芷二钱，牛膝五钱，橘络三钱，焦杜仲三钱。

用法：水煎，早晚空心服，连服五剂愈。

【审查意见】此方有活血舒筋之功，可用。更须令患者绝对禁食生冷，方可有效。

7. 手足痉挛

（1）手足痉挛第一方

主治：鸡爪风（即手抽风）。

组成：人参四钱，白术五钱，茯苓三钱，半夏三钱，远志二钱，菖蒲二钱，天麻二钱，秦艽二钱，木耳五钱，钩藤二钱，乳香二钱（去油），肉桂二分，九转胆星二钱，附子二分。

用法：姜枣为引，水煎服。

【审查意见】补气养血，活络化痰可用。

（2）手足痉挛第二方

主治：手脚拘挛，疼极难屈伸。

组成：西洋参二钱，鲜生地三钱，天冬二钱，麦冬一钱，玄参二钱，知母二钱，石斛三钱，甘草一钱，丝瓜络三钱，竹沥三钱，梨汁二小盅，银花三钱。

用法：水煎服，三剂愈。

【审查意见】滋阴，生津，活络，清热有效。

（3）手足痉挛第三方

主治：刚柔二痉，面赤项强、头摇口噤、角弓反张等症。

组成：羌活一钱，防风钱半，川芎八分，白芷一钱，柴胡一钱，甘草一钱，乌药一钱，当归二钱，芍药二钱，半夏钱半，竹沥膏二钱。

用法：水煎服。

加减法：挟痰，加竹沥、姜汁；风热，加黄芩；柔痉，加白术、桂枝，有汗欲其无汗；刚痉，加苍术、麻黄，无汗欲其有汗；口齿属阳明，阳明实则口噤咬牙，便秘，加大黄以泄胃热。

【审查意见】按：痉症，目赤项强、口噤、头摇、角弓反张等之发作，为神经病无疑矣。古人以有汗无汗判别刚痉、柔痉，查该方配伍药物，类皆疏达宣散、镇静、祛痰、活血之品，尚属可用。然只以药物之内服，功效极微，仍须借助取嚏、开关以及鼻黏膜之刺激、开口器之启齿或电气之调节神经、针灸之救急等法，皆可随病症之情形分别应用也。

8. 中风症

（1）舒筋大活络丹

主治：一切中风瘫痪，痿痹，痰厥，口眼歪斜，拘挛疼痛，痛疽流注，半身不遂，跌打损伤，小儿惊痫，妇人停经及一切风湿顽痰，热毒瘀血，壅滞经络等症。

组成：白花蛇二两（酒浸，去骨、皮、头、尾），乌梢蛇二两，威灵仙二两（酒浸），两头尖二两，草乌片二两，明天麻二两（煨），净全蝎二两（去毒），何首乌二两，炙龟板二两，麻黄咀二两，大管仲二两，炙甘草二两，川羌活二两，官桂丝二两，广藿香二两，台乌药二两，川黄连二两，九蒸熟地二两，熟大黄二两，广木香二两，海沉香二两，制乳香二两（另研），辽细辛一两，粉赤芍一两，制没药一两（研），公丁香一两，白僵蚕一两，天南星一两（姜制），青皮丝一两，骨碎补一两，蔻仁一两，安息香一两（酒熬），制附子一两，黄芩片一两（蒸），云茯苓一两，制香附一两，玄参片一两，焦白术一两，防风片二两半，粉葛根一两半，虎胫骨一两半（炙），自当归一两半，血竭花七钱，炙地龙五钱，乌犀角五钱，台麝香五钱，净松香五钱，本牛黄一钱半，梅花片一钱半，大人参三钱。

用法：上为细面，炼蜜为丸，每丸重一钱，朱砂为衣。每服一粒，黄酒少许，开水化服，早晚各一次。患在下部，空心服；患在上部，食后服。禁忌生冷、油腻、鱼腥、豆面等物。

【审查意见】此方原方主治极为繁杂，兹据方中药物研究之类，皆舒筋活络、行血破瘀、温燥宣散、疏达郁滞之品。对于血行迟滞、寒湿郁结、神经麻痹等症，用之有效。

（2）中风症第二方

主治：中风偏枯，四肢不遂，一切诸风挛拳者。

组成：石斛、石楠叶、防风、虎胫骨（炙）、当归各一两五钱，茵芋叶一钱，杜仲二两，川牛膝二两，川续断二两，川芎二两，金毛狗脊二两，川巴戟二两。

用法：上各药如豆大，以绢囊盛药，用酒五斤渍十日。每服一盏，热服。

【审查意见】强壮筋骨，调理气血，可用。

（3）中风症第三方

主治：中风，语言塞涩，手足拘挛，半身不遂，口眼歪斜。

组成：川羌活、防风、土白术（炒）、酒当归、川牛膝（酒浸）、川萆薢、焦杜仲、虎胫骨（酥炙）、鳖甲（醋炙）、晚蝉各二两（炒），秦艽、苍耳子各四两（炒碎），枸杞五两，茄根八两（蒸熟）。

用法：共为粗末，用绢袋盛，浸无灰酒三十斤，煮熟去渣，每日随意饮之。

【审查意见】此方有祛风、填精、益髓之功。唯其茄根一味，功效不详。

（4）中风症第四方

主治：中风口眼歪斜。

治法：鲜鱼尾血，加麝香少许。若左歪涂右，右歪涂左，若正即洗去。

【审查意见】按：用鲜鱼尾血，不若鳝鱼血为佳。

（5）中风症第五方

主治：中风手足不仁，腿臂忽有一二点痛。

组成：川乌（土炮，去脐皮）、草乌（土炮，去脐皮）、胆南星各六两，地龙（洗净土，焙干）、乳香（去油）、没药（另研）各三两三钱。

用法：共为末，酒糊为丸，如桐子大。每服三四十丸，黄酒送下。

【审查意见】此方具辛散温通、舒滞行瘀、止痛之功。寒湿证兼血行迟缓、神经作痛者可用。

（6）中风症第六方

主治：猝中风因痰热者。

组成：半夏一两（用牙皂、姜汁制），大黄二两（酒浸，用纸包煨，再浸再煨，制熟为度，净用），白僵蚕、连翘、橘红、桔梗、天麻各五钱，黄芩七钱，薄荷三钱，青礞石（硝煅）、白芷、炙甘草各一钱。

用法：以上为末，蒸饼为丸，每服二钱。

【审查意见】此方有涤痰镇痉、清热散风之效，对证可用。

（7）中风症第七方

主治：阳明中风，口眼歪斜之症。

组成：僵蚕、全蝎、白附子各等分。

用法：研末，黄酒冲服三五分。并用手掌在面上擦百余下，或用开水以新布蘸湿掩面上，亦有效。

【审查意见】有和缓神经、制止痉挛之功效。

9. 关节痛

（1）关节痛第一方

主治：骨节疼痛。

组成：虎胫骨（酥炙）、黑附子各一两（炮制，去皮脐）。

用法：上为细末，每服二钱，温酒下，七日再服。

【审查意见】此方有强筋壮骨、温通寒滞之功，可用。

（2）关节痛第二方

主治：关节疼痛。

组成：红花、白芷、防风各五钱，威灵仙三钱，荆芥、牛膝各二钱。

用法：黄酒三盅，水煎服，取汗。

【审查意见】疏通经络，活血散风有效。

（3）关节痛第三方

主治：关节疼痛。

组成：番木鳖五钱（去壳），桂枝四钱，甘松二钱，山柰二钱，樟脑四钱。

用法：先将樟脑以上四味煎汁，约有一盏，乘热加樟脑，和以高粱半斤，贮于瓶中，蜡封其口。凡关节疼痛者，搽之有效。

【审查意见】番木鳖、桂枝温经通脉；甘松调理关节神经；山柰有防腐作用；樟脑止痛杀菌。以之外治关节疼痛，必能生效。更须内服对症药剂，其功尤捷也。

（4）钩藤解毒汤

主治：偻麻质斯及小儿惊风。

组成：钩藤钩三钱，连翘二钱，银花二钱，野菊花二钱，紫花地丁二钱，薄荷二钱，丝瓜络二钱，银柴胡一钱，生地三钱，紫金锭一钱。

用法：咳嗽，加川贝母一钱；便秘，加金汁；不纳谷，加莱菔汁。煎汤，空心服。

【审查意见】治关节偻麻质斯不切，对于小儿惊风症，尚属可用。

（5）关节痛第五方

主治：受风关节疼痛。

组成：怀牛膝三钱，萝贝苗一把（去根）。（萝贝苗又名山葡萄。）

用法：生姜作引，水煎服。

【审查意见】本方是否有效，尚待试验。

（6）关节痛第六方

主治：通风走注，骨节疼痛。

组成：羌活、木通各二钱，忍冬、地骨皮各一钱，大黄、防风各钱半，甘草五分，防己二钱，牛膝钱半，荆芥一钱。

用法：水煎服。

【审查意见】此方有祛风利湿之功，风湿症可用。

（7）关节痛第七方

主治：经络凝滞，骨节疼痛，筋脉挛急，遇阴则疼愈烈。

组成：赤芍、秦艽、川芎、桑寄生、血竭、虎胫骨、五加皮、桂枝、乳香、没药各五钱，木瓜一枚。

用法：好酒煮木瓜，取皮研如泥。再研前药，共和一处，炼蜜为丸，如桐子大。每服三钱，开水送下。

【审查意见】通经活血，强壮筋骨有效。

（8）关节痛第八方

主治：血脉凝滞经络，关节肿痛。

组成：玄胡索三钱（醋炒），当归五钱，肉桂二钱，鳖甲三钱（醋炙），柏子仁二钱，远志二钱（去心）。

用法：黄酒引，水煎，早晚空心服。

【审查意见】促进血行，温通关节，消肿止疼，有效。

10. 痫症

（1）痫症第一方

主治：羊痫风。

组成：川贝母一钱，于术钱半，枳壳一钱，远志一钱，菖蒲一钱，油朴一钱，生军二钱，芒硝一钱，茄南沉一钱，羚羊角五分，生白芍一钱，粉草一钱。

用法：水煎服。

【审查意见】此方有镇静神经、通便、清热、化痰之效，实证可用。

（2）痫症第二方

主治：羊羔风。

组成：川贝三钱，郁金七钱，赤金五张，白矾一两，茯神三钱，远志四钱，菖蒲三钱，海金沙五钱，半夏五钱，朱砂一钱，茯苓三钱，杭白芍三钱，枳壳钱半，寸冬四钱。

用法：上药共为细末，用猪心血沥水为丸，如绿豆大。每服十五丸或二十一丸。

【审查意见】此方功专镇静化痰、清热通窍，可资应用。

（3）痫症第三方

主治：痫症。

治法：用鸡蛋三个，每个鸡蛋用川椒百粒。先将鸡蛋开一小口，将花椒送蛋内，外以纸布包好，煮一小时去皮。于三更天，用开水一碗，送下即愈。

【审查意见】此方是否有效，尚未敢必，姑存待试。

（4）痫症第四方

狂疯一扫散

组成：犀角一分，羚羊角一分，苦丁香二分，川郁金三分。

用法：共研末，赤小豆煎服。轻者一料，重者两料。

【审查意见】此方清热化痰有效。苦丁香有催吐作用，无痰涎者，以不用为宜。

11. 癫狂症

（1）癫狂症第一方

主治：疯癫（无论远年初起）。

用法：用猪肚一个，内放起码金叶子十张（寻常漆匠贴金用，每张数十文），肚子口用线缝好，煮熟，水不要多，约两汤碗，连肚（汤线须除去）设法使病者服尽，疯癫即霍然而愈。

【审查意见】此镇静剂，用于单纯性之癫狂症或能有效。

（2）癫狂症第二方

主治：癫狂病。

组成：九转胆星五钱，橘红五钱，百花蛇（土炒）钱半，川贝母五钱，镜面砂五钱，大赤金二十五张，真熊胆钱半，乌犀角五钱，本牛黄一钱，珍珠八分，自归尾八钱，茯苓七钱。

用法：共为细末，竹沥作引，开水送下，每服钱半。体虚者，每服一钱，日服三次，服四日大见效；病重者，先吐痰，以苦丁香五钱，云胆矾二钱半，研末冲服后，再服前药。

【审查意见】此方有豁痰祛风、清热镇静之功，可用。

（3）癫狂症第三方

主治：痰迷心窍，言语错乱，嬉笑无常，逾垣上屋，高骂发狂，乱挞不避亲友，羞耻及癫痫等。

用法：用猪心一具，用刀在当中割一小孔。再用冰片、麝香各一分，研末盛内。合口，用稀泥包住，再用干柴火烧热。候冷研末，白滚水送下。

【审查意见】此方有香窜透窍之功。治癫狂痫，是否有效，尚待试验。

（4）癫狂症第四方

主治：惊恐忧戚，喜怒无常，狂颠神乱等症。

组成：牛黄一两，金箔一千两百张（入药内四百张为衣），麝香、龙脑、羚羊角各一两，雄黄三钱，蒲黄二两半，犀角一两五钱。

用法：上药共为细末，蜜丸如桐子大，以金箔为衣。每服钱半至二钱，以黄酒送下。连服六天后，间日再服，约至二十天即愈。

【审查意见】牛黄、金箔镇静，清热，制痰；麝香、龙脑通窍祛痰；羚羊角、犀牛清热镇静；雄黄、蒲黄解毒清热。对于癫狂症可资选用。

（六）循环器病

1. 贫血

（1）贫血第一方

主治：全身贫血，阴虚内热，口干津少，气弱失血者。

组成：全当归五钱，大生、熟地各五钱，西洋参三钱，生白芍三钱，女贞子三钱，五味子一钱，川芎一钱，天、麦冬各三钱，侧柏叶三钱，阿胶三钱，大麻仁二钱，炙草一钱。

用法：水煎服。

【审查意见】此方有滋阴活血之功效，可用。

（2）贫血第二方

主治：病发时晕倒在地，人事不省，面白呈贫血状态，脉象细弱。

组成：双钩藤三钱（盐水炒），地龙钱半，白僵蚕钱半（炒），白蒺藜三钱，首乌藤五钱，明天麻钱半，蝉衣钱半，白茅根四钱，生地二钱（酒炒），杭白芍四钱，茺蔚子二钱（酒炒），牛膝三钱，酒当归二钱，酒川芎一钱。

用法：水煎服。病发以前服一剂，发后连服二剂，服过五剂可愈。

【审查意见】本方有清热、祛风、补血、健肾、调节神经等功效，可用。

（3）贫血第三方

主治：贫血，心血衰弱，心脏跳动，心烦意乱，时时发燥，失眠等症。

组成：甘枸杞三钱，大麦冬二钱，莲子心钱半，朱砂一分，茯苓三钱，柏子仁三钱，龙眼肉三钱，石决明二钱，生牡蛎二钱，白云苓三钱，熟枣仁二钱，知母二钱。

用法：水煎服。

【审查意见】此方滋阴潜阳，生津养液，血虚失眠用之相宜。

（4）贫血第四方

主治：脑贫血。

组成：鹿茸五分，黄芪五钱，全当归一两，川芎五钱，野台参五钱。

用法：水煎，温服。

【审查意见】有补血壮阳之效，气血虚弱、阳气衰微者可用，内热者不宜。

（5）贫血第五方

主治：年久吐血，贫血，各种痨症，小儿急慢惊风，妇人产后诸疾患。

用法：猴枣一味，研末，每服二三分，开水送下。

【附猴枣说明】

①来历　此药乃太谷县鹤山堂医士白玉山受友诒嘱，由南洋寄回，因该友病故，未经试用，故存藏之。

②产地　南洋婆罗洲等地产之。

③类属　为猴类，因南洋为产猴之区，生番（地名）之地多宰猴而食其肉，每有从猴肠内发现此药者。

④性味　未详

⑤形状　似马铃薯，大如核桃，为暗黄色，其形状大小不等。

⑥价值　约重六七钱者，值洋在百元以上。

⑦功效　治远年吐血；治各种虚痨；治小儿急慢惊风；治妇人产后各疾患。

⑧作用　未详。

⑨函索地址　南洋婆罗洲泗水叶元泰大药房叶元辉。

【审查意见】猴枣治惊痫病甚有卓效，但其价值既贵，其药又不易得，诚憾事耳。

2. 水肿

（1）水肿第一方

主治：水肿

组成：淮山药三钱，砂仁一钱，木香一钱，云苓三钱，鸡内金二钱，沉香一钱，槟榔二钱，泽泻三钱，炒麦芽三钱，白术三钱，广皮钱半。

用法：水煎，空心服。

【审查意见】治水肿初起，健脾，消食，利水有效。

（2）水肿第二方

主治：水肿小便不利。

组成：麻黄一钱，羌活钱半，淮山药五钱，白术三钱，砂仁一钱，木通二钱，木香一钱，瞿麦二钱，牛膝二钱，茯苓皮三钱。

用法：水、酒各半煎，食前空心服。

【审查意见】方中麻黄宣肺利尿，定喘解肌；羌活、牛膝祛湿宣散；山药、白术健脾益胃；木香、砂仁行气消食；木通、瞿麦、茯苓皮等利尿消炎。对于肾脏性水肿可以有效。

（3）水肿第三方

主治：水肿。

组成：牵牛二钱，麻黄一钱，淮山药八钱，白术五钱，茯苓皮五钱，大蒜头五钱，丝瓜络二钱，赤小豆皮三钱。

用法：水煎，食前空心服。

【审查意见】此方牵牛破水力猛；大蒜利尿力强；丝瓜络、赤豆皮宣络消炎。故本方健脾驱水之力较前方著，惟宜慎用。

（4）水肿第四方

主治：水肿。

组成：紫苏叶二钱，防风二钱，陈皮二钱，大腹皮三钱，泽泻二钱，白蔻花钱半，川朴二钱，茯苓皮三钱，猪苓二钱，车前子三钱，蒜头一两。

用法：酒一杯冲入药内，水煎，食前空心服。

【审查意见】此方乃五皮饮加减，宣散利水，对于表在性之水肿，有开达肌腠、疏泄水道之功。

（5）水肿第五方

主治：全身水肿。

组成：冬瓜一个，赤小豆。

用法：每服三钱，冬瓜子煎汤送下，以消为度。将冬瓜切顶去瓤，用赤小豆填满，盖口，以泥纸糊糠，火煨熟，切片焙干，同豆研末，水和为丸。

【审查意见】按：冬瓜、赤小豆有清热利尿之功，水肿病可用。

（6）水肿第六方

主治：水肿，腿脚膝皆肿，但不过脐，手压下随起。

组成：大戟一两，芫花一两，甘遂一两，槟榔一两，巴豆三十粒（去油），广木香七钱，商陆七钱，川厚朴七钱，泽泻八钱，川军一两，桑白皮五钱，大腹皮六钱。

用法：共为细末，麦糊为丸，如梧桐子大。空心每服十粒，忌盐百天，一服得快利者，止后服。

【审查意见】通行方，有逐水、通便、消胀之效，实证可用。

（7）水肿第七方

主治：水臌。

组成：甘遂一钱二分，神曲五分。

用法：共为末，依后法配合之。虚人用巴豆一粒，法用荞麦面加前药末做成饼子，柴火煨熟，复为细末，入白面作成面片。次以商陆三钱，巴豆二粒（去壳），古月一钱，水一碗半，放砂锅内煎至一碗，去渣再入铁锅内，入前面片煮熟食之，其商陆汤任意服之，须忌盐、酱。

【审查意见】此《寿世保元》之方，用甘遂去水消胀，神麦消食行气，商陆通便消臌，古月下气温中，巴豆逐水通下，以治水臌属实证者，可以生效。

（8）水肿第八方

主治：水臌。

组成：猪肚子三个，独头蒜一头，车前子一两五钱，川军片一两。

用法：将车前子、川军片装一布袋内，与猪肚子、蒜用水同煎一处，煮熟温服，同肚子一并服之。

【审查意见】本方利尿，破水，健脾有效，治水臌症可用。

（9）水肿第九方

主治：水臌。

治法：用冬瓜切片，连籽、连瓤、连皮同煮熟，独吃冬瓜，以饱为度，勿放盐料及调料，吃至大小便通利即是见效。

【审查意见】按：冬瓜可以利尿，清热，祛湿，故治水臌有效，但虚者不宜用。

（10）水肿第十方

主治：遍身浮肿，疼不可忍。

治法：用已出籽之萝卜、浮小麦各等分，浸汤饮之。

【审查意见】此乡间通行方，药性平和，可以采用。

（11）水肿第十一方

主治：水臌。

组成：云苓块三钱，木通片二钱，滑石粉二钱，炒瞿麦钱半，泽泻片钱半，灯心五十。

用法：水煎，空心温服，四五剂可愈。

【审查意见】本方有泻火利水之功，单纯性水肿、小便不利者，可用。

（12）水肿第十二方

主治：水臌。

组成：大戟、芫花、甘遂、二丑、防己、木香、神曲、葶苈子各四钱。

用法：以上八味，共为细面。每服五分，姜水送下，日服三次，食前服。

【审查意见】此方用治水臌虽有功效，但虚弱者忌服。

（13）水肿第十三方

主治：水臌。

组成：大戟八钱，红枣一升。

用法：用砂锅，将枣放砂锅内，将大戟铺覆枣上，用河流水将大枣煮熟。去大戟，但用枣，随便吃完，食后，吃淡饭一月，即不复发矣。

【审查意见】此方乃李时珍《本草纲目》治水臌之方，有逐水利尿之功，可供应用。

3. 瘀血

（1）瘀血第一方

主治：跌扑伤损，瘀血在内

组成：刘寄奴、玄胡索各五钱，苏木四钱，大黄三钱，当归二钱。

用法：水三盅，煎七分，入黄酒半盅，服之。

【审查意见】破血散气，止痛消肿有效。

4. 努伤

（1）活血止努伤

主治：努伤。

组成：当归三钱半，续断二钱，桃仁二钱，甘草一钱半，生白芍二钱，竹茹二钱，丹皮二钱，生地二钱半，藕节二钱。

用法：如咳嗽加紫菀一钱半，阿胶一钱半，水三盅，煎七分，空心温服。

【审查意见】有活血行瘀之效。

（2）努伤第二方

主治：努伤

组成：陈皮五钱，青皮五钱，槟榔五钱，香附五钱，当归七钱，白芷七钱，厚朴四钱，五味子一钱，神曲四钱，麦芽四钱，山楂四钱，枳壳三钱，官桂三钱。

用法：以上共研细末，每服一钱，黄酒作引，开水冲服，饭后临卧时服之。

【审查意见】本方有和血、顺气、消瘀等效，凡努伤、胸部刺痛、饮食减少、呼吸时疼痛者宜之。

（七）泌尿器病

1. 小便不通

（1）小便不通第一方

主治：小便不通

组成：地龙粪、朴硝各等分。

用法：水和，敷脐下即通。

【审查意见】此方清热利水有效。

（2）小便不通第二方

主治：小便闭。

组成：大黄三钱，木通二钱，车前子二钱（另包），瞿麦二钱，萹蓄二钱，滑石二钱，甘草一钱。

用法：水煎服。此方服后，再用麝香五厘，甘遂一钱，研二味，填入脐内。以上布鞋底热熨，再用甘草梢一撮，煎汤温服。

【审查意见】此方通便，利尿，清热有效，再以麝香、甘遂纳于脐中，用鞋底热熨，如此内外兼治，奏效较速。

（3）小便不通第三方

主治：小便不通。

治法：先以艾壮置脐下两旁，各距寸半，各灸十四壮，后服下方即愈。

组成：白术钱半，泽泻钱半，猪苓二钱，木通二钱，郁金一钱，栀子一钱，生地一钱，瞿麦钱半，萹蓄钱半，车前子钱半（另包），黄芩一钱，粉草一钱，石苇二钱。

用法：水煎服。

【审查意见】此方有清热利尿之功，可用。

（4）小便不通第四方

主治：小便不通。

组成：大青盐或海盐、老葱胡、鲜生姜各一两五钱。

用法：共捣如泥，搽小肚下，即能见效。

【审查意见】本方用于小便不通，因寒气滞塞者有效。

（5）小便不通第五方

主治：小便不通。

组成：怀牛膝五钱，生蒲黄三钱，连翘二钱，广木香五分，通草一钱，金银花二钱，玄胡索三钱，泽兰二钱，细辛三分。

用法：水煎服。

【审查意见】本方有行血、解毒、清热之功，实热证可用。

2. 尿血症

（1）尿血症第一方

主治：小便尿血。

组成：用槐花（炒）、郁金各一两。

用法：为末，每服二钱立效。

【审查意见】本方有凉血、止血之效。

（2）尿血症第二方

主治：尿血。

组成：当归四钱，生芪五钱，猪苓三钱，云苓三钱，草梢三钱，泽泻三钱，瞿麦五钱，萹蓄三钱，石苇三钱，海金沙三钱，凤眼草三钱。

用法：水煎服。

【审查意见】本方治血淋较为相宜，对于尿血症效力不确。

3. 消渴症

（1）中消丸

主治：消渴症（糖尿症）。

组成：鸦片一钱，桂附八味地黄丸干末四两。

用法：共研细末和匀，稀面糊为丸，如桐子大。一日服两次，每次服一钱，食前空心开水下。五日后渐渐增量至一日服四次，五日后复渐次减至一日二次，半个月将药服完即愈。

【审查意见】本方对于虚火上炎之消渴症，有潜阳滋阴之效。

4. 肾脏肿痛

（1）肾脏肿痛第一方

主治：肾脏肿痛，小便不利。

组成：龙胆草二钱，金连翘二钱，生地黄钱半，泽泻片钱半，车前子钱半，东木通二钱半，川黄芩三钱，川黄连一钱，焦栀子二钱，全当归二钱半，川军片三钱，粉甘草一钱。

用法：水煎服。轻者一剂，重者两剂。

【审查意见】此方对于肾脏充血，有清热利尿、凉血活血之功。

（八）生殖器病

1. 阳胀

（1）甘草梢汤

主治：阳物胀。

组成：甘草梢二钱，小黑豆半斤。

用法：二味煎浓汤服下，一剂即愈。

【审查意见】此方主治阳物胀，按药品审查之，恐因中毒所致，盖甘草、黑豆均具解毒之功，故用之即能奏效耳。

2. 阳痿

（1）阳痿第一方

主治：男子阳痿早泄，举而不坚，交而易泄。

组成：山萸肉二钱，生龙骨二钱，鹿角霜二钱，白茯苓二钱，麝香二分，甘杞子二钱。

用法：各研细末，和匀，蜜丸桐子大。每服二十丸，约重五六分，食前空心黄酒送下。服二三日有效，服完一料即见大效。

【审查意见】阳痿一症，属于先天者，无治愈之可能；年老者为生理的衰弱，亦无治愈之希望。唯在青年阳痿者，或因神经衰弱，或因房事过度。若是者，一方面可以寡欲清心静养，一方面内服滋补及兴奋之品，或可恢复原状。本方为壮肾补血专剂，但须加人参、附片，较为妥善。

（2）阳痿第二方

主治：阳痿。

组成：冬季麻雀卵十个，核桃肉二两。

用法：先捣核桃肉如泥，再将雀卵打破和匀，加白面适量，做成饼蒸熟，每饼重一两。日食一饼，空心用。

【审查意见】麻雀卵含有脂肪、蛋白质等，与鸡蛋营养之功用稍同；核桃肉有滋补肾脏机能之功。故此方可治阳痿。唯须日日服之，用过百天后，方能见效。更须切忌房事。

3. 遗精

（1）遗精第一方

主治：遗精。

组成：麦冬三钱，莲子心二钱，莲须二钱，青龙骨二钱，朱砂五分，石决明钱半，灯心草二十寸。

用法：水煎服。

【审查意见】此方有清心涩精之效，可用。

（2）保真膏

主治：遗精梦交，心胃分痛，筋骨疼痛，虚寒腹痛，哮喘痰嗽，腰腿疼痛等。

组成：淫羊藿（去齿，醋炙）一两，锁阳（酥浸）一两，金樱子（去肉、毛）一两，阳起石（煨红）二钱半，甘遂一两，大附子（童便浸，去皮，焙干）二钱半，杜仲（酥盐浸炒）二钱半，石燕（火煅，醋淬）二钱半，蚯蚓一条，蛤蚧（炙黄）一个，长头发一两，净麻油二斤四两。

用法：以上连油十二味，同入瓷器，入封固，浸三日，再入铜锅内，用火熬至药料焦枯，将药料取出，仅留油在锅内。用净黄蜡一两，台麝仁五钱，研极细末，先将蜡与麝化合一处，俟油滚沸，入油内，再将黄丹徐徐下之，急用木棍搅匀。约下黄丹十两余，膏即熬成，每绫一块，摊膏五钱。但此药有毒，不可入口，慎之慎之。

飞黄丹十一两候用，红绫一定剪成三寸之方候用。

心胃分痛贴中脘穴；筋骨疼痛贴膏肓穴；遗精、梦交贴下脘穴；虚喘、痰嗽贴肺俞穴；虚寒腹痛贴脐下；腰腿疼痛贴命门穴。每贴用一次，约半月即换之，连贴三月。若男女不育，由于下元虚惫者，先用鲜姜将贴处搽之，女贴气海穴，男贴命门穴，连贴六次，即受胎，禁忌劳心。

【审查意见】此方有散寒止痛、壮肾兴阳之效，可供应用。

（3）遗精第三方

主治：遗精脊酸，腰坠难伸。

组成：熟地二两，牡蛎六钱，龙骨六钱，远志一两半，五味子八钱，茯神一两，芡实一两，山药二两，羊脊髓二副（置新瓦上焙干），鹿角胶五钱，枸杞子五钱，巴戟五钱，建莲子一两，川黄连八钱。

用法：以上各药共研细末，赤糖和为丸，如桐子大。每服三钱，早晚空心，以盐汤送下，一料服完即愈。

【审查意见】此方滋补肾脏，固摄精囊之专剂，可资应用。

（4）遗精第四方

主治：五劳七伤，男子遗精白浊，女子赤白带下。

组成：当归身五钱，川芎二钱，制香附八分，祁艾二分，阿胶二钱，焦于术三钱，云苓三钱，玄胡索三分，九蒸地五钱，炙甘草一钱。

用法：水煎，温服。

【审查意见】有填精补血之效。

（5）缩精神效汤

主治：无梦滑精。

组成：开洋米五钱，煅牡蛎二钱，煅龙骨二钱，缩砂仁二钱，高丽参三钱，附片五分，大枣三枚（去核）。

用法：水煎服。三剂见轻，五剂痊愈。禁忌用一切冷物。

【审查意见】虚寒证用之有效。

（6）遗精第六方

主治：梦遗。

组成：莲须、石莲肉、芡实、枸杞子各十两。

用法：上共为细末，再以金樱子三斤（去毛子，水淘清），入大锅内，水煎，滤过再煎。用饴糖和匀前药，丸如桐子大。每服四十丸，开水送下。

【审查意见】本方对于肾虚遗精有补涩之功。

（7）牡蛎蒺藜汤

主治：遗精。

组成：煅牡蛎一两，沙苑蒺藜五钱。（小便短促者加琥珀二钱，茯苓二钱，泽泻二钱，通草二钱，地黄三钱。）

用法：煎汤，临寝服。

【审查意见】补肾涩精之专剂，可用。

（8）遗精第八方

主治：遗精。

组成：焦白术三两，粉芡实二两，益智仁三两。

用法：核桃荚为引，水煎服，二剂即愈。

【审查意见】此方固精添髓，补肾健脾，虚证可用。

（9）兔脑再造丸

主治：遗精早泄，健忘思迟。

组成：人参四钱，苁蓉二钱（漂淡），远志一钱，益智仁钱半，熟地四钱，水獭肝一钱（后下），枣仁二钱，琥珀二钱（水飞），杭芍钱半，于术钱半，云苓三钱，当归头二钱，麦冬钱半，天冬钱半，兔脑一具（后下），菖蒲八分（后下）。

用法：各药研极细末后，再加入兔脑、獭肝、菖蒲等药，炼蜜为丸桐子大。每日服三次，每次服六粒，开水送下。重者于临卧时再服一次，孕妇忌服，十六岁以内者减半服之。

【审查意见】此方有补肾气、壮筋骨、强脑力之作用。

4. 睾丸肿痛

（1）睾丸肿痛第一方

主治：睾丸肿痛。

组成：苏叶五钱，明雄二钱，明矾二钱，樟脑一钱。

用法：共研末，以醋调敷，有奇效。

【审查意见】按睾丸肿痛其原因不一：有梅毒性者，有受化学刺激者，有皮肤受湿及疝气肿痛者。普通睾丸肿痛多指疝气而言。此方有燥湿、消肿、收敛之功，由于受湿或疝气者可用。

二、妇科

（一）月经病

1. 调经续嗣丸

主治：月经不调。

组成：朱血竭一两，巴豆二两（去皮），真朱砂一两。

用法：共为细末，醋和白面糊为丸，如麻子大。体壮者每服四丸，弱者减半。用南红花五分，砂锅微炒研末，黄酒冲起，服送丸药。未服药前二小时，先用炒白芍五钱，水煎服后，再服丸剂。

【审查意见】体质壮实，有瘀滞者可用，虚弱者切忌之。

2. 剪红饮

主治：月水不断。

组成：侧柏叶一两，白芍五钱。

用法：黄酒煎服。

【审查意见】此种止血剂只可暂用一时，事后仍当细察病源，施以根治安善之法。

3. 月经病第三方

主治：经闭不通，脐腹疼痛，身发寒热。

组成：绵纹川军半斤（用好醋浸一日，再入童便浸一日，晒干），当归四两，川芎三两，白芍二两，生地二两，肉桂一两，厚朴一两五钱，枳壳二两，黄芩五钱，苏木一两，红花一两，玄胡索二两。

用法：共为细末，米醋糊为丸，如绿豆大。每服二三十丸。

【审查意见】凡由瘀滞酿成是病者，用本方有活血、破瘀、导滞之力。

4. 月经病第四方

主治：年老经水复行。

组成：当归三钱，川芎三钱，杭芍二钱，九地二钱，牡蛎二钱，地榆三钱，柴胡钱半（醋炒），山萸二钱，山药二钱，丹皮二钱。

用法：水煎服。

【审查意见】此方有补血、活血、清热、舒郁之效，内有郁火者可用。

5. 乌鸡白凤丸

主治：血虚经水不调，妇人百样虚症。

组成：乌骨白毛鸡（公、母各一只，每只约重二斤之谱），猪脊髓一条，羊脊髓一条，熟地一两，香附四两，当归身一斤，川芎四两。

用法：将鸡去毛、肠，同上药加陈酒六碗，童便三碗，放鸡肚内，用铜锅封好。石柱隔水煮极烂，将汤煮完，取鸡肉焙干，鸡骨炙酥，共研极细末。再加老山参八两，口芪八两，制玄胡索八两，黄毛茸八两，白茯苓四两，丹皮三两，炒白芍四两，炒白术五两，藏红花二两，各研细末，与前药和匀，炼蜜为丸，如龙眼大。每服一钱，西洋参煎汤送下，早晚各一服，忌生冷食物。

【审查意见】此系古方，有滋补强壮之力，可备应用。

6. 痛经丸

主治：妇人月经不通，骨蒸潮热。

组成：益母草四两，青蒿四两，桃枝二两，柳枝二两。

用法：以上四味共合一处，水煎成膏。次入：

柴胡五钱，赤芍三钱，犀角一钱，天灵盖四钱，广木香二钱，甘草钱半，龟甲三钱，桃仁三钱，朱砂二钱，麝香五分。共研细面，同煎膏，捣一处为丸，绿豆大。每服三十丸，空心，童便送下。

【审查意见】此方对于阴虚、骨蒸、发热、经闭者，有清热活血之功，可用。

7. 消痛化积丸

主治：腹内积滞疼痛，月经不调。

组成：五灵脂、代赭石、巴豆霜各等分。

用法：醋煅为末，面糊成丸，如桐子大。大人一次服二十丸，小儿五七丸，空心开水送下。

【审查意见】有行血、镇坠、破积之效。惟体质虚弱者忌用。

8. 月经病第八方

主治：妇人胎产后经水不调。

组成：广木香钱半，草果钱半，焦楂三钱，槟榔二钱，三棱一钱，莪术一钱半，川贝母二钱，黄芩二钱半，茯苓三钱，枳壳一钱，香附二钱，藿香二钱，官桂钱半，车前子二钱。

用法：水煎，空心服。

【审查意见】此方有消积破瘀、疏通凝滞、消食化痰之功。

9. 月经病第九方

主治：妇女不孕，子宫虚寒，月经不调，白带不止。

组成：当归七钱，酒白芍六钱，红花饼二钱半，菟丝饼六钱，紫蔻米三钱，真沉香二钱半，大腹皮六钱，莱菔子六钱，五灵脂六钱，蒲黄五钱，鹿胶珠五钱，炙龟板五钱，炒蕲艾五钱，盐吴萸六钱，山萸肉六钱，黑杜仲五钱，姜炭四钱，佛手片六钱，茅苍术五钱，紫油桂五钱，苏木三钱，盐茴香一两，盐益智五钱，蒸黄精一两，茯苓五钱，炙草二钱。

用法：共为细末，炼蜜为丸，如绿豆大。每服三四钱，黄酒、赤糖送服。

【审查意见】此方通经散寒，补血活血，用于子宫虚寒症可以取效。

10. 月经病第十方

主治：妇女经闭不调，产后诸病及干血劳，虚寒腹痛，不思饮食等症。

组成：猪毛炭三两，血竭花五钱，乳香五钱，没药五钱，儿茶五钱，广木香三钱，黄丹一斤（微炒）。

用法：上药用生桐油一斤，小磨香油一斤，并槐花枝熬膏贴之。

【审查意见】有止痛、行瘀、活血之效。

11. 月经病第十一方

主治：女子经闭，少腹时痛。

组成：桂枝二钱，琥珀一钱，当归三钱，赤芍三钱，没药二钱，细辛六分，麝香少许，益母草四钱，苏木一钱。

用法：水煎，食后温服。

【审查意见】本方有行血破瘀、通经止痛之功，可用。

12. 温经种子丸

主治：经寒不孕者。

组成：当归身八两（酒洗），肉苁蓉八两（去鳞甲，酒蒸），杜仲八两（盐炒），巴戟八两（乳蒸，盐水、童便各浸二两），菟丝子八两（酒浸，蒸），破故纸六两（酒蒸），沙苑蒺藜八两（酒蒸），白莲须八两（童便拌），怀牛膝六两（酒蒸），淫羊藿四两半（油炒），白云苓四两（乳蒸），干枸杞四两（酒洗），白鱼鳔一斤（切碎，土炮）。

用法：共为细末，炼蜜为丸，如桐子大。每日早晚，用青盐开水送下三钱，或黄酒亦可，男女同服。

【审查意见】此系加味鱼鳔种子丸，为强壮专剂，用于男子精寒肾虚，女子血寒气弱、赤白崩带、经水不调、久不受孕者有效。

13. 至实丹

主治：妇女月经病及胎前、产后百病。

组成：益母草一斤。

用法：采取紫花未放者为佳。研为细末，分作四份，一份用黄酒拌透，蒸一炷香，晒干；一份用童便拌透，蒸一炷香，晒干；一份用陈米醋拌透，蒸一炷香，晒干；一份用生姜自然汁拌透，蒸一炷香，晒干。再加自当归二两五钱，赤芍一两，广木香五钱。共为细末，炼蜜为丸，每丸重一钱半，每服二丸。

服法：妇女月经病，加白术、茯苓煎汤送服；小肠气痛，用炮姜、香附煎汤送服；赤白带下，用白芍、生地煎汤送服；胎前胸闷，不思饮食，用生姜、陈皮煎汤送服；胎前腰痛、下血、胎动，用黄酒送服；临产横生伤胎、死胎不下，用黄酒送服；产后儿枕痛，用黄酒送服；死胎难下，妇人腰腿疼痛，用盐汤送服；产后血迷、不省人事，用炒黑荆芥穗煎汤送服；产后气短，用杏仁煎汤送服；产后惊悸见鬼，加朱砂送服；产后鼻衄出血，用藕根节煎汤化服；产后崩症，出血过多，用当归煎汤送服；产后大便不通，用大麻仁煎汤送服；产后小便不通，用车前子煎汤送服；赤白痢疾，用老米煎汤化服；子宫寒冷不孕，用黄酒送服。

【审查意见】此方主治病症极为繁难，其所用送服药引未能恰合病情处，亦复不少。总之决不能以一方包治百病，是全在临用时，详细诊察，分别增删施治也。

14. 月经病第十四方

主治：妇人久不受孕及经期不调。

组成：炙芪三两，当归二两，炒枣仁二两，炙草一两，于术二两，杜仲二两，香附二两，阿胶珠二两，续断二两，酒黄芩一两，自地四两，丹参钱半，五味子六钱，枸杞二两，血余炭二钱。

用法：共为末，白蜜为丸，朱砂为衣。空心服三钱，白水送下。

【审查意见】此系通经及强壮之剂，虚弱者可用。

15. 暖宫丸

主治：妇人子宫虚冷，久不孕育。

组成：香附米六两（醋煮），艾叶三两，当归三两（酒浸），川芎二两，白芍二两，怀生地一两（酒熬黑），黄芪三两（蜜炒），吴茱萸三两，官桂五钱，续断一两五钱。

用法：共为细末，醋糊为丸，如桐子大。每服五十丸，空心淡盐汤送下，忌食生冷并戒气恼。

【审查意见】活血调经，补气散寒可用。

16. 月经病第十六方

主治：妇人不孕，经血不调。

组成：蛇床子三钱，巴戟二钱，益智二钱，杜仲炭二钱，续断三钱，赤石脂二钱（煨），当归三钱（酒洗），桂心一钱（去粗皮），藁本钱半，枸杞子二钱，玄胡索一钱，丹皮五分。

用法：引用生姜三片，红枣四枚，水煎。每日早晨一服，隔日再服，一月后即孕。

【审查意见】体虚兼寒证者，用之有效。

17. 月经病第十七方

主治：气郁经闭。

组成：茅苍术钱半，制香附一钱，陈皮一钱，川芎一钱，醋柴胡八分，醋青皮八分，广木香五分，桃仁泥一钱，粉丹皮一钱，云苓三钱。

用法：水煎，食前温服。

【审查意见】本方有疏达气机，兼能行瘀活血，可资应用。

18. 月经病第十八方

主治：妇人行经时腹痛。

组成：归尾、川芎、赤芍、丹皮、制香附、玄胡索各一钱，生地、红花各五分，桃仁二十五粒。

用法：水煎，温服。瘦人如有火者，加炒黄连、炒黄芩各一钱；肥人如有痰者，加枳壳、苍术各一钱。

【审查意见】活血行瘀有效，但身体虚弱者忌用。

19. 月经病第十九方

主治：妇人气郁不舒及月经不调。

组成：玫瑰花五十朵（去心蒂），厚朴花二十朵，制香附五钱。

用法：水煎，浓汁去渣，另用白冰糖半斤熬成膏，与药汁和匀。每用三钱，以开水溶化服之。

【审查意见】有活血舒郁之功，可备应用。

20. 保康止带丸

主治：调经，止带，种子。

组成：大地熟四两，当归四两，香附四两，远志二两，川芎二两，海螵蛸二两，酒白芍二两，椿根皮二两，黄芪二两，牡蛎三钱，山药三钱，焦白术二两。

用法：共为细末，白蜜为丸。每日早晚各服三钱，用红糖水送下。

【审查意见】此方有活血、强心、补气、止带之功。

21. 月经病第二十一方

主治：妇人、室女心腹疼痛，月经不调及一切气血之症。

组成：延胡索钱半，蒲黄钱半，姜黄钱半，当归钱半，乳香一钱，木香一钱，肉桂一钱，没药一钱，甘草五分。

用法：引用生姜三片，水煎，温服。

【审查意见】此方行瘀、散寒、定痛，可资应用。

22. 月经病第二十二方

主治：妇人天癸过多，肢面微肿症。

组成：雄乌骨鸡一只（洗净，用青蒿汤、童便各半，酒、醋各一盏同煮。拆碎，连骨炙脆，研末用），白芍二两，麦冬二两，青蒿四两。

用法：先将各药煎浓去渣，再将乌骨鸡末放入药汤内熬成膏。空心黄酒送下二钱。

【审查意见】此方有补虚退热之功，阴虚之月经过多症可用。若加入阿胶、地榆炭，其效更佳。

23. 中将汤

主治：妇女经脉不调，小腹疼痛。

组成：延胡索三钱（醋炒），当归六钱，官桂二钱，丁香二钱，山楂核三钱（醋炒），川郁金二钱（醋炒），沙参四钱，续断三钱（酒炒），肉蔻三钱（赤石脂炒后，去赤石脂不用），怀牛膝三钱。

用法：共研粗末，分为三剂。每用一剂，开水浸盖碗内约半小时，将汤饮下，如此浸服二次。至第三次，用水煎服，每日用一剂。

【审查意见】此方有通经活血、散寒疏滞之效。应用于寒滞凝结、小腹疼痛之经闭症，确有殊效。

24. 定坤丹

主治：妇女气血衰弱，阴阳不和，经水失调，精神不振，一切血崩、血漏，产后产前诸虚百损，五劳七伤等。

组成：黄毛茸五两，高丽参三两，于术三两，九蒸熟地十两，天字苓钱半，炙草五钱，乌药五钱，阿胶二两，牛膝三钱，归身十两，川芎三钱，香附七钱，枸杞三钱，益母草五钱，鹿角霜五钱，砂仁三钱，细辛三钱，黄芩三钱，杜仲四钱，红花五钱，玄胡索五钱，银柴胡五钱，姜炭四钱，三七二两半，五灵脂五钱，肉桂五钱，鸡血藤二两半（蒸），白芍一两。

用法：上各研末，蜜丸，每丸重三钱，赤金为衣。每服半丸或一丸，一日三服，黄酒送下。

【订正炮制】黄茸（陈醋炮制），于术（土炮制），九熟地（黄酒炮制），天字苓（人乳炮制），炙草（蜂蜜炮制），归身（陈醋炮制），川芎（生姜炮制），香附（陈醋、黄酒炮制），益母草（陈醋炮制），砂仁（盐炮制），黄芩（黄酒炮制），玄胡索（陈醋、黄酒炮制），柴胡（陈醋炮制），白芍（黄酒炮制）。

【订正服法】经候愆期、脐腹疼痛，当归乳香汤下；子宫虚冷，久不孕育，黄酒化下；腹中结块，经水不通，红花汤下；阴虚火盛，骨蒸潮热，开水下；血晕血脱，不省人事，黄酒、童便下；湿热相搏，赤白带下，木通、莲须下；横生逆产，胎衣不下，人参汤服；精神疲倦，干血痨瘵，开水下；胎前产后诸症，黄酒、童便服；血崩唾衄，一切失血，童便化服。

【审查意见】此方补气补血，调经散寒确有功效。凡妇女月经不调、寒湿凝滞者用之相宜。

25. 拾制保坤活血丸

主治：妇女诸虚百损，骨蒸痨热，经水不调，赤白带下及干血痨。

组成：归身二两（酒洗），白芍二两（酒洗），条芩二两（酒炒），麦冬二两三钱（去心），川芎一两五钱，白术一两（土炒），橘红一两，大枣一两（炒），云苓一两（人乳拌炒），炙草一两，砂仁二两（姜汁炒），益母草一两（酒炒），真艾叶二两（酒炒），真阿胶珠二两，玄胡索七钱五分（醋炒），米一撮（醋拌，蒸熟捻成饼，晒干）。

用法：用净南香附十两，分作十份。一份碗盛，用莱菔子一两捣烂，加水浸透，炒干，去莱菔子不用；一份用益智、生栀子、小茴香各一两，制法如前；一份以人乳浸透晒干；一份陈醋浸透炒干；一份盐水浸，炒干；一份童便制；一份姜汁制；一份好酒制。各药浸法：春四、夏三、秋五、冬七日方能浸透。以上共研细末，和蜜为丸，如桐子大。每服三钱，早用米饮，晚用黄酒送下。

【审查意见】此方有补虚行气之效，凡虚损气闷，以及经水不调之症，皆可用之。

26. 月经病第二十六方

主治：女子行经肚疼，赤白带下，胎寒不孕，寒气上涌。

组成：白信石、硫黄、黄腊各一两。

用法：研末，以腊为丸，如米粒大。每服七粒，每一星期用一服，三五次后准能见效。

【审查意见】功效确否，尚待试验。

27. 月经病第二十七方

主治：妇女经来腹疼。

组成：生酒芍五钱，当归三钱，川芎钱半，银柴胡钱半，茅术二钱，茯苓三钱，青皮钱半，炒香附二钱，原红花钱半，苏木钱半，粉草钱半，广木香一钱，桂枝尖钱半，炒玄胡索钱半，生姜三片，大枣三枚（去核）。

用法：每遇经期前五日，连服三剂，如此三次即愈。

【审查意见】此方宣郁通经有效，可用。

28. 黄龙丸

主治：经血不调。

组成：三棱钱半，莪术钱半，青皮钱半，半夏钱半，巴豆一钱，红花二钱，广木香七分，丁香七分，乌药五钱，甘草五分，陈皮一钱，川黄连二钱。

用法：共研细末，面糊为丸，如绿豆大。每服十丸，开水送下。

【审查意见】此方有消导通滞、顺气之功，用治血行瘀滞之经脉不调症有效，再加活血之品尤妙。

（二）带下

1. 溯源汤

主治：赤白带下不止。

组成：党参二钱，焦术钱半，升麻五分，柴胡钱半，炙芪二钱，陈皮二钱，官桂八分，干姜一钱（炒），阿胶珠三钱，地榆三钱（炒），当归二钱半（酒洗）。

【审查意见】此方有补气、升提、温化、制秘之功，对于气弱下陷，寒淫蕴遏之白带症有效。

2. 带下第二方

主治：妇女白带，淋沥不已。

组成：阿胶珠、牡蛎、茯神、杞子、菟丝子、白芍、杜仲、续断、熟地、山药、当归各等分。

用法：蜜丸梧桐子大，每服五十丸，开水送下。

【审查意见】久病体弱者可用，以其有补益收涩之效也。

3. 带下第三方

主治：妇女久带不止，气血虚损及子宫寒冷等症。

组成：黄毛茸一钱，石柱参八钱，川芎三钱，当归五钱，大口芪五钱，乌鸡藤膏八钱，真贡胶八钱，天字苓五钱，野于术五钱，贡白芍四钱，五花龙骨五钱，煅牡蛎四钱，山药一两，赤石脂五钱，鹿角霜三钱，红、白鸡冠花各二钱，干姜三钱，白芷二钱，香附八钱，炙草四钱。

用法：上药共为细末，炼蜜为丸，如桐子大。每早空心，用黄酒引，冲服三钱，忌一切生冷。

【审查意见】此方温补固涩之力甚大，对于原方主治病症，尚属符合可用。

4. 带下第四方

主治：妇女白带症。

组成：白术四钱（土炒），车前子三钱，茯苓三钱，山药五钱（麸炒），扁豆三钱（炮，杵），砂仁一钱（杵），泽泻三钱，茅苍术二钱（米泔浸），煅龙骨三钱（煅），甘草二钱（蜜炙）。

用法：水煎服。

【审查意见】此方有燥湿、制泌、利尿、化寒之功，用于湿寒证之白带，必能取效。

5. 坤道如意丹

主治：妇女赤白带下，腰疼耳鸣，子宫寒冷，小腹作痛，恶心、吐逆等症。

组成：九熟地二钱，自当归一两，贡阿胶一两，川续断八钱，香白芷五钱，川朴根五钱，炒小茴八钱，吴茱萸八钱，粉丹皮一两，云茯苓一两，苁蓉肉八钱，干姜片三钱，制附子四钱，香附米一两，广砂仁四钱，老广皮五钱，白芍一两，益母草二两，黑艾一两，白术八钱，蒲黄一两（炒），黄芪二两，山萸肉一两，川芎八钱，甘草一两。

用法：以上共为细末，炼蜜为丸，如梧桐子大。每服三钱，空心黄酒送下，忌一切生冷之物。

【审查意见】此方宜于带久虚寒之患者，若体质壮者忌服。

6. 带下第六方

主治：带下。

组成：椿根皮一钱，苏芡实、建连肉各五钱，车前子、川草薢各三钱。

用法：水煎服，三五剂后即有效。

【审查意见】此方有健脾祛湿之效，可用。

7. 带下第七方主治：白带。

组成：桑寄生五钱，益智仁三钱，黄柏二钱，芍药二钱，生地黄三钱，小茴香一钱，甘草一钱，续断三钱，山药五钱。

用法：水煎服，三剂立止。

【审查意见】有燥湿渗水之效，湿寒证可用。

8. 止带如神汤

主治：五带均治。

组成：大熟地一两，山萸肉四钱，炒山药四钱，云苓三钱，泽泻三钱，丹皮二钱，薏米五钱，红枣二十枚，白果十枚。

用法：每日一剂，小黑豆一合，煎水二碗，头剂用一碗，二剂用一碗，空心温服。

【审查意见】此方健脾渗湿有效，带下病无瘀热者可用。

9. 带下第九方

主治：妇女白带。

组成：白果仁二十个，黑豆二合，红枣二十个。

用法：水煎服。

【审查意见】湿浊凝滞之白带用之较宜。

（三）血崩

1. 血崩第一方

主治：妇人血崩症。

组成：当归一两（酒炒），白芍六钱（醋炒），生口芪八钱，熟地七钱，丹皮一钱，桑叶十四片，汉三七一钱，棕皮炭五钱，黑黄芩二钱，黑芥穗钱半。

用法：水煎服。

【审查意见】有补气止血之功，可用。

2. 血崩第二方

主治：妇人崩血不止。

组成：大蓟五钱。

用法：水煎，食前服，日二次。

又方：棕皮炭三钱，开水冲服，日三次。

【审查意见】以上二则皆系止血单方，对于单纯性之子宫出血症，当可试用。

3. 血崩第三方

主治：妇人下血，日久不止。

组成：黑黄芩三钱，黑黄连三钱，黑黄芪三钱，地榆炭三钱，三七三钱，当归四钱。

用法：水煎，温服。

【审查意见】此方有清热、凉血、益气、止血之效。应用于热邪亢盛、迫血妄行之血崩症有效。

4. 血崩第四方

主治：妇人血崩不止。

组成：全当归三钱（酒洗），生口芪三钱，九熟地四钱，杭白芍三钱（酒炒），煅赤石脂一钱，煅龙骨二钱，莲房炭二钱，棕榈炭三钱，百叶炭三钱，杜仲炭三钱，香附三钱，续断二钱。

用法：童便为引，水煎，温服。

【审查意见】此方有止血补气之功，可用。

5. 血崩第五方

主治：妇人血崩不止。

组成：炙黄芪一两，当归三钱，黑芥穗五钱。

用法：水煎，空心温服。

【审查意见】此系当归补血汤加入黑芥穗一味，对于血崩之虚证可用。

6. 血崩第六方

主治：子宫出血不止，腹内疼痛，有时现昏晕不醒（因血不行太多不能养脑）。

组成：生地炭三钱，潞参二钱，生口芪四钱，银花炭二钱，贡阿胶四钱，自当归四钱，炒山药四钱，棕炭一钱，山楂炭二钱，海螵蛸三钱，茜根一钱，生白芍五钱，血余炭二钱（冲服），炙甘草钱半，炒白术一钱，黑芥穗一钱。

用法：汉三七五分，冲入为引，水煎服。

【审查意见】气血虚弱者，用之有效。

7. 血崩第七方

主治：妇人血崩症。

组成：人参五钱（杆去芦），白术一钱（土炒），茯神三钱，熟地四钱，白芍二钱（麸炒），当归二钱，阿胶四钱，黑地榆三钱，黑蒲黄三钱，五味子二钱（蒸），山萸肉三钱（蒸），黄芪五钱（蜜炙），升麻一钱（蜜炙），甘草一钱（蜜炙）。

用法：水煎，温服。

【审查意见】崩症时久，身体虚弱，心神恍惚不安者，可用。

8. 血崩第八方

主治：年逾五旬，天癸已竭，忽然下血昏迷，水出如珠者。

用法：人参五钱，炙口芪五钱，炙草三钱，川续断四钱，制附子二钱，阿胶三钱，地榆四钱，熟地四钱，酒升麻一钱。

用法：水煎服。

【审查意见】有回阳固脱之效，对证可用。

9. 血崩第九方

主治：妇人血崩症。

组成：高丽参二钱，黑祁艾二钱，黑地榆二钱，炒棕炭三钱，赤芍二钱，粉丹皮二钱，黑槐花二钱半，姜炭钱半，阿胶珠二钱，制香附二钱，远志二钱，枣仁二钱，朱茯神三钱，炙甘草钱半。

用法：黄酒、童便为引，水煎，温服。

【审查意见】此方宜于崩久气血虚弱者。若兼有瘀积者，勿轻投。

10. 血崩第十方

主治：妇人患崩漏及自汗等症。

组成：棕皮灰二钱，血余灰一钱，灶心土五钱，自地五钱，姜炭一钱，阿胶二钱，焦于术三钱，汉三七一钱，自归身三钱，炙草五分。

用法：引用炙麻黄根一钱，浮小麦一撮，南枣七个，水煎内服。

【审查意见】此止血行瘀专剂，可用。

11. 血崩第十一方

主治：妇人血崩血脱。

组成：杏皮炭一两，煅龙骨五钱，高丽参五钱，酒当归片一两。

用法：水煎，温服。

【审查意见】杏皮炭功用不详，姑列以待考证。其余各药有补气、养血、收敛之效，血崩症尚可取用。

12. 血崩第十二方

主治：妇人血崩症。

组成：当归八钱，益母草一两，川芎三钱，三七参三钱，棕炭三钱，炒知母五钱。

用法：引用灯心、竹叶、藕节各三个，水煎服。

【审查意见】有解热止血之效。

13. 血崩第十三方

主治：妇人血崩症。

组成：党参一钱，归身四钱，焦丹皮二钱，赤苓三钱，云苓皮二钱，玉米四钱，黑芥穗钱半，莲肉四钱，芡实四钱，扁豆四钱，香附炭三钱，白术二钱，生地炭三钱，炙草一钱，莲房炭二个，贯众炭三钱。

用法：水煎服。

【审查意见】本方宜用于湿热内遏之血崩。

14. 血崩第十四方

主治：妇人血崩症。

组成：乌鸡一只，紫草一钱。

用法：将紫草装入鸡腹内，以线缝合，用白酒煮熟。去紫草不用，将乌鸡肉及煮鸡之酒分三五次热服。

【审查意见】子宫虚寒之血崩症可用。

15. 止血安神饮

主治：妇人之急性血崩症。

组成：潞参三钱，朱茯神三钱，醋煅牡蛎六钱，赤石脂四钱，禹余粮四钱，真阿胶三钱，归身三钱，伏龙肝三钱，陈棕炭二钱，醋煅陈墨五钱（研细，待汤剂煎成时冲入）。

用法：用清水入上药之前九味，一剂同时分先后煎二次，混合后入陈墨末，再隔水三十分钟，注入小磁茶壶内，频频温饮，忌酒、荤腥。

【审查意见】止血，补气，安神，定志，可用。

16. 血崩第十六方

主治：妇人血崩症。

组成：地榆二钱，生地四钱，白薇五钱，白芍三钱，川连五分，黄芩钱半，莲须一钱，牡蛎二钱，紫草二钱，黄柏二钱，茅根二钱。

用法：脉实大者，加黄连二钱；虚甚者，加炙草、棕榈炭。水煎汤，临卧服。忌一切动作，务使循环机能沉静。

【审查意见】血分有热者，此方可用。

17. 血崩第十七方

主治：妇人血崩。

组成：地榆一两，侧柏叶五钱。

用法：水煎服三四剂。

【审查意见】有收敛止血之效，有热者可用。

18. 血崩第十八方

主治：血崩。

组成：生芪一两，当归三钱，炙升麻三分，地榆炭三钱，阿胶珠二钱，生地炭二钱，三七参一钱，杭白芍二钱，炙草一钱，生姜三片，大枣三枚。

用法：水三碗，煎一碗，临卧温服。

【审查意见】虚证可用。

19. 血崩第十九方

主治：女子血崩。

组成：地榆钱半（焦），黄柏二钱，姜炭八分，白芍二钱，黄连一钱，丹皮二钱，生地三钱，大黄五分，槐花钱半（焦），蒲黄一钱。

用法：水煎，黄酒冲服，二三剂即止。

【审查意见】此方有泻热止血之功，血热妄行之证可用。

20. 血崩第二十方

主治：妇人血崩。

组成：芥穗炭二钱，黑棕炭二钱，当归三钱，川芎钱半，贯众炭钱半，川续断钱半，广皮钱半，川杜仲二钱（炒黑），白芍炭二钱，粉甘草五分，西紫草八分。

用法：童便一盏，荷叶一张为引。

【审查意见】此系古方，有止血之效。

（四）干血痨

1. 干血痨第一方

主治：干血痨。

组成：云母三钱，桃仁二钱，藏红花一钱，血竭八分，虻虫五分，鸡血藤胶三钱，麝香五厘。

用法：先将云母煮过二时许，去渣，以云母汤再煎各药，熬好，然后放入麝香再煎，一二沸即妥。空心服，连服三四剂便愈。

【审查意见】本方有逐瘀活血之功，可用。

2. 干血痨第二方

主治：干血痨。

组成：血竭、红花各五钱。

用法：研末，入白鸽子腹中煮熟食之，三日用完。

【审查意见】血竭、红花有活血行瘀之功，与鸽肉同食，兼能滋补，干血痨用之，尚属相宜。

3. 干血痨第三方

主治：干血痨。

用法：在临杀猪时，取生猪血一碗，空腹饮之，饮后三旬钟则腹痛，大小便下血而愈，立效。不效再服之。

【审查意见】有推动瘀血之效，可备试用。

（五）阴挺

1. 阴挺第一方

主治：女人膣内生出如手指样之物（阴挺）。

组成：蛇床子五钱，枯矾五钱，五倍子三钱，雄黄五钱，冰片一钱，麝香五厘。

用法：上药共研为细末，蜜蜡为丸，每丸重四钱，塞入膣内，坐二三日即愈。药即取出，但药须用绸绢包裹，以丝线扎之，送入膣内时，须将丝线留于膣外，以便提取。孕妇忌用。

【审查意见】按：此症如系患部发炎者，本方有收敛消散之功，用之有效。

（六）阴痒

1. 阴痒第一方

主治：主任膣内生疮，痒痛难忍。

组成：当归三钱，雄黄三钱，黄芩三钱，大黄三钱，川芎三钱，明矾三钱，蛇床子二钱，白芷二钱，大连翘三钱，忍冬花三钱。

用法：水煎浓，去渣用之，温洗患部（以脱脂棉花蘸洗）。

【审查意见】此方宜加花椒、地肤子、地骨皮等药，则功效更捷。

2. 阴痒第二方

主治：妇人膣内痒痛难忍。

组成：当归三钱，川芎二钱，蛇床子二钱，雄黄二钱，明矾钱半，花椒一钱，地肤子二钱，连翘三钱，白芷二钱，地骨皮二钱，于白术五钱，云苓三钱。

用法：水煎，温服，连服两剂。

【审查意见】有活血、败毒、燥湿、止痒之功，可用。

（七）妇人杂症

1. 妇人杂症第一方

主治：妇人瘀血结滞，小腹疼痛。

组成：当归五钱，川芎三钱，桃仁三钱，红花二钱，五灵脂三钱，蕲艾钱半，香附三钱，蒲黄三钱，炮姜一钱。

用法：陈醋一盅为引，水煎，食前空心服。

【审查意见】此系生化汤加减方，有通滞行血之功，可用。

2. 妇人杂症第二方

主治：妇人努伤吐血。

组成：全当归八钱，紫河车三钱，汉三七三钱，制五灵脂四钱。

用法：引用童便一杯，水煎服。

【审查意见】有活血、行瘀、止血之功，可用。

3. 妇人杂症第三方

主治：月经愆期。

组成：自归五钱，川芎三钱，桃仁五分，姜炭五分，炙草五分，川红花五分。

用法：水煎，温服。

加减法：发热，加地骨皮三钱，丹皮钱半，女贞子一钱；食积，加鸡内金二钱，焦楂二钱，建曲二钱。

【审查意见】有活血行瘀之效，月经不调、有瘀滞者可用。

4. 妇人杂症第四方

主治：女子乳往里缩。

用法：先用细绳缚紧乳头，绳之他端垂一秤锤，然后使饮雄猫尿半酒盅，即愈。

【审查意见】此方是否有效，姑存待试。

5. 妇人杂症第五方

主治：妇人前诸病。

组成：当归五钱（酒炒），玄胡索三钱，熟地五钱，砂仁二钱，陈皮三钱，生山栀二钱（酒洗一半，醋炒一半），香附三钱半，益母草一两（酒洗、醋炒各半），炙草一钱，元肉一两五钱，苍术三钱，白芍五钱（酒炒），白术三钱，肉桂二钱（去皮），黄芩二钱，龟胶五钱（酒炒），血竭五钱（蛤粉拌炒）。

用法：共为细末，炼蜜为丸，每丸重三钱。每服一丸，食前开水下。

【服法】调经种子，每日一丸，好酒送下；经水不通，桃仁红花汤送下；经水不调，好酒童便送下；经来先黑，槐花煎汤送下；经来足酸软，杜仲牛膝汤送下；经来先腹痛，台乌白芍送下；赤带，用白鸡冠花泽泻汤送下；白带，用生麻仁汤送下；月经过期，用四物汤送下；每月经行二次，党参白芍地榆汤送下；胎动三、四、五、六月，用桑寄生香附茯苓汤送下；胎动七、八、九、十月，用陈皮好酒汤送下；不思饮食，山楂陈皮汤送下；元气不足，人参黄芪汤送下；胎衣不下，冬瓜汤送下；小便不利，栀子仁汤送下。

【审查意见】有燥湿、活血之效，可用。

6. 妇人杂症第六方

主治：妇人血热症。

组成：鲜茅根一钱，黑地榆一两，血余一两（煅存性）。

用法：水煎服。

【审查意见】本方有凉血、止血之效，可用。

7. 妇人杂症第七方

主治：妇人产后肠痈症。

①薏苡仁汤

组成：薏苡仁三钱，牡丹皮三钱，瓜蒌仁三钱（捣），川芎一钱半，桃仁钱半（捣）。

用法：水煎，空心服。

②加减千金内消散

组成：归尾二钱，赤芍二钱，香白芷一钱，川甲珠钱半（捣），银花钱半，天花粉钱半，瓜蒌仁钱半（捣），皂角刺一钱，川大黄一钱，川贝母一钱，广陈皮一钱，乳香一钱半（炒），没药一钱半（炒），生甘草一钱半。

用法：水煎，空心服，初服觉患处更痛，病家勿须恐惶。

【审查意见】薏苡仁汤有活血行瘀之功。千金内消散有活血疏络、行瘀镇痛之效。可备应用。

三、产科

（一）小产

1. 小产第一方

主治：胎孕不固，每易小产。

组成：焦于术四两，人参二两，黑杜仲一两五钱，云茯苓一两五钱，真桑寄生一两五钱。

用法：共为细末，加红枣二两，和蜜为丸（小丸）。早晚各服三钱，空心米泔水送下。若有孕三个月后，即能固胎无危。忌用力过度及食辛辣厚味等物。

【审查意见】本方益气固胎，虚证可用。

2. 小产第二方

主治：妇人损伤胎气，腹中疼痛，势将小产。

组成：当归三钱，川芎五分，杭芍三钱，熟地二钱，焦术二钱，条芩一钱，砂仁二钱，生芪二钱，续断二钱，杜仲二钱，炙草一钱。

用法：水煎服。

【审查意见】此方安胎补虚，可资取用。

3. 小产第三方

主治：胎动不安，下血不止，或将流产者。

组成：归身五钱，川芎二钱，白芍三钱，熟地四钱，阿胶三钱，黑艾二钱，川断二钱，酒芩二钱，焦术钱半，杜仲钱半，炙草一钱，大枣五枚。

用法：水煎，空心服二三剂。

【审查意见】体虚血弱者可用。

（二）胞衣不下

1. 胞衣不下第一方

主治：胞衣不下。

组成：花蕊石三钱（煅）。

用法：研为细末，一次服，白水送下。

【审查意见】有破瘀、行血、下胎之功，可用。

（三）难 产

1. 难产第一方

主治：难产。

组成：大口芪一两，自归一两，柞木枝一两，川芎片八钱，土龟板六钱，血余鸡蛋大一团（煅灰）。

用法：水煎服。

【审查意见】气血虚弱者，此方可用。

2. 难产第二方

主治：妇人临盆难产。

组成：生芪四两，当归二两，川芎一两，龟板五钱，血余炭一团。

用法：共熬成膏，每服一两，开水冲服或煎服均可。

【审查意见】有补气活血之效，虚弱者可用。

3. 难产第三方

主治：妇人临盆，生产困难。

组成：生芪八钱，高丽参三钱，当归身八钱，杭白芍钱半，炙龟板八钱，白茯神三钱，贡麦冬四钱，南广皮钱半，怀熟地五钱，川芎片钱半，炙甘草钱半。

用法：于未产前，水煎服之。

【审查意见】体质虚寒者可用。

（四）产后瘀血病

1. 和血饮

主治：妇人产后血瘀腹痛。

组成：当归五钱，川芎五钱，蒲黄一两（醋炒），五灵脂一两（醋炒）。

用法：共为细末，开水冲服，每服钱半。

【审查意见】有祛瘀活血之效。

2. 安神汤

主治：妇人产后块痛，妄言妄见。

组成：川芎一钱，柏子仁一钱，当归三钱，茯神二钱，桃仁十四粒，姜炭四分，炙草五分，陈皮四分。

用法：红枣二枚（去核）为引，水煎服。

【审查意见】活血安神，兼能消瘀，可用。

（五）产后血晕

1. 产后血晕第一方

主治：产后血晕。

组成：当归一两，川芎五钱，益母草二钱，荆芥穗二钱（醋炒黑），炙草一钱。

用法：童便半茶盅为引，水煎，温服。

【审查意见】此方有促进血行之效，产后血晕因脑贫血者可用。

2. 产后血晕第二方

主治：妇女产后血迷，不省人事。

用法：生黄芪二两，当归二钱，人参三钱（去），炙草三钱，黑芥穗一钱。

用法：水煎，加童便、黄酒温服。

【审查意见】此方用于气血两虚之脑贫血症有效。

3. 产后血晕第三方

主治：妇人产后之血迷、血脱等症。

用法：山羊血一两，枯白矾三钱，真百草霜一两，阿胶珠一两，人参一两，松烟墨二两，台麝香一钱，樟脑精一钱，鹿角胶。

用法：共研细末，每服二钱，用淡醋汤送下。

【审查意见】有补血活血与兴奋神经之功效。

4. 产后血晕第四方

主治：妇人产后血迷，瘀血上冲。

组成：酒当归一两，川芎一两，乳香一两，没药一两，白芷一两，红娘子四两。

用法：共为细末，每服一钱五分，清茶送下。

【审查意见】此方行瘀活血之功甚大，血晕可用。

5. 产后血晕第五方

主治：产后胎儿落地，产妇不语而血晕。

用法：急用银针刺两眉心，得血则言语出。然后以人参一两煎汤灌之，或用黄芪二两，当归一两，煎汤灌之亦可，但不若刺眉心为速、为妙。

【审查意见】按：新产后，产妇即现血晕不语等症，究其原因，有贫血、充血、瘀血以及恶露等之不同。而本条各方功专固补，惟贫血性之血晕症宜之，然须详诊全身症状，方能恰合病情也。

6. 产后血晕第六方

主治：产后血晕，不省人事（无论血虚或血迷均可用之）。

组成：全当归一两，川芎五钱，焦芥穗三钱。

用法：水煎，加童便温服。

【审查意见】此方补血，活血，可资应用。

7. 产后血晕第七方

主治：小产或正产后之血脱。

组成：黄芪一两，当归二两，真红花一钱。

用法：血余为引，水煎服。

【审查意见】于大补气血之中，佐以红花行瘀之品，治产后血晕尚称完善。

8. 产后血晕第八方

主治：产后血晕。

用法：泽兰、当归、红花各等分，惟泽兰较少，水煎服。

【审查意见】产后血晕有恶露瘀血者，此方可用。

9. 产后血晕第九方

主治：产后血晕。

组成：当归八钱，川芎二钱，炙草一钱，姜炭一钱，延胡二钱，三棱钱半，香附一钱，蒲黄钱半，五灵脂钱半，黑芥穗二钱。

用法：童便引，水煎服。

【审查意见】瘀血凝滞过甚者，此方有效。

10. 血迷散

主治：产后血迷。

组成：当归、肉桂、血余、血竭、百草霜、玄胡索、鲤鱼鳞各等分。

用法：共为细末，每服二钱，黄酒、童便引。

【审查意见】血虚阳衰者，用之有效。

（六）产褥热

1. 产褥热第一方

主治：妇人产后寒热往来、心热不眠。

组成：当归钱半，川芎一钱，桃仁一钱，山楂二钱，姜炭三分，柴胡八分，秦艽一钱，炙草一钱，香附二钱，赤芍一钱，丹皮一钱。

用法：水煎，空心服。

【审查意见】此方有疏散、活血之功，可用。

2. 产褥热第二方

主治：产后发热、心神不宁。

组成：当归四钱，川芎二钱，茯神二钱，制远志钱半，炒枣仁钱半，石菖蒲一钱，元肉一钱，炙草五钱，灯心一捻。

用法：水煎，温服。

【审查意见】有活血、安神、清热之效，可资应用。

3. 产褥热第三方

主治：产后因虚发热。

组成：党参五钱，白术五钱，当归一两，川芎一两，熟地一两，荆芥三钱。

加减法：有风，加柴胡八分，防风八分；有寒，加肉桂一钱，附子一钱。

用法：水煎，撬开牙关灌服。

【审查意见】此方功专补益气血、轻宣邪热，对于主治病症尚属可用。

4. 产褥热第四方

主治：妇人产后寒热往来，午后发汗。

组成：人参二钱，炙黄芪一钱，土炒白术一钱，川芎片一钱，熟地一钱，麦冬肉一钱，麻黄根一钱，当归片三钱，陈皮四钱，炙甘草五分，红枣二枚（去核）。

用法：水煎服。

【审查意见】气血两虚者可用。

（七）产妇胯疽

1. 胯疽汤

主治：妇人产后身体发热，胯部生疽。

组成：墓头回一两，自当归二钱，川芎片四钱，姜炭三钱，桃仁三钱（研），甘草节一钱，银花二钱，连翘二钱，枳实钱半，焦楂三钱，神曲三钱。

用法：童便为引，水煎服。

【审查意见】此方有活血、清热之效，可用。

2. 产妇胯疽第二方

主治：妇女产后胯疽。

组成：全当归四钱，赤芍三钱，桃仁三钱，上红花五钱，蓄蓄三钱，瞿麦钱半，青风藤钱半，紫荆皮钱半，云苓五钱，橘红皮三钱，石斛三钱，墓头回五钱。

用法：水煎服。

外贴膏药组成：黄丹三钱，银粉三钱，皂角仁一钱，全蝎一钱，阿胶一钱，醋一斤。

用法：将醋放新砂锅内煎成四两，再将各药放醋内熬成膏，摊布上贴于患处。

【审查意见】内服药为活血消瘀之剂，外用药有解毒消肿之功，内外兼施，功效必佳。

3. 产妇胯疽第三方

主治：妇人产前胯疽。

组成：当归六钱，川芎三钱，土茯苓四钱，乳香二钱，没药二钱，青皮二钱，制香附二钱，杜仲二钱，白芷一钱。

用法：灯心为引，水煎服。

【审查意见】此方内服有活血、宣郁之功，可用。

4. 产妇胯疽第四方

主治：胯疽六七日。

组成：当归一两，川芎五钱，潞参三钱，荆芥一钱，益母草一钱。

用法：鲜荷叶为引，水煎服。

【审查意见】有活血、补气、散瘀之功，可用。

5. 产妇胯疽第五方

主治：妇人产后胯疽。

组成：全蝎一钱，银粉三钱，真口胶一两，黄丹三钱，南红花三钱，皂刺一钱，陈醋半斤，新醋半斤。

用法：熬至三四两为度，贴环跳穴。

【审查意见】消肿止痛，初起可用。

6. 产妇胯疽第六方

主治：胎前、产后胯疽。

组成：独活一钱，桑寄生二钱，全当归三钱，川芎一钱，粉赤芍钱半，陈皮钱半，苍术二钱，朴根二钱，茯苓二钱，宣木瓜三钱，续断二钱半，口防风钱半，秦艽钱半，墓头回三钱，桂枝尖五分，自半夏二钱，甘草一钱。

用法：胎前不用自半夏；产后不用粉赤芍、苍术，而用益母草八分。水煎，温服。

【审查意见】此方系加味独活桑寄生汤，胯疽用之，有活血之效。

7. 产妇胯疽第七方

主治：妇人胎前、产后发生胯症。

组成：当归片五钱，银花三钱，防风钱半，白芷钱半，墓头回一两，陈皮二钱，草节三钱，川贝母钱半，天花粉二钱半，没药钱半，乳香钱半，炮甲珠二钱，皂刺一钱，连翘三钱，粉丹皮二钱，木通二钱。

用法：引用生酒二杯，水煎服。忌一切生冷、油腻。

【审查意见】本方有活血行瘀、消炎破坚之效。但方中防风、白芷等发表药产后不宜，去之可也。

（八）乳汁不足症

1. 乳汁不足症第一方

主治：妇人乳汁减少。

组成：当归二钱，炮甲珠钱半，通草一钱，白苣子二钱，王不留行二钱，枳壳钱半，香附二钱。

用法：水煎，温服。

【审查意见】此通行方，可资应用。

2. 乳汁不足症第二方

主治：乳汁缺少。

组成：黑芝麻四两，胡桃肉四两，冰糖四两，黄酒四两。

用法：捣烂，蒸三四小时即成。每日随时食之，多少不拘，服一二料后则有乳汁。

【审查意见】有滋润、活血之效，可用。

3. 乳汁不足症第三方

主治：乳汁不多。

组成：自归五钱，瞿麦三钱，王不留五钱，漏芦二钱，黑芝麻五钱，生草一钱，炮甲珠八分，浙贝母钱半，通草一钱。

用法：水煎服。

【审查意见】虚弱患者，可于本方内再加黄芪、猪蹄等品，用之为佳。

4. 乳汁不足症第四方

主治：乳汁不多，不能畅流。

组成：生芪三钱，川芎钱半，酒芍二钱，当归三钱，生地三钱，穿甲珠七分，通草二钱，香附三钱，陈皮钱半，甘草一钱，王不留三钱。

用法：酒引，水煎服。

【审查意见】有补气活血、增加乳汁之功，可资应用。

5. 乳汁不足症第五方

主治：妇人乳汁不多。

组成：大生地三钱，当归三钱，炒白芍三钱，川芎二钱，麦芽五钱。

用法：共合一处，以赤枣三枚、黄酒一盏为引，水二杯煎，温服。

【审查意见】此方有补血活血兼消食滞之功。更加细通草、丝瓜络、王不留行等疏通乳腺之品，则其功效更捷。

（九）乳痈

1. 乳痈第一方

主治：孕妇郁怒伤肝，乳房红肿作痛。

组成：瓜蒌一个，归尾钱半，甘草节一钱，蒲公英三钱，贝母二钱，连翘二钱，青皮钱半，柴胡钱半，橘叶钱半。

用法：水煎服。

【审查意见】有宣郁、清热、败毒、定痛之效，可资应用。

2. 乳痈第二方

主治：预防乳患。

组成：冰片一钱，猪胆一个。

用法：初胎妇人受孕后，至五个月时，即用胆汁浸冰片调和，令其逐日以汁搽乳头，用两手指徐徐捻之。如用完再如法浸制，而继续行之，必至临产而后已。

【审查意见】此方有消炎之功，但在妊娠五月后即行使用，直至临产为止，是否有益，殊不敢必，故存以待证。

（十）产后浮肿

1. 产后浮肿第一方

主治：产妇面目、肢体浮肿等症。

组成：白术二钱，广皮一钱，大腹皮一钱，姜皮一钱，茯苓皮一钱，苏叶一钱，木通一钱，防己一钱，广木香五分。

用法：水煎服。

【审查意见】此方系五皮饮加减，有行气利水之功，可用。

2. 产后浮肿第二方

主治：妇人产后四肢浮肿。

组成：人参三钱，茯苓三钱，土炒白术三钱，酒当归五钱，酒炒白芍五钱，老热地六钱，怀山药五钱，蒸山萸肉三钱，炒芡实三钱，南柴胡一钱，盐炒破故纸一钱。

用法：水煎服。

【审查意见】气血虚弱者有效。

（十一）产后杂病

1. 产后杂病第一方

主治：妇人产后诸症。

组成：红花二两，官桂一两（三十岁以上者再加五钱），干姜一两，熟地一两，当归一两，莪术一两，蒲黄一两（炒），赤芍一两，雄黑豆一两（炒）。

用法：共研细末，每服五钱。

服法：

①产前六七日壮热，小腹疼痛，指甲青色，口吐白沫，此脏腑热极，子死腹中。用滑石、榆皮炭各一钱，煎汤，加黄酒三分冲服，立效。

②难产，用炒黄燕子粪、滑石、榆皮各一钱，黄酒三分，煎冲服。

③产后三五日，起卧不得，眼花不识人，外用熏法，内服玄胡索一钱，榆皮炭一钱，煎，加黄酒、童便冲。

④产后口干、心闷、烦渴，用当归一钱，煎加童便冲服。

⑤产后寒热往来，头腰背部疼痛者，引用当归一钱，煎，加童便冲服。

⑥产后发热或遍身寒冷，甚则四肢俱肿，寒热相攻，引用官桂一钱，红花一钱，煎加黄酒三分冲服。

⑦产后言语癫狂，如见鬼神者，引用当归一钱，黄酒半杯，煎加童便冲服。

⑧产后失音，引用玄胡索、棕皮煎汤，加黄酒三钱冲服。

⑨产后百节疼痛，引用牛膝一钱，黄酒少许，加童便冲服。

⑩产后血崩如鸡肝，昏闷发热，引用川山栀、阿胶各二钱，煎汤，加黄酒三分冲服。

⑪产后昏迷，惊恐，气逆，咳嗽，四肢寒热，口干，心闷，膊酸肿，腹时痛，久则月水不通，黄赤带下，引同上。

⑫产后胸膈气满，呕逆，引同上。

⑬产后舌干，鼻衄，引用当归一钱，黄酒半杯，煎加童便冲服。

⑭产后腰痛，眼涩，四肢拘挛，牙关紧闭，手足如弓，亦如中风状。引用钩藤一

钱，黑芝麻一钱，煎汤，加黄酒冲服。

⑮产后小便赤色，大便涩滞，产门肿胀，引用山楂、槟榔各一钱，煎，加童便冲服。

⑯产后脏腑不安，语言不得，咽喉作蝉声，败血攻注，喘息，牙关紧闭，引用乳香一钱，煎，加黄酒少许冲服。

【审查意见】此方有活血行瘀之效，惟主治病症繁多，临用时宜详细审其症状，分别施治可也。

2. 产后杂病第二方

主治：产妇气血虚损，脾胃不和，恶露不行，失血过多，饮食失节等症。

组成：当归三钱（洗），川芎二钱，酒白芍二钱（酒炒），熟地黄钱半，白术二钱（炒），白茯苓二钱，干姜炭八分，广陈皮八分，香附米三钱（童便浸），生姜三片，枣二枚。

用法：水煎，温服。

【审查意见】有健脾补血之效。

四、小儿科

（一）惊风

1. 小儿惊风第一方

主治：流行性脑膜炎。

组成：生代赭石四钱（先煎），川牛膝三钱，生石决明六钱（先煎），双钩藤三钱，川贝母三钱，甘菊花二钱，连翘三钱，大玄参三钱，蜈蚣（大者）二条，薄荷叶钱半，荷叶二钱，生白芍四钱，白头翁三钱，柏子仁三钱，甘草一钱。

用法：用铁锈水煎药，鸡子黄一枚打开，兑入一钱重玉枢丹，研面，分二次服之（勿与汤剂连服，隔开时间，因为内有反药）。如内热肝火太甚，可加羚角二钱，生石膏四钱。水煎服。

【审查意见】有清降镇逆之效。

2. 惊珀散

主治：小儿惊风，麻木抽搐等。

组成：真云珀五分，牛黄三厘，龙齿一钱，钩藤钱半，明天麻五分。

用法：研细末，每服三分，白水送下，日服三次，连日服完。

【审查意见】祛风，清热，镇痉有效。

3. 小儿愈风散

主治：小儿惊风，面黄肌瘦。

组成：僵蚕，蝉蜕，胆南星，扁豆，建莲肉，枳壳，陈皮，薄荷，荆芥，钩藤，防风，朱砂，赤金，甘草。

用法：以上各等分，共研极细面，每服一分，白水送下。

【审查意见】有祛风、化痰、安神、健胃之功，可用。

4. 小儿惊风第四方

主治：小儿急惊风，抽搐症。

组成：明天麻钱半，双钩藤钱半，黑独活五分，胆南星五分，净全蝎一钱，玳瑁一钱，天竺黄一钱，白僵蚕钱半，生草五分。

用法：水煎分服。

【审查意见】有镇痉、豁痰、祛风之效。

5. 小儿惊风第五方

主治：初生小儿抽风。

组成：大黄五分，桃仁五分，甘草三分，归尾二分，朱砂二分，红花三分。

用法：水煎服。

【审查意见】初生小儿抽风，其原因多由破伤风杆菌侵入脐带。此方有活血、通便、镇痉之效，可用。

6. 小儿惊风第六方

主治：小儿急惊风，面青发热，口燥，痰喘咳嗽，角弓反张。

组成：珍珠四分，全蝎三钱（炙热），真僵蚕三钱，镜面砂四钱，大赤金二十张，本牛黄四分，冰片四分，天麻一钱，川连四分，胆南星一钱，川郁金一钱，口防风三钱，粉草二钱，寸香二分，血琥珀八分。

用法：共为细末，每服五七厘，灯心薄荷汤送下。并针大椎穴五分，印堂穴三分，人中穴二分，各四十呼，急惊泻针，慢惊补针。

【审查意见】有清热利痰、疏风顺气、镇静神经之效，可用。

7. 小儿惊风第七方

主治：小儿急惊风。

用法：生姜五钱（取汁），白布包入口内，滴三点。再用灰条心七个，槐树心七个，五谷粮食三钱，共煎水，先洗足心、手心并前后心，出汗即愈。

【审查意见】外治惊风，有发汗之效。

8. 小儿惊风第八方

主治：小儿三六九抽风。

组成：小儿脐带二条，牛黄五分，赤金十张，血琥珀三钱，全蝎一钱。

用法：将小儿脐带在瓦上焙干，与药共为极细面，每服三分，用钩藤、薄荷引送下。

【审查意见】有清热镇痉之效。

9. 小儿惊风第九方

主治：小儿惊风，手足抽搐，角弓反张。

组成：双钩藤四钱，琥珀二钱半，牛胆一钱，南星一两，熊胆五分，荆芥三钱，当归三钱，防风二钱，明天麻三钱，麝香五分。

用法：以上共为末，水丸，如桐子大，朱砂为衣。每服五分，米汁送下。

【审查意见】有疏风、化痰、安神之效，可用。

10. 小儿惊风第十方

主治：小儿急惊风症，牙关紧闭，手足抽掣，角弓反张，因身发热。

组成：琥珀二钱半（包在猪肉内煨过，取出，研末二钱），牛胆南星一两（腊月用牛胆作成佳者），炒僵蚕二钱，明天麻、石决明、钩藤各三钱；牛黄、麝香各五分。

用法：研细末，用甘草五两熬膏，入药末，丸如梧子大，朱砂为衣。先煎薄荷八分，银花钱半，再冲前药，每服三五分。

【审查意见】有疏风、化痰、镇静神经之效。

11. 小儿惊风第十一方

主治：小儿撮口，惊风，天吊。

组成：胆星钱二分，钩藤一钱，僵蚕二钱，蝉蜕二钱，天麻二钱，洋参二钱，广皮二钱，薄荷六分，甘草钱四分，伏姜一钱，防风二钱，生地一钱，云苓二钱，牛黄三钱，琥珀二钱，柴胡二钱，赤金十张，麝香一分。

用法：炼蜜为丸，如豌豆大。病轻者每服一丸，重者二丸，薄荷或灯心汤送下。

【审查意见】此方功能镇痉清热，急惊风可用。

12. 小儿惊风第十二方

主治：急惊风。

组成：大黄一钱，胆星一钱，川贝二钱（去心），真明天麻钱半，僵蚕七个，全蝎七个，真梅片三分，琥珀五分，台麝一分。

用法：共研细末，糯米打糊为丸，如豌豆大，朱砂为衣。每服七粒，薄荷汤送下。

【审查意见】此方有散风祛痰、镇静神经之作用，急惊风症用之当能有效。

13. 小儿惊风第十三方

主治：小儿惊风。

治法：先放十指血，次放风洞，再针过海（但用针不可刺透），另服保赤万应散。乳儿一服，幼童两服。

【审查意见】通行治法，可资应用。

14. 涌痰神效锭

主治：痰壅喉间，牙关紧闭，或小儿惊风痰迷。

组成：玄胡索四钱，青黛一钱半，牙皂二十粒（火煨），丝瓜（捣汁）一小茶盅，麝香一分。

用法：先将玄胡索、青黛、牙皂共研细末，加入麝香一分，再研，以丝瓜汁与药末调成锭，每锭约重五六分，阴干备用。每用时取井水少许，将药锭磨开，滴入鼻孔，即进喉内，痰出立刻见效。

【审查意见】此方有化痰散气、开利关窍之功，惊风症之痰涎壅滞者，用之有效。

15. 小儿惊风第十五方

主治：小儿痰嗽，上壅气喘，惊风癫痫，牙关紧闭，不省人事等症。

组成：黄琥珀七钱，本牛黄钱半，天竺黄五钱，粉甘草三钱，炒枳壳四钱，胆南星八钱，西月石八钱，云茯神六钱，真山药八钱，全蝎六钱，台麝香一钱，土沉香三钱，镜面砂四钱，明雄黄三钱，牙皂角二钱。

用法：将药共为细面，蜜为丸，每丸重五分，用金箔为衣。轻者一丸，重者两丸，钩藤、薄荷为引。

【审查意见】此方有清热、安神、开关、利窍之功。

16. 小儿惊风第十六方

主治：小儿惊风，发热不退。

组成：胡黄连一分，朱砂钱半，牛黄一分，麝香五厘，犀角一分。

用法：上为散，每服一分，乳汁调下。

【审查意见】有清热镇痉之效。

17. 小儿惊风第十七方

主治：小儿急惊风。

组成：朱砂一钱，轻粉二分，全蝎三个，僵蚕七个。

用法：共为细末，每服五厘，姜汤送下。

【审查意见】有镇静、安神之功效。

18. 小儿惊风第十八方

主治：小儿惊风，抽搐，天吊，口吐白沫，寒热往来，角弓反张。

组成：瓜蒌二钱，半夏二钱，麻黄二钱，细辛五分，蝉蜕二钱，全蝎三个，蜈蚣二个，荆芥三钱，木通二钱。

用法：水煎服。五岁至六岁者，照原方服；一岁至二岁者，减半服。

【审查意见】化痰，镇痉，祛风，散寒，兼表证者用之相宜。

19. 珍珠镇惊散

主治：小儿急慢惊风。

组成：珍珠三分，麦冬五分，天竺黄三分，金箔三张，牛黄一分，生草二分，胡连三分，大黄三分，羚羊角三分，当归三分，朱砂二分，明雄二分，茯神五分，犀角三分。

用法：共为细末，二岁者服一分，四岁者服二分。茵陈汤送服。

【审查意见】此系古方，加减急惊风可用。

20. 小儿惊风第二十方

主治：小儿烦热惊抽。

组成：芒硝一两，羚羊角三钱，朱砂五钱，郁李仁二两。

用法：研细末，米饭为丸，如芡实大。用薄荷一钱，灯心五钱，煎汤送下。

【审查意见】有导滞、泻热、镇惊之力，实热证可用，虚证不宜。

21. 小儿惊风第二十一方

主治：小儿抽风。

组成：蛇此儿一个（焙干）。

用法：研末，开水冲服一二分。

【审查意见】蛇此儿功用不详，姑存待证。

22. 小儿惊风第二十二方

主治：小儿抽风。

组成：五谷虫七个（炒黄）。

用法：研细末，白开水送下。

【审查意见】此方消导食滞，确有功效，治抽风效恐不确，姑存待试。

23. 保赤万应散

主治：小儿天吊，抽搐，感冒，瘟疫，时症等。

组成：黄连二钱，白附子一钱，全蝎一钱，生地三钱，南星二钱，天竺黄三钱，丹皮三钱，琥珀二钱，梅片一分，薄荷二钱半，僵蚕二钱，地骨皮三钱，麝香二分，谷芽三钱，甘草钱半，建曲四钱，青黛三钱，定风草三钱，牛黄一分，巴霜三钱，山楂三钱。

用法：共为细末，朱砂为衣。小儿每用一分，寒者用赤糖送下，火者用白糖送下。

【审查意见】有疏风导滞之效。

24. 小儿惊风第二十四方

主治：小儿六日抽风。

组成：琥珀一钱，珍珠五分，全蝎一钱，僵蚕三个，五谷虫一钱，香蒿虫四个。

用法：共研细末，每服一分，乳汁送服。

【审查意见】有祛风、镇痉之效。

25. 安脑丸

主治：小儿惊风，手足痉挛及脑膜炎。

组成：金钱白花蛇六条（去头，隔纸烘，研，筛），全蝎三钱，白附子钱半，薄荷三钱，梅片三片，生川乌二钱，天麻三钱，明雄五钱，独活三钱，犀角钱半，麝香一钱，麻黄二钱。

用法：陈酒熬膏为丸，如赤小豆大，每三粒为一服，蜡丸封之。如无金钱白花蛇，改用真蕲蛇亦可，约用六钱。若遇小儿惊风已成时，俟其发过后，用薄荷一钱，酒炒胆草二分，用此丸一粒化服；隔六小时后再服一粒，服法照前。病之最重者，一日可发二三十次，亦须照前煎服，无有不愈者。（丸药不入煎。）

【审查意见】此方镇痉之力甚强，可资应用。

（二）食积

1. 小儿食积第一方

主治：小儿乳食积聚，并腹内痞等。

组成：川郁金五钱（用醋浸透，风干），巴豆霜一两，苏雄黄一两五钱，伏龙肝二两八钱。

用法：共研极细末，过细箩。未满周岁者一分，未满二岁者二分，十七八岁者一钱，空心温水送下。孕妇忌服。

【审查意见】壮实者可用，但巴霜用量太重，宜减去四分之三，方妥。

2. 小儿食积第二方

主治：小儿食积，腹痛。

用法：朴硝敷其腹，以布裹之，一宿即愈。

【审查意见】功效确否，尚待试验。

3. 小儿食积第三方

主治：小儿消化不良，内有食积。

组成：六神曲一两半，制巴霜三钱，镜面砂二钱，台麝一分。

用法：共研细末，遇小孩有食火，茶水送服五厘；大孩多至一分，五七日服一次。

【审查意见】有消食通便之功，有积滞者可用。

（三）痞证

1. 小儿痞证第一方

主治：小儿痞证。

治法：先看三关纹，发黑紫色，该处以手由两边捏，如内有水，再以手向上下连推数次，指腹中现白点，以针刺之，无血即是。此种在示指为惊痞，在中指为食痞。再用三棱针在患儿后脊柱十二椎两旁，取男左女右刺之，以稍见血为止。

【审查意见】可资试用。

2. 麝阿化痞膏

主治：小儿痞疾，腹胀，泄泻不止，米谷不化，妇女癥瘕血块，大人五积六聚，气积，食积，肚胀，腹大，瘰疬，鼠疮，一切疮症。

组成：自归三钱，三棱三钱，莪术三钱，杭白芍二钱，广木香三钱，白薇二钱，木通二钱半，桂心钱半，木鳖子一钱，川大黄二钱半，黄柏二钱半，上红花二钱，阿魏二钱，当门子二分。

用法：上药用香油一斤，熬膏贴之。

【审查意见】通行方，痞证可用。

3. 小儿痞证第三方

主治：痞积病。

组成：归尾一两五钱，急性子、九胆星、茅术、猪牙皂、木鳖子、川乌、草乌、川芎、独活、穿山甲、三棱、莪术、草薢、桃仁各一两，广木香五钱，沉香五钱，杭白芍五钱，桂心五钱，丁香三钱，麻油三斤。

用法：熬膏贴之。

【审查意见】此方有行气、破瘀之功，痞证可用。

4. 小儿痞证第四方

主治：小儿一切痞病。

治法：先使小儿趴下，取二十一脊骨（即与腰眼相齐之处），以两手摇提二十一脊椎间之两旁筋肉，提摇一次，使内向为度。再从二十脊椎与十九脊椎间之两旁筋又提摇，使向为度。如此沿上连摇七处，即至第十五脊椎处为止。再看小儿痞块有跳闪处，即用针刺之，但刺至有硬之感觉即止。另于摇处贴以阿魏化积膏。

【审查意见】可资试用。

5. 化痞膏

主治：小儿痞积症。

组成：白萝卜一个，老葱白五寸，生栀子五钱，芒硝一两，生姜五钱。

用法：共捣一处，用砂锅烧热，再用新白布做袋装之，束在小儿痞上。如是痞，一日即现黑青，以黑青无为度，必愈。如不是痞，即无黑青，一次黑青多，二次少，三次无，即愈。

【审查意见】可资试用。

（四）虫症

1. 葱白油

主治：小儿虫症。

组成：葱白一寸，麻油一盏。

用法：葱白捣如泥，与油混合服之，虫或吐或下，即愈矣。

【审查意见】体壮实者，可资试用。

2. 小儿虫症第二方

主治：小儿疳虫及湿热生虫。

组成：芜荑三钱，雄黄三钱，苦楝根三钱，胡黄连二钱，雷丸三钱，干蛤蟆五钱，鹤虱三钱，芦荟三钱。

用法：共研细末，绿豆大，炼蜜为丸。七岁小儿每服五丸，白开水送下，大人可服十三丸。

【审查意见】本方有泻热、消积、杀虫之功，可资应用。

3. 小儿虫症第三方

主治：小儿虫症。

组成：全蝎末三钱，黄牛肉四两。

用法：全蝎末研面过箩，黄牛肉切碎，将蝎末掺入，团成面饼样，蒸熟，随意食之。食尽再做一料，以愈为止。

【审查意见】可备用。

4. 小儿虫症第四方

主治：蛔虫、蛲虫及其他之寄生虫。

组成：大黄四钱，人参五钱，硝石五分，黄芩五分，甘草五分，黄连五分，芍药五分。

用法：上为小儿之一日量。用清水一盅，煎至七分，去渣，分服。本方亦可作散，或加槟榔四分，尤为有效。每日服二次，空心服，或用温开水调服亦可。

【审查意见】本方杀虫有效，可资应用。

（五）腹痛

1. 腹痛第一方

主治：小孩有寒肚痛。

组成：广木香三分，槟榔三分，黄郁金七分，砂仁末三分，沉香二分，使君子一钱，乌梅四分，赤苓钱半，焦三仙一钱。

用法：以一小碗水煎沸，分两次服完。

【审查意见】消积，杀虫，暖胃，散寒有效。

2. 李氏琥珀散

主治：小儿腹胀疼痛，小便不利，下寒。

组成：血琥珀二钱，自附子二钱，干姜钱半，丽参二钱，天竺黄二钱，鸡内金二钱，细木通二钱，泽泻二钱，猪苓二钱，滑石粉钱半，紫油桂钱半，炙甘草一钱。

用法：共为细末，一二岁者服一分，二三岁者服二三分。竹叶、灯心煎汤送下。

【审查意见】虚寒泄泻，此方可用。

（六）小儿热症

1. 小儿热症第一方

主治：小儿实热，痧痘毒盛，口渴多啼，面赤，五脏烦热，身热如火，气喘鼻扇，扬手踢足。

组成：铅粉一两。

用法：鸡清调匀，敷胸口及两手心。复用酿酒、小曲十数枚，研烂，和热酒，做成两饼，贴两足心，布扎之，少顷即去。

【审查意见】有解热安神之功，可备用。

2. 小儿热症第二方

主治：大人、小儿热结于胸。

组成：大黄、芒硝、葱白各等分。

用法：共捣烂为饼，掩胸口。

【审查意见】此方虽有泻热、消结之功，但作饼剂外用，其效甚微。宜内外兼治，方可奏效。

（七）黄水疮

1. 小儿黄水疮第一方

主治：小儿黄水疮。

用法：炉渣内挂白霜烂炭，将白霜取下，香油调搽。

【审查意见】姑存待试。

2. 小儿黄水疮第二方

主治：小儿胎毒，黄水疮满头。

组成：蛤粉一两，寒水石二钱，冰片二分。

用法：共研末，香油调搽。

【审查意见】有清热、祛湿、制泌之效。

3. 小儿黄水疮第三方

主治：小儿头上黄水疮，日久不得痊愈。

组成：鸡子黄（炒令油出）、麻油、腻粉、滑石粉各等分。

用法：调匀，以鸡毛蘸搽头部。

【审查意见】有渗湿清热之效。

4. 小儿黄水疮第四方

主治：小儿黄水疮（流水流脓）。

组成：雄黄、辰砂、松香各一钱，枯矾五分，冰片一分，黄丹二分。

用法：研细末，麻油调涂。

【审查意见】有杀虫、燥湿、化毒、生肌之功，可用。

（八）痘毒

1. 痘疳丹

主治：痘疹余毒，牙龈破烂出血，或成走马牙疳。

组成：人中白一钱，铜绿三分，麝香一分。

用法：人中白银罐中煅红，冷定取出。上药共为细末，搽洗口牙，无不神效。

【审查意见】药力太弱，须酌加冰硼、雄黄之类。

2. 化毒丹

主治：小儿出痘后余毒，痧后热毒，暑疡热毒，胎前热毒（即母喜食热物及传染梅毒）等症。

组成：上牛黄一分，人中黄八分，濂珠三分，青果核灰五分，明琥珀七分，灯心灰二分，真川贝（去心）二钱，柿霜一钱。

用法：热毒在胃，有火加犀角五分。原方均须细研，除青果、灯心灰外，余皆生研，研至无声为度，共分十六包。晨服一包，白蜜调银花汤下。

【审查意见】有清热解毒之功，可用。

3. 小儿痘毒第三方

主治：小儿痘落，目中失明。

组成：益母草一两。

用法：煎汤洗之，每日四五次。

【审查意见】益母草有活血、解毒、消肿之功，用于痘后失明、有瘀热者，可以生效。再加以银花、甘菊等品，则效更捷矣。

（九）泄泻

1. 小儿泄泻方

主治：小儿泻肚。

组成：土炒白术一两，上肉蔻二钱，枯矾一钱。

用法：共研细末，一岁至七岁，每服一钱，白水送下。

【审查意见】有燥湿、收敛、健胃之功，可用。

（十）气喘

1. 小儿牛黄散

主治：小儿身热，气喘，胸闷，咳嗽等症。

组成：二丑三钱，麻黄一钱，炒枳壳二钱，炒杏仁钱半，细辛五分，前胡二钱，川军一钱。

用法：共为细末，每服一钱，蜜水送下。一岁至二岁，每服半剂；三岁至五岁，每服一剂。

【审查意见】此方有镇咳止喘之功，外感风寒症可用。

（十一）小儿痰症

1. 小儿痰症第一方

主治：小儿胸有寒痰，一时昏迷，醒则吐痰，如绿豆粉，浓厚而带青色。

组成：附子一枚，生姜一两。

用法：同捣烂炒热，布包熨背部及胸部，熨完将姜附捏成一饼，贴于胸口。

【审查意见】有散寒之功效，可用。

2. 小儿痰症第二方

主治：小儿痰涌气喘，胸膈不利。

组成：天竺黄五钱，全蝎钱半，钩藤二钱，薄荷一钱，明天麻二钱，匣朱砂二钱，巴霜钱半，蝲蝲四十八个。

用法：以上共研细末，未过周岁之小儿，用药六厘，大人每服二分，开水送下。

【审查意见】此方若治急惊风兼痰喘者，尚可用之。蝲蝲系俗名，待考证。

（十二）小儿呕吐

1. 百灵散

主治：小儿夏月发烧，呕吐等。

组成：川贝母三钱，寒水石五分，硼砂五分，朱砂二钱半，小个牛黄二分五厘。

用法：引用白糖温水送下，一岁至三岁者每服五分，不满一岁者每服三分。

【审查意见】有清热镇逆之效，可用。

（十三）百日咳

1. 百日咳方

主治：小儿百日咳久不愈者。

组成：百合一个（野种更佳）。

用法：捣烂和水煎百沸，另加豆乳一碗，冰糖少许，再煎百沸，温服之。

【审查意见】体质衰弱无高热者，此方可用。

（十四）肢厥

1. 小儿肢厥方

主治：小儿忽然手足厥冷。

组成：生姜五钱（煨热）。

用法：捣烂为汁，略用麻油调匀，以手指蘸摩两手足心，兼用搓揉以通经络。

【审查意见】法简易行，可备采用。

（十五）疝气

1. 小儿疝气方

主治：小儿疝气偏坠。

组成：小茴香四两。

用法：熬水去渣，用此水煮红枣一斤，每日零食。吃完，如法再煮，不过一月即能除根。

【审查意见】小茴香为治疝气之良品，惟性热，寒证可用。

（十六）遗尿

1. 小儿遗尿方

主治：小儿遗尿。

组成：天仙子一分（洗净再称）。

用法：临睡时，水煎服。

【审查意见】天仙子即莨菪子之别名，有麻痹作用，能使全身血管收缩，尿量因而减少，故遗尿症可以取效。但不可服用过量或连续久服，以防中毒。

（十七）脐疮

1. 小儿脐疮方

主治：小儿脐疮。

组成：滑石三钱，龙骨三钱，黄连钱半，轻粉五分，朴硝二钱，麝香一分。

用法：共研细末撒之。

【审查意见】有清热解毒、渗湿制泌之效，可备外用。

五、外科

（一）肿疡

1. 肿疡第一方

主治：一切肿毒，疼痛难忍。

组成：羊负来草四两（炒），马齿苋一两，透骨草一两，附子二钱。

用法：共为细末，酒糊为丸，桐子大。每服三钱，黄酒送下。

【审查意见】有消炎止痛之功，可用。

2. 消肿止痛汤

主治：肿疡结毒，骨疼不已。

组成：钟乳石六分，琥珀三钱，龙脑一分，珍珠五厘，朱砂三钱，飞白面三钱。

用法：共研极细末，调土茯苓一两，以水一升二合，煎至六合，去渣，分在三器中。每日三次，空心服之。

【审查意见】有解毒、镇痛、防腐之效。

3. 化毒汤

主治：疮疡红肿高大者。

组成：银花一两，当归六钱，皂刺三钱，牛子三钱（研），口黄芪五钱，人中黄三钱。

用法：水煎服。

【审查意见】有解毒、活血、疏络之效。疮疡初起者，用之最宜。

4. 神功汤

主治：无名肿毒。

组成：升麻五分，当归二钱，地丁钱半，山甲钱半，皂刺钱半，口防风二钱半，熟军二钱，银花二钱，炒僵蚕一钱，连翘二钱，黄芩二钱，生山栀二钱，川贝母一钱，白芷钱半，甘草节钱半。

用法：水煎服。

【审查意见】活血，清热，解毒可用，但升麻宜去。

5. 消肿膏

主治：无名肿毒之初起者。

组成：生蜜一两，葱白一两（去根）。

用法：同捣千下，敷肿处周围，留顶。

【审查意见】此方能解毒，消肿。肿毒初起者，可资应用。

6. 消肿汤

主治：一切恶疮肿毒，初起根盘扩大、其势甚凶者。

组成：连翘三钱，黄花地丁三钱，苦桔梗钱半，天花粉二钱，银花二钱，归尾钱半，制乳、没各一钱，穿山甲一钱，木通一钱，竹叶八分。

加减法：上部加菊花、川芎各二钱；中部加枳壳、郁金各二钱；下部加牛膝、木瓜各二钱；四肢加桑叶、络石藤各三钱。水煎，另兑黄酒、童便各一盏，空心温服。

【审查意见】此方散瘀解毒，疮疡初起用之有效。

7. 将军甘遂散

主治：大人、小儿肿痛毒疮。

组成：川军五钱，片姜黄一钱，甘遂一枚。

用法：共为细末，火酒、苦酒调涂患处，每日涂二三次，干则易之。（若肉腐脓成及瘰疬者忌用。)

【审查意见】为清热、利水、消炎之剂，可用。

8. 肿疡第八方

主治：肿疡。

组成：自然铜一钱，续断、乳香、没药各一钱，蒌仁三钱。

用法：上为末，鸡蛋清调搽。

【审查意见】此方镇痛，消肿，可资应用。

9. 山药泥

主治：一切肿毒。

治法：山药数两，捣泥敷患处。

【审查意见】解毒消肿，可资试用。

10. 退肿消毒汤

主治：各种毒疮，肿大疼痛者。

组成：川贝母、山甲、知母、白及、花粉、制夏、银花、皂刺、乳香各一钱。

用法：黄酒煎服。将药渣和芙蓉叶捣如泥，蜜糖、井水调敷疮上，一宿即消。

【审查意见】治肿毒，有通络、活血、解毒之效，初起可用。

11. 解毒膏

主治：无名肿毒之初起者。

治法：鲜马齿苋、鲜瓦松、鲜蒲公英各等分，共捣烂如泥，敷患处。

【审查意见】有消炎止痛之效，肿毒初起用之颇宜。

12. 肿疡第十二方

主治：无名肿毒。

组成：地丁、透骨草、蒲公英、荆芥、防风、当归、乳香、益母草、柴胡、川甲珠、玄参、玄胡索各二钱。

用法：水煎，熏洗。

【审查意见】此方煎水熏之，有解毒、活血、逐瘀之功，可资外用。

13. 肿疡第十三方

主治：无名肿毒，上部疮疡，下部肿毒，肛门结核，痔疮脏毒。

组成：银花二两，归尾五钱，川芎三钱，生地黄三钱，生地榆二钱，玄参三钱，乳香三钱，没药三钱，甘草节二钱。

用法：上部加川芎五分；下部加牛膝钱半；肛门结核加槐实二钱，川军一钱。水煎服。

【审查意见】此方有清热、活血、止痛、消肿之效。

14. 肿疡第十四方

主治：一切无名肿毒。

用法：葱白、土蜂窝、生大黄、蜂蜜各等分，共合调匀贴之。

【审查意见】此方外用，有消炎止痛之效。

15. 消毒散

主治：无名肿毒。

组成：芙蓉叶一两，雄黄三钱，白矾三钱，白及一钱（生）。

用法：共为细末，茶水调敷。

【审查意见】解毒，消肿，止痛有效。

16. 肿疡第十六方

主治：恶疮肿毒。

组成：酒大黄八钱半，金银花六钱，净连翘五钱，生黄芪三钱，蒲公英三钱，生甘草一钱八分。

用法：疮在上部，加川芎一钱；疮在中部，加桔梗一钱；疮在下部，加牛膝一钱。黄酒、水各一半，煎一盅温服，汗出即愈。

【审查意见】清热解毒有效。

17. 肿疡第十七方

主治：恶疮之未出头者。

组成：生芪五钱，归身五钱，山甲三钱，白芍五钱，甘草五钱。

用法：疮在上部，加川芎五钱；疮在中部，加杜仲五钱；疮在下部，加牛膝五钱。水、黄酒各一半，煎八分，温服，出汗即愈。

【审查意见】此方内托疮疡有效，尤以体质虚弱者用之相宜。

18. 肿疡第十八方

主治：项间肿毒。

组成：蓖麻仁十粒。

用法：黄米煮烂，捣和一处涂之。轻者可消，重者可减轻。

【审查意见】有消肿止痛、追脓拔毒之功，可用。

19. 肿疡第十九方

主治：凡疮疡未开口时，极疼难忍（非脓涨即毒攻也）。

治法：好醋调莜面涂之，勿令干，则痛止。

【审查意见】肿疡初起，用此方有清热收敛之效。

20. 三妙散

主治：疮疡。

组成：明矾二两，皂矾一两五钱。

用法：将二味用火煅红，或升去渣取出，再加入雄黄二钱四分，乳香一钱二分。共研细末，纸捻成条插之，或涂敷患处亦可。

【审查意见】有消炎、防腐、止痛之功，可备外用。

21. 肿疡第二十一方

主治：肿疡坚不溃破及横痃等症。

组成：皂角刺五钱。

用法：将药研末，夏布作袋装入。将糯米细淘净，再将皂刺袋同入水内，煎稠时饮之。（空心吃，不数日即消。）

【审查意见】皂刺有破坚行瘀之力，肿疡横痃初起可用。

（二）溃疡

1. 止痛生肌散

主治：背疽，不收口，大痛，身热，不得眠。

组成：官粉一钱（火煅），黄柏一钱（炒），川连五分（炒），乳香五分（去油），没药五分（去油），儿茶五分，冰片一钱。

用法：共为细面，贮瓶待用。

【审查意见】此方对于溃疡，有活血消炎、镇痛生肌之效，可用。

2. 溃疡第二方

主治：溃疡恶疮。

组成：紫油桂三钱，蟾皮三钱，大黄三钱，蜗牛三钱，蜈蚣一条，琥珀三钱，西洋参三钱，青葙子三钱，猫项骨三钱，炮甲珠三钱，黄芪一钱，万年青根二钱，鳝鱼骨三钱，皂角刺三钱，升麻三钱，松子仁三钱，地龙七条。

用法：用菜油一斤四两，将以上各药文火熬枯去渣，再入土硫黄三钱，微火熬之。（入硫黄时须预备青菜若干，置于锅旁，恐其爆发，即以青菜投之，后再去渣。）再加川椒八钱，盐龟板二两，明矾二两，松香一两，文火再熬，熔化后，用细白布滤其渣，入白蜡四两，候微温放入太乙丹五两，西牛黄二钱，收膏听用。

【审查意见】此膏有生肌拔毒之功，可备应用。

3. 溃疡第三方

主治：疮疡破溃。

组成：东洋参一钱，制乳、没各五分，飞甘石八分，广三七六分，血竭五分，阿胶五分，琥珀四分，麝香五厘，生石膏五分，儿茶六分，扫盆四分。

用法：共研末搽之。

【审查意见】此方燥湿，收敛，止痛，活血，生肌长肉之功，虚证有效。

4. 溃疡第四方

主治：阴疽，疮口溃烂，久不愈者。

组成：好硫黄三两，荞面二两，灰面一两。

用法：共为细末，水和掐作小饼，晒干收之，用时研细，新汲水调敷，破者麻油调敷。

【审查意见】有防腐消肿之效，灰面不详。

5. 拔毒散

主治：疮疡破溃，内毒未尽者。

组成：飞明雄一钱，制乳、没各五分，当门子五厘，川黄连八分，飞丹砂八分，白芷一钱，东丹五分，水银三分，铅粉四分，扫盆六分，大梅片二分。

用法：共研末，先将铅粉同水银置杓内，同炼至枯，与前药同研细末，敷之。

【审查意见】此方解毒去腐之功尚佳，腐肉未尽者可用。

6. 溃疡第六方

主治：久患疮疡致身体消瘦，阴虚发热，心烦口渴者。

组成：淡竹叶一钱，生地黄二钱，生黄芪钱半，天、麦冬各一钱，全当归三钱，大玄参二钱，杭白芍二钱，灯心草五分。

用法：水煎服。

【审查意见】此方有补气、活血、滋阴、生津之功。

7. 溃疡第七方

主治：一切痈疽，破烂流脓。

组成：儿茶三钱，乳香三钱，没药三钱，梅片一钱，麝香二分，朱血竭三钱，汉三七三钱。

用法：共为细末，撒之。有水，加煅龙骨一钱；欲速收口，加珍珠一钱，蟹黄二钱（团剂蒸熟，取黄晒干，听用）；或用猪脂油半斤，去渣，和黄蜡一两熔化，倾碗内，稍温，加前七味调摊，贴痈疽破烂等症；若杖伤，则汉三七倍之；一用鲜鹿腿骨，纸包，灰内煨之，以黄脱为度，如黑焦则无用矣，为细末撒之，生肌甚速。

【审查意见】此生肌、收口、止痛之良剂，可备应用。

8. 溃疡第八方

主治：一切疮疡，已破未破者。

组成：当归一两，金银花一两，蒲公英五钱，净连翘五钱，荆芥一钱，生粉草三钱，烧酒一小杯。

用法：病久加生黄芪一两五钱，水煎，空心服。

【审查意见】此方以初起未破者，用之相宜。已破而病毒炽盛者，亦可取用。

9. 溃疡第九方

主治：一切疮疡，已经开口破溃者。

组成：真台麝一分，上冰片一钱，轻粉一钱，红升丹一钱，碎琥珀一钱，儿茶一钱。

用法：共研细末，敷于疮上，外用太乙膏贴之。

【审查意见】此方生肌收口，祛腐止痛，用之有效。

10. 溃疡第十方

主治：疮疡破烂，浓水淋漓。

组成：黄丹一钱，轻粉五分，枯矾钱半，大枫子二钱，大黄一钱，松香末二钱。

用法：麻油调匀，涂患处。

【审查意见】此方燥湿，制秘，防腐，消毒，可资应用。

11. 解毒紫金膏

主治：专治下部一切毒疮、腐烂作脓、臭水淋漓者。

组成：明净松香、皂矾各一斤。

用法：煅赤研末，香油调稠，用生葱、艾甘草煎汤，洗净患处再擦此药，油纸盖住，三日一换。

【审查意见】此方有防腐、制泌、吸收毒汁之效，可备外用。

12. 溃疡第十二方

主治：一切疮疡腐烂者。

组成：轻粉、蛤粉、青黛、石膏、黄柏各等分，冰片少许。

用法：共研细面，香油调搽。

【审查意见】有防腐、杀菌、消炎、燥湿之功。

13. 溃疡第十三方

主治：疮毒溃疡，久不敛口。

组成：赤石脂一两，血竭三钱。

用法：研细末贮之，如疼痛加冰片、麝香各少许，撒疮上，用纸盖定。

【审查意见】溃疡腐尽而不收口者可用。

14. 溃疡第十四方

主治：肌肉不生或肿痛者。

治法：黄炒血竭与白胶，石脂龙骨入油调，四宗药物各三钱，血余一团油内炸，再入黄蜡一两化，血竭胶香脂龙研，共入一处和均匀，离火冷收罐内用，肌肉新生痛自消。

【审查意见】此方有生肌收敛之功，可用。

15. 溃疡第十五方

主治：诸疮毒气壅盛，腐化成脓。

组成：当归、黄蜡各一两，麻油四两熬成。

用法：先将当归入油，去渣，再入黄蜡和匀，放冷水内，以瓷器收贮，用时将药摊在布上，贴患处。一方用白蜡而功效同。

【审查意见】此方有生肌活血、收敛疮口之功，用于溃疡排脓后肌肉不生、久不收口、毒汁未尽者，最为相宜。

16. 溃疡第十六方

主治：溃疡经久，肌肉不生。

组成：乳香、没药、龙骨各三钱，血竭二钱，黄丹五钱，香白芷二钱半，软石膏（火煅），洋冰片少许。

用法：上药共研细末，掺患处。

【审查意见】此系古方，可备应用。

（三）痈疽

1. 痈疽第一方

主治：一切痈疽无名肿毒。

组成：无名异一两，大白及五钱。

用法：共为细末，用陈醋、冷水各半和锭，陈醋研糊，用新毛笔一支，剪尖，洗净挑涂患处。

【审查意见】有消肿止痛之效，痈疽肿毒尚可应用。

2. 痈疽第二方

主治：一切无名肿毒，痈疽，发背，烂腿，臁疮，瘰疬，人咬等症。

组成：南星三钱，白芷三钱，半夏三钱，花粉三钱，川乌三钱（酒浸，去皮），草乌三钱（去皮尖），川贝母三钱，麝香一钱，山慈菇五钱（去毛），吸铁石五钱。

用法：以上各药，俱用生晒，研末。小症取少许置膏药中心贴之，大症先入疮口少许再贴之。

【审查意见】有通络、活血、解毒、杀菌之效。

3. 痈疽第三方

主治：痈疽发背，瘰疬，风疬，气疬等症。

组成：麻黄一斤（净），杏仁四两（热水泡，去皮尖，用砂钵擂烂，又入水同擂，去浊渣用清水），防风四两（去芦净），灯草一大把，地骨皮四两（去骨净），甘草四两，木鳖子十四个（去壳），头发一大把（温水洗净）。

熬膏法：不用柴炭，用白炭五十斤，用大铁锅一口，将前药入锅内，注清水二三桶，煮至五六分，看药水浓时，药渣滤起，药水另放缸中。又将前渣入锅内，再入水一二桶，又熬至五六分时，药汁又注前汁内，如前法三次去渣。将前二次汁并作一锅，熬至干，去黑铅、头发、灯草三味，瓷罐收贮。

用法：每服三钱，用好熟酒调膏服之，临卧厚被，以出大汗为度，徐徐去被。汗后用猪蹄煨食，恐人虚弱，以此补之，以复元气。

【审查意见】阴寒证可用。

4. 痈疽第四方

主治：痈疽发背，无名肿毒初起者。

治法：芙蓉叶用阴阳瓦焙干为末，再用土茯苓亦焙研末，各等分，醋调匀，以毛笔蘸药少许，照疮大小画一圈。

【审查意见】有消肿止痛之效。

5. 痈疽第五方

主治：痈疽初起，身热心烦，有似外感。

组成：山楂、南红花各二钱。

用法：水三杯，煎一杯半，温服取微汗。

【审查意见】有活血行瘀之效。

6. 痈疽第六方

主治：阴疽。

组成：附子三钱，人参三钱，生黄芪一两，当归一两，金银花三两，白芥子二钱，麦冬三钱。

用法：水煎服。内消法与阳证同，唯须另加生肌末五钱贴之，一日两换始可。

【审查意见】治阴证之通行方，未溃者不可服，嫌弃过于腻补也。

7. 痈疽第七方

主治：阳痈。

组成：金银花四两，蒲公英二两，生甘草二两，当归二两，天花粉五钱。（内散方）

当归一两，山甲片三钱，制乳没各一钱，丹皮三钱，金银花二两，生甘草三钱。（内服方）

用法：以上内散方，捣成药末，敷于膏药之上即可，其用法详下。如痈疽大毒已深入，则除内服之外，尚须以末药敷于膏药之上贴之，大约一个膏药敷末药二钱，贴上痛即可止，败脓尽出。此外再用内服方。

【审查意见】此清热解毒之专剂，可用。

8. 移山倒海丹

主治：痈疽生疮致命之地，此药能移至不致命处。

组成：真台麝香一分，真蟾酥三分，地牯牛四十九个。

用法：共研细末，滴水为丸，如小豆大，朱砂为衣。凡遇毒肿取一丸，水研，用新笔点药，从患处划引到不致命处，其肿自移，用针挑破，膏药贴之即愈。

【审查意见】此方移动疮疡之效是否可靠，姑存待试。

9. 痈疽第九方

主治：痈疽疔毒。

组成：沉香、广木香、乳香、丁香、苦葶苈各一钱，猪牙皂六分，绿矾六分（生用），川芎、巴霜各八钱。

用法：共为细末，枣肉合丸豌豆大。每服一丸，井水下，服后不可吃一切热物。如药不受，吐出药时，再服一丸。大人壮者用二丸，弱人小儿可用一丸，孕妇忌服。

【审查意见】有通便攻毒之力，体气壮实者可用，惟巴霜可减半。

10. 解毒膏

主治：痈疽，恶疮，疔疮，一切肿毒。

组成：川军、当归、赤芍、白芷、连翘、白及、桃仁、川乌、草乌、官桂、羌活、独活各一两，桃、柳、槐、桑、枣枝。

用法：煎膏，用贴患处。

【审查意见】有消炎止痛之效。

11. 仙方活命饮

主治：一切痈疽。

组成：穿山甲一钱，皂刺五分，川贝母一钱，甘草节钱半，乳香二钱，没药二钱，花粉二钱，白芷二钱，陈皮一钱，当归三钱半，银花三钱。

用法：水煎服。阴证，加黄芪三钱，肉桂一钱，炮姜二钱，麻黄一钱，去花粉；阳证，加黄芩二钱，连翘二钱，川军二钱，去陈皮。

【审查意见】仙方活命饮为治疮痈之圣药，有散瘀消肿、化脓生肌之功，可用。

12. 痈疽第十二方

主治：痈疽发背。

组成：银花五钱，防风三钱，白芷三钱，归尾三钱，陈皮二钱，浙贝母三钱许，天花粉二钱，制乳香二钱，制没药二钱（炮），穿山甲一钱（杵），皂刺钱半，连翘三钱，甘草节一钱。

用法：病在上部，加酒少许；病在下部，加牛膝少许。水煎服。

【审查意见】此仙方活命饮加味之方，治痈疽甚宜。

13. 痈疽第十三方

主治：各种痈疽以及胃肠痈等。

组成：粉丹皮四钱，瓜蒌四钱，桃仁四钱，朴硝三钱，大黄二钱，甲珠二钱，皂刺三钱。

用法：水煎服。

【审查意见】有排脓、攻毒之效，体实者可用。

14. 三妙膏

主治：痈疽发背，对口，疔疮，无名肿毒，瘟疫，流注，杨梅结毒，瘰疬，马刀，妇人乳痈，小儿丹毒，汤火烧灼，蝎起螫，金疮出血，或风寒所侵，骨节疼痛，及五积六聚痞块等症。

组成：紫荆皮、川独活、白芷、赤芍、菖蒲各二两，川大黄、黄芩、黄柏、千金子、当归、桃仁、红花、苏木、肉桂、荆芥、防风、羌活、麻黄、细辛、半夏、牙皂、乌药、川贝母、花粉、黄芪、银花、牛子、连翘、川甲、柴胡、苦参、僵蚕、白附子、鳖甲、全蝎、刺猬皮、草乌、大戟、天麻、巴豆、蓖麻子、山漆、防己、良姜、海风藤、白及、白蔹、甘草、血余各五钱，蜈蚣三条，蛇蜕一条。

用法：上药以二百两香油入大锅内，浸七日夜，再入桃、柳、槐、桑枝各二尺，慢火熬至黑色，去渣，再以文、武火熬至滴水成珠，大约得油一百六十两为准，离火上好南丹八十两，以槐木搅匀，再入下列各味：木香、沉香、檀香、降香、枫香、藿香、丁香各五钱，麝香五钱，珍珠一钱，冰片一钱，徐徐搅匀，再入樟脑五钱成膏，收贮听用。

【审查意见】此方治痈疽，初起可消，将溃可破，既破可敛，故曰三妙，洵良方也。

15. 痈疽第十五方

主治：无名肿毒，各种疮疡，初起红肿高大，未成脓者。

组成：金银花、玫瑰花、白菊花各二两，白砂糖三两。

用法：研末，药、糖拌匀，以水作成小饼，团如铜板大，厚约半分，重约一钱。每日空心服三片，白水送下。

【审查意见】此方有活血解毒之力，宜改作汤剂较佳。

16. 痈疽第十六方

主治：痈疽潮红肿胀症。

组成：蜂蜜半斤，葱白四两，锅底墨一碗。

用法：将三味共捣如泥，涂布于肿胀处，然后用净布包裹，或用绷带更好，肿甚者两三次，轻者一次确效。

【审查意见】有消炎止痛之效，可资试用。

17. 痈疽第十七方

主治：痈疽发背，疔肿毒等症。

组成：蟾酥一钱，雄黄三钱，白矾三钱，芙蓉叶二钱，儿茶二钱。

用法：研细末敷患部。

【审查意见】有散毒消肿之力，初起可用。

18. 痈疽第十八方

主治：痈疽肿毒。

组成：大壁虎十条，穿山甲五钱（炒），蝉蜕五钱，五倍子五钱，明雄黄一钱，麝香五分，冰片三分。

用法：共为细末，以少许渗在阳和解凝膏，或拔毒膏上贴之。

【审查意见】有杀菌消肿之功。

19. 痈疽第十九方

主治：胯疽未破者。

组成：红花三钱，当归四钱，乳香三钱，没药三钱，川芎二钱，黄丹三钱，桃仁三钱，赤芍三钱，香附四钱，连翘三钱，皂刺三钱，公丁香二钱，蒲公英三钱，广木香二钱，松香一斤。

用法：先将松香放铁锅熬化，再将各药放入，炸至黑焦，去渣再煎，至滴水成珠时，即离火，俟稍温摊于白粗布上，贴患处，同时再内服次方。

组成：当归三钱，川芎四钱，桃仁二钱半，连翘二钱，赤芍二钱，皂刺二钱，神曲二钱，瞿麦二钱，枳实二钱，香附二钱，茯苓二钱，党参二钱半，炙芪三钱，丁香二钱，沉香五分，没药二钱，乳香二钱。

用法：水煎，黄酒、童便各半杯为引，兑匀温服。

【审查意见】此方活血，消肿，解毒，止痛有效，内外兼施，功效更捷。

20. 痈疽第二十方

主治：骑马痈之初起未成脓者。

组成：当归二钱，甘草三钱，大黄一钱，穿山甲二钱，乳香二钱，没药二钱，香附二钱，僵蚕钱半，黑牵牛一钱，木鳖子三个。

用法：以上各药，用水、酒各半煎服，大便三四次，方可食粥，淡味饮食为妙。

【审查意见】此方有活血、解毒、消肿止痛之效，可用。

21. 痈疽第二十一方

主治：痈疽发背及一切恶疮。

组成：独茎苍耳草一根（连叶用）。

用法：细切不见铁器，用砂锅入水二大碗，煎至一碗。如疮在上部，饭后徐徐服；疮在下部，空心服。如吐出后，可再服，以药尽为度，疮破出脓，以膏药贴之。

【审查意见】功效尚难必定，存以待试。

22. 痈疽第二十二方

主治：对口疮。

用法：用臭水胶一片，火上烤软，贴于疮上，拔出毒水，流于疮外。用杜仲煎水，以新毛笔蘸洗干净，毒重者胶必破烂，再换新胶贴之，以毒尽为度。

【审查意见】祛腐有效，可资试用。

（四）疔疮

1. 疔疮第一方

主治：一切耳疔。

组成：鲜地骨皮二两五钱，轻粉三钱，香油六两，桐油少许。

用法：将鲜地骨皮入油内煎枯沥渣，熬至滴水成珠，再入银粉搅匀，贮瓶待用（七月七日、五月五日制成者佳）。

【审查意见】此方有清热解毒之效，可用。

2. 疔疮第二方

主治：疔疮。

组成：老明雄黄、川大黄、巴豆霜各三钱。

用法：共合一处，石臼杵烂如泥，以飞罗面、陈醋打糊为丸，如芥子大。量病轻重，每服八九丸至二十三丸以为度，热水送下。服后放屁则愈，如泄更好，泄三五次，以井水饮之则止。如病重不省人事，将药二十三丸研末滚水和匀，从口角边灌入，服后将病人扶起，坐定后即醒。

【审查意见】疔疮初起可用，但巴霜宜减轻用量。

3. 疔疮第三方

主治：疔疮。

组成：轻粉、蟾酥、硇砂各二分，雄黄三分，麝香一分，蜈蚣一分，金顶砒一分，风化硝三分。

用法：共为末，糊面搓成麦子大小，插入疮孔一粒，同时煎银花一两温服。

【审查意见】此方有解毒、杀菌、活血、镇痛之效。

4. 疔疮第四方

主治：疔疮发热恶寒，心烦恶心，肢麻甚者。

组成：野菊五钱，苍耳头三钱，豨莶草三钱，半枝莲三钱，地丁草三钱，蚤休二钱，金银花五钱。

用法：水煎服。心烦者，加连翘三钱，黑山栀二钱，淡黄芩二钱，川雅连五分，鲜竹叶三十片；极重者，再生磨大黄五钱冲服（若泻勿加）。

【审查意见】有清热解毒之效，可用。半枝莲即续随子之别名。

5. 疔疮第五方

主治：各种疔毒。

组成：雄黄钱半，紫草三钱，蟾酥一钱，麝香五分。

用法：研细末，点于患部，再煎服银花一两。

【审查意见】有止痛、消肿、活血、解毒之效。

6. 疔疮第六方

主治：疔毒走黄，头面发肿，毒气内攻，烦闷欲死。

组成：牡蛎三钱，山栀二钱，银花五钱，木通二钱半，连翘三钱，牛蒡子二钱半，乳香二钱，没药二钱，皂刺钱半，花粉三钱，大黄三钱，地骨皮五钱。

用法：水煎服。便秘者，加芒硝二钱。

【审查意见】治疔毒有解毒之功，初起可用。

7. 疔疮第七方

主治：蛇头疔。

用法：初起急用，头发扎紧指根，取癞蛤蟆一个，剖腹除肠（不可破胆）套疮上，以绳缚好，内服蟾酥丸即愈。

【审查意见】此方治疔毒初起有效。

8. 疔疮第八方

主治：蛇眼疔之未破者。

组成：蒲公英一两，金银花一两，连翘五钱，白芷三钱，川芎二钱，郁李仁三钱，松子仁二钱，生军三钱，全当归三钱，乳、没各三钱。

用法：水煎，早晚空心服。

【审查意见】解毒活血剂，可用。

9. 疔疮第九方

主治：各种疔疮之初起者。

组成：象皮六钱，穿山甲六钱，山栀子八十个，儿茶三钱，头发一两二钱，血竭三钱，硇砂三钱，黄丹（飞过），香油四斤，桑枝、槐枝、柳枝、桃枝、杏枝各五十寸。

用法：上药用香油煎枯，渣滤去。每油一斤，入黄丹六两，慢火熬至滴水成珠，再入血竭、儿茶、硇砂等末搅融，倾入凉水内，扯千余遍，拔去火气，瓷罐收贮。用时不宜见火，须以银杓盛之，重汤炖化，薄纸摊贴或用细布亦可。

【审查意见】此方对于疔疮，有消炎、散肿、行瘀之功，但须兼服解毒、活血之剂，始有确效。

（五）痄腮

1. 痄腮第一方

主治：痄腮。

组成：瓦松三钱至五钱。

用法：煎服。

【审查意见】有清热、败毒、止痛、消肿之效。

2. 痄腮第二方

主治：痄腮。

组成：靛花五钱，生石膏三钱。

用法：研细末，醋调敷。

【审查意见】有消散肿毒之效，初起可用。

3. 痄腮第三方

主治：痄腮。

组成：金银花四钱，苦桔梗钱半，板蓝根二钱，青连翘三钱，润玄参三钱，苇茎三钱，肥知母三钱，牛蒡子二钱，生甘草一钱，川贝母钱半（去心），粉丹皮钱半，卷竹叶一钱。

用法：水煎，温服。

【审查意见】此系清凉解毒之剂，痄腮用之定能有效。

（六）赤游风

1. 猴疳散

主治：小儿猴疳（原名赤游风，在小儿臀际、腿臂有红块者是）。

组成：黄连三钱，大黄三钱，黄芩三钱，赤芍三钱，象贝三钱，五倍子五钱，青果十四枚，冰片一分。

用法：上药煎汁收膏，涂患处，连涂四五次即愈。

【审查意见】血分有热者可用。

（七）鹅掌风

1. 鹅掌风方

主治：鹅掌风。

组成：五加皮五钱，地骨皮五钱，蛇皮一条，皂角三个。

用法：盐一酒杯，共用水煎洗，每日早晚洗两次，洗后不要下生水，连洗七八日，甚为有效。

【审查意见】有散寒祛湿之效。

（八）乳痈

1. 加味涌泉汤

主治：乳痈。

组成：王不留行三钱，白丁香二钱，漏芦二钱，花粉三钱，僵蚕钱半，穿山甲钱半，连翘二钱，瓜蒌皮二钱，皂荚五分，钩藤二钱，薄荷一钱。

用法：水煎服。

【审查意见】有活血、通络、清热之效，通行方。

2. 乳痈第二方

主治：妇人乳疮。

组成：陈年扫帚把一个（烧灰存性），露蜂窝一团（烧灰存性），上冰片三五分。

用法：三味共研细末，香油调搽患处。

【审查意见】此民间验方，可备试用。

3. 乳痈第三方

主治：乳痈初起未破者。

组成：金银花三钱，蒲公英二钱，甘草节一钱，没药一钱，归尾钱半，花粉二钱，角刺钱半，川贝二钱，桔梗一钱，朱染灯心草三十寸。

用法：水煎，兑黄酒一盅，食前服之。

【审查意见】清热败毒有效。

4. 乳痈第四方

主治：吹乳、妒乳、乳痈等。

组成：蒌皮三钱，制乳、没各钱半，青皮钱半，全当归二钱，白芷钱半，银花三钱，生草节一钱，醒消丸五分。

用法：分二次服，水煎，温服。

【审查意见】有活血散瘀之效，可用。

5. 乳痈第五方

主治：乳痈、乳岩。

组成：自当归二钱，芎劳钱半，黄花地丁三钱，山慈菇二钱，皂刺一钱，贝母钱半，红花钱半，炮甲珠一钱，漏芦二钱，制香附二钱半，天花粉钱半，甘草一钱。

用法：水煎服。

【审查意见】活血行气，解结通瘀，治乳痈可用，治乳岩恐无效。

（九）青腿牙疳

1. 青腿牙疳方

主治：青腿牙疳（紫斑病）。

治法：用生羊血一茶杯服之，连服一星期即愈。

【审查意见】疗效确否，姑存待试。

（十）瘰疬

1. 瘰疬第一方

主治：瘰疬。

组成：松香四两（熔化候冷），乳、没各四钱（砂锅炒焦），铜绿、血竭各三钱，生杏仁、生桃仁各一百粒，大红麻子仁三百个，大癞蛤蟆一个（活的）。

用法：共捣如泥，贴患处。

【审查意见】消肿止痛可用。

2. 拔毒万灵膏

主治：咽喉肿胀，饮食不下，胫项结核，瘰疬鼠疮，一切无名肿毒等。

组成：松香二两，红蓖麻六钱，轻粉二钱，樟脑二钱，梅片一分。

用法：先将轻粉、樟脑、梅片研末，后用铜锅坐火上，入红蓖麻化开，再入松香化融，加入药末三味搅匀，离火倾冷水内，以两手拉扯一千下，听用。以竹布摊极薄，贴患处，日一易，轻者一贴，重者三贴。

【审查意见】此方软坚，疏络，解毒有效。

3. 神效消瘰丸

主治：男妇各种瘰疬，鼠疮。

组成：海棠一两，归尾五钱，僵蚕、前胡、象贝各三钱，蝉蜕二钱，青皮五钱，赤芍三钱，柴胡二钱，红花二钱，云苓五钱。

用法：共为细末，糊为丸，梧子大，雄黄为衣。每服三钱，食后服。

【审查意见】活血散瘀可用，唯须久服方效。

4. 瘰疬第四方

主治：鼠疮，颈项结核如连珠串。

治法：以嫩槐木片为薄板（愈薄愈妙），其板之宽窄，按疮之大小定之。取数片浸于水中，再和白面圈围于疮上，盖槐片离肉不过一二分，要盖严。用官粉一两，艾叶一两，揉之成团，分灸于片上。若病人觉烧，替换木片，灸法如前。若疮已开口，勿用此法。内服何首乌、夏枯草、海棠，各等分，水煎服。

【审查意见】未破者可用。

5. 瘰疬第五方

主治：瘰疬。

组成：海棠、海粉、海带、海螺、海螵蛸、海昆布各等分。

用法：共为细末，炼蜜为丸，弹子大。每服一丸，临卧口中嚼化。

【审查意见】海藻、海带等皆含碘质，有防腐强壮之作用，瘰疬用之，当能有效。

6. 瘰疬第六方

主治：瘰疬。

组成：生甲珠三钱，皂刺三钱，当归三钱，麻油一斤。

用法：先将油煎熟即下甲珠，炸见黄色，再下皂刺，当归煎成黑渣，将渣去尽。称分量多寡，再入黄丹照油之半，再复煎之，以滴水成珠为度。

【审查意见】行滞、疏络、活血之通行方，初起可用。

7. 消瘰丸

主治：各种瘰疬未溃、已溃、日久不愈。

组成：夏枯草八两，玄参五两，青盐五两，海藻一两，花粉一两，海带一两，贝母一两，海蛤粉一两，白蔹一两，薄荷一两，连翘一两，桔梗一两，当归二两，枳壳一两，川军一两（酒蒸），红花八钱，生地一两，甘草一两。

用法：上研细末，蜜丸梧桐子大。食后临卧，温水送下三钱，外以太乙膏贴之。

【审查意见】有化痰、清热、行滞之效。

8. 瘰疬第八方

主治：鼠疮。

组成：豆腐灰一钱，黄豆五钱半，水银五分，砒霜二分半，香油半斤，官粉二两，头发四钱，黄丹四钱。

用法：将豆腐灰、黄豆、水银、砒霜共为细末，先将油熬滚，再下头发煎枯黑，去滓离火，入黄丹，再入官粉，候成膏，用绢纸上摊药面，用香油调擦，过六日起去药，再贴膏药。

【审查意见】有拔毒杀菌之作用，尚可用之。

9. 香鱼汤

主治：鼠疮破烂、年久不愈。

组成：伽楠沉香三钱，芜花二钱，月季花二钱。

用法：共研细末，用大鲤鱼一条，去肠肚，将药末入鱼腹中，水、酒各一盅，煮熟，连鱼汤服之。

【审查意见】此方攻补兼施，瘰疬日久、已破溃者可用。

10. 瘰疬第十方

主治：瘰疬属痰火偏重者。

组成：川贝母一两（去心），粉桔梗一两，地骨皮四两，乌玄参四两，西甘草一两，淡海藻二两，北沙参四两，粉丹皮二两，淡昆布二两，川黄柏五钱，杭白芍二两，制天虫四两，大麦冬二两，朱砂一两。

用法：上药研细末，用紫蛤壳四两，海浮石四两，姜汁四两，煎汤，丸桐子大，晒干。每晨服三钱，每夕服四钱，淡盐汤送下。

【审查意见】有清热化痰之功。

11. 瘰疬第十一方

主治：瘿气久不消。

组成：海藻、海带、贝母、青皮、陈皮各等分。

用法：为末，蜜为丸，弹子大。食后噙化一丸。

【审查意见】此系古方，可资取用。

12. 瘰疬第十二方

主治：鼠疮年久不愈，已破、未破者。

组成：松香半斤，蓖麻仁六两，杏仁四十九粒（去皮），铜青一两，乳香一两，没药一两。

用法：用锅化开松香，倒石板上冷定，先将蓖麻仁、杏仁捣为泥，然后入各药，捣三千余下。如干，入麻油少许。捣匀成膏，贴之。

【审查意见】初起可用。

13. 瘰疬第十三方

主治：男妇忧郁不舒，致成瘰疬。

组成：川贝、昆布、牡蛎、白蔹各一两，薄荷五钱，丹皮五钱，赤芍五钱，香附一两（制），橘叶八钱，夏枯草一两五钱。

用法：共研细末，水泛为丸，如绿豆大。每日空心，白水送下三钱。

【审查意见】此方有散结、解郁、理气之效。

14. 瘰疬第十四方

主治：瘰疬初起不红肿者。

组成：甘遂一两，乳香五钱，没药五钱，甘草一两，夏枯草一两。

用法：熬膏贴患处。忌房事、劳心力。

【审查意见】有消瘀行血之功，可用。

15. 瘰疬第十五方

主治：瘰疬初起未破者。

组成：肥皂角四两（连子），生、熟军各一两，夏枯草一两，海棠一两，玄参一两，蒲公英一两，丝瓜络一两（烧灰），玄胡索二两，牡蛎粉二两，白桔梗一两，瓜蒌一个（大者），山羊角四两，玻璃灰四两。

用法：以上共研细末，用水为丸。大人每服四钱，一岁小儿服一钱，二岁服二钱，三岁以至四岁至五岁服二钱半，七八岁三钱，十岁按大人三钱至四钱。开水送下，服后腹微疼，尿内现黑色。

【审查意见】体质壮实，湿痰凝滞者可用。

（十一）瘿瘤

1. 瘿瘤方

主治：瘿瘤。

组成：石榴树上之寄生一两，皂角五钱。

用法：共研细末，醋调匀涂患部。

【审查意见】有活血散结之效，轻症初起者可资应用。

（十二）痔漏

1. 痔漏第一方

主治：痔漏。

组成：瓦松二钱半，马齿苋二钱半，甘草二钱半，五倍子、川椒、苍术、防风、葱白、枳壳、侧柏叶各钱半，焰硝五钱。

用法：水五碗，煎至三碗，先熏后洗，日用三次。

【审查意见】有清热消炎之效，可用。

2. 痔漏第二方

主治：痔漏。

组成：生口芪一两，口防风五钱。

用法：水煎服。外用槐花水频洗，以消为度。

【审查意见】虚弱者可用。

3. 痔漏第三方

主治：血漏。

组成：马齿苋、陈石灰、蕲艾、柳树根（红细）、旧棉花各等分。

用法：共合一处，放盆内烧之，用有孔盖盖盆上，熏肛门三夜即愈。

【审查意见】有清热消炎之效。

4. 痔漏第四方

主治：痔漏久不收口。

组成：血竭五钱，龙骨五钱，官粉二两，白芷五钱，黄丹三钱（水飞），石膏五钱，黄连五钱，海螵蛸一钱，黄柏一两，五倍子一两。

用法：上为细末。如疮孔管深，用竹管吹入漏管；如疮口浅，撒之可也。

【审查意见】有清热、杀菌、收敛之效。

5. 痔漏千金散

主治：痔漏或生漏管者。

砒霜五钱（白色明净者），白矾一两五钱（明净者），黄丹二钱（水飞过，二次焙干），草乌头二钱（为末，刮去皮，生用），蝎梢八个（入瓦上焙干）。

用法：共研末，贮瓶内。用时以甘草汤洗患处，将生麻油调药少许敷之。

【审查意见】有腐蚀性，患痔日久者可用。

6. 痔漏第六方

主治：一切痔漏。

组成：炙槐角二两，血竭、乳香、没药、蜂房、螳螂、黄连、苦参、悬蹄（烧灰）、地骨、蛇蜕、猬皮各钱半（炒黑），蝉蜕、甲珠、僵蚕各一两。

用法：共研细末，炼蜜为丸。早晚各服三钱，黄酒送下。

【审查意见】有活血疏滞、散结消肿之效。

7. 痔漏第七方

主治：羊奶漏疮。

组成：冰片五分，木鳖子三个（仁），海螺四个（肉）。

用法：共捣烂，香油和匀，以脱脂棉蘸药涂患处。

【审查意见】止痛消肿，初起可用。

8. 痔漏第八方

主治：痔漏。

组成：甘遂五钱，槐花五钱，归尾五钱，木香三钱，地榆五钱，公鸡肠一具。

用法：前五味药研细末，装鸡肠内缝好，入香油中炸存性，研末。每服二钱，开水送下。

【审查意见】有瘀热者可用。

9. 痔漏第九方

主治：痔疮。

组成：棉花子一斤（捣烂去皮），皮硝二两，苍耳子一斤。

用法：上药以水十五碗，煎至二分之一，熏洗半月痊愈。

【审查意见】此方洗痔颇有功效。

10. 痔漏第十方

主治：痔漏。

组成：刺猬皮二大张（新瓦上炙为末），象牙屑三钱，绿豆粉一两，槐花末一两五钱，青黛三钱，陈细生茶五钱。

用法：各研细末，煮大米饭为丸，如小豆大。每服三钱，食前空心，金银花煎汤送下。

【审查意见】清热，解毒，破瘀有效，痔疮可用。

11. 痔漏第十一方

主治：虫漏带血、年深日久不愈者。

组成：通大海一钱，牙皂一钱，椿白皮二钱，川大黄二钱，楝树根皮一钱，使君子二钱。

用法：水煎，空心服。

【审查意见】除湿，祛热，杀虫，可用。

12. 痔漏第十二方

主治：外痔。

组成：五倍子三钱，乳香一钱，没药一钱，当归三钱，苍术三钱，白芷三钱。

用法：研极细末，再加珍珠粉五钱，冰片一钱。再如能加熊胆二分，薄荷冰一分更妙。

【审查意见】有活血、燥湿、止痛、收敛之效，可用。

13. 痔漏第十三方

主治：漏疮。

组成：黄柏一两，煅石膏一两，轻粉二钱。

用法：共研末，香油调搽，外用瓦松熏洗。

【审查意见】消炎杀菌，轻症有效。

14. 痔漏第十四方

主治：痔疮。

组成：荆芥、透骨草、川花椒、云胆矾、皂矾、皮硝、瓦松各三钱。

用法：水煎，先熏后洗。

【审查意见】清热解毒，初起可用。

15. 痔漏第十五方

主治：漏疮。

组成：雄猪苦胆七个（去皮）。

用法：荞麦面与苦胆和成一块为饼，用新阴阳瓦烧成黄色为度，共研细末。每服二钱，元酒送下，服完未愈，再服。

【审查意见】大肠有热者可用。

16. 痔漏第十六方

主治：痔漏，大便时疼痛。

组成：当归身、白术、防风、秦艽各钱半，黄柏五分，陈皮、大黄各八分，粉草、泽泻各一钱，红花钱半，桃仁三钱。

用法：水煎服。

【审查意见】活血，行瘀，止痛有效。

17. 痔漏第十七方

主治：痔漏。

组成：牡蛎三两（煅），大黄五钱，乳香三钱，没药三钱。

用法：共为细末。痔漏湿者干撒，干者以津调搽。

【审查意见】有收敛止痛之效。

（十三）臁疮

1. 臁疮第一方

主治：臁疮。

组成：麻油四两，头发三钱，爪甲一个，官粉三钱，古铜钱一个。

用法：将油煎红，先入头发、爪甲，俟焦后再入其他药，熬至滴水成珠，贮瓶待用。

【审查意见】有解毒杀菌之功，可资应用。

2. 臁疮第二方

主治：烂腿臁疮，滴血流脓，经年不愈者。

组成：龟板一个（煅末），煅龙骨五钱，生石膏三钱，儿茶三钱，枯矾三钱，黄蜡三两，葱头七个，麻油少许。

用法：共捣为膏，花椒水洗疮部，再照疮之大小，以油摊膏贴之。

【审查意见】燥湿防腐，收敛疮口可用。

3. 臁疮第三方

主治：臁疮。

组成：豆腐一斤。

用法：切二三分厚，贴在疮上，干即更换，连换必愈。

【审查意见】可备采用。

4. 夹纸膏

主治：臁疮破者。

治法：夹纸膏贴臁疮破，黄丹轻粉儿茶没，雄黄竭信银朱矾，油纸夹贴腐可脱。

以上九宗药各等分，研细末，将药面夹油纸上，周围用面糊贴住。

【审查意见】本方有防腐、收敛、消毒之功，可资应用，但臁疮最为顽固，恐难根治。

5. 三香膏

主治：臁疮初起。

治法：三香轻粉乳松香，研末油调纸内装，葱汤洗患方贴药，初起臁疮用此良以上三宗药品研细末，制法同前，贴患处，三日一换。

【审查意见】臁疮初起可用。

6. 臁疮第六方

主治：臁疮。

组成：炉甘石一两，密陀僧五分，冰片五分。

用法：共为细末。用甘草（水飞净），再用猪脂油捣烂去筋，同药末和匀，抹患处，油纸包好，外用绷带缠紧，不可解视。半月后再解，其病即愈。

【审查意见】有生肌、祛腐、止痛之效。

7. 臁疮第七方

主治：臁疮。

组成：龙骨、密陀僧、黄丹、枯矾、麝香各等分。

用法：共为细末，油调涂患处。

【审查意见】此方有敛疮消肿之功。

（十四）烂脚

1. 烂脚第一方

主治：烂脚

用法：黄牛粪于瓦上煅灰，和菜油调敷患处。

【审查意见】有燥湿收敛之效。

2. 烂脚第二方

主治：脚趾缝烂疮浸淫流水，日久不愈者。

组成：陈火腿骨五钱（米泔水漂尽盐味，烧枯），黄丹钱半，儿茶三钱。

用法：共研末，敷患处。

【审查意见】有吸收水分、收敛疮口之功。

3. 烂脚第三方

主治：烂脚

组成：自死龟板（煅灰存性）。

用法：研末擦上（用麻油调敷亦可）。

【审查意见】有清热、消炎、制止分泌之效。

4. 烂脚第四方

主治：多年烂腿。

组成：陈石灰一钱，红升丹一分。

用法：研末外敷。

【审查意见】按：石灰有杀菌、渗湿之力，红升丹有祛腐生肌之效，对于多年烂腿，可资试用。

5. 烂脚第五方

主治：烂脚。

组成：石膏（尿浸半载，或一年者更好，取出干燥）一两，棺内石灰一两。

用法：共为末，麻油调搽。

【审查意见】此方有渗湿之作用，可备试用。

（十五）汤火伤

1. 汤火伤第一方

主治：烧疮。

组成：飞矾五钱，生杏仁三钱，血余三钱，黄丹三钱，官粉三钱，黄蜡五钱。

用法：柳条为引，共为细末，香油四两，调敷患处。

【审查意见】生肌润肤之方，可用。

2. 汤火伤第二方

主治：烧疮。

组成：香油半斤，血余一撮，白蜡四钱，轻粉八钱，槐条二十寸。

用法：上药放油内炸焦，搅冷搽用。

【审查意见】清热润肤，可用。

3. 汤火伤第三方

主治：滚油烧疮。

组成：瓦松一撮（烧灰存性）。

用法：研末，香油调搽患处。

【审查意见】润肤，清热，止痛，可资应用。

4. 汤火伤第四方

主治：烧疮。

组成：头伏西瓜皮。

用法：晒干，研细末，用蜜、香油调敷。

【审查意见】有清凉、滋润之效，可用。

5. 汤火伤第五方

主治：汤火伤。

组成：川黄连、黄芩、乳香、没药、滑石、粉草各等分。

用法：共研细末，鸡蛋清调匀，涂搽伤处。（如伤已破，可用药面干撒。）

【审查意见】清热，散肿，止痛，可用。

6. 汤火伤第六方

主治：汤火伤。

治法：用大蚌一只，置瓷器中，将蚌口向上，置无人处，其口自开。以冰片、麝香各二三分（研细末），先以一二分倾入蚌口，待蚌肉化为浆，再入少许，然后以浆搽于伤处。

【审查意见】有止痛、消肿之效。

7. 汤火伤第七方

主治：汤火伤。

组成：柳树叶。

用法：放瓦上焙成灰，以香油调搽患处。

【审查意见】通行单方，可备应用。

8. 汤火伤第八方

主治：烧疮。

组成：仙人掌一片。

用法：去净刺，捣成泥，贴患处，立止疼。

【审查意见】按：仙人掌性味苦寒，用于烧疮，有清热止痛之功。

9. 汤火伤第九方

主治：一切烧疮。

组成：香油一斤，川椒二两，柳枝二两，白黄蜡五两，官粉五两，槐枝二两。

用法：以上先取川椒、柳枝，用香油煎至味尽，去渣，熬至滴水成珠，再入官粉、白黄蜡即成。用时将此涂患处。若重者，可服解毒汤，大人连服二剂，十岁以下之孩童，每服分为两剂，药品列下。

金银花二钱，黑玄参二钱半，麦冬肉钱半，当归尾二钱，大连翘二钱，酒生地二钱，制乳香一钱，制没药一钱，酒黄连一钱，粉赤芍二钱，酒黄柏二钱，香白芷二钱，甘草节一钱，灯心、竹叶为引，水煎服。

【审查意见】内外兼治，用法甚善，可资试用。

10. 汤火伤第十方

主治：汤火伤，遍身溃烂疼痛，命在须臾者。

组成：银花、连翘、黄芩各钱半，生大黄、生甘草各二钱，黄芪、当归、茯苓各六钱。

用法：煎服。

组成：（外用）黄连、黄芩、黄柏、黄芪、薄荷各五钱，飞滑石两半。

用法：共研细末，以香油、猪肉各半调匀，搽患处。

【审查意见】此方有清热解毒之效，可用。

（十六）冻疮

1. 冻疮第一方

主治：一切冻疮。

组成：茄苗一两，黄酒三钱。

用法：如无茄苗时，用茄秆亦可，先将茄苗煎水，再加黄酒温洗四五次，即愈。

【审查意见】有活血消肿之效。

2. 冻疮第二方

主治：耳鼻及手足等部，因天气酷寒，或冰雪冻伤成疮而肿胀者。

组成：黄蜀葵根五钱，紫草根三钱，冬瓜皮五钱，巴豆二钱，番椒二钱，樟脑二钱，附子一钱，乳香一钱，没药一钱，生姜五钱。

用法：上十味共为细末，牛油、香油、黄蜡适量，熬作软膏，或入醋、酒煎汤。

已破皮者，无须引赤剂，去巴豆、番椒为散，入麝香少许，每日三四，用温开水洗后，以指涂敷。

【审查意见】按：冻疮原为组织受酷寒剧烈之刺激，以致细胞崩溃，血液凝固而成。本方有消肿、祛寒、活血、润肤之功，用之必当有效。至以膏煎散剂，随症制宜，分别施用，亦甚恰当。

（十七）创伤

1. 创伤第一方

主治：刀伤出血。

组成：龙骨四两，象皮一两，乳香一两，没药一两，血竭一两，明儿茶一两，谷代一斤（即旧石灰），韭菜根四两，紫金一两五钱。

用法：研细末，贮瓶，临用撒之。

【审查意见】有止血、镇痛之效，为刀伤之良药。

2. 创伤第二方

主治：金刀伤。

组成：番降香一两，血竭五钱，陈松香一两，没药五钱，五倍子五钱，血余灰五钱，黄丹一两。

用法：研细末，敷患处。

【审查意见】止血，止痛可用。

3. 创伤第三方

主治：外伤出血不止。

组成：紫藤香（即降香佳者）。

用法：磁瓦镰刮下，石碾碾细，敷患处。

【审查意见】可资应用。

4. 创伤第四方

主治：一切刀伤，流血不止者。

治法：杀伤不透膜者，除用乳香、没药各一皂角子大，研烂，以小便半盏，好酒半盏，同煎。半温服。然后用此散，掺患者伤处：

乳香、没药、羌活、紫苏、蛇含石（童便煅三次），草乌、厚朴、白芷、细辛、降香、当归、南星、轻粉、苏木、檀香、龙骨各三钱，麝香三分，花蕊石五钱（童便制）。

上十八味研极细，罐收听用，先用葱汤洗净患处，以此掺之，软棉纸盖扎，一日一换。

【审查意见】此系《洗冤录》花蕊石散方，止血有效。

5. 创伤第五方

主治：刀伤出血。

组成：人参五钱，三七三钱，冰片五分，朱砂五分，龙骨五钱，血竭五钱，甘石五钱，川连五钱，珍珠二钱，西黄一钱，血珀一钱，乳香五钱（去油），没药五钱

（去油）。

用法：上药研细末，撒伤处。

【审查意见】活血，止血，定痛，可用。

6. 九仙丹

主治：一切刀疮斧伤。

组成：没药、乳香、儿茶、朱砂、鲜姜、三七、白芷、白蔹、寄奴各一两。

用法：共为细末，黄酒冲服一钱，白酒亦可。并敷患处，其效更捷。

【审查意见】有止痛及收敛之效。

7. 创伤第七方

主治：刀伤

组成：焦黄柏一两（炒黑），血竭五钱，紫荆皮一两（炒黑），儿茶一钱半，纹象皮五钱（炒），真梅片三分。

用法：共研细末，贮瓶待用，用时撒于患处。

【审查意见】有生肌、收口、止血之效。

8. 创伤第八方

主治：枪炮刀伤，跌打损伤。

组成：黄柏钱半，赤芍钱半，黄连钱半，黄芩钱半，丹皮钱半，地骨皮钱半，白药子根皮三钱，生地钱半，桑白皮钱半，当归钱半，木鳖子钱半（去壳），甘草钱半，三七四钱，白芷钱半，马蓼梢叶一钱（煅）。

用法：上用桐油三两，煎黄色，滤去渣，再煎油稍热，入细白板松香一斤，慢火煎，频以柳枝搅匀，乃入乳香、没药、黄丹各七钱，煎数沸，出火，滤去渣；用瓦钵盛清水八分，再滤药于钵中，搅二三百度，愈搅愈白，常以水浸五七日，一换水后，再贮入磁瓶内，勿令灰尘入内。用时量伤孔大小，取药少许，填于孔中，外用纸护之。

【审查意见】本方系清凉、止血之剂，寒证不宜。

9. 创伤第九方

主治：跌扑损伤，刀枪伤及皮破出血等。

组成：石灰四两（未风化者），初生鼠二至四个（未生毛者），苎麻叶四两（解者），蒲黄一两，三七五钱，五倍子五钱（多恐生瘤），乌贼骨一两，血竭五钱，乳香四钱，没药四钱，无名异三钱，儿茶三钱。

用法：将各药分别研极细，再合初生鼠、苎麻叶共捣千下，如泥做饼，俟干后研为极细末，入麝香、冰片少许，密盛瓷器中待用（一方加密陀僧，无鼠时以原蚕蛾代之）。用时撒少许于疮口，外封黄蜡，以布包之，但疮口必须洗净。

【审查意见】有止血、定痛、消炎、生肌、防脓之效。

10. 创伤第十方

主治：破伤流血不止。

组成：大梅片三分，当门子三分，辰砂二钱，明乳、没各三钱，子红花二钱，上血竭三钱，当归尾二钱，赤石脂五钱，煅龙骨五钱。

用法：研细末，瓶贮，掺之。

【审查意见】此方有镇痛收敛之功，作散剂外用，止血有效。

11. 创伤第十一方

主治：一切创伤。

组成：龙骨一钱，螵蛸一钱，没药一钱，乳香一钱，象皮一钱，轻粉一钱，血竭一钱，赤石脂二钱，冰片三分，珍珠六分。

用法：共为细末，收贮，用时撒敷患处。

【审查意见】为生肌防腐之通行方，可用。

12. 创伤第十二方

主治：各种创伤。

组成：朱砂一分二厘，台麝一分二厘，梅片一分，儿茶二分半，乳香一分半，没药一分半，血竭一钱，南红花一分半。

用法：共为细末，搽患处。

【审查意见】有活血、止血、止痛之效，可用。

（十八）跌打伤

1. 跌打伤第一方

主治：跌打损伤。

组成：儿茶、血竭、白芷、当归、乳香、没药各二钱，榆皮、飞罗面各三钱，黄丹五钱，松香二钱，官粉二钱。

用法：共为细面，猪脂调擦患处。

【审查意见】活血、止血、镇痛有效。

2. 跌打伤第二方

主治：一切跌打损伤。

组成：自然铜、制乳香、制没药、朱血竭、川乌、归尾、半两钱各七钱，珍珠少许，海浮石三钱。

用法：共为细末，每服二钱，白酒送下。

【审查意见】有祛瘀、镇痛之效，可用。

3. 跌打伤第三方

主治：跌打损伤。

组成：土鳖、没药、龙骨、自然铜、当归、续断、红花、虎骨、广砂仁、朱砂、川军各三钱。

用法：上研细末，每服三钱，黄酒送下。

【审查意见】有活血散瘀之效。惟自然铜内服不宜。

4. 跌打伤第四方

主治：跌扑腰痛。

治法：先用葱白捣烂，炒热，将痛处擦遍。再用生大黄末、姜汁调敷，盖以粗纸。同时再饮黄酒二三两。

【审查意见】散寒止痛可用。

5. 跌打伤第五方

主治：腰腿筋骨疼痛难忍，并跌打损伤，瘀聚凝结等症。

组成：防风、荆芥、当归、祁艾、丹皮、鹤虱、升麻各一钱，苦参、透骨草、赤芍各二钱，川椒三钱，甘草八分。

用法：倘系血风等症及阴囊风，加附子、川乌、床子、苏叶各二钱。上药以水熬洗之。

【审查意见】本方有疏风活血、宣通瘀滞之功。对于风寒瘀滞疼痛、跌打损伤等症，用之有效。

6. 跌打伤第六方

主治：跌打损伤。消瘀散毒、舒筋活血、止痛接骨如神，兼去麻木风痰、寒湿疼痛等症。

组成：鹤筋草、透骨草、紫丁香根、当归、自然铜（醋炙七次，方可入用）、瓜血竭、明没药各一两，川芎八钱，半两钱一枚，赤芍二两，红花一两，川牛膝、五加皮、石菖蒲、茅术各五钱，木香、秦艽、蛇床子、肉桂、川附子、半夏（制）、石斛、萆薢、鹿茸各三钱，虎胫骨一对，麝香二钱。

用法：上药除没药、麝香、血竭三味各研末外，其余二十三味，先将香油十斤，微火浸药三日，后用急火熬，去渣，将油滴水成珠，再入先研三味药面，搅匀成膏，去火气，备用。

【审查意见】本方功能活血行瘀，宣达气机，温通寒滞，强筋壮骨。对于原方主治病症颇属合拍，可用。

7. 跌打伤第七方

主治：跌扑闪腰疼痛。

组成：广木香一钱，好麝香三分，共为细末。

用法：左疼吹右鼻，右疼吹左鼻，再令病人手上下搓之即愈。

【审查意见】此法治跌闪腰疼症，是否有效，尚待试验。

8. 跌打伤第八方

主治：损伤。

组成：柴胡一钱，花粉钱半，赤芍一钱，当归二钱，穿山甲钱半，桃仁钱半，红花钱半，川军钱半。

用法：水煎服。

【审查意见】有活血散瘀之效，可用。

9. 跌打伤第九方

主治：跌打未破，疼痛者。

组成：归尾二钱，柴胡钱半，穿山甲七分，红花七分，瓜蒌皮七分，粉草五分，桃仁十七个，大黄钱半。

用法：水二盅，陈醋一盅，煎一盅，食后服，以愈为度。

【审查意见】此活血行瘀之通行方，可用。

10. 跌打伤第十方

主治：跌打损伤。

组成：马钱子四两（去毛），乳香四两（去油），麻黄四两（去节），没药四两（去油）。

用法：共为细末，装瓶内，封口。如损伤处皮破，以干面将破处糊住，勿使受风；倘不破，用酒调敷；如腹中疼痛，将此药服下九分，黄酒送下，看人身体强弱而定；如年老或身体不壮者，少服。服药后约数分钟，腹中疼痛难受者为佳；倘要如常，再服九分。

【审查意见】此方有活血、散肿、止痛之功，可用。

11. 跌打伤第十一方

主治：打扑损伤。

组成：马钱子一两（去皮，用油炸），乳香一两（去油），没药一两（去油），柴胡五钱。

用法：头用川芎一分，臂用桂枝一分，腰用杜仲一分，腿用牛膝一分为引，共为细末，每服三四分，黄酒送下。妇女在行经时禁忌。

【审查意见】古方加减，可资应用。

（十九）骨折

1. 骨折第一方

主治：骨折。

组成：川甲珠五两，透骨草八两，地骨皮八两。

用法：用红公鸡一只，黄酒少许，放钵内捣泥，摊白布上，裹患处。

【审查意见】消瘀活血有效，可用。

2. 骨折第二方

主治：骨折刀伤。

组成：乳香四两，没药四两，马前子四两，血竭二两，自然铜二两，土鳖三两，龙骨二两。

用法：共研末，敷患处。

【审查意见】有活血生肌之功。

3. 白木耳散

主治：跌打骨折，青肿内伤。

组成：白木耳四两，麻油二两。

用法：将白木耳为末，麻油拌匀，每服一两，用好黄酒送下。

【审查意见】有活血通络之功，可备应用。

4. 骨折第四方

主治：肉破，骨碎，筋断。

组成：当归、川芎、白芍、熟地、防风、补骨脂、五灵脂、广木香、地骨皮各五钱，瓜儿血竭、乳香、没药各一钱。

用法：以上十二味，用夜合花树根皮五钱，同药入壶内，水煮，加烧酒，随多少入药。同煮一炷香之久，取汁温服。

【审查意见】活血镇痛，滋补骨质有效。

5. 骨折第五方

主治：骨折。

组成：（十岁至二十岁）麝香三分，猪血花、广皮、甘草各一两，乳香、没药各三钱。

（二十岁至四十岁）麝香四分，猪血花、广皮、甘草各一两，乳香、没药各一两。

（四十岁至百岁）麝香三分，猪血花一两，广皮、甘草、乳香、没药各三钱。

用法：以上六味为细末，拌匀。分为两半听用。乌鸡（白公鸡亦可）一只，无杂毛者，活将鸡毛拔去，去头足，急用斧头捣烂，将药末一半，撒于肉中，俟揉烂，将肉摊在新布，将所剩一半药，完全撒在鸡肉上，裹患处，外以宽布缠住，不可太紧或太松。上药时须切记时分。以十二时为准，不可太过，亦不可不及。过十二时不去药，结骨不开，亦为废人，切记切记。

【审查意见】以上三方，用量虽各不同，但均有疏络、活血、行瘀及增殖骨质细胞之功效，可资应用。

6. 骨折第六方

主治：筋断骨折。

组成：莴苣子。

用法：微炒为末，每服三钱，黄酒送下，并外搽患处。

【审查意见】莴苣子有疏通滑利之功，对于骨折是否有效，姑存待试。

7. 骨折第七方

主治：骨节损折。

组成：紫荆皮钱半，赤芍八分，广木香八分，桃仁泥五钱，生姜八分，自然铜八分，全当归一钱，红花五分，川断二钱，桑枝三钱（酒炒）。

用法：冬，加官桂四分；夏，加淮牛膝钱半。水煎服。

【审查意见】活血止痛有效。

8. 骨折第八方

主治：一切骨节损坏折断。

组成：鼠妇（俗名土板虫，又名仆鞋虫）五十个，半两钱五文（醋煅）。

用法：先将鼠妇焙干为末，再与半两钱，共为细末，分为三次，黄酒送下。

【审查意见】可资试用。

六、皮肤科

（一）疥疮

1. 疥疮第一方

主治：疥疮

组成：艾一两，木鳖子三钱，雄黄二钱，硫黄一钱，大枫子肉二钱。

用法：共研末，揉入艾中，分作四条，每用一条，安阴阳瓦中，置被裹烘熏，后服通圣散。

【审查意见】本方有除湿、消肿、杀灭疥癣虫之功，可备应用。

2. 疥疮第二方

主治：疥疮。

组成：硫黄

用法：研末，老葱白汁调和，贴碗上倒下，用艾火熏干，再研末。有脓干撒，无脓以唾液调敷。

【审查意见】硫黄为杀疥癣虫专药，依法用之，当能取效。

3. 疥疮第三方

主治：疥疮。

组成：硫黄、猪油、松香、雄黄各等分。

用法：将上药共为细末，调匀，铺于草纸上，卷成一卷，用火燃烧下滴碗内为膏，将膏搽于患处，以木炭火烤之。

【审查意见】有杀虫解毒之功。

4. 疥疮第四方

主治：疥疮。

组成：松香四两，川椒二两，白矾三两，轻粉五钱，黄丹五钱。

用法：上为末，陈茶油调搽。

【审查意见】有祛风、止痒、杀虫、解毒之效。

5. 疥疮第五方

主治：湿疥。

组成：硫黄二两，生豆腐四两，斜脂油二两，核桃仁三个，生杏仁五个。

用法：将硫黄研末，核桃、杏仁捣末，与豆腐、脂混合，装入布袋，每日晚间用砂锅炒黄土，再将布袋煨熟，向患处擦之，至水泡皮破不痒为止，擦冷再换他袋，以黄土燥干，即入被睡。

【审查意见】此方治疥有效，可资应用。

6. 疥疮第六方

主治：疥癣。

组成：硫黄一两，蛇床子一两（炒枯），生明矾、枯矾、花椒衣（炒过）、樟脑、冰片各五钱，银朱三钱。

用法：为末，生猪油捣如泥，调和少许，先将患处拭净，以此药少许搽之。

【审查意见】本方解毒、杀虫、止痒、燥湿之功甚佳，疥癣用之最宜。

7. 疥疮第七方

主治：面上似疥非疥，似癣非癣。

组成：蜗牛七个，鹿角霜一钱。

用法：共捣一处，猪胆汁调涂。

【审查意见】可备试用。

8. 疥疮第八方

主治：湿疥疮。

组成：大枫子五个（去皮），砒霜三分，硫黄三分，杏仁五个（去皮），桃仁五个（去皮），花椒钱半（炒），火药少许，轻粉少许，核桃二个（去皮），猪脂油一两。

用法：共研细末，捣和一处，用白纱布包，擦患处。其后再继以陈壳、干草火熏，使微出汗。此外并有内服方如下：

组成：生地五钱，荆芥二钱，牛子二钱，银花五钱，蒲公英三钱，木通一钱，当归三钱，茅术三钱，玄参三钱，甘草三钱。

用法：水煎服。

【审查意见】外搽方有杀疥癣虫之功。内服药有疏风、解毒、清利湿热之效。内外兼治，获效必捷。

9. 疥疮第九方

主治：疥癣。

组成：砒霜三钱，硫黄三钱，火药三钱，冰片一钱，鸽子粪三钱，水银三钱，生猪油一两，轻粉二钱。

用法：共为细末，猪油调擦。宜睡热处，微汗即效。

【审查意见】此治疥癣之专剂，用之必能生效。但刺激性甚强，不宜久用。

10. 疥疮第十方

主治：疥癣

组成：白砒二钱，水银三钱，大枫子二钱，细瓷器面二钱。

用法：共为细末，以鸡子一枚，上打开小口，去黄留清，将上药装于其内，外以七层麻纸糊口，筒瓦火上焙干，以鸡子皮发黑色为度。然后取出，去皮，共研细末。以猪脂调和药面，再用布包，擦患处。

【审查意见】此亦解毒杀虫剂，可用。

11. 疥疮第十一方

主治：风湿瘙痒疥癣疮等。

组成：苍耳子一两，浮萍五钱，地肤子三钱，豨莶草三钱，蛇床子三钱，防风二钱，梅苍术五钱，僵蚕二钱，蝉蜕二钱，白芷二钱，姜七片，葱三寸。

用法：水、酒煎服。

【审查意见】有祛湿散风之效。

12. 疥疮第十二方

主治：疥疮。

组成：大枫子二两（去壳），枯矾四两，蛇蜕、樟脑、蜂窠各五分（烧存性），水银五分，柏油烛四两。

用法：共为末，入烛油，次入水银，捣匀涂搽患处。

【审查意见】有润肤、杀虫之效。

13. 疥疮第十三方

主治：一切疥疮，不论新旧。

组成：硫黄五钱，火药五钱，侧柏叶六钱，头发六钱，羊油一两。

用法：共捣一处，将羊油调匀作丸，如胡桃大。用时将丸子以火烤热，搽抹患处，再用木炭火烤之，虽疼无畏，烤至不痛为妙。

【审查意见】疥疮可用。

（二）癣疮

1. 癣疮第一方

主治：顽癣。

用法：用大青铜钱烧红，放好醋内浸透后，再将钱取出，烧红，仍放前醋内浸，以醋稠为度。将此醋涂搽患处，每日不拘次数，十日后即愈。

【审查意见】有消肿、收敛、止痒之功。但治癣尚非根本疗法，以其缺少杀虫之药耳。

2. 癣疮第二方

主治：头上湿癣。

组成：生姜一两，葱白三根，蒜三个，韭菜根二两，雄黄钱半（研末），轻粉三钱（研末），枯矾三钱（研末）。

用法：共捣烂如泥，涂患处。

【审查意见】有刺激、杀菌之效。

3. 癣疮第三方

主治：皮肤癣疮，如生白花。

组成：黄丹钱半，雄黄三钱，硫黄三钱，南星钱半，枯矾钱半，密陀僧钱半。

用法：生姜水洗患处，姜水调擦。

【审查意见】有收敛、拔毒、杀菌之效。

4. 癣疮第四方

主治：钱癣。

组成：半夏一两（生）。

用法：研为极细末，装瓶内，量病之大小用药，配生米水（即将下锅米滚起之沫是也）调汤，用新棉花一块，趁热淋洗患处。

【审查意见】半夏味辛有毒，具燥湿散肿之功，钱癣用之，当能有效。

5. 癣疮第五方

主治：年久不愈干皮癣疾。

组成：小燕窠一两，松香三钱，南丹三。

用法：以上三宗，共捣细面，蓖麻油调敷，干后即搽。

【审查意见】可备试用。

（三）黄水疮

1. 黄水疮第一方

主治：黄水疮，脓包疮。

组成：土槿皮四钱，白茄根三钱，野菊花二钱，制枯矾钱半，西月石钱半，苦参片二钱。

用法：痒，加荆芥一钱，防风一钱；痛，加生山栀二钱；脓水多，加密陀僧二钱。入清水煎沸、去滓、滤清，熏洗患部。

【审查意见】此方有解毒、防腐、杀菌、制泌之效。但洗后须用外敷之药，方能收功。

2. 黄水疮第二方

主治：黄水疮。

组成：轻粉一钱，儿茶钱半，铜青八分，飞矾二钱，黄柏钱半。

用法：共为细末，香油调搽。

【审查意见】有清热、燥湿、解毒之效。

3. 黄水疮第三方

主治：黄水疮。

组成：松脂。

用法：研末，火纸裹烧滴碟中，香油调涂。

【审查意见】按：松脂有清热、燥湿、祛风、杀菌之功，用之有效。

4. 黄水疮第四方

主治：男妇及小儿湿热流黄水，形如云片。

组成：松香一两，猪脂油一两。

用法：先将松香研末，然后化猪脂油，共搅一处，贴之。

【审查意见】清热，燥湿可用。

5. 黄水疮第五方

主治：黄水疮。

组成：铜绿、官粉、绿豆、松香各等分，头发一把（烧灰）。

用法：上为末，作散剂撒之。

【审查意见】有渗湿、清热、杀菌之功。

6. 黄水疮第六方

主治：湿气痒疮，搔之分泌黄水，而成疮面。

组成：硫黄、樟脑、花椒、食盐、猪脂油各等分（生用）。

用法：共混合，捣细，用粗洋布包成一丸，上露布头，以便手握。用之擦患处，久则发热，猪脂即渐次溶解，药力随油渗出，浸被患处。

【审查意见】有杀菌、止痒、燥湿之力，黄水疮用之甚宜。

7. 黄水疮第七方

主治：局部发生黄水疮，自觉发烧，甚则痒如群蚁乱啮、乱窜，亦有表层化脓者。

组成：枯矾六钱，蛇床子五钱，苦参五钱，芜荑五钱，雄黄钱半，硫黄钱半，大枫肉钱半，川椒钱半，轻粉一钱，樟脑一钱。

用法：上为末，猪脂调敷。

【审查意见】此方燥湿、止痒、杀虫之功，颇属有效。黄水疮可用。

8. 黄水疮第八方

主治：黄水疮。

组成：黑豆油。

用法：搽患处即愈。

制法：用黑豆盛罐内，以铜丝底封了罐口，向下套在无底锅内，锅下放一碗，锅内罐外用木炭火烧之，油即流在碗内，取用。

【审查意见】可备试用。

（四）天疱疮

1. 天疱疮第一方

主治：天疱疮。

组成：雄黄一钱，黄柏钱半，轻粉一钱，青黛二钱，滑石一钱，寒水石二钱（土煅），银朱钱半，辰砂五钱，铅粉二钱，侧柏叶一钱。

用法：上为细末，丝瓜叶打汁调搽。

【审查意见】此方吸收毒液之力甚大，可资外用。

2. 天疱疮第二方

主治：天疱疮。

组成：韭菜地上蚯蚓粪三钱，玄明粉二钱，滑石一钱。

用法：研细末，用新汲井水调匀，鹅毛润患处二三日后，洗净，用槟榔、天花粉、黄柏末各一钱，面粉四钱和匀，干掺即愈。

【审查意见】此方有清热、解毒之效。

（五）秃疮

1. 秃疮第一方

主治：秃疮。

组成：窑内红土四两，百草霜一两，雄黄一两，胆矾六钱，榆白皮三钱，轻粉一钱。

用法：共为末，猪胆汁调匀，涂患处。

【审查意见】此方有清热、散瘀、杀虫之功，可资外用。

2. 秃疮第二方

主治：秃疮。

组成：当归五两，紫草一两，香油四两，黄蜡五两。

用法：用香油入当归、紫草二味，煎黑去渣，再入黄蜡溶化，俟冷敷之，即愈。

【审查意见】此方有清热、凉血、滋润肌肤之效，秃疮可用。

3. 秃疮第三方

主治：小儿白秃疮、癣疮。

组成：陈小麦一升（炒黑色），烟胶一两（即山猪皮炼成胶），生白矾五钱，枯矾五钱，石硫黄四钱（火化开存性），川椒五钱，白砒三钱。

用法：共为细末，用葱汤水先将秃痂洗净，然后以香油调搽患处。

【审查意见】有除湿、散风、杀虫、止痛之效。

（六）赘疣

1. 赘疣第一方

主治：身面赘疣（俗名瘊子），斑点黑痣。

组成：石灰一两，醋四两，甘遂末五钱。

用法：将石灰、甘遂二药浸醋中七日，以药水点之。

【审查意见】有腐蚀、收敛之功，可用。

2. 赘疣第二方

主治：开花瘊子或在头上或在手上。

组成：鼠妇。

用法：捣烂擦拔。

【审查意见】本方是否有效，存待试用。

（七）面部黑䵟

1. 面部黑䵟方

主治：面生黑䵟。

组成：白牵牛、白僵蚕、白附子、白及、白蔹各等分。

用法：研细末，白蜜调匀，日日敷之。

【审查意见】此方有祛风、散结、除热、消毒之力，可用。

（八）狐臭

1. 狐臭方

主治：腋下狐臭。

用法：每夜先用小便乘热洗之，继用陈醋和石灰敷患处。

【审查意见】此方有燥湿、收敛之功，可用。

（九）脱眉

1. 脱眉方

主治：因患麻风，脱落眉毛。

组成：蕲蛇五分，苍耳叶钱半，杭菊花五钱，何首乌五钱，白蒺藜三钱，茉莉花钱半。

用法：煎汤，兑黄酒一杯温服。

【审查意见】此方能疏风，解毒，活血。麻风脱眉者可用。

（十）脱发

1. 脱发方

主治：无故脱发。

组成：大生地一两，当归一两，甘草二钱。

用法：水煎服。

【审查意见】按：发乃血之余，若无故而脱落，岂非血液不足之明证乎？今以大量补血品投之，自能收获奇效。但有其他原因者，则非本品所能一概施治也。

（十一）风疹

1. 风疹方

主治：湿热风疹。

组成：炒芥穗三钱，苍术三钱，雄黄钱半，冰片一分。

用法：共研末，敷患处。有水，干敷；无水者，香油调敷。

【审查意见】有祛风、燥湿之力，风疹可用。

（十二）阴囊湿痒

1. 阴囊湿痒第一方

主治：睾丸湿痒。

组成：炉甘石一两（煅），蚌粉五钱，白矾二钱。

用法：共为末，扑之。

【审查意见】此方有清热、燥湿、止痒之效，可用。

2. 阴囊湿痒第二方

主治：阴囊湿痒。

组成：吴茱萸五钱，黄柏三钱，硫黄二钱，寒水石三钱，蛇床子五钱，泽泻五钱，槟榔三钱，白芷三钱，轻粉一分。

用法：共为细末，搽患处。先用吴茱萸三钱煎汤洗之，然后再搽药末于上。

【审查意见】此方有促进吸收、制止瘙痒之功。

3. 阴囊湿痒第三方

主治：阴囊湿痒。

组成：麻黄根、牡蛎、干姜、蛇床子各等分。

用法：四味为末，搽患处。

【审查意见】渗湿，散寒，兼能止痒，可用。

（十三）杂集

1. 杂集第一方

主治：风疮起泡，皮肤瘙痒难受。

组成：荆芥三钱，独活三钱，丹皮二钱，桂枝三钱，归尾二钱，白芷三钱，苍术三钱，枳壳三钱，没药二钱，赤芍二钱，香附三钱，生草一钱。

用法：引用川乌、橘红皮，水煎服。

【审查意见】此方有疏风、散寒、燥湿、止痒之功，风湿症可用。

2. 杂集第二方

主治：足缝足背溃烂，流注淋漓。

组成：黄丹二钱，老南瓜蒂一两（烧存性）。

用法：研细末，麻油调敷患部。

【审查意见】清热，败毒，止痛，燥湿有效。

七、花柳科

（一）梅毒

1. 梅毒紫金丹

主治：远年近日梅毒，筋骨疼痛，日久腐烂，臭败不堪等症。

组成：炙龟板三两，好朱砂、石决明（七孔者佳，童便煅）各六钱。

用法：共为细末，水丸麻子大，每服一钱。如筋骨疼痛，用白酒下；腐烂者，土茯苓汤下。重者四十丸即愈。

【审查意见】此方有清血、滋阴之功，又分别引送药物，亦颇适用。

2. 碧云散

主治：梅毒入巅顶，以致头疼眼痛者。

组成：鹅不食草、川芎、青黛各一两。

用法：共为细末，患者口噙凉水，以管吹左右鼻中，取嚏为效。

【审查意见】有清热、解毒、止痛之效。

3. 八宝除毒汤

主治：梅毒久延不愈，或愈复发，或经误服提毒药。

组成：炒银花三钱，山慈菇四钱，川黄柏三钱，地丁草四钱，土茯苓八钱，宣木瓜三钱，生军一钱五分，酒炒炮射干一钱。

用法：煎汤，食前服。

【审查意见】驱梅消毒专剂，可用。但土茯苓忌茶，凡药中有土茯苓者，不可饮茶。

4. 梅毒第四方

主治：梅毒。

组成：轻粉（砂锅略炒存性）、核桃仁、制杏仁、黑芝麻（铁锅略炒存性）各三钱，大枣七枚。

用法：水煎服。

【审查意见】有驱癥、解毒、消肿之功，可备应用。

5. 梅毒第五方

主治：梅毒。

组成：轻粉、红粉、冰片、儿茶、乳香、没药、海螵蛸各二钱。

用法：共为细末，先以水洗患处，然后撒之。

【审查意见】有拔毒、渗湿、止痛之效。

6. 梅毒第六方

主治：梅毒。

【外用】

组成：龙骨、枯矾、冰片、珍珠、麝香各等分。

用法：共为细末，擦患处。

【内服】

组成：连翘壳五钱，自归二钱，赤芍三钱，瞿麦三钱，萹蓄三钱，黄芩二钱，花粉钱半，川军五钱，土茯苓五钱，蝉蜕钱半，防风三钱，乳香一钱，蜈蚣一条，斑蝥三个，全蝎一钱，银花五钱，桔梗钱半，芒硝三钱，车前子三钱，甘草三钱，虫窝（即蜂房）钱半。

用法：水煎服。

【审查意见】外擦药生肌收口有效，宜于破溃时用之；内服药有清热、解毒、通便之功，体壮实者可用。

7. 梅毒第七方

主治：梅毒。

组成：土茯苓三钱，川大黄二钱半，朴硝二钱半，木通二钱半，连翘壳二钱半，银花炭二钱半，桑叶二钱半，天花粉二钱半，甘草二钱。

用法：每服丸药一次，随服此汤药一剂。但于临卧时，宜用柳木棍寸许，含口内，令其毒涎流出。

【审查意见】有解毒、通便之效。

8. 梅毒第八方

主治：梅毒。

组成：杏仁七个，槐角七个，轻粉三钱。

用法：干枣为丸，土茯苓引下。

【审查意见】有驱癥、泻毒之功。

9. 梅毒第九方

主治：梅毒。

组成：轻粉一钱，黄丹二分，冰片一分。

用法：共研细末，先将患处洗净，后用此药撒患处，以愈为度。或以猪油调和，敷患处。

【审查意见】有拔毒、止痛、祛瘀、长肉之功，可用。

10. 秘制麝雄锭

主治：梅毒。

组成：西麝香四分，明雄黄八钱，轻粉八钱，漳丹六钱，红粉五钱，蜈蚣二钱半，血竭二钱，全蝎二十个，白檀香五钱。

用法：共研极细末，再用川椒、红花各三钱，煎成水，调和，即随加水银六钱，研不见星，和一处，作成锭，用口吸之，与吸烟同。

【审查意见】本方既为口吸，当然此烟气随肺脏之瓦斯交换，达于血液，以灭病菌。但须量人强弱，斟酌行之，且宜常漱口齿，以防发炎。

11. 梅毒第十一方

主治：杨梅大疮。

【内服药】

组成：桃仁三钱，杏仁三钱，轻粉三钱（炒），茶叶三钱，儿茶三钱，红粉三钱。

用法：共研末，炼蜜为丸，作七丸，每日服一丸，食前开水下。

【外敷药】

组成：轻粉二钱，红粉二钱，儿茶二钱，冰片五分。

用法：共研末，敷上。

【审查意见】内服、外敷兼筹并顾，体实者宜用。

（二）下疳

1. 下疳第一方

主治：下疳溃烂。

组成：赤金三十张，牙硝六钱，枯矾四钱，水银八钱，皂矾一钱，朱砂一钱。

用法：外加麝香、冰片，照《医宗金鉴》红升丹升法制之，敷患处。

【审查意见】此方有拔毒、生肌、长肉、驱癥之效。

2. 下疳第二方

主治：下疳。

组成：红粉、轻粉、冰片、儿茶、月经布（烧焦）各等分。

用法：共研细末。湿者以药末干涂；干者以香油调匀，涂患处。

【审查意见】有拔毒、渗湿、生肌之功。

3. 下疳第三方

主治：下疳及梅毒。

治法：疳疮。先以土茯苓二两，煎水洗之，洗净后，用轻粉二钱，冰片五分，鸡蛋皮五钱（焙黄），共研细末，撒患处，以病大小，酌量用之。

梅毒疮。土茯苓四两，金银花二两，甘草一两（炙），水煎服。一日分数次用完，连用七服。外用此药水洗，日洗一次，七日服完，十四日断根。

【审查意见】有清热、解毒之效，可用。

4. 下疳第四方

主治：下疳溃腐，溲时痛者。

组成：槐花蕊三钱，槐角三钱（均炒焦），生草梢一钱。

用法：上药研末，用陈酒送下，如不能饮陈酒，用开水送下。每料作二次服，每日服二次。

【审查意见】须与外治之药同时并用，方有确效。

5. 下疳第五方

主治：下疳溃烂。

组成：儿茶一钱，轻粉三钱，炉甘石一钱，西黄一分五厘，杏仁霜五分，梅片三分。

用法：研极细末，用麻油调敷。

【审查意见】解毒防腐，生肌收口，可资选用。

（三）横痃

1. 横痃第一方

主治：便毒。

组成：大黄、当归、金银花各三钱，白芷、穿山甲、甘草节各二钱，黑丑、僵蚕各钱半。

用法：水煎服。

【审查意见】有攻毒散结之功。

2. 横痃第二方

主治：便毒肿硬作痛者。

组成：归尾、粉草、熟大黄、黑丑捣碎各三钱，僵蚕、贝母各二钱。

用法：用水、酒各半煎服。

【审查意见】解毒，破瘀，通便可用。

3. 横痃第三方

主治：鱼口。

组成：红花一钱，归尾一钱，皂刺一钱，川军二钱，连翘一钱，苏木一钱，甲珠一钱，石决明一钱，僵蚕一钱，乳香一钱，贝母一钱，二丑一钱。

用法：水三盅，酒一盅煎八分，空心服，行五六次，食稀粥补之。壮人加川军四钱，二丑一两，酌量用之可也。

【审查意见】有活血、解毒、破瘀之效。

4. 横痃第四方

主治：鱼口已破者。

组成：珍珠、儿茶各等分，麝香少许，煅轻粉、雄黄、枯矾各等分。

用法：共研细末，贮瓶待用。

【审查意见】有杀菌、止痛、收敛之效。

5. 横痃第五方

主治：横痃。

组成：山甲片、生半夏、皂角刺、大蜈蚣、真阿魏、千金霜、山慈菇各等分。

用法：用菜油煎膏，去渣，入轻粉撒膏摊贴之。

【审查意见】有清热、解毒、止痛、排脓之功。

6. 横痃第六方

主治：横痃。

组成：宣木瓜三钱，赤芍钱半，银花三钱，生地三钱，丝瓜络钱半，五加皮钱半，归尾钱半，木通一钱，乳香钱半，牛膝三钱，桑枝尖四钱。

用法：水煎服。

【审查意见】有活血解毒、疏通经络之功，可用。

（四）淋浊

1. 淋浊第一方

主治：淋症。

组成：琥珀一分半，海金沙二钱，细木通一钱，辰砂三分，黄柏钱半，牛膝一钱，甘草梢一钱。

用法：水煎，空心服。

【审查意见】此方有利水除湿之功，可备应用。

2. 淋浊第二方

主治：血淋。

蒲黄二钱半（炒），木通二钱，滑石二钱半，生地三钱，归尾三钱，甘草一钱，栀子二钱，竹叶三钱，大蓟二钱，车前子二钱。

用法：水煎服，连服二剂即可痊愈。

【审查意见】有凉血、利水之效，热证可用。

3. 淋浊第三方

主治：淋症（由热而来者）。

组成：萹蓄三钱，瞿麦三钱，生地三钱，木通钱半，栀子二钱，大黄二钱，草梢二钱，车前子钱半。

加减法：火盛者，加黄连一钱，黄柏钱半；有血，加刘寄奴二钱；痛盛者，加川楝子钱半；涩痛，倍加甘草梢一钱。

【审查意见】有清热利尿之功。

4. 淋浊第四方

主治：淋浊溺血。

组成：斑蝥七个（去翅虫），大黄三钱。

用法：研极细末，每用以开水冲服二三分。

【审查意见】斑蝥有破血之功，但非有血积之症，不可轻用。

5. 淋浊第五方

主治：男子五淋。

组成：川牛膝三钱，黄柏三钱，滑石粉三钱，细甘草三钱。

用法：久则加龙骨三钱。水煎服。

【审查意见】有利尿清热之功。

6. 淋浊第六方

主治：五淋白浊。

组成：牡蛎粉三钱，川军三钱，芡实三钱。

用法：共为细末，用鸡蛋清两个和成一块，再用生草三钱，煮水送下。

【审查意见】淋久不止者，此方有效。

7. 淋浊第七方

主治：淋症。

组成：斑蝥六个（去足），南茴六钱，良姜六钱。

用法：共为细末，分作三副，用鸡蛋三枚搓开口，将药装入，用纸封口，入木炭火内烧熟，连皮研末。每晚用一枚，以开水送服后，即极渴思饮，用灯心、竹叶少许，熬水饮之，愈渴愈饮，汗出遍体即愈。白淋用红鸡蛋，红淋用白鸡蛋。

【审查意见】本方治寒证或可用。

8. 淋浊第八方

主治：男子下寒作淋。

组成：炒吴萸二钱半，川牛膝二钱，牡蛎二钱半，龙骨二钱半，西枸杞二钱半，肉桂钱半，盐故纸二钱半，盐茴香二钱半，栀子核二钱，细木通二钱，车前子二钱半，泽泻二钱半，猪苓二钱半，苍术二钱，川楝子二钱，生甘草钱半。

用法：水煎服。

【审查意见】有散寒利水之功，可资应用。

9. 犀角牛膝汤

主治：急性细菌性血淋。

组成：车前子二钱（布包），生栀子二钱，生地黄二钱，紫菀三钱，犀角一钱半，川黄连一钱半，晚蚕沙三钱，牛膝三钱。

用法：生藕捣汁及水煎服。

【审查意见】凉血清热有效。

10. 淋浊第十方

主治：五淋白浊等症，茎中作痛难忍者。

组成：赤苓三钱，车前子三钱，泽泻三钱，川牛膝二钱，麦冬三钱，菖蒲三钱，益智仁二钱半，远志二钱半，莲子心二钱，地骨皮二钱，黄芩二钱，甘草梢二钱。

用法：水煎服。

【审查意见】本方有行水泻热之效，可用。

11. 淋浊第十一方

主治：急性淋尿道疼痛难忍。

组成：上银花一钱，萹蓄草一钱，甘草一钱，刘寄奴一钱，竹叶一钱，灯心草一钱。

用法：白糖引，水煎，服三剂。

【审查意见】有清热利水之功，病症轻微者有效。

12. 淋浊第十二方

主治：淋浊等症。

组成：白古月十四个（另捣面），大红枣六个（煮熟去皮核），葱白六寸。

用法：以上共和一处，捣如泥。将男左手心擦热搽上，再将阳物上完全搽上，用白布裹好，俟全腿出汗即愈。出汗后，再用花椒葱胡煎汤洗净为妥。若不愈，照方再行第二次，必愈。

【审查意见】本方用于湿寒证有效。

13. 淋浊第十三方

主治：淋浊。

组成：大黄一两，韭子一两，芡实一两。

用法：共为细末，炼蜜为丸，如绿豆大。每服三钱，服完一料即有效，服三料即止。

【审查意见】此方有补肾、除湿、泻浊之功效，可资应用。

14. 淋浊第十四方

主治：赤白浊。

组成：萆薢五钱，菖蒲五钱。

用法：水煎服。

加减方法：虚者，加辽沙参三钱；气结者，加乌药三钱；寒结者，加干姜一钱；精结者，加木通二钱。

【审查意见】萆薢有分清祛浊之效；菖蒲有利窍、止痛、消肿之功。对于浊症可以应用。

八、耳鼻咽喉科

（一）耳病

1. 耳内流脓

（1）耳内流脓第一方

主治：耳内出脓水。

组成：制炉甘石、冰片、真川连各一钱。

用法：同研细末，先用棉花揩去脓水后，以指甲挑药少许于耳内，待其结痂，则脓水无矣。

【审查意见】有清热、渗湿、止痛之效。

（2）耳内流脓第二方

主治：耳内流脓。

组成：指甲五分（火炮），梅片一钱二分。

用法：共为细末，搽之。

【审查意见】止痛，燥湿有效。

（3）耳内流脓第三方

主治：耳内出脓及血水肿痛。

组成：人指甲二钱（焙焦，研），黄柏五分，铜绿五分，儿茶五分，梅花冰片五分。

用法：以上共研细末，将药吹于耳内，数次自愈，不论左右轻重，吹之有效。

【审查意见】通行方，可用。

2. 耳边生疮

（1）耳边生疮第一方

主治：男妇耳边上生疮。

组成：磁罐耳一对，青黛一钱。

用法：先将罐耳研细，再与青黛研和一处，用香油调搽患处。

【审查意见】有清热败毒之效。

（2）耳边生疮第二方

主治：耳边疮疡。

组成：生石膏一两（甘草水飞七次），硼砂五钱，朱砂三钱，冰片二分。

用法：共为末，香油调搽，口疮干搽。

【审查意见】有清凉、防腐之效。

3. 昆虫入耳

（1）昆虫入耳第一方

主治：昆虫入耳。

组成：净香油十滴，鸡子清十滴，轻粉少许。

用法：上方先将轻粉研极细，和入香油内，纳鸡子清拌匀。每以少许滴入耳中，侧面安卧，俟一时许，其虫自出。

【审查意见】杀虫，清热有效。

（二）鼻病

1. 衄血

（1）衄血第一方

主治：鼻衄。

组成：连翘二钱，忍冬一钱，甘草一钱，桔梗二钱，生地五钱，丹皮二钱，栀子炭三钱，侧柏叶二钱。

用法：水煎，早晚空心服，连服二剂愈。

【审查意见】有清热、凉血、止血之效，可用。

（2）加味四生饮

主治：齿衄，舌衄，头重昏朦，面红，鼻内痒感，脉洪大而芤。

组成：生地黄一两，生侧柏叶三钱，生荷叶一个，生艾叶三钱，败棕炭三钱，杭寸冬五钱。

用法：为大人一日量，小儿用三分之一。风寒者，加黑芥穗、薄荷叶；由鼻黏膜破者，加茅花色白及，外用冷水浴鼻部及后头部。以乱发烧灰存性，吹鼻孔中，附子捣饼贴足心；若虚寒瘀热，加香附、木香，并用消毒棉纱片塞鼻孔内。上方清水煎，去滓（如用薄荷叶须后入），空腹微温服。

【审查意见】有凉血、清热之效，血热妄行者可用。

（3）人中白散

主治：鼻血。

组成：人中白一钱，血余炭一钱，麝香一分。

用法：共研细末，吹鼻少许。

【审查意见】此乃治衄专剂，有降火、清热、止血之效。

（4）衄血第四方

主治：鼻衄。

组成：人乳一杯，黄酒一杯，童便一杯（男童的）。

用法：以上三味，共合一处，温饮，忌一切辛辣。

【审查意见】是否确效，姑存备用。

（5）衄血第五方

主治：衄血。

组成：大蚯蚓十数条。

用法：将蚯蚓捣烂，用井花水调稀，随症服之，轻者澄清，重者连渣汁饮。

【审查意见】此方有清热凉血之效，头部充血症可用。

（6）衄血第六方

主治：衄血。

用法：用古砖两个，细绳一条，将砖绑于绳之两端，搭在脖项上，再以发灰（适宜量），开水冲服。（如系男患者，可用女人头发烧灰；女患者可用男人头发烧灰。）

【审查意见】此方一面以绳缚颈，阻止血液上涌；一面用内服发灰以止血，较独用铜钱串压法者，功效更佳。

（7）衄血第七方

主治：鼻衄出血，大流不止。

组成：生地八钱，石膏五钱，茜草三钱，栀炭二钱，侧柏叶二钱，生杭芍三钱，当归三钱，白茅根二钱，酒军四钱，生祁艾钱半，大青叶钱半，黄芩一钱，阿胶三钱，贯众炭一钱，甘草八分，引藕节七个。

用法：水煎，温服。

【审查意见】肺燥血热者，可资应用。

（8）衄血第八方

主治：鼻中出血不止。

用法：用发烧灰，加乌梅一个，共研细末，吹鼻立止。

【审查意见】此方有止血、收敛之效，可用。

（9）衄血第九方

主治：鼻血流出不止。

用法：用铜钱一吊，压于肩下，其血立止。

【审查意见】不如置于项部，功效较捷。

2. 鼻中生疮

（1）鼻中生疮第一方

主治：鼻中生疮。

组成：生大黄一钱，黄连一钱，麝香一分，冰片一分。

用法：各研细末，以生油调搽。

【审查意见】此方有消肿止痛之效。

3. 鼻流浊涕

（1）鼻流浊涕第一方

主治：鼻塞不闻香臭，时流浊涕。

组成：抚川芎二钱半，北柴胡二钱半，野台参三钱，白芥子钱半（杵），金毛狗脊二钱半（去净毛），石菖蒲二钱半（微炒），净升麻二钱，毛辛夷二钱，香白芷钱半，甜杏仁二钱半（杵）。

用法：上药用葱一大根为引，水三盅，煎八分，食后微温服。

【审查意见】此系升阳降浊之法，有兴奋嗅觉之作用。

（2）鼻流浊涕第二方

主治：肺热，鼻出花红涕，脉细数。

组成：银花三钱，桑叶三钱，白茅根三钱，山栀钱半，玄参三钱，夏枯草三钱，浙贝三钱，丹皮二钱，冬青子三钱，稻根三钱，石决明三钱，青果三枚，藕节二枚。

用法：水煎，温服，数剂即愈。

【审查意见】通行方，有清热之功，可用。

（3）鼻流浊涕第三方

主治：鼻流浊涕。

组成：苍耳仁四钱，薄荷一钱，冰片五分，川芎三钱，辛夷五钱，白芷五钱，生石膏八钱。

用法：共研细末，贮之，勿泄气，用时以茶清调二钱服之。

【审查意见】有清热、通窍之功。

（三）咽喉病

1. 咽喉肿痛

（1）咽喉肿痛第一方

主治：咽喉肿胀，疼痛难忍。

组成：轻粉、大黄、鼹鼠霜、赤小豆各二分。

用法：上四味糊丸。用丁香五分，大黄、川芎各一钱，土茯苓四钱，煎汤送下。

【审查意见】本方有败毒散结之效。但轻粉性最燥烈，用时宜以枣肉为丸，服后口含柳枝，以免口齿肿烂之患。

（2）咽喉肿痛第二方

主治：咽喉肿痛。

组成：秋石一钱，生地二两。

用法：共捣烂为丸，如桂圆大，白水送下一丸。

【审查意见】宜加生军、桔梗、薄荷、丹皮、射干等。

（3）咽喉肿痛第三方

主治：阴虚喉痛。

用法：患者急以猪脂油一茶匙，用滚开水冲服，次日即愈。

【审查意见】本方有利肺润燥之功，可用。

（4）咽喉肿痛第四方

主治：喉痛肿胀。

组成：防风三钱，生地四钱，白芍三钱，银花四钱，连翘四钱，丹皮四钱，薄荷六钱，贝母二钱半，青果二十粒（打碎），麦冬三钱，通大海三钱，甘草一钱。

用法：胸膈加瓜蒌五钱，亦可用针刺颊车，以火罐外拔之。

【审查意见】初起表证未除，热多寒少者宜用。

（5）六神丸

主治：咽喉肿痛，并消散疔痈外症。

组成：杜蟾酥一钱，真西黄钱半，藤黄一钱，珍珠粉钱半，羚羊角一钱，麝香一钱。

用法：烧酒化蟾酥为丸，如芥子大，百草霜为衣。每服七丸，开水化服，徐徐咽下。

【审查意见】此系雷氏原方，有清热消散之效，可备应用。惟烧酒作丸，与喉症不宜，如能用青果汁作丸，较与喉证相宜耳。

（6）吹喉散

主治：一切喉咙肿烂。

组成：天竺黄二钱，镜面砂钱半，上梅片二钱，射干二钱，硼砂二钱，胆矾一钱,常山片五分,薄荷冰钱半,珍珠五分,牛黄二分。

用法:共为细末,吹患处。

【审查意见】有清热败毒之效,可用。

(7) 牛黄立效丸

主治:咽喉肿痛,口舌生疮,颔颊赤肿,热痰壅塞等症。

组成:马牙硝二两,寒水石二两,生石膏二两,炙甘草一两五钱,胆南星八钱,紫石英五钱(煅,水飞),牛黄二钱半,龙脑二钱半,麝应香二钱半。

用法:共研末,蜜和丸,每重三钱。喉干,薄荷汤送服。

【审查意见】此系加味牛黄凉膈丸,可资应用。

(8) 咽喉肿痛第八方

主治:喉肿痰壅。

组成:猪牙皂七个(烧焦,刮去皮)。

用法:水煎,人乳作引冲服,停一二时,吐痰即愈。

【审查意见】初起时,可用以救急。痰吐后,宜随证疗治以善后。

(9) 咽喉肿痛第九方

主治:咽喉肿闭。

组成:陈皮二钱,砂仁一钱,枳壳一钱,白桔梗钱半,甘草一钱,全当归钱半,鼠粘子二钱,玄参钱半,丹皮钱半,白芍药一钱。

用法:水煎服,并针合谷、少商、颊车、天突等穴。

【审查意见】本方有行气、清热、利肺之功,可用。

(10) 咽喉肿痛第十方

主治:老少气滞喉壅、声音不亮,饮食少思等症。

组成:百合一两,生冬花一两,生知母一两,川贝母一两(去心),炒枳实一两,剪云苓一两,木贼一两,白桔梗一两,甜杏仁一两,川大黄五钱,槟榔一两,屈臣氏化塔饼四个,大甘草四钱。

用法:各另研粗末。大人每服一钱,多则钱半;十岁以下,每岁一分,不可多服。水煎,空心屡次服。

【审查意见】本方有清热利肺、消导之功,可备用。

(11) 咽喉肿痛第十一方

主治:走马喉。喉内及两耳垂下俱肿,间发寒热,六脉洪大。

用法:用六合汤,加葛根二钱,柴胡一钱,细辛五分,水煎,漱喉而服。次日再加角刺、归尾、赤芍、草河车各二钱,生军五钱。水煎,温服,间时向喉内吹八宝如意散,可以消肿。

【备考】(一)按此病系急症,其脉沉细者必死;(二)患此症者,如痰多时,可照上方加海浮石三钱,制半夏二钱,煎服;(三)患此症者,如身热恶寒,照上方加羌活、苏叶各一钱,煎服。并针合谷、少商各穴,勿令出血为妙。

（12）咽喉肿痛第十二方

主治：白色喉风、喉内白而不肿，或生红肿烂，通身炎热，怕寒，口干舌燥，言语不真，六脉不数而迟。

用法：用六合汤加苏叶、羌活各一钱，柴胡五分，葛根二钱，花粉钱半，生服。同时兼以舌津化咽八仙锭一锭，同时向喉内吹神效平安散，功能散毒消肿。

【备考】此症患处如变红色，仍用六合汤，加酒炒黄芩、盐炒玄参各二钱，炒山栀、木通各一钱。煎服，两剂可愈。

（13）咽喉肿痛第十三方

主治：淡红喉风，喉内两边肿连小舌，喉塞不通，左关脉弦紧。

用法：用六合汤加葛根、羌活、苏叶各二钱，煎服。同时向喉内吹八宝如意散，可以消肿。

【备考】（一）此症急者，其患处可以银针挑破；（二）病者痰多，必须去之，祛痰之法先令病人以温水漱口，次吹药入喉内，令其垂头，流去痰涎，迨痰涎少止，仍以温水漱之；（三）临症先诊其脉，如系绝症则不治；（四）动针千万不可伤小舌；（五）夜晚看症，宜倍加小心，天明仍须再加审查。

（14）六合汤

主治：喉症不论红白，初起均可服之。

歌曰：桔甘防荆虫与荷，专治喉症功效多，初起不论红白色，先服一剂病可活。

组成：桔梗、生甘草、防风、荆芥穗、僵蚕、薄荷各一钱。

（15）八仙锭

主治：喉内烂肿。

歌曰：人白生军并石膏，玄参芩粉虫瓜硝，研末蜜丸二钱锭，舌津化下烂自消。

组成：人中白一两，生军一两二钱，生石膏五钱，玄参一两，黄芩一两四钱（酒炒），玄明粉七钱，僵蚕三钱，瓜硝八钱。

用法：共为细末，炼蜜为锭，每重二钱。舌津化下，喉烂自去。

（16）八宝如意散

主治：喉肿。

歌曰：瓜青并石胆，牛冰与朱硼，粉研飞喉内，消肿称奇方。

组成：瓜硝一两，青黛三钱，石膏四钱，熊胆二钱半，牛黄一两，冰片三钱，朱砂二钱，硼砂六钱。

用法：共为细末，吹入喉内，其肿可消。

（17）神效平安散

主治：喉内肿烂。

歌曰：蜂熊冰牛青，硼亦在其中，有烂皆能退，无肿不可平。

组成：露蜂房五钱（焙存性），熊胆二钱，大冰片一钱，真牛黄一钱，青黛二钱，硼砂二钱。

用法：共为细末，吹入喉内，肿烂自愈。

【审查意见】按以上十一至十七所列各种喉症，皆就局部所见而定名，实际无存在之必要。所列症状一言以蔽曰：白喉之症状，走马喉病状为白喉第一期现象，白色喉风乃白喉第二期现象，淡红喉风乃末期白喉现象。所列之走马喉由于肝脾火闭，白色喉风因于寒包火伏于肝，淡红喉风因于肺胃冒风等不经之说，在中医古说为肺胃蓄热，兼感疫毒，在近世已证明疫毒内有白喉杆菌传染所致。所列针法遵循古书，无何疑义。所列方药皆以六合汤为主，尚无不合，惟原方加减不甚妥适。第一期白喉、走马喉、恶寒发热、头痛肢酸、咽喉肿胀、咳嗽胸闷等，宜清凉利咽宣达法，如加味甘桔汤、除瘟化毒汤等最妥。若六合汤治之，如葛根、柴胡、荆芥、细辛等不应加入，本方更宜加射干、银花、连翘等方佳。次日所加角刺、归尾、赤芍、草河车、生军，活血，消肿，通便有效，用八宝如意散吹之喉部，有消肿破积之功。至于备考栏内，痰多加海浮石、制半夏尚为合适；身热恶寒加羌活、苏叶之辛温解表，不若加重桔梗、薄荷、桑叶、菊花等辛凉解表为宜。第二期白喉白色喉风，咽喉满白或无热、或壮热，或红肿坚硬，神情倦怠，声音嘶嗄，吸气困难，宜清热降痰，生津通便，法如神仙活命汤加味、清肺汤等最妥。若以六合汤加苏叶、羌活等辛热解表，实本症所大忌也，用之立受其害，慎之慎之。宜加龙胆、玄参、板蓝根、生石膏、生山栀、射干、黄柏、马铃等品，方不致误。至用神效平安散吹之喉部，清热凉血、消肿杀菌，可资应用。末期白喉虽有肿块，但口干舌燥，明系阴虚，宜以滋阴生津作善后调理，如养阴清肺汤、养阴中和煎，实白喉末期之妥方，若六合汤则不相宜，更加羌活、苏叶尤属不妥矣。此证详细治法，参考《中国传染病学》（上卷）（本会出版，售价六角）。

九、口齿科

（一）口腔病

1. 口疮

（1）口疮第一方

主治：大人、小儿口疮舌痛。

组成：川黄连、朱砂各等分。

用法：共为细末，敷舌上（每天二三次）。

【审查意见】黄连、朱砂有清热止痛之功。如因热而发生口疮舌痛者，可以用之。

（2）口疮第二方

主治：小儿红白口疮。

组成：生蜜五钱，冰片二分。

用法：调敷口内，日数次，一星期即愈。

【审查意见】通行单方，有消炎止痛之功，可用。

（3）柳华散

主治：口腔及咽喉发炎糜烂症。

组成：真青黛一钱，蒲黄一钱（炒），冰片五分，人中白一钱，黄柏一钱（炒），硼砂一钱。

用法：共为细末，吹于患处。禁忌刺激性食物之摄取。

【审查意见】此系古方加减，退热消炎之力颇大，可资应用。

（4）口疮第四方

主治：口疮。

组成：人中白一两，黄柏末一两，青黛一钱，枯矾三钱，冰片少许，文蛤三钱，紫甘蔗皮灰五钱（炒过）。

用法：共为细末，吹入口中患处。

【审查意见】此方有清热消炎之效，可用。

2. 上颚肿烂

（1）上颚肿烂第一方

主治：上颚溃烂如桃，其孔深黑。

组成：百草霜四钱，射干三分，玄参三钱，麦冬三钱，生地三钱，柴胡二钱，防风二钱，升麻一钱，川贝母三钱，丹皮二钱，薄荷一钱。

用法：水煎服。

【审查意见】宜去升麻、柴胡、防风，加生草、桔梗便妥。

（2）上颚肿烂第二方

主治：上颚皮肿，焮红疼痛，饮食困难。

治法：先将针用热水煮过，对准患处刺之，使出恶血，然后再用下方。

组成：青黛四分，生蒲黄四分，冰片一分，硼砂三分。

用法：共研细末，匀撒患处。

【审查意见】此方有清热消炎之功，可用。

3. 重舌

（1）重舌第一方

主治：重舌。

用法：先用食盐搽患处，然后由两边刺三四针。

【审查意见】用食盐搽患处，不若以百分之一至二盐水漱口，较为相宜。否则恐怕有破烂腐蚀疼痛之虑。

（2）硼黛散

主治：重舌。

组成：硼砂一两，青黛一两，鲜生姜二寸长者一块。

用法：先将硼砂研成极细粉末，和入青黛，重研，研至无声，储瓶。将生姜削作马蹄形，用三棱针刺破小舌根脚五六处，令出血，以削就生姜蘸硼黛粉频擦，擦至无形微露肿形为止，以左手垫新毛巾，握住正舌，右手施术。

【审查意见】此方功专消炎，用法亦佳，可备应用。

（二）牙齿病

1. 牙痛

（1）牙痛第一方

主治：牙痛。

组成：青皮二钱，丹皮二钱，细辛一钱，荆芥一钱，生石膏一钱，生地二钱，甘草一钱。

用法：水煎服。上门牙痛，加黄连七分，酒芩三钱；下门牙痛，加知母八分，黄柏八分；左上牙痛，加桔梗钱半，龙胆草钱半；左下牙痛，加柴胡、栀子各钱半。

【审查意见】此方功能散泻风火，清热凉血，应用于风火牙痛，有效。

（2）牙痛第二方

主治：牙痛。

组成：玄参三钱，丹皮二钱，桑叶钱半，菊花二钱，细辛八分，桔梗二钱，石膏五钱，山栀二钱。

用法：水煎服。

【审查意见】此方有轻宣、泻热、凉血之效，可用。

（3）牙痛第三方

主治：齿牙剧痛。

组成：防风一钱，升麻七分，甘草三分（炙），细辛二分，龙胆草六分（酒洗）。

用法：水煎，去渣，以匙抄口中，滴痛处，含漱数次，勿咽下。

【审查意见】此方作含漱剂用之，功效缓慢。若与以有效之内服药，俾双方兼顾，效如桴鼓矣。

（4）牙痛第四方

主治：风火虫吃牙痛。

组成：细辛四钱（研末），酒精一两浸七日，过淋纸，装瓶内，用时以脱脂棉花蘸点痛处。

【审查意见】此方可用于虫吃牙痛。风火牙痛不可用。

（5）牙痛第五方

主治：虫吃牙痛。

组成：蟾酥五分，冰片三分，麝香一分，雄黄一两。

用法：先研蟾酥为极细末，后入冰、射、雄三药同研，火酒为丸，如黍米大。每用一丸，塞痛牙处，口津外吐，切勿咽下。

【审查意见】本方有消炎、杀虫、止痛之功，可用。

2. 齿衄

（1）绿袍散

主治：齿缝出血。

组成：黄柏、薄荷、芒硝、青黛各等分。

用法：上为末，入冰片少许，掩牙上即止。

【审查意见】查绿袍散，系卫生实鉴方，对于口疮、口疳、咽喉不利等有效。但于齿缝出血恐难胜任，或再加以止血之品，方能奏效。

3. 牙疳

（1）牙疳第一方

主治：湿热牙疳腐烂。

组成：儿茶一两，镜面朱砂二钱，梅片一钱，轻粉一钱。

用法：以上共研细末，先用淘米水将患处洗净，然后再将前药面擦上。

【审查意见】本方有消炎、杀菌之力，但以淘米水洗患处，不若以食盐水代之为佳。已溃烂者，宜用硼酸水洗之方妥。

（2）牙疳第二方

主治：走马牙疳。

组成：西牛黄三分，铜绿一钱，胆矾二钱，青黛三钱，人中白二钱，冰片八分，麝香二分，儿茶三钱，硼砂三钱。

用法：以上研细贮之，敷患处，每日一次。

【审查意见】此系古方加减，有消肿止痛之效，可用。

（3）牙疳第三方

主治：走马牙疳。

组成：牛黄三分，青黛一钱，煅人中白一钱，冰片三分，珍珠五分，回龙骨（瓦上煅炭）一钱，旧红褐子炭一钱，小红枣七枚（去核，每个内入明雄少许，煅炭、血余炭一钱）。

用法：上药研细末，瓷瓶收贮，勿令泄气。每用先以冬青叶煎水漱净，再以此药散上。

【审查意见】此方有清热、消炎之功，可用。

（4）牙疳第四方

主治：牙疳。

组成：人中白一两（煅去臭气），五倍子一两（炒茶色），梅片四分。

用法：共研细末，香油调搽。

【审查意见】清热，收敛可用。

十、眼科

（一）眼赤痛

1. 眼赤痛第一方

主治：目赤肿疼，迎风流泪，畏见日光，眼胞发痒。

组成：大濂珠一钱（乳煅），浮水煅炉甘石五钱（水飞），地栗粉五钱（一名荸荠），硼酸粉五钱（西药），梅花冰片三钱，熊胆一钱。

用法：先将地栗去皮脐，切片阴干后，再将各药遵法炮制，混合一处，研成极细粉末，装瓶贮之。用时由大眼角点入少许即妥。

【审查意见】此方有防腐、消肿、止痛、清凉之效，可备用。

2. 眼赤痛第二方

主治：目赤疼痛。

组成：当归、白芍、川连、皮硝、铜绿各一钱。

用法：水三杯煎，杯盛瓷罐内，埋地下三星期。取药洗眼，尽剂则愈。

【审查意见】此方有清热、活血、明目之功，可用。但铜绿用量嫌重，宜酌量减半较妥。

3. 眼赤痛第三方

主治：眼红肿受风疼痛。

组成：生地八钱，菊花五钱，金银花四钱，黄柏一钱，丹皮三钱，黄连钱半，南薄荷二钱半，知母二钱，麦冬三钱。

用法：灯心、竹叶水煎服。

【审查意见】本方有祛风、消肿、清热之效。

4. 眼赤痛第四方

主治：眼内红肿疼痛。

组成：归尾二钱，青梅四个，铜绿三钱，胆矾三钱，枯矾三钱，甘石二钱，川椒二钱，海盐二钱，红枣七个，洋针七个。

用法：水煎，针化为度，连洗三四次即愈。

【审查意见】此方有腐蚀性，须慎用。

5. 眼赤痛第五方

主治：眼红不能视物。

组成：白菊花二钱，金银花二钱，乌梅一个，铜青一钱，飞矾一钱，西胆矾一钱，新针一个，大青盐少许。

用法：水煎，洗眼。

【审查意见】此方功专清热，消炎，破瘀，但有腐蚀性，须慎用。新针以不用为妥。

6. 眼赤痛第六方

主治：眼红肿痛。

组成：蛇皮一钱，白矾钱半，绿豆一把。

用法：水煎，去渣，露宿一夜，用净棉花冷蘸洗之。

【审查意见】有清热退肿之效，可用。

7. 眼赤痛第七方

主治：目赤。

组成：龙胆草四两。

用法：用瓦器熬成膏，点入眼内，每日数次。

【审查意见】龙胆草乃大寒之品，有清热之效，目赤可用。

8. 眼赤痛第八方

主治：目赤流泪。

组成：食盐三钱，明矾钱半。

用法：共研末，用温开水一杯溶化，以脱脂棉蘸水，点入眼中，时时洗之。

【审查意见】有消炎、杀菌、收敛之效，可用。

9. 眼赤痛第九方

主治：眼目暴肿疼痛。

组成：全当归一钱，生地一钱，山栀仁（炒）一钱，银花一钱，连翘一钱，川芎八分，炒赤芍一钱，防风八分，细辛三分，白芷八分，酒大黄钱半，薄荷叶一钱。

用法：水煎服。

【审查意见】有凉血、清热、止痛之效。

10. 眼赤痛第十方

主治：眼疼红肿，日久不愈。

组成：云胆矾、蝉蜕、白蒺藜、木通、菊花各一钱，铜绿钱半。

用法：水煎，温洗。

【审查意见】此方有疏风、祛湿、清热之效。

11. 眼赤痛第十一方

主治：目赤肿痛。

组成：白蒺藜八钱，石决明、防风、川芎、茯苓、赤芍各钱半，川羌活一钱，蝉蜕二钱，当归、炙甘草各三钱。

用法：水煎服。

【审查意见】此方有散血、祛风、止痛之功。

12. 眼赤痛第十二方

主治：风火眼疼，迎风流泪。

组成：当归尾二钱，赤芍钱半，炉甘石二钱，胆矾二钱，霜桑叶三钱。

用法：水煎去渣，以棉花蘸洗之。

【审查意见】清热，散肿，止痛可用。

13. 眼赤痛第十三方

主治：眼边溃烂红肿，视物不明，流泪不止。

组成：蕤仁（去壳）、桑白皮各一分，玄参、栀子各五钱，大黄六分，青盐一分（另入）。

用法：水煎去渣，入盐热洗，冷即再温。

【审查意见】此方有清热杀菌之效。

（二）眼翳

1. 眼翳第一方

主治：目中云翳及内外障眼等症。

组成：威灵仙一两，石决明、蕤仁各二两，青防风一两，谷精草、枸杞子、甘菊花各五两。

用法：研为末，雄猪肝二具，竹刀劈开，去膜，捣极烂，和药为丸，如绿豆大。每服三十丸，盐汤送下。

【审查意见】有滋阴明目、清热退翳之功，虚证可用。

2. 眼翳第二方

主治：眼中云皮内外障。

组成：自归片八分，川芎四钱，地骨皮四钱，白蒺藜四钱，荆芥四钱，白菊花四钱，蒙花四钱，川羌活四钱，木贼四钱，花粉二钱，苏薄荷二钱，枳实二钱，蔓荆子二钱，川胡椒三钱，蝉蜕钱半，川黄连一钱二分，粉草二钱。

用法：共为细末，炼蜜为丸，每丸重钱半，食后服一丸，一日三次，米饮送下。

【审查意见】此方有活血散风、明目退翳之功，但作丸剂用之，功效必缓也。

3. 眼翳第三方

主治：翳星眼乌珠上，起灰白翳星，视物障碍。

组成：大濂珠四钱（乳煅），西牛黄三钱，麝香三钱，真雄黄三钱，煅石燕一两（水飞），煅石蟹一两（水飞），煅玄精石一两（水飞），冰片三钱，琥珀一两，浮水煅炉甘石三两（水飞）。

用法：上药混合，共研极细末，贮瓶密封。用时以沸水和如乳状，点入内眦。

【审查意见】去翳，辟障，明目可用。

4. 眼翳第四方

主治：外障眼，目不见物，两目白翳。

组成：柴胡八钱，潞党参三钱，甘草三钱，黄芩三钱，泽泻二钱，茺蔚子二钱，香附一钱，当归一钱，丹皮一钱，红枣四个。

用法：水煎汤，温服。

又方：

组成：真羚羊角五分（如无，以白蒺藜钱半代之），凤仙花籽五钱，川大黄二钱。

用法：各研细末，遇有外障眼，以开水调涂，用银刀或骨匙调涂入里外眼内，神效无比。

【审查意见】以上二方颇合主治之用，内外兼顾，功效亦较迅捷也。

5. 眼翳第五方

主治：眼中发生翳障。

组成：真正白花蛇一条（要全的，去毒），白蒺藜二两（炒）。

用法：将白花蛇用白布一块，塞进口内，即拉出，如此数次。将毒水去尽，然后切块。先将白蒺藜熬水一大碗，去渣，然后将蛇肉放于蒺藜汤内，煮熟。将浮油去尽，然后服之。连汤带肉分为四顿，每日早晚二次，二日服完。

【审查意见】此方有祛风渗湿之力。惟白花蛇咸温有毒，用量须减去十分之六方妥。

6. 眼翳第六方

主治：外障眼。

组成：麝香一钱，冰片一钱，炉甘石一钱，硼砂一钱，硇砂五分，朱砂一钱，赤金十张，大珍珠十粒。

用法：共研细面，以棒点眼。

【审查意见】此方虽属眼科通行方，但功效颇佳，可资应用。

7. 羊肝丸

主治：目疾内障。

组成：夜明砂一两，蝉蜕一两，木贼一两（去节），当归一两（酒洗），羊肝四两（去筋膜）。

用法：先将诸药捣细末，再将羊肝与细末共为一处，捣烂和为丸。早晚饭后，每服三钱，白水送下。

【审查意见】虚证可用。

8. 眼翳第八方

主治：内外障眼。

治法：好硝石一两，铜器化开，入黄丹二分，冰片二分，急入罐内收之，每点少许，其效如神。

【审查意见】有清热散翳之力，轻症可用。

9. 眼翳第九方

主治：内障冰翳。如水冻坚结睛上，先以针拨取之，后用下方。

组成：石决明、茺蔚子、人参各一两，琥珀三分，龙胆一分，雄胆、珍珠各五钱。

用法：上为末，蜜丸梧子大，每服十五丸，加至二十丸，清茶送下。

【审查意见】宜去人参，有清热去翳之效。

10. 眼翳第十方

主治：目生赤翳。

用法：田螺一枚，以黄连末掺之，一夜其肉即化为水，以此水点眼可也。

【审查意见】有清热燥湿之力，可用。

11. 退翳丸

主治：眼中云翳。

组成：生羊肝一个，白蒺藜一两（炒），生地一两，楮实五钱，槐角五钱，黄连三钱，归尾四钱，蕤仁七钱，川芎二钱。

用法：以上共为细末，入羊肝内，捣如泥，为丸如桐子大。每服七丸，开水送下。

【审查意见】此方有除风、祛热、明目、退翳之效。

12. 眼翳第十二方

主治：外障青黑翳。

组成：夜明砂三两，没药二两（去油），夏枯草三两（生晒，研），川郁金三两。

用法：共研细面，每服三钱，白水送下。热重者，另服黄连上清丸，磨羚羊角汁冲服。

【审查意见】有清热行瘀之效，可用。

13. 眼翳第十三方

主治：云翳及目赤肿痛等症。

组成：炉甘石三钱，枯矾二钱，黄连一钱，木贼二钱，胆矾一钱。

用法：水煎洗之。

【审查意见】炉甘石燥湿止痒，枯矾解毒消肿，黄连清热消炎，木贼退翳散火，胆矾（即化学上之硫酸铜）有腐蚀之力。故外用于一切风火烂眼，确能奏效。

（三）雀蒙眼

1. 雀蒙眼第一方

主治：雀蒙眼。

组成：牛肝一两（猪肝亦可）。

用法：煮熟食之。

【审查意见】此滋养疗法之一种，多能奏效，但效力缓慢，须持续服之方可。

2. 照月饮

主治：大人、小儿雀盲眼。

组成：雄黄（水飞）、夜明砂各五厘。

用法：研细末，以活鸡剖取热肝，擂和如泥，黄酒调服，三次服完。

【审查意见】明目补肝有效。

（四）目昏

1. 明目补肝丸

主治：肝肾阴亏，虚风暗动，眼目昏暗者。

组成：桑叶五钱，黑芝麻一两，菟丝子五钱，马料豆一两，杞子一两，青盐五钱，菊花五钱，决明五钱，牛膝五钱。

用法：共研末，羊肝一具，煮烂，加蜜打丸如桐子大，空心淡盐汤下三钱。

【审查意见】此方有滋补之功，虚证久服当能有效。

2. 目昏第二方

主治：房劳过度，头晕眼昏。

组成：羊肝一具，玄参三钱（捣末），肉苁蓉二钱（捣末），菟丝子二钱（捣末），枸杞子三钱（捣末），石决明二钱（捣末），夜明砂三钱（捣末），杜仲二钱（捣末）。

用法：先将羊肝洗净剖开，再把各药末调匀，装入肝内，以麻纸包好，放入柴火内，以慢火煨干，研末。早晚空心，每服三钱，以菊花、灯心煎汤送下。

【审查意见】此乃滋补强壮剂，虚损者可用。

3. 目昏第三方

主治：眼目昏暗不明。

用法：头胎男孩乳，江西细磁研成细面，用乳日洗数次，将磁日服三次，早、午、晚每服三分，开水送下。

【审查意见】内服细磁面是否有效，姑存待试。

（五）脓漏眼

1. 蜜剂解毒丸

主治：眼目发昏疼痛并有脓。

组成：栀子仁（炒末）十两，杏仁（泡，去皮尖）二两，锦纹大黄末五钱，川石蜜一斤（炼熟）。

用法：上末和蜜为丸，如桐子大，每服三十丸加至百丸，茶汤送下。

【审查意见】有解毒清热之效，更加排脓制泌之品，方称完善。

十一、救急门

（一）针入肉内

1. 针入肉内方

主治：针入肉内。

组成：土狗一个，五倍子一个。

用法：将土狗入于五倍子内，用火焙干为末。将药末用水调敷入针眼处，其针自退出。

【审查意见】针入肉中，速以磁石吸引，即可出矣。此方功效恐不确实。

（二）吞金

1. 吞金方

主治：吞金。

治法：用羊胫骨烧灰研末，砂糖调服，次日即从大便中出。

【审查意见】存疑待试。

（三）吞服鸦片

1. 吞服鸦片第一方

主治：吞服鸦片。

用法：用木棉花一二两烧灰存性，水冲灌之，吐尽所吞之鸦片即愈。

【审查意见】木棉出于闽广，北方罕有此物，可预备以资应用。

2. 吞服鸦片第二方

主治：误吞鸦片。

组成：土胆矾末四钱，生甘草末三钱。

用法：晒干研末，不炒，加白蜜一两，冲入开水大半碗，搅匀扇凉，灌服吐尽即活。

【审查意见】有涌吐解毒之效，于初服烟后，尚未至中毒时期，宜急吐之。如服后时间经久，引起全身中毒，虽吐亦恐无效矣。

（四）砒中毒

1. 砒中毒方

主治：砒中毒。

用法：用鸡子九个，将清剖于碗内饮之，烧热即止。

【审查意见】可备应用。

（五）镪水中毒

1. 镪水中毒方

主治：误服镪水，急须救治，迟则脏腑完全糜烂矣。

治法：用肥皂水或苏打水，仓促无此物时，即用刀刮墙上石灰一二酒杯，冲水一大碗服之，亦能起死回生。

【审查意见】按：镪水为酸性毒物，肥皂、苏打、石灰皆碱性之品，故能中和酸性，而生解毒之效。

（六）磷中毒

1. 磷中毒方

主治：吞红洋火头。

治法：陈金汁一两，内服。

【审查意见】按：金汁有解毒之效，对于本症尚可应用。

（七）不省人事

1. 神妙救急汤

主治：神昏谵语，不省人事。

组成：赤、白芍三钱，当归二钱，荆芥二钱，犀角一钱，羚羊角一钱，紫雪丹五钱，连翘三钱，黄芩三钱，栀子二钱，车前子二钱。

用法：水煎，早晚空心服二剂。

【审查意见】温热病之神昏，此方可用。荆芥宜去。

2. 不省人事第二方

主治：肝经气滞，寒风冷闭，面目发青，不能言语等症。

组成：柴胡三钱，杭白芍三钱，广皮二钱，川芎钱半，枳壳二钱，香附三钱，粉草钱半，钩藤钱半，当归三钱，青皮钱半，桂枝钱半（尖）。

用法：水煎服。

【附救急法】急用真广红灵丹吹入鼻腔，或以阴阳水冲服三五分当苏醒。若不效者，再以针刺人中穴（鼻唇沟）、合谷穴（两手岐骨间陷中），或刺破十指穴、曲泽穴（曲肘横纹尽处）均可。

【审查意见】此方有疏散风邪、宣达郁滞、通畅气机、活利血行、镇静神经之功。应用于外感风寒，气血郁滞、关窍迷闷者，有效。又附救急取嚏针刺等法，亦皆确合病情，可资应用。

（八）疯犬咬伤

1. 疯犬咬伤第一方

主治：恶犬咬伤

治法：百草霜和麻油调敷；或用葱白捣烂贴之，牛粪敷之；或用蚯蚓泥敷之；或以口嚼杏仁敷之。以上诸法皆能急救，如稍延缓，恐毒气内传，为害非轻。

【审查意见】百草霜、葱白有活血散瘀之功；蚯蚓泥、杏仁有清热散肿之力。对于本症当能有效。牛粪不洁，以勿用为妥。

2. 疯犬咬伤第二方

主治：疯狗咬伤。

组成：川乌一钱，草乌一钱，生军一钱，云苓一钱，当归一钱，川芎一钱，甲珠一钱，生草一钱，虎骨二钱，斑蝥二钱（去蹄），花粉钱半，银花钱半，酒芩五钱，牛膝八分，贝母八分，广皮七分。

用法：引用生姜、黄酒，水煎，温服。服后将患者安置稳睡，睡熟时，急鸣锣、响炮、擂鼓，使患者惊醒，即愈。日后金器不忌，服药时，宜于夜深将一概金器预备妥当，勿令患者知觉，灵应无比。

【审查意见】此方活血、破瘀、解毒之力甚强，适于主治之用。但一面仍须注意局部的疗法，如吸取毒汁、割除伤部以及烤灼等法，皆可随时取用也。

3. 疯犬咬伤第三方

主治：疯狗咬伤。

组成：虎骨二钱，斑蝥七个（去翅足），大黄三钱。

用法：共研细末，用酒调服。于小便桶内见尿沫似狗形者为效，如无再服六七次。

【审查意见】此方有破瘀之功，壮实者可用。

4. 疯犬咬伤第四方

主治：疯狗咬伤。

组成：苍术一钱，广皮一钱，粉草一钱，川朴一钱，郁金五分，明雄黄五分，辰砂面五分，胆星五分，泽泻一钱，枣仁八分，远志一钱，蝉蜕一钱，猪苓一钱，薄荷一钱，防风一钱。

用法：水煎，冷服。

【审查意见】有燥湿、消毒、镇静、宣达之功，加入活血行瘀之品，功效尤捷。

（九）蛇咬伤

1. 蛇咬伤方

主治：蛇咬伤。

用法：以大蓝汁一碗，雄黄末二钱，调点伤处，并服其汁。如无蓝汁可以用靛花、青黛代之亦可。

【审查意见】有清热解毒之效，可备试用。

十二、杂集

（一）戒鸦片

1. 百补养原丸

主治：戒烟断瘾善后。

组成：党参四两，熟地八两，冬术三两，茯苓三两，杜仲三两，杞子三两，芡实三两，牡蛎三两，龙骨二两，归身二两，白芍二两，肉桂心一两，制附子一两，橘红一两，制半夏一两，川贝一两，炙甘草一两，砂仁五钱。

用法：用大土皮三两，煎汤，酒、姜汁拌和，炼蜜为丸。每服三钱，一日三服。

【审查意见】此方系滋补强壮之剂，精神虚者可用。惟大土皮恐系鸦片烟土之别名，存疑待考。

2. 天一再造膏（又名黑籍慈航丹）

主治：鸦片烟瘾。

组成：紫背金牛草、鹅不食草、冬虫夏草、川乌、何首乌各一两。

用法：用水六大碗煎之，将药水三成煎至一成，去渣，以大烟土六两，用煎好之药水过淋，与熬大烟法同，熬成待用。用时如吸鸦片烟法同，尽量吸之，渐渐除矣。

【审查意见】此方有搜风化痰、补精益神之功，戒瘾可用。

3. 戒鸦片第三方

主治：戒烟退瘾。

组成：当归、熟地、党参、茯神、麦冬、金樱子各二钱，红花一钱，甘草三钱，冰糖二两，蜂蜜二钱，烟灰二钱，老酒二斤（无老酒，黄酒亦可）。

用法：以上八味用水茶煎成，过淋二次，用老酒一斤煎药，过淋三次，再用酒一斤煎药，过淋四次。用白水四盅再煎，药淋，将烟灰另煮，过淋，共成汁水。用铜锅熬煮并冰糖一同下去，临成将蜂蜜入内，熬至挂盅为成。用时饭前先饮一酒盅，随瘾大小加减。

【审查意见】此方为强壮剂，戒烟可用。

4. 戒鸦片第四方

主治：戒鸦片瘾。

组成：人参二钱，熟地八钱，山萸肉四钱，怀山药四钱，粉丹皮三钱，枸杞二钱，赤石脂一钱，没食子一钱，泽泻三钱，白茯苓三钱，附子钱半，青陈皮钱半，肉桂一钱，黄连一钱，姜汁少许。

用法：以上共为细末，蜜丸，每丸重一钱。大瘾每服一两，日二三服；小瘾量服之，以下每次减五分，至多不过百日，戒清。忌酒百日。

【审查意见】此方系八味丸加减，为滋补剂，可作戒烟之用。

（二）劳复

1. 劳复第一方

主治：男妇劳复。

组成：东参二钱，陈皮三钱，广木香一钱，焦枣二钱，川朴三钱，川贝母二钱，麦冬三钱，茯苓二钱，归身三钱，远志四钱，生芪三钱，香附二钱，知母二钱，连翘钱半，木通二钱。

【审查意见】此方功能补虚，滋阴，清热，应用于劳复症有效。

2. 猪皮汤

主治：急性传染病之恢复期及消耗症，面色萎黄，口唇爪甲色不鲜红，眼内结膜作淡黄色，肢体疲惫，身形羸瘦，肌肤干燥，头发脱落，寐不安神，大便困难等象。脉来虽静而细弱无力。

用法：猪肉半斤，慢火煮成清汤一大杯，乘热冲入，打松鸡卵黄二枚，如不用鸡卵黄，以肉汤煮面片，功亦相似，早晚二次，代点用之。

【审查意见】此系滋补剂，堪作治劳复之用。

（三）不孕症

1. 不孕症第一方

主治：久不孕育者。

组成：焦术五钱，生芪四钱，建莲肉三钱，炒山药二钱半，云茯苓三钱，酒生地三钱，粉丹皮二钱，当归一两，九地三钱，炙草七分，龟板钱半，覆盆子二钱，归尾钱半，菟丝子钱半，紫油桂五分，黑艾二钱，冬葵子七分，拣砂仁七分，炒白芍钱半。

用法：水煎服。

【审查意见】此方原方但言久不孕育，对于原因、体质、营养、以及子宫有无其他特异疾患与畸形变态等，概未说明，殊属未当。然究其所用各药则以气血虚寒者用之，较为相宜。

2. 参茸种玉丸

主治：男妇气血两亏，久不生育，诸虚百损等症。

组成：鹿茸一两，鹿肾一条，鹿胎半个，海马一对，驴肾一条，狗肾五条，猪脊髓一条，龙骨一两（煅），牡蛎一两（煅），熟地四两，肉桂一两，附子一两（制），制山药二两（炒），山萸二两（蒸），丹皮一两，云苓二两，泽泻一两，枸杞一两，破故纸二两，苁蓉二两，锁阳二两，川牛膝三两，韭子一两，当归二两，白芍二两，沙苑子一两，金樱肉一两，黑芝麻二两，菟丝子二两，胡桃仁四两，杜仲二两，砂仁一两（炒），高丽参一两（去芦头）。

用法：鹿茸用醋制，鹿胎用土炮，海马用酥油炙，熟地用酒蒸，杜仲炒断丝，鹿肾用酥油炙，驴肾、狗肾用土炮。共为细末，蜜为丸。每早晚服三钱至五钱，空心盐水送下。

【审查意见】此方系兴阳温补之峻剂，虚寒证用之有效。

审查征集验方

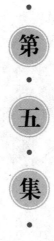

第
五
集

中华民国二十五年出版

中医改进研究会印行

序

　　子瞻氏云：药虽进于医手，方多传自古人。盖药品繁多，病症复杂，欲求药与症丝丝入扣，配合适当，则方法尚矣。上古医界，有禁方之传授，重其道不轻以示人。后世沿其意而失其真，遂有秘方之名目。秘之又秘，而终于失传。

　　本会会长阎，因鉴于"民间有效验方，易于丧失；在世医之家，视专术为传家之珍，挟秘方为敛财之具，以致至宝贵之医学，不能发扬光大，任其自生自灭，固为可惜，又民众疾苦，因验方不能保存，本可医治而不及医治者，尤为可惜也"，乃苦心孤诣，滴泪提倡，令本会悬奖征集秘方，与相当之代价（名誉或现金），更派验方征集组干事张玠、范国义、单生文、相作良等，分赴各县，深入乡间，向各地医家及民众，普遍征集。下走为慎重起见，曾谆谆告诫，各该员等必须苦口婆心、多方劝导，使人民了解我会长伟大之博爱精神，与中医生灭于国家之关系，至重且大。幸各地同仁，仰体会长复兴中医之至意，努力赞助，踊跃应征。计经历五台、定襄、忻县、阳曲等十一余县，所获得验方已逾数万。除去重复不计外，选其精粹实用者，共得四千数百。则当即交付"验方审查委员会"（由本会理事会所组织），分别门类，详细审查：讹者正之，缺者补之，方意不明者补充之，主治不确者则增订其主治；并于每方之后，附以审查意见；药方不全，无法订正者，则存疑以待，不敢以私意妄为评判也。

　　本会理事为张君子仁、赵君图南，下走忝任常务理事，每周开会一次，审查数十方或百余方。又因征集暨审查之事务太忙，本会职员之参加工作者，有张文元、李澍桢、武星瑶、张玠、范国义、单生文、相作良等，共同努力，幸克竣事。除分别编为第三集、第四集等书，已于廿四年二月份及十月份先后出版外，兹第五集又编订完竣，即行付印，爰志其原起于此。

民国二十五年三月一日

时逸人　敬序

中医改进研究会之理事室

目　　录

一、内科

（一）传染病

1. 猩红热

（1）猩红热第一方

主治：烂喉痧（西医名猩红热）。初起呕吐，发热，皮肤干燥，扪之热甚，舌有苔而面略红。第二日于颈胸两处，先发小红色疹，二十四小时内即可散布全身。咽门两侧微红而肿，病重者红肿较甚。其尤重者且有白膜，医者或误认为白喉症。

组成：犀角三钱，丹皮二钱半，薄荷叶钱半，黄芩钱半（酒炒），僵蚕三钱，蝉蜕钱半，连翘五钱，牛蒡子钱半，桔梗二钱，银花四钱，元参四钱半，板蓝根二钱，泽泻二钱半，茯苓三钱，甘草一钱，通大海一钱。

用法：水煎服。

【审查意见】此方功专退热解毒，猩红热症可资应用。

（2）猩红热第二方

组成：白芍二钱，柴胡一钱，薄荷叶钱半，丹皮二钱，犀角钱半，归尾三钱，知母二钱，蝉蜕二钱，僵蚕二钱，生地二钱，生石膏二钱，元明粉钱。

用法：水煎温服。

【审查意见】此方有清热凉血解毒通便之功，用之当可有效。

（3）猩红热第三方

主治：喉痧（即猩红热）

组成：生绿豆、生黄豆、生黑豆、金银花、生甘草各三钱。

用法：水煎服。

【审查意见】此通行方，有凉血活血清热解毒之功，惟力轻气薄，重症无效，轻症可用。

（4）猩红热第四方

组成：白僵蚕三钱酒炒，蝉蜕钱半，金银花三钱，连翘三钱，生石膏三钱，知母二钱，牛子钱半（炒，研），麦冬三钱，白菊二钱酒炒，大生地四钱酒炒，白桔梗二钱。

用法：水煎服。如症重者，加犀角；大便闭不通，加大黄，水煎，空心服。

【审查意见】通行方，有清热败毒之效，可用。

2. 百日咳

（1）小儿百咳丹

主治：小儿痰涎气喘、咳嗽、肚腹膨胀、不思饮食。

组成：大黄，槟榔，白丑，黑丑，西参。

用法：以上各等分，共为细末。一岁至三岁者，每服五分；三岁至五岁者，每服一钱，白蜜调下。

【审查意见】功专逐痰去滞清解，可供试用。

3. 大头瘟（西名丹毒）

（1）清热消毒饮

组成：闽银花两，粉甘草钱半，全瓜蒌三钱，连翘三钱，杭白芍三钱，粉丹皮二钱。

用法：喘者，加生杏仁三钱（去皮尖）；谵语者，加川军三钱。以水三盅，煎留一盅，去滓，饭前空心温服，连服三剂。

【审查意见】此方清热解毒，凉血活血有效。治大头瘟宜加板蓝根、马勃、蒲公英之类，其效较著。

（2）大头瘟第二方

主治：丹毒，火丹，汤火伤。

组成：榆白皮、生川军各等分。

用法：共研细末，鸡子清调涂患处。

【审查意见】丹毒外涂此方，有凉血解毒之效。

（3）解瘟消毒汤

主治：头面肿大，形如瓜瓠，甚至起泡流水，身热口燥，神昏谵语。

用法：煎服，如舌苔燥黄紫赤，三五日不便，加生川军三钱，以清内热。

【审查意见】此方为普济消毒饮方之加减，有消炎解毒之功，可用。

（4）化毒丹

主治：胎毒游风，丹毒，热疖口疮，疳火燥渴，大便结，小便涩赤。

组成：真犀角、川黄连、桔梗、玄参、薄荷叶、粉甘草各一两，青黛五钱，大黄五钱酒蒸九次，朱砂三钱另研极细末。

用法：上药为细末，炼白蜜为丸，朱砂为衣。每丸重一钱二分，每服一丸，灯心汤化下。

【审查意见】凉血解毒，清热杀菌，治一切传染性热症，可用。

（5）大头瘟第五方

主治：温热症，头大如斗，身热如火。

组成：黄芩一钱。

用法：煎汁一茶盅，微温服。

【审查意见】按：黄芩有泻火除热、去温凉血之功，但属血分有热者，用之有效。

（6）大头瘟第六方

组成：元参二钱，川军二钱，连翘二钱，牛蒡二钱，酒黄芩二钱半，酒黄连二钱半，荆芥五钱，防风一钱，生石膏二钱半，桔梗二钱半，甘草钱半，生姜三片作引。

用法：水煎，食后服。

【审查意见】此乃普济消毒饮加减之方，仍宜用马勃、板蓝根等。

（7）大头瘟第七方

组成：牛蒡子二钱，白桔梗二钱，板蓝根三钱，枯芩三钱，黑元参三钱，连翘三钱，犀角片二钱，生地三钱，金银花二钱，生甘草一钱，山栀子二钱，马勃钱半。

【审查意见】此治大头瘟之通剂，有清热败毒之效，可资应用。

4. 霍乱

（1）瘟疫普济丸

主治：瘟疫霍乱急症。

组成：野术（土炒）二钱，川厚朴二钱，白檀香（研细末）一两，降真香（研细末）一两，陈皮（盐水炒）二两。

用法：共研细末，用藿香叶六两，浓煎，水泛为丸，如黄豆大。每服三四丸，白水送服。

【审查意见】此方非治霍乱专剂，有燥湿和中止吐、逐秽行气之功。脾胃虚寒气滞者可用。

（2）阴寒霍乱神效汤

主治：阴寒霍乱，面黄，腹内绞痛，吐泻，脉沉伏紧。

组成：附子钱半，干姜二钱，蔻仁三钱，炒吴萸八分，桂枝尖一钱半，藿香三钱，蜜半夏三钱，川朴根一钱，茅术钱半，茯苓三钱，炒枳实八分，槟榔一钱，鲜姜三片。

用法：水煎，连服二剂，忌生冷。

【审查意见】按：此方治类似霍乱（阴寒者）有效。盖附子、干姜兴奋温中，蔻仁、吴萸健脾止呕，桂枝、藿香燥湿解肌，半夏、川朴、茅术、茯苓等宽胸止吐止泻，故此方乃治类似霍乱属于寒证之专剂也。

（3）霍乱第三方

主治：中风中恶，干霍乱及暴卒。

治法：生姜汁二钱与童便一两，和匀服之。

【审查意见】有温运活血之功，可用。

（4）霍乱第四方

治法：先将患者倒吊（两足向上头向下），使数人提患者两足，往返摇摆之。直至患者自觉腹脐内似有风涌出时，则停止摇摆。将患者放平，使静卧床笫之间片时，然后再服下药（此药最好预先制就，以免临时忙乱）。

组成：牙皂二两，朱砂二两，雄黄二两，枯矾二两，白芷一两，木香二两，陈皮二两，防风二两，桔梗二两，藿香二两，细辛一两半，薄荷二两，贯众二两，半夏二两，大腹皮二两，白术一两，猪苓一两。

用法：共研极细末，瓷瓶收贮，勿令泄气。每服六钱，重者八钱，小儿减半。白滚水冲服。

【审查意见】倒吊非治病良法，决不可用。惟所服方药，有燥湿和中、去滞解表、止泻涩肠、通窍杀菌之力，治类似霍乱，用之有效。

（5）十滴水

主治：霍乱吐泻交作，腹痛，汗出，四肢厥逆，脉沉细欲绝。

组成：生川军三钱，元红花五分，伸筋草三钱，小茴香二钱，川椒三钱，焦枳壳一钱，橘叶二钱，樟脑钱半，宣木瓜三钱，炒延胡二钱，广陈皮二钱，姜汁钱半，鸦片三钱，薄荷冰二钱，高粱一斤，浸之汾酒更佳。

用法：约浸一星期取用，用时以一二滴冲水服之。

【审查意见】生军、红花、延胡、枳壳疏肠去滞，逐瘀活血；小茴香、伸筋草、宣木瓜、川椒舒筋逐寒去湿；陈皮、姜汁、橘叶温中顺气，去痰健胃；樟脑、鸦片、白酒等兴奋回阳，强心通脉。与西医十滴水之方主治应用，不差上下，故以治真性霍乱，药力亦不弱于西医十滴水也。

（6）霍乱第六方

组成：小茴香二钱，潮脑二钱，洋烟膏二斤，烧酒二斤。

用法：共入瓶内，早晚每服三分，阴阳水送下。

【审查意见】此方有温中、去寒、收敛、镇静、兴奋等作用，用治类似及真性霍乱症，必克臻效。

（7）经验至宝丹

主治：吐泻，山岚毒瘴，瘟疫霍乱。

组成：麝香二钱，五花龙骨四钱，镜面朱砂四钱，老山明雄四钱，黄丹二钱，枯矾二钱，海螵蛸二钱，硼砂二钱，元明粉二钱。

用法：共为细末，面糊为丸，如麻子大。雄黄为衣，轻九丸，病重十九丸，温水吞服。

【审查意见】此方解毒、杀菌、止泻、止呕、通窍、导滞之功甚佳，霍乱症用之有效。

（8）保生慈航丹

主治：霍乱症心腹卒痛，呕吐下利，憎寒壮热，头痛眩晕，心腹痛，上下奔迫，甚则转筋者。

组成：苍术二两，雄黄七钱，沉香六钱，丁香一两，广木香一两，郁金一两，蟾酥四钱，麝香五分。

用法：共研细末，水泛为丸，朱砂为衣。每服五厘，开水送服。

【审查意见】此方温中止呕、舒达郁结，霍乱之属寒湿者，必能获效。

（9）神香散

主治：霍乱腹痛。

组成：丁香七粒，白豆蔻七粒；小腹痛者，加砂仁七粒。

用法：共为末，清汤调下。

【审查意见】此乃景岳之方，有调节神经、健胃去滞之功，非以专治霍乱，乃治神经性胃痛之方也。苟非属于寒湿凝滞病者，勿用。

（10）霍乱第十方

主治：绞肠痧霍乱。

治法：白矾三钱，敲成米粒大碎末，用阴阳水送下。再用针刺眉心、头顶心、中指尖，使出血，立愈。痧症腹痛，昏沉闷胀，取生芋艿食之，如非痧则难食，是痧则甘美，连食一个即愈。

【审查意见】此方为民间应用有效之单方。

（11）霍乱第十一方

主治：湿霍乱吐泻腹痛，寒热无汗。

组成：白术一钱，香薷一钱，青蒿三钱，茯苓五钱，陈皮二钱，砂仁一钱，川朴五分。

用法：水煎服，一剂即效。

【审查意见】此方乃三物香薷饮加减，有散暑和脾之效。治暑湿腹痛有功，湿霍乱亦可用之。

（12）霍乱第十二方

主治：霍乱转筋，肠腹绞痛，吐泻不止。

组成：五灵脂（钱大块明亮者），广藿香、姜炒黄连、净吴萸（水煎三日每日换水一次）、厚朴（姜炒）、广木香各五钱。

用法：共为细面，每服二钱，姜汤送下，日服二次。

【审查意见】此方对于所治病症可用，但呕吐由于胃热者，木香、吴萸、厚朴宜减轻用量。

5. 白喉

（1）自制噙化二妙膏

治法：用养阴清肺汤，水煎去渣，再煎成膏。加冰硼散一料，调匀，放于罐中，埋地内，七日取出。每用取一两或七八钱，含口内，渐渐溶化咽下，轻者一二次，重者三数次。其药品列下。

冰硼散：冰片钱，硼砂五钱，元明粉五钱，共研细末，听用。

养阴清肺汤：生地二两，丹皮六钱，白芍八钱，麦冬二钱，薄荷六钱，元参六钱，甘草六钱，川贝母六钱，霜桑叶四钱。

【审查意见】此方，以养阴清肺汤凉血滋液，合冰硼散之消炎解毒，用治白喉当能有效。

（2）白喉第二方

主治：（佚失）。

组成：生地半两，元参半两，川贝母二钱半，板蓝根三钱，真犀角二钱，金果兰三钱，赤芍三钱，薄荷三钱，霜桑叶三钱，橘红钱半，焦栀子三钱，生甘草钱半，竹叶一钱。

用法：上药水煎服，重者二剂收效。

【审查意见】此方有凉血、消炎、解毒之功，可资应用。

（3）白喉第三方

主治：喉中白块，或大热大渴，脉浮洪。

组成：银花二钱，连翘钱半，生枇杷叶三钱（去毛包），桑叶二钱，竹叶三钱，鲜苇茎五钱，橄榄五枚，木通一钱，瓜蒌皮钱半，川贝母三钱。

用法：水煎服，日进三剂。

【审查意见】此方乃治白喉之通行方，有清肺退热、解毒涤痰之效，可用。

（4）白喉第四方

主治：白喉初起。

组成：薄荷叶三钱，连翘三钱，生石膏三钱，连皮甘草一钱，白菜汁一盅。

用法：水煎服。

加减法：汗出口渴，倍石膏减薄荷叶；呕加竹茹、芦根；衄血加生地、犀角；神昏谵语加莲心、元参；大便秘加硝黄；气虚加洋参、麦冬；无汗微渴，倍薄荷叶；斑疹加大青、元参、丹皮、生地、银花，倍连翘；咳加牛子、马兜铃、寸麦冬、桑叶；瘈疭加羚角、僵蚕；毒甚者，加人中黄，去甘草；毒气滞血，加桃仁、红花。

【审查意见】此方辛凉解表有功，白喉初起可用。

（5）白喉第五方

主治：白喉，咽喉疼痛。

组成：银花三钱，元参三钱，板蓝根三钱，生地三钱，白芍三钱，牛膝钱半，川贝母二钱半，丹皮二钱，乳香一钱，没药一钱，羚羊角一钱，蝉蜕钱半，连翘二钱，薄荷一钱，葛根一钱，冰片六厘。

用法：水煎，温服。

【审查意见】此方乃神仙活命汤之加减，有清热凉血消毒之功，治白喉壮热口渴，烦躁，喉痛，舌苔黄，舌尖绛，谵语，神昏等有效。

（6）白喉第六方

主治：白喉，喉痹喉壅，缠喉风等。

组成：真珠三钱，血竭三钱，川连五钱，儿茶五钱，雄黄五钱，梅片一钱，辰砂三钱，朴硝一两，麝香五分。

用法：研细贮瓶，吹于患处。

【审查意见】此方功能清凉，消炎，解毒，防腐，杀菌，用吹患部，当可减轻病势。

6. 痧症

（1）痧疫回春丹

主治：痧疫霍乱吐泻，及一切风暑阴阳红乌闷绞等痧。

组成：梅苍术一钱，雄黄七分，沉香六分，公丁香一钱，广木香一钱，郁金一钱，蟾酥五分，麝香二分。

用法：共研细末，水泛为丸，如桐子大，朱砂为衣。每服三分，空心开水送下。

【审查意见】此方有解毒辟秽、止呕舒郁之功，可用。

（2）神效救疫丹

主治：绞肠腹痛，四肢麻木，吐泻交作，霍乱转筋，螺疮吊脚，郁闷急痧（口渴甚，用阴阳水调服；口不渴，用藿香汤调服；口略渴者，用冬瓜汤调服一瓶，病轻用半瓶，搐鼻孔中及纳脐眼内。如遇极重之症，用全瓶放舌上吞下，此丹之功极大。虽死至一时许，尤可回生。小儿减半，孕妇忌服）。

组成：明腰黄五两，荜茇二钱，上梅片一钱，蟾酥钱二分，真朱砂三钱，原麝分半，晚蚕沙二两，明矾二两五半，鸡矢白二钱，月石一两，雄鼠矢一两，牙硝三两，煅太乙元精石二两，上安桂五钱，吴茱萸五钱。

用法：鸡矢用水凉过三次，晒干，再用瓦焙燥研末，余研细末，共合为散，装入瓶内，勿令泄气。每瓶装一分，外用雷公救急散灸脐穴数壮，再用做酒之辣蓼草浸烧酒揉擦两脚湾有效。如口渴以冬瓜煎汤代茶。在十二小时内，勿用米汤。

【审查意见】有强心解毒、通关顺气、收敛杀菌之功。治一切传染性疾患，每获良效。

（3）救急丹

主治：痧症腹痛吐泻。

组成：赤金箔五十张，牙硝一两，雄黄一两五钱，朱砂一两五钱，梅片七分，明矾二钱五分，麝香六分二厘，荜茇五钱，硼砂五钱。

用法：共研细末，每服四厘。病重者加倍服之；病轻者以此丹点大眼角或撒肚脐中，膏药盖贴。

【审查意见】此方能清热燥湿，解毒杀菌，通关透窍，消炎镇痛，为一种夏令卫生药品，旅行居家不可不备。

（4）痧症第四方

主治：痧症腹痛。

治法：食盐二斤炒热，以青布包，更换熨胸腹腰背，久熨之，气透即愈，或以葱熨亦可。再用盐一钱，置刀口上，烧红阴阳水调服。

【审查意见】按食盐之主要成分，为氯化钠、苦土、石灰等之盐化物，泻火润燥，清热滋肾，暖下收敛，镇痛觉醒有功。故此方治霍乱腹痛有效，唯其力不宏，不可恃以专任耳。其将盐烧红，阴阳水调服一方，颇有止吐和中之作用，在霍乱病中，应用颇广。

（5）神应普济丹

组成：川大黄四两（四制，一姜制，一盐浸，一白矾浸，一酒浸，浸透九蒸九晒），元参三两（盐水浸透），紫苏三两（净末），葛根一两，柴胡一两，香薷一两，连翘一两三钱，白芷一两，防风一两，荆芥一两，藿香一两，黄芩二两（生酒各），枳壳一两，花粉二两，薄荷一两半，赤芍一两半，生草一两半（麸炒），威灵仙一两（酒炒），细辛三钱。

用法：共为细末，用嫩青蒿尖捣汁，和陈仓米糊为丸，重三钱，随症用引。

时行瘟疫，斑点紫黑，舌唇紫黑，用生大黄二三钱，石膏一二钱，煎服；斑疹红布，咽喉赤肿，用牛蒡子三钱，乌梅一钱，青黛三钱，桔梗三钱，甘草一钱，煎服；头疼发热无汗，葱姜引；身热有斑疹，升麻引；时行瘟疫大头瘟，用牛子、青黛引；疟疾，常山草果引；痢疾水泻腹痛，用木通引；孕妇身热发狂，用麦冬、竹叶引；伤寒发热恶寒，用葱姜引。

【审查意见】此方有发散解表清热、消暑凉血通下之功，治初起表里皆实之传染病甚良。

（6）塘西痧药

主治：痧胀，痰厥，猝中寒暑，不省人事及惊风牙关紧急。

组成：苍术（色黑小有朱砂点者，米泔水浸软，切片，晒干，为末）三两，丁香六两，天麻（切片，焙干为末）三两六钱，蟾酥（好烧酒化，舌舐麻者即真）九钱，大黄（切片，晒干）六两，麻黄（去节，细挫，晒干）三两六钱，麝香三钱，甘草（去皮，微炒）二两四钱，雄黄三两六钱，朱砂三两六钱。

用法：共研细末，以蟾酥烧酒化为丸。药末不能粘胶，以糯米粥浆丸，如萝卜子大，朱砂为衣，晒干密贮。

中暑头痛，眼黑腹痛，不省人事，先用二丸研细，吹入鼻中，再将三丸纳于舌下觉麻，阴阳水送下或凉水亦可；中寒腹卒痛，睡卧不宁，手足厥冷，仍照前法服之；山岚瘴气触秽，口噙三丸，邪气不侵；感冒风寒，恶心头痛，腹满，风痰，照前服之；痈疽疔疮及蛇蝎毒虫所伤，捣末好酒调敷；痘疮不出，闭闷欲死，痰涎壅盛，用二丸研末，吹入鼻中，即苏。

【审查意见】此方去湿，解毒，避瘟，宣散，通窍有效，为卫生治疫之良剂，可资应用。

7. 疟疾

（1）疟疾第一方

主治：（佚失）。

治法：用醋煮芫花五钱晒干，红枣二十五个去核。将芫花分置枣内，火焙干，未发时早一刻钟，令病人随便食之。轻者吃十数个可愈。

【审查意见】此方以涤痰为主，尚可试用。

（2）疟疾第二方

主治：（佚失）。

组成：金鸡勒二两，炙鳖甲二两，炒黄芩一两，炒白术一两，炒白芍八钱，川芎七钱，草果一两半，槟榔一两半，上厚朴八钱，大乌梅四钱，常山一两酒炒，知母七钱酒炒，陈皮钱半，青皮钱半，银柴胡二两，枳实一两，甘草八钱，炒二丑两半，炒莱菔子两半，白芷一两。

用法：共碾细末，水泛为丸，如绿豆大。每服三钱，姜汤兑烧酒一尊送下。

【审查意见】治疟专剂，有效。

（3）疟疾第三方

主治：无论远近，一日、间日、二三日以及胎疟。

组成：常山一钱五分，草果一钱，川贝、知母、香附各二钱，槟榔一钱六分，白芷、陈皮各八分，甘草一钱。

用法：于发日早晨煎沸，空心温服之，只需一盏立愈。

【审查意见】此乃常山饮加减，有去痰顺气、消食化积之效，治疟颇验。

（4）涤痰清热饮

主治：温疟痰厥，每日午时一作，至夜半止；或间日、五日一作不等，微有汗，四肢冰冷，两目直视，面色淡黯。

组成：犀角一钱，川贝三钱，瓜蒌三钱，石菖蒲七分，牛胆星七分，银花四钱，木通二钱，竹沥一两，姜汁一茶盅。

用法：上药先煎七味，以水三茶盅，煎留一茶盅，去渣，入竹沥姜汁再煎一二沸，温服。未发前一点钟，食远服，重者，再服一剂。

【审查意见】此方乃治温病之古方加减，有清热、去湿、化痰之功，非治疟专剂。

（5）半贝散

主治：疟疾。

治法：真川贝六两（去心，研细末），半夏四两（另研细末），二味于五月五日午时和合，入铜锅内，微火炒至嫩黄色，冷定装入瓷瓶，勿令泄气。每服一分五厘，生姜自然汁二三匙（半夏有毒，得生姜汁便解，姜汁必不可少），和药隔水炖热，在疟未来先一时服下，重者再服一次。戒食发物及南瓜、鸡蛋、芋芨等。

【审查意见】按本方治因痰食夹杂而来之疟，有效。

（6）疟疾第六方

主治：疟疾。

组成：花槟榔三钱，法半夏三钱，川贝母三钱，白芥子末二钱，酒炒常山二钱，面煨草果仁二钱。

用法：水煎，未发前一时兑酒冲服。小儿药量减半，研末甜酒冲服。

【审查意见】疟疾为一种麻拉利亚原虫侵入血液所致，内受暑湿痰浊之停滞，外受风寒之感触为诱因，治法首宜杀灭疟疾原虫，次宜化痰清导。方中之槟榔、法夏、贝母、白芥子、常山、草果乃本症之专剂，按方服用当可收效。惟初发时，常山不可早用，因常山服后可将疟截止，必待发三四次后，服之方效。

8. 羊毛疔

（1）羊毛疔第一方

组成：金银三钱，野菊花、蒲公英、紫背天葵子、紫花地丁各一钱二分。

用法：上药煎滚，加酒半杯于药水内，再滚热服，并服渣后，覆被取汗。

【审查意见】按：羊毛疔乃一种血液中毒病，此方有凉血、清热、解毒之功，用之有效。

9. 疫疹

解毒清热化斑汤

主治：各种斑疹，面燥目赤，头痛身热，气喘咳嗽，六脉浮数。

组成：生地三钱，连翘二钱，桔梗二钱，花粉钱半，薄荷钱半，知母二钱，元参钱半，木通钱半，栀芩钱半，川贝母钱半，真犀角五分，甘草一钱，条芩二钱。

用法：生姜为引（研犀角为末，另置碗内待用），水煎各药。待用以药汤冲犀角末，不拘时刻，随时服之。

【审查意见】此方有清热凉血、生津止渴、通络化毒之功，用于伤寒斑疹或温病发疹，能获良效。

10. 痢疾

（1）痢疾第一方

主治：虚寒痢疾，时久不愈，体倦无力，食思不振。

组成：党参二钱，白术钱半，当归二钱，陈皮二钱，炙草一钱，黄芩二钱，升麻三分，柴胡五分，肉桂一钱，槟榔五分，引用大枣三枚，生姜三片。

用法：水煎服。

【审查意见】此方以温中、补脾、升提为主，对于虚寒久痢，尚属对证。

（2）痢疾第二方

组成：焦山楂五钱，焦槟榔三钱，寿眉茶五分。

用法：水煎服，赤白糖为引。

【审查意见】此系通行治痢单方，轻症有效。

（3）痢疾第三方

主治：热毒血痢，里急后重，脉洪大而有力。

组成：白头翁三钱，川黄连钱半，川黄柏钱半，南秦皮三钱，焦地榆三钱，炒槐花二钱，桃仁泥钱半，椿白皮钱半。

用法：水煎服。

【审查意见】此系古方加减，有凉血、清肠之效，赤痢用之最佳。

（4）痢疾第四方

主治：红白痢疾及噤口痢。

组成：油当归一两，枳壳一钱（麸炒）。

用法：水煎服。

加减法：红痢加黄连一钱，白痢加干姜一钱；噤口红痢加鲜石斛二钱；噤口白痢加炒谷芽八钱。

【审查意见】此方以和血导滞为主，对于单纯性之下痢，尚属可用。至于噤口痢，则非此所能胜任矣。

（5）痢疾第五方

主治：小儿噤口痢。

组成：山楂炭六钱，川黄连六钱，槟榔二钱，广藿香八分，川大黄二钱，净朴硝钱半，清竹茹三分，生姜、伏龙肝引，红白糖少许。

用法：水煎服。

【审查意见】此方有清热燥湿、消食导滞之功，实证可用。

（6）痢疾第六方

主治：赤白痢疾。

组成：绿豆七个，胡椒七个。

用法：共捣细末，面糊为丸，放脐内，外贴膏药一张。

【审查意见】存疑，待试。

（7）痢疾第七方

主治：（佚失）。

治法：新鲜莱菔菜，于立冬日多放瓦上，瓦上宜薄垫禾秆，庶不坏烂。任历风霜雨雪，一俟立春即取下，挂在过风处，愈陈愈好。或专煎水服，或用三五钱，入细茶同煎服，亦治喉中痹痛失音症。

【审查意见】莱菔生用，有增进肠管神经蠕动之力，并能宽中化痰、散瘀消食，故为治肠滞痢疾之经验单方。

（8）痢疾第八方

主治：噤口痢。

治法：五谷虫焙黄，研末，黑糖拌匀，每服二三钱，新汲水送下。

【审查意见】五谷虫即粪中蛆，有清热毒、消疳积之效，为治噤口痢之通行单方，但重症恐力不胜任。

（9）痢疾第九方

主治：小儿滞下，每夕数十次，食入即吐。

治法：以熟面作果，分作二片。以一片中空，用木鳖子三个，去壳捣如泥。入麝香三厘，填入果心，贴脐上，外以帕系定，用热鞋熨之。伺腹中作响，喉中知有香气，饮食能进，是夜痢灭大半，二三日渐愈。

【审查意见】此乃方荫山治小儿滞下之秘方，可试用之。

（10）痢疾第十方

主治：红白痢疾腹痛者。

组成：车前子（炒研）二钱，厚朴、楂肉（炒）五钱，槟榔、陈皮、滑石、甘草、枳实、泽泻（炒）各一钱，红曲三钱，灯心草一撮。

用法：各药同煎，另以广木香六分冲服酒磨。

【审查意见】此方有燥湿导滞之效，治赤白痢疾，宜以杭芍易车前子方妥。

（11）秘传痢疾散

组成：茅苍术一钱半，杏仁二两，川羌活二两，川乌一两，生大黄一两，熟大黄一两半，甘草一两半。

用法：共为细面，每服一钱，小儿减半；孕妇忌服。赤痢灯心汤下，白痢生姜汤下，水泻米汤下，噤口痢火腿煎汤下。一日服三四次，如重者，至多不过五六次，即愈。

【审查意见】功专燥湿，涤荡肠胃，可备应用。

（12）痢疾第十二方

主治：赤痢便血，久不愈者。

组成：椿根皮四钱（焦），金银花二钱半，地榆炭二钱，红花一钱，当归二钱半，炙草五分。

用法：水五盅，加黄酒少许，煎八分，分三次，日三回，忌烧酒、辛辣三七日，即效。

【审查意见】此方有凉血活血、解毒止血之效，可用。

（13）痢疾第十三方

主治：（佚失）。

组成：椿根皮一钱，当归五钱，莱菔子一钱，南红花二钱（酒炒），槐花五钱（炒）。

用法：各药共煎一处，空心服之。

【审查意见】红花破瘀之力最大，为产妇科要药，肠胃病用之不宜，可去之，加生地榆、杭芍、秦皮之类。再本方于痢疾初起者，不可服，因无消导通滞之品耳。

（14）痢疾第十四方

主治：不论红白痢疾，腹拧痛，后重溺少，欲便不便，肠鸣胀满等症。

组成：车前子二钱（炒研），槟榔、厚朴、陈皮、焦三仙三钱，泽泻、枳实各一钱，木香六分（冲），灯心一钱。

用法：水煎服。

【审查意见】通行方，有消导停滞之效，可用。

（15）香连导滞汤

主治：红白混淆痢疾。

组成：酒归身三钱，酒杭白芍三钱，莱菔子八钱，炒枳壳三钱，煨槟榔三钱，广木香八分，紫油朴二钱，萸制黄连五钱，粉甘草一钱。

用法：水煎，生姜汁一盅为引，早晚空心服之。

【审查意见】此方用于下痢赤白腹痛，里急后重有效。方中可加金银花，以解热毒，预防肠中溃烂，再加生地榆以凉血。若老年挟虚痢症，可酌加山药、参、芪之类。

11. 破伤风

（1）破伤风第一方

主治：（佚失）。

组成：头发一钱，人指甲一钱，真珠子一个，冰片五分，香油四两，官粉二钱。

用法：先将头发、珠子、指甲、冰片入油熬之九成，再入官粉，滴水内成珠即成，贴有伤处，效如神。

【审查意见】此方贴之外部伤处，有解毒之功，惟须兼内服方药，方可奏效。

12. 瘟疫

（1）瘟疫第一方

主治：瘟疫头痛，身热无汗，口渴心烦。

组成：火硝三钱，雄精三钱，麝香五分。

用法：共研细末，入瓷瓶内收贮，用时贴于大眼角内。

【审查意见】功专发热解毒通窍，对证用之甚宜。

（2）雄黄丸

主治：瘟疫咽喉闭塞及缠喉风。

组成：雄黄一两，郁金一两，巴豆十四个（去皮油），僵蚕一两，芒硝一两。

用法：各药共为末，醋煮为丸，如绿豆大，用时磨服三五分，吐痰即愈。

【审查意见】有解郁解毒通下之功，痰涌气塞者可用，体弱者宜慎。

（3）瘟疫第三方

主治：瘟疫初起吐血。

组成：当归尾三钱，炒白芍二钱半，大生地三钱，焦大黄二钱，黑芥穗钱半，侧柏叶三钱，南红花一钱，炒银花三钱，藕节三寸，山栀炭三钱。

用法：水煎服。

【审查意见】有凉血止血清热之效，若大便泻者，大黄宜去之。

（4）瘟疫第四方

主治：瘟症妄言妄语，身热，小便赤。

组成；金银花三钱，酒当归二钱半，黄芩一钱半，僵蚕一钱半，蝉蜕一钱半，生地二钱半，木通一钱半，山栀仁一钱半，竹叶一钱，甘草二钱，灯心一捻引。

用法：水煎服。

【审查意见】功专清凉解毒，可用。

（5）瘟疫第五方

主治：瘟疫流行，遍身斑疹。

组成：赤小豆半合，绿豆一合。

用法：共研细末，蜜水调敷患处。

【审查意见】此方有解毒之效，乃民间最普用者也。价廉效确，幸勿忽之。

（6）自制葛根薄荷露

主治：时疫（头痛发热）。

组成：葛根四钱，薄荷三钱，金银花三钱。

用法：用水煎二次，去渣，放罐中，埋地七日。临用时，温服两茶杯。

【审查意见】此方功专解表清热，有表证者可用。

（7）解毒消疫汤

主治：一切瘟疫湿热。

组成：川朴根一钱，槟榔二钱，黄芩三钱，粉草一钱，生白芍三钱，草果仁钱半，知母二钱，生石膏二钱，葛根一钱，柴胡一钱，鲜姜三片，灯心竹叶各一撮。

用法：水煎服。

【审查意见】此方有宣散清热、燥湿凉血之功，瘟症初起有效。

（8）镇邪避瘟丹

主治：桃花疰，瘟疫，梦与鬼交及鬼神缠身。

组成：虎头骨、朱砂、雄黄、鬼白、芜荑、藜芦、鬼箭羽、银朱以上各一两。

用法：共为细面，米糊为丸，如弹子大。用时，用绢囊盛一丸，系臂上。男左女右，或在病者室内烧之，立见奇效。

【审查意见】原方以药丸悬于臂上，能治瘟邪，乃迷信之言。宜烧之，吸取其气，有燥湿解毒杀虫之效也。

（9）避瘟丹

主治：预防瘟疫时，以火烧烟，可免传染。

组成：乳香一两，苍术一两，细辛一两，甘松一两，川芎一两，真降香一两。

用法：共为细末，水泛为丸，如芡实大。临用时，以火烧之。

【审查意见】寒湿传染病流行时，可试用之。

（10）瘟疫第十方

组成：乌梅七个，蜂蜜七钱，水二碗。

用法：煎汤服。

【审查意见】此方治口渴便秘最宜，非治瘟疫之主剂。

13. 黄疸

（1）黄疸第一方

主治：（佚失）。

组成：白术、猪苓、泽泻、茵陈各一两，茯苓两半。

用法：共为末，开水调服五钱，每日三服，汗出或小便利自愈。

【审查意见】除湿利水，为治黄疸之通行方，可用。

（2）黄疸第二方

主治：无故发黄。

组成：茵陈六钱，栀子一钱，生军一钱，枳实二钱，白术三钱。

用法：水煎，空心服。

【审查意见】通行方，有泻热燥湿之功，可资应用。

（3）黄疸第三方

主治：（佚失）。

组成：茵陈三钱，薏仁三钱，茯苓二钱，车前子三钱，肉桂三钱。

用法：水煎连服四剂，黄去疸消后，再加白术一两，煎饮四剂痊愈。

【审查意见】有除湿利水之效，轻症可用。

（二）时令病

1. 感冒

（1）感冒第一方

主治：外感症，无汗，不论伤风、伤寒或时症。

组成：川乌、草乌、麻黄、伏姜、花椒各二两。

用法：以上共为细末，每用重一钱，再加生姜、生葱各三钱，共捣烂为丸，分男左女右握手心，用绷带固定之，随服后方催汗。

（内服方）薄荷一钱，黄茶叶一钱，烧核桃三个，葱白一钱，水煎服之。

【审查意见】此方有搜风发汗、散寒解表之功。治外感风寒，发热无汗者，用之有效。

（2）感冒第二方

组成：麻黄一钱，绿豆三钱，灶心土三钱。

用法：以上三味，同煎服之，取汗，汗出粘手即愈。

【审查意见】麻黄发汗解散，绿豆清热解毒，凡外感症之初起，发热、头痛、恶寒者，由风寒侵袭肌表，汗不得出也。服麻黄以发汗，绿豆以清热，即汗出热退，诸症自愈。至灶心土用以治呕逆有效，方中加之，当有此症，若轻症感冒，不兼咳逆呕吐等症者，即灶心土可以去之。

2. 伤暑

（1）伤暑第一方

主治：伤暑咳嗽发热，吐痰，气逆，胸闷。

组成：牛蒡子钱半，银花二钱，连翘二钱，川贝母钱半，杜兜铃钱半，杏仁二钱，瓜蒌皮二钱，桔梗二钱半，冬桑叶三钱，滁菊花二钱，鲜枇杷叶五钱（去毛抽筋）。

用法：水煎服。

【审查意见】此方是清凉解暑、祛痰治咳、润肺降气之剂，对于原件所主病症，用之有效。

3. 温热发斑

（1）温热发斑第一方

主治：温热发斑，热亢斑盛。

组成：大青三钱，犀角五分，山栀二钱，丹皮钱半，黄芩二钱，赤芍钱半，滑石三钱，生地三钱。

用法：水煎，空心服。

【审查意见】大青、犀角为解毒清热之品，方中佐以栀子、丹皮、黄芩等诸清热凉血药，治发斑体温亢盛之症当效。但此乃大寒之剂，除天行热病外，不可施用。再，脾胃虚弱者，亦勿轻投。

4. 伤寒

（1）伤寒第一方

主治：阴证伤寒。

组成：葱八钱，麦麸一斤，干姜八两，盐一斤。

用法：共炒热，用布包熨脐，稍冷再炒熨之，以手足暖至有脉为度。

【审查意见】有温中逐寒之效，阴证伤寒可用。

（2）伤寒第二方

主治：瘟疫伤寒，胃口胀闷。

治法：上好蒸酒炖热，将布二块，蘸酒自胸向下擦抹，如布冷更换，以大便通顺为度。

【审查意见】此方有温中之效，治胃口胀闷疼痛，外用有效，惟治瘟疫伤寒，恐效不确。

（3）伤寒第三方

主治：伤寒舌脱寸余。

治法：梅花冰片半分，为末掺之。

【审查意见】有消炎收缩舌筋之功，可用。

（4）避瘟丹

主治：时令伤寒，瘟疫疟痢。

组成：紫苏二两，香附四两（童便醋盐酒四制），苍术二两（土炒），麦冬三两（去心），木香一两（忌火），白扁豆二两（炒黄），雄黄五钱（研末），荷二两，管仲八两（洗净），连翘二两，山楂肉二两（炒黑），广藿香叶一两（炒研），降香末三两。

用法：共为细末，用姜一斤捣汁，拌入药内，炼蜜为丸，朱砂飞净为衣。每丸重二钱，时症伤寒，山楂、薄荷汤下；疟疾，柴胡、陈皮汤下；痢疾赤者，当归汤下；白者，淡姜汤下。

【审查意见】此方有宣散风寒，顺气去湿之功，为防疫之良方。

（5）金鱼蝼蛄散

主治：各种热病及伤寒暑温之发热，口鼻气热多语。

组成：红色金鱼大者二条、蝼蛄（俗名土狗）五个（大人约二至三日量）。

用法：先将金鱼晒干，入土锅中，中等火焙烧，（须存性）压研为末。再将蝼蛄洗净，串刺于竹篾上，远火内烧黑，研碎为末，各别贮于玻璃瓶中，密封置于干凉处待用。金鱼分量，倍于蝼蛄，用时混合，一日二回，每服一匙，温开水调服。

【审查意见】此方乃日本民间验方，有效与否，尚待试验，蝼蛄乃利水专剂，用治热病口鼻气热不切。

（三）呼吸器病

1. 肺痨

（1）肺痨第一方

主治：肺痨潮热盗汗。

组成：炒白芍三钱，粉丹皮钱半，地骨皮三钱，天花粉三钱，生牡蛎二钱，淮小麦三钱，龟板三钱，大生地三钱。

用法：水煎，空心服。

【审查意见】此方有清热滋阴收涩之功，痨症身热盗汗，可用。若服药汗仍不止者，可倍用白芍、牡蛎，并酌加山萸肉。

（2）肺痨第二方

主治：（佚失）。

组成：肥羯羊全肺一个带柄，肥白及一两（研细面）。

用法：先将现杀羊肺取回，勿用水洗，只将此肺放砂锅内，用水煮熟。将煎汤另放瓷器内，每日临睡勿言。将此羊肺切成薄片，沾白及面先吃数片，然后再将肺汤温饮半杯。病轻者，一副必愈；病重者，再服羊肝一具，照前法制之。

【审查意见】补肺专药，治肺痨有效，可资选用。

（3）肺痨第三方

主治：骨蒸，痨热，羸弱，神疲，腰脊酸痛，四肢痿软，遗精，吐血，咳逆，嗽痰一切阴虚火动之症。

组成：枇杷叶五十片（刷去毛鲜者尤良，咳甚者多加，不咳勿用），红莲子四两（不去心皮），梨二个（大而味甘者良，去心皮切片），大枣八两（同煮去皮），炼白蜜一两（便燥多加，泄泻勿用）。

用法：先将枇杷叶放砂锅内，甜水煎极透，去渣，以绢沥取清汁后，将果枣同拌入锅，铺平，以枇杷叶汁淹之。不咳者，但以甜水淹之盖好，煮半炷香，翻面再煮半炷香，收盖罐内。每日随意温热，连汁食之。冬月可多制，夏须逐日制小料也。

加减法：咳嗽多痰，加真川贝一两，研极细，起锅时加入，滚一二沸即收，吐血以藕节捣汁同煮。

【审查意见】有镇咳清热之功，可备用。

（4）肺痨第四方

主治：虚弱肺痨症。

组成：人参、白术各五钱，炒枣仁、甘枸杞、麦冬、白芍、归身、二地各两半，青蒿、炙鳖甲、炙草、牡蛎、丹皮、花粉各五钱，云苓一两。

用法：共为末，猪肺、羊肝各一具，将药分开装入肺肝中，煮熟取置瓦上焙干，研末和匀，白蜜为丸，椒目大。每食前服三钱，淡盐汤送下。

【审查意见】滋阴清热，补肺益气，肺痨症有效。

（5）新订清肺饮

主治：肺结核咳嗽，痰喘，胸痞闷，动则身热汗出。

组成：全瓜蒌汁一杯（另冲），佛手露一杯（另冲），川贝母二钱，薤白汁一酒盅（另冲），炙白前钱半，生杭芍二钱，枇杷叶三钱布包、大麦冬三钱，炙百部钱半，冬青子三钱，白茅根二钱，小蓟炭二钱，鲜生地五钱。

用法：上药作煎剂，去渣澄清，入瓜蒌汁、佛手露、薤白汁冲匀温服。

【审查意见】有清热止嗽之效，可资应用。

（6）肺痨第六方

主治：专治肺痨咳嗽有痰，肺部作痛，吐血，内热等症。

组成：制乳没各钱，犀角一钱，牛黄二分，麝香二分，光三七末五分，桔梗一钱，川浙贝各钱，白附子三分，紫菀一钱，白及一钱，西洋参一钱，白前一钱，钟乳石三分，苏子一钱。

用法：各研细末，每服一分，生苡米、生山药各三钱，煎汤送下。食后服二次，口渴加花粉三钱，天麦冬各二钱，煎汤送。

【审查意见】肺痨专剂，有补肺化痰、止血止痛、降气定喘之效，可资应用。

（7）肺痨第七方

主治：肺痨唾血，疲乏，食少，发热，咳嗽，盗汗，发喘等症。

治法：用生小黑豆嚼食，初食以十粒为度。食一月后，自初一起，日增一粒，至十五日后，日减一粒，嗣后每月加十粒，再后者以此类推。同时，病练八段锦拳术，早晚各一次，均以不见太阳为准，唯须有恒。初练极难受，可勉强为之，过十数日后，自觉舒畅，百络随和，渐渐强健矣。

【审查意见】小黑豆俗名马料豆，按豆类含有植物性蛋白质，脂肪最多。但消化不易，须细嚼咽之，食之有益。书载马料豆有补肾之功，合何首乌、旱莲草治蒸熟。于肺痨症之唾血、发热、咳嗽、盗汗、发喘等症，恐非食此一味，即能全治也。至锻炼拳术，与身体大有补益，可以行之。

（8）肺痨第八方

主治：虚痨咳嗽，发烧，饮食减少，精神欠缺。

组成：吉林参钱半，云苓钱半，生地二钱，杭芍二钱，当归三钱半，地骨皮二钱，丹皮钱半，百合三钱，紫菀三钱（炙），天冬二钱，桔梗半钱，砂仁一钱，橘红八分。

用法：水煎服。

【审查意见】此乃强壮退热、制咳之剂，可用。但热退即可去生地，因生地一经煎熬，其汁浆粘腻，殊不宜于消化器也。

（9）骨蒸丹

主治：骨蒸初起，无汗发热，骨节酸楚。

组成：血余二两，马料豆四两，黑芝麻四两。

用法：以上三味，分别烧炭存性，混合研匀。每次用量二钱，以荞麦秆五钱煎水，临睡时送服。

【审查意见】芝麻补虚弱益气力，能填精益髓。血余、马料豆均有补肾之功，于骨蒸劳弱症可用，但脾胃虚弱及大便滑泻者须忌之。

（10）救痨杀虫丸

主治：（佚失）。

组成：鬼箭三钱，鳖甲一两，地栗粉半斤，生首乌半斤，熟地半斤，神曲二两，白薇三两，人参五钱，柴胡五钱，鹿角霜六钱，地骨皮五钱，沙参五两。

用法：为细末，炼蜜为丸，如梧子大。每服五钱，一日二次。

【审查意见】有滋补清热、开胃消痰止嗽之功，可用。

2. 肺痈

（1）肺痈第一方

主治：肺痈（肺坏疽），咳唾脓血恶臭。

组成：生黄芪四钱，鹅管石三钱（研），白石英二钱（研），甘草节二钱，广橘络二钱，苦桔梗三钱，葶苈子钱半，炙杷叶钱半（布包），炙紫菀二钱，辽五味三钱，浙川贝四钱，辽沙参三钱，炒天冬钱半。

用法：引胡麻三钱煎温服。

【审查意见】肺痈者，肺脏感受郁热，郁久成痈。治之之法，清热解毒，化腐生肌之品，在所必需。方中葶苈子、白石英，虽同为治肺痈之专剂，但不宜久用，他如三七之化瘀解毒，丹参之清热活血，乳香没药之消肿止痛，均可酌加，当能有效。鹅管石即钟乳石之别名。

（2）肺痈第二方

主治：久嗽成肺痈。

组成：苡仁三钱，百合五钱。

用法：煮粥每日饮之，日久神效。

【审查意见】通行方，对症有效。

3. 肺痿

（1）肺痿第一方

主治：阴亏火旺，肺痿，咳血，骨蒸，盗汗。

组成：西洋参三钱，黄柏（盐酒拌新瓦上炒褐色）钱半，知母（去皮盐水炒）钱半，牡蛎三钱，广三七（冲），胶珠三钱，熟地二钱，龟板（炙黄）二钱。

用法：水煎服。

【审查意见】此方有滋阴退热、收涩止血之功，可用。

4. 呼吸困难

（1）舒胸顺气汤

主治：专治胸闷气不顺，常有噫气之症。

组成：瓜蒌三钱，炒枳壳五分，川朴根八分，广皮钱半，落水沉香一钱，薤白三钱，覆花钱半（布包），蜜半夏三钱，槟榔一钱，生姜三片。

用法：煎服。

【审查意见】此方功能宣通疏利，开胸顺气，可资应用。

（2）开胸顺气汤

主治：专治胸膈不利之症。

组成：瓜蒌三钱，炒枳壳五分，落水沉香一钱，川朴根八分，广皮钱半，草果仁钱半，薤白三钱，蜜半夏三钱，槟榔一钱，粉草一钱，鲜姜三片。

用法：水煎服。

【审查意见】此与前方功用相同，加草果兼能消食破积，甘草以缓和驱痰，可资应用。

（3）呼吸困难第三方

主治：因虚生痰，胸闷不舒，食欲不振。

组成：姜半夏二钱，广陈皮钱半，炒神曲二钱，炒麦芽钱半，桔梗一钱，炒枳壳一钱，于白术钱半，潞参二钱半。

用法：水煎饭后服。

【审查意见】此乃茯苓半夏汤加减，治胃弱身重有痰、恶心欲吐、胸闷不欲食者，有效。

（4）呼吸困难第四方

主治：痰气结。

组成：梨汁一盅，姜汁、白蜜各半盅，薄荷三钱。

用法：研细末，和水煮数沸服之。

【审查意见】此方有豁痰利气之功，可资应用。

5. 咳血

（1）咳血第一方

治法：天冬一两，紫菀一两，生地炭一两，藕节三个为引，水煎服。

【审查意见】此方有清肺、凉血、止血之功，肺热者可用。

（2）咳血第二方

主治：（佚失）。

组成：化橘红二钱，天花粉三钱，元参二钱，甘草一钱，川贝母一钱，藕节三个，梨一个切片。

用法：同煎，水三盅，煎八分，饭后温服。

【审查意见】有清热止血化痰之功，可备应用。

（3）咳血第三方

主治：（佚失）。

治法：款冬花五钱（蜜炙，焙干为末），川贝母五钱（为面），生蜂蜜一斤，用砂锅熬，并将前药面入内，再熬开为止。每早空心服一羹匙，用白开水送下。

【审查意见】咳嗽吐血可用。

（4）咳血第四方

主治：肺病咯血，气弱血亏。

治法：大黑枣一斤，莲子肉三斤。

用法：将大黑枣装红布袋内，用丝密缝，浸童便内（此物须积满一桶）。如童便难取，法用糖水教小孩饮之，自得；若再难取时，改用普通小便亦可，然总不及此物也。至七昼夜取出，漂浸去皮核，另用莲子肉磨成粉，捣和为丸，如桐子大。每早开水送下，三钱。

【审查意见】此调补通剂，有滞腻之弊，于消化有碍。脾胃强壮者，不妨少用试之。

（5）止血散

主治：专治肺胃出血。

组成：枣蘑菇、槐蘑菇各等分。

用法：共为细末，每服二钱，白水送。

【审查意见】蘑菇，书载有理血之功。本方是否有效，尚待试验。

（6）咳血第六方

主治：咯痰带血。

组成：百合五钱，款冬花三钱，紫菀钱半，胶珠三钱，白及末一钱另冲。

用法：空心煎服。

【审查意见】款冬花治肺病咳嗽和平无忌，与百合同用，润而兼补；紫菀消痰止嗽；胶珠、白及同为止血专药。本方于肺病喘咳，痰中带血者，可用之。

6. 咳嗽

（1）山贝化痰汤

主治：肺燥脾虚，咳嗽久不愈者。

组成：怀山药一两半，紫菀三钱，川贝母三钱，于白术三钱，姜半夏钱半，百合五钱。

用法：水煎，早晚空心服。

【审查意见】功专润肺健胃有效。

（2）咳嗽第二方

主治：咳嗽有痰。

组成：川贝母三钱（去心），姜制厚朴二钱，广橘红钱半，白云苓三钱，瓜蒌霜二钱，苦桔梗钱半。

用法：水煎，空心温服。

【审查意见】贝母祛痰清热，瓜蒌润肺消痰，二者同为祛痰治咳之要药。方中佐以消积利气之品，于胸膈不舒之痰咳者，可用。

（3）咳嗽第三方

主治：（佚失）。

治法：生姜、赤糖各等分，共捣如泥，贮罐中（开口），放于高处（房上），晒三伏，空心开水冲服，每日二三钱。

【审查意见】此乃治咳嗽之简便单方，但以贮罐中晒三伏，难免不洁物侵入，实属不妥，可用纸固封晒之，亦无减于功效也。

（4）咳嗽第四方

主治：专治冬令每年日久咳嗽，昼夜不眠。

组成：罂粟壳四两，北五味子三钱，炒熟杏仁五钱（去皮），枯矾二钱。

用法：上药共为细末，炼蜜为丸，梧桐子大。每服二十丸，用开水送下。

【审查意见】本方功专收敛，于咳嗽初起及有外邪者均为大忌，有痰者可少佐半夏。

（5）清肺退热饮

主治：疹瘄后喘咳发热不退。

组成：北沙参三钱，麦冬三钱，白茅根二钱，川贝三钱，杏仁三钱，知母二钱，丹皮二钱，白薇钱半，百合二钱，六一散三钱，枇杷叶二钱，川郁金三钱。

用法：煮汁滤清，代茶频服。

【审查意见】有润肺生津、镇咳定喘之效，可用。沙参用鲜者，其力较伟。

（6）咳嗽第六方

主治：治远日肺热咳嗽，发热不退。

组成：化橘红二钱，川贝母八分，前胡钱半，桔梗二钱，瓜蒌皮二钱半，炙桑皮二钱，炒枳壳五分，炒杏仁五分，半夏曲钱半，净薤白二钱，广木香八分，炙草八分，白芥子八分，苏梗一钱。

用法：水煎服。

【审查意见】方中桑皮，于外感咳嗽不宜，感冒风寒者，宜减去之。

（7）自制如神散

主治：慢性咳嗽。

组成：罂粟壳四两（酒炒），杏仁二两，五味子一两（焙干）。

用法：共为细末，每服二钱，白汤送下。

【审查意见】罂粟含有吗啡、可待因等成分，有镇咳之作用。杏仁、五味子亦均为镇咳祛痰要药，合而用之，定能获效。

（8）咳嗽第八方

组成：红肖梨斤半，好白糖五两，白冰糖五两，川贝母五两，大烟泡一个。

用法：将梨不见铁器捣烂拧汁，合糖药熬如糖饧相似。早晚开水冲一羹匙喝之。

【审查意见】利痰，止嗽，清热有效。

（9）咳嗽第九方

主治：（佚失）。

组成：川贝母、茯苓、薏米、麦冬各一钱，陈皮、山楂肉各八分，前胡、百合、杏仁、冬花各八分，法半夏七分，甘草五分，生姜三片，灯心十四寸作引。

用法：水煎服。

【审查意见】本方脾胃有湿、肺部有痰者可用。

（10）咳嗽第十方

主治：专治年久咳嗽。

治法：扁柏叶、红枣，煎浓汤代茶，时时饮之。另用百合四两，冰糖四钱，早晚蒸服。

【审查意见】此方有去风、润肺、止嗽之效，可用。

（11）咳嗽第十一方

主治：痨嗽。

治法：贝母、冰糖各二两，研末，每早开水调鸡子清服三钱。

【审查意见】干咳嗽用之有效，对于痨嗽不宜。

（12）咳嗽第十二方

主治：老年久嗽不能卧。

组成：猪板油、糯米糖、蜂蜜各四两。

用法：共熬成膏，每服一匙，口中噙化。

【审查意见】宜加罂粟壳五钱，共煎成膏，服之有效。

7. 哮喘

（1）麻杏降逆汤

主治：（佚失）。

组成：麻黄三分，杏仁泥钱半，半夏二钱，代赭石二钱，全瓜蒌三钱，白前二钱，五味子一钱，白术一钱，云苓二钱。

用法：水煎，饭后服。

【审查意见】治喘有效。

（2）哮喘第二方

主治：肺胀痰喘。

组成：甜葶苈（炒），川贝母各一两，二丑共五钱，杏仁五钱。

用法：共研细蜜丸，如梧子大。空心每服三钱，白水或姜汤下，虚人枣汤下。

【审查意见】治喘专剂，实者可用。

（3）定吼丸

主治：（佚失）。

组成：南沙参三两，豆豉三两，炒苏子五两，杏仁五两，橘红二两，法半夏三两，桑皮五两，浙贝母五两，白芥子两，瓜蒌皮三两，莱菔子二两。

用法：上药混合共研细末，水泛为丸，如桐子大。成人每服五钱，小孩减半，食后开水送服。

（4）痰哮第四方

组成：紫菀、冬花各二两，麻黄、细辛各五钱，南星、干姜、半夏、白矾各一两，牙皂、川椒各三钱，杏仁八钱，炙草一两。

用法：上药为细面，神曲糊丸。每服一钱，开水送下。

加减法：热者加石膏熟军，痰甚者加风化硝，肺虚加五味子。

【审查意见】本方用治痰喘有效，但方中细辛用量嫌大，盖细辛虽有镇静之功，过用即有麻痹肺脏之弊，以减半用之为当。

（5）皂角丸

主治：喘息咳嗽不休，坐卧不能。

治法：皂角一味，去皮为末，水泛为丸，如梧桐子大，临症听用。

【审查意见】此古方，治咳逆上气，唾浊不得卧有效。

（6）哮喘第六方

主治：（佚失）。

治法：葶苈子三钱（炒黄），罂粟壳二五，痰多加姜汁五钱，水煎，食前服，日一次，连服二剂，即愈。

【审查意见】有蓄水喘咳，不得卧者，可用。

(7) 哮喘第七方

组成：麻黄二钱，杏仁三钱，石膏三钱，粟壳二钱，甘草一钱。

用法：大叶茶为引，水煎服。

【审查意见】此方有祛痰、定喘、清热之效，可备应用。

(8) 哮喘第八方

主治：失音声哑，哮喘，喉中似有异物。

组成：桔梗二钱，远志二钱，萝卜子一钱。

用法：水煎，空心温服。

【审查意见】三药皆祛痰之品，无痰者不宜。

(9) 鱼蒜松梅散

主治：肺炎气管加答儿，发热，喘嗽，胸闷，头痛，呼吸困难，唾痰（在初起者）。

组成：金鱼一大条，大蒜独生者五枚，松叶一握，梅干十个。

用法：一方加全瓜蒌一个，枇杷叶十枚去毛，同上烧黑，先将金鱼入小土器中，黏土封固，置炉火内烧之。大蒜松叶入土锅中烧之，梅干入火中烧之，均须存性，研为细末。混合盛于玻璃瓶内，置干凉处听用。服法每日二次，每服一匙，温开水调下。如感冒性肺炎，苏叶煎汤下。

【审查意见】有清热、祛痰、镇咳之功，可用。

（四）消化器病

1. 胃痛

(1) 胃痛第一方

主治：胃中气疼。

组成：木香八分（另包），香附钱半，乌药钱半，甘草一钱，姜黄五分，陈皮钱，厚朴钱半，枳实钱半。

用法：水煎服。

【审查意见】此方有行气、导滞、散寒之效，食滞作痛者，可用。

(2) 荔香散

主治：胃脘当心而痛，或气或寒，触而屡发者。

组成：荔枝核（炒微焦）一分，木香七分。

用法：为末，以清汤或酒服一钱许，数服可除根。

【审查意见】散寒止痛，可资应用。

(3) 胃痛第三方

主治：血气心痛。

组成：延胡索三钱，良姜五分，草果仁钱，灵脂钱半，没药钱，川郁金二钱，橘皮一钱。

用法：水煎，空心服。

【审查意见】此方有温中散寒、行瘀导滞及止痛之功，应用于寒滞瘀结作痛者，有效。

（4）胃痛第四方

主治：胃脘痛。

组成：五灵脂三钱，广郁金钱半，砂仁一钱，广木香八分，制乳没各钱半。

用法：食前，水煎服。

【审查意见】此方有行瘀导滞、温胃止痛之功，可备应用。

（5）胃痛第五方

主治：心口疼痛难忍。

组成：炒萸连一钱，采芸曲二钱，姜朴一钱，槟榔二钱，制香附二钱，广木香五分。

用法：水煎，空心服。

【审查意见】此方功能舒达滞气，消导停食，可用。

（6）胃痛第六方

主治：胃气痛。

组成：草果一钱，元胡一钱，灵脂二钱，乳香钱半，没药钱半，陈皮一钱，甘草钱，厚朴一钱，枳实一钱，菖蒲一钱，姜黄一钱。

用法：水煎服。

【审查意见】有破瘀、化滞、止痛之效，胃脘瘀滞作痛者可用。

（7）胃痛第七方

主治：卒心痛。

组成：桂枝、元胡、五灵脂、当归各五钱。

用法：共研末，蜜丸，如梧子大。每服二十丸，食前，陈皮汤送下。

【审查意见】此方有逐瘀散寒之作用，对于滞血凝之症，用之有效。

（8）胃痛第八方

主治：心痛不可忍。

组成：丁香五钱，良姜二两，茴香一两半，甘草一两半。

用法：为末，每服二钱，不拘时，以沸水送下。

【审查意见】寒证有效。

（9）胃痛第九方

主治：寒气凝滞，心胃疼痛。

组成：广皮钱半，半夏二钱，枳壳一钱，紫朴钱半，藿香钱半，木香钱半，砂仁五分，香附一钱，炙草五分。

用法：生姜为引，加干姜五分，桂心五分，胁痛加白芍、柴胡，腹痛加元胡，水煎，食远服。

【审查意见】通行方，有行气、散寒、化滞之功，可用。

（10）胃痛第十方

主治：胃痛。

组成：良姜三钱，槟榔三钱，胡椒五分。

用法：共为细末，每服一钱。

【审查意见】胃寒凝滞而痛者，可用。

（11）胃痛第十一方

主治：心口寒痛。

组成：香附二两，良姜一两，小茴香五钱，炒白芍五钱。

用法：以上共为细面，黄酒冲服，红糖为引，每痛时服一钱，过一点钟，痛不止再服，以不痛为止。

【审查意见】良附丸治胃痛，乃古传之验方。加白芍尚无不合，小茴香性质温燥，苟非有寒者，宜去之。

（12）胃痛第十二方

主治：胃气疼。

治法：用蒸酒二两，赤砂糖半两混合一处，将酒点着，俟热熄灭，饮之。

【审查意见】此系乡间最常用之单方，胃寒作痛者，用之有效。

（13）胃痛第十三方

主治：气滞心痛。

组成：香附一钱（盐炒），元胡一钱（酒炒），广砂仁一钱，南沉香五分，炙甘草一钱。

用法：水煎服。

【审查意见】此方温中行气之功甚著，对于原件主治病症，必能有效。

（14）反元丹

主治：胃腑寒结疼痛。

治法：铅铁、硫黄各等分，入锅内，慢火炒成珠。冷透，出尽火毒，再炒成粉，收入瓶内。过七日再用，每服三分，开水送下。

【审查意见】有破结祛寒之功，寒证可用。

（15）胃痛第十五方

主治：（佚失）。

组成：白古月十粒，甜杏仁五粒，红枣一枚。

用法：共捣匀，热汤冲服即止。

【审查意见】按：胡椒温中开胃，主胃寒痛；甜杏仁能降胃气，与大枣合用对于冷气动逆之胃痛，可资应用。

2. 吞酸

（1）吞酸第一方

主治：胃热吞酸。

组成：北沙参钱半，元胡索一钱（盐炒），川芎六分，生姜一钱，川楝子一钱，橘红衣一钱（盐水炒），栀皮一钱（炒），麦冬一钱，苦桔梗一钱，知母一钱，甘草五分。有痰者，加竹茹、法半夏各一钱。

用法：水煎，温服。

【审查意见】此方虽极普通，但于胃热之吞酸症，必能有效。若加川连五分，吴萸三分，见效尤捷。

（2）苍神煎

主治：脘胃吞酸。

组成：茅苍术三钱（泔浸炒），炒神曲五钱，川干姜二钱，如嗳腐，可加广砂仁二钱，藿香钱半。

用法：水煎，食远服，忌生冷食物。

【审查意见】寒湿郁遏、宿食停滞者，可用。

3. 消化不良

（1）消化不良第一方

主治：脾胃虚弱，消化不良，面黄肌瘦，泄泻。

组成：人参一钱，白术二钱，山药三钱，莲肉二钱，薏仁二钱，建曲钱半，茯苓三钱。

用法：水煎服。

【审查意见】此方系健胃强壮合剂，脾虚消化不良者，用之有效。

（2）消化不良第二方

主治：消化不良，胸闷，咳嗽，胁痛等症。

组成：瓜蒌三钱，枳壳钱半，半夏二钱，青皮三钱，乌药二钱，炒五谷虫三钱，炒鸡内金三钱，制槟榔一钱，款冬藤三钱，贝母二钱。

用法：生姜三片为引。水煎，温服。

【审查意见】有健胃消导、宽膈、祛痰宁嗽之功，对证可用。

（3）消化不良第三方

主治：消化不良，吞酸嗳气，腹满放臭气者。

组成：炒枳实二钱，川厚朴二钱，生军块二钱半，杭白芍三钱，陈皮一钱，炒五谷虫三钱，生鸡内金三钱，焦三仙三钱。

用法：水煎，元明粉一钱，冲服。

【审查意见】此方消导通便之功，甚为有力，实证宜之。

（4）消化不良第四方

主治：阴虚脾弱，食欲不振。

组成：熟地三两，生地三两，麦冬三两，白芍三两，西洋参二两，鸡内金二两，陈皮一两，焦三仙三两。

用法：上药为末，炼蜜为丸，如桐子大，每服五钱，开水送下。

【审查意见】阴虚液亏者，此方可用，兼见食欲不振者，宜酌加香砂、白术、茯实、莲肉等以健脾消导之。

（5）消化不良第五方

主治：气血不足，肝肾气上冲，饮食不思。

组成：焦白术一两，广皮五钱，拣砂仁四钱，炮姜五钱，附子三钱，焦楂八钱，枳实四钱，广木香二钱半，紫厚朴四钱，当归两，台党参两半，神曲一两，麦芽二钱。

用法：共为细末，炼蜜成丸。每天早服三钱，盐水送下。

【审查意见】通行方，有补助消化温肾健脾之功，寒证可用。

4. 梅核气

（1）梅核气第一方

主治：梅核气膈气。

治法：取半青半黄梅子，每个用盐一两，腌一日夜，晒干，又浸又晒，至水尽乃止。用青钱三枚，夹二梅，麻线缚定，装罐内。封埋地下。百日取出，每用一枚，含之咽汁，入喉即消。收一年者治一人，二年者治二人，其妙绝伦。

【审查意见】青梅食盐，有化痰消炎之功，尚可试用。

5. 吐血

（1）吐血第一方

主治：吐血气逆呕吐。

组成：全当归四钱（酒洗），杭白芍三钱（炒），血丹参三钱，浙贝母钱二分，代赭石二钱（煅），煅磁石一钱，生蒲黄钱二分，粉甘草一钱。

用法：乌梅引，水煎服。

【审查意见】此方以和血凉血、祛痰降逆为主，更加以酸敛之品，用治吐血，必能收效。

（2）吐血第二方

组成：杭芍炭三钱，地榆炭二钱，全当归三钱，干姜炭一钱，炒杜仲三钱，荆芥炭八分，乌梅炭二钱，炙甘草二钱，汉三七五分。

用法：引用棕灰五分，或童便，水煎服。

【审查意见】此方利用诸种炭剂之吸收作用，以治吐血，必能获效。惟姜炭性温，内热证宜去之。

（3）吐血第三方

主治：（佚失）。

治法：用藕节为末，加入炒蒲黄三钱，小儿胎发烧灰存性三钱，水煎服。

【审查意见】有止血行瘀之功，可用。若再加入降逆之品，取效更捷矣。

（4）吐血第四方

主治：（佚失）。

组成：侧柏叶二钱，藕节三钱，阿胶珠五钱，三七五分，桃仁泥二钱，郁金二钱，灶心土三钱，童便一盅，煎成兑入。

用法：以百劳水煎之，饭前温服。

【审查意见】有止血、活血、降逆之效，为治胃出血病稳妥之方。

（5）吐血第五方

主治：（佚失）。

组成：生地黄五钱，焦地榆三钱，贡阿胶五钱，姜炭六分，当归身二钱，粉丹皮二钱，羊不吃草二钱。

用法：水煎，空心服。

【审查意见】有止血之效，可用。

（6）吐血第六方

主治：（佚失）。

治法：鲜生地汁三茶杯，生军末二钱，上二味先煎生地汁三滚，加大黄末调和，空心服之。

【审查意见】此方清凉降逆之功甚大，应用于胃中实热之吐血，必获殊效。

（7）吐血第七方

主治：（佚失）。

治法：白石榴花三朵、藕节五个，上二味净水同煎备用；另取胎发一团，煅炭存性，冲服立止。如加童便半茶杯，同服尤妙。

【审查意见】有收敛及止血之效，单纯性之吐血，可用。

（8）吐血第八方

主治：（佚失）。

组成：醋蕲艾钱，醋泽兰二钱，汉三七二钱，真阿胶六钱，全当归五钱。

用法：水煎服。

【审查意见】此方有行血止血之效。胃吐血症，原因甚多，本症主治既未述明，临床宜酌病情用之可也。

（9）吐血第九方

主治：吐血衄血，七窍流血。

组成：百草霜三两，陈姜黄三钱，桑叶三钱，三七五钱，连翘五钱，灯心炭五钱。

用法：共为细面，糯米汁为丸，如粟米大，每用一钱，白温水送下。

【审查意见】血热上行所致者，此方可用。

（10）吐血第十方

主治：（佚失）。

组成：熟黄精七钱，黑芥穗一钱，归身三钱，生黄芪钱半，党参三钱，山羊血钱半，真阿胶三钱半，藕节四个。

用法：水煎服。

【审查意见】此乃止血之通剂，气血两虚者用之有效。

6. 腹痛

（1）腹痛第一方

主治：痰血瘀结，胸脘疼痛痞闷。

治法：五灵脂、仙半夏、瓜蒌仁各等分，研末，姜汁糊丸，桐子大。每服三钱，空心开水下。

【审查意见】此方有行瘀、化痰、宽膈之功，对证可用。

（2）白芍顺气饮

主治：少腹疼痛。

组成：酒炒杭芍七钱，赤芍三钱，当归二钱，川楝子二钱，柴胡四分，元胡七分，醋制香附三钱，木通二钱，泽泻二钱，川芎七分，生姜钱半。

用法：上十一味，以水三茶盅，煎一茶盅，去滓，空心温服。

【审查意见】有行血疏滞、散寒利尿之功，下焦气血郁滞者可用。

（3）腹痛第三方

主治：心腹冷痛，阴气入腹。

治法：花椒、茴香各等分，研粗末，布包，按痛处，以熨斗熨之。

【审查意见】有温胃散寒之效，可用。

（4）腹疼第四方

主治：瘀血腹痛。

组成：乳没各一钱，血竭一钱，玄胡索二钱，赤白芍各钱半，红糖三钱。

用法：水煎服。

【审查意见】活血破瘀、疏滞止痛。由瘀滞而来之腹痛，用之必效。

（5）手拈散

主治：男女心腹冷痛及妇女气血滞痛者。

组成：草果仁、元胡、五灵脂、没药各二分。

用法：共为细末，黄酒送下。

【审查意见】此系古方，主治气血凝滞之腹痛，功效甚捷。

（6）加味当归羊肉汤

主治：气血衰弱，腹内虚疼，绵绵不绝，得手按稍缓，不思饮食，不关于时邪霍乱等病症。

组成：当归五钱，红羊肉四两，蔻仁钱半，砂仁二钱，茯苓三钱，半夏三钱，广皮钱半，山药一两，莲子五钱，生姜三大片。

用法：先将羊肉煮熟，用此汤煎药，要去汤中之油。

【审查意见】此方功专补气和血，温胃散寒，祛痰利气，虚寒证用之有效。

（7）腹痛第七方

主治：（佚失）。

组成：牡蛎三钱，小茴香一钱，生姜三钱，胡椒一钱，赤糖一两，黄酒二两，陈醋半茶盅，水一碗。

用法：微煎前四味，和入赤糖黄酒，陈醋温服之。

【审查意见】有散寒、止痛、疏滞之效，可用。

（8）腹痛第八方

主治：（佚失）。

治法：槐灵芝五分，硫黄粉五分，共为末，生姜汤送下，病人自觉其痛立止，继服桂枝加桂汤二三剂，即愈。

【审查意见】寒证可用。

（9）腹痛第九方

主治：（佚失）。

治法：川厚朴、五灵脂各等分，研细末，分作三次，每早晚用醋少许调服。

【审查意见】寒凝腹痛，此方可资取用。但五灵脂有恶臭，研末服之，总以慎重为要。

7. 积聚

（1）三消丸

主治：结滞（痰结火结寒结）。

组成：川贝一两，广木香六钱，巴霜三钱。

用法：上药共为末，米糊丸。每服五分，白开水送下。

【审查意见】此方以贝母涤痰，木香行气散郁，巴霜荡逐积滞，三者合用，功效甚捷。

（2）积聚第二方

主治：寒食积滞，胃口攻痛，吞酸。

组成：茅苍术二钱，广陈皮二钱，川厚朴二钱，陈枳实一钱，槟榔二钱，京三棱一钱，制于术二钱，川大黄三钱，净朴硝一钱，高丽参一钱，全当归五钱，汉附片一钱，炮干姜一钱，炙甘草二钱，烧核桃三个为引。

用法：水煎，温服。

【审查意见】此方温化导滞、舒郁破结，寒实证可用，虚者慎之。

（3）秘制香灵丸

主治：气郁，血郁，停痰，停饮，停食，停湿，痞满，膨胀等症。

组成：生香附、熟香附（微火炒）、生五灵、熟五灵（微火炒）各四两，生二丑、熟二丑（微火炒）、生栀子、炒栀子、生神曲、炒神曲各一两，炒麦芽二两（生炒），砂仁五钱。

用法：上药共为细末，水醋和小丸。每服二钱，用淡姜汤送下，孕妇忌之。

【审查意见】此方消导食滞，宣散瘀结，对于原件主治病症，甚为相宜。惟消破之功甚力，孕妇及气虚者忌之。

（4）消积顺气丸

主治：不论男女老少，气郁食积，腹内疼痛，甚或腹中积块，不思饮食。

组成：陈皮三钱，香附一两，黑牵牛一两，枳实三钱，枳壳三钱，五灵脂一两，神曲五钱，麦芽三钱，白术三钱，生草一钱。

用法：上药香附炒为末，枳实、枳壳麸炒，共为细末，醋糊为丸，如绿豆大。每服二十丸，空心姜汤送下。

【审查意见】此方有行气疏郁、消导食滞、宣通瘀结之功，可用。

（5）积聚第五方

主治：寒气腹疼，胀满，癥瘕，痞块，积聚。

组成：醋三棱、炒莪术各二钱，片姜黄、广郁金、桂心、厚朴、腹皮各三钱，酒军二钱，台乌药三钱，沉香三钱，桃仁三钱。

用法：研末，曲糊丸，绿豆大，黄酒空心下二钱。

【审查意见】此方以三棱、莪术、姜黄、桃仁破瘀活血，郁金、厚朴、乌药、沉香行气散郁，更以桂心散寒，酒军导滞，腹皮除满，用治寒结瘀滞之腹痛症，必能奏效，但以寒证为宜。

（6）癥瘕消块膏

主治：癥瘕疭癖。

组成：密陀僧三钱，穿山甲钱半，莪术三钱，阿魏二钱，羌活三钱，三棱二钱，水仙子三钱，乳香三钱，没药半钱，腰黄五分。

用法：研细末，用膏药团摊烊化，放入药末，摊成膏，药贴块上，待其自消。未贴之先，以姜重擦患处。

【审查意见】此方消散攻破之效甚著，熬膏外用，必能取效。但须持久行之方妙。

（7）积聚第七方

主治：食积发黄，胸腹胀满，肿胖等症。

治法：皂矾八两，面一斤和作饼入火内焦煨为度，苍术米泔浸，厚朴姜汁炒，陈皮、甘草各六两，川椒去闭口并椒目十两，共为末，用好枣肉三斤煮熟，去皮，同捣成膏，丸桐子大。每服七八十丸，用酒送下。

【审查意见】此方有温散之功，寒湿证用之有效。

（8）积聚第八方

主治：积聚属冷寒者。

组成：三棱二钱，莪术一钱，青皮二钱，陈皮二钱，香附二钱，乌药二钱，枳壳二钱，官桂二钱，元胡钱半，甘草一钱。

用法：研末蜜丸，每服不食，白开水下。

【审查意见】有行气破瘀、活血止痛之效，可用。

8. 胁痛

（1）自制加味颠倒散

主治：呼吸气时，两胁疼痛，转动维艰。

组成：青皮一钱，木瓜二钱半，广木香一钱，川郁金二钱，制乳香二钱，西红花钱半，广陈皮二钱，连翘三钱，苏木钱，炒白芍五钱，麦冬二钱。

用法：水煎服。

【审查意见】此方功能理气开郁、行瘀活血，由气滞瘀结而来之胁痛症，用之有效。

（2）胁痛第二方

主治：右胁攻痛，呕吐清涎，周身寒栗，小便清长。

组成：川楝子一钱（酒炒），半夏三钱（姜汁炒），延胡索钱半，吴萸五分，良姜五分，荜茇二钱，青皮钱半（醋炒），炒白芍三钱。

用法：水煎服，空心下。

【审查意见】温胃散寒，祛痰疏滞，寒证用之有效。

（3）胁痛第三方

主治：胸胁疼痛，胀闷不舒。

组成：川郁金八半，柴胡五分，青皮五分，白芥子五分（研）。

用法：水煎服。

【审查意见】通行方，有止痛、行气、舒郁之效。

（4）滑氏补肝散

主治：肝肾亏损，腰胁疼痛。

组成：酸枣仁四钱炒，熟地、白术各二钱，当归、山萸肉、山药、川芎、木瓜各钱半，独活、五味子各三分。

用法：共为末，每服五钱，开水送下。

【审查意见】此方滋肾平肝，活血疏滞，对于虚性之胁痛有效。但五味子味酸收敛，以不用为宜。

（5）枳芎散

主治：左胁刺痛。

组成：枳实、川芎各五钱，炙甘草二钱。

用法：共为末，每服三钱，姜汤下。

【审查意见】此方以枳实导滞，川芎行血，甘草缓和（缓解痛感），用治瘀滞而成之胁痛症有效。

（6）胁痛第六方

主治：干燥胁痛。

组成：大瓜蒌一个（连皮捣烂），粉甘草二钱，红花七分。

用法：水煎服。

【审查意见】此方有生津、消瘀、止痛之功，可备用。

（7）胁痛第七方

主治：胸胁满痛，发热恶寒。

组成：柴胡钱半，白芍三钱，甘草一钱，香附三钱，白芷一钱，广陈皮二钱，川芎二钱，生姜一钱。

用法：河水四盅，煎成一盅，食远温服。

【审查意见】古方加减，有效。

9. 腹胀

（1）腹胀第一方

主治：二三日小便不利，腹胀如鼓。

治法：带须葱三至四斤许，捣入新锅内炒热，装入新白布口袋，熨小腹胀处，冷则再换。如熨则痛，去药包，以小麦三钱至五钱，葱头七个，水煎服之。

【审查意见】葱有温通宣散之功，以之炒热装袋外用，寒证有效。

（2）腹胀第二方

主治：单腹蛊，四肢黄瘦，肚大发热，胀满少食。

治法：大戟三钱，甘遂三钱，芫花三钱，乌贼骨三钱，用荞麦曲蒸饼十二个，每天黑夜食一饼，酌病轻重用之。

【审查意见】此方系逐水峻剂，实证可用，虚者切勿轻投。

（3）腹胀第三方

主治：阴寒腹胀。

治法：全老葱三斤，胡椒五钱，共炒热，用布包贴脐左右，一日夜即愈。

【审查意见】功专散寒，对证可用。

（4）腹胀第四方

主治：一切臌胀。

治法：大田螺一个，雄黄一钱，甘遂末一钱，麝香一分，先将大田螺、雄黄、甘遂和一处，捣如泥，做成饼。以麝置脐内，放药饼于脐上，以物覆之束好，待小便通去之。重者再用一料，小便通病即解矣。

【审查意见】此方有消胀、泄水、通窍、透达之功。水肿症以之外用，当能生效，若更与以内服之剂，方可全治。

（5）腹胀第五方

主治：黄胖病，腹胀，足肿，食少，口淡，小便不利。

组成：广皮钱半，姜夏二钱，白术炭一钱，鸡内金炭一钱，针砂钱半，姜朴八分，云苓皮二钱，生姜皮钱半，腹皮钱半，车前子钱半。

用法：水煎服。

【审查意见】此方功能温运脾阳，消导食滞，泄除胀满，通利小便，可用。

（6）萝卜砂仁散

主治：气臌气胀。

治法：萝卜子二两捣研以水滤汁；砂仁一两，浸一夜，炒干，又浸又晒凡七次，研末。每服一钱，米汤送下。

【审查意见】萝卜子有行气消食之功，砂仁具温胃散寒之效，食滞属寒至腹胀症可用。

（7）腹胀第七方

主治：单腹胀。

治法：鲤鱼一条重一斤，将肠肚鳞甲切去净，从背两边割开，用巴豆去皮三十粒，放入鱼背两边肉内，再用纸七层包裹。慢火烧热，去豆，分三次，米汤下。从大便下水数次，腹胀即消，再用补中益气汤数剂服之，即痊愈。

【审查意见】此方泄水之功甚大，为利尿峻剂，实证可用。但鲤鱼煎药，气腥害胃，消化不良者勿用。

（8）除湿利水汤

主治：脾湿不能化水之腹胀症。

组成：茅术三钱，茯苓三钱，桂枝尖二钱，焦术三钱，粉草钱半，炒苡仁三钱，半夏二钱，通草钱半，生姜三片。

用法：水煎，空心温服。

【审查意见】此乃健胃、燥湿、利尿之平剂，小便不利，内有水湿者，可用。

（9）腹胀第九方

主治：气虚胃弱，食滞胀满。

组成：白术钱半，人参、茯苓、陈皮、厚朴、山楂、半夏各一钱，神曲、麦芽各八分，砂仁七分，生姜三片。

用法：水煎温服。

【审查意见】通行方，有补气散寒、健胃消导之功，可备应用。

（10）腹胀第十方

主治：腹胀消后，以此健其脾胃（服龙胆汤后，继服此方）。

组成：人参三钱，白术三钱，白茯苓三钱，生黄芪一钱，山药三钱，防己钱半，陈皮二钱，甘草一钱，生姜一钱。

用法：水煎，温服。

【审查意见】此方对于肿胀消后，气虚胃弱，消化不良者，用之有效。

（11）腹胀第十一方

主治：腹臌胀闷等症。

组成：神曲三钱，麦芽一钱，陈皮钱半，砂仁一钱，枳壳一钱，山楂三钱，槟榔一钱。

用法：水三盅，煎八分，空心服。

【审查意见】通行方，对证可用。

（12）腹胀第十二方

主治：受寒腹满胀痛者。

组成：青皮、陈皮、丁香各四钱，厚朴五钱，甘草三钱，紫蔻仁、香附、砂仁、木香各二钱。

用法：上药为末，盐汤调服二钱。

【审查意见】寒气郁结者，用之有效。

10. 奔豚

（1）奔豚第一方

主治：胸中气滞或有痰饮，奔豚上气，两胁膨胀，脚气上攻，并寒痰上壅等症。

组成：土沉香钱，附子片一钱，胡芦巴三钱，油肉桂一钱，大茴香一钱，瓜蒌五钱，炒枳壳一钱，净吴萸一钱，破故纸二钱，肉豆蔻二钱，广木香二钱，炒青皮一钱，紫叩米二钱，炒枳实一钱，金铃子二钱。

用法：共为细面，水泛为丸，如桐子大。每服四五十丸，空心温黄酒送下。

【审查意见】此方有降气舒滞、温阳散寒、宽胸祛痰、暖胃益肾、消食导滞之功，寒证用之有效。

（2）奔豚第二方

主治：奔豚（由惊恐伤饮得之，发作欲死，病衰复止。）

组成：茯苓一两，桂枝三钱，甘草二钱，大红枣十枚，酸枣仁三钱，茯神三钱，远志三钱。

用法：煎汤服之。

【审查意见】此方系《金匮》茯苓桂枝甘草大枣汤加味（枣仁、茯神、远志），可备用。

11. 呃逆

（1）呃逆第一方

主治：呃逆症。

组成：公丁香钱，柿蒂二钱，代赭石二钱，川贝母二钱，如剧者，加密陀僧少许。

用法：以上共为细末。每服一钱，白开水送下。

【审查意见】止呃降逆专药有效。

（2）呃逆第二方

主治：（佚失）。

治法：黑豆七粒或十粒，在火上焙焦，乘最热服之。

【审查意见】存待试。

（3）止呃汤

主治：水气凌心呃逆者。

组成：茯神一两，苍术三钱，白术三钱，薏仁一两，芡实五钱，半夏一钱，人参三钱，陈皮一钱，丁香五分，吴萸五分。

用法：水煎服，一剂呃止，二剂即愈。

【审查意见】有除湿行气之效，可用。

（4）呃逆第四方

组成：丁香、柿蒂、青皮、广皮、生姜各等分。

用法：水煎服。

【审查意见】寒证可用。

12. 噎膈

（1）噎膈第一方

主治：反胃回食（因下寒结气以致水谷难进）。

组成：黄蛆钱半（炒黄），细松萝茶七分半，广木香分半，紫蔻仁四分半。

用法：共研极细末，到五更时，黄酒调服三分。

【审查意见】胃寒食滞及气机不舒之呕逆症，本方用之有效。噎膈恐难胜任矣。

（2）大半夏汤

主治：噎膈反胃。

治法：大半夏汤，多加蜂蜜，浸于长流水内，勺子扬够千遍，然后煎服。

【审查意见】古方有效。

（3）噎膈第三方

主治：膈食反胃。

治法：油瓜蒌一个重四两（去子用其皮），杏仁五钱（炒），川贝母五钱（炙），以上三味，先将杏仁、贝母装瓜蒌内，用白芷包裹，水沾湿，再用红土二两，陈醋和泥，封固。火上烧干，研末，分四份，用柿蒂三钱，煎水送下。

【审查意见】按：噎膈（即食道狭窄）在治疗上极为困难，根本治愈者，亦属仅有。查此方乃涤痰止呕之剂，用治痰涎壅滞呕逆者，尚可收效，对于噎膈症，恐难胜任。

13. 呕吐

（1）呕吐第一方

主治：腹痛呕吐。

治法：生姜五钱（切片），食盐三钱（炒），以新砂锅水煎服之。

【审查意见】此系治呕单方，民间多常用之，寒证有效。

（2）呕吐第二方

主治：虚寒呕吐，日久不止。

治法：羊乳一盅，萝卜汁二盅，蒸温服三盅，即止。

【审查意见】此方有滋润降逆之效，虚证可用。

（3）牛脊髓理中汤加附子

主治：饮食不入，呕吐不止。

组成：潞党参三钱，于白术三钱（土炒），小炮姜一钱，附子片一钱（熟），炙草钱半，牛脊髓五钱。

用法：用长流水二碗，煎至碗半，投牛脊髓，再煎至半碗，临卧温服。

【审查意见】按此方以参术益健胃，姜附温中回阳，牛髓滋液壮骨，炙草和中缓逆，应用于虚寒证之呕吐，必获殊效。

（4）呕吐第四方

主治：食入即吐，不食亦呕（寒呕）。

组成：法制半夏三钱，丁香钱半，白豆蔻二钱，砂仁二钱，紫油朴钱半，香附二钱。

用法：水煎服。

【审查意见】有温胃、散寒、降逆之功，寒证用之有效。

（5）呕吐第五方

主治：气喘上逆呕吐。

组成：无毒蛇血一小盅（另贮瓷皿），海南沉二钱，代赭石三钱，法半夏二钱，鲜竹茹五钱，贝母三钱，炙麻黄三分，杭白芍五钱，鲜姜汁一小盅（冲），山药两。

用法：水煎好，将蛇血细绢滤过，同姜汁冲起服。

【审查意见】有行气、定喘、降逆之效。

（6）呕吐第六方

主治：干呕吐逆痰涎。

治法：半夏、干姜各等分，水煎服。

【审查意见】寒证呕吐可用。

（7）呕吐第七方

主治：夏月呕吐，随食即吐。

组成：藿香梗五钱，香薷一钱，母丁香二个，粉草钱。

用法：水煎服。

【审查意见】胃寒证可用。

14. 痞病

（1）内消散

主治：（佚失）。

治法：雄鸡肫肉皮四个阴干新瓦焙存，砂仁四钱，神曲二钱，共为细末，作六次服，淡盐汤下。如全消，常服健脾丸，倘未痊愈，成老痞，再用糯米一升炒黄，砂仁四两炒，神曲二两，炒共为末。每服五钱，用陈皮三钱，煎汤下，早晚一次。

【审查意见】因寒宿食成痞者，此方用之有效。

（2）痞病第二方

主治：（佚失）。

治法：黄牙皂一尾（米泔水洗净），韭菜二十根，葱胡七个，同捣烂入锅内，乘热以绢袋包，敷患处，内有响声即愈。

【审查意见】此方有温脾胃、活血、消食之效，可用。

（3）痞病第三方

主治：肝痈胁痞疼。

组成：归尾三钱，赤白芍各二钱，花粉五钱，皂刺钱，山栀二钱，生草钱，银花三钱，酒军钱。

用法：水煎服，空心服下。

【审查意见】有解毒、清热、行血之功，可用。

15. 疝气

（1）导气汤

主治：疝气身热腹痛，便坠，时不停止。

组成：制川楝子四钱，广木香二钱，西小茴一钱（炒），吴茱萸一钱。

用法：引用长流水煎服。

【审查意见】此方温散寒滞，寒疝用之有效。

（2）疝气第二方

主治：疝气，睾丸下坠。

治法：羊角一个，妇人百会穴发一团，烧灰存性。黄酒送下，重者五服，轻者三服即愈。

【审查意见】羊角发灰，用治疝气，能否有效，尚未敢必，姑待试。

（3）疝气第三方

主治：寒疝（睾丸便坠十数次）。

治法：硫黄、附子各钱半，研末，酒作引，冲服。

【审查意见】硫黄、附子，均系大热之品，苟非至寒之证，切勿轻投，疝不甚相宜。

（4）疝气第四方

主治：（佚失）。

治法：蕉籽根（即高粱根）二十个连须，越陈越好，用冷水洗净，水煎服。

【审查意见】此系民间验方，存待试。

（5）疝气第五方

主治：疝气肚腹牵痛下坠，小便不禁。

组成：炒白术钱半，茯苓二钱，苍术钱，香附钱半，乌药钱半，川厚朴钱半，当归钱半，官桂钱半，泽泻钱半，猪苓二钱，藿香钱半，吴萸五分，陈皮二钱，木通钱，粟壳钱。

用法：干姜为引，水煎服。

【审查意见】此方温中散寒，利湿导滞，应用于寒性之疝气作痛症，必能效。

（6）疝气第六方

主治：疝气小腹气结作痛。

组成：川楝子三钱，云苓三钱，广橘核三钱，南桂心八分，制附子五分，吴茱萸一钱，荔枝核二钱，广木香八分，小茴香一钱。

用法：水煎服。

【审查意见】治疝专方，有效。

（7）疝气第七方

主治：（佚失）。

治法：辣芥面三钱，用冷水搅在茶碗中，再放火上少薰之，用七层麻纸将碗口封好，中间开豆大一孔，照脐心扣住，用布条束好。再用一钱厚之棉花七层，每层撒胡椒面少许，喷以白酒，黏在睾丸上，但黏近睾丸之两层棉花切勿喷酒，两带束紧，以睾丸复旧，疝气不疼为度。

【审查意见】此方外治疝气睾丸下垂，甚有至理。盖芥面有挥发性，以之盛杯内，隔纸一重，覆于脐上，可收温化散滞之功，而无腐局部蚀皮肤之害。更以重棉撒椒喷酒，缚住睾丸，较之西人绷带固定法，尤有过之也，且法简价廉，功效颇确，诚贫民极便之疗法也。

（8）疝气第八方

主治：疝气偏坠。

组成：紫油上桂楠、大虾米、白古月、鸽子粪以上各二钱。

用法：共为细面，每服二钱，早晚空心服，黄酒为引。

【审查意见】鸽子粪有碍卫生，不宜内服，以不用为妥。余皆温热之品，寒证宜用。

（9）疝气第九方

主治：疝气因肾虚者。

组成：巴戟天三钱，黄柏钱半，橘核钱半，荔枝核钱半，川草薢钱半，牛膝钱半，金铃子钱半，怀生地二钱，云茯苓三钱。

用法：水煎服。

【审查意见】强壮治疝合剂，对证可用。

（10）疝气第十方

主治：小肠气。

组成：益智仁五钱，蓬术一钱，小茴香八分，山萸肉钱半，乌药二钱，牛膝钱半，川楝子钱分，芦巴钱，川芎钱半，甘草钱。

用法：共研末，每服三钱，白汤下。

【审查意见】治疝套方，可备用。

（11）便坠神效丹

主治：便坠疝气及下部一切虚寒证。

组成：大茴香籽一两，小茴一两，桂枝一两，马兰花一两，公丁香五钱，吴萸五钱。

用法：以上共研极细面，用陈醋红糖为丸，如梧桐子大。每日早晚空心服二丸，黄酒送下。

【审查意见】有散寒、化滞、消肿之效。

（12）青核汤

组成：青皮钱半，橘核三钱，荔枝核三钱，广木香八分，生口芪钱半，银柴胡八分，川楝子二钱。

用法：用清水煎汤，食前服。

【审查意见】治疝专药，可用。

（13）疝气第十三方

主治：疝气痛。

组成：荔枝核三钱，台乌一钱，青皮二钱半，山栀钱半，陈皮二钱，山楂二钱，吴茱萸一钱，橘核三钱，穿山甲二钱，川楝子三钱。

用法：水煎服。

【审查意见】此方治疝痛有效。

（14）疝气第十四方

主治：便坠。

治法：地肤子、橘核、升麻各等分，研末，空心酒服钱半。

【审查意见】此方治疝气有效，可备应用。一方更以绷带软棉固定患部，取效更佳矣。

（15）疝气第十五方

主治：疝气。

组成：没药钱半，乳香一钱，核桃肉钱半，白藓皮钱半，归尾钱半，乌药钱半，草梢钱半，赤芍二钱，牛膝一钱，广皮二钱，香附二钱，椒目十个。

用法：共为细末，炼蜜为丸，如桐子大。每服十丸，忌生冷酸物。

【审查意见】此方有祛风散寒、止痛顺气消疝之效，可用。

（16）疝气第十六方

主治：小肠疝气。

组成：荞麦面四两（酒浸晒燥勿炒），胡芦巴四两，小茴香一两（炒）。

用法：共为末，酒糊为丸，如桐子大。每服一钱，空心盐汤下，服至两月，大便必有湿热之物，如脓者，泄出方效。

【审查意见】寒证可用。

16. 便血

（1）便血第一方

主治：便血，腹中凝疼，四肢无力。

治法：鲜樗根白皮、生姜（去皮）、绿豆芽各四两，共一处，用石臼捣之。以布滤其汁，再入白糖四两，蒸一炷香。每日清早，空心温饮三二匙。

【审查意见】此方有止涩、收敛、温运之功，尚可试用。

（2）棕叶丸

组成：椿皮三两（炙），柏叶二两，棕皮炭五钱。

用法：共研细末，水泛为丸，每服二钱，米汤送下。

【审查意见】止血专剂，便血症用之，有效。

（3）便血第三方

组成：桑螵蛸三钱，地榆炭二钱，槐花炭二钱，炒白芍二钱，元参三钱，生地炭四钱，台参二钱，陈皮钱半，焦楂钱，生芪二钱。

用法：水煎服。

【审查意见】有止血、收敛、益气之功，便血可用。

（4）便血第四方

主治：湿热粪前便血。

组成：生地三钱，白芍二钱，茜草炭二钱，槐花炭二钱，黄连八分，黄芩钱半，地榆炭三钱。

用法：水煎，空心服之。

【审查意见】有凉血收敛、泄热止血之功，热性便血症可用。

（5）便血第五方

主治：肠风下血。

组成：生芪三钱，旱莲花二钱，防风炭五分，荆芥炭五分，潞参三钱，槐花炭钱半，地榆炭钱半，焦三仙各钱半，生地炭二钱半，阿胶珠三钱。

用法：水煎服。

【审查意见】止血通剂，有效可用。

（6）便血第六方

主治：粪后便血，肠风便血。

组成：白鸡冠花三钱，椿根白皮二钱，焦芥穗五分，生地炭三钱，槐花钱半。

用法：水煎，空心服。

【审查意见】有收敛止血、散风清热之功，可备应用。

（7）便血第七方

主治：痔疮出血，肠风下血。

组成：槐花炭三钱，荆芥炭五分，木耳炭钱半，百草霜钱半。

治法：水煎，空心温服。

【审查意见】凉血清热，止血固肠，可用。

（8）便血第八方

主治：肠风下血。

组成：刘寄奴半两，松萝茶一钱，乌梅肉一个。

用法：水煎，温服。

【审查意见】有破瘀、解毒、收敛之功，惟少凉血止血之品，如地榆炭、阿胶珠等皆可酌量加入，则功效更佳矣。

（9）便血第九方

主治：大便下血。

组成：椿根皮一两（蜜炙黄），川黄连钱（半酒炒），槟榔钱半（半生半炒），红花一钱（酒炒），槐花一钱（酒炒），炙粉草钱，当归三钱（酒炒），白芍三钱（酒炒），生地三钱。

用法：水煎，空心服。

【审查意见】有泄热导滞、和血破血、收涩固肠之功，可备应用。

（10）安血祛瘀汤

主治：腹痛便血。

组成：鲜生地两，蒲黄炭三钱（包），地榆炭六钱，棕皮炭三钱，大小蓟炭各钱半，熟军炭钱半，炒榴皮四钱，金石斛二钱，白芍炭三钱，于术炭三钱，谷麦芽各三钱。

用法：水煎，空心服。

【审查意见】此方凉血、收敛、行瘀之功颇大。由血热瘀滞，冲激下泄者，用之必获殊效。寒证忌之。

（11）便血第十一方

主治：内热便血，或血痔下血。

治法：生甘草，为末，蜜调作丸，如芡实大。每服七丸，开水送下。

【审查意见】民间验方，可备试用。但恐效力不确耳。

（12）便血第十二方

主治：肠风下血。

治法：地榆六钱，炒蒲黄三钱，将地榆煎汤，蒲黄冲服。

【审查意见】止血专剂，可用。

（13）便血第十三方

主治：大便粪前下血。

组成：侧柏叶三钱，当归三钱，生地黄三钱，黄连八分，炒枳壳八分，槐花三钱，地榆三钱，甘草五分，乌梅一个。

用法：水煎服。

【审查意见】通行方，有清热止血之效，可用。

（14）便血第十四方

主治：多年大便下血不止。

治法：龙眼肉五钱，鸭胆子四十九个（去皮），每个龙眼肉以鸦胆子七粒，开水送下。

【审查意见】古方，对于因热下血者有效。然病重力强者，可酌量增加用量。

17. 虫症

（1）扫虫煎

主治：虫上攻胸腹作痛。

组成：青皮、吴萸、小茴香各一钱，槟榔、乌药各钱半，细榧肉三钱，乌梅二枚，甘草八分，朱砂、雄黄各五分。

用法：水煎，入朱砂雄黄末调服。

【审查意见】杀虫通行方，有效。

（2）虫症第二方

主治：吐虫及便虫。

组成：白术三钱，茯苓三钱，甘草三分，白薇三钱，使君子十个，枳壳五分，白芍三钱，百部一钱，槟榔三钱，黄连八分，半夏一钱。

用法：水煎，服二剂，而虫尽化为水矣。但服药之后，必须忌饮汤时茶茗。

【审查意见】此乃健胃与杀虫合剂，治肠寄生虫症之胃虚者，最为相宜。然虫症上越者，宜少佐以降逆之品，方妥。

（3）虫症第三方

主治：（佚失）。

治法：生南瓜子一升，尽量食完。

【审查意见】有杀灭绦虫之功，可用。但须与下药伍用，功效方捷。

（4）虫症第四方

主治：大人、小儿虫症。

组成：猪苓钱，槟榔钱半，川厚朴钱半，茯苓二钱，鹤虱子二钱，使君子四钱，苦陈皮二钱半，黄椒二分，广皮钱半，白芍钱半。

用法：石榴根引，水煎，空心服。

【审查意见】杀虫专剂，对证用之，必能取效。

（5）虫症第五方

主治：寸白虫。

治法：雷丸一两，槟榔一两半，共研细面，芝麻酱为丸，每服三钱，空心白水送下。

【审查意见】二药为杀虫之专剂，用之当可奏效。但服后再继以泻下之品，奏效更捷。

18. 便秘

（1）加减五仁汤

主治：老年血亏便秘。

组成：火麻仁三钱，郁李仁三钱，柏子仁三钱，光杏仁三钱（打），生蒌仁三钱，全当归三钱，川楝子二钱，大白芍二钱，白蜜三钱（冲）。

用法：水煎服。

【审查意见】此方以五仁滑肠润燥，当归、白芍以滋肠液，以楝子散滞，白蜂蜜泄热，为缓下平剂。对于老人便秘，甚为相宜。

（2）滋阴利便汤

主治：大便不通。

组成：当归五钱，生白芍三钱，天麦冬各三钱，火麻仁四钱，肉苁蓉三钱，丹皮三钱，生地三钱，粉草钱半，黑芝麻三钱，番泻叶一钱，生姜三片。

用法：水煎，空心服。

【审查意见】此方有益血、凉血、滋液、润燥通便之功，阴虚者宜之。

（3）便秘第三方

主治：大便秘结，数日不通。

组成：松子仁三钱，青莱菔片三钱，白菜根三钱，全当归三钱，生白蜜五钱

（冲）。

用法：水煎服。

【审查意见】此方有滑肠、滋液、润下之功，虚性之燥结症可用。

（4）便秘第四方

主治：肠鸣，便燥，胸膈，气闷。

组成：黑芝麻四两（炒），茅苍术五钱（土炒），干姜五钱，熟地二两，火麻仁二两（炒）。

用法：共为细末，炼蜜丸，如桐子大。每服三十丸，空心开水送下，日服二次即愈。

【审查意见】苍术、干姜，除结散满；芝麻、麻仁，润肠利便；熟地滋阴养血。肠燥便秘，此方有效。

19. 泄泻

（1）泄泻第一方

主治：（佚失）。

治法：以多年干木瓜，用锉锉为细末。每用三钱，再加藕粉，红白糖各等分，开水冲成糊状，饮之即止。如痢疾多日不止者，亦可用之。

【审查意见】功专收敛，久泻宜之。

（2）泄泻第二方

主治：（佚失）。

治法：陈仓谷米一斗碾之，将米糠簸去一半，留一半，然后磨成粗粉，水煮红枣三斤（去核，与米粉用水和之），丸如小馍大，用笼蒸熟。每日早晚，先食米饼二三个，再吃便饭数日即愈。

【审查意见】陈仓米为止泻专药，用之必能奏效。

（3）泄泻第三方

主治：久泻虚寒，五更泄泻，水谷不分。

组成：肉桂末五钱，胡芦巴二两，补骨脂二两，于白术一两，茯苓两。

用法：研极细末，每服三钱，空心，枣汤送下。

【审查意见】补涩专剂，久泄用之，必获殊效。

（4）泄泻第四方

主治：气虚泄泻不止。

组成：雄豹胃一具（洗净），花旗参五钱，煨肉蔻五钱，焦术两，诃子肉三钱，洋烟子二钱，干姜五钱。

用法：上药共和一处，装入雄豹胃内，用线扎紧，纸包数层，文火煨热，为末，每五钱，以元肉一两，煎浓汤送下。

【审查意见】此方温补收固之功甚大，泄泻之属虚属寒者用之，必能奏效。

（5）泄泻第五方

主治：久泄不止。

治法：猪腰子一对，劈开，纳入骨碎补末五钱，煨热，食之。

【审查意见】功专固补，虚证有效。

（6）泄泻第六方

主治：寒泻者腹痛喜手按摩，口不干而舌滑者。

组成：党参三钱，白术三钱，茯苓三钱，肉桂五分，干姜五分，甘草五分，砂仁五分，神曲三钱。

用法：水煎服。

【审查意见】通行方，有效。

（7）泄泻第七方

主治：泄泻流连，经久不愈。

组成：破故纸二钱半，吴萸一钱，肉蔻二钱，五味子二钱，车前子三钱，木通钱半，泽泻二钱，云茯苓三钱，于白术三钱。

用法：水煎，早晚空心服。

【审查意见】有温补、固脱、利尿之功，虚寒久泄可用。

（8）泄泻第八方

主治：泄泻日久，屡治不效。

治法：平胃散一两，入猪肚中，蒸熟焙干，研细末，空心白水送下五钱，二三次即愈。

【审查意见】功专健胃，固肠，利尿，久泻可用。

（9）泄泻第九方

组成：白术一两，车前子一两，炒苡米一两。

用法：水煎服。

【审查意见】治泻通剂，有健胃、利尿之效，可用。

（10）泄泻第十方

主治：跑肚水泻。

组成：柴胡片一钱，桔梗片钱半，生白术三钱，白芍片三钱，石柱参钱半，橘红片钱半，制半夏钱半，粉葛根五分，川芎钱半，茯苓块三钱，炒砂仁钱半（研），炒枳壳钱半，炙甘草钱半。

用法：引用仓米一撮，水煎服。如肚腹疼痛及大便发烧，加黄连、黄芩各五分，早晚食前每服一次，温服。

【审查意见】此方以升提温补，燥湿疏达为主，用治水泻，必能生效。但以虚寒证为限，若系实热下泻者，不可轻用，否则抱薪救火矣。

（11）泄泻第十一方

主治：泄泻不止。

治法：龙骨、白石脂、白茯苓各等分，为末，如梧子大。以紫苏、木瓜煎汤送下。

【审查意见】有固肠、健胃、收敛之功，久泻可用。

（12）泄泻十二方

主治：五更泄。

组成：焦术五钱，炙芪三钱，制故纸四钱，制肉蔻二钱，吴茱萸一钱，炒诃子一钱，五味子二钱，粟壳钱半，茯苓二钱，红枣肉钱。

用法：水三盅，煎八分，温服。

【审查意见】因气虚命门火衰，以致五更泄泻者，用之有效。

（13）泄泻第十三方

主治：夏天肚痛，水泻，口渴。

组成：藿香钱，丁香一钱（男用公，女用母），滑石粉五钱。

用法：共为细末，每服一钱，白水送下。日服三次，即效。

【审查意见】本方于轻症霍乱可服。心烦口渴者，可加川连、花粉。（母丁香即鸡舌香，二者性质相似，无须分别。）

20. 脱肛

（1）脱肛第一方

组成；黄芪两半，防风钱，升麻钱半，荆芥二钱，黄芩二钱，陈皮二钱，台乌钱，潞参三钱。

用法：水煎服。

【审查意见】脱肛即肛门括约筋收缩力弛缓，治法宜以收敛为主。查此方所用药品，皆系益气升提之品，缺少收敛之药。又防风、荆芥、黄芩亦无应用之必要，宜去。

（2）脱肛第二方

治法：麻油用器盛之，以臀坐之，再饮天麻子汁数升。

【审查意见】虚证可用。

（五）神经系病

1. 头痛

（1）头痛第一方

主治：头痛，眉棱骨疼痛跳动。

组成：片子芩五钱，香白芷三钱，花椒二钱，芥穗三钱，苏薄荷三钱，葱白五钱，桑叶三钱，防风三钱，川芎三钱，生茶叶五钱，细辛钱半。

用法：水二大碗，煎留碗半，用脱脂棉浸药搽洗患部，一剂即愈。

【审查意见】此方有开发毛窍、刺激汗腺之功，为一种辛温发汗剂。治风寒感冒、恶寒发热、头疼无汗者，宜之。

（2）头痛第二方

主治：偏正头痛。

组成：细辛三钱，瓜蒂七分，丁香三粒、糯米七粒、冰片一厘，麝香一厘。

用法：研末，吹鼻，出涎即愈。

【审查意见】此方有活血散风、镇痛通窍之效。感冒性头痛可用。

（3）头痛第三方

主治：血虚头痛。

组成：当归三钱，川芎三钱，荆芥穗钱，党参五钱，黄芪三钱。

用法：水煎服。

【审查意见】此方有补气、活血、发汗之效。气血虚弱者可用。

（4）头痛第四方

主治：偏正头痛。

组成：石膏三钱（半生半煅），荜茇三钱。

用法：共研细末，男左女右，吹鼻内即愈。

【审查意见】轻症可用。

（5）头痛第五方

主治：偏正头痛，或偏痛或全痛。

治法：用白萝卜汁灌入鼻孔内，左痛灌右，右痛灌左，全痛通灌。

【审查意见】有刺激兴奋之效，头痛轻微者可用。

（6）头痛第六方

治法：白萝卜汁加潮脑少许，入瓷器内，黄蜡封口，七七之日，鼻内闻之。

【审查意见】按：萝卜汁与樟脑外用，有刺激即镇痛作用，对于神经性疼痛有效。

（7）头痛第七方

主治：风寒头痛。

组成：紫苏二钱，川芎钱半，花椒七粒，雨前茶一撮，葱头二个。

用法：水煎，先熏后洗，再以衣被覆身，汗出即愈；或不洗尽熏，覆被出汗亦可。

【审查意见】此方有发表散寒之功，感冒性头痛可用。

（8）头痛第八方

主治：（佚失）。

治法：川芎、白芷、煅石膏、荆芥穗各等分，为末，每服一钱，米汤送下。

【审查意见】川芎、白芷为治头痛之有效药，加石膏、芥穗，有散风清热之功，以治风热头痛，当能有效。

（9）头痛第九方

主治：（佚失）。

组成：川芎钱，柴胡二钱，黄连钱半，防风二钱，羌活二钱，甘草钱半，炙黄芩二钱，北细辛五分。

用法：将黄连（酒炒），条黄芩（一钱炒，一钱生），共为细末，药调成膏，每服二钱。

【审查意见】由感冒头痛者，用之有效。

（10）头痛第十方

主治：偏头痛。

治法：明雄黄、细辛各等分，薄荷脑少许，为末和匀，每用一分以下，左痛嗅右鼻，右痛嗅左鼻。

【审查意见】有清热、散风、镇痛之效。

（11）头痛第十一方

主治：头风嗝鼻。

组成：白槿花子、僵蚕、雄黄、石菖蒲、鹅不食草、牙皂各一分。

用法：研细嗅之，取嚏日数次。

【审查意见】有除风、开窍、取嚏之功。

（12）头痛第十二方

主治：头痛眉棱骨痛。

组成：黄芩二钱，白芷钱，桑叶三钱，细茶三钱。

用法：煎服。

【审查意见】有风热者可用。

2. 腰腿疼痛

（1）腰腿疼痛第一方

主治：腰腿疼痛。

组成：蘑菇十二两（焙干研末），胶饴六两。

用法：二味上锅蒸熟，为丸，三钱重。每早晚，空心米汤送下。

【审查意见】蘑菇有舒筋、和血、利气之功，腰腿疼痛用之有效。

（2）腰腿疼痛第二方

主治：腰腿痛，历节痛。

组成：当归二钱，川芎二钱，牛膝二钱，木瓜二钱，桑寄生三钱，松蘑三钱，独活二钱，没药二钱，灵仙二钱，仙茅二钱，狗脊二钱。

用法：水煎服。

【审查意见】活血利气，通络镇痛，散寒祛湿有效，为治腰腿疼痛之通行方。

（3）腰腿疼痛第三方

主治：（佚失）。

组成：白木耳四两，生大豆四两（二宗俱研末），蜂蜜四两，黄酒四两，陈醋四钱，黑糖四两，青盐四两，河水四两。

用法：用铜勺子煮一次，共煮晒七次，空心随意食之。

【审查意见】活血舒筋，通络镇痛有效，可以备用。

（4）腰腿疼痛第四方

主治：妇女腰腿疼痛。

组成：台蘑菇三钱，全当归三钱，川牛膝钱半，大枸杞二钱，黑杜仲二钱，梅苍术钱半。

用法：黄酒为引，水煎服。

【审查意见】此方有活血滋阴、通利关节、运行经络之功，尚可应用。

（5）腰腿疼痛第五方

主治：妇人腰腿疼痛。

组成：苍术二两，川黄柏四两，杜仲四钱，生地三钱，虎胫骨四钱，枸杞子四钱，当归二两，牛膝三钱，附子三钱，川续断四钱，灵仙四钱，升麻二钱，木耳四两。

用法：用米汤为丸，每丸三钱。每服一丸，早晚服用，开水送下。服至半月，即觉加痛，痛后即愈。

【审查意见】寒湿证可以取用。

（6）腰腿疼痛第六方

主治：（佚失）。

组成：川羌活钱半，川独活钱半，川牛膝三钱，千年健三钱，地风二钱，杜仲炭二钱，桂枝尖钱半，生白芍三钱，淮山药三钱，乳香二钱，没药二钱，枸杞三钱，生芪三钱，生姜三片。

用法：先用猪肠一对，煮熟，用此汤煎药，连服三剂，忌一切生冷。

【审查意见】此通行方，风湿症可用。

（7）鸽粪茄蒂饮

主治：男女老幼，一切风寒湿腰腿疼痛，不能行动，麻木不仁。

治法：椿根皮、榆根皮、柳根皮、桑根皮各一两，嫩槐条二两，鸽粪四两，茄蒂五个。五种树皮，如病在上，用向阳的；病在下，用阴面的。然后共一处，水煎开后，用冷水点开，后再用冷水点，如是者七次。病在何处，熏蒸何处，熏时用被盖之。

【审查意见】此乃民间验方，主治以上病症有效，可备应用。

（8）腰腿疼痛第八方

主治：男女一切腰腿疼痛，经久不愈。

组成：杜仲两，牛膝三钱，白苣子五钱。

用法：水煎，空心温服。

【审查意见】通行方，有效可用。

（9）腰腿疼痛第九方

主治：腰疼，俯仰不便。

组成：全当归三钱，玄胡索二钱，牛膝钱半，白木耳三钱，蘑菇二钱，川杜仲二钱，桑寄生三钱，川萆薢钱半，川红花五分。

用法：水煎，空心温服。

【审查意见】功专活血通络，祛滞逐瘀，可用。

（10）腰腿疼痛第十方

主治：腰痛肾虚。

组成：沙苑蒺藜一两，川杜仲一两，山萸肉八钱，金毛狗脊八钱，桑寄生八钱，云茯苓五钱。

用法：研末，蜜丸，如梧子大。黄酒空心送下，三钱。

【审查意见】为治肾虚腰痛之良方，可用。

(11) 腰腿疼痛第十一方

组成：当归、黄芪、党参各三钱，杜仲、枸杞、牛膝、桑寄生各二钱，乳香、没药、生地、蒺藜各钱半，防己、益母草各一钱，木鳖子五分。

用法：水煎，兑黄酒一杯，温服。

【审查意见】有兴奋、镇痛、滋补、祛滞、凉血之功。内伤腰痛者，可资应用。

(12) 祛湿固腰汤

主治：腰腿疼痛。

组成：茯苓皮三钱，木防己二钱，晚蚕沙二钱（炒黄），萆薢钱半，苡仁四钱，川断二钱，杜仲二钱，厚朴二钱，橘皮二钱，炮姜五分，菟丝子三钱。

用法：水煎，食前空心温服。

【审查意见】功专祛湿，逐寒，利水，可用。

3. 癫狂

(1) 镇心安神丸

主治：癫痫惊狂痰火。

组成：生地（酒炒）、黄连（酒炒）、橘红、南星（姜制）、人参、茯苓（炒）、枣仁、当归各一两，天竺黄、雄黄、牛黄各二钱，琥珀、珍珠各二钱。

用法：上药共为末，蜜丸，如桐子大。朱砂为衣，米饮下五十丸。

【审查意见】痰火瘀滞者可用。

(2) 龙虎丸

组成：西牛黄三分，巴豆霜三分，水飞辰砂三分，白矾三分。

用法：轻者减去一分，研末，配粳米粉为丸。分四十丸，辰砂为衣。轻则一丸，重则二三丸，温开水送下。约半时许，非吐即泻，逾八小时，再服一丸，以俟之。病重者，有用至五十余丸。忌食猪肉二年，体虚者酌用，孕妇忌服。

【审查意见】此系古方。牛黄、巴霜，有清痰泻下之功；辰砂、白矾，有镇静催吐之效。治癫狂实证，尚无不宜，惟体质虚弱者，慎用。

(3) 平肝降痰丸

主治：男女风痰，气滞，癫狂，惊悸，肝气不舒，心神恍惚。

组成：银柴胡三钱，粉丹皮四钱，广木香三钱，明天麻三钱，炒姜三钱，宁半夏三钱，南星片三钱，焦栀子三钱，苏全虫三钱，云茯苓四钱，炒黄芩三钱，炒枳实二钱，苦桔梗三钱，大麦冬四钱，元参片三钱，煅砒石二钱，大皂角二钱，制香附二钱，乌犀角二钱，羚羊角二钱，茄楠沉香二钱，大生地五钱，朱远志四钱，绿竹茹四钱，真川军三钱，苏薄荷三钱，生贡芍四钱，毛橘红五钱，代赭石三钱，糖瓜蒌四钱，台麝香钱，镜面砂三钱，朱茯神三钱。

用法：共为细面，蜜丸二钱重，每晚服一丸，灯心、薄荷汤送下。

【审查意见】此方有清热、豁痰、搜风、镇静、通窍之效，治癫狂单纯性者有效。

（4）癫狂第四方

主治：痴癫。

组成：白矾三钱，川郁金七两，雄黄三两。

用法：研末，猪血为丸，每用开水送下钱半。

【审查意见】此系古方加味。化痰开窍，镇静清热，癫症用之，尚无不宜。

4. 痫症

（1）醒迷至宝丹

主治：羊痫癫狂。

组成：胆南星、生枣仁、远志、茯神、柴胡各三钱，川贝母、半夏曲各二钱，陈皮、生草、广木香、砂仁各一钱。

治法：共为细末，如桐子大，朱砂为衣。每清晨，开水送下三钱。

【审查意见】此方有化痰降气、镇静安神之功，清浅之痫症，可以生效。

（2）癫痫第二方

主治：痫疾，猪婆疯，发时不久，仍如无病。

组成：朱砂、雄黄各二钱，天竺黄五钱，胆星一两，麝香分半。

治法：上药为末，先用麻黄二钱，甘草、款冬花各五钱，煎汁去渣熬成膏后，再加药末，和为丸，如芡实大。每服一丸，薄荷汤化下。

【审查意见】有镇静、清痰、开窍之效。肺气不宣、痰涎凝滞者，可用。

（3）痫症第三方

主治：（佚失）。

治法：用钢钱一钱或二钱，作戒指一枚，制法不拘形式，任何样均可，常戴手指上。

【审查意见】此乃术士之法，恐与治疗无关，存疑待试。

（4）痫症第四方

主治：小儿羊痫风。

治法：桃花适量，用白面糊拌起，蒸熟食之。

【审查意见】桃花有利痰饮、散滞血之功，痫风由停痰血滞者可用。

（5）痫症第五方

主治：（佚失）。

治法：训狐一个，用水煮熟甜吃（训狐俗名猫头鹰）。

【审查意见】是否有效，存待试用。

（6）痫症第六方

主治：（佚失）。

治法：全椿娘七个（一名花姑娘），巴豆一个（去皮研末）。先将椿娘放瓦上焙干，研细末，和巴豆面作七丸，病将犯时，用温水冲下。如病人牙关紧闭，用他物掀开，将药灌入。

【审查意见】全椿娘不详，效否，殊未敢必，姑存以待证之。

（7）痫症第七方

主治：牛羊痫风。

组成：磁石一两，六神曲两半，陈皮三钱，半夏三钱。

用法：蜜丸，朱砂一两为衣，日服三钱，开水送下。

【审查意见】此方有镇静行气、消食化痰之功，实证可用。

（8）痫症第八方

主治：痰痫不省人事，痴呆者。

组成：人参三钱，柴胡钱半，当归三钱，白芍四钱，半夏三钱，甘草一钱，生枣仁一两，天南星二钱，附子五分，菖蒲三钱，神曲二钱，茯苓二钱，郁金二钱。

用法：煎浓灌之，虽吐无妨，一睡二醒，病即愈矣。

【审查意见】古方加减，有通窍、利痰、安神之效。

（9）抱胆丸

主治：诸般疯狂癫痫，痰迷心窍等症。

组成：川郁金一两，天竺黄一两，雄黄五钱，白矾三钱。

用法：共为末，以落水猪心捣匀为丸，如梧子大，朱砂为衣。每日服一钱，以石菖蒲汤送下。

【审查意见】此方有豁痰、散郁、开窍之功，可用。

（10）痫症第十方

主治：痫症有痰者。

组成：胆星二钱，辰砂钱半，白附子二钱，钩藤二钱，黑豆五钱。

用法：为末，猪心血为丸，每服二钱，白水送下。

【审查意见】豁痰镇静可用。

5. 瘫痪

（1）瘫痪回春丹

主治：男妇中风，手足拘麻，筋骨疼痛，半身不遂，口眼歪斜。

组成：人参一两，乌蛇五钱，当归一两，川芎八钱，黄连五钱，羌活八钱，防风七钱，元参四钱，藿香八钱，白芷六钱，茯苓一两，麻黄五钱，天麻五钱，姜黄五钱，川牛膝两半，甘草五钱，桂楠五钱，蔻仁八钱，首乌一两，琥珀一两，黄芪一两，通经草二两，草蔻仁五钱，熟地一两，穿山甲三钱，全虫一两，灵仙八钱，葛根五钱，桑寄生八钱，细辛三钱，赤芍七钱，青皮五钱，于术一两，僵蚕一两，乳香六钱，没药六钱，朱砂六钱，香附五钱，天竺黄一两，附子五分，生龟板七钱，沉香五钱，丁香五钱，胆星六钱，红花七钱，犀角五钱，朴根一两，地龙七钱，广木香一两，牛黄二钱，虎胫骨一对，银柴胡一两。

用法：将上药共为细面，蜜丸，如梧子大。每服二钱，开水空心温服。

【审查意见】治瘫痪之通行方，有活血通络、强壮镇静之功，可用。

（2）玉液活血酒

主治：中风半身不遂，腰腿疼痛瘫痪。

组成：虎胫骨一对，炙鳖甲八钱，口防风二两，秦艽二两，萆薢一两，川羌活一两，川牛膝二两，川杜仲两半，枸杞子二两，白术一两，当归二两，松节二两，苍耳子二两，晚蚕沙一两，干茄根八钱，白花蛇一条，首乌五钱，广木香一两，土沉香三钱，细辛五钱，川芎一两，全当归三两，香附一两，红花八钱，桂枝尖一两，白芍一两，通经草一两，全虫五说，灵仙八钱，僵蚕一两，白酒二十五斤。

用法：将上药共为粗末，用白布袋盛之，浸于酒内，十五日后，将酒悬于锅内蒸之，以三炷香为度，每早晚服二酒盅，空心服。

【审查意见】此系古方，但须常服。更宜详细诊查病情，分别加减，则更佳矣。

（3）瘫痪第三方

主治：手足瘫痪，麻木不仁，白虎历节，两胁走痛，半身疼痛。

组成：好真墨一锭，制乳香三钱，自当归五钱，白胶香三钱，草乌片二钱，地龙三钱，木鳖子二十个，五灵脂三钱，两头尖三钱，广木香三钱，川芎片三钱，细辛二钱，真台麝二钱，天麻二钱，何首乌三钱，明雄黄二钱，白附子四钱，南星三钱，川牛膝四钱，凌霄花三钱，虎胫骨一对（炙），自然铜二钱（煅），骨碎补三钱（去毛），五加皮三钱。

用法：共为细面，糯米和丸，每丸二钱。早晚空心服一丸，温白酒为引。

【审查意见】本方宜去好墨、白胶香方可。功专强壮兴奋，活血镇痛，疏络行气，用之必获良效。

（4）畅筋舒络丸

主治：男女左瘫右痪，半身不遂，口眼歪斜，腰胸疼痛，手足顽麻，语言謇涩，行步艰难，皮肤瘙痒。

组成：石柱参一两，当归片三钱，粉赤芍一两，川芎片两，口防风三钱，粉葛根一两，制乳香一两，制没药一两，朱血竭八钱，镜面砂一两，乌犀角七钱，干地龙钱，粉甘草二两，公丁香一两，白僵蚕一两，片脑三分，台麝香六钱，宫桂丝一两，川羌活三两，虎胫骨一对（炙），本牛黄四钱，明天麻两半，灵仙一两，天竺黄一两，何首乌二两，香白芷三两，台乌药一两，青皮一两，制香附二两，乌附片八钱，白蔻仁一两，骨碎补一两，川黄连两半，云茯苓一两，茅苍术二两，九熟地一两，真川军八钱，广木香两，土沉香两，细辛两，汉防己两，麻黄五钱，杭菊花两，秦艽片两，天南星两，白胶香两，苏全虫两半，香藁本两，白花蛇一条（新瓦焙干），两头尖八钱，明雄黄五钱，苏薄荷两，肥白及八钱，升麻片两，小茴香两，川甘松两，苦桔梗两，零陵香两，寒水石五钱。

用法：共为细面，炼梨花白蜜为丸，二钱重，以金箔为衣。每服一丸，空心温酒送下，日服二次。

【审查意见】功专强壮活血，行气镇痛，疏络通窍，祛风舒筋，祛湿清热。治瘫痪须久用，方能收效。

6. 腓腿痉挛

（1）腓腿痉挛第一方

主治：转筋起于足胼（俗呼腿肚）。

治法：以棉絮浸酒中煎热，取出裹之，冷再易之。

【审查意见】存待试。

7. 口眼歪斜

（1）活络还阳汤

主治：（佚失）。

组成：僵蚕三钱，钩藤五钱，当归五钱，赤芍二钱，生地二钱，广橘红钱半，木通二钱，杭菊花一钱，生口芪两，川朴一钱，金银花三钱，川芎七分。

用法：以水三茶碗，煎一茶碗，去渣，空心温服。

【审查意见】此方有搜风活络、调节神经之功，可用。

（2）口眼歪斜第二方

主治：（佚失）。

治法：甘遂、芥穗各等分，共为末。每服钱半，开水送下。

【审查意见】由风疾所致者可用。

（3）口眼歪斜第三方

主治：（佚失）。

治法：用蜣螂捣敷，左歪敷右，右歪敷左，即愈。

【审查意见】有效与否，尚不敢必，存待试。

8. 神经衰弱

（1）神经衰弱第一方

主治：头目眩晕。

组成：全当归八钱，杭白芍四钱，怀生地八钱，粉丹皮三钱，大玄参两，条沙参五钱，酒蒸军三钱，紫油桂六分，酒知母三钱，粉甘草钱。

用法：水煎服。

【审查意见】滋阴活血，疏通气滞，有效。

（2）健肾补脑圆

主治：肾元虚羸，神经衰弱，健忘，头晕，腰痛，失精诸疾。

治法：生雄麻雀脑髓四两半，鸡子黄四两，半生半蒸熟，捣丸如桐子大，晒干，早晚空心服三四钱。初现神经衰弱，倦乏困睡，加云茯神二两，蛇胆、陈皮两，甜肉桂心钱；健忘，加菖蒲、远志各六钱，龙牙五钱；失精，加龙骨二两，牡蛎两，盐柏八钱，砂仁三钱；腰痛，加核桃仁、补骨脂各两；泻，加于术三两，伏龙肝炒两；咳嗽，加蛤蚧二枚，五味子膏八钱。

【审查意见】麻雀脑补脑益气，暖腰膝缩小便，鸡子黄解热补阴，治肾脏衰弱及神经衰弱，有滋补镇静之效，可资应用。

（3）神经衰弱第三方

主治：头晕胀痛，眼花耳鸣。

组成：天麻一钱，桑叶二钱，菊花三钱，薄荷两半，白芍二钱半，归身二钱半，川芎钱，青葙子钱半，钩藤钱半，竹叶钱。

用法：水煎服。

【审查意见】乃阴虚发汗之剂，治阴虚感冒，用之有效。

（4）救晕至圣丹

主治：气血虚弱发晕者。

组成：人参两，当归二两，川芎两，白术两，熟地两，黑姜钱。

用法：水煎服。

【审查意见】通行方，神经衰弱者用之有效。

（5）神经衰弱第五方

主治：虚劳发热。

组成：地骨皮二两，柴胡二两。

用法：为末，每服二钱，麦冬汤调下。

【审查意见】此方宜再加鳖甲等滋阴之品，方可奏效。

（6）毒麝散

主治：心烦意乱，坐卧不宁。

治法：麝香用一分，十五岁以下用五厘，研细，白开水送下。

【审查意见】通行单方，有兴奋之效，可用。

9. 四肢麻痹

（1）舒筋神效汤

主治：四肢麻木，时疼时止。

组成：桂枝尖三钱，生白芍二钱，生芪三钱，钩藤二钱，僵蚕三钱，蘑菇三钱，当归三钱，川芎钱半，粉草钱。

用法：香附二分冲服，一剂轻，二剂好，三剂痊愈。

【审查意见】此方有活血、调节神经、通利关节之功，尚可应用。

（2）四肢麻痹第二方

主治：手足麻木。

组成：南木耳八两（酒拌酒炒干），自当归一两四钱，苍术一两四钱，杜仲炭三钱五分，川乌片三钱半，草乌片三钱半，宣木瓜一两，炒神曲五钱，升麻七分。

用法：共研细面，入飞罗面一撮，用木瓜黄酒一壶半，和水为丸，如绿豆大，每日服二次。服三二日，病即减半，再服多日，以除根为止。如服药面，将木瓜黄酒浸入药内，焙干研面，用好醋五七滴，兑开水送下。如身痛并麻木，照前方分量，减去炒神曲、升麻二味，再加入制乳香、制没药各三钱，或面或丸。

【审查意见】有舒经、活络、升提之效，可用。

10. 手足痉挛

（1）熄风疏木散

主治：麻痹症，四肢痉挛，手指撮紧，面不变色，口眼自如。

组成：嫩桂尖、黑杜仲、酸枣仁炒、远志肉（去心炒）、石菖蒲、云茯苓、宣木瓜各五钱酒炒、川牛膝（酒炒）、全当归、炙甘草各三钱，南木耳两。

用法：上药共为一处，焙干，杵散备用。若病发剧，临症无备，可作汤剂服，不拘时。每服必须食远空心，用淡黄酒送下三钱。

【审查意见】为治手足拘挛之通行方，用之当可获效。

（2）手足痉挛第二方

主治：拘挛症。

组成：大黄芪三钱，当归三钱，独活三钱，茯神心中木三钱，红花五分，鲁木耳三钱（烙），乳香五分。

用法：水煎服。

【审查意见】气血不和者可用。

（3）金粟丹

主治：疏风化痰，清火降气，咳嗽上气，喘急不定，嗽声不转，眼翻手搐。

组成：九制牛胆南星二两，明天麻两（姜汁炒），节白附两（姜汁炒），净全蝎两（去尾并盐炒），明乳香两（去净油），代赭石两（煅），真僵蚕两（炒），赤金箔五十张，真麝香三分，梅片三分。

用法：共为细末，炼蜜为丸，如梧子大。贴金箔为衣，每用一丸，姜汤化服。

【审查意见】有镇静、安神、祛痰、止咳之效，可资选用。

（4）木耳舒筋丸

主治：男女拘挛疯麻半身不遂。

组成：南木耳八钱，当归钱，白芍两，川芎两，柴胡两，豆腐皮五钱，茯苓五钱，川牛膝一两，沙参五钱，桔梗五钱，杜仲五钱，木瓜五钱。

用法：共为细末，炼蜜为丸，如桐子大。每服三十丸，空心黄酒送下。

【审查意见】有活血舒经之效，治拘挛症可用。

11. 筋骨痛

（1）筋骨第一方

主治：气血凝滞，湿痰流注，风寒湿痹，筋骨疼痛。

组成：归尾两，赤芍两，僵蚕两，延胡两，秦艽两，独活两，白芷两，红花五钱，苍术两，川乌五钱，草乌五钱，防风五钱，透骨草两，牛膝五钱，山甲五钱，艾叶两，乳香两，没药两。

用法：香油熬膏，贴用。

【审查意见】此方有行血驱瘀、燥湿温经、镇痛逐寒之效，治一切关节偻麻质斯疾患，可应用之。

（2）筋骨痛第二方

主治：历节风转筋。

组成：人乳四两（男孩吃的），生蜂蜜四两，甜杏仁四两（去皮，焙黄，为末），核桃仁四两（焙黄，为末）。

用法：上四味药调匀，用大碗二个，各盛一半，上锅蒸一炷香，分二次温服。盖被发汗，忌风七日。二十多日，身轻体健，行动如常。

【审查意见】按：人乳含赤白血球，有补血之功；蜂蜜泻火润燥，杏仁润肺，核桃滋阴强壮。故此方用治衰弱性之历节筋骨痛，尚可收效。

12. 失眠

（1）失眠第一方

主治：惊悸不眠。

组成：朱茯神三钱，远志二钱，炒枣仁三钱，柏子仁二钱半，天冬二钱，黄连钱，赤丹参二钱。

用法：水煎服。

【审查意见】有镇静之效，失眠可用。

（2）失眠第二方

主治：心悸怔忡。

组成：朱茯神三分，远志三钱，杜仲三钱，生黄芪三钱，高丽参一钱，香附钱半，枣仁三钱，萸肉钱半，川黄连五分，肉桂二分，怀山药一两。

用法：水煎，早晚空心服，连服二三剂愈。

【审查意见】此方有镇静强壮作用，尚可应用。

（3）失眠第三方

主治：色欲失眠。

治法：真正孩衣胞（洗净，焙干，研末）八分，归脾丸五钱，以上二味，共为末，系一次量，以远志、枣仁各二钱，煎汤，每晚送服药末。

【审查意见】此方补肾壮阳专剂，虚寒证有效。

（4）失眠第四方

主治：烦躁不眠。

组成：干百合两半，紫苏三钱，龙骨二钱（煅），牡蛎二钱（煅），朱茯神三钱，枣仁三钱（炒），炒山栀三钱。

用法：水煎服。

【审查意见】此系古方，百合汤加减，烦躁失眠有效。

（5）失眠第五方

主治：阴虚失眠。

组成：生莲子五钱，西洋参钱半，朱茯神二钱，甘枸杞三钱，苦黄连四分，夜交藤三钱，酸枣仁二钱。

用法：以文武火煎，早晚空心服。

【审查意见】此方施治对症，当能有效。枣仁用量太少，宜酌增之。

（6）茯苓汤

主治：欲火太炽，思想太过，多梦不眠，夜卧不安。

组成：茯神钱半，远志钱半，枣仁钱二分，菖蒲钱，人参钱，茯苓二钱，黄连八分，生地八分，当归钱，甘草四分。

用法：水二盅，莲子七枚，搥碎，煎八分，食前温服。

【审查意见】此方对于所治病症有效。若服二三剂不效者，可于临睡时，服西药臭剥一瓦①，开水送下。藉其麻痹神经之力，俾汤剂易于见功。

13. 怔忡

（1）补脑健脾丸

主治：健忘怔忡。

组成：黄毛鹿茸三钱，西洋参一两，远志两，金毛狗脊五钱，当归身五钱，藏红花二钱，香附三钱，生怀山药两，甘枸杞两，元参五钱，寸冬五钱，生龙齿五钱。

用法：以上共为细末，醋糊为丸，如桐子大。每晚空心服二钱，以桂圆肉煎汤送服。

【审查意见】有健脾、镇静、壮阳之效，用于脑贫血神经衰弱健忘怔忡，定当有效。

（2）柏麝爽神饮

主治：心神恍惚，睡多惊悸，小便频数，遗泄白浊。

组成：石菖蒲三钱，琥珀钱半，石柱参二钱，镜面砂钱，台麝香八厘，枸杞子三钱，赤茯神三钱，炒枣仁三钱，自当归三钱，胆南星钱半，广陈皮二钱，山药片二钱，炒白芍三分，紫菀片钱半，制半夏二钱，川芎片二钱，五味子钱，朱麦冬二钱，覆盆子二钱，柏子仁三钱，白通草钱半。

用法：水煎后，内加生蜜少许，空心服。

【审查意见】功专强壮滋阴，镇静安神，健胃利水。用于怔忡症有效。

14. 中风不语

（1）中风不语第一方

组成：射干三钱，薄荷叶三钱。

用法：水煎服。

【审查意见】由于痰涎闭塞者，用之有效。

15. 盗汗

（1）盗汗第一方

组成：莲子七个，黑枣七个，浮小麦一合，马料豆二合。

用法：水煎服。

---

① "臭剥"为溴化钾之日语（しゆうほつ）翻译；"瓦"为日本计量单位，系gamme的日语音译，相当于克。

【审查意见】轻症可用。

（2）盗汗第二方

治法：浮小麦带皮，文武火炒为末，每服二钱半，米汤饮下，日三服或煎汤代茶饮。

【审查意见】通行方，可备用。

（3）盗汗第三方

组成：酸枣仁（炒研），生地，白芍，五味，麦冬，竹叶，龙眼肉，西洋参。

用法：水煎服。

【审查意见】神经衰弱盗汗者，用之有效。方内分量，临时斟酌定之可也。

（4）盗汗第四方

主治：五心发热，夜间盗汗。

组成：龟板一两，麦冬三钱，石决明三钱，浮小麦三钱，小生地二钱，杭白芍二钱，淡竹叶一钱，五味子一钱。

用法：水煎服。

【审查意见】此方有滋阴凉血、清热敛汗之效，可用。

（5）盗汗第五方

主治：阴虚肾亏，体力疲弱。

组成：甘枸杞一两，黑大豆两半，桑葚子一两，何首乌一两，山萸肉五钱，桂圆一两，胡桃肉一两，五加皮五钱。

用法：熬膏，每用三钱，炖化，白水送下。

【审查意见】强壮专剂，虚证可用。

（六）循环器病

1. 水肿

（1）水肿第一方

组成：鲜生姜一钱，鸡蛋二枚，白菜生捣取汁二钱。

用法：将生姜捣成泥，放砂锅或钢锅内，用水一碗煮沸。再将鸡蛋捅一孔，滴于沸水之内，俟水再沸，蛋清蛋黄将熟未熟之时取出。然后再将白菜生捣取汁二三钱，与姜蛋汤共合一处。每日早晨服一次，忌盐百日。轻者数日见效，重者一月成功。

【审查意见】有和胃、滋养、利尿之功，水肿瘥后，用作调养之剂，最为相宜。

（2）水肿第二方

主治：水肿。

组成：猪苓钱半，泽泻二钱，木通二钱，车前子三钱，苍术二钱，青皮二钱，云苓三钱，广砂仁钱半，建曲二钱，香附二钱，紫油桂八分，大腹皮三钱，槟榔一钱半，木香钱半（另研），莱菔子三钱，杏仁二钱，大戟二钱，姜皮二钱，陈皮二钱，沉香钱半，蝼蛄一个为引。

【审查意见】此方有利尿散寒、消导停滞之功。对于水肿实证，兼食滞者，用之有效。

（3）水肿第三方

组成：巴豆皮二钱（炒黄），真川军三钱（半生半熟），广砂仁一两，广木香三钱，炒干姜三钱，甘遂钱半，甘草（水浸宿去黑头），牙皂二个（去筋）。

用法：共为细面，醋糊为丸，百草霜为衣，如豌豆大。每服四十九丸，白水送下，忌盐茶一百天。

【审查意见】此方行气、逐水、攻下之力甚大。水肿症之属实者，用之有效，虚人忌之。

（4）水肿第四方

组成：苍术钱半，陈皮钱半，川厚朴钱半，猪苓钱半，泽泻三钱，苓皮三钱，大腹皮三钱，桑皮三钱，炒神曲三钱，炒麦芽三钱，木香八分（研），砂仁钱半，焦白术三钱，二丑三钱，莱菔子三钱（炒研），生姜皮为引。

用法：每星期服二剂。

【审查意见】此方有健胃燥湿、消食导滞、行气消肿、利尿等功效，对于水肿及有食滞者可用。

（5）水肿第五方

主治：水气停滞，身发肿胀。

组成：桂枝二钱半，大黄二钱，甘遂八分，路路通二钱。

用法：以水二盅，煎一盅，去渣，晚空心顿服。

【审查意见】有去水导滞之效，虚人忌用（路路通即枫果）。

（6）消肿利气丸

主治：腹胀水肿。

组成：商陆六分，木通三钱，大腹皮五钱，茯苓皮三钱，桑皮三钱，生姜皮二钱，椒目二钱，赤小豆二钱，槟榔二钱，泽泻二钱。

用法：共为细末，枣肉为丸。每服二钱，白水送下。

【审查意见】有消肿利尿之功，可用。

（7）水肿第七方

主治：水臌膨胀。

组成：芫花、大戟、甘遂、泽泻、桑皮、芦巴子、葶苈子、防己、乌梅、二丑、川军、海蛤粉各三钱。

用法：研细末，每服五分，开水送下。

【审查意见】此十枣汤加减，为泄水之专剂，但大损真气，须慎用之。

（8）涂脐膏

主治：臌胀，全身胖肿。

组成：巴豆、田螺、马前子各七个（土炮），独头蒜一个，麝香一分。

用法：共研细末，捣饼贴脐中，再用大张膏药盖之，以小便出、大便泄涩为度。

【审查意见】此方外用只可减轻病症，若欲全治，必须兼以内服之药，方可有效。

2. 血臌

（1）血臌第一方

主治：血臌腹胀。

组成：生鸡内金二钱，生淮山药三钱，生杭芍三钱，连翘三钱，桃仁三钱，红花钱半，蟅虫三钱，赤芍钱半，大腹皮三钱，川朴皮一钱，乳香一钱，没药一钱，茯苓三钱，茅根三钱。

用法：水煎，空心服下。

【审查意见】有行瘀活血、消胀泄满之功，实证可用，虚人慎服。

3. 脑贫血

组成：川芎钱半，鹿茸一分（研末另包），人参一钱（研末另包），全当归三钱，黄芪三钱，大熟地五钱，炒白芍三钱，五味子钱，白术三钱，白茯苓三钱，炒建曲三钱，炙草一钱。

用法：生姜三片，红枣三个，水煎去渣，以药汁冲鹿茸人参末，分三次服之。

【审查意见】此系强壮剂，有益气补血、强脑健胃之功。对证可用。

4. 努伤

（1）消瘀通络丸

主治：努伤瘀血结聚，胁痛，咳嗽，喘息。

组成：茜草、郁金、苏木、汉三七、白古月、石榴各一钱。

用法：共为细面，面糊为丸，如梧桐子大。每服五丸或七丸，早晚各一次，白水送下。

【审查意见】有活血破瘀、消积散寒、行滞之功，可资应用。

（七）运动器病

1. 痿症

（1）起痿汤

主治：痿症不能步行。

组成：仙灵脾二钱，黄芪三钱，肉苁蓉二钱，桑寄生三钱，虎胫骨钱，猪蹄筋三钱，续断二钱，川桂枝钱，口蘑菇三钱，川木耳钱半，全归五钱。

用法：水煎，食前温服，日一次。

【审查意见】强筋补血，滋养津液，痿症可用。

（2）痿症第二方

主治：痿症湿热著筋骨者。

组成：金毛狗脊三钱，地骨皮二钱，知母二钱半，防己二钱，牛膝三钱，鳖甲三钱，五加皮三钱，薏苡仁三钱。

用法：水煎服。

【审查意见】有强筋壮骨、行瘀通络、清利泻热之效，对证可用。

2. 痹症

（1）痹症第一方

主治：痹症不能行走。

组成：蘑菇三钱，续断二钱，狗脊二钱，牛膝钱半，宣木瓜二钱，防己二钱，独活钱半。

用法：空心服，每日一次，连服五六剂。

【审查意见】痹症，我国古代医家多谓为风、寒、湿三者而来。查此方有舒筋、壮骨利湿、行瘀之功，对于下肢神经麻痹不能步履者，可用。

3. 腿痛

（1）腿痛第一方

组成：薏仁二两，芡实一两，茯苓三钱，肉桂一钱，牛膝二钱，草薢一钱。

用法：水煎服，多服自效。

【审查意见】由于风湿所致之腿痛者，用之有效。

（2）腿痛第二方

主治：寒腿疼痛。

组成：杜仲四钱，牛膝四钱，木瓜四钱，麻黄一钱，马前子八个（油煎黄色），鸡一只（男用公，女用母）。

用法：先将鸡杀死，剥去毛，净脏腑，用水洗过。再缝各药于布袋中，纳入肚内，用线缝口，取清水在砂锅内煮熟，去药袋，留肉尽量食之，微见汗即愈。

【审查意见】虚寒证有效，但马前子有毒，宜减轻用量为要。

（3）腿痛第三方

组成：淫羊藿钱半，防己二钱，杜仲三钱，川桂枝一钱，牛膝钱半，海风藤二钱，全当归三钱，桑枝三钱。

用法：水煎，空心兑黄酒一盅下。

【审查意见】有滋补兴奋、活血镇痛之功，可备应用。

4. 臂痛

（1）舒经酒

组成：片姜黄五钱，制乳香五钱，制没药五钱，油松节两，桂枝四钱，威灵仙五钱，宣木瓜两，鸡血藤两，全当归三两，桑枝五钱，川乌片四钱，草乌片四钱，天台乌八钱，千年健八钱，石楠叶四钱。

用法：上药储入纱囊，浸入白酒三斤中，隔汤煮熟，取出备用。临睡量饮，以知为度。

【审查意见】此方有搜风活络、镇痛之功，对症有效。

（2）臂痛第二方

主治：膊疼不能举手。

组成：桂枝尖钱半，生白芍三钱，生芪三钱，当归三钱，川芎钱半，粉草钱，钩藤二钱，僵蚕二钱，甲珠钱半，制乳香三钱，生姜三片。

用法：水煎服。

【审查意见】此方功能活血行瘀、疏达经络、镇止疼痛。对于原件主治病症，尚属可用。

5. 脚膝痛

（1）脚膝痛第一方

主治：肝肾亏损，脚膝酸痛，步履维艰。

组成：宣木瓜两，真虎骨五钱，茅苍术五钱，五加皮五钱，酒当归两，防己五钱，川续断两，桑寄生两。

用法：共研末，蜜丸，如桐子大。每服三钱，黄酒下。

【审查意见】有舒筋、壮骨、活血、利泻、止痛之效，可用。

（八）新陈代谢病

1. 糖尿病

（1）糖尿病第一方

主治：体虚之糖尿病。

组成：山药三钱，炙芪三钱，萆薢二钱，白茯苓三钱，潞参三钱，生白术二钱，枸杞二钱，菊花三钱，甘草钱。

用法：水煎服。

【审查意见】此方温润滋补之功甚宏，虚寒者以之久服（即可恢复固有之代谢机能），必能取效。

（2）三消流膏及丸

主治：消渴（热性者），淋疾（初起之热淋）。

组成：川黄连四钱，天花粉五两，鲜芦根五两，鲜莲根五两，生地黄二两，人乳两，蜂蜜两。

用法：先将前五味共捣取汁合炼之，加人乳、蜂蜜更炼为流膏（亦可炼为丸，如指头大）。素饮酒者，可加生葛根汁。每晚就寝前，开水冲服一匙（丸则用十粒）。

【审查意见】此方功能滋阴泻火、生津利尿。用于糖尿病之津液耗灼者，有效。

（3）糖尿病第三方

主治：消渴症。

组成：西洋参二钱，生绵芪五钱，五味子钱，花粉三钱，天麦冬各二钱，益元散三钱，黑元参三钱。

用法：水煎服。

【审查意见】有补气滋液，清热利尿之功，轻症属热者可用。

（九）泌尿器病

1. 小便不通

（1）小便不通第一方

主治：小便不利，急迫难受。

治法：看谷老，不拘多少，煎服即愈。

【审查意见】此系民间通行单方，可资试用。

（2）小便不通第二方

治法：车前苗四两，洋白糖四两，水煎车前苗，冲白糖服。

【审查意见】由热所致之小便不通者可用。

（3）小便不通第三方

主治：小便闭塞，属湿热者。

治法：用麝香五厘，甘遂二钱，烧酒半盅，三味填入脐内，以布鞋底熨之立通。

【审查意见】有通窍利尿之功，轻症有效。

（4）小便不通第四方

治法：陈米醋、新汲水各等分，一次服之，立效。

【审查意见】此系通用单方，能否利尿，存备试用。

（5）小便不通第五方

主治：火极，小便癃闭，点滴不出。

组成：朴硝二钱，牛膝二钱，白蜜一两，小麦五钱。

用法：前二味研末，小麦煎汤去渣，入蜜搅匀，饭前服之。

【审查意见】此方有泄热通结之效。若再加木通、滑石、芦根等利尿之品，则更佳矣。

（6）小便不通第六方

主治：男女大小便不通，危在顷刻者。

组成：田螺十个，葱白七根，麝香五分，轻粉三分。

用法：共捣成泥，敷脐上，以熨斗烙之。

【审查意见】此方有利尿之效，可用。

2. 小便不禁

（1）固脬丸

组成：熟地一两，枸杞一两，山萸五钱，五味五钱，龙骨二两，牡蛎二两，覆盆八钱，续断一两，鸡肠一条（焙），猪脬一具（焙），绵参二两，柏仁一两。

用法：上药同捣细末，米糊为丸，如桐子大。每服三钱，空心白汤下。

【审查意见】有固补收涩之功。虚性之小便频数者，用之有效。

3. 尿血

（1）尿血第一方

主治：尿血茎痛，淋沥不爽。

组成：小生地二钱，丹皮钱半，赤芍二钱，山栀钱半，萹蓄二钱，白芍三钱，猪苓二钱，木通钱半，草梢钱，琥珀五分，条芩钱半。

用法：水煎服。

【审查意见】此方配合精纯，有凉血、行瘀、清热、利尿之效，对证可用。

（2）清热地黄饮

主治：（佚失）。

组成：生地三钱，瞿麦三钱，萹蓄三钱，滑石二钱，山栀炭三钱，郁金七分，赤芍二钱，闽银花五钱，甘草梢钱半。

用法：上药九味，以水三茶盅，煎留一茶盅，去滓，空心温服。

【审查意见】有凉血利尿、清热破瘀、通滞止血、镇痛等效。尿血症瘀滞作痛者可用。

（3）尿血第三方

主治：热淋尿血。

组成：北沙参、广皮、蒺藜、生地、桑白皮（炒黄）、莲房壳、蒲黄（炒）、阿胶、地榆、黄柏（盐炒）、扁柏叶。

用法：上药各三钱，加姜一片，水煎，饭后服。

【审查意见】淋症之由于内热兼溺血者，可资选用。

（十）生殖器病

1. 遗精

（1）遗精第一方

组成：菟丝子一斤（洗净，以好酒浸三日，然后捣如泥），金樱肉四两（去净毛），牡蛎四两。

用法：共捣一处，每服三钱，一日三次，青盐汤送下。

【审查意见】有固精收涩之效，虚证可用。

（2）九品丹

主治：遗精白浊。

组成：金樱子三钱（用肉），金钱斛六钱，建莲子一两二钱，川牛膝钱半，山萸肉三钱（用肉），金锁阳钱半，牡蛎粉钱半，车前子钱半。

用法：共为细末，山药煮糊为丸，如桐子大。每服三十丸，空心青盐汤送下，一日早晚二次。

【审查意见】此方功能补肾固精、清心利尿，阳痿不摄、精自外泄者，用之有效。

（3）遗精第三方

主治：见色流精。

组成：川萆薢三钱，粉丹皮三钱，淡天冬钱半，细生地四钱，北沙参三钱，菟丝子三钱，云茯苓三钱，湘莲肉（朱砂拌）七粒，元参钱半，川黄柏钱，生牡蛎六钱，蛤蚧二钱。

用法：共研末，蜜丸，如桐子大。每服三十丸，食前开水下，久服神效。

【审查意见】有滋液镇静、清心固精、收摄之功。对于虚弱患者，淫欲亢炽，致使精不自固而外泄者，用之有效。

（4）遗精第四方

主治：（佚失）。

组成：白术三钱，苦参三钱，龙骨二钱（煅），牡蛎二钱（煅），益智仁钱半，青盐五分，芡实二钱，椿皮三钱，连须三钱，枸杞二钱，鹿角七分（水磨），朱砂二分，黄芪三钱，金樱子三钱。

用法：水煎，温服。

【审查意见】此方系强壮收敛合剂，虚证用之有效。

（5）遗精第五方

主治：夜梦鬼交泄精。

组成：鹿角五分，巴戟肉三钱，柏子仁二钱，天冬二钱，远志二钱，莲须二钱，覆盆子二钱，黄柏钱半，决明二钱，牡蛎三钱。

用法：作煎剂，空心服。

【审查意见】此方滋阴补肾为主，固精收敛为佐。用治夜梦鬼交，精汁外泄者（按：此多属淫欲过盛之故，青年多患之），甚为合法，可用。

（6）遗精第六方

主治：火旺阴伤，遗精浊带等症。

组成：藕节三钱，青松叶二钱，侧柏叶二钱，生地三钱，玉竹三钱，天冬钱半，女贞子二钱，旱莲草三钱，生牡蛎三钱，莲须二钱，云苓三钱。

用法：煎服。

【审查意见】有清心固精、滋液收涩之效，可用。

（7）心虚遗精第七方

主治：（佚失）。

治法：朱砂末二钱，莲子心五钱，麦冬三钱，合研混匀。另取猪心一个，焙干研末，调匀。临卧服三钱，开水送下。

【审查意见】此方用朱砂镇心，莲子麦冬清心，更以猪心之动物脏器，补益人体心脏之不足。方简而纯，适合主治之用，但须持续久服，方能根治。

（8）遗精第八方

组成：莲子心两，飞辰砂钱，左牡蛎五钱，枸杞子一两，淮山药两，莲须二钱，白茯苓三钱。

用法：为末，醋糊为丸，空心白水下三钱。

【审查意见】有清心固涩之效，可资应用。

（9）遗精第九方

组成：白术八钱，山药二两，人参二两，生枣仁二两，远志二两，麦冬四两，芡实二两，北五味两，车前子二两。

用法：为末，蜜丸。每服五钱，开水送下。

【审查意见】本方宜酌加龙骨、牡蛎、黄柏等固精清火之品，方可奏效。

（10）遗精第十方

治法：用刺猬皮毛焙焦，每服一钱至二钱，开水送下。

【审查意见】民家验方，效否待试。

2. 缩阳

（1）缩阳第一方

主治：男子因寒外肾抽缩。

治法：鲜姜三两，捣烂用布拧取汁一盅，盛大盅内，对准生殖器孔，姜汁自然吸入即愈。

【审查意见】生殖器非服药之具，存疑待试。编者以为可用姜汁内服或送下龟龄集三分至五分，再用艾火灸脐下，则见效较为可靠。

（2）缩阳第二方

主治：脱阳腹痛，小便往腹内缩小。

组成：高丽参三钱，白术五钱（土炒），制附子二钱，炮姜二钱，吴萸一钱，紫油桂二钱，广木香钱半。

用法：先服汤药，随后再用龟龄集一瓶，分三次以黄酒送下。一服见效者，止后服。

【审查意见】此方温补化寒之功甚大，下元虚寒者，用之有效。

（3）缩阳第三方

组成：附子片、黑姜各五钱，吴萸、小茴香各一钱。

用法：水煎服。

【审查意见】附子有强心作用，能兴奋神经，鼓舞细胞生活之力，与黑姜、吴萸、小茴等品合用，对于一切虚寒证，用之有效。

3. 白淫

（1）白淫第一方

主治：（佚失）。

组成：黄柏二钱，琥珀八分，生龟板三钱，泽泻二钱，龙齿二钱，牡蛎二钱，白芍钱半，云苓三钱。

用法：水煎，温服。

【审查意见】此方有清热、利尿、收敛之效。内有湿浊者可用。

4. 阳痿

（1）阳痿第一方

组成：人参三两，熟地八两，黄芪五两，白术八钱，肉桂二两，山萸三两，巴戟五两，苁蓉三两，麦冬五两，北五味两，覆盆子五两。

用法：共为末，蜜丸，每日饭后半饥时，用一两，以酒送下。

【审查意见】本方以补气益精为主，于阳痿不举症可用。惟虚而有火者不宜。

（2）阳痿第二方

主治：阳痿不振。

治法：猪肾一对切片，枸杞半斤，以豆豉汁一盏，同椒盐煮羹，空心服。

【审查意见】本方以补肾为主，但食猪肾以补肾，前人已论其不当，方药所用，藉其引导而已。但其性寒，肾有虚热者宜食之，若有虚寒者，非所宜矣。

（3）补肾丸

组成：熟地半斤，巴戟四两，山萸四两，北五味子两，薏仁三两，芡实四两，牛膝三两，山药四两。

用法：为末，蜜为丸，每服五钱，开水送下。

【审查意见】此乃强壮滋补之剂，可资应用。方中可酌加杞子、肉苁蓉等当益有效。

5. 阴头生疮

（1）阴头生疮第一方

治法：以白蜜调生甘草末涂之。

【审查意见】可备试用。

二、妇科

（一）经病

1. 龙骨丸

主治：妇人经来，臭如夏月之腐味。

组成：自归身二钱，川芎八分，杭白芍一钱，怀生地一钱，剪云苓六分，龙骨一钱，牡蛎一钱，螵蛸一钱，细黄芩六分。

用法：炼蜜为丸，如桐子大。每服一钱，空心温水送下。

【审查意见】此方有活血凉血、清热滋阴之功，可用。

2. 经病第二方

主治：经前腹疼。

组成：当归三钱，川芎一钱，桃仁三钱，元胡一钱，红花钱半，枳实五分，青皮五分，广木香五分，香附钱半，炙草一钱。

用法：水煎服。

【审查意见】本方有活血、破瘀、导滞之力。凡有瘀滞，而经前腹疼者，服之有效。

3. 经病第三方

主治：妇女经闭不通。

组成：银花二钱，归尾三钱，赤芍二钱，桃仁一钱，甘草一钱。

用法：上药水煎，将小茴香二分研末或加麝香一分，用药汁冲服。

加减法：重者，酌加三棱、莪术、陈皮、香附、益母草、红花等药。

【审查意见】本方加入红花、香附、益母草最佳，既能行血，尤善调气，实症宜用之。

4. 固血汤

主治：经漏终年不止，色淡而多。

组成：东参二钱，白术二钱，茯苓三钱，生地炭二钱，炒白芍三钱，阿胶三钱，艾炭二钱，姜炭五分，乌贼骨二钱，菟丝子三钱，杜仲三钱，川断二钱，益智仁二钱。

用法：水煎服。

【审查意见】功能止血，经漏下血，用之有效。

5. 经病第五方

主治：妇女经血不调，发热不止，心悸气弱少眠。

组成：自归片三钱，大腹皮三钱，女贞子三钱，茯神四钱，制香附二钱，茯苓三钱，地骨皮三钱，西洋参钱半，炒枣仁三钱，元参二钱，龙眼肉五钱，合欢花三钱，石菖蒲二钱，生地炭二钱，阿胶珠二钱。

用法：水煎，温服。

【审查意见】和血安神，调寒热可用。

6. 经病第六方

主治：妇人行经，多日不止。

组成：自当归三钱，杭芍四钱，炙芪三钱，潞党参六钱，生地炭二钱，云苓二钱，黑芥穗钱半，棕皮灰钱半，百草霜钱半，白茅根钱半，甘草一钱，引用刺菁根十条。

用法：水煎服。

【审查意见】功专止血补气，虚证可用。

7. 调经毓麟丸

主治：妇女经水不调，或前或后，寒热腹疼，两胁膨胀，赤白带下，不能受孕等症。

组成：台乌药一两，制香附一两（童便浸），当归三两（酒浸），云茯苓二两（乳汁浸），醋郁金五钱，菟丝子二两（酒洗），鹿角霜三钱，醋元胡三钱，吴茱萸二钱（酒炒），西川芎三钱（酒炒），盐炒白苏三钱，祁艾三钱（炒黄）。

用法：上为细末，蜂蜜、红糖为丸，如桐子大。早晚服三钱，白水送下。

【审查意见】按：气郁者，血不行，故寒热往来者，其月事恒多不调。本方主行气散结，佐以理血清热之品，可用。鹿角霜性微温，为补督任动脉之要药，用止带下有效。

8. 经病第八方

主治：妇人月经愆期，不能受孕者。

治法：红花、黑艾、当归、益母草各三钱，用新鲜鸡蛋一个，以针在中部扎七窍，并药一同煎之。煎好先吃鸡蛋，后服药，经水将尽之日以内服药，方有效验。

【审查意见】红花行血之力甚猛，方中用量颇大，无瘀者慎不可用。

9. 经病第九方

主治：专治妇人血瘕作痛，脐下胀满或月经不行，发热体倦等症。

组成：当归一钱，桂心六分，玄胡索一钱，炒白芍钱半，血竭一钱，炒蒲黄一钱。

用法：上药为末，每服二钱，空心温水调下。可常服之，至愈为止。

【审查意见】此方有活血、破瘀、止痛之功，血寒用之有效。

10. 经病第十方

主治：血气刺痛，腹中积聚，月经不匀。

组成：玄胡索五钱（去皮醋炒），当归一两（酒浸），五灵脂五钱，赤白芍各八钱，醋三棱三钱，台乌药五钱。

用法：上药为末，酒糊丸，如梧子大。每服三钱，空心温开水下。

【审查意见】通结、镇痛、行气之方，可用。

11. 女宝丹

主治：调经种子，安胎保孕。

组成：当归六两（酒炒），生地六两（酒蒸），白芍三两（酒炒），川芎三两（童便浸，晒），条芩四两（酒炒），广皮二两，阿胶三两（酒浸），香附四两（童便、盐、酒、醋制），砂仁二两。

用法：以上如法制为细末，另将益母草二斤半煎膏，和炼蜜及阿胶为丸，如桐子大。每服五钱，空心白水汤下。

加减法：月事后期来者，去条芩，加炮姜灰一两，蕲艾二两；有痰者，加制半夏三两，白茯苓四两；有白带者，加白薇四两；气虚甚者，加党参三两，山药四两；安胎，用白蜜丸，不用益母膏；如腰痛，加山萸，杜仲各三两。

【审查意见】此即古方妇宝丹加减。治气血不调，经水愆期，带下不能受孕者可用。

12. 龟龄药酒

主治：妇人下部寒冷，久不受孕，以及男子阳痿，久服有效。

组成：鹿角三钱，甲珠二钱，菟丝饼三钱，细辛五分，木香二钱，锁阳、生地、故纸、枸杞、天冬、粉草、红蔻、骨皮各三钱，肉桂五分，杜仲炭、五味子、五加皮、紫草、自熟地各三钱，香附三钱，当归、白芍各一两，木瓜、广皮、青皮、菊花、巴戟、续断、两头尖、川芎、防风、牛膝、山药、栀子、良姜、冬花、红花、蔻仁、茅术、泽泻、白芷、枳壳、独活、甘松、山奈、川乌、草乌、砂仁、苁蓉、淫羊藿各二钱；

公丁香一钱，母丁香一钱，紫霄花二钱，丹参三钱，半夏三钱，茯苓三钱，党参一两，生芪三钱，虎骨三钱，茯神三钱，桂元肉三两，海马一对，洋参三钱，石燕一对；

藿香二钱，檀香二钱，零陵香二钱，木香二钱半，乳香二钱半，排草香二钱，沉香二钱，附子二钱，以上七香不煮，酒成再浸。

雄黄三钱半，朱砂三钱半，胡桃仁四两，陈蜜二斤，红糖三两，冰糖二两，橘并二两，青红系二两，白草根五钱，以上九味，亦是酒成再下。

【审查意见】本方以强壮、调经、行气为主，以之制酒服用，收效颇广，可备应用。先将以上诸药，分装七袋，浸酒内三日。然后再用烧酒三十六斤，黄酒四斤，武火煮一炷香之时即成，入土中一宿，以出火气。

13. 种子神效方

主治：专治妇人不孕。

组成：茄南香、檀香、草蔻、细辛、三丁蔻、生川军、炒枳壳、炒芡实、胆南星、川乌。

用法：上药各用四分为细末，蜜作二丸。当妇人行经后，男用一丸，姜汤下，女用一丸，白萝卜下，即能受孕生子。但女人经期对，然后服之。

【审查意见】寒证有效，内热者不宜用。

14. 经病第十四方

主治：气血不调，经水愆期，带下浊淋，不能受孕者。

组成：当归三钱，川芎钱半，艾绒二钱，白芍二钱，香附一钱，阿胶三钱，潞参二钱半，山药二钱，麦冬钱半，炙草一钱。

用法：水煎服。

【审查意见】此方调经之常用方，兼有益气止带之功，虚者宜之。

15. 虻虫行经饮

主治：妇女血积癥瘕，月水不行，发热腹胀；室女经候不通，脐腹疼痛。

组成：虻虫钱半，川椒一钱，蓬术一钱，干漆一钱，党参三钱，青皮一钱，官桂一钱，凌霄花二钱，刘寄奴二钱，红花一钱，白芷二钱，桃仁二钱，赤芍钱半，川牛膝二钱，川芎二钱，全当归五钱，麝香少许为引。

用法：水煎，空心温服。

【审查意见】本方有通经、破瘀、镇痛之功，可用。若用之不效时，可易虻虫改用水蛭，人但以水蛭性猛，鲜有用者，然临床上用虻虫不效，有用水蛭收效者。书载水蛭气味平咸无毒，主破恶血、癥瘕、积聚，其破血之力缓，故不伤新血，且不伤气，是其专长。对于妇人月闭癥瘕之症，诊得脉不虚弱者，可酌用之。本方虚弱患者，决不可用。

16. 经病第十六方

主治：血瘀经闭，满腹疼痛，上下牵引。

治法：盖生漆的纸烧灰存性，每服三分，白开水送下。

【审查意见】干漆主破瘀血。经闭腹痛，内有瘀停者，可用，但于胃虚及无瘀血者，不可用。

17. 经病第十七方

主治：妇人心中发热，少腹常痛，经寒久不受胎，经水紫黑稀少或过期不至，脉两尺迟涩，两寸关洪大或弦数，或腰腹胀痛，或经行干呕等症。

组成：淡吴萸一钱（平时腹不通，兼之火旺者，减去五分；腹空常痛者，加五分），全当归五钱，正川芎钱半，杭白芍三钱，嫩桂尖（手足常冷，兼之麻痹者，用嫩桂尖，否则用桂枝心）一钱，真阿胶三钱（烊冲），法半夏二钱，淡条芩钱半，台参钱半（津液不足，口常干苦，素体火旺者，以洋参二钱代之），粉丹皮钱半，拣寸冬四钱（常时口干、唇红、舌红赤者，用五钱，并加生地二钱；胸腹胀满者，加四制香附钱半），淡生姜切薄片五分（体寒痰多易呕者，用二钱，暑月少减）。

用法：上药水煎服，每于经行时服起，日服一剂，每月三四剂。

【审查意见】此乃古方温经汤，为调经种子之主方。加减得宜，对证投剂有效。

18. 经病第十八方

主治：郁热凝结，月经不调，呕逆诸症。

组成：川楝子（去核）二钱，元胡索一钱，黄连（姜汁炒）八分，炒山栀仁钱半，紫丹参三钱，香附米（四制）二钱，法半夏二钱，桃仁泥二钱，当归尾三钱，川郁金一钱，高良姜五分，建泽泻二钱。

用法：水煎服。

【审查意见】泻湿热，治呕逆，凉血破瘀可用。

19. 种子灵宝丹

主治：专治妇女久不受孕，经水不调，子宫寒冷。

组成：人参三钱，当归三钱，白芍三钱，乳香二钱，没药二钱，沉香三钱，白蔹二钱，广皮二钱，吴萸一钱，茯苓三钱，白附子五分，川朴根一钱，五味子二钱，川牛膝二钱，黑艾四钱，桂心一钱，檀香一钱，元胡一钱，红花一钱，坤草八分，南星二钱，丹皮三钱，广木香三钱，紫石英二钱，青皮二钱，细辛钱半，川芎二钱。

用法：共为细面，蜜为丸，如桐子大，俟妇女经净之日，即行服药。每服二十丸，开水空心服，早晚服。

【审查意见】经闭瘀结，胸膈不利，呕吐腹痛或崩漏者，本方有逐瘀、生新、镇痛、调气之效，可备应用。

20. 经病第二十方

主治：月经不调。

当归五钱（酒洗），陈皮一钱，川芎八分，白芍二钱（酒炒），元胡索七分（醋炒），大熟地二钱半，吴茱萸二分（滚水泡，去黑水，去蒂梗，酒炒），香附钱半（酒炒），茯苓一钱，丹皮一钱，麦冬三钱。

加减法：经行先期色紫者，加条芩一钱半（酒炒）；经行后期色淡者，加官桂五分，炮黑姜五分，艾叶五分（醋炒）。

用法：引用生姜，水煎，空心温服；渣再煎，临卧服。俟经行日服起，连用四剂，次月再服四剂，不可妄为加减。若兼有外感他症，则且缓服。

【审查意见】有通经、散瘀、开郁之功，但月事先期者不宜。

21. 通经破血紫金膏

主治：经水不调，赤白带下，脐腹疼痛。

组成：肉桂五钱，附子二两，乳香五钱，小茴三钱，当归三两，川芎一两，蒲黄五钱，五灵脂五钱，赤芍五钱。

用法：用麻油二斤，盛铜锅放火上，候油将红时，将药放油内，微焦去渣，用甘草条搅匀阴干，敷布上贴之。

【审查意见】有行血止痛之效，寒证可用。

22. 经病第二十二方

主治：妇人经水不止，渐成崩漏，经血淋漓不断者。

治法：菱壳不拘多少，水煎频频饮之。

【审查意见】存疑待试（菱壳即菱实之壳也）。

23. 取经丹

主治：妇人月经不通，不论新久。

组成：乳香、没药、红花、桃仁、葱白各等分。

用法：上药为末，糊丸，如核桃大，绵裹三层，送入阴户三四指深，约一炷香，恶物自下。

【审查意见】此方有攻瘀通经之功，惟纳入阴户，恐引起膣内发炎，用者宜慎之。

24. 经病第二十四方

主治：妇女经血不调。

组成：当归钱半，川芎一钱，川山甲一钱，红花一钱，桑皮一钱，桃仁一钱，没药五分，乳香五分，五灵脂一钱，元胡五分，炙草一钱，陈皮钱半。

用法：水二盅，煎八分，空心温服。

【审查意见】通行方，有消瘀、活血、止痛之效，可用。

（二）带下

1. 止带妙应丸

主治：妇人赤白带下。

组成：陈石灰一两，云茯苓一两，莲须一两，山药片二两。

用法：以上四味，共研细面，将山药打糊作小丸，每服三钱，莲子汤送下。

【审查意见】石灰有止血作用；莲须固精气；山药滋阴固元，生用佳；茯苓通补兼长。此方以治赤白带下，可用。

2. 带下第二方

主治：妇人赤白带，滑脱不禁。

组成：白芷二钱，海螵蛸四钱（煅），血余一钱（炒黑），黄酒四钱为引。

用法：煎服即愈。

【审查意见】海螵蛸即乌贼鱼骨，有固涩下焦之功，为治妇人赤白带下之主药。

3. 带下第三方

主治：妇人白带。

治法：用荞面一两，鸡子青和丸，如绿豆大。再用佛手花煮水送下，七日吃完。

【审查意见】可备试用。

4. 带下第四方

主治：妇人白带。

治法：干粉条四两，白水二碗，煮令及软，病人温食。能用者一次，连水用尽；不能用者，二次亦可。

【审查意见】存疑待试。

5. 带下第五方

主治：妇人白带白浊白淫。

组成：赤茯苓二钱，莲子三钱，山药三钱，芡实二钱，车前二钱，椿皮钱半，白鸡冠花钱半，香附一钱，砂仁一钱，陈皮一钱，木通八分，猪苓七分，泽泻八分，元参二钱，莲须一钱，炒白术一钱，苍术八分，白芍二钱，柴胡六分，制半夏一钱，西洋参钱半，甘草一钱。

用法：水煎，临卧时服；渣再煎服，连服三剂。

【审查意见】调气，行血，燥湿，制泌，用于寒湿证有效。

6. 带下第六方

主治：白带。

治法：莲蓬壳焙焦研细末，熟鸡子，去黄取白，裹末面服。

【审查意见】蓬房用以止血崩下血溺血，有收涩作用，可备用。

7. 带下第七方

主治：妇女腰部冷热相攻，并觉疼痛及赤白带下，下部虚冷，淋漓不断，久无子息等症。

组成：黄芪五钱，鸡内金三钱，煅牡蛎三钱，全当归三钱，远志二钱，肉苁蓉四钱，五味子二钱，煅龙骨三钱，桑螵蛸五钱，附子一钱，九熟地三钱，卷柏二钱，白石脂三钱，川芎一钱，山甲二钱，黑艾四钱，代赭石二钱，桑寄生三钱，黑地榆二钱，广木香一钱，藿香一钱，吴萸一钱，公丁香一钱，香白芷一钱，零陵香一钱，茯苓四钱，白芍五钱。

用法：共为细末，以醋煮糯米糊为丸，如桐子大，空心每服六十丸，温水送下。

【审查意见】此方配合得宜，功用颇广，用之当能收效。

8. 带下第八方

主治：白带。

治法：用绿豆芽连头根三斤，洗净后加水二大碗，煎透去渣，再加生姜汁一两，黄蔗糖四两，慢火收膏。每日早上，开水冲服，约十二日，服一料。

【审查意见】可备试用。

9. 带下第九方

主治：带下赤白，日久不愈。

组成：益母花三钱，茉莉花二钱，厚朴花一钱，玫瑰花二钱，泽兰叶三钱，云茯苓三钱。

用法：水煎，食前顿服。

【审查意见】此方有收敛作用，能收缩子宫之黏膜，又方中茉莉花，乃辛热之品，不宜恒用。

10. 带下第十方

主治：妇女赤白带下。

治法：苦参、丹皮、牡蛎粉各一两，研末，用雄猪肚一个，水三盅，煮烂，捣泥为丸，梧子大。每服三钱，温水加黄酒少许送下。

【审查意见】牡蛎为治女子带下之要品，苦参、丹皮有理血凉血之功，雄猪肚能通行血脉。本方治内热者，寒证不宜用，他如阿胶、香附、龟甲、蒲黄、白芍等均可酌用。

11. 加减易黄丸

主治：虚寒白带，多年不愈。

组成：炒山药二两，白果一两，盐炒小茴一两。

用法：共为细末，炼蜜为丸，如梧子大。每服一钱，每早空心服一次，临卧时服一次，用温水送服。

【审查意见】本方寒证可用。茴香性温，体热者不宜。

12. 带下第十二方

主治：室女白带，冲任虚寒腰酸疼。

组成：鹿茸（酒蒸，焙）一钱，金毛狗脊、杜仲、白蔹各一两。

用法：共为末，打面糊丸，如梧子大。每用一钱，空心温水送下。服一料，即愈。

【审查意见】有温补虚寒制止分泌之效，可用。

13. 完带散

主治：湿热白带，发热身肿。

治法：大贯众一个，陈醋浸一日一夜，取出晒干，去毛炒过存性，为细末。每早空心开水冲服，每服二钱。

【审查意见】贯众能清湿热、止崩带，用醋浸者，取其有收涩作用，可资应用。但脾胃虚寒无实热者，忌之。

14. 带下第十四方

主治：湿热带下。

组成：芍药五钱，香附三钱，黄柏三钱，椿根皮一钱半。

用法：共为末，面糊丸，如桐子大。每服四五十丸，空心米汤送下。

【审查意见】此方有燥湿清热之功，可备应用。

15. 白带第十五方

主治：（佚失）。

组成：焦白术钱半，苍术一钱，台参二钱，川续断三钱，山药二钱，白芍三钱，陈皮一钱，牡蛎二钱，川牛膝二钱，生薏米三钱，车前子二钱。

用法：水煎服。

【审查意见】利水，祛湿，收涩，益气，可用。

（三）血崩

1. 血崩第一方

主治：妇女气虚，崩中漏下。

组成：人参三钱，于白术二钱，陈皮钱半，黄芪五钱，甘草一钱，当归五钱，升麻五分，醋柴胡五分，生白芍四钱，广三七五分，黑艾三钱，黑蒲黄钱半，丹皮钱半，棕皮炭三钱。

用法：水煎，空心温服。

【审查意见】有补气活血之效。

2. 血崩第二方

主治：（佚失）。

治法：用莲蓬七个烧存性，为末，一次温水冲黄酒少许送服。

【审查意见】莲蓬有收敛作用，专止血崩下血溺血，此方可备用。

3. 血崩第三方

主治：（佚失）。

组成：生芪五钱，当归五钱，白术钱半，续断钱半，贡胶三钱，黑芥穗五分，三七一钱，炙草二钱。

用法：水煎服，连服二三剂，即效。

【审查意见】有益气止血之功，可用。

4. 血崩第四方

主治：（佚失）。

组成：汉三七二钱，棕皮炭六钱，炮姜炭一钱。

用法：共研细末，用滚水加黄酒少许，冲服一钱。日服三次，三日服完。

【审查意见】本方温经止血。寒证，用之有效。

5. 血崩第五方

主治：（佚失）。

组成：焦芥穗一钱，汉三七三钱。

用法：水煎服。

【审查意见】二药虽为治血崩之必需，但只此二味，收功亦鲜。如棕皮炭、海螵蛸、炒白芍、煅龙骨、煅牡蛎等均可酌加。再诊得脉弱者，加参芪；热甚者，加生地、酒芩等方妥。

6. 血崩第六方

组成：归身五钱，川芎二钱，芥穗五分，杭芍三钱，熟地四钱，阿胶珠三钱。

用法：黄酒少许为引，水煎服。

【审查意见】川芎性辛窜，非血症所宜，以去之为当。

7. 血崩第七方

组成：当归五钱，头发一撮（剪下烧灰），草纸一张（烧灰），京墨一钱。

用法：以上四味，共研细面，和一处，服之立止。

8. 血崩第八方

组成：地榆炭二钱，全当归三钱，阿胶珠三钱，西红花七分，冬瓜子二钱，川续断钱半，煅龙骨二钱，煅牡蛎二钱，陈棕炭三钱，百草霜钱半，怀山药三钱，甜杏仁二钱，莲蓬炭三钱，炒白芍三钱，野台参三钱，棉花子二钱半。

用法：水煎，温服。

【审查意见】此方功专收涩止血，配合得宜。方中棉花子宜烧灰存性用。

9. 血崩第九方

主治：妇女崩漏，腰痛难伸。

组成：木耳五钱（炒见烟，研末），牛膝三钱，棕炭三钱，延胡索一钱，远志二钱，杜仲三钱，姜炭五分。

用法：以上各研末，调匀备用。每晚空心服一钱，温水加黄酒少许送下。

【审查意见】此方药品有止血之功，血漏用之可，血崩恐不胜任也。

10. 地榆生地芩连汤

主治：妇人血崩，属于肾动脉扩张太过，已成久病状态者。

组成：生地榆二钱，生地黄四钱，生白芍三钱，川连一钱，黄芩一钱，茅根二钱，蒲黄二钱，莲须三钱，黑栀子二钱，生牡蛎三钱，炙草钱半，生姜一钱。

用法：水煎汤，食前服。

加减法：服二剂，崩止后，去芩、连，再服二剂，即愈。

【审查意见】有凉血止血之功，可用。

11. 引血归原汤

主治：（佚失）。

组成：生熟地各四钱，麦冬三钱，白芍二钱，荆芥炭、茜根、甘草各一钱。

【审查意见】此即引气归原汤加减。对于大怒腹痛，可用。治血崩功效不确。

12. 补胎血汤

主治：血崩胎漏及胎动腹痛。

组成：当归三钱，川芎一钱，赤芍二钱，黄芩二钱，艾叶钱半，阿胶三钱，白术二钱，大腹皮二钱，熟地三钱，香附钱半，炙草钱半，台乌二钱。引用生姜、红枣，不拘多少。

用法：水煎服。

【审查意见】方药与主治症候尚切。惟赤芍性能破血，用之不当，可易白芍为妥。

13. 血崩第十三方

治法：鸡冠花肥大者一枚，去茎叶，水煎顿服。

【审查意见】鸡冠花，甘凉无毒，能治一切血症，可用。

14. 血崩第十四方

组成：大生地五钱，牡丹皮钱半，山药三钱，条芩（酒炒）钱半，阿胶珠三钱，香附（酒炒）钱半，白芍（酒炒）三钱，白术（炒）钱半，黄连（姜汁炒）八分，陈皮钱半，甘草一钱，引用生姜三片，枣一枚。

用法：水煎服。

【审查意见】此方有泄热止血之功，血热妄行之症，可资选用。

15. 如圣散

主治：（佚失）。

组成：棕榈皮、乌梅肉、干姜俱烧存性各等分。

用法：为末，每服五分，空心乌梅汤调服。一方单用棕皮炭为末，每服一钱，野台参五分煎汤送下。

【审查意见】通行方，对于轻度之脑贫血，可用。附方棕皮炭为末，野台参煎温送服，洵简便极效之验方也。

16. 血崩第十六方

主治：妇人血脱。

组成：元参三钱，酒生地五钱，杜仲三钱，川断三钱，黑芥穗五分，茯神三钱，远志二钱，山药三钱，炙草一钱，自归三钱，焦白术钱半，山萸肉二钱，地榆三钱，乌梅二钱，菟丝饼二钱，枣仁钱半。

用法：水煎服。

【审查意见】失血过多，形神不安者，用之有效。

17. 血崩第十七方

组成：益母草三钱，归身八分，知母二钱，川芎钱半，汉三七五分，陈棕皮炭三钱。

用法：水煎，空心温服。

【审查意见】通行方，有活血止血之功，可用。

18. 血崩第十八方

主治：血崩。

组成：大生地四钱，炒白芍三钱，煅龙骨四钱，生龟板五钱，生鳖甲三钱，生口芪五钱，地榆炭三钱，十灰散五分（另包），黑芥穗五分。

用法：水煎，冲十灰散服之。

【审查意见】此方治气虚，阴虚，血崩有效。

（四）干血痨

1. 干血痨第一方（五台县王县长传）

主治：（佚失）。

治法：猪血一碗在杀猪时趁热饮之，立见功效，血即下行。

【审查意见】据传方人面称，曾经多次试验，确有伟效。

2. 干血痨第二方

主治：（佚失）。

治法：白木耳（水泡胀，去蒂，晒干，炒为末）、核桃仁（去皮，捣如泥）各三钱，白水加黄酒少许煮服，过半炷香全身汗出，是验之证。

【审查意见】此方有通润血胀之功，可备应用。

3. 干血痨第三方

主治：（佚失）。

组成：白鸽子一只，血竭（病一年者用一两，二年者用二两）、当归五钱，丹参三钱。

用法：先将白鸽杀死，剥去毛，去尽肚内一切，纳入各药，以针缝合，用无灰酒煮数沸，令病者服之，血行即愈。

【审查意见】此方有益气和血之效，可用。

4. 干血痨第四方

主治：（佚失）。

组成：全当归五钱（酒炒），怀牛膝二钱，粉丹皮二钱，丝瓜络三钱，丹参二钱，谷芽三钱，川红花一钱，玫瑰花二钱，海蛤粉四钱（包）。

用法：水煎，食前服。

【审查意见】活血行瘀，可资应用。

（五）阴挺

1. 阴挺内消散

组成：川椒、乌头、白及、蛇床子各五钱。

用法：共为细末，分七次用。绸裹纳阴中，腹中觉热易之，日一度，明日仍复用，如此七日愈。

【审查意见】阴挺症之原因或由产后罹风或由子宫虚冷。此乃古方，主疏风散寒，对证可用。

（六）阴痒

1. 阴痒第一方

主治：（佚失）。

治法：桃仁泥五钱，雄黄三钱（研末），蛇床子二钱（研末），三味研匀，用鸡肫肝切片，蘸药纳阴户中，其虫即入肝，而痒自止矣。

【审查意见】此方有燥湿止痒、杀虫祛风之效，一对于阴痒即阴蚀疮，均可应用。

（七）阴户生疮

1. 阴户生疮第一方

主治：妇人阴疮。

组成：枯矾四钱，皮硝二钱，大茴香钱半，雄黄三钱，冰片五分。

用法：上药共研末，以黄蜡一两，烊化为丸，从阴户纳入。

【审查意见】妇人阴户破烂瘙痒者，用此方有止痒、燥湿、败毒之效，可用。

2. 阴户生疮第二方

主治：专治妇人阴中生疮。

组成：当归、独活、白芷、地榆、败酱、白矾、蛇床子各五钱。

用法：用水煎汤，再用新布一尺温洗，如此数次，即愈。

【审查意见】阴疮若属梅毒性的，必兼内治（注射606），外用此防腐收湿之剂洗涤，方效。

（八）癥瘕

1. 癥瘕第一方

主治：妇人癥瘕痞块，腹坚如板，按之疼痛，体瘦食减。

组成：蓬莪术二钱，当归五钱，桂心二钱，赤芍三钱，槟榔三钱，昆布二钱，琥珀钱半，木香钱半，桃仁三钱，鳖甲三钱，酒军三钱，川楝子三钱，延胡索三钱。

用法：上药研末，水泛丸，如绿豆大。空心，白水下三钱，早晚各一次。

【审查意见】此方与所治病症适合，用之有效。但体虚脉弱者，宜加参、芪各三钱。防其过热，再加天冬三钱，酒芩二钱。消化不良者，加生鸡内金二钱，既可消癥瘕兼能藉以健胃也。

2. 青附金丹

主治：（佚失）。

组成：青皮四两（硝石五钱化水浸），香附四两（童便浸），郁金二两（生矾五钱化水浸），丹参二两（姜汁浸）。

用法：四味研末，醋丸，如麻子大。搐令光，再用人参、当归各一钱，白术、茯苓、半夏各一两，陈皮、甘草各五钱，研细面，以米饮泛在小丸上，晒干或加入益母膏和丸，阿魏水泛丸更效。每服三钱，开水送下，轻者半料，腹中积块可望渐渐消除，不伤正气。

【审查意见】此方有疏滞、破积、调经之功，可用。

3. 癥瘕第三方

主治：专治妇人腹内坚硬不移之癥块。

组成：川羌活、川独活、玄参、官桂、赤芍、炮甲珠、生地、两头尖、大黄、白芷、天麻，以上各五钱，槐、柳、桃枝各三钱，土木鳖子二十枚，乳发如鸡子大，芒硝、阿魏、乳香、没药各五钱，苏合香油五钱，麝香三钱。

用法：上药先十六味，用真麻油二斤四两浸之，春五夏三秋七冬十，煎黑去滓，入乱发再熬，滤清，下黄丹，入芒硝、阿魏、乳香、没药，取起离火，入苏合香油、麝香调匀成膏，每用两许，摊大红绫上，贴患处。此膏对正癥块，以棉花纸捲上芒硝，铺平指厚，于患处用熨斗熨一时许，日三次，月余药力尽，其膏自脱，便愈。

【审查意见】疏气破积，消瘀散寒，可资应用。

（九）腰腿疼

1. 活血舒经丸

主治：妇女腰腿疼痛及周身麻木，不能行步。

组成：莴苣子三两，当归五钱（酒洗），枸杞三两，南木耳三两（去蒂），川芎五钱（微炒），羌活五钱，鹿角胶五钱（炒），豨莶草五钱，上肉桂五钱（去皮），南苍术五钱（土炒），川牛膝五钱（盐水浸之），木瓜五钱，乳香五钱（去油），没药五钱（去油），明天麻五钱。

用法：以上共为细末，饴糖为丸，每日三钱，黄酒送下。

【审查意见】祛风除湿，镇痰活血，可资应用。

2. 秘制舒筋丹

主治：妇女腰腿疼痛，手足痉挛等症。

组成：木耳半斤，南苍术四两，生川乌二两，生草乌二两，川牛膝四两，川杜仲四两，生乳香一两，生没药一两，焦神曲一两。

用法：共为细末，水泛为丸，如绿豆大。空心，每日两次，每次一钱，开水送下。

【审查意见】有祛风、燥湿、活血之效，可用。

3. 活血散

主治：女人周身麻木，四肢不运，血不荣筋，腰腿酸痛。

组成：生川乌一分，生草乌一分，红花一分，闹羊花一分。

用法：共研细面，分四包，每日服半包，温水为引。

【审查意见】本方麻醉性甚强，用者慎之。又方中可加牛膝、狗脊、归身等药。

4. 舒筋散

主治：妇女寒伤腰腿筋骨疼痛。

组成：全当归一两，拣元胡三钱，广桂楠一钱（去粗皮），青皮二钱，香附二钱。

用法：共为细末，每服三钱，空心，温水加黄酒少许送下。

【审查意见】有祛瘀活血之效，可用。

5. 腰腿痛第五方

主治：妇人腰痛。

组成：元胡一钱，当归五钱，桂心一钱，杜仲二钱。

用法：上药为末，温水送服。

【审查意见】此乃如神汤加味，治因寒腰痛有效。

（十）妇科杂症

1. 养阴清热汤

主治：妇女骨蒸发热，作止有时。

组成：粉丹皮钱半，地骨皮三钱，条沙参三钱，当归三钱，川黄连一钱，青蒿三钱，柴胡一钱，鳖甲三钱，龟板三钱，知母三钱，粉草一钱。

用法：水煎服。

【审查意见】有滋阴清热之功，对于骨蒸发热症，可用。

2. 辟邪丹

主治：妇人与鬼魅交通兼治瘟疫。

组成：虎头骨二两，朱砂、雄黄、雌黄、鬼白、皂荚、芜荑仁、鬼箭、藜芦各一两。

用法：上药为末，炼蜜为丸，如弹子大。囊盛一丸，男左女右，系臂上或当病人房内烧之。

【审查意见】瘟疫重症，须诊断病症，对症用药，详本会出版《中国急性传染病学》。本方汇集辟秘之品，系臂上或烧烟熏之，功效不专，不可恃为救急之具也。

3. 温解散

主治：妇人冷积腹疼难忍。

组成：五灵脂三钱，元胡二钱，胡椒二钱，白豆蔻二钱，良姜二钱，广木香（切片晒干）二钱半，全当归一钱，炒白芍三钱，青皮二钱，台乌二钱。

用法：将以上各药，研为极细末，收贮瓶内，用时温水调服。壮者服一钱，弱者服五分，幼童服一分，食前服。忌食物，待次日吃稀米汤，二日后再吃干饭，永不再发。

【审查意见】对于所治症候有效。

4. 妇科杂症第四方

主治：妇人不愿流乳。

组成：当归三钱，杭白芍三钱，焦白术三钱，茯苓三钱，神曲三钱，麦芽五钱。

用法：肥枣三枚，乌梅二个为引，煎汤服。

【审查意见】通行方，可资选用。

5. 妇科杂症第五方

主治：妇人内热瘀滞，小腹疼痛难忍者。

组成：当归三钱，川芎二钱，元胡索二钱，五灵脂钱半，制乳没各一钱，酒条芩钱半，川黄柏二钱。

用法：水煎服。

【审查意见】对症有效。

6. 妇科杂症第六方

主治：妇人小便血。

组成：紫菀五钱，焦地榆三钱，酒军一钱，车前子二钱，泽泻二钱，贡阿胶三钱，炒白芍三钱。

用法：水煎，空心服。

【审查意见】有凉血止血、通利小便之功，可用。

7. 妇科杂症第七方

主治：妇女血逆血厥，痛极拒按。

组成：归尾三钱，山楂二钱，制香附二钱（酒洗），红花一钱，乌药钱半，青皮一钱，木香七分，泽泻钱半，郁金钱半，丹皮一钱。

用法：水煎服。

【审查意见】有破瘀舒滞之效。

8. 舒肝开胸散

主治：妇女肝气不和，胸闷等症。

组成：瓜蒌皮三钱，炒枳壳八分，川朴花一钱，生白芍三钱，青皮一钱，土沉香五分，薤白一钱，川郁金钱半，全当归三钱，桔梗钱半，粉草钱半。

用法：煨姜一片作引，水煎服。

【审查意见】对证可用。

9. 加减附子理中汤

主治：妇女大便下血。

组成：辽党参三钱，焦白术钱半，炙甘草一钱，炮姜炭一钱，制附子八分，全当归三钱，炒白芍三钱。

用法：水煎，温服。寒证可用，热证不宜。

【审查意见】大便下血，因大肠伏热，肠中血管破裂之故，治宜清热、凉血、止血之品，可用生地、地榆、丹皮、阿胶、椿根皮之类，但炮姜、附子宜去之。

10. 平安散

主治：妇人胎前产后杂病。

组成：三棱、莪术、槟榔、牙皂、黑白丑、茵陈各一两。

用法：共为细末，陈醋白面打糊为丸，如绿豆大。每服一钱。

胎衣不下，用黄酒童便送；或榆皮烧灰，黄酒煎汤送下。

难产，用黄酒童便送服，须臾自下。若倒逆背横亦用此引，或用蚕连烧灰黄酒送下；或榆皮烧灰一两，黄酒送下；或陈棕罗底烧灰，黄酒送下。

产后口干、心闷、发热、发渴，用醋浸红花，黄酒煎汤送下。如恶物不尽，亦用此方。

产后乍寒乍热，用童便送下。

产后全身浮肿，面目色黄，用瞿麦汤送下。

产后失音不语者，用童便送下或生黑豆淋酒送下。

产后癫狂，如见鬼神，用童便送下。

产后脐腹作痛、雷鸣、下痢不止，用萝苊三片，古铜钱三个，共煎汤送下。

大小便秘，用全当归、木通煎汤送下。

产后心腹胀满，呕吐不止，用生姜煎汤送下。

产后中风，发搐初起，眼涩、口禁、肌肤跳动、腰背均急，用黑豆淋酒送下。

产后血崩不止，头痛心烦，身体羸瘦，赤白带下，用黄酒送下；如吐血者，常用桑白皮、红花汤送下，或童便亦可。

产后肚脐疼痛及两胁刺痛，用黑豆淋汤送下，或瞿麦八分，煎汤送下。

产后经脉不通，至于干血，四肢无力，积聚败血成块，渐成黄病，用当归红花煎汤送下。

产后心腹满刺痛，气喘，用通草、红花、桑白皮煎汤送下。

产后黄肿疼痛，四肢沉重，口干舌枯，用当归、荆芥、槐角子、红花煎汤送下。

产后痞闷发疼，用茴香送下；或生姜七片，桃仁七个去皮，红花黄酒煎汤送下。

妇人久不成胎，月信不调或多或少，或清或浊，赤白带下，小腹作痛，面目虚肿，忌服瘦损，用乳香、当归汤送下。

室女天癸不通，腹内积聚成块，以致乍寒乍热，渐成羸瘦，心中痞闷，饮食无味，用红花、川山甲汤送下。

【审查意见】按：本方所用药品，有瘀积停滞者相宜，虚者忌服。又服丸药，宜用温水送下，用黄酒及童便皆不妥，宜改正之。

11. 八宝坤顺丸

主治：妇科调经和血，胎前产后各症。

组成：益母草八钱（酒洗），白芍八两（酒洗），白茯苓五两，川芎三两，全当归八两（酒洗），广木香三两，东参二两，月季花三百朵（用红的），甘草二两。

用法：上药共为细末，加老酒四两，炼蜜为丸，每丸重二钱。

临产时，用黄酒送下一丸，能安神定魂，调和气血。

一切难产或横生不顺，或胎伤或胎死连日不能分配，童便黄酒送下一丸。

产后儿枕作痛，用黄酒送下一丸。

产后衣胞不下，用童便黄酒送下。

一切死胎，不能生产，腰腹胀痛，命在须臾者，炒盐汤送下。

产后中风，牙关紧闭，半身不遂，失者不语，左瘫右痪，手足软弱，角弓反张，不省人事，薄荷汤送下。

产后气短，不思饮食，红枣汤送下。

产后四肢及面目浮肿，用木瓜汤送下。

产后四肢及面目发黄者，用茵陈汤送下。

产后伤寒，头痛，恶寒，发热，无汗，用葱汤送下。

产后痰喘嗽吼，恶心吐酸，四肢无力，自汗盗汗，生姜半夏汤送下。

产后血晕血迷，不省人事，用乳香没药汤送下。

产后血风身热，手足顽麻，百节疼痛，口渴咽干，童便送下。

产后惊悸，如见鬼神，狂言妄语，心虚胆怯，行动害怕，朱砂汤送下。

产后憎寒壮热，身出冷汗者，用童便送下。

产后恶血不下，脐腹疼痛，用童便黄酒送下。

产后鼻衄或吐血，用藕汤送下。

产后出血过多，已成崩漏，头眩眼黑，用当归汤送下。

产后心血不足，不能安眠，用枣仁汤送下。

赤痢，用红花汤送下。

白痢，用老米汤送下。

大便不通，用芝麻汤送下。

小便不通，用车前子汤送下。

赤带，用红枣汤送下。

白带，用艾叶汤送下。

泄泻，用炒苡米汤送下。

心胃疼痛，用陈皮汤送下。

血气疼痛，用木香汤送下。

腰腿疼痛，用淡姜汤送下。

胸腹及小腹疼痛，用童便、黄酒，加姜汤送下。

膝胫疼痛及足后跟疼痛，下部虚肿，用牛膝汤送下。

产后乳痈及一切痈疽，无名肿毒，用醋调敷患处，黄酒送下一丸。

妇人无子嗣，月水不调或子宫寒冷，不能产育者，每日用黄酒送下一丸。

【审查意见】本方功效，在补血活血。原件主治极杂，有多数不合者，宜辨明病症，分别用药。又服丸药，用黄酒及童便送服，终嫌不妥，宜用温水为宜。

12. 妇科杂症第十二方

主治：妇女抽麻症。

组成：明天麻一钱，山药二钱半，钩藤二钱半，五谷虫二钱（烧存性），木耳二两。

用法：以上药共为细面，分开八顿，早晚用温水送服或晚间单服一顿亦可。

【审查意见】上列各药，治抽麻症，尚属可用。

13. 妇科杂症第十三方

主治：妇人血虚发热，口舌生疮。

组成：全当归五钱，条沙参四钱，白芍三钱，自生地四钱，胡黄连一钱，川黄连一钱。

用法：水煎服。

【审查意见】通行方，有补血清热之功，可资应用。

14. 妇科杂症第十四方

主治：妇人结气成淋，小便淋沥或溺血或如豆汁。

组成：贝齿四个（烧为末），冬葵子五钱，滑石末一两，石膏一两。

用法：水七升，煮二升，纳猪肪一两，煎三沸，分三次服之。

【审查意见】妇人因热结成淋，小便淋沥者，此方有清热利水之功，可用。

15. 妇科杂症第十五方（王义水荐）

主治：妇人抽风。

组成：荆芥、防风、川黄柏、白芷、白术、当归、钩藤、郁李仁，以上各三钱，木耳底二两。

用法：以上药共为细末，炼蜜为丸，每丸重五分，早晚空心温水送下一丸，忌生冷、荤、荞面、鱼肉、海味等物。

【审查意见】此乃祛风镇痉之剂，可资选用。木耳底不详，待正。

三、产科

(一) 胎动

1. 胎动第一方

主治：妊娠胎动不安或惯小产。

组成：川续断（酒浸）、杜仲（姜汁炒去丝）、全当归、白芍各二两。

用法：研末，枣肉煮烂为丸，如桐子大。每服三钱，空心米饮下。

【审查意见】妊娠胎动不安及小产之原因甚多，此方主治项下，概未注明，但其所用各药，对于血亏腰痛之胎动，用之有效。又胎动小产，乃属急症，用丸药系预防性质，不可恃为救急之具也。

2. 安胎防险坠方

主治：怀孕提重伤胎，致阵阵腰酸，甚至见红欲坠者。

组成：上黄芪三钱（蜜炙），条黄芩二钱半，生白芍、川续断、川杜仲、甘枸杞、淮山药、沙苑子各三钱，炙甘草一钱，归身三钱，砂仁五分，五味子五分加苎麻根三钱。

用法：水煎服，一日两剂。

【审查意见】此方有补气、固胎、止痛之效，可用。

3. 安胎神方

主治：妇人生育过多，气血亏损，以致极易动胎及一切跌伤、房劳、搬运、动胎下血，腰腹疼痛，气下坠者。

治法：大熟地三钱，胸腹气胀者，须以西砂仁末一钱，同捣极烂，自归身三钱（酒洗），酒杭芍二钱，正川芎一钱半，火旺性急之人，口常干苦者，须减去不用，以炒条芩一钱二分代之，否则气寒腹胀者，切勿减去，以其能行血中之滞气故也。绵杜仲二钱（盐水炒），川续断钱半（酒炒），此味或易菟丝饼二钱亦妙，台党参三钱（米炒），气虚者以酒炒北绵芪二钱代之，漂于术二钱，新会皮钱半，天生芩三钱，如时值炎暑，孕妇口干而苦者，可加米炒结西洋参二钱，肥麦冬钱半，去参术不用，否则切勿加减，且易此二味，即川芎不必更换，恐过凉而滞气血液，阿胶珠二钱（蛤粉炒），炙甘草一钱，糯米百粒引，水煎，连服二剂，自愈。

【审查意见】此方有补血益气、止血定痛之功。用于气血亏损，跌伤搬运，房劳腹痛等胎动者有效。

4. 胎动第四方

主治：安胎。

组成：归身二钱半，白芍二钱半，白术一钱，砂仁八分，熟地二钱，肉苁蓉二钱，香附八分，黄芩一钱，陈皮六分，桔梗五分，丹参一钱，菟丝子二钱，茯苓二钱，生地二钱。腰痛，加杜仲二钱；虚弱加西洋参钱半，炙黄芪二钱，甘枸杞二钱；吐血加阿胶钱半；恶阻加竹茹一钱；下血加地榆二钱；内热口渴加麦冬钱半，去砂仁。

用法：水煎，温服，作丸剂，亦可用白蜜为丸。

【审查意见】此乃通行方，对于气血亏损、崩中恶阻等所致之胎动者，均可用之。

5. 安胎四物汤

主治：妇人有孕，或努力胎动，或跌打胎动，或感气胎动，或房事胎动，或无故胎动甚者见血不止。

组成：九熟地五钱，当归身四钱，川芎二钱，炒白芍二钱，黄芩一钱，焦白术钱半，焦艾一钱，阿胶珠钱半（蛤粉炒），肉苁蓉二钱，川续断三钱。

用法：水三盅，煎一盅，温服。连服数剂，以痛止血不见为愈。

【审查意见】此系胶艾汤加味，有和血、止血、调经之功，可用。

6. 胎动第六方

主治：孕妇恶阻，胎气不安，气不升降，呕吐酸水。

组成：香附子二钱，藿香一钱，淡竹茹三钱，伏龙肝五钱，粉草一钱。

用法：水煎，饭前服。

【审查意见】此方有调气解郁、开胃止呕之功，可用。

7. 胎动第七方

主治：补胎。

组成：大口芪三钱，贡阿胶三钱，云茯苓二钱，杜仲二钱，酒条芩钱半，川续断钱半，生白芍三钱，炙草五分。

用法：糯米为引，水煎服。如见红者，加黑地榆、黑祁艾各二钱。

【审查意见】气血不足致胎不固者，用之有效。

（二）胎前杂病

1. 胎前杂病第一方

主治：孕妇乳肿，发冷发热。

治法：全皂角一个（烧灰存性），黄酒三两，一次顿服，食前用。

【审查意见】有散肿消毒之效，可资试用。

2. 胎前杂病第二方

主治：妇人有孕，适感伤寒、斑疹等症。

组成：生地二钱，当归一钱，连翘三钱，银花二钱，酒芩一钱，薄荷叶钱半，知母钱半，泽泻一钱，杭菊花三钱。

用法：水煎，温服。

【审查意见】通行方，有清热败毒之功，可用。

3. 胎前杂病第三方

主治：妊娠下血。

组成：生鹿角屑、当归各五钱。

用法：水煎服，二剂即愈。

【审查意见】此方有散瘀活血之功，对证可用。

（三）难产

1. 难产第一方

组成：熟地黄五钱，炙黄芪一两，归身一两，茯神三钱，党参一两，龟板一两，川芎三钱，白芍一两，枸杞一两。

用法：水煎浓，只服头煎，不服二煎。

【审查意见】气血虚弱，无力产出者，可用。

2. 难产第二方

主治：难产久不下者。

组成：熟地一两，真成芪一两（蜜炙），归身四钱，白茯神三钱，台党参四钱，净龟板四钱（醋炒），川芎一钱，白芍三钱（酒炒），枸杞子四钱。

用法：水煎，服头煎，勿用二煎。

【审查意见】临产气血虚弱，历久不下者，服此方有效。

3. 难产第三方

主治：下胎。

组成：人参、甘草、川芎、丹皮、川红花、桃仁、黄芩、蟹爪各一钱。

用法：水煎服。如胎不动者，再服。

【审查意见】通行方，有开通子宫、行血利窍、下胎之功，可资应用。

4. 难产第四方

主治：下胎。

组成：川红花、瓜蒌、牛膝、瞿麦、当归各一钱。

用法：水煎服。

【审查意见】通行方，下胎可用。

5. 难产第五方

主治：妇人坐草三四日不下。

治法：蜜一盅，香油一盅，好酒一盅，三味合煎服之。

【审查意见】存待试。

（四）产褥热

1. 产褥热第一方

主治：产后血热（产褥热），全身发热，恶寒头痛，骨节痛，恶露不净。

组成：全当归六钱，抚川芎四钱，青蒿三钱，酒炒生地三钱，盐炒黄柏二钱，南红花五分，拣桃仁钱半，生鳖甲三钱，焦山栀三钱，知母钱半，龟鹿二仙胶二钱，地骨皮二钱，粉丹皮钱半，焦益母三钱。

用法：童便半杯煎，温服。

【审查意见】此方清血、退热、逐瘀之功颇效，堪备应用。

（五）血晕

1. 增损归脾生化汤

主治：妇人产后血晕。

组成：当归三钱，川芎一钱，红花一钱，桃仁三钱，姜炭五分，炙芪二钱半，茯神二钱半，竹茹一钱，炙草五分，丽参钱半（去芦），远志八分（去心），丹皮炭八分。

用法：水二盅半煎八分，掺童便少许服之。

【审查意见】此方于补气补血之中，佐以红花行瘀之品，治脑贫血甚佳。

2. 血晕第二方

主治：妇人产后血晕，不省人事。

组成：红娘二个（去头足），乳香五分，没药五分，当归五钱，川芎二分，白芷二分，芥穗一分。

用法：共为细面，遇症时量其轻重，用药至多一钱。服药后，用三棱针刺眉心出血，立醒。

【审查意见】此方有行瘀活血之功，可用。

3. 血晕第三方

主治：妇人产后血迷，不省人事。

组成：当归五钱，川芎二钱，汉三七一钱，蒲黄钱半，五灵脂一钱，红花一钱，益母草二钱，姜炭五分，桃仁七分，香附钱半，元明粉一钱，荆芥穗一钱，炙草八分，泽兰叶一钱。

用法：水煎，温服。

【审查意见】有止血行瘀之效，可用。

4. 血晕第四方

主治：妇人产后血迷。

组成：黑杜仲二钱，黑芥穗一钱，全当归一两，炙芪三钱，川芎二钱，炮姜四分，桃仁一钱，白术一钱，炙甘草一钱。

用法：水煎服。

【审查意见】此方有补益气血之功，虚弱者可用。

5. 妇人产后血迷散

主治：产后血迷。

组成：上血竭二钱，镜面朱砂一钱，真山羊血一钱，荆芥穗炭一钱。

用法：共研细面，每服一钱，温水送下。

【审查意见】产后瘀血，上动攻心者，此方有活血行瘀、清热镇逆之效。

6. 产后血迷血脱救急方

主治：产后血迷血脱。

组成：当归片五钱，川芎片一钱，炮姜炭五分，大口芪五钱，棕皮炭二钱，熟地炭二钱，炒白芍二钱，川续断二钱半，炒地榆二钱，炙甘草一钱。

用法：水煎服。

【审查意见】产后血脱不省人事，此方有补血、益气、止血之效，可用。

7. 血晕第七方

组成：口黄芪八钱，全当归五钱（酒浸），川芎二钱（酒炒），芥穗炭二钱（存性），陈丝罗底钱半（烧灰），岩朱砂四钱。

用法：共为细末，分三付，一日服尽，即愈。

【审查意见】产后贫血症，用之有效。

8. 血晕神效汤

组成：人参三钱，当归五钱，川芎二钱，益母草三钱，原红花一钱，炙草一钱，黑姜一钱，桃仁一钱。

用法：水煎服，服后忌油腻、生冷。

【审查意见】产后气血两虚有瘀者，此方有补益消瘀之效，可用。

9. 血晕第九方

主治：产后血迷不省人事。

治法：全当归一两，九地五钱（同砂仁一钱捣），羊不吃草三钱（以羊血浸一宿），益母草五钱，麝香三厘，先将各药煎好，然后将麝香研细末，以药汤冲服，服后即醒，再服痊愈。

【审查意见】产后血亏不省人事者，此方有补血活血、兴奋神经之效，可用。

10. 血晕第十方

主治：产后血晕不省人事。

组成：野台参六钱，苏木一钱，当归五钱，川芎一钱，益母草三钱，石菖蒲二钱，莲肉三钱，红糖五钱。

用法：待药煎好，再把红糖调入，随时温服，服后即醒。

【审查意见】通行方，有活血、行瘀、开窍之功，可用。

11. 血晕第十一方

主治：（佚失）。

组成：自归片三钱，川芎钱半，大口芪五钱，川续断三钱，香附二钱，川牛膝钱半，黑芥穗五分，车前子二钱。

用法：水煎服。

【审查意见】有活血、消瘀、补气之效，车前子、川牛膝似不相宜，可去。

12. 天龙散

组成：全当归六钱（酒浸），川芎二钱，益母草三钱，广木香二钱。

用法：共研极细，每用三钱加入陈醋一匙，开水冲服。血脱病亦可医治，用人参一钱，炙黄芪钱半，研细面，临时加入，病愈后，不可再用。

【审查意见】此方有活血、消瘀、行气之效，血行不利，用之相宜。

13. 血晕第十三方

主治：妇人产后血迷。

组成：秋石块一两，上朱砂九钱，老山血珀（琥珀石）四钱，三九金十张。

用法：共为细面，每服钱半，童便送下。

【审查意见】产后瘀血上冲，此方有退热、镇逆、消瘀之效。

14. 血晕第十四方

主治：妇人产后血迷。

组成：全当归五钱，川芎钱半，桃仁钱半，泽兰叶钱半，五灵脂钱半，生蒲黄一钱，红花一钱，炮姜炭五分，荆芥穗五分，炙草一钱。

用法：童便为引。

【审查意见】产后瘀血冲心，发迷者可用。

15. 血晕第十五方

主治：妇人产后血晕，不省人事。

组成：红娘两二钱，当归五钱，川芎三钱，朱砂二钱。

用法：共为细末，每服一钱，温水送服。

【审查意见】行血、活血、镇静心神，可用。

16. 销魂散

主治：产后恶露已尽，忽昏晕不知人事。

组成：泽兰叶二钱，西洋参二钱，川芎一钱，甘草一钱。

用法：上共为末，用温酒、热汤各半杯，调灌一二钱，能下咽即开眼。若以漆纸或干漆烧烟熏之更妙。

【审查意见】古方，治产后气虚血晕有效。

（六）恶露不止

1. 恶露不止第一方

组成：败酱草一钱，当归二钱，续断钱半，泽兰二钱，白芍二钱，白茯苓三钱。

用法：水煎服。

【审查意见】此方有散恶血之效，可用。

（七）恶露不行

1. 逐瘀定痛方

主治：产后恶露不行，或行之极少，心腹胀满，并有瘀块，痛如刀刺。

组成：全当归三钱，川芎钱半，紫丹参三钱（酒炒），酒元胡钱半，益母草二钱，泽兰叶三钱，五灵脂二钱（生用），光桃仁二钱（炒捣），南山楂二钱（糖炒），炙草六分。

用法：水煎服，有真琥珀磨汁分许同冲服更妙，痛止块消即停服。

【审查意见】通行方，有破滞、消瘀、止痛之效。

2. 恶露不行第二方

主治：（佚失）。

组成：五灵脂五钱，生蒲黄三钱，丹参八钱。

用法：水煎，空心服，加黄酒少许为引。

【审查意见】通行方，对证可用。

（八）血崩

1. 血崩第一方

主治：（佚失）。

治法：伏龙肝二两，百草霜五钱，上二味，以开水搅匀，澄清服。

【审查意见】此方有调中止血之效，可用。

2. 血崩第二方

主治：（佚失）。

组成：人参钱半，当归三钱，白术二钱，黄芪二钱，丹皮炭二钱。

用法：水煎服一剂，轻二剂，止三剂，痊愈。

【审查意见】产后气血虚弱，血崩不止者，此方有补血、益气、止血之效，可用。

（九）乳汁不通

1. 乳汁不通第一方

主治：（佚失）。

治法：蚂蚁卵不拘量，阴干研细末，贮瓶内备用，每用一二厘，温开水冲服切效。

【审查意见】此系民间单方，是否有效，姑存待试。

2. 立通乳汤眼

主治：妇人乳眼不通。

治法：核桃仁五钱（打烂），通草一钱，甲珠钱半，先用黄酒与白酒将通草甲珠煎汤，用此汤冲核桃仁服之，乳眼即通。

【审查意见】此方有补养气血、通窍经络之功，可用。

3. 一味胎盘散

主治：下乳（产后气血亏虚，乳汁不足）。

治法：胎盘一具无毒者，不拘他人自己俱可，先将胎盘分割为六块或八块，洗去血液，至成洁美之肉块，再划作细条，焙于土器上，由干而烧存性，研细末，分为三十包，贮入瓷瓶，密封。每日用一包，分三次，温开水调服。服此剂后，切忌房事。有乳痈症或因瘀滞乳不流者，不宜服。勿饮酒及食辛辣之物。

【审查意见】胎盘即胎衣，性大热。妇人虚寒缺乳者，可暂服一二次，如内有热者，禁用。

4. 乳汁不通第四方

主治：（佚失）。

组成：当归五钱，黄芪五钱，麦冬三钱（米炒），泽泻一钱，续断一钱，知母一钱，川贝母一钱，牡蛎粉一钱，通草一钱，大生地二钱。

用法：水煎，服三剂。

【审查意见】通行方，有补益气血、通窍利水之功，可用。

（十）流产

1. 流产第一方

主治：（佚失）。

组成：当归三钱，白芍三钱，熟地三钱，口芪三钱，阿胶三钱半，艾叶钱半，条芩二钱，焦白术钱半，川续断二钱，杜仲三钱，党参三钱，麦冬二钱，炙草一钱。

用法：水煎服。

【审查意见】气血不足或素有失血等症，易于小产者宜服。

2. 保胎验方

主治：（佚失）。

组成：炙黄芪五钱，潞参五钱，炒白术三钱，云茯苓二钱，当归五钱，炙草钱半，炒白芍三钱，炒芡实三钱，熟地五钱，黄芩二钱（酒炒），甘枸杞三钱，怀山药三钱。

用法：生姜、大枣为引。

【审查意见】通行方，有滋补之功，因虚损小产者可用。

3. 流产第三方

主治：（佚失）。

组成：人参、禹余粮、紫石英、五味子、菟丝饼、砂仁各等分。

用法：蒸饼为丸服之。

【审查意见】素常气弱肠滑，子宫兼受风寒，易致小产者，服此方有益气、固肠、安胎之效。

（十一）胎衣不下

1. 胎衣不下第一方

主治：（佚失）。

治法：百草霜一钱，开水冲服立下。

【审查意见】是乃民间单方，存待试。

（十二）产后瘀血病

1. 产后瘀血病第一方

主治：产妇瘀血入胞，胀满难下。

用法：附子二钱，干漆（炒烟尽）一两，丹皮一两，为细末。另用大黄末一两，以好醋一升，同熬成膏，和前药丸如桐子大。每服五七丸，温酒吞下或加当归一两。

【审查意见】有兴奋神经、逐瘀血之功，可用。

2. 产后瘀血病第二方

主治：妇人产后瘀血腹疼。

组成：血竭五钱，炒元胡三钱，酒当归三钱，乳香钱半，没药钱半，五灵脂钱半。

用法：水煎服。

【审查意见】有行瘀止痛之效，可资应用。

3. 产后瘀血病第三方

主治：产后血瘀，肚胀腹痛。

组成：墓头回一两，当归尾五钱，川芎钱半，红花二钱半，桃仁泥三钱，泽兰叶二钱，三棱一钱，莪术一钱，川郁金钱半，瞿麦钱半，川朴二钱，木通二钱。

用法：水煎服。

【审查意见】此方对于瘀血瘀水之实证可用。

4. 产后瘀血病第四方

主治：产后腹痛。

组成：红花、陈皮、血余（煅存性）、台乌各三钱。

用法：水煎服。

【审查意见】产后因瘀血所致之腹痛者，用之有效。

（十三）产后杂病

1. 产后杂病第一方

主治：产后子肠下阴门外四五寸长，六日不升，移动即疼。

组成：生黄芪二两，川芎三钱，升麻五分。

用法：水三盅，煎一盅，温服。

【审查意见】产后气虚下陷者，此方有升提益气之功，可用。

2. 茯苓消肿饮

主治：妇人怀娠至五六个月前后，饮食无味，面目及全体浮肿，疼痛难忍，昼夜喊叫不休。

组成：茯苓四钱，当归三钱，炒白芍二钱半，九熟地三钱，焦术二钱，寸冬二钱，泽泻二钱，川芎一钱，条芩钱半，姜厚朴八分，炒栀子钱半，甘草六分。

用法：水煎服，忌猪肉、荞面。

【审查意见】此方有滋阴、健脾、生津、消肿、清热之效，可用。

3. 活血舒筋丸

主治：妇人产后手足麻木，肝气不舒，气血虚弱，腰腿酸痛，胸膈胀满，全身麻木等症。

组成：石柱参五钱，九熟地八钱，生贡芍五钱，制半夏三钱，自当归五钱，川牛膝三钱，老广皮三钱，醋柴胡一钱，升麻片一钱，川芎片三钱，桂枝尖二钱半，云茯苓二钱，大黄芪五钱，香附米三钱，青皮丝三钱，焦白术三钱，口防风二钱，川羌活二钱，秦艽三钱，南红花钱半，台蘑菇五钱，香白芷二钱，川乌片二钱，落水沉香二钱，川朴根三钱。

用法：共为细末，蜜丸如桐子大。每早晚空心服二钱，童便为引。

【审查意见】通行方，可资应用。

4. 产后杂病第四方

主治：产后儿枕痛。

组成：全当归一两，川芎一钱，赤芍二钱，桃仁钱半，藏红花一钱，益母膏三钱，鸡血藤胶三钱，炮姜炭五分。

用法：水煎好，然后再将益母膏烊化药汤内，饭前服。

【审查意见】功专破瘀活血，对证可用。

5. 产后杂病第五方

主治：产后儿枕痛。

组成：延胡索二钱，当归五钱，琥珀、蒲黄各二钱（炒），芍药五钱，桂心一钱，红蓝花二钱，乌药二钱。

用法：共为细末，每服三钱，以通便温酒调下。

【审查意见】此方有活血行瘀、温暖子宫之功，可用。

6. 产后杂病第六方

主治：产后气血双积，腹胁疼痛。

组成：当归五钱（酒拌），川芎一钱，益母草二钱，红花钱半，桃仁三钱，柴胡七分（醋炒），粉丹皮钱半，元胡一钱（酒炒），广木香一钱，炙草一钱。

用法：如有食滞者，加山楂三钱，水煎，空心温服。

【审查意见】通行方，有活血、行瘀、止痛之功，可用。

7. 五灵消化汤

主治：妇女产后行房，元气虚弱，恶血包精，腹痛如刺。

治法：五灵脂一两，陈醋一两，五灵脂用砂锅炒之，点滴陈醋于内，至醋完为度。用时水煎温服，不拘时候，轻者一剂，重者三剂，禁忌生冷、黏腻食物。

【审查意见】此系民间验方，有行血止痛之效，对证可用。

8. 产后杂病第八方

主治：产后气血虚弱，咳嗽发热。

组成：龟板一两，生地炭三钱，贝母二钱，秦艽二钱。

用法：水煎服。

【审查意见】有滋阴、解热、化痰之效。

9. 产后杂病第九方

主治：产后逆气上冲（即呃逆）。

治法：刀豆子十九粒，焙焦为末，开水下，一次服尽。

【审查意见】按：刀豆子有降气、止呃逆之功，产后逆气上冲者可用。

10. 产后杂病第十方

主治：产后瘦弱。

组成：生地汁一斗，生姜汁、白蜜各五升，羊脂一斤。

用法：先煎生地汁至五升，次入羊脂，煎令减半，入姜汁，又煎令减，纳蜜，着铜器中，重汤煎如饴状。每服如鸡子大一团，投温酒中，一日三服。

【审查意见】此方有补血益气、调中散寒、润肤之效，可备应用。

11. 回乳汤

主治：无儿吃乳致乳胀痛。

组成：麦芽五钱（炒），白芷一钱，浙贝二钱，陈皮钱半，云苓三钱，制乳没各一钱，炮甲珠二钱。

用法：水煎，空心服。

【审查意见】有回乳、行血、消肿之功，可用。

12. 产后杂病第十二方

主治：产后咳嗽不止。

组成：山楂二钱，乌梅炭一钱，紫菀一钱，橘红钱半，麦冬二钱。

用法：水煎服。

【审查意见】此方有止嗽、化痰、生津之效，可用。

13. 产后杂病第十三方

主治：产后中风，牙关紧急，不省人事，口吐涎沫，手足瘫痪。

治法：当归、芥穗各等分，共研细末，每服二钱，水一盅，煎半盅，灌之下咽即生。

【审查意见】有活血散风之功，轻症可用。

14. 产后杂病第十四方

主治：产后渴不止。

组成：瓜蒌根四钱，炙草二钱，生地二钱，西洋参三钱，麦门冬三钱，大枣廿枚。

用法：水煎，分三次服。

【审查意见】有清热、止渴、补脾、益气之功，可用。

15. 产后杂病第十五方

主治：产后心神不安，恍惚不觉。

组成：远志三钱，菖蒲三钱，炙草二钱，西洋参二钱，全当归一两，炒白芍五钱，麦冬三钱，大枣三枚，泽泻一钱，茯神三钱，朱砂五分。

用法：共为细末，炼蜜为丸，如梧子大，每服三十五丸，温水送下。

【审查意见】产后心虚不安者，此方有补益之效。

16. 秘制产前产后生化汤

组成：自归五钱，川芎一钱，云苓三钱，桃仁二钱，姜炭五分，陈皮一钱。

用法：水煎服。

【审查意见】产前产后可备应用。

四、小儿科

（一）惊风

1. 太乙混元丹

主治：急慢惊风。

组成：紫河车二钱，白梅花三钱，辰砂五两，滑石一两，丹皮二钱，香附米一两，粉草一两，甘松四钱，莪术三钱，砂仁三钱，益智仁六钱，山药二钱半，人参一钱，炙芪一钱，白茯苓二钱半，白茯神二钱半，远志肉钱半，桔梗一钱，广木香一钱，麝香三分，牛黄二分，天竺黄一钱。

用法：共为细末，蜜丸，每重钱半，每服一丸，三岁以上者二丸，白水送下。

【审查意见】有强壮、镇静、温胃、消食、行气及清神镇痉之功。慢惊气虚者可用，急惊恐不相宜。

2. 惊风第二方

主治：急慢惊风，咳嗽气喘，胎惊，胎病，脐风撮口，一切风痰急恶之症。

组成：天竺黄二两，蒸熟军六两，九胆星二两，南僵蚕二两半，上梅片五分，真台麝五分。

用法：此药五月五日午时配合，共研细面丸，如绿豆大。朱砂为衣，每服一分至三分，薄荷汤下。

【审查意见】此方功专逐痰导滞，清神镇痉。应用于小儿急惊风之实热痰结症，必有殊效。慢惊属虚寒者，不宜用。

3. 贝竺散

主治：小儿急慢惊风，暗风发热等症。

组成：川贝母三钱，天竺黄三钱，真琥珀钱半，真朱砂钱半，灯心三钱。

用法：以上药共为细面，量病轻重服，轻者服五分，重者服七分。

【审查意见】有祛痰、镇痉、清热、利尿之功，急惊风用之有效，慢惊不宜。

4. 惊风第四方

组成：全蝎一个，薄荷叶七个，白纸一块。

用法：将薄荷、全蝎包一处，焙干去毒，研末，白开水送下。

【审查意见】按此方以全蝎镇痉搜风，薄荷清热解表，合而用之，以治小儿急惊风症状单纯者有效。若夹杂其他兼症者，则须详询病情，分别施治，方可奏效。

5. 惊风第五方

组成：西牛黄五钱，上辰砂五钱，金琥珀三钱半，明天麻二钱，青礞石五钱，麝香一分半，百草霜四钱，胆南星二钱。

用法：共为细末，每服一岁一分，薄荷汤下。

【审查意见】此方功能清神、镇痉、涤痰。急惊风痰涎壅滞者，用之有效。

6. 化痰止搐丹

主治：小儿天吊四肢搐（急惊风）。

组成：当归三钱，川芎一钱，蜂房一钱，防风一钱，全蝎一钱（去尾），钩藤钩四钱，巴霜一钱，镜面砂一钱，薄荷四钱，甘草一钱，僵蚕三钱，赤金五十张。

用法：共为细末，于生后五六日内发脐风时，每服五七厘；若半岁者，每服一分；一周身者，每服分半，用蜂蜜水送下。

【审查意见】有活血散风、清热镇痉之效。急惊风实热壅滞者可用。

7. 惊风第七方

组成：川羌活二钱，明朱砂钱半，制半夏二钱，巴豆霜一钱，明雄黄一钱，净蝉蜕钱半，胆南星钱半，净僵蚕钱半，倒退虫六十个。

用法：共为细末，炼蜜为丸，如绿豆大，朱砂为衣。七八日小儿用一二厘，一二岁用三四厘，三四岁用五六厘，五六岁者用八厘或一分。开水送下。

【审查意见】有疏风涤痰、镇痉通便、泻火之效，弱者忌用。

8. 惊风第八方

主治：小儿惊癫痫搦搐惊悸等症。

组成：天竺黄五钱，辰砂二钱，制南星二钱，明雄黄一钱，真麝香一钱，麻黄一钱，款冬花钱半，牛黄五分，琥珀一钱，礞石一钱，茯神三钱，薄荷二钱，大黄二钱。

用法：共研细末，磁瓶收贮。每服五厘至一分。金银花、连翘壳各钱半，煎汤送下。

【审查意见】此方以清神、涤痰、镇痉、祛风为主，更以连翘、银花，清热解毒之品煎汤送服，对于急惊风之实热证有效。

9. 定惊散

组成：牛黄五厘，辰砂五厘，陈胆星五厘，明天麻五厘，雅连五厘，制僵蚕一分，淡全蝎一个，上梅片五厘。

用法：研细末（辰砂、牛黄、冰片宜另研，忌见火），每服五厘至一分，开水调服下。

【审查意见】此方以牛黄清神，辰砂安神，胆星祛痰，更以天麻、僵蚕、全蝎搜风镇痉，黄连、梅片清心退热。急惊风用之有效。

10. 慢惊镇危汤

组成：胡椒三分，炮姜三分，肉桂五分，云苓一钱米炒，川贝二钱，焦术一钱，橘红一钱，雄精二分，僵蚕一钱，麝香五厘，天麻五分，薄荷一钱，辽参五分，钩藤一钱。

用法：以灶心土三钱，煮水澄清，再煎药温服。

【审查意见】此方温胃散寒、化痰消食、镇痉益气，虚寒者可用。

11. 慢惊回阳汤

组成：熟地钱半，辽参一钱，炙芪一钱，当归一钱，枸杞钱半，炮姜五分，僵蚕五分，天麻三分，薄荷五分，云苓一钱，焦术一钱，粟壳五分，砂仁五分（米炒），川贝一钱，橘红一钱，麝香二厘，炙草三分。

用法：以灶心土三钱煮水澄清，再煎药温服。

【审查意见】此方补血益气、温中散寒、祛痰镇痉。慢惊风属虚寒者，用之有效。

12. 急惊救生汤

组成：羌活一钱，独活一钱，前胡一钱，葛根五分，僵蚕一钱，天麻三分，广皮一钱，枳壳八分，川朴五分，桔梗一钱，朱砂二分，琥珀三分，麝香一厘。

用法：姜枣为引，煎服。

【审查意见】此方疏散风寒，安神镇痉，兼行气滞。急惊风有表证者可用。

13. 急惊凉膈散

组成：连翘一钱，酒芩一钱，焦栀一钱，枳实五分，前胡五分，熟军一钱，麦冬二钱，广皮一钱，川贝二钱，钩藤二钱，僵蚕一钱，薄荷五分，琥珀五分，朱砂三分，雄精三分，麝香一厘，甘草三分。

用法：水煎服。

【审查意见】古方加减，实热证可用。

14. 惊风第十四方

主治：小儿惊风后，转成之癫呆病。

治法：孵退蛋三十个，煅灰研末，分作六十包。黄酒送服，每日服一包，服完为止，其病即可霍然。

【审查意见】此系民间单方，对于原件主治病症，能否有效，尚难确定，姑存以待试。

15. 惊风第十五方

主治：慢惊风。

组成：党参二钱，白术二钱，云苓二钱半，炙草一钱，枳壳三分，麦芽一钱。

用法：引用煨姜红枣水煎服。

【审查意见】此方有强壮及增进消化之作用，治本症宜加镇痉之品。

16. 惊风第十六方

组成：熟地五钱，焦术三钱，党参、当归、炙芪、故纸、枣仁（炒研）、枸杞各二钱，炮姜、肉桂、萸肉、炙草各一钱。

用法：引用生姜三片，红枣三枚，胡桃二个，打碎为引，仍用灶心土三钱，煮水澄极清，三茶杯，药物煎浓汁，取一茶杯，温服。如咳嗽不止者，加桔梗一钱，前胡一钱；如大热不退加酒芩一钱，白芍一钱；如泄泻不止，加车前子二钱。

【审查意见】此系加味理中地黄汤，虚寒证可备用。

17. 惊风第十七方

组成：西洋参四两，焦术六两，云苓三两，法夏三两，广木香五钱，柴胡一两，黑芥穗四钱，白芍三两，山楂一两，枳壳一两，槟榔五钱，麦芽五钱，神曲一两，油桂五钱，干姜一两，麦冬三两，石菖蒲五钱，薄荷五钱，巴戟天一两，附子五钱，炙草一两。

用法：以上药合一处，以九成熬膏，一成研末，连膏合一处为丸，如芡实大，遇症化服。症危者，人参汤送服。

【审查意见】慢惊风之通行剂，可备应用。

18. 惊风第十八方

组成：白僵蚕一钱，蝉蜕五分，片姜黄七分，九胆星一钱，天竺黄一钱，九炒川大黄三钱。

用法：轻者研末，钩藤、薄荷引，水煎，送下五分；重者水煎服，如有痰，加朱砂、真金箔。

【审查意见】通行方，有祛风、豁痰、泻热之功，可用。

19. 惊风第十九方

主治：小儿惊风，角弓反张，天吊眼。

组成：僵蚕一钱，桑螵蛸二钱，西牛黄五分，钩藤三钱，辰砂一钱，朱茯神三钱，龙骨二钱。

用法：左药共为细末，每服一钱，以开水熔化，用竹沥少许，将药送下。

【审查意见】急惊风可用，但宜去桑螵蛸为妥。

20. 惊风第二十方

主治：小儿天吊抽搐症。

组成：倒动三个（俗名倒虫），天竺黄一分，好朱砂一分。

用法：研极细，分七次白水送服。

【审查意见】有泻热、豁痰、安神之功，可用。

（二）痞证

1. 痞证第一方

主治：小儿痞证。

治法：活白公鸭子，将其腿部毛拔去一小块，用注射针抽血少许（为防血液凝固起见，可稍加开水以稀释之）注射于痞块处。

【审查意见】白公鸭血有崩坏血球之功，以之注射痞块，必能生效，但须力求清洁，否则沾染细菌，为害匪浅，慎之。

2. 肥儿丸

主治：小儿脾疳痞积，面黄身瘦，肚大口臭，吃泥。

组成：炒神曲、胡黄连、炒麦芽各五钱，肉豆蔻（面裹煨去油）、槟榔（去脐一个）、使君子各二钱半，广木香二钱。

治法：共为细末，蒸饼丸如黍米大，每岁日服五丸，空心米汤服用。

【审查意见】有消食杀虫之效，对证可用。

（三）疳病

1. 疳病第一方

主治：疳积生虫。

组成：雷丸一钱，槟榔一钱，黑丑头末五分，五谷虫一钱（瓦上焙），使君肉二钱半（切片焙）。

用法：共为细末，每日服三分，和米饭做饼，饭锅蒸熟，令儿空腹食之，药完病愈。

【审查意见】此杀虫消积之剂，对于脾胃虚弱之小儿，不可多服。

2. 疳病第二方

组成：芜荑一两，使君子肉五钱，鸡内金五钱，五谷虫四钱，党参五钱，白术五钱，云苓五钱，炙草二钱。

用法：共为细末，米糊为饼，每饼重一钱，蒸熟，每早晚白水送服一饼。

【审查意见】有消疳、健脾、杀虫之效，可用。

3. 疳病第三方

治法：鸡肫皮二十个勿落水瓦焙干研末，车前子四两炒研末，二物和匀，以米糖溶化拌入，与食，食完即愈。每饭前食少许。

【审查意见】鸡肫皮，即鸡内金之俗名，为消导药，有促进肠胃蠕动之功，合车前子清热利尿之品，用治小儿食物停滞，消化力减弱之症有效。

4. 疳病第四方

治法：螳螂五十个焙干研末，山楂汤送下。每服一分，日服三次。

【审查意见】此系古方（见《百草镜》方），有破积消食之功，疳疾初起用之最宜，但须多服方可奏效。

（四）虫症

1. 小儿虫症第一方

组成：淡吴萸五分，大雷丸二钱，槟榔二钱，广木香一钱，白芍三钱，天麦冬各钱半，制香附钱半，炒神曲三钱，使君子三钱，川椒五分。

用法：水煎服。

【审查意见】有消导杀虫之功，可用。又方中以花椒作引，更有意义，盖藉其麻烈性，使寄生虫知觉麻痹，易于驱除也。

2. 小儿虫症第二方

组成：鹤虱三钱，榧子二钱，白雷丸三钱，使君子仁三钱，马沉香五分，胡黄连二钱，苦楝皮三钱，乌梅炭二钱，藿根一钱，炒广皮二钱，槟榔二钱，甘草五分。

用法：水煎服。

【审查意见】此方功专健胃杀虫，对证可用。

3. 小儿虫症第三方

主治：咳嗽有痰，腹痛有虫。

组成：白附子二分，苏叶四分，陈皮七分，前胡八分，法半夏八分，杏仁八分，浙贝一钱，赤苓一钱，黄郁金七分，台乌五分，生赭石一钱，槟榔五分，使君子钱半，乌梅炭五分。

用法：水煎服。

【审查意见】此方有镇咳祛痰、降逆杀虫之功，对症有效。

4. 小儿虫积腹痛第四方

组成：苦楝皮一钱，陈皮一钱，使君子钱半（捣），槟榔一钱，槐花五分，炙草五分。

用法：水煎，空心服。

【审查意见】杀虫有效，宜酌加消导药，则效更捷。

5. 四味鹧鸪菜汤

主治：小儿腹中寄生虫，尤以下蛔虫为效。

组成：鹧鸪菜、川大黄、粉甘草、鹤虱各五分，小儿一日量。

用法：清水一盅煎至七分去滓，微温空腹时服。原方如此，仿用时，因无鹧鸪菜，曾以槟榔、川楝根皮、石榴根皮代之，亦有效，但须新鲜者。

【审查意见】驱虫专剂，对于肠寄生虫症，有攻下杀减之效，可用。

6. 小儿虫症第六方

主治：蛲虫。

组成：石榴树毛根一钱。

用法：水煎，空心温服。

【审查意见】石榴根有杀灭各种条虫之效，但须兼服泻剂，如陈皮、槟榔等或其他泻下剂，见效尤速。本品易起呕吐、腹痛等副作用，故不可用大量。

（五）泄泻

1. 泄泻第一方

主治：小儿泄泻数日不止。

组成：白茯苓二钱，白术一钱（炒），猪苓一钱，泽泻一钱，车前子三钱（另包）。

用法：水煎服。

【审查意见】此方系五苓散去桂枝加车前子，用治水停泄泻，宜分利者有效。

2. 泄泻第二方

主治：小儿呕吐泄泻。

组成：车前子二钱（包），肉豆蔻五分，砂仁五分，广皮一钱，公丁香三分，生甘草五分，酒芍八分，麦芽一钱，山药一钱，生代赭石二钱。

用法：共为细末，每服五分，姜汤送下。

【审查意见】有温胃散寒、消食降气止呕之效，寒证可用。

3. 白蔻和中散

主治：小儿寒泄。

组成：人参、茯苓、白术、粉草、丁香、木香、砂仁、蔻仁、肉蔻、官桂、藿香各一钱，陈皮四钱，山药四钱。

用法：共为细面，每服一钱，姜汤送下。

【审查意见】此乃参术散之加减方，治虚寒泄泻有效。

4. 泄泻第四方

主治：小儿身热如火，口渴喜饮冷而不喜饮热汤，泄泻者。

组成：车前子二钱，茯苓一钱，白芍一钱，黄连三分，泽泻五分，猪苓五分，麦芽一钱，建曲一钱。

用法：水煎，服一剂。

【审查意见】通行方，有泻热利尿、消食导滞之功，湿热下泻者，可用。

5. 婴儿却暑汤

主治：婴儿受暑泄泻。

治法：猪蹄鞋七个，黄酒少许，将猪鞋水煎成七分，饮时用黄酒送下。

【审查意见】猪蹄鞋能否治伤暑泄泻，尚难确定，姑存以待试。

（六）呕吐

1. 逐寒荡惊汤

组成：胡椒、炮姜、肉桂各三分，丁香五粒，灶心土三钱。

用法：将灶心土用水五茶杯，煎煮澄极清二茶杯，煎药大半茶盅，频频灌之，接服加味理中地黄汤。

【审查意见】呕吐有寒证者，此方可用。

（七）佝偻病

1. 佝偻病第一方

主治：佝偻及手足拘急。

治法：鸡子皮炙黄研末，蜜丸，如桐子大，每次开水送服三丸，日服三次。

【审查意见】佝偻病系一种骨软病。骨软之原，系因骨质内缺乏石灰之故。按：鸡子皮内含有石灰质，用之或可有效。

2. 佝偻病（鬼胸龟背）第二方

组成：山萸肉一两，山药一两，牡蛎二两，川贝八钱，枸杞二两，冬白术五钱，建曲五钱，干地黄一两，炙草三钱，桑寄生一两，赤白芍各五钱，续断五两，骨碎补一两。

用法：为末，水丸如梧子大。每次空心服二钱，如服丸药不便，可改汤剂。

【审查意见】此方为强壮剂，有增加骨中石灰质之效，佝偻病用。但须持续服之，方能克效。

（八）小儿痫症

1. 小儿痫症第一方

主治：小儿痫症，年深日远，肝肾已亏，脾肺不足，心血耗散。

组成：紫河车一个，大地黄三两，净枣肉一两，粉丹皮五钱，鹿茸片一钱，泽泻五钱，云苓一两，怀山药二两，自附片三钱，肉桂三钱，北五味二两，寸冬一两。

用法：共研细末，蜜丸，如梧子大。用盐汤送服，每服三分至五分，日服一次。

【审查意见】此方热补极强，治慢惊虚寒可用，痫症不宜。

2. 加减烧丹丸

组成：元精粉、轻粉各一钱，粉霜、硼砂各五分，菖蒲一钱，钩藤一钱。

用法：研细，入寒食面一钱，再用面裹煨黄，研丸开水送下，每服半分至一分。

【审查意见】此方攻下之力，极为猛烈，小儿惊痫用之，可以减轻脑压，症状亦可逐次缓解。但须高热便闭脉强实者，始为相宜。

3. 定痫丸

组成：人参一两，白术一两，云苓一两，广皮一两，法夏一两，菖蒲五钱，当归一两，杭芍一两，白蔻五钱，广木香五钱，龙齿五钱，金箔十张、飞镜砂三钱。

用法：研细，蜜丸，如龙眼大，以朱砂为衣，贴金箔晒干收贮，每日早晚各服一丸，姜汤化服。倘年深日久，日与河车八味丸间服，无不愈者。早服河车八味丸，晚服此药。

【审查意见】此方合健脾、补气、化痰等品相伍为剂，痫症气虚有痰者用之，尚属相宜。

（九）痧症

1. 解肌透痧汤

主治：小儿正痧（由于伏先天之胎毒，外感天行之时气），尚未出透，发热无汗者。

组成：荆芥五分，蝉衣一钱，射干五分，马勃四分，薄荷叶五分，甘草五分，桔梗钱半，牛子钱半，前胡钱半，连翘钱半，僵蚕钱半，豆豉钱半。

用法：引用竹茹一团，水煎服。

【审查意见】此方有清热透疹解毒之功，发热无汗，痧出不透者可用。但于汗出疹透之后，即宜清火和血、和中生津之剂，本方不宜。

（十）小儿癖积

1. 小儿癖积方

组成：飞罗面一两，黄酒糟一两，皮硝三钱，栀子七个，枣儿七个（去皮），葱白二寸长七节，杏仁七个。

用法：共捣如泥，贴肚脐及脊骨与肚脐相对处。轻者一次，重者三次。

【审查意见】可备试用。

（十一）脐肿

1. 脐肿方

组成：赤小豆、淡豆豉、天南星（去脐皮）、白蔹各一钱。

用法：共为细末，用芭蕉自然汁，调敷肚脐四旁，得小便即愈。冬天无芭蕉，可用其根捣汁调敷。

【审查意见】有祛风、消肿、拔毒之功，此方确效，可备用也。

（十二）脐眼出水

1. 脐眼出水第一方

主治：小儿脐眼出水。

治法：龙骨、枯矾各等分，为末掺之。

【审查意见】有制泌收敛之效，可用。

2. 脐眼出水第二方

主治：小儿脐烂流水。

组成：熟艾叶五钱，煅轻粉钱半，煅赤石脂三钱，老松香四钱。

用法：共研细和匀，敷患处（干则以香油调敷）。

【审查意见】有消毒防腐之效，可备试用。

（十三）小儿食积

1. 七珍丹

主治：乳积，食积，痰喘等症。

组成：南星二两，僵蚕二两，雄黄一两半，巴霜一两，朱砂一两，丁香一钱。

用法：寒食面糊为丸，如芥子大，朱砂为衣，每服五厘至七厘，食前开水下。

【审查意见】通行方，有祛痰、导滞、消积、攻下之功，可用。

（十四）言语不出

1. 小儿言语不出方

主治：小儿言语不出，血滞心窍。

组成：石菖蒲、木通、防风、全蝎、僵蚕、甘草、木香、南星各五分。

用法：水煎服。

【审查意见】此方功能开心利窍，搜风行气，可资应用。若病症涉及循环器者，宜加活血之品可也。

五、外科

（一）痈疽

1. 一味甘草汤

主治：初起未溃之搭背及对口恶疔等症。

组成：生甘草一两。

用法：水煎温服。不效继服，至多三四服，以便下热粪为度。

【审查意见】甘草功能解毒，有轻泻作用，故用于初起一切肿疡皆佳，诚简便良方也。

2. 一笔消

主治：痈疽肿毒。

组成：五倍子五钱，白及五钱，白蔹一两，川郁金四钱，藤黄四钱，麝香三钱，乳香钱半，没药钱半。

用法：各研细末，煅蟆蚪一升或一斗，入罐内加黑矾一斤，火硝一斤，埋地中过夏，取出即为水。用新砖一个入罐内，浸一时，取出阴干，再浸再阴，以药水尽为度。将砖上霜扫下，兑前药内用，将药用香油调围疽外，每用三钱。

【审查意见】此方有解毒消肿、散瘀止痛之功，可用。

3. 痈疽第三方

主治：专治痈肿，无论未破已破，以及乳疮等症。

组成：银粉一钱，银朱一钱，冰片一分，枯矾一钱，铜绿一钱，轻粉一钱。

用法：将轻粉铜绿二宗，用生酒浸透焙干，共研一处，再桐油纸三块等疮口大，将前药香油调如糊状，夹于三块油纸内。如下部阴疮，加麝香一厘，冰片减半，一面贴七日，反贴七日（用针线加边缝住）。不治梅毒，并治臁疮、多年顽疮。

【审查意见】轻粉又名银粉，方内所列之银粉，恐系银屑。此方虽能解毒，然皆有毒之品，用之过多，难免吸收中毒之虞，务须慎之。

4. 痈疽第四方

主治：对口。

治法：蜗牛、梅片、煅石决明各等分，共研细末搽之，用膏药贴疮口外。

【审查意见】对口初起者，可资试用，重者恐难胜任。

5. 痈疽第五方

主治：痈疽肿毒，一切恶疮。

组成：豨莶草（端午采者）、乳香各五钱，白矾二钱（煅枯），绿豆粉一两。

用法：研末，每服二钱，热酒调下。

【审查意见】诸恶疮毒用之，有解毒消肿之效。

6. 寸金丹

主治：发背，附骨痈疽，初起憎寒壮热，四肢倦怠沉重者。

组成：麝香五分，乳香一钱，没药一钱，雄黄一钱，狗宝一钱，轻粉一钱，乌金石一钱，蟾酥二钱，粉霜（水银炼白色者）三钱，黄蜡三钱，硇砂二钱，狗胆一个（干），鲤鱼胆三个（阴干），白丁香四十九粒、金头蜈蚣七条（炙黄色），头胎男乳一合。

用法：上药为细末，将黄蜡乳汁二味熬成膏，同药和丸，如绿豆大。大人每服三丸，小儿用一丸，冷病用葱汤，热病用新汲水送下，衣被密盖，勿令透风，汗出为度。

【审查意见】此系六科准绳之方，有消炎解毒之效。

7. 痈疽第七方

主治：一切发背痈疽，阴毒用此尤效。

组成：红药子四两（或用黄者亦可），白及一两，白蔹一两，乳香五钱，没药五钱，丹砂三钱，雄黄三钱，麝香一钱，龙脑一钱。

用法：共为细末，量疮大小，蜜调敷四围，中留一孔，以油纸护之，时时以米醋润之。

【审查意见】此方有凉血、解毒、消肿之功，可用。

8. 蟾酥丸（即飞龙夺命丹）

主治：疔疮，发背，脑疽，乳痈，附骨等症，及一切恶性肿疡，不疼或麻木或呕吐，心神昏聩者。

组成：蟾酥二钱（酒化），轻粉五分，枯矾、寒水石、铜绿、乳香（去油）、没药（去油）、胆矾、麝香各一钱，蜗牛廿一个，朱砂三钱。

用法：以上各为细末，于端午日午时，在静室中先将蜗牛研烂，再同蟾酥和匀，和入群药，共捣极匀，丸如绿豆大。每服三丸，用葱白五寸打烂，包药在内，用无灰酒送下，盖被出汗，即效。

【审查意见】此乃外科正宗蟾酥丸原方，减去雄黄，外用化腐消坚，内服驱毒发汗，疗毒痈肿，用之甚效。

9. 发背神膏

组成：滴乳香（箬包，烧红砖压去油）四两，净没药（箬包，烧红砖压去油）四两，鲜血竭四两，白儿茶四两，上银朱四两，杭锭粉四两，黄丹四两，铜绿二两。

用法：以上各另研，无声，筛极细末，共一处。临时照患处大小，用夹连泗油纸一块，以针多刺小孔，每张称药五钱，用真芝麻油调摊油纸上，再用油纸一块盖上周围，用小片带扎缚，疮上用软绸帛扎紧，自能止痛化腐生新。过三日将膏揭开，浓煎葱汤，将疮上洗净软绸拭干，将膏翻过，用针照前多刺小孔贴之，取其又得一面之药力也。无火之人，内服十全大补汤，减去肉桂、姜枣煎服，兼以饮食滋补，无不取效。至重者用膏药二张，即见效。

【审查意见】此方有活血散瘀、生肌、止痛之功。

10. 豆豉饼

主治：痈疽发背，已溃未溃。

治法：江西淡豆豉为末，量疮大小，黄酒合作饼，厚三分，置患处灸之。饼干再易，如已有疮孔，勿覆孔上，四布豆豉饼，列艾其上灸之，使微热，勿令肉破。如热痛急易之，日灸三度，令疮口出汗即瘥。

【审查意见】古方可用。

11. 痈疽第十一方

主治：痈肿热毒。

治法：猪胆汁、芥子末各适宜，和匀，涂患处。

【审查意见】猪胆汁味苦性寒，有清热消炎之功。芥子末性味辛热，含有剧烈刺激性之挥发油，其刺激性甚强，痈肿在极剧时期，万勿轻用，以免诱发炎症之增剧。

12. 痈疽十二方

主治：痈疽疔肿。

治法：山慈菇、苍耳草各等分，研末，每服钱半至二钱，黄酒送下。

【审查意见】山慈菇功能清热、散结、解毒，为治肿疡要药；苍耳草能治一切疔毒疮症，合而用之，其效颇捷。

13. 痈疽第十三方

主治：发背初起。

治法：取水蛭置患部饮血，腹胀自落，别换新者。胀蛭放水中即活，症亦痊愈。又方，狗牙取大者二三个，炒黑，研极细末听用；先将生葱煎汤，洗疮，再将药末用好醋调敷患处即愈。

【审查意见】存待试。

14. 痈疽第十四方

主治：痈疽发背，对口痞块等症。

组成：炒甲片五钱，栀子一两，浙贝一两，川军一两，当归两半，荆芥一两，羌活一两，木鳖子五钱，没药五钱，乳香五钱，血竭五钱，轻粉五钱，巴豆仁三钱。

用法：入麻油中，文武火熬至滴水成珠，再下冰麝各五分，搅匀出火即成，摊油纸或新布上，贴患处。

【审查意见】有解毒活血散痞之效。

15. 灵宝膏

主治：发背，痔疮，及一切恶性肿疡。

组成：瓜蒌五枚取子去壳，乳香五块如大枣者。

用法：二味共研细末，白蜜一斤，同熬成膏。每服三钱，温黄酒调化服之。日进二服，甚效。

【审查意见】存待试。

16. 隔纸拔毒生肌神膏

主治：各种疖毒痈疽之已溃者。

组成：金银花三钱，净青黛二钱，制甘石五钱，白蜡钱半，上官粉三钱，上梅片五分，真血竭一钱。

用法：共研细末，用生猪板油去膜同捣，再用大块油纸如患处大，中间多多刺孔，以透药性，将膏药薄薄刮上，二面闭摺，藏药在内，外用带子扎住缚一二日后，揩去脓垢，或仍照扎或另换药。如脓干即不可开看，待数日自然肌满自痊。

【审查意见】此方有解毒生肌之功，可用。

17. 痈疽第十七方

主治：腋痈（俗名撑夹）。

治法：昔有周七者，少年曾患毒腋下。得一异方，用糯米炊饭，乘热入块盐，夹葱管少许，捣烂如膏，贴处，辄消。至中年，腰间忽有一毒，热如火板，硬疼不可忍，伛偻蹒跚，自分必死，屡药不效，即思前方如法贴之。未几，大便去粪如宿垢甚多，硬者渐软，数日而起。

【审查意见】存待试。

18. 神灯照法

主治：痈疽，发背，初起七日前后，未成自消，已成自溃。

组成：雄黄、朱砂、血竭各二钱，没药二钱半，麝香四分。

用法：共为细末，每用三分。绵纸裹药为撚长约尺余，以麻油润透，点火离疮半寸许，自外而内，周围徐徐照之，火头向上，药气入内，疮毒随火解散，且不内侵脏腑。初用三条，渐加至四五条，疮渐愈，照后遂用敷药，如脓已出，不必敷也，只用膏药盖之即可。

【审查意见】此系古法，有解毒活血、消肿散瘀之功，用于一切痈疽发背之疮症均效。

19. 冲和膏

主治：痈疽发背，阴阴不和，冷热不明者。

组成：紫荆皮五两，独活三两（炒），赤芍二两（炒），白芷一两，石菖蒲两半。

用法：共为细末，葱汤热酒调敷。

【审查意见】此系赤水玄珠之方，有行气疏风、活血定痛、散瘀消肿、祛冷软坚等功可用。

20. 痈疽第二十方

主治：对口疽之简捷疗法。

治法：无论已成熟，未成熟，可用鲜野芋头磨醋，时时涂抹患处。

【审查意见】对口初起，可资应用。

21. 痈疽第二十一方

主治：对口搭背未破者。

组成：百草霜二钱半，蜂房二钱（炒黑），血余二钱（炒黑），血竭二钱，儿茶二钱，没药二钱。

用法：共为细末。用黄占三钱，以灯头火化滴入器内，再入香油三两，入药面搅匀，用油伞纸二块，将药入中间。用棉花圈一个，寸余粗，外用布裹紧，以线缝之。针刺伞纸为孔，三日一审，再刺数孔，用热香油半两，入于孔内盖患处，数日而愈。

【审查意见】散瘀解毒，止痛，可用。

22. 痈疽第二十二方

主治：痈疽肿毒，初起三天之内。

治法：鸡子一枚，倾入碗内，搅匀。入芒硝二钱打和，隔汤顿热，好酒送食。

【审查意见】有泻毒之功，轻症可用。

23. 消毒神效丹

主治：发背痈疽，乳痈初起。

组成：鲜山药五两，土朱一两，松香一两，全蝎十个，白糖一两。

用法：共捣烂，涂患处，留顶，药上盖纸，周时一换。

【审查意见】解毒消肿专剂，痈疽初起，用之有效。土朱不详。

24. 痈疽第二十四方

主治：臀痈初起，红肿疼痛便秘者。

治法：归尾、赤芍、苏木、红花、花粉、连翘壳、皂刺、黄芩、枳壳、防风、川军。便通去川军，疼加乳香。

【审查意见】此系行血散瘀、清热解毒之套方，分量宜以病症酌定。

25. 痈疽第二十五方

主治：瘩背疮。

治法：飞罗白面、西槐子、生石灰各等分。

【审查意见】轻症可用。

26. 痈疽第二十六方

主治：一切痈疽恶疮。

组成：冰片五分，血竭一钱，台麝五分，乳没各八分，琥珀五分，珍珠一钱（豆腐内蒸），轻粉五分，云胆矾五分，斑蝥三个。

用法：共为细末，贮瓶备用。如疮口不收，加象皮一钱，煅龙骨一钱，每用少许，敷之有效。

【审查意见】此系去瘀生肌之套方，可用。

（二）肿疡

1. 肿疡第一方

主治：一切无名肿毒。

治法：鲜瓦松不拘多少洗净捣泥敷患处，日换五六次。

【审查意见】此方有消炎解毒止痛之功，凡肿毒初起者，皆宜用之。

2. 肿疡第二方

主治：双猴圪塔，此病生在腋窝，形如鸡卵，疼痛非常，心神不安，以手按之，随即移动，若失治颇为危险。

治法：以足色白银（或银洋）夹腋间，再用白酒倾病人手心，随倾随没，至手心无酒时，令患者夹银卧之，其症即愈。

【审查意见】查双猴圪塔症，临床尚不多见，乃为一种地方病。此方系河南武安人所投，据云该处斯症颇多，兹专录出，以备研究。

3. 八宝黑虎散

主治：一切肿毒疔疮。

组成：冰片一分，水银一分，官粉五分，明雄黄五分，麝香一分，铅一钱，轻粉三分，百草霜一钱。

用法：先将水银铅放铜勺内炼好研末，次将百草霜用勺另炒，俟烟尽为度，再将各药合研极细，收瓷瓶内，勿令泄气，用时以少许置膏药上。

【审查意见】有消炎解毒之功，可用。

4. 凤仙膏

主治：对口、发背、鱼口便毒，一切无名肿毒，并瘰疬初起等症。

治法：凤仙花不拘多少（俗名指甲草花），连根洗净，风干捣取自然汁入铜锅内（忌铁器），不加水只用原汁熬稠，敷患处，一日一换。

【审查意见】功专活血。对肿毒初起者，有消散之效。

5. 一粒丹

主治：一切无名肿毒，对口，搭手，痈疽发背，已成者溃，未成者即消。

组成：全穿山甲一只（重二十四两分，四足制法炙黄色。一足用米醋炙；一足用松萝茶汤炙；一足用麻油炙；一足用苏合油炙），真西黄三钱，镜面砂四钱（水飞），真连珠三钱，原麝香四钱，梅冰片四钱，明雄黄四钱，杜蟾酥钱二分（用人乳化饭锅蒸或用烧酒化亦可）。

用法：共研极细末，用方内蟾酥化入，再加苏合油拌捣千下，至光亮为度。作丸时，每丸重五分，晒干，用白蜡封固晒干，每丸重约三分。倘穿山甲或轻或重，各药亦照数增减。此丹用人乳化开，用真陈酒送下。每服一丸，症重者加倍服之，吐血者及孕妇忌服。

【审查意见】此系古方，为外科要症所必用。

6. 四妙汤

主治：气血俱虚，一切疮疡肿痛，微恶寒，时内热，口中无味，大便如常。

组成：生黄芪五钱，大当归一两，金银花一两，甘草节二钱。

用法：水煎为一日量，分数次服尽。如气血素亏，不能穿溃者，加白芷、皂针、山甲各二钱，如宜溃后即减去。如初起焮痛、口渴者，加天花粉。遇大症金银花每加至四两，生黄芪加至两许，当归加至二两，甘草节加至三钱。但见其疮色不起，脓水清稀，即加肉桂，转阴为阳，化毒成脓。如乳痈乳吹即加蒲公英一两，立消。

【审查意见】此乃外科精要之方，亦名神效托里散，有解毒排脓生肌之功效。

7. 肿疡第七方

主治：疮疡肿毒。

组成：黄柏三钱，猪胆（炙）、橄榄核（烧存性）、陈螺蛳（烧存性）各二钱，儿茶、轻粉各钱半，冰片五分。

用法：共研末，先用甘草水洗净，后撒此药（干者香油调涂）。

【审查意见】清热解毒消肿可用。

8. 肿疡第八方

主治：无名肿毒初起。

治法：核桃壳半个，以大蒜捣烂填满，用黄纸封口，盖患处，用艾丸壳上炙三五次即愈。

【审查意见】阴证初起可用。

9. 肿疡第九方

主治：恶疮未出头者。

组成：生芪五钱，归身五钱，穿山甲五钱，白芍五钱，甘草五钱，疮生上部外加川芎五钱，中部加杜仲五钱，下部加牛膝。

用法：水黄酒各一半，煎八分，温服出汗即愈。

【审查意见】此方有镇痛消肿之功，可用。

10. 肿疡第十方

主治：恶疮。

组成：当归八钱半（酒洗），金银花六钱，净连翘五钱，生黄芪三钱，蒲公英三钱，生甘草钱八分，如疮在上加川芎一钱，在中部加桔梗一钱，在下部加牛膝一钱。

用法：黄酒水各一半，煎一盅，温服出汗，疮起者即消，溃者即收。

【审查意见】功专解毒清热，消肿止痛可用。

11. 肿疡第十一方

主治：无名肿毒。

治法：生肥皂荚去子弦捣至烂，以好醋和敷患处。

【审查意见】拔毒消肿可用。

12. 肿疡第十二方

主治：无名肿毒。

治法：赤小豆不拘多少，研细末，以鸡蛋清调敷患处。

【审查意见】古方消肿有效。

13. 肿疡第十三方

主治：无名肿毒。

组成；真藤黄五钱，川黄柏一两，建青黛一两。

用法：共为细末，用时取适量，用陈醋调敷患处。

【审查意见】藤黄常用以治痈疽疔疮，止血化毒，外科（一笔消）方中用之，本方加黄柏以止痛，青黛以消炎，可备用之。

14. 肿疡第十四方

主治：无名肿毒。

组成：蒲公英一两，马齿苋两半。

用法：生捣涂患处，以多涂为妙。

【审查意见】通行方，有消炎之效，可用。

15. 肿疡第十五方

主治：无名肿毒。

组成：银花二两，蒲公英五钱，当归五钱，丹皮三钱，生草五钱，生地五钱，木通钱半。

用法：水煎服。

【审查意见】有清热败毒活血之效，可用。但宜兼用外治方法，收功较捷。

16. 肿疡第十六方

主治：发背已成，将溃时，脓毒不得外泄，必致内攻，乃生烦躁，重如负石，非此法拔提，毒气难出。

组成：羌活、独活、紫苏、薪艾、鲜菖蒲、甘草、白芷各五钱，连须葱三两。

用法：预用新鲜嫩竹筒一段，口径一寸二三分，长七寸，一头留节，括去外青，留内白一半，约厚一分许，靠节钻一小孔，以杉木条塞紧。将前药放入筒内，筒口葱塞之，将筒横放锅内，以物压之，勿令浮起，用清水十大碗，淹筒煮数滚，约药浓熟为度候用。再用披针于疮顶上一寸内品字样放开三孔，将药筒连汤用大瓷钵盛贮至病者榻前，将筒药倒出，急用筒口乘热对合疮口上，以手捺紧，其筒自然吸住，待片时筒稍凉，拔去塞孔木条，其筒自脱。看筒中物色是何样，如有脓血相粘，鲜明红黄之色一二杯许，乃是活疮治之可愈；如拔出物色纯是黑色败血秽紫黑稀水，而无脓者，此气血内败，肌肉不活，必是死疮，虽治无功。

【审查意见】此系《医宗金鉴》药筒拔法方，此法为治阴疮挤脓不受疼之良法，但阳疮忌用，恐伤气血，慎之。

17. 代针开口方

主治：痈疽。

治法：凡痈疽脓成，用已出蛾之茧一个，焙灰存性，研末，再以黄占三点，拈成麦粒大，令其两头有光，再用黄酒少许冲开水一茶碗，将此药吞下勿嚼，一二次开口出脓。

【审查意见】存待试。

（三）溃疡

1. 溃疡第一方

主治：脚面生疮，多年不收口者。

治法：山上旧羊屎蛋即羊粪，不拘多少，烧成灰，香油调敷即愈。

【审查意见】通行单方，可用。

2. 溃疡第二方

主治：疮疡溃后，去腐生肌。

组成：乳香三钱（去油），没药三钱（去油），血竭二钱，儿茶钱半，煅石膏三钱，煅龙骨三钱，冰片五分。

用法：共研细末，搽之。

【审查意见】此乃去腐生肌专剂，可用。

3. 蟾蝮昆布散

主治：因诸疮肿毒之溃疡久不收口，瘰疬久溃不愈者。

组成：蟾蜍、蝮蛇、昆布各三〇瓦。

用法：此三味混合为散。有用黑烧法，烧存性（入土器中封闭口，置炭火内烧之）挫为细末，其力平和易用，每服一分，温开水调下，朝夕各一次。

【审查意见】功能消肿、破结、败毒可用。

4. 止痛生肌膏

主治：疮毒已消，不能生肌长肉。

组成：当归身一两，白芷五钱，血竭五钱，血余一两，天麻五钱，独活五钱，山甲五钱，蜂房五钱，五倍子一两，花粉一两，白菊一两，白芍一两，轻粉三钱，麝香一钱，黄丹一两，麻油二斤。

用法：上药熬膏，待冷时，再入轻粉、麝香，另加没药、乳香、煅龙骨、炒象皮各一两，研末，和入搅匀，摊油纸上，贴患处。

【审查意见】功能活血、败毒、生肌，可资应用。

5. 溃疡第五方

主治：疳漏恶疮。

组成：钟乳粉一两，琥珀一钱，黄连三钱，石硫黄三钱，白石英一钱，轻粉一钱，龙脑五分，黄丹五钱。

用法：共为末，放瓷瓶内，湿者干敷，干者猪油调敷。

【审查意见】解毒杀菌可用。

6. 溃疡第六方

主治：各疮生肌长肉。

组成：五倍子五钱（炒），麝香少许，冰片五分，百草霜钱半。

用法：醋调敷。

【审查意见】五倍子含有单宁酸成分甚多，为收敛要药，麝香、冰片、百草霜等品，有去腐止血散瘀之功，若再加以生肌之品，则功效尤佳。

7. 收口散

主治：疮疡久不收口。

治法：用青石面子敷上不数日收口，或用川芎研细面敷上亦效。

【审查意见】可资试用。

（四）疔疮

1. 疔疮第一方

主治：疔疮恶毒。

治法：银朱、官粉、百草霜各等分，用生桐油合一处，搽于四周围。

【审查意见】功专解毒行瘀，可用。

2. 拔疔散

主治：一切疔疮初起。

组成：真藤黄钱半，川黄柏五钱，川乌三钱，草乌三钱，明雄三钱，台麝香三分，真蟾酥一钱。

用法：共为细面，贮于瓶内，用时以冷水敷调患处。

【审查意见】此方有解毒、清热、止痛之效，可用。

3. 疔疮第三方

主治：疔疮。

组成：紫花地丁两半，甘菊花两半，全当归七钱。

用法：水煎服。

【审查意见】紫花地丁为除热解毒要药，专治外科一切痈疽、肿毒，著名方剂有紫花地丁散，若服本方不济时，亦可酌加金银花、大黄、赤芍、蒲公英、连翘、甘草等当能收效。

4. 疔疮第四方

主治：疔毒走黄（误食猪肉走黄法在不治）。

治法：捣芭蕉根汁服之。

【审查意见】芭蕉根味甘性寒，有泻热解毒之功，疔毒可用。

5. 天蛇毒方

组成：雄黄五分，蜈蚣（炙末）二分，鸡蛋一个。

用法：将鸡蛋打一孔，去黄入药拌匀，套患指，不可轻动即愈。

【审查意见】清热解毒可用。

6. 疔疮第六方

主治：疔疮。

治法：九月菊捣碎，生白布榨汁，吞服，渣抹患处。

【审查意见】此治疔毒通行方可用。

7. 疔疮第七方

主治：走黄病。

组成：生鸦片。

用法：先用小刀在黄线前端尽头线切创痕，微见血即将鸦片涂上。

【审查意见】此民间验方，可备试用。

（五）瘰疬

1. 瘰疬第一方

主治：瘰疬开口流水，或数口相通。

组成：松香一两，水煮十次，每次用凉水浸铜绿三钱，烧酒浸透，掺疮内，外盖太乙膏。

【审查意见】有燥湿化毒生肌止痛之功。

2. 瘰疬救苦膏外敷用

主治：瘰疬疔疮及一切恶疮。

组成：生白附子三两，生川乌、生草乌各二两，木鳖子仁两半，南银花二两，茅术片二两，赤芍片、连翘、条芩、生首乌各五钱，大枫子仁二两，白芷片一两，火麻仁二两，干姜片一两，当归尾、川花椒各一两，血余炭二两，骨碎补八钱，僵蚕一两，防风片、细辛各八钱，蝉蜕、生南星、生半夏各二两，马前子二十八个，当归片三两，黄柏二两，蛇床子、儿茶、姜黄各五钱，皂刺二两，生地片二两，槐枝廿一寸，乳香、没药、麝香、水银各三钱，蜈蚣三十条。

用法：以上诸药用桐油、香油各三斤，共为极细面，浸七日夜后放炉上煎焦去渣，将油熬至滴水成珠为度，加南丹成膏。再将乳没、水银、麝香、蜈蚣等细面加入膏内，完全入冷水内，三日后再用以贴患处。

3. 瘰疬救苦丹

主治：瘰疬鼠疮及一切疔疮痈疽恶疮等症。

组成：连翘三钱，漏芦三钱，丹皮三钱，当归五钱，生地三钱，熟地三钱，生白芍五钱，鼠粘子三钱，西洋参三钱，甘草二钱，桂楠钱半，黄连二钱，昆布三钱，三棱二钱，莪术二钱，益智仁二钱，朴根三钱，云苓皮三钱，广木香三钱，桃仁二钱，秦艽三钱，花粉三钱，桔梗三钱，龙胆草三钱，夏枯草二钱，川芎三钱。

用法：以上共为细面，蜜为丸，如桐子大，每服三钱，白开水送下。疮在下者饭前服，疮在上者饭后服。

【审查意见】以上二方，一系内服，一系外涂，内服方药味杂乱，治瘰疬功效不确，外涂方可试用之。

4. 瘰疬第四方

主治：瘰疬及一切无名肿毒，汤火等伤。

组成：香油半斤，大蜈蚣二条，斑蝥七个，木鳖子七个，槐条七个，官粉六两，为末。

用法：乳香、没药、麝香各少许为末。先将香油入砂锅内置火上候滚，再将蜈蚣、斑蝥、木鳖子、槐条入油内炒焦捞渣，渐渐将官粉末撒在油内，熬至滴纸成珠时，将锅取置冷水内，将乳香、没药、麝香末撒入收贮瓷器内候用，摊贴患处，每日一换。

【审查意见】可备试用。

5. 瘰疬第五方

主治：颈项瘰疬。

治法：带壳蝼蛄七枚（生取肉），入丁香七粒，于壳内烧过，共研如泥，摊纸上贴之。

【审查意见】通行单方，瘰疬可用。

6. 瘰疬第六方

主治：鼠疮。

组成：当归六钱，朱砂二钱，川牛膝三钱，白人言二分。

用法：以上共为细末，加入汗烟袋内吸之，久即见效。

【审查意见】此方系将各药末装入汗烟袋内吸，然非久用，恐难见效。素有烟癖者用之，未尝不可，若属不吸烟人，诚属不便，又人言烧酒吸之，殊属不妥。

7. 瘰疬第七方

主治：瘰疬痰核。

组成：石灰（大黄三钱切片同炒成红色去大黄）一两，乳香二钱，轻粉二钱，银朱三钱，血竭三钱，潮脑三钱，硝石五钱，天南星一两，黄丹二钱，石膏三钱。

用法：共为细面，米醋调敷患处。

【审查意见】有解毒散血、定痛生肌之功，可用。

8. 瘰疬第八方

主治：瘰疬瘿症缠绵不愈。

组成：昆布、海藻各三两，川贝、浙贝各一两，枳壳、郁金各五钱，陈皮、青皮各三钱，香附、木香各一钱，茯苓一两。

用法：共研末，水泛为丸，早晚空心开水送服三钱。

【审查意见】瘰疬专药，可用。

9. 夏枯贝布鲋鱼肴

主治：瘰疬结核马刀。

组成：上等酒二升，夏枯草十两，鲋鱼三尾（约一斤），生姜五钱或一两，贝母三两，昆布一两。

用法：上酒二升入土锅中，夏枯草之叶茎及根十两浸其中。经一日取出鲋鱼三尾去肠杂，其腹内置生姜五钱许，与贝母之叶茎根三两，以昆布卷之，投于前之酒中，弱火煮至酒尽，任意食之，除鱼外，昆布亦可食。

又煮时，宜以土器密闭之，如阳城罐或黑油罐，空腹温食，日服三次。外用牡蛎粉五钱，润玄参一两，黄柏五钱，白蔹一两，长山药一两，甘草五钱，地丁三钱，捣饼贴之。

【审查意见】有破结软坚、清血热消肿毒之功，可用。

10. 猪胆膏

主治：颈项疬子穿者。

治法：猪胆二三十个捣碎取汁，放在铜勺内，炭火上煎韧。用篾挑起，滴在水中，不化为度，倒在冷水内，并为一块，然后撩起放磁缸内。用时滴水搅匀炖烊，摊在油纸上贴之，一日换一次或换二三次亦可。

【审查意见】可备试用。

11. 瘰疬第十一方

主治：结核。

组成：陈皮、半夏、茯苓、胆星、连翘、黄芩（酒炒）、黄连（酒炒）、僵蚕、牛蒡子、木香、砂仁、昆布、海藻、桔梗、夏枯草各一钱。

用法：生姜、薄荷水煎食后服，或加大黄酒煮皂刺亦佳。

【审查意见】豁痰，清热，散结有效。

12. 瘰疬第十二方

主治：项侧肿痛瘰疬。

组成：银花、天花粉、山药各钱半，蒲公英、夏枯草、生草、前胡各一钱。

用法：水煎温服。

【审查意见】功专清热解毒，可用。

13. 瘰疬第十三方

主治：项侧结核。

组成：柴胡、黄芩、牛蒡子、连翘、三棱、归尾、甘草各三分，红花、黄连各少许。

用法：水煎热服。

【审查意见】有行血破瘀之功，轻症可用。

14. 瘰疬第十四方

主治：瘰疬结核。

治法：生山药一挺（去皮），蓖麻仁二个，同研贴之神效。

【审查意见】轻症可资试用。

15. 消核散

主治：项间结核。

组成：海藻三两，牡蛎四两，广木香二两，生甘草一两，红娘子廿八个（同糯米炒，去红娘子用末）。

用法：共研细末，酒调服一钱，或钱半，量人虚实用之。

【审查意见】古方，可资应用。

16. 瘰疬第十六方

主治：瘰疬。

组成：浙贝母、白芷各五钱。

用法：共为细末，糖霜调陈酒下三盅，重者三服，痊愈。

【审查意见】有利痰、行滞、活血、止痛之功，可用。

17. 瘰疬第十七方

主治：老鼠疮。

组成：顶上门碱①二两，上石灰四两，银吊子五分，斑蝥一个。

用法：共为细末，凉水调搽，若疮未破有核者，先将药搽核上，不时用凉水在药上擦之，以一炷香为度，然后用冷水洗之，若破时将药放在纸上擦之。

【审查意见】有腐肉者可用。

（六）瘿瘤

1. 瘿瘤第一方

主治：头颈瘿瘤。

组成：川黄柏一两（细末），海藻一两（细末）。

用法：二味和匀，每用五分，以舌舐之，一日三五次，即消。

【审查意见】解热，散结，瘿瘤用之有效。

2. 瘿瘤第二方

主治：渣瘤。

组成：生草五两。

用法：熬成膏，涂瘤之根盘，留出高处，干后剔去再敷，数日后其瘤自破，挤净渣腐，即平复矣。

【审查意见】存待试。

3. 瘿瘤第三方

治法：芫花净洗带湿，不得犯铁器，于木石器中捣取汁，用线一条，浸半日，或

---

① 原文为"顶上门塿"。

一宿，以线系瘤，经宿即落，如未落，再换线，不过二次，即落。后以龙骨并诃子末敷疮口即合，依上法系奶痔，累用得效。

【审查意见】存待试。

（七）乳痈

1. 乳痈第一方

组成：鹿角三钱，台麝、葱须四个，人指甲三个，官粉二两，香油四两。

用法：先将香油熬至滴水成珠，再入官粉，用槐条搅匀后，入麝香即成膏，贴时摊纸上。如已破溃，膏药上穿孔，以便排脓。

【审查意见】此方有通络、行瘀、散肿之功，可用。

2. 消痈汤

主治：乳痈，乳房红肿，疼痛难忍，甚则紫赤、顽硬，欲化脓者。

组成：当归尾一钱，川芎二钱，银花五钱，香附钱半，乳香二钱，桔梗钱半，枳壳一钱，赤芍二钱，山甲二钱，皂刺二钱，白芷钱半，酒芩钱半，陈皮一钱，引用瓜蒌四钱。

用法：煎服之。

【审查意见】外科通行方，未化脓者，有效；已化脓者，非开刀不可。

3. 乳痈第三方

主治：乳痈红肿高大。

组成：广木香一钱，广陈皮钱半，粉丹皮二钱，川黄柏二钱，香白芷钱半。

用法：水煎服三剂。

【审查意见】行气活血，消肿，止痛可用，但功效不如前方之大。

4. 乳痈第四方

组成：川贝母二钱，知母二钱，山甲二钱半，半夏二钱，花粉三钱，银花四钱，皂刺一钱，乳香钱半，没药钱半，归尾三钱，川军钱半。

用法：水煎服，将渣和芙蓉叶捣烂，井水蜜调敷患处，如干用蜜水润之。

【审查意见】有消肿破结之效。

5. 益母蒲公英汤

主治：乳痈。

组成：益母草三钱，蒲公英四钱，天花粉三钱，青皮二钱，归尾五钱，鹿角霜钱半，金银花五钱，百合二钱。

用法：大人一日量，上八味挫细，清水二盅，入酒少许，煎至一盅，去渣，空心微温服。

【审查意见】有消炎之效，可用。

6. 乳痈第六方

主治：乳痈红肿高大，疼如刀割。

治法：忍冬藤、芙蓉叶、马齿苋、水仙花各五钱，捣成膏敷患处。

【审查意见】有解毒消炎、散肿止痛之效，可用。

7. 乳痈第七方

主治：乳痈疼痛不止，红肿高大。

组成：瓜蒌五钱，当归尾五钱，乳香钱半，没药钱半，甲珠二钱，白芷片钱半，生芪钱半，银花三钱，蒲公英三钱，生草钱半。

用法：黄酒引水煎服。

【审查意见】宜去黄芪，加栀子、丹皮、酒芩、花粉等方妥。

（八）乳严

1. 乳严第一方

主治：乳起结核（久即恐成乳严，初起并不疼痛）。

组成：山慈菇一钱，胡桃肉三枚。

用法：共捣酒服。

【审查意见】此方能解热毒，可用。

（九）鹅掌风

1. 鹅掌风第一方

组成：猪胰一具（去油勿过水洗），花椒三钱。

用法：将上二味，同浸入温酒内三日，取胰不时擦手，小火徐徐烘之，日久自愈。

【审查意见】可资试用。

2. 鹅掌风第二方

主治：鹅掌风皮粗爪裂经年不愈。

组成：雄黄、轻粉各五钱，柏油、黄蜡各一两，乳香三钱，没药三钱，密陀僧三钱。

用法：先将柏油、黄蜡熔化，余药研末，调匀搽患处。

【审查意见】有散肿解毒，生肌滋润之功。

（十）鹤膝风

1. 鹤膝风第一方

主治：鹤膝风，病伤风受湿腿痛。

组成：好烧酒十二两，好醋半碗，新粗白布二尺四寸。

用法：用冷水将白布揉透，揉尽水气，折成八层，令病人到避风处，人扶坐之。再将布盖醋碗内，将醋吸入取出以后，折回四角，为圆形，如膝样，置膝上，更用草纸蘸酒覆布上，用火燃之，病觉太热时，以手用木板捺熄，待布冷再燃之，以酒尽为止。

【审查意见】功专散瘀消肿，解毒祛湿，可资试用。

（十一）胯疽

1. 胯疽预防膏

主治：有孕妇人，预防胯疽。

组成：全蝎七个，银粉一两，口胶二两，陈醋五两。

用法：先将口胶用陈醋化开，再将全蝎研细末，和银粉加入，煎成膏备用，用时将膏敷布，贴于胯部，贴至产后为止。

（十二）坐板疮

1. 坐板疮第一方

组成：红升丹一钱，赤石脂末三钱，牙猪脊筋一条。

用法：将髓和药捣匀。

用甘草、马齿苋、金银花各三钱，煎汤洗净患部，摊敷患处。

【审查意见】坐板疮由暑令坐日晒几凳，或久坐阴湿之地，以致暑湿热毒，凝滞肌肉而成，生于臀腿之间，形如黍豆，色红作痒，甚则焮痛，此系古方，外用有效。

2. 坐板疮第二方

组成：枯矾三钱，明雄一钱，信石三钱，硫黄一钱。

用法：共为细末，猪油调贴，七日即愈。

【审查意见】古方可用。

（十三）臁疮

1. 臁疮第一方

治法：江西火纸，将火纸制成方块涂官粉在上。再用当归、川芎、生地黄、金银花、连翘、白芷各少许，用香油煎透，将渣捞出，再将火纸用滤出之油煎过，取出贴于患部。

【审查意见】可资试用。

2. 臁疮第二方

主治：多年臁疮。

治法：炉甘石（煨）、汉轻粉、白蜡、猪脂油各等分，将甘石、轻粉研细面，溶化白蜡、猪油，撒于一处，搽在疮上，用白毡片包扎，如痛痒勿可去掉毡片。

【审查意见】臁疮专剂，有效。

3. 臁疮第三方

主治：阴茎皮破，兼治臁疮。

治法：轻粉（研面），猪板油，上二味共捣烂泥，敷之即愈。

【审查意见】功专解毒，轻症可用。

4. 臁疮第四方

组成：炉甘石三钱，白蜡三钱，全蝎一条，杏仁七个，猪油二两，火纸二张。

用法：以上各药，另捣细泥，合一处，卷在火纸内，用火燃之，滴下之油即是。贴时先用艾叶、花椒、槐条，煎水洗之，将药涂在毛光布上贴之。

【审查意见】通行方，可用。

5. 臁疮第五方

组成：白降丹渣（即降毕罐中所余之渣药）三钱，小粉三钱，冰片三分，生石膏三钱。

用法：共研末，香油调匀涂患处，上以油纸盖定。

【审查意见】杀菌燥湿，此方极效。

6. 隔纸膏

治法：白蜡五钱，甘石三钱，银朱一钱，铜绿五分，枯矾五分，大梅片二分，共研细末，另包。用麻油四两，用头发少许，熬稠方下各品，惟白蜡、梅片须起锅时加入和匀，以滴水成珠为度。再用油纸一块，中间密密刺孔，如患处大，以通药气。末将膏药刮上两面，对摺藏药在内，四围亦须向内略卷，免药流出，外加带子扎住，缚一二日后，揩去脓垢。或仍照扎，或换过药，如脓干即不必开看，有数日自然肌满而痊。

【审查意见】通行方，可用。

7. 臁疮第七方

治法：樟脑三钱，铜绿一钱，和猪板油捣烂，以油纸夹之，贴患处。

【审查意见】有祛寒燥湿杀虫之效，可备用。

8. 臁疮第八方

治法：炉甘石不拘多少火煅细面，用生猪板油捣如泥，贴患处，当贴膏时，务必用药水（花椒、陈艾）洗净患处。

【审查意见】炉甘石（煅）眼科要药，纲目载其有消肿生肌，收湿去腐之功，此方可备用。

（十四）痔漏

1. 痔漏第一方

主治：漏疮。

治法：白麻苗不拘多少，煎汤熏洗数次即愈。白麻即青麻也。

【审查意见】可资试用。

2. 痔漏第二方

主治：痔兼脱肛。

治法：地骨皮、皮硝、石榴皮、槐实、五倍子各五钱，用水二大碗，煎成一碗半，再用新白布蘸药水熟洗患处，每晚洗一次，七八日即愈。

【审查意见】此方有凉血润燥收湿之功，可用。

3. 痔漏第三方

主治：痔疮。

治法：将鸡蛋煮熟，乘热蘸象骨细面，每早晚空心食之，每食三颗。

【审查意见】存待试。

4. 痔疮第四方

组成：瓦松五钱，瓦楞子三钱，羌活三钱，连翘三钱，翻打木五钱。

用法：水煎熏洗。

【审查意见】消炎解毒，痔漏可用。

5. 痔漏第五方

治法：大蛤蟆一个（去肠），轻粉五钱，雄黄五钱，共为细末，填入蛤蟆肚内缝住放罐内封固，先文火后武火煅之即成。每用药二钱加冰片二分，加蜜少许，和药为锭，将锭插入漏孔内，用五次管自脱去。

【审查意见】此方有解毒消肿杀菌之效，漏疮可试用之。

6. 痔漏第六方

治法：用冬天鬼脑与香油共和一处，涂痔疮上，三五次即愈。

【审查意见】痔核初起可用。

7. 痔漏第七方

主治：痔漏脱肛。

治法：丝瓜（烧灰）五钱，陈石灰五钱，雄黄五钱。共为末，以猪胆汁、鸡子清及香油和贴之。

【审查意见】有解毒清血渗湿之功，可用。

8. 痔疮立效散

主治：内痔。

治法：用刺猬皮一张，明矾二两，槐花三两，猪大肠一节共研细末，筛过装入猪肠内，以线结两端，放砂锅内以水煮之，至肠肉煮熟为度，然后取出焙干，再研细即成，每早晚空心服三钱。

【审查意见】此方有凉血消肿止痛之功，可用。

9. 痔漏第九方

主治：久痔便血。

组成：青蒿叶三钱，炒槐花二钱，川连五分，粉丹皮钱半。

用法：水煎服。

【审查意见】清热，解毒，凉血可用。

10. 堵漏丸

主治：一切发无定处，各种漏疮，年深日久，溃烂成洞，或生毒管深入，发热恶寒，少食身懒，漏出骨高，常流粉汁秽水，恶臭难近，百药不效，屡试屡验。

组成：象牙八钱（焙微黄，研细末），生白矾八钱，黄蜡一两，马蜂房（带子者）二个约重三钱（即大马蜂之巢），猬皮四钱（煅存性），上血竭三钱，朱砂二钱，雄黄二钱，儿茶钱半，制乳香三钱，制没药三钱，胡黄连三钱，槐末三钱，生石决明两半。

用法：除矾、蜡外，先将各药依法制成研细，再收矾蜡熔化，投入各药末调匀，量加蜂蜜为丸，如黍米大，用时以温水送下，每服二钱或三钱，每日早晚二次服，小儿减半，空心，隔日与汤药间服。

【审查意见】有活血散结之效，惟消化不良者慎用。

11. 痔疮第十一方

治法：苍耳不拘多少，水煎，倾入洗净便桶内，坐上洗熏。

【审查意见】通行单方，可用。

12. 痔漏第十二方

主治：漏疮。

治法：花椒、生烟、山豆根、陈艾、青盐、红矾各五钱，先熏后洗，一剂愈，三剂即除根。每剂分洗二次，每夜洗后即睡。

【审查意见】除湿祛风，解毒止痛，可资外用。

13. 痔漏第十三方

主治：痔疮初起，肿而不痛者。

组成：生地三钱，槐花二钱半，黄芩二钱，川甲片三钱，归尾二钱，茯苓二钱，枳壳钱半，乳香一钱，没药一钱，地榆三钱，山栀子二钱。

用法：水煎服。

【审查意见】此方有凉血、行瘀、止痛之功，可用。

14. 痔漏第十四方

主治：痔疮脱肛。

组成：万年青、猪腿骨各一两半，蛇床子八钱，五倍子五钱。

用法：水煎，先熏后洗。

【审查意见】此方有解毒、消肿、收脱之功，可资选用。

15. 痔漏第十五方

主治：久年痔漏，肠癖下血，结核疼痛，或肛门肿痛有脓血者。

组成：皂刺三钱（烧存性），小茴香四钱，枯白矾二钱，炒枳壳二钱，白附子三钱（炮），刺猬皮八钱（烧存性），乳香四钱，鸡冠花五钱（炒），槐花四钱（炒），黄芪五钱，雷丸四钱，炒黄连二钱，当归五钱，白芷三钱，油发灰三钱，炙山甲三钱，元参二钱，防风三钱，贯众三钱，槐角子三钱炒，生南星二钱，诃子三钱，百草霜四钱，牛角腮七钱（烧灰存性）。

用法：共为细面，醋糊为丸，如桐子大。每服七十丸，空心米饮送下。

【审查意见】有解毒消热、杀菌止血之功，慢性者宜之。

16. 痔漏第十六方

主治：内外痔疮。

治法：大白象粪晒干燃之，以烟熏肛门，三四次即愈。

【审查意见】此系经验秘方，可备用。

17. 痔漏第十七方

主治：内外痔疮，肿痛出血，兼肠风下血。

治法：臭椿树根微去黑皮，用白皮。煎汤空心服一盏，数日即愈。

【审查意见】通行单方，有涩肠燥湿之功，可用。

18. 痔漏第十八方

主治：外痔。

治法：五倍子十个，取核桃大者，锥孔去子。金头蜈蚣二条剪碎，儿茶两半敲碎，将二药和匀，装入五倍子内，纸封固，瓦上煅以青烟尽为度，取起研末。配熊胆一钱，冰片五钱，以猪胆汁调搽，于未搽药前，先以皮硝汤洗患处，然后搽药。

【审查意见】收敛专剂，外痔可用。

19. 痔漏第十九方

主治：痔疮初起。

组成：葱白十根，瓦松一两，马齿苋一两，皮硝一两，五倍子一两（去虫），槐花一两。

用法：绢袋盛药煮水，每日熏洗，七八次即愈。

【审查意见】有消炎止痛之效，可用。

20. 痔漏第二十方

主治：漏疮。

治法：番打马、石榴皮、祁艾各等分，将药用新砂锅煎服，再将药用生白布一方，蘸洗擦，擦后忌风。

【审查意见】杀菌消肿有效。

（十五）脚气

1. 脚气第一方

主治：风湿脚气。

组成：羌独活各钱半，枳实一钱，吴萸五分（拌炒），生锦纹一钱，宣木瓜三钱，杉节炭三钱，防己二钱，归须二钱，花槟榔一钱，嫩桑枝二钱，生苡仁二钱，青橘叶钱半，牛膝钱半，猪苓二钱，桂枝尖一钱。

用法：水煎温服。

【审查意见】有祛湿舒筋之效。

2. 脚气第二方

主治：脚趾湿气，多年不愈。

治法：枯矾、青黛、煅龙骨、煅牡蛎各等分，研细和匀，撒患处。

【审查意见】燥湿收敛专剂，年久者可用。

3. 脚气第三方

主治：湿脚气。

治法：莱菔秧及根煎汤熏洗（干者鲜者均可用）。

【审查意见】通行单方，可用。

4. 脚气第四方

主治：男女脚溃烂，瘙痒不已。

组成：煅炉甘石粉一两，熟石膏一两，川白蜡六钱，香白芷三钱，大梅片一钱。

用法：研细末，猪油调之，涂擦患处。

【审查意见】有渗湿止痒生肌之功。

5. 脚气第五方

主治：烂脚。

治法：最老南瓜蒂煅火研末，用麻油调敷，不数日即腐去生肤。

【审查意见】通引单方，可用。

6. 脚气追风逐湿丸

主治：脚气成痿。

组成：归须二两，紫丹参两半，鸡血藤胶三两，金狗脊三两，巴戟肉两半，川牛膝三两，千年健两半，川断肉三两，左秦艽两半，虎胫骨两半，香料豆二两，合欢皮二两，刘寄奴二两，忍冬藤三两，乳香二两，五加皮三两，油松节二两，白茄根两半，萆薢二两，防己二两，威灵仙二两，菟丝子三两，茅苍术一两，黄柏三两，苡米二两。

用法：研末同桑枝膏六两化水泛丸，清晨空心米汤服四钱，下午半饥时服四钱。

【审查意见】脚气瘀滞湿滞者，用之有祛风逐湿之功，痿病用之，有强壮之效。

7. 脚气第七方

主治：寒湿脚气，腿膝肿疼，行步无力。

治法：胡芦巴五钱（酒浸焙），破故纸五钱（炒香），宣木瓜五钱，川牛膝三钱，小茴香三钱，川草薢五钱。

用法：研细末，放瓷钵中，另用猪腰子一对，煮烂捣泥，与药和匀，白蜜为丸，如桐子大。饭前盐汤下。

【审查意见】寒湿脚气用之有效。

六、皮肤科

（一）疥疮

1. 黑祛风散

主治：风湿疥疮，烂皮风，瘌痢湿毒。

组成：炒黑苦参半斤（不黑不效），五倍子二两，生熟矾各三两，蛇床子三两，川黄柏一斤，烟膏一斤（即旱烟营中汁），生军二两，花椒三两，硫黄二两，水银二两，枫子肉三两，轻粉二两，元明粉三两，尿浸石膏三两，光木鳖三两（去壳炒），腰黄二两。

用法：先研硫黄，后入水银，黄柏研细，再拌樟脑，头上用草麻油调，身上用生猪油调敷，臂上用热猪油调敷。

【审查意见】此方祛风祛湿、消毒杀虫有功，制膏涂搽皮肤，当可有效。

2. 疥疮合掌丸

主治：干湿疥脓。

组成：大枫子四十九粒（去壳），樟冰、花椒、槟榔各三钱，枯矾、雄黄各二钱，水银一钱，白芷钱半，硫黄三钱，杏仁一钱半（去皮尖）。

用法：先将枫子、杏仁、水银同研，至不见星，再加余药，共捣为末。另研核桃半斤，去壳捣烂，用夏布搅汁另装取油。临用将油和为数丸，如龙眼大，干即易之。日间擦患处，五七次；夜即合于掌中而睡，不数日即愈。

【审查意见】此方以涂擦皮肤为宜，若只合于掌中，恐难见效。

3. 疥疮第三方

主治：脓泡疥疮。

组成：麻油二两，蜂蜡四钱，硫黄粉三钱。

用法：先将麻油用火煎之，使油稍温，投入蜂蜡，再将硫黄粉捣拌成膏。先行截去脓泡，再用葱胡、花椒水洗之，用棉花擦干，将药膏搽患处，上盖洁净棉花，用白布裹之。

【审查意见】硫黄功专杀疥癣寄生虫，麻油能润皮肤，加蜡合制成膏，治疥癣定当有效。

4. 疥疮一扫丸

主治：干湿疥疮。

组成：大枫子一百个（去皮），水银二钱，潮脑二钱，川花椒二钱，雄黄二钱，轻粉三钱，枯矾二钱，桃仁二钱，杏仁三钱。

用法：共为末，用柏油调匀，包于净白粗布内，擦患处，一日约六七次。

【审查意见】治疥之通行方，有杀虫消毒之效。

5. 疥疮第五方

主治：疥癣疮。

组成：大枫子二两，白藓皮一两，雄黄五钱，土槿皮一两，潮脑三钱。

用法：共研细末，以猪脂三两和匀，用纱布一块，包药擦患部。

【审查意见】此方杀虫有效，尚可应用。

6. 疥疮第六方

主治：疥疮。

组成：水银二钱，轻粉二钱，蛇床子三钱，玛瑙粉一钱，硫黄一钱，樟脑一钱，荆芥钱半，透骨草三钱。

用法：水银，轻粉，玛瑙，硫黄，樟脑，各研细和匀，如红升丹炼法，再配蛇床子、荆芥、透骨草各末，与猪脊髓油一两，共和成丸，纱布包住，擦之，再近火烧之，连擦三次。隔日行之，五日结痂即愈。

【审查意见】此方杀虫消毒之力最著，然有腐蚀皮肤及中汞毒之虞，用者宜慎。

7. 疥疮第七方

组成：生石膏一钱，生硫黄一钱，枯矾五分。

用法：共为细末，猪油调搽。

【审查意见】有清热渗湿杀虫之效，可备用。

8. 疥疮第八方

组成：硫黄三钱，水银二钱，洋冰二钱，大枫子钱半。

用法：共为末，香油调搽。

【审查意见】有杀菌制痒之效，可备应用。

9. 疥疮第九方

组成：白薇三钱，白芷二钱，花椒二钱（炒出汗），细茶叶二钱，大黄五钱，明矾五钱，寒水石二钱（另炒），蛇床子一钱，雄黄一钱，百部二钱，潮脑一钱（临用再加）。

用法：共为细末，以生蜡脂油去衣膜和匀，捣烂随意搽之。

【审查意见】有祛风清热、燥湿止痒杀虫之效，顽癣疥疮，均可应用。

10. 疥疮第十方

组成：水银三分，生巴豆肉三十个，大枫子肉五钱。

用法：共研细末，香油调搽。先洗净全身，然后搽药，万勿搽在前后阴间及眼口周围。可将生殖器包之，以防不测。

【审查意见】此方有杀疥癣虫之功，但有腐蚀性，且能作痛，用者宜慎。

11. 疥疮第十一方

治法：木鳖子、雄黄、松香各等分，共为细面，散至条香板两头，燃火放甬瓦上，病人睡被内，将香放在被内，蒙好出汗而愈。

【审查意见】仅凭发汗，只能促进血行，排泄老废成分，如欲根本治疗，须兼施外治方药，庶可奏效。

12. 疥疮第十二方

主治：脓窝肥疮。

组成：大枫肉五钱，油核桃肉五钱，信石三分，水银一钱，麝香一钱。

用法：将枫桃二肉捣如泥，次入水银，研不见星，再入信、麝捣匀，分作六丸，每日临睡时一丸，在心窝擂烊为度，用绢帕包围，安卧不污衣被，其手不可摸肾囊，恐水银中毒。擂至五日，第六日停止，至第七日再擂，大凡擂药一次，次早胸前必发细瘰，以手摩之稍痛，然亦当日即愈。病重者用此一料，七日即愈。

【审查意见】可资试用。

（二）癣疮

1. 癣疮第一方

组成：蛇床子、苦参、芫荑各一两，雄黄五钱，枯矾一两二钱，硫黄、川椒各五钱，樟脑二钱，大枫肉五钱。

用法：共为细末，脂油调搽。

【审查意见】此乃治癣之通剂，有祛风除湿杀虫之效，可备应用。

2. 癣疮第二方

组成：川山甲、雄黄、皂刺、白芷、防风、白及、斑蝥、蝉蜕、紫荆皮、桂枝、雷丸各一钱。

用法：用烧酒半斤，浸七日，洗之即愈。

【审查意见】风湿癣疮，洗之有效。

3. 癣疮第三方

治法：用新鲜羊蹄叶（俗名牛舌头叶），不拘多少，捣烂，加川椒、白糖、食盐少许，以布包之，浸好陈醋内，半日取布裹擦癣处，三日即愈。

【审查意见】此方有燥湿止痒杀虫之效，轻症可用。

4. 癣疮第四方

主治：牛皮癣。

组成：百部三钱，紫荆皮三钱，白人言三钱，斑蝥八个（去头尾）。

用法：共为细末，白酒浸一宿，温热搽之。

【审查意见】此方百部、紫荆皮燥湿祛风，白人言、斑蝥杀菌发泡，有强大之刺激性，用时宜慎。

5. 癣疮第五方

组成：川槿皮三钱，白藓皮钱半，白芷钱半，白矾钱半，荜茇钱半，明雄一钱，斑蝥一钱，百部钱半。

用法：用好烧酒半斤，浸搽之。

【审查意见】此方杀菌、收涩、防腐、制泌有效，可用。

6. 癣疮第六方

组成：轻粉、硫黄各六分，皮烟一钱，信石三分，枯矾、穿山甲（煅）、雄黄各一钱，麝香三分，冰片三分。

用法：共为末，老生姜汁点药，擦患处。

【审查意见】功专解毒杀虫，可资应用。

7. 癣疮第七方

组成：生芥穗三钱，防风三钱，金银花三钱，百部五钱，灯心一钱，白术二钱，槟榔五钱，菊花三钱，艾叶一钱，白藓皮二钱。

用法：上药十一味，以水三茶碗煎一茶碗，去滓，将所余之一茶碗分成六份，每次用一份。以棉花蘸药水洗患处，日洗三次至第七日愈。

【审查意见】此方有搜风、去湿、清热、消毒、杀虫之功，外以药水蘸洗患处，为治癣之良法。

8. 癣疮第八方

主治：牛皮癣。

组成：斑蝥五钱，花椒二钱，柏油四钱，黄蜡三两。

用法：研细，用猪胆汁调敷之。

【审查意见】斑蝥为强有力之刺激发泡药，牛皮顽癣，非此不可奏功，但勿多用，恐伤皮肤。

9. 癣疮第九方

主治：通身顽癣。

组成：大枫子二钱，川槿皮二钱，海桐皮二钱，轻粉钱半，红娘子五分，杏仁一钱。

用法：共为末，河井水各一碗，浸一夜，鹅翎蘸搽患处。

【审查意见】功专杀虫消毒燥湿，治顽癣必获良效。

10. 癣疮第十方

治法：马钱子一枚至数枚，磨醋涂，一日三四次。

【审查意见】马钱子，即番木鳖，主要成分为马钱霜及布鲁西涅①等有兴奋麻痹作用，用于疥癣，则杀虫力甚强，必获良效。

11. 癣疮第十一方

治法：斑蝥、银朱，共为末，和猪脂油擦于癣上，过六小时洗去，上药处即起水泡，用消毒针或皂刺将泡挑破放水，用花椒大葱汤洗之。

【审查意见】斑蝥、银朱刺激性甚大，为一种发泡药，治顽癣可以收效。

12. 癣疮第十二方

治法：用鸡子一个，放在陈醋碗内浸之，每日以日光晒之。过七日，其蛋自化，如醋干再加之，和匀，鸡翎搽于患处，每日搽之即愈。

【审查意见】此方简便经济，为民间验方，功效确否，尚待试验。

（三）黄水疮

1. 硫轻膏

主治：黄水疮，脓疱疮，湿癣。

组成：黄柏一两，枯矾两半，硫黄一两，银粉一两，轻粉一两。

用法：共研细末，猪脂油炼过，将前药末，调和涂患处。

【审查意见】功专燥湿、清热、杀虫，治一切皮肤寄生虫病，均可用。

2. 黄水疮第二方

组成：当归钱半，生地钱半，蝉蜕一钱，知母钱半，防风一钱，荆芥一钱，苦参钱半，苍术钱半，牛子一钱，生石膏钱半，甘草一钱，木通钱半，白蒺藜钱半，银花三钱，藿香一钱。

用法：引用浮萍草一撮，水煎服。

【审查意见】此方活血清热、搜风解毒有功，内服亦根治一法也。

3. 黄水疮第三方

组成：川黄连、川黄柏、黄芩、青黛、煅石膏、川军各等分，轻粉少许。

用法：共为极细末，香油调搽，三四次即愈。

【审查意见】有凉肤清热、消毒杀虫之功，用之有效。

---

① 为马钱子碱（brucine）之音译。

4. 黄水疮第四方

组成：青黛一钱，蛤粉一钱，生石膏一钱，轻粉五分，黄柏一钱，冰片五分。

用法：共为末，菜籽油调敷。

【审查意见】有消炎止痛吸收毒汁之效。

5. 胎毒神效膏

主治：小儿胎毒初起小泡，搔破出黄水成痂。

组成：麻油一两，蜂蜡钱半，雄黄五钱，枯矾三钱。

用法：先将麻油用火煎沸，加入蜂蜡，待蜡油化合时，去火待温，加入雄黄、枯矾末搅拌成膏。

【审查意见】此方有消毒防腐、杀虫制泌之效，但须用葱须①、花椒水洗净患处，再以此膏外敷，方能收功。

6. 黄水疮第六方

主治：小儿黄水疮，缠绵不愈。

治法：陈黄蜂窝一个，白矾一块，将白矾研末，填满其孔为度，然后置于铁勺内炒之，至白矾溶化为止，俟冷研末以芝麻油调匀，涂于患处，一日一次。

【审查意见】有制泌润肤之功，轻症可用。

7. 黄水疮第七方

组成：百药煎八钱，松香八钱，枯矾八钱，轻粉三钱，绿豆粉一两，滑石八钱。

用法：共研细末，以香油和匀，涂疮上。

【审查意见】百药煎、松香清热燥湿，枯矾、轻粉制泌杀菌，绿豆、滑石凉肤祛湿。此方用于皮肤寄生虫病，定可收功。

8. 黄水疮第八方

组成：川连二钱，黄柏二钱（生熟各半），冬丹皮（即冬天丹皮）钱半，轻粉五分（水浸去渣）。

用法：研细，猪脂油调搽之。

【审查意见】治黄水疮通行方，可用。

9. 黄水疮第九方

治法：以绿豆淀粉置砂锅内，加火干炒，至变为黑色，呈油垢状，此时加陈醋一盏（一两淀粉加一两醋）旋炒旋加，至成膏状时，即去火放置，俟冷即成，搽患处。

【审查意见】有清热渗湿之效，轻症可用。

10. 黄龙化毒散

主治：湿阴黄水疮。

组成：飞龙肝一钱，飞枯矾一钱，黄丹一钱，松香一钱，铜绿一钱，梅冰片二分。

用法：研细末，搽患处。

---

① 原文为"葱鬚"。

【审查意见】此方有燥湿消毒之功，可用。

11. 黄水疮第十一方

组成：真柏油三两，黄丹五钱，枯矾五钱。后二味研末，和油调匀。

用法：涂疮，以油纸盖之。

【审查意见】此方有收涩燥湿，杀虫之效。

12. 黄水疮第十二方

治法：官粉、铜绿、松香、漳丹各等分，共为细末，再将香油用火烧开，入花椒数十粒，俟花椒炸黑，将花椒取出，候油凉，调药面敷之，如疮症大者，再加梅片、珍珠如法治之可也。

【审查意见】有渗湿杀虫、止痛制痒之功效，可用。

13. 黄水疮第十三方

治法：大枣去核，用白矾入枣内，烧存性，旧鞋底皮烧存性，共研一处，香油调搽。

【审查意见】有燥湿收敛之功，可备用。

14. 黄水疮第十四方

组成：硫黄三钱，大黄六钱。

用法：共为细末，将疮上痂子去净，撒患处。

【审查意见】疗黄水疮，有杀虫除湿热之功，可用。

15. 黄水疮第十五方

治法：铜青、飞矾、松香各等分开水冲过，共研细末，以香油调敷患处。

【审查意见】通行方，可备应用。

16. 黄水疮第十六方

主治：湿疮、流注、浸淫疮。

组成：蛇床子五钱，黄连三钱，轻粉三钱，黄丹三钱，花龙骨五钱，牡蛎五钱。

用法：研细末，敷患处。

【审查意见】此方有燥湿凉肤、消毒杀虫之功，用之于湿疮疾患，尚无不可，龙骨、牡蛎宜煅用。

（四）麻风（缺失）

（五）风疹

1. 风疹第一方（缺失）

2. 风疹第二方

主治：血热受风，全身发疙瘩。

组成：当归三钱，生白芍三钱，丹皮三钱，地肤子三钱，甘草皮三钱，荆芥五分，防风五分，蝉蜕钱半，炒栀子二钱，茅术钱半，炒枳壳二钱，甲珠钱半，柴胡一钱，葛根一钱，姜三片。

用法：连服二剂，即愈。

【审查意见】有活血搜风、疏络宣散之功，有风热者可用。

3. 风疹第三方

组成：蒺藜三钱，芥穗一钱，何首乌三钱，秦艽二钱，桑枝二钱，薄荷叶钱半。

用法：水煎温服。

【审查意见】有祛风燥湿之功。

4. 风疹第四方

组成：薄荷叶、香白芷、蝉蜕各等分。

用法：研细末，酒调服一钱至二钱。

【审查意见】此方内服，以酒调下，有清热散风之效，为治风疹之通行方。

（六）头生白屑

1. 头生白屑第一方

主治：头生白屑，瘙痒极甚。

组成：藁本五钱，白芷三钱，胡黄连三钱，桑叶五钱，蛇床子三钱，薄荷叶三钱。

用法：煎汤候用，先用肥皂角水，将头洗净，再以药水搽洗之。

【审查意见】此方有疏风、燥湿、止痒之功，风湿证瘙痒者可用。

（七）脱发

1. 脱发方

主治：头发无故稀落。

组成：青果五钱，诃子三钱，官桂一钱，山柰一钱，樟脑一钱。

用法：用香油二两，浸药三日，每日以手蘸油摩擦患处。

【审查意见】存待试。

（八）秃疮

1. 秃疮第一方

组成：川椒一两。

用法：用酒浸，每日涂之自愈。

【审查意见】川椒有杀虫之功，秃疮为皮肤寄生虫病之一种，用之有效。

2. 秃疮第二方

组成：红药子三钱，官粉三钱，冰片一分。

用法：共研细面，香油调拌，三四次即愈。

【审查意见】可备用。

3. 秃疮第三方

主治：白秃头（即俗称腊梨头）。

组成：皂矾一钱（炒红），土楝树子三钱（炒），黄豆五钱（炒焦），川椒一钱（炒出汗）。

用法：共研细末，先用豆腐泔水洗患处，以柏油调此药面搽之。

【审查意见】有杀虫消毒收敛之功，可用。

4. 秃疮第四方

主治：肥疮。

组成：海螵蛸、白胶香、轻粉、雄黄各五钱。

用法：研末，先用清油润疮后，以药末掺之。

【审查意见】肥疮（秃疮别名）由脏腑不和，血热之毒上注而成，小儿多患之，当极盛时，宜内服清热解毒凉血和血之剂，俟毒气少解，可外用药涂之。此系古方，外涂可用。

5. 秃疮第五方

主治：小儿白秃。

治法：退猪水洗净患处去痂，再用刺角面麻油炸起去渣，搽患处，五七日即愈。

【审查意见】通行单方，可用。

6. 秃疮第六方

治法：先用淘米泔水洗净患处，再用石臼将破砂锅捣研细面，干敷患处即愈。

【审查意见】湿证有效。

7. 秃疮第七方

主治：秃疮，头生秃痂或满头或数块。

治法：轻粉五分，枯矾五分，灵药地一钱，共为细面。先用木鳖子五钱，入芝麻油半两，上火将木鳖煎枯，拣去木鳖不用，候油冷再将前三味加入油内，调涂即效。

【审查意见】有杀菌之功，可用。

8. 小儿秃疮第八方

组成：松皮、白胶香、大黄、雄黄、胡荽子各三钱，研末，猪脂拌匀敷之。

【审查意见】存待试。

9. 秃疮第九方

组成：何首乌三钱（生），半夏三钱（生），麻油二钱，蜂蜡四钱。

用法：何首乌和半夏研成细面，麻油上火熬煎，落火后，待温将蜡投于油内，再将何首乌半夏面倒在油内搅拌成膏。将膏涂在患处一层，待二三日将屑取去，并将头发剃去，用甘草水洗之，再用白酒洗之，再涂膏于患处，用白纸在下，净布在上包好，即可长发。

【审查意见】通行方，可用。

（九）头面顽疮

1. 头面顽疮方

主治：千层疮生于头面，屡发不已。

治法：鸡蛋数枚，熬去油，新鲜橄榄核十枚炙，研末和匀，以蛋油调和橄榄末，用鸭毛调敷，每日数次，半月有效。

【审查意见】古方可用。

（十）脱眉

1. 脱眉方

治法：侧柏叶去梗九蒸九晒，研末，蜜丸梧子大。每日早晚各服一钱，白水送下，外用菟丝子研末，麻油调搽。

【审查意见】有效与否，存待试。

（十一）羊胡疮

1. 羊胡疮方

治法：旧棉絮烧灰，麻油调搽立愈。

【审查意见】清热渗湿有效。

（十二）血风疮

1. 血风疮方

组成：炉甘石（黄连、黄芩、黄柏煎汤火煅，石淬汤中七八次，如有余汁煮干）三钱，象牙末二钱半（微炒），轻粉钱半，黄丹钱半，黄蜡五钱，滑石粉五钱，冰片五分。

用法：研末，和猪油调匀涂之，上覆油纸。

【审查意见】此方燥湿消毒有效，治血风疮可用。

（十三）雀斑

1. 雀斑方

治法：冬瓜子粉碎，另加桃花，以蜜炼之，每洗盥后，涂之奇效。

【审查意见】此方有润肤之功，治雀斑须持久用之，或可生效。

（十四）瘊子

1. 瘊子方

治法：用鸭胆子去皮捣成膏，敷于患上，不可使落，连敷数回自落。

【审查意见】存疑待试。

（十五）腋臭

1. 腋臭第一方

治法：地骨皮、蔷薇花、茉莉花各一两，薄荷叶、荆芥各五钱，滑石二两，牡蛎一两，各为末，醋少许拌匀，涂腋下夹紧，汗出另涂新药。

【审查意见】治腋臭漏汗，可资应用。

2. 腋臭第二方

治法：陈石灰、密陀僧、生龙骨各等分，研末醋和匀，涂布患处。

【审查意见】通行方，有燥湿制汗之效，可资试用。

（十六）皮肤小疖

主治：皮肤小疖，红赤肿痛。

治法：京墨一两，胡黄连二钱，熊胆三钱，麝香五分，儿茶二钱，冰片七分，牛黄三分，共研细粉，加猪胆汁一两，生姜汁五钱，大黄三钱（浸汁），陈醋少许。混和调制锭，用时以凉水磨汁，愈浓愈好，用新毛笔蘸搽患处。

【审查意见】有消炎凉肤，去肿止痛之功，皮肤炎用之有效。又：单用生大黄三钱，冰片五分，共研末，陈醋调敷亦效。

（十七）阴囊湿痒

1. 阴囊湿痒第一方

治法：麻黄根、石硫黄、滑石粉各等分，研末撒之。

【审查意见】有渗湿杀菌，清热止痒之效，可用。

2. 阴囊湿痒第二方

治法：鳖甲、蛇床子、白芷各等分，研末，以棉扑之或用麻油调搽。

【审查意见】风湿瘙痒可用。

七、花柳科

（一）梅毒

1. 祖传飞龙水火仙丹

主治：杨梅结毒，误服轻粉，筋骨痛肿，下疳阴蚀，湿痰流注，气瘰，发背，喉舌溃烂，目鼻破损，臁疮，鱼口便毒。

组成：制粉霜、真阿胶各五钱，槐花三钱，当归尾、小丁香、白芷、雄黄、乳香（不去油）、没药（不去油）、朱砂各一钱，冰片三分，牛黄五分，制砒霜一分。

用法：加老米，打糊为丸，如黍米大，朱砂为衣，每日空心或食后服。初服四丸，十日后每日服五丸；二十日后，每日服七丸，再不必多。每用土茯苓四两，猪牙皂一条，煎汤送下，禁忌酒、醋、色欲、发物等。

【审查意见】此方内所用粉霜、雄黄、砒霜等含有水银及砒素，对本症虽能取效，但服过量或用之时久，有腐蚀肠壁之虞，用时慎之。

2. 大败毒散

主治：杨梅大疮。

组成：蜈蚣一条，斑蝥七个，全蝎七个，血竭花三钱，轻粉三钱，红粉三钱，青茶三钱，核桃肉三钱，大枣肉六钱。

用法：共研一处，做成药丸六个。每清早，白水送下两丸，三日服完，七日痊愈。禁忌醋、发物、生酒。

【审查意见】方内轻粉、红粉毒性最烈，宜减轻用量，或以土茯苓等代之亦佳。

3. 梅毒第三方

吸烟方：成文朱三钱，官粉三钱，松萝茶三钱，儿茶三钱，柳柴灰三钱。上五味研末，以铜器炒带黑色，用烟袋每早空心吃二钱，吃毕，游走两时许，不过十日，即可痊愈。宜戒酒及各样调料，三周为止，孕妇忌用。

汤药方：山豆根三钱，连翘三钱，泽泻二钱半，车前子二钱（另包），木通钱

半，生甘草一钱，水三盅，煎一盅，温服。每日晚服此，早即用烟袋吸前方

【审查意见】轻粉一味，往往内服中毒，发现筋骨疼痛，口齿肿烂等等症状，为害极烈。本方吸之，可藉肺脏直达血中，仍不能减轻中毒之虞。故先服清热、解毒、利水之剂，以为预防，尚属稳妥。

4. 杨梅速愈丸

主治：专治杨梅疮症。

组成：轻粉、白糖、干槐枝、人中白各三钱。

用法：共为细末，用黄酒为丸，共作三丸，三天服完，开水送下。服药后口中含柳枝，否则伤齿，忌一切发物年余。

【审查意见】轻粉减去三分之二，即只用一钱，分三日服完，较为妥当。

5. 梅毒第五方

组成：五倍子、地骨皮、小蓟、苦参、皮硝、甘草、葱头各等分。

用法：煎汤洗之。

【审查意见】此方有清热、解毒、活血之功，轻症可用。

6. 梅毒第六方

第一次，服九龙丸：儿茶、血竭花、乳香、广木香、巴豆霜各等分，炼蜜为丸，如梧子大。每服九丸，烧酒送下。如大便不通时，再服九丸以通为度。

第二次，红粉五分，研末，枣肉为丸，开水送服。

第三次，朱砂一钱（水飞），冰片三分，麝香一分，共为细面。每服一分，卷成纸捻，蘸香油点着熏之，以疮干落痂为度。

制法：以药面一分，用纸卷成细捻，长二三寸，每日早晚各熏一根。

熏法：将药捻掺入香油中，然后取出，以火燃之（吹灭），令其烟熏入患者鼻中，但须一鼻孔吸，随吸随呼，且勿咽下。

第四次，服三黄丹（以解其毒），黄连、黄柏、大黄各等分，共为细面，每服二钱，重者每服三钱，每日一次，服至五六天。

【审查意见】均系古方，须按次用之，方可奏效。

7. 梅毒第七方

组成：真正明雄钱半，生杏仁三十粒（去皮尖），净轻粉一钱。

用法：共为极细面，用雄化胆汁调敷。

【审查意见】此方用轻粉外敷，不惟有效，亦较内服稳妥，可用。

8. 梅毒第八方

组成：轻粉三钱，槐花三钱，松萝茶三钱，生桃仁三钱，生杏仁三钱。

用法：共研细面，红枣肉共为七丸，每日一丸，早晨空心开水送下。

【审查意见】用轻粉驱梅，虽易收效，但毒性极烈，宜减少为妙。

9. 梅毒第九方

组成：真轻粉二钱，杏仁二十粒（去皮尖研霜），番木鳖三钱（火煅存性），孩儿茶三钱（火煅），胆矾三分，片脑一分。

用法：上共为极细末，用鹅胆或猪胆调敷，一日一换，不过七日痊愈，神效。

【审查意见】初期梅毒可资选用。

10. 梅毒第十方

主治：杨梅结毒，无论先天后天皆宜。

组成：白砒一两，精猪肉一两，红枣肉五钱。

用法：共捣如泥，外用黄泥固好，煅红，取出研细面，煎甘草水洗净疮面，点之，禁忌房事、饮酒。

【审查意见】可备用。

11. 梅毒第十一方

治法：雄鸡一只，干拔去毛，破腹去肠屎。将活大蛤蟆一只，纳鸡腹内，用线扎好。陈酒十斤，将鸡浸入，隔汤煮，俟肌肉尽化，密封待饮。每日饮酒数杯，不须十日，内蕴之毒尽外发，筋骨痛止。皮肤或溃烂，另用清热凉血生肌药研掺。忌吃发物、酒糟、五辛。

【审查意见】此方是否有效，存待试。

（二）淋浊

1. 淋浊第一方

主治：热淋急痛，小便赤涩，便时灼热。

组成：海金沙三钱，龙胆草二钱半，木通钱半，飞滑石三钱，生草梢钱半，车前子钱半。

用法：水煎，空心服。

【审查意见】通行方，有解热利水之效。

2. 珠珀滋阴淋浊丸

主治：肾阴已亏，肝火挟湿热下注膀胱，致小溲淋浊，或由花柳受毒，瘀精阻塞窍道，溺时刺痛，淋浊不止。

组成：黄柏粉一两，抱茯神五钱，琥珀粉四钱，猪脊髓六条，珍珠粉四分，龟板胶五钱，淮山药五钱。

用法：共研细末，打糊为丸，如桐子大，每日服一钱，空心淡盐汤送下。

【审查意见】此方有滋阴利水止痛之功效，久病虚弱者，用之相宜。

3. 琥珀分清泄浊丸

主治：肝经湿火淋浊，管痛，小溲不利，并治下疳湿烂，火甚者，每日服三钱。开水送下，服后一时许，小溲如金黄色，服三日即可浊灭火清矣。

组成：生大黄一两（切片晒干），西琥珀（镑同灯心）研一钱。

用法：共研匀，用鸡蛋白三枚，捣丸如桐子大。

【审查意见】有清热利水之效，可用。

4. 淋浊第四方

主治：砂淋涩痛如刀割。

组成：浮石末二钱，细木通二钱，生草梢钱半。

用法：水煎服。

【审查意见】有清热利尿止痛之功，轻症有效。

5. 淋浊第五方

主治：赤浊，尿管疼如刀割，排尿难者。

组成：杜牛膝汁三钱（冲），归尾、赤芍、木通各钱半，朱砂一分，鲜车前汁三钱（冲），六一散五钱（包煎），酒军一钱，草梢钱半。

用法：用水二盅半，煎至一盅，临服牛膝、车前二味冲入，空心下。

【审查意见】本方有活血利水止痛之效，实症可用。

6. 淋症必愈丸

主治：一切淋症，吊白等症。

组成：蜈蚣一条，全虫一个，大枣三个，核桃二个，女人血余一团，白果一个，白纸一张。

用法：将药炒焦存性，共为细面，蜜丸，如桐子大。分三日用完，每晚空心服，黄酒为引。

【审查意见】有解毒收涩散寒之功，对于花柳性淋症，无热者，虽可用，惟性毒猛烈之品，以慎用为是。

7. 淋浊第七方

组成：葡萄汁、生藕汁、生地汁、车前汁各等分。

用法：白蜜调匀，每服五钱，温水下。

【审查意见】甘寒清热，兼能利尿，炎症性淋症可用。

8. 淋浊第八方

治法：初伏麻芽菜一全苗，至种子成熟后，完全采取，焙干，用白糖四两，开水冲服，一次服尽，忌生冷。

【审查意见】此系民间验方，对证可用。

9. 淋浊第九方

组成：白地椒一钱，车前子二钱半，木通二钱，茯苓三钱，竹叶三钱，灯心一撮。

用法：引用扁竹五分，水煎服。

【审查意见】通行方，可资应用。

10. 淋浊第十方

治法：益元散五钱，朴硝二钱半，上药研细和匀，另包，再用家麻根五钱煎汤，以家麻汤将药面冲，一次送服。轻者一服，重者再服，禁忌酒、荤、辛。

【审查意见】无菌性淋症用之有效。

11. 淋浊第十一方

主治：阴虚白浊日久不愈。

组成：黄柏二钱，牛膝二钱，麦冬二钱，生地三钱，车前子钱半，枸杞子三钱，川草薢钱半，云茯苓三钱，生草一钱。

用法：煎服。

【审查意见】此方有滋阴利水止痛之效，可资应用。

12. 淋浊第十二方

主治：色欲过度，精浊白浊，并治妇人虚寒淋带，崩漏等症。

组成：生龙骨、生牡蛎、生菟丝粉、生韭菜子粉各五钱。

用法：上药四味共研末，冷水调药为丸，每服一钱，临卧送下，清晨服亦可。

【审查意见】男子房劳过度，小便频数，虚寒滑精有效。

13. 淋浊第十三方

主治：白浊。

组成：焦白术三钱，山药一两（炒），党参一两，苍术二钱（炒），白芍三钱（炒），陈皮一钱，车前子三钱（炒），柴胡八分，生草一钱，生芪二钱。

用法：水三盅，煎一盅，温服。

【审查意见】有气虚受寒湿而来者，此方可用。

14. 淋浊第十四方

主治：梦遗白浊。

治法：半夏一两，洗十次切破，以猪苓二两同炒黄，出火毒去猪苓，加牡蛎两（炒），共捣细，以山药糊捣丸，如梧子大。每日以茯苓汤送服三十丸。

【审查意见】此方有渗湿收涩、利水之效，可备应用。

15. 淋浊第十五方

治法：老家雀一个，黄土泥包之，煅存性，去泥加炒大黄一钱，合一处研末，老酒冲服。病久太重者，用家雀二个，炒大黄二钱。

【审查意见】麻雀按方书载其能缩小便，治血崩带下，此方合大黄以治淋症，补中兼泻，以虚弱患者为宜。

16. 除淋汤

主治：淋症。

组成：牛膝一两，乳香一钱，土茯苓三钱。

用法：水煎服，空心下。

【审查意见】此方对花柳性者可用，宜加泽泻、草梢等利水之品，奏效方捷。

17. 淋浊第十七方

主治：急慢性淋症。

组成：土茯苓四钱，车前子三钱，金银花二钱，赤茯苓三钱，淡竹叶十片，生草梢一钱。

用法：上各味以水五大碗，煎至三大碗，一日三回服用，每次服一大碗。

【审查意见】急性淋症可用，慢性无效。

（三）下疳

1. 下疳解毒汤

主治：下疳阴头肿疼之症。

组成：连翘三钱，黄连钱半，黄柏钱半，防风三钱，茅术二钱，知母三钱，生白芍三钱，胆草二钱，木通钱半，荆芥钱半，地肤子三钱，草梢三钱，鲜姜三片。

用法：水煎服，连服三剂痊愈，禁忌一切发物。

【审查意见】通行方，有清热、败毒、燥湿、祛风之效，因于风湿者可用。对于花柳性下疳，其效不确。

2. 七宝散

组成：海蛤粉一钱，轻粉一钱，朱砂一钱，象皮一钱，象牙一钱（炒黄），冰片一钱，珍珠一钱。

用法：共研细末，先以甘草汤水洗净患处，搽药极效。

【审查意见】通行方，有拔毒、止痛、生肌之功。已溃者用之有效。

3. 下疳第三方

主治：前阴疳疮。

组成：鳖头烧灰，孵鸡蛋壳，土墙雾，白螺壳，西牛黄，合官方银粉少许。

用法：研末敷之。

【审查意见】清热解毒，燥湿收口有效。

4. 下疳第四方

组成：真轻粉三钱，珍珠粉三分，官粉钱半，煅石膏钱半，真铜绿钱半，上元寸三厘。

用法：共研细面，敷患处，一日敷三次。

【审查意见】此亦驱疳之通行方，可资选用。但在治疗期间，须以土茯苓、金银花、甘草之类长服，庶内外兼清，以防后发之患。

（四）横痃

1. 秘传九龙丹

主治：横痃，阴疽，梅毒，火疳。

组成：广木香三分，乳香三分，没药三分，巴霜三分，血竭三分，儿茶三分，蜈蚣三分，甲珠三分，寒水石三分。

用法：共研细末，炼蜜为丸，绿豆大，每服五十丸，病重者两服即效。

【审查意见】此方系外科正宗九龙丹加味，对于横痃初起，尚未成脓者用之有效。

2. 横痃第二方

主治：鱼口便毒。

组成：皂刺一钱，连翘壳五钱，银花五钱，甘草梢三钱，黑豆一盅作引。

用法：水煎服。

【审查意见】通行方，有消毒之功，体质虚弱者忌服。

3. 横痃第三方

主治：便毒恶疮。

组成：土茯苓五钱，连翘壳三钱，金银花二钱（轻炒），香附二钱，桃仁泥三钱，大生地二钱，当归二钱，川芎二钱，广皮钱半，吴茱萸钱半，钩藤三钱，滑石三钱，泽泻钱半，车前钱半，皂刺三钱。

用法：服二付痛不止者，加五灵脂三钱，醋炒没药三钱，去油，白茅根引水煎，空心服。

【审查意见】有败毒、活血、利水之功，可用。

八、耳鼻咽喉科

（一）耳病

1. 耳痛

（1）耳痛方

主治：耳内疼痛症。

治法：蚯蚓数条，白砂糖适宜，将蚯蚓放于瓶内，再放冷水及白糖，搁三二日，蚯蚓即化为水，滴于耳内，滴三二次即好。如重症，可滴六七次。

【审查意见】此方以蚯蚓清泻湿热，白糖缓解疼痛，轻症用之有效。

2. 耳聋

（1）耳聋第一方

主治：小儿耳聋。

治法：地龙三枚，盐少许，同入青葱管内，化水滴耳中，三五日效。

【审查意见】此系古方可用。

（2）耳聋第二方

主治：肾虚耳聋。

治法：活磁石三钱（绵包），石菖蒲五钱，猪肾一具，煎汤如粥，分三次服，连进三五服，即愈。

【审查意见】此系《养老书》方加菖蒲。磁石含有电气，故能吸引传导，且有补肾纳气之功，菖蒲为通窍要药，猪肾通肾有效，以三者合用，对于老年肾虚，浮阳不潜，壅闭耳窍者，必能奏效也。

3. 脓耳

（1）脓耳第一方

主治：小儿耳中流出脓水。

治法：安息香灰二分，冰片三分，将耳中脓水，先用棉花卷干，再以上二味调匀灌入，一日二次，三数日即愈。

【审查意见】有吸收毒汁之效，可备外用。

（2）乌贼散

主治：大人小儿耳内脓水。

组成：乌贼骨一钱，枯矾一钱，麝香二分，山东干胭脂五分。

用法：共为末，吹耳内即愈。

【审查意见】有解毒吸收通窍之效，可用。

（3）脓耳第三方

主治：耳内流脓血。

组成：轻粉一钱，麝香二分，枯矾一钱，干胭脂八分。

用法：共研极细末，瓷瓶收贮，勿令泄气，用细末掺之。

【审查意见】通行方有效。

（4）脓耳第四方

主治：耳内流脓。

组成：枯矾一钱，煅龙骨一钱，煅牡蛎一钱，生黄柏二钱。

用法：共为细末，先用棉花，拭净脓血，再为吹药。

【审查意见】先排除脓汁后，吹入药粉，但必须标本兼顾，始可有效，此仅可备外治耳。

4. 耳外流水

（1）耳外流水方

主治：小儿耳轮前后连引流水，久久不愈者。

治法：蛇床子一两，轻粉三钱，共为细末，以麻油调搽。脑火盛者，以白螺壳研细，和冰片搽之。

【审查意见】此方有除湿、止痒、解毒之功，可用。

（二）鼻病

1. 鼻痔

（1）鼻痔第一方

主治：鼻中息肉初起者。

组成：丁香一钱，麝香三分，乳香二钱，没药二钱，马齿苋二钱，瓦松二钱，硼砂三钱。

用法：以上共研细末调匀，贮瓶备用，以绵裹少许药末塞患处。每日换药三次，连塞七天即效，以塞愈为止。

【审查意见】有消炎及透达气道之功，可备外用。

（2）鼻痔第二方

主治：鼻痔。

治法：白矾末、硼砂末各一钱，加麝香少许，吹于痔上，常吹即愈。

【审查意见】有解毒、防腐、通窍之功，鼻中息肉破烂者，用之有效。

（3）硇砂散

主治：鼻生息肉，由于湿热者。

治法：硇砂五分，白矾二钱（煅），共为末，每用少许，点患处即消。

【审查意见】此方腐蚀之功甚大，确有消破息肉之效，但难免发生疼痛之苦。

2. 鼻渊

（1）鼻渊第一方

主治：鼻中生肉塞，脑痛及鼻内流臭涕。

治法：桑白皮三钱，赤小豆三钱，水煎代茶饮。苦丁香四分之三（甜瓜蒂），冰片四分之一，共为细面，代鼻烟嗅之。轻者连服七八日，重者连服二十余日。

【审查意见】上列二方，内服者，有清热、利湿、解毒之功，外用者，有消炎之效。鼻渊症以之内外兼顾，必能获相当之效果也。

（2）鼻渊第二方

主治：脑府不清，鼻流浊涕，源源而下。

组成：辛夷二钱，当归三钱，黑栀子三钱，柴胡一钱，贝母一钱，玄参一两。

用法：清水煎服，二剂涕减，三剂痊愈。

【审查意见】此方有清泻湿热，疏散头风，兴奋嗅觉之效，可备用。但当归无应用之必要，可去之，另加菖蒲、甘菊、酒芩等品方妥。

（3）鼻渊第三方

组成：条沙参三钱，炮甲珠一钱，粉丹皮钱半，花粉三钱，银花三钱，木通钱半，制乳没各一钱，炒山栀钱半，生草节一钱，桔梗钱半，白芷钱半，炒白芍三钱，辛夷一钱，全当归三钱，浙贝二钱。

用法；水一碗半煎，二三沸，临卧时服。

【审查意见】有清热利湿、疏散头风之效，可用。

（4）鼻渊第四方

组成：白芷三钱，防风三钱，荆芥三钱，细辛二钱，辛夷二钱，桃仁三钱，川红花二钱，生石膏五钱，僵蚕三钱。

用法：煎汤，熏洗。

【审查意见】有疏散清泻、行血通窍之功，外洗有效。

3. 鼻漏

（1）鼻漏方

主治：鼻烂。

组成：黄连一钱，银花三钱，黄芩钱半，生石膏四钱，白芷钱半，黄柏钱半，细辛三分，大黄一钱，元明粉五分（冲）。

用法：水煎服，二剂效。

【审查意见】实热者可用，然只图内服，不若于局部撒以消炎、解毒、防腐、生肌之药，方能收得全效。

4. 酒渣鼻

（1）酒渣鼻方

主治：酒渣鼻赤疱。

组成：密陀僧五钱，雄黄五钱，香白芷三钱。

用法：研末，蜡油调搽之。

【审查意见】有解毒防腐之功，可用。

5. 鼻衄

（1）清血饮

组成：茅根四钱，丹皮二钱，生地三钱，焦栀二钱，酒芩钱半，郁金钱半，茜草钱半，丹参二钱，川牛膝钱半。

用法：上药入水，煎成后，另注入一器，于食后温服。

【审查意见】有凉血止血之功。由热血上溢鼻腔，血管破裂出血者，可用。

（2）二仙汤

主治：衄血症。

治法：人乳、童便（男子的）各一杯，以上二味，和合一处，温服。如此服七八次，定能止衄，永不再发。

【审查意见】此方有滋阴降火、止血消瘀之功。虚热者可用。

（3）鼻衄第三方

主治：鼻衄出血不止。

组成：生柏叶、生莲叶、生白芍、生地各三钱，汉三七钱半。

用法：水煎服，男加苍耳子三钱，女照原方服之。

【审查意见】此系加味四生汤，对于阳盛阴虚，血热妄行之吐血或衄血者，可用。

（三）咽喉病

1. 咽痛

（1）清咽降火汤

主治：咽喉肿痛及喉蛾赤喉症。

组成：连翘二钱，栀子二钱，桔梗二钱，银花三钱，黄芩二钱，元参二钱，牛子二钱，知母二钱，山豆根二钱，川军钱半，薄荷叶钱半，生草一钱，芒硝一钱。

用法：水煎服。

【审查意见】有消炎解毒、清喉通便之效，实热证可用。

（2）咽痛第二方

主治：头痛呕吐，喉痛有痰，身发寒热者。

组成：防风钱半，苏叶钱半，酒芩钱半，生赭石三钱，白芷一钱，浙贝钱半，焦三仙三钱，赤苓三钱，生草一钱，桔梗钱半，射干三钱，薄荷叶钱半。

用法：水一碗，煎一沸，空心服之。

【审查意见】兼表证者可用。

（3）清喉定痛散

组成：薄荷叶钱半，防风三钱，半夏一钱，桔梗二钱，牛蒡钱半，甘草一钱。

用法：水煎，食后服。

【审查意见】有表证者可用。

（4）咽痛第四方

主治：咽喉痛，咽干，口焦，津液缺乏。

治法：薄荷霜少许，放茶碗内，以开水冲之，随用箸搅三四下，使病人张口覆碗上，以口吸气，则顿觉清凉异常。以药气淡薄后，复将碗中之水含于口内，仰首向后约一刻钟，每钟一次。用此药后，津液充足，喉病菌可完全杀死，虽病重，三日见效。

【审查意见】薄荷霜为清凉药，以之外用，有消炎止痛及刺激舌下腺，增加分泌液之功。喉痛咽干症轻微者有效。

（5）咽痛第五方

主治：发热咽疼且肿，饭食不便，甚至水浆不能入口。

组成：西瓜霜二钱，辰砂五分，人中白一钱，上冰片五分，人指甲五分，雄黄五分，青果核一钱，净青黛五分。

用法：共研细末，吹入喉内，立吐涎沫，肿渐消。每过十分钟，吹一次，连吹三日，自可痊愈。

【审查意见】治喉症专方，有消炎解毒、清喉止痛之效，可资外用。

（6）咽痛第六方

主治：一切喉症。

治法：白矾五钱，牙皂三钱，青茶七钱，共为细末，每服八分，温开水送下。

【审查意见】此方意在涌吐，痰壅喉闭者有效。若系咽喉肿痛者，宜用清火消炎专剂，此方不适用也。

（7）败毒丹

主治：咽喉红肿或喉蛾。

治法：皮硝五钱，硼砂一两，黄连五钱，前三味共为细末，装入牛胆内，扎口悬于阴处，不见日，不靠墙，久之胆外有霜，用鸡羽扫下，收贮听用。每用时，以少许吹入喉内即妥。

【审查意见】此方消炎解毒之功颇著，制法亦佳，用治咽喉肿痛，必能取效。

（8）咽痛第八方

主治：咽喉肿痛。

治法：白矾、银朱各少许，共为细末，吹入喉中，即效。

【审查意见】治咽喉肿疼之通剂，可用。

2. 扁桃腺炎

（1）扁桃腺炎第一方

主治：双单喉蛾。

治法：用白凤仙花子数粒，焙干研末，吹上立消。

【审查意见】此系民间验方，可备试用。

（2）乳蛾麝香锭

主治：喉痹双单乳蛾等症。

组成：麝香一钱，梅片一钱，蟾酥八分，巴霜五分，鲜薄荷一钱，山豆根一钱，西月石三钱，射干五分，牛黄五分，明雄黄一钱。

用法：先将诸药共为细面，用时将小枣一个去核（切记去核时皮外勿损），将药面塞枣内（每枣一个用药五厘），然后塞入鼻孔。蛾在左塞左孔，蛾在右塞右孔，如双蛾可更换塞之，如有脓，即用甘草、银花各一钱，煎汤漱之，轻者一锭愈，重者两锭必愈。

【审查意见】此方消炎解毒、清喉逐痰、通窍祛腐之功。但塞鼻用之，使其间达咽喉，方意甚佳。

（3）赤龙斩蛾丹

主治：单双乳蛾喉痹咽喉肿痛，水浆不下及一切喉症。

组成：龙脑五分，明雄黄二钱，胆矾二钱，黄连一钱，山豆根三钱，台麝香二分，生草二钱，硼砂二钱，桔梗二钱，青黛钱半，朱砂一钱，射干三钱，僵蚕二钱，牙皂一钱。

用法：先将诸药研细末，再入麝香，共研极细，以米糊为丸，如绿豆大，朱砂为衣，用时将丸于口内嚼化，徐徐咽下，每服五六丸。

【审查意见】通行方，有清喉、消肿、解毒、止痛、通窍之效，可用。

3. 喉痧

（1）喉痧方

组成：生甘草一分，净硼砂三分，真梅片一分，制僵蚕二分，明雄精一分，薄荷一分，马勃一分，人中白三分，川雅连一分。

用法：上药研细末，无声为度，如喉间碎腐，加上濂珠一分，上犀黄一分，时时吹之，二三日即好。

【审查意见】有清热消炎、解毒祛腐、止痛生肌之效，可备用。

4. 喉痹

（1）喉痹方

主治：喉风喉痹。

组成：胆矾、明矾各三钱，明雄二钱，僵蚕三钱。

用法：研末，每以少许吹之，立吐痰涎。

【审查意见】此乃催吐剂，痰涎壅盛、喉窍闭塞者，用之有效。

九、口齿科

（一）口腔病

1. 口疮

（1）口疮第一方

主治：口舌诸疮。

组成：薄荷叶钱半，黄柏一钱，月石一钱，梅片五分。

用法：上药为细末，干搽患处，约片时，唾出。

【审查意见】有清凉消炎之效，可用。

（2）口疮第二方

组成：黄柏不拘多少（炙炕干）。

用法：捣细末，搽口内。

【审查意见】轻症之口疮可用。

（3）口疮第三方

组成：生黄柏八分，黄连五分，儿茶一分。

用法：为末涂之。

【审查意见】有清热、解毒、收湿之功，可用。

2. 口臭

（1）口臭方

主治：口臭。

治法：儿茶一两，桂花、硼砂、薄荷叶各五钱，甘草煎膏作丸，入口含化，自愈。

【审查意见】清凉、消毒、防腐，可用。

3. 舌病

（1）舌病第一方

主治：舌强不语。

治法：龟尿少许，点舌神效。取龟尿法，将龟置于新荷叶上，以猪鬃刺龟鼻其尿立出。

【审查意见】此系古方，效否待试。

（2）舌病第二方

主治：舌上生疮。

治法：桑白皮汁五钱，枯矾五钱（研末），陈醋五钱，混和一处，以鸡毛蘸之，拭舌上。

【审查意见】有清热、解毒、收敛、消肿之功，可用。

（3）舌病第三方

主治：舌部咬伤。

治法：白糖半匙至数匙（因糖与涎旋即溶化流于他处，故重者有用数匙）敷之。

【审查意见】存备试用。

（4）舌病第四方

主治：木舌，满口肿胀。

组成：玄参三钱，犀角二钱，桔梗钱半，川军一钱，甘草五分。

用法：水煎服。

【审查意见】此方有清热解毒之功，可用。

（5）舌病第五方

主治：舌尖出血。

治法：以生蒲黄末搽舌上，然后以生黄连一钱，连翘三钱，灯心三十根，水煎服之。

【审查意见】蒲黄功专止血，黄连、连翘、灯心均为清热之品，合而用之，其效甚佳。

4. 齿痛

（1）齿痛第一方（徐子澄先生传）

主治：专治一切齿痛，无不神效。

组成：熟地、细辛、煅石膏各五钱。

用法：水煎服，以愈为度。

【审查意见】此方有麻醉牙床神经及清火之效，惟性猛，体虚者慎用。据传方人称，确系百试百效之秘方云。

（2）齿痛第二方

主治：肝火牙疼。

组成：生代赭石二钱，牛膝二钱，生白芍三钱，知母钱半，生石膏三钱，生牡蛎三钱，木通钱半，生草一钱。大便不通加大黄二钱，芒硝钱半（冲）。

用法：水煎，空心微温服。

【审查意见】此方宜再加桔梗、薄荷、丹皮等品，则奏效更捷。

（3）齿病第三方

主治：风火牙疼。

组成：生军二钱，生石膏四钱，细辛五分。

用法：水煎，分盛两器，一半含漱，一半内服。

【审查意见】泻火止痛有效，可用。

（4）齿痛第四方

主治：胃火牙痛。

组成：生石膏、生地各三钱，桔梗钱半，川连一钱，丹皮、当归各钱半。

用法：水煎服。

【审查意见】患者若口渴发热，大便溏臭或兼小便赤者，石膏宜加重用之，方能有效。

（5）齿痛第五方

主治：风火牙痛。

治法：潮脑、细辛、薄荷、川乌、草乌、白芷各一钱，装在碗内，用白水拌匀，上蒙草纸一张，碗上再覆一碗，两碗缝上用纸糊好，围火烤之，俟有药味，将碗打开，草纸上必挂白霜，将霜取下，牙疼处敷上即愈。

【审查意见】此方有散风通窍、清热镇痛之功，对风热牙痛有效，可备用。

（6）齿痛第六方

主治：虫吃牙痛。

组成：真川椒、明雄黄、蟾酥、荜茇、麝香各等分。

用法：共为细末，用蒸枣肉为丸，如萝卜子大，装瓶备用。每患一牙用一丸，塞于烂孔之内。

【审查意见】此方虽能止痛，然只能收一时之效，为谋永久安全计，宜填补虫孔或拔去患齿为妥。

（7）荞雄止痛散

组成：荞麦粉五钱，雄黄二钱。

用法：共研细面，用时要好酒调之，搽于外（即面颊处）。

【审查意见】轻度牙痛可用。

（8）齿痛第八方

主治：一切虫食牙痛。

治法：马应眼一块，嚼患处，头倾下流涎，其痛立止。

【审查意见】马应眼疑即马夜眼之讹。马夜眼生马膝上，古籍称有止龋齿痛之功，是否确效，尚待试验。

（9）齿痛第九方

主治：风火牙痛。

组成：蚰蜒（即湿生虫）、巴豆、胡椒各一枚。

用法：共合一处，捣烂丸，如绿豆大，临用捏为片，贴患处，棉花包裹。

【审查意见】有麻醉作用，止痛腐蚀有效。

（10）齿痛第十方

治法：佛香灰、水烟袋灰，不拘多少，酒四两，上三味，共混一处，将酒燃着俟熟，含口内，停数分钟，即吐出，如此数次即愈。

【审查意见】可备用。

（11）齿痛第十一方

主治：虫牙疼痛。

治法：用猪小肠二寸，翻出里面，冷水洗净，用刀将肠上之油腻刮下，放在虫牙之上，虫即出矣，虫尽自止，永不再犯。其虫放于水盆内，还自动之。

【审查意见】通行单方，可备用。

（12）齿痛第十二方

组成：熊胆三钱，片脑五分。

用法：上药以猪胆汁和匀搽之。

【审查意见】此方有清凉止痛之效，可用。

（13）齿痛第十三方

主治：风火牙疼。

组成：鸡蛋一颗，榆皮面一两。

用法：将鸡蛋打破，与榆皮面调匀涂之。

【审查意见】有拔除火毒之功，可用。

（14）齿痛第十四方

主治：虫牙痛。

治法：用雄黄、蟾酥、花椒、麝香、薄荷等分为末，以枣肉捣成膏，丸如黍米大，塞一粒于痛处。

【审查意见】通行方，可用。

（15）齿痛第十五方

组成：雄黄、元明粉、潮脑、硼砂各二钱，荜茇、川乌各一钱。

用法：上药共研极细末，擦之。

【审查意见】有止痛防腐之效。

（16）齿痛第十六方

主治：风火牙痛。

治法：粗碗一个，入潮脑二两，于碗底内上加苏薄荷五钱，以水将薄荷叶润透，然后用细辛、川椒、甘松、大黄、白芷各三钱，盖潮脑上，以绵纸糊口，放炭火上，煅二炷香，开看纸上升的潮脑，每用少许擦之。

【审查意见】有清凉止痛之效，可用。

（17）齿痛第十七方

主治：风火牙痛，红肿而热或口气臭秽者。

组成：元明粉三钱，大梅片一钱，硼砂三钱，飞朱砂一钱，飞青黛钱半，上儿茶钱半，苏薄荷一钱，荆芥穗一钱，北细辛一钱，麝香一钱，白芷一钱，生石膏三钱。

用法：上共研极细末，瓷瓶收贮，塞紧勿泄。用时蘸少许擦之，流去热涎，孕妇忌之。

【审查意见】通行方，可用。

（18）细辛散

组成：荜茇一钱，川椒一钱，薄荷钱半，细辛钱半，樟脑钱半，青盐三钱。

用法：上为极细末，擦牙，流出热涎自愈。

【审查意见】有麻痹神经镇痛之效，龋齿痛可用，牙龈肿胀者忌之。

（19）齿痛第十九方

组成：细辛八分，薄荷叶一钱。

用法：共为细末，擦患处。

【审查意见】通行方，轻症可用。

5. 牙疳

（1）牙疳第一方

主治：牙疳腐烂。

组成：人中白二钱（煅），黄连钱半，冰片一钱，酒军钱半，硼砂钱半，山豆根一钱，滴乳香钱半，生草一钱。

用法：上药共为细末，收贮瓶内。用时先将腐烂疮痂挫破见血，搽药于上，即愈。

【审查意见】有解毒清热防腐之效，可用。

（2）牙疳第二方

主治：口舌牙龈腐烂、疼痛，及走马牙疳，烂喉诸症。

组成：人中白一两（煅过），孩儿茶四钱，青黛三钱（水飞），苏薄荷二钱（去梗），黄柏钱半（炒），明雄黄一钱，大梅片钱半，青果核三钱（炕），硼砂三钱，制铜绿六分，枯白矾八分，鸡内金二钱（洗净）。

用法：共为极细末，预制磁罐收贮，塞极紧。临用时，先用温水漱净口中涎秽，再蘸少许搽烂处，含片刻，吐出毒涎，逾时又搽。如火重者，口臭而干苦，大便闭结，小便短赤，烦躁不寐等症，或吞沆瀣丹，或用芦荟消疳饮，如咽喉及龈腐烂不堪，再加真牛黄二三分，真麝香一二分，大珍珠粉三五分，研细，水飞和匀，敷之有效。

【审查意见】古方，有效。

（3）牙疳第三方

组成：牛黄一钱，冰片一钱，朱砂一钱，西月石三钱，火硝二钱，明雄黄二钱，青黛三钱，黄连三钱，黄柏三钱。

用法：上药将牛黄、冰片分一处研，将其余七味作一处研，皆研至极细无声，混合研匀，储瓶备用，吹搽患处。

【审查意见】有消炎制腐之功，可用。

（4）牙疳第四方

主治：走马牙疳。

组成：青黛一钱，黄柏一钱，枯矾一钱，五倍子一钱，人中白三钱，冰片一钱。

用法：共为细末，搽患处。

【审查意见】通行方，有效。

（5）牙疳第五方

组成：绿矾一钱（炒红），生石膏三钱，儿茶一钱，硼砂三钱，人中白二钱，人中黄二钱，冰片二钱。

用法：共研细末，以甘草汤浸绢帕拭去腐血，然后用新毛笔蘸药撒之。

【审查意见】本方清热解毒，治走马牙疳，可备应用。

（6）牙疳第六方

组成：大黄三钱，绿豆粉二钱，丁香十粒。

用法：各研细末，共和匀，以开水调涂两足心。

【审查意见】用法颇奇，有效与否，存待试用。

（7）牙疳第七方

治法：青黛一钱，两牛黄五分，煅人中白一钱，冰片五分，大珍珠五分，回龙骨一钱（煅），甘草五分。红枣七枚（去核），每个内入明雄黄少许，煅灰，共研细末，瓷瓶收贮听用，搽敷患处。如痧痘后之走马牙疳，则先用靛叶煎水漱口，然后再用此搽敷。

【审查意见】牙疳已腐烂者用之有效。

十、眼科

（一）眼赤痛

1. 眼赤痛第一方

主治：眼赤红肿疼痛。

（内服）生地五钱，酒生军四钱，白菊花三钱，龙胆草三钱，生甘草钱半，灯心薄荷少许，水煎服。

（外洗）川黄连五分，蕤仁子五分，芒硝五分，水煎好，微温，临卧时用棉花洗数次。

【审查意见】此方有清凉消炎之功，普通热性眼疾可用。至外用之方，临卧时洗之，亦有活血消炎之效，内清肝火，外消火毒，诚两全之法也。

2. 眼赤痛第二方

主治：目赤云翳，迎风流泪。

组成：谷精草、白菊花、绿豆皮、蝉蜕、木贼草各等分。

用法：水煎，入蜜少许，冲服。

【审查意见】有收涩凉血、清热消炎之功，可用。

3. 眼赤痛第三方

主治：眼睑及结膜赤肿疼痛。

组成：人乳二酒杯，古文钱三枚，川黄连二钱，生姜少许，南薄荷叶五分，槐条三钱。

用法：先以人乳磨古文铜钱于铜器中，令发色，再以冷开水浸黄连、生姜、薄荷叶一时许（水不宜多），后将两者合入细瓷杯中，蒸之约一时许，取出露一宿，点于眼结膜囊内，病涂眼睑上。但点入之先，须将渣滓滤尽，日点数次，点时仰面卧，点后闭目。

【审查意见】此乃《圣惠》方，有清热消炎、明目收泪、润燥之效，眼睑炎、结膜炎宜之。

4. 眼赤痛第四方

主治：眼角红肿疼痛。

组成：荆芥一钱半，蔓荆子一钱半，赤芍一钱半，川芎一钱半，防风一钱半，车前子二钱，蝉蜕六分（去翅足），菊花二钱，生地三钱，青葙子一钱半，甘草八分，黄芩一钱半（酒炒），木通八分，淡竹叶几片。

用法：水煎服。

【审查意见】有清热散风、消炎止痛之效。

5. 眼赤痛第五方

主治：目赤肿痛，迎风流泪。

组成：龙脑、黄连、炉甘石各等分。

用法：研极细末，和匀，贮瓶，以龙井茶水点两眼角。

【审查意见】有杀菌、消炎、清热之功，可用。

6. 眼赤痛第六方

主治：风热眼痛赤肿。

组成：密蒙花三钱，黄连五分，赤芍一钱半，防风一钱，薄荷叶八分，甘菊花三钱，胆草一钱，通草八分，霜桑叶一钱半，生草五分。

用法：水煎，空心温服。

【审查意见】功专明目搜风，清热消炎，泻肝解毒，用之有效。

7. 三七丹

主治：眼肿不开。

治法：真广三七一枚，用井水少许，磨汁涂眼眶，一宿即开。

【审查意见】广三七有消肿定痛之功，点眼肿有效。

8. 目赤痛第八方

组成：川黄柏、当归、朴硝各一钱，明矾三分，杏仁七粒（研泥），郁李仁四十九粒（去壳研烂），铜青三分。

用法：水煎，再加人乳一酒盅，先熏后洗数次可愈。

【审查意见】有减轻充血、消退炎症之效。

9. 眼赤痛第九方

组成：台麝二厘五毫，梅片二厘五毫，川黄连五分，明雄黄五分，朱砂五分，炉甘石五分，硇砂二厘五毫。

用法：共为细面，瓷瓶收贮，勿令通气。

【审查意见】风火眼痛生翳者用之有效。

10. 眼赤痛第十方

主治：眼皮赤烂肿痛。

组成：炉甘石一钱（煅），云胆矾二钱，川黄连七分，经霜桑叶七片。

用法：水煎，临卧洗之，日二三次。

【审查意见】此消炎、清热、散风之方。胆矾西名硫酸铜，有收敛功用，能减少分泌，消退炎症，及收缩血管，用于结膜脓漏症及结膜炎均效。

11. 眼赤痛第十一方

治法：川连一钱，冰片五分，将川连与冰片，放在白水内，浸三四小时，用净棉花滴眼内。

【审查意见】有消炎止痛之功，可用。

12. 眼赤痛第十二方

治法：白菊花二钱，黄连五分，用水熬，服洗均可。

【审查意见】清热凉血有效。

13. 眼赤痛第十三方

组成：川连一钱，荆芥五分，川椒七粒，明矾三分，生姜一片。

用法：水煎热，日熏七次，一日一换。

【审查意见】有活血散风之效。

（二）胬肉

主治：眼中胬肉。

治法：蛇蜕一条，以麻油炒黄色，勿使焦黑，加绿豆三合炒，以水一碗，砂糖一碗，煎七分，食远服。

【审查意见】此方有祛风退热之功，病轻微者可用。病重者，须用行瘀活血之剂，方可。

（三）眼翳

1. 眼翳第一方

主治：痘疹，云翳，星障及风火眼痛。

组成：明雄五钱，月石五钱，紫蔻三钱，青盐三钱，火硝三钱，朴硝三钱，潮脑三钱。

用法：以上七味，共研极细末，用磁罐一个，将药末收入，盖合封口，以谷糠火围住烧三炷香，取出令冷。盖上升上之药，色白如云（黑者不用）取下，加入梅片一钱，研细收贮，勿令走气，以备点眼之用。

【审查意见】此方有腐蚀消炎之功，对于小儿痘后生云翳者，尚可用之。

2. 光明止痛散

主治：眼球血丝，瘀肉，星翳，白皮。

组成：制没药三钱，血竭三钱，川军三钱，蒺藜三钱，石决明三钱，朴硝二钱，赤芍二钱，花粉三钱，牛蒡子二钱，白芷钱半，丹皮钱半。

用法：水煎服。

【审查意见】此方能消肿散瘀，治眼翳非可以图速效。

3. 眼翳第三方

组成：黄占五钱，香油二匙、蛇蜕半两（焙干），槟榔一钱半（研末），新鸡子一个（去壳）。

用法：共合一处，煎熟食之，宜嫩勿太焦，每日空心，早晚二次用之。

【审查意见】可备用，但效缓耳。

4. 眼翳第四方

治法：壁蜘蛛三个，新鸡子一个，打开一孔，将三蛛投入，搅匀糊口烧食，退厚翳。

【审查意见】存待试。

5. 眼翳第五方

主治：赤白翳膜，胬肉内障，疼痛不止。

组成：炉甘石五钱（童便浸，用铜器焙干研末），细辛五分（炒焦），芥穗、薄荷、晚蚕沙各一钱半（炒焦）。

用法：上药共合一处，用水二碗，煎至一碗，滤过加童便少许，再滚一二沸，澄清去沉渣，乘热先熏后洗，二三次即愈。

【审查意见】此方杀菌消炎有效，可用。

6. 眼翳第六方

主治：云翳目昏或灰皮遮睛。

组成：铅粉五钱，活水银五钱，白人言六钱，镜面朱砂四钱，火硝四两，胆矾少许，明雄五钱，硼砂五钱。

用法：共捣一处为细面，用好砂锅一个，上用瓷碗扣好，外用黄土泥封口，使干柴火升七炷香为止。可用点眼，但眼无灰皮者，不可用。

【审查意见】有腐蚀性，眼翳深厚者可试用。

7. 眼翳第七方

主治：年久云翳，迎风流泪。

组成：熊胆一钱，牛黄一钱，龙脑一钱，硼砂五钱，真珠粉一钱，炉甘石五钱，蕤仁霜一钱，麝香一分。

用法：共研极细末，每用少许，清水调点两眼角。

【审查意见】明目消炎，杀菌清热，惟年久者用之恐无效。

8. 拨云除障丸

组成：当归一两半，犀角五钱，炒枳实五钱，川楝子五钱，蝉蜕五钱，蛇蜕二钱，薄荷五钱，甘菊五钱，瓜蒌六钱，蒙花五钱，白蒺藜五钱，生地一两，木贼一两半，夜明沙一两，生石决明五钱。

用法：共研细末，蜜一斤为丸，每服三丸，木香汤送下。

【审查意见】此方活血散风明目退翳有效，但作丸用之，功效必缓。

9. 神仙碧霞丹

主治：内外诸障，冷泪流出。

组成：当归二钱，没药二钱，血竭五分，白丁香五分，硼砂五分，片脑五分，麝香五分，马牙硝五分，乳香五分，黄连五钱。

用法：共为细末，熬黄连膏和丸，铜绿一两为衣，如鸡头实大。每用新汲水半盏，盒内浸，每一丸，可洗四五日。

【审查意见】活血止痛，收涩消毒有效，热性眼炎症可用，惟治内外障，恐无力耳。

10. 眼翳第十方

主治：痘后目翳。

治法：谷精草一两，海蛤粉八钱，共研末，入猪肝内煮熟，捣为丸，绿豆大，每服一钱至三钱，开水送下。

【审查意见】谷精草明目除翳，海蛤粉滋阴消炎，痘后目翳亦由余毒未清，此方治之尚可。

11. 眼翳第十一方

主治：瘀肉满珠，云翳障目。

组成：桃仁泥二钱，枳实一钱半，连翘一钱半，元明粉一钱，白芷一钱，山楂肉一钱半。

用法：每晚服一剂，可连服十日。

【审查意见】此《慎柔五书》之方，有效可用。

12. 拨云汤

主治：两眼红疼云翳。

组成：生白芍三钱，胆草二钱，炒栀子钱半，炒蒺藜三钱，木贼钱半，蝉蜕一钱，蛇蜕七分，菊花三钱，黄连八分，青皮钱半，荆芥五分，柴胡五分，灯心一撮。

用法：水煎，空心服。

【审查意见】此系古方，有凉血、消炎、收涩之功，可用。

13. 眼翳第十三方

主治：眼目红赤，肿痛，翳障。

治法：冬至日取雄猪胆一枚，另用硼砂三钱，研极细末，纳入胆内盛满，不溢出为度。将胆囊口，用细麻绳扎紧，悬风前吹干，如胆囊外有霜出现，即行扫下。经过八十一日后，即将胆囊弃去，扫下之霜，和匀，秤足分两，如有一钱重，酌加冰片四分和匀，敷入眼角，日四五次，至七八次，用完一料即愈。

【审查意见】此系古方，有清热明目，止痛和血，消翳之功，热性眼痛，用之有效。

14. 眼翳第十四方

主治：风热障翳，目昏。

组成：当归八钱，地骨皮三钱，白蒺藜八钱，密蒙花三钱，白菊花五钱，木贼三钱，天花粉三钱，蔓荆子二钱，薄荷钱半，枳实三钱，蛇蜕钱半，蝉蜕三钱，黄连二钱，生草二钱，蜗牛壳五钱。

用法：上药将枳实炒过，共为细末，每服一钱，和以砂糖，临卧白水送服。

【审查意见】古方功专活血，明目，清凉，急性眼炎症可用。

15. 洗刀散

主治：眼赤痛，外障，云翳。

组成：防风一钱，麻黄五分，荆芥五分，川芎五分，蔓荆子四分，薄荷四分，生石膏一钱，滑石一钱，归尾一钱，赤芍八分，大黄五分，黄芩五分，连翘五分，元参五分，芒硝五分，菊花五分，栀子四分，木贼五分，蝉蜕五分，草决明五分，白蒺藜五分，甘草三分，桔梗五分。

用法：加清茶叶水煎数沸，分两次服。

【审查意见】风热眼痛可用，治云翳无效。

16. 眼翳第十六方

主治：眼目翳膜遮睛，赤肿疼痛，目昏隐涩多泪，内外障眼。

组成：草决明（炒）、甘菊花、蝉蜕、山栀子、谷精草、防风、黄芩、蔓荆子、木贼草、密蒙花、白蒺藜（炒去刺）、甘草各等分。

用法：上为末，每服二钱，用茶清调服，或用白水送服，食后及临卧时服。

【审查意见】有风热者可用。

（四）雀盲

1. 雀盲第一方

主治：目昏，雀盲，毒盲。

组成：草决明三钱，地肤子二钱，蛇蜕一钱，木贼草钱半，杭菊花三钱，白芍二钱。

用法：水煎，食后温服。

【审查意见】此方注重凉散，非治雀盲之正法，惟内有蕴热者可用。

2. 雀盲第二方

组成：石决明一钱，夜明砂一钱，猪肝一两，白羊肝一两。

用法：将二肝中间盛药，麻线扎定，用淘米泔水一碗，砂罐煮热，临卧时服。

【审查意见】雀盲内服肝脏颇著功效，此方与清凉之药合用，当能奏效。

（五）目昏

1. 目昏方

主治：目昏，迎风流泪。

组成：木贼草、薄荷叶、黄连、硼砂各三钱。

用法：煎汤洗之。

【审查意见】此清凉剂，有热者可用。

（六）眼弦肿烂

1. 眼弦肿烂第一方

主治：烂弦风眼。

治法：青黛三钱，桑叶二钱，黄连一钱，浸热水中，约三十分钟取用，以脱脂棉蘸水洗眼，每日三五次。

【审查意见】清凉解毒有效，传染性眼弦肿烂者可用。

2. 眼弦肿烂第二方

治法：防风一钱，薄荷叶钱半，白菊花三钱，蒺藜钱半，生地三钱，川芎一钱，灯心为引，水煎，食后服。

【审查意见】感受风热者可用。

（七）眼流冷泪

1. 眼流冷泪方

组成：菊花、密蒙花、石决明、白芍、甘草、木贼（去节）、白蒺藜（去刺）各等分。

用法：上药为末，每服二分，渐加至二钱止，茶调送下。

【审查意见】此眼科通行方，有祛风明目之效，可资应用。

（八）目珠夜痛

1. 目珠夜痛方

组成：夏枯草二两（炒），香附二两（醋炒），炙甘草四钱，炒山栀四钱。

用法：共研末，每服钱半，清茶调下。

【审查意见】因气郁而致目珠夜痛者可用。

（九）瞳仁扑倒①

1. 瞳仁扑倒方

组成：菊花四两，巴戟一两六钱，肉苁蓉（酒浸）一两，枸杞二两。

用法：共为细末，蜜丸桐子大。空心每服三十丸，盐汤送下。

【审查意见】此方有滋肾补肝、明目清心之功，肝肾亏损者可用。

十一、救急门

（一）狂犬病

1. 狂犬病第一方

组成：明雄黄三钱，马前子十个（土炒去毛），生草三钱，灯草三钱，点铜铁（挫末炒灰）三钱（系锡铁类之高者非铜一类也）。

用法：水煎服，小儿减半。

【审查意见】古方，有解毒、行滞、散瘀之效，可用。

2. 疯犬散

主治：疯犬咬伤。

治法：葱胡子七个，大莞菜七苗，雄鸽粪七粒，黄酒煎服，盖被出汗，忌荤食品。

【审查意见】雄鸽粪气味腥臭，且有微毒，内服不妥，宜删去之。

---

① 瞳仁扑倒　即瞳仁反背，现在又称麻痹性斜视。

3. 狂犬病第三方

主治：疯犬咬伤，治疗未愈，受惊复发者。

组成：大蜈蚣一条，生大黄一两，片炭三钱（即枪用火药，系硫黄木炭火硝制成），鲜枸杞根三两（即地骨皮带木杆者），斑蝥五个（去头尾翅足），生草一两。

用法：以上共为细末，水煎浓汤服之。

【审查意见】此方有解毒破滞之功，但非身体壮实者甚勿试用。

4. 狂犬第四方

组成：党参三钱，羌活三钱，独活三钱，前胡三钱，红柴胡三钱，枳壳二钱，桔梗二钱，云苓三钱，甘草三钱，芜荑二钱，生地榆一两，生姜三钱，紫竹根一大把。

用法：水煎服，三剂。

【审查意见】通行方，系人参败毒散加减，有发散之力，初起可用。

5. 狂犬病第五方

组成：党参三钱，川羌活三钱，南前胡三钱，川独活三钱，柴胡三钱，枳壳二钱，茯苓三钱，川芎二钱，桔梗二钱，甘草三钱，生姜三钱，生地榆一两，紫竹根一大握。

【审查意见】功同前方。竹根即连翘之别名。

6. 狂犬第六方

治法：斑蝥七个，香附七分，共为末，作一服，温水送下。如咬痛，吃猪肉汤一二口解之即止，避锣鼓声，七日即愈。

【审查意见】此方体虚之人禁用，服后如觉腹痛，急饮黄连水即可解之，不宜服用一切热物。吃猪肉汤似不如选用黄连水之为当也，再斑蝥有毒，须用法制者较妥。

7. 狂犬病第七方

治法：甘草、杏仁各等分，以口嚼烂敷之。

【审查意见】功专解毒可用。

（二）鸦片中毒

1. 鸦片中毒第一方

主治：解鸦片及砒信等毒。

组成：土茯苓一两，口防风五钱，生甘草五钱。

用法：水煎，温服后，多服热水取吐。

【审查意见】通行方，初中毒者，可备试用。中毒时间太久，则不适用。

2. 鸦片中毒第二方

治法：白菜煮水，山药蛋芽晒干研面，打在一处，服之吐出即愈（如无干面可用山药蛋煮水亦可）。

【审查意见】此障碍吸收剂，可资试用。

3. 鸦片中毒第三方

治法：芥子一味五钱，研末，与冷开水一碗，和匀，灌入取吐，吐之即愈。

【审查意见】通行单方，有催吐之功，可用。

4. 鸦片中毒第四方

治法：凡误吞鸦片膏者，用鸡子清十枚，调南砂三钱，研细搅匀，服之，即时所吞之烟化为无毒而愈，吐出更妙，不吐亦可。

【审查意见】有和缓毒质之功，可用。

（三）砒中毒

1. 砒中毒第一方

主治：救砒霜毒。

治法：无名异（即漆匠用以炼桐油收水气者），研末吞下即活。

【审查意见】存待试。

2. 砒中毒第二方

组成：威灵仙大者七钱干者一两，绿豆粉三钱，黑芝麻三钱。

用法：将威灵仙研烂，同下余二味入凉水二碗，搅匀先服一碗，次将鸡毛入喉中，即吐，次又服前药，又探又吐，三日愈。

【审查意见】此方之功，全在用鸡毛刺激咽喉，催其速吐，绿豆粉芝麻等品，虽有解毒之效，然各宜加至五钱为妥。

3. 砒中毒第三方

主治：砒霜、铅粉中毒。

组成：花蕊石三钱，甘草二两，百草霜二钱，绿豆粉面二两。

用法：共研细末，或温水或凉水灌下，即愈。

【审查意见】绿豆粉与甘草合用，有解毒之功，可治砒铅中毒。若花蕊石、百草霜二者功专止血，外用能止创伤出血，防止化脓，非解毒之品也，可去之。

（四）蛇咬伤

1. 蛇咬伤第一方

治法：耳垢、臭虫各等分，和匀敷患处。

【审查意见】可备试用。

2. 蛇咬第二方

组成：蜈蚣十条，全蝎十只，生大黄六钱。

用法：将蜈蚣全蝎炙灰，研细末，每用五分，以大黄煮汤服，于药末已进一点钟后，泻之不止，糯米汤服之即止。

【审查意见】有解毒之效，可用。

（五）蜈蚣咬伤

1. 蜈蚣咬伤方

治法：用水胶一两，乳香一两，水煎化匀，摊纸上，剪作小条，每用少许，水湿，贴之立止疼痛。

【审查意见】有消肿止痛之功，可用。

（六）竹木入肉

1. 竹木入肉方

主治：竹木入肉。

治法：用蓖麻子捣敷痛处，痛止即出；又一方，用马齿苋捣，赤砂糖调敷，亦甚效。

【审查意见】存待试。

（七）昆虫入耳

1. 昆虫入耳方

主治：白虫入耳（任何虫均能治）。

治法：人乳滴之即出。

【审查意见】存待试。

（八）麦芒入目

1. 麦芒入目方

治法：大麦半升，煎汁，洗之即出。

【审查意见】存待试。

（九）虚脱

1. 回阳救急汤

主治：一切亡阳之症。

组成：附子三钱，干姜二钱，桂楠钱半，炒吴萸一钱，高丽参三钱，焦术三钱，茯苓三钱，鹿茸一分（研末冲服），炙草一钱，川朴根一钱，大枣三枚（去核）。

用法：水煎服。

【审查意见】虚寒证有效。

2. 虚脱第二方

组成：人参一两，附子三钱，黄芪二两，熟地五钱，麦冬一两，北五味子二钱。

用法：水煎服。

【审查意见】本方以回阳救阴为急，对于由阴阳两虚者，可资应用。

3. 虚脱第三方

主治：漏汗不止。

组成：人参一两，麦冬一两，北五味三钱，黄芪一两，当归五钱，熟地一两，炒枣仁五钱，甘草一钱，浮小麦三钱。

用法：水煎服，一剂汗止，再剂气复，三剂气旺，四剂身健矣。

【审查意见】此方宜加山茱萸，则效较捷。

（十）不省人事

1. 救绝仙丹

主治：凡有邪祟，昏迷猝倒，不省人事，以及五绝。

组成：山羊血二钱，菖蒲二钱，红花一钱，人参三钱，皂角刺一钱，制半夏三钱，苏叶二钱，麝香一钱。

用法：上共为末，蜜丸，龙眼核大，以端午日修合好，每料约三十丸，每服一丸，开水送下。

【审查意见】通行方，有通窍豁痰之功。

2. 不省人事第二方

主治：痰晕。

治法：生姜汁一小盏，砂糖四两，和匀入盐少许，白汤温服。

【审查意见】本方以开痰为主，因痰致晕者可用。

（十一）骨鲠

1. 骨鲠方

治法：南硼砂一块，含化咽汁，脱然而失。

【审查意见】硼砂有软坚作用，以治骨梗有效。

（十二）汤火伤

1. 汤火伤第一方

主治：汤火烫伤。

治法：以斜瓜数条，置入缸内封口，俟瓜烂化尽为水，以之搽汤火伤，无不获效。

【审查意见】可资应用，但既腐烂，恐有化脓之滤，以用新鲜捣汁搽之为宜。

2. 汤火伤第二方

治法：当归一两，入四两麻油内，煎焦去渣。再入黄蜡一两，搅化，隔水拔火气，以布摊贴。

【审查意见】有润肤止痛之效。

3. 烧蛋油

治法：鸡蛋三至六个，兔毛蛋大者二至三团，无兔毛以人发代之或猪毛亦可，刺猬毛尤佳，唯破皮者，不免留有痕迹耳。又鸡蛋每回不过六个，多则不易压去其油也。先将蛋破去壳，放入锅内，弱火焙之，不断以匙混炒，炒焙如黑饼时，以匙压之，即出黑褐色之油，再三压榨取尽其油乃止。次将兔毛置于土器内，密闭烧黑存性，研为极细末，两者各别收存待用，或酌加蛤蜊粉亦佳，以蛋油调毛炭末涂敷患处。

【审查意见】此方功能清火毒，润皮肤，可用。

4. 汤火伤第四方

主治：火爆伤眼。

治法：三七叶捣汁，点入数次即愈，或用三七磨水滴入亦可。

【审查意见】通行方，可用。

5. 汤火伤第五方

治法：一孩被滚汤浇腹，因痛搔破皮，麻油搽上一次痛止，以地榆末干渗破处，次日肌生，未破者痊愈。

【审查意见】润肤凉血有效。

6. 汤火伤第六方

治法：凡汤泡火伤，无论轻重，急用童便灌之，以免火毒攻心，或用白砂糖热水调服，或蜂蜜调热水灌之均可。第一不可用冷水及井泥、沟泥等物，即使痛急难受，亦必忍住，倘误用冷水淋之，则热气内逼，轻则烂入筋骨，手足弯缩缠绵难愈，重则直攻人心，即难救矣。先用麻油敷之，再用糯米淘水去米取汁，加真麻油一茶盅，多加更妙，用筷子顺搅一二千下，可以挑起成丝，用毛笔蘸油搽上，立刻止痛，愈后并无疤痕。

【审查意见】通行方，可备用。

7. 汤火伤第七方

治法：石灰一块，水泼过性，去灰存水，以香油浓调，敷之效。

【审查意见】通行单方，可用。

8. 汤火伤第八方

治法：生石灰用凉水泡，使澄清。将清水取出，再加蛋清于清水内敷之。

【审查意见】消炎有效。

9. 汤火伤第九方

主治：汤火烧疮。

组成：当归六两，生地二两，乳香一钱，没药一钱，黄蜡一两，香油一斤。

用法：用油将诸药浸透，火上再滚数次，将渣捞去，入蜡熔化成膏。

【审查意见】活血，凉血，止痛有效，可用。

10. 汤火伤第十方

主治：烧疮发疼发红或起水泡。

组成：地骨皮三钱，蒲公英三钱，炉甘石二钱，梅片一钱。

用法：共为细末，香油调搽患处，七日愈。

【审查意见】此方可加乳香、没药，有生肌、镇痛、消炎之效，可备用。

11. 汤火伤第十一方

主治：烧疮。

组成：自归五钱，生地三钱，黄连三钱，川军五钱，乳香二钱，没药二钱，冰片二钱。

用法：以上各药，用香油炸过，去渣澄清，将黄蜡三钱，下在油内，熬成膏，搽患处。

【审查意见】消炎，镇痛，可资应用。但各药一经油炸，已将药力减少，不如将药共研细面，以猪油香油各半调匀，用时涂于伤处为佳。

（十三）跌打损伤

1. 跌打损伤第一方

主治：跌打损伤刀伤。

组成：冰片二分，乳没各三分（去油），辰砂二分，红花五分，麝香一分，雄黄三分，血竭钱半，儿茶五分，归尾三钱。

用法：共研细末，陈醋调敷患处。

【审查意见】此方有活血、行血，散瘀、生肌、镇痛之功，可用。

2. 跌打损伤第二方

主治：跌打损伤及金疮。

药名：宣桃草。

产地：湖北宜昌县东山寺附近多产之。

形态：茎高二尺余，叶似青蒿，四月间结实如酸枣大，晒干，石臼捣末备用。

性味：甘温。

效能：有止血之功，治一切跌打损伤及金疮。

用量及用法：内服，每服一钱，童便半杯冲之，不可多服，否则令人难受。（跌打）外涂，本品用童便和如泥，糊疮上（损伤），忌铁器。

【审查意见】查宣桃草，系湖北宜昌民间多用之品，功专止血，用于跌打及金疮甚效，惜药市鲜有售者，殊属憾事。

3. 跌打损伤第三方

主治：跌打损伤，瘀血疼痛，肿胀不消。

组成：骨碎补三钱，元胡索二钱，刘寄奴二钱，归尾二钱，赤芍钱半，乳没各钱半（制）。

用法：水煎，另兑黄酒童便各一杯服之。

【审查意见】活血，行瘀，止疼可用。

4. 跌打损伤第四方

主治：跌打损伤。

组成：真麝香六分，上冰片六分，轻粉四分，净樟脑三钱，真血竭二钱，儿茶一钱，制没药三钱，净乳香三钱。

用法：共研极细末，以密箩筛过听用。

【审查意见】此方虽能活血，镇痛，惟轻粉一味，殊属不当，宜去之。

5. 玉真散

主治：刀伤，跌伤，打伤及破脑伤风等症。

组成：白附子十二两，白芷一两，天麻一两，生南星一两，防风一两，羌活一两。

用法：上六味，切忌火炒，宜生用，研极细末，就伤处敷上。倘重，须内服者，可用黄酒浸服二三钱，但附子南星须制过方可服，否则恐致麻倒。如受伤数日，伤口脓多者，用温茶避风洗净，再上此药，无脓者不必洗。

【审查意见】此系《医宗金鉴》玉真散原方，治破伤风诸症，如起初角弓反张者，每用三钱，以热童便调服亦妙。

6. 跌打损伤第六方

主治：妇人脚闪肿痛。

组成：归尾三钱，制乳没各二钱，白芥子一钱，生半夏钱半，肉桂子一钱，生川乌钱半。

用法：以上共为极细末，烧酒调敷，干湿得中，用布裹之。

【审查意见】活血，散瘀，止痛可用。

7. 跌打损伤第七方

主治：仆跌肿痛。

组成：朴硝三钱，麝香一分，水蛭一钱（炒）。

用法：研末，水调敷之。

【审查意见】功专散血，消肿，止痛，跌打肿痛可用。

8. 跌打损伤第八方

主治：全身打伤。

治法：大生蟹一个，如无大者，以二三小者代之亦可，捣烂去渣，用热酒冲服，极醉一夜。

【审查意见】存疑待试。

9. 跌打损伤第九方

主治：重物打伤青肿，疼痛。

治法：苏木煎汁，磨真降香搽患处。

【审查意见】苏木有行血止痛之功，降香能消肿止血，为跌打专剂，合而用之，定能获效。

10. 少林截血丹

主治：跌打仆伤，血流不止。

组成：天花粉五两，姜黄一两，赤芍药一两，白芷一两。

用法：上四味共为细末，清茶调敷伤口及四边，其血即止。如伤口内硬，被风毒所袭，加独活，酒调敷；又不消，再加紫荆末，调敷立愈。

【审查意见】此方有消肿、止痛、止血之功，可用。

11. 跌打损伤第十一方

主治：跌打损伤。

治法：每值秋季冬间，采野菊花连枝叶阴干。用时，每菊花一两，用童便、无灰好酒各一碗，同煎热服，虽已濒于死，一丝未绝，灌下立苏，如皮肉青肿不散，以葱白捣烂炒熟敷伤处，冷再易之即效。

【审查意见】有止血、消瘀之功，可用。

12. 跌打损伤第十二方

主治：跌伤血流不止。

治法：用葱白捣烂，敷患处即愈。

【审查意见】跌伤血流不止者，当敷以止血之剂，殊属合法，此方不切。

13. 跌打损伤第十三方

主治：跌伤青肿。

治法：用生豆腐切片贴之，数次即愈。

【审查意见】可资试用。

14. 跌打损伤第十四方

主治：跌打损伤。

组成：甘草三钱，荆芥三钱，麻黄三钱，车前子三钱。

用法：黄酒冲服。

【审查意见】发汗药，治跌打伤恐不切，暂付存疑，尚待研究。

15. 跌打损伤第十五方

主治：创伤。

组成：生白附子三两，生南星、生明天麻、羌活、防风、白芷各五钱。

用法：上研细末，敷患处。

【审查意见】除风，止痛，生肌可用。

16. 跌打损伤第十六方

主治：接指折，刀伤。

治法：真苏木为极细末，掺于断指间，固定，外用蚕茧包敷，缚坚固，数日即如故。

【审查意见】通行方，可备用。

（十四）创伤

1. 创伤第一方

主治：金疮出血不止。

治法：用鸡血藤捣涂疮口，或以石灰敷患处。

【审查意见】可资选用，但石灰须与生军炒过再用。

2. 创伤第二方

主治：金疮痛疼不止，流血如注，伤口不合。

组成：乌鸡骨炭（掷地有声者佳）、老松香（水提过者）各二两，血竭三钱，真降香三钱，老韭菜一斤（捣汁）。

用法：以上各药研末，与韭菜汁拌匀，阴干再拌，反复三四次，然后再研极细末，收贮。

【审查意见】止血，镇痛专剂，可用。

3. 创伤第三方

主治：刀伤。

组成：陈旧毡帽五片（烧灰存性），乳香三两四钱，没药四两，象皮四两，陈降香二两，陈松香八钱，生南星三两四钱，生半夏四两，地鳖虫一两半，海螵蛸一两半，血竭三两，五倍子九钱，赤石脂九钱，香白芷九钱，生白附子九钱，方儿茶九钱，母丁香九钱，炉甘石一两半，明天麻一两半，花龙骨四两，血余灰四钱。

用法：研如霜，敷伤处，以洁布扎紧。

【审查意见】有止血、收口、生肌、止痛之效，可用。

4. 刀尖搐风散

主治：刀刃破伤，血流不止。

组成：龙骨五钱（生），象皮五钱，老材香一两，寸白香一两（即黑松香），枯矾一两。

用法：共为细末，掺之即止。如不止，用扇搐之即止。如发溃，用黄连洗之即愈。

【审查意见】此方有止血、定痛之效，可用。

5. 金疮验方

主治：金疮出血不止。

组成：海螵蛸五钱，白龙骨五钱，五倍子一两，赤石脂一两，血竭三钱半，麝香少许。

用法：上药共为细末，以冷水洗净敷于伤处。

【审查意见】功专止痛，生肌，可用。

6. 回生第一仙丹

主治：跌伤、压伤、打伤、刀伤、铳伤、割喉、吊死、溺水死等症。

自然铜放瓦上，木炭火烧红，入好醋淬半刻取出，再烧再淬，连制九次，研末三钱。真乳香每两用灯草二钱五分同炒枯，与灯草同研细，吹去灯草用净末二钱，陈血竭二钱（飞净），真朱砂二钱（飞净），巴豆（去壳研，用纸包压数次去净油，用净末）二钱，真麝香三分，要当门子，以上各药研极细末，入小口瓷瓶用蜡封口，不可泄气。大人每用一分半，小儿七厘，酒冲服，牙关不开者，开口灌之必活，灌时多用水酒，使药下喉为要，活后宜避风调养，若伤后受冻而死，须放暖室中，最忌见火，如活后转心腹疼，此瘀血未尽，急将白糖三两，用热酒或滚水冲服自愈。

【审查意见】古方，有效。

（十五）骨折

1. 骨折第一方

主治：骨折肿痛。

组成：五灵脂、白及各一两，乳香、没药各三钱。

用法：共为末，热水同香油调涂患处。

【审查意见】有破瘀、行血、止痛之功，可用。

2. 骨断续补丹

主治：升高坠落，折伤筋骨，车马致伤，一切碎骨折伤，内服外敷确效。

组成：骨碎补一两（米沫拌蒸三次），续断四钱，木瓜五钱，炒杜仲四钱，乳香三钱，落得打二钱（醋炒），刘寄奴草三钱，旱莲草三钱，泽兰三钱，合欢花三钱。

敷法：共研细末，内服外敷。白萝卜三五片，家雀一个，除去头毛足，捣一处敷之。

内服法：用药三钱，加沉香三分，水煎白萝卜，加童便引冲服。下部伤者加牛膝引。

【审查意见】活血，止痛可用。

3. 骨折第三方

组成：半两钱（醋清），煅自然铜（醋清）、制滴乳、制没药、血竭、水蛭、归尾各等分。

用法：研细末，每服三分，用无灰酒冲服。

【审查意见】此方有散瘀和血、定痛续筋骨之效，可用。

4. 骨折第四方

治法：因多年酒缸底下之土鳖，不拘多少，焙干研末，五珠钱醋淬七次，为末，各等分，每服一分，好酒送下，取汗即效。

十二、杂集

（一）戒鸦片

1. 延年药酒

主治：新旧烟瘾。

组成：全当归三两，潞党参一两半，川牛膝一两半，川杜仲一两半，戒烟饼一两，原干酒十二两。

用法：用瓷瓶装好，塞住瓶口，入水锅内煮一时取出，出尽火毒。量瘾大小，用酒盅试服，用一盅药酒，兑一盅白酒，连服三星期，自然断绝。如觉精神不爽时，可再服三星期自愈。

【审查意见】此方虽然普通，最妙者服一盅药酒，兑一盅白酒，若久服者，则瘾自然易除。

2. 戒鸦片第二方

组成：川杜仲二钱（盐水炒），龙骨三钱（研），吧嗒杏仁二钱，广郁金三钱，牡蛎三钱（煅粉），金毛狗脊三钱，罂粟花三钱，鹤虱三钱，怀牛膝三钱，旋覆花一钱（绢包），甘草三钱，续断一钱，使君子三钱，老姜三钱，云苓三钱，大土皮一两，食盐一撮（炒）。

用法：上十七味煎成浓汁，每日在未发瘾之先，将开水烫热一大盅，视瘾之大小，酌服药汁多少。服一顿即断一顿烟，如不能止瘾，再服药汁，绝不可吸烟。服二三剂后，将大土皮渐次减去，减至无土皮，其药亦不可服矣。

【审查意见】此系强壮剂，戒烟可用。大土皮即生鸦片。

3. 百补矮瓜丸

组成：人参二两，鹿茸一两，旋覆花二两，大生地二两，天麦冬各三两，川贝母二两，白芍三两，云苓二两，宣木瓜二两，川杜仲三两，砂仁二两泥、山药二两半，

第 五 集

茯苓二两，半夏二两，苦杏仁一两（泥），银花三两，沙苑二两，柴胡一两，雷丸一两半，生芪三两，使君子二两，罂粟花三两（壳），倭瓜三两（即南瓜）。

用法：瘾来时，腹疼者，加肉桂三钱，炙草一钱；咳嗽，加杏仁二钱，胡桃二钱；泻者，加茯苓三钱，炮姜二钱；腰痛者，加杜仲三钱；不思食，加砂仁二钱；气下坠，加党参三钱，炙芪二钱；肝气发，加当归三钱，姜炒香附二钱。将以上各药，共研细末，加入沉香八钱，麝香五钱，炼蜜作丸，如黄豆大，每用量瘾之大小，以三丸为起码，但瘾大者，亦可多服。

【审查意见】强壮专剂，戒烟可用，但方药复杂，颇感不便。

4. 戒鸦片第四方

治法：用未生毛之胎鼠一窝，尽将头割下，方勺内炼取脑油，再混入适量之大烟，不可使吸者知之，令彼吸食，此后嗅烟味儿恶心，见吸烟而远离，如此瘾断，永不再犯，多经试验，奇效如神。

【审查意见】存待试。

5. 戒鸦片第五方

治法：用南瓜之茎中空有汁，将茎头切去，倒置有清汁三四滴滴出，天雨时颇多，又以茎切汁贮备，于瘾前饮一匙或二匙，用开水炖温。饮汁次数，视瘾之大小及吸烟之次数，日吸三次者，瓜汁亦饮三次。

【审查意见】是否有效，尚待试用。

（二）种子

1. 种子第一方

组成：蛇床子三两（酒浸蒸炒），车前子二两（炒），韭菜子二两（炒），菟丝子二两，母丁香二两，紫梢花二两，大茴香二两（炒），马兰花二两（蒸浸），肉苁蓉二两，淫羊藿三两（羊烛炒），破故纸一两半（盐炒），牡丹皮二两，荜澄茄二两（微炒），川草薢、全当归各二两（酒浸），巴戟天二两（酒浸），干漆二两（炒尽烟妇人用），木通二两，大熟地三两，枸杞子三两（女人不用），白龙骨一两（半煅），远志肉一两（去心），真沉香七钱，灯心三钱，山萸肉一两（蒸炒），广木香五钱，桑螵蛸一两半（酒浸），全蝎二两（酒炒），大蜘蛛七个（焙干），云苓二两（去皮）。

用法：以上共研细末，日晚服三钱，大枣水冲服。服药一时，大泄，即饮凉水二口解之。

【审查意见】通行方，有强壮滋补之功，体虚弱者可用。

2. 种子第二方

组成：沉香三钱，大黄三钱，制半夏三钱，檀香三钱，枳实三钱，紫蔻仁五钱，炙甘草五钱。

用法：以上共研细面，炼蜜为丸，如桐子大，令男女各服一料，每日各服三十丸。男子服丸药时，先以荜茇、良姜少许，熬水为引；女人用荜茇少许为引，再服四

· 977 ·

制香附丸四料，按四季服十二两。

【审查意见】此暖胃散寒，行气导滞之剂，非直接种子之方，胃有寒滞者可用。

（三）漆中毒

1. 漆中毒方

主治：生漆疮。

治法：凡人闻漆气中毒，以致面目四肢浮肿生疮，痒不可耐，古方用杉木蟹壳煎洗，殊不甚验，惟用生韭菜捣汁搽之，不过一二日即愈，如无韭菜时，其根亦可用。

【审查意见】存待试。

（四）杀除臭虫

1. 杀除臭虫方

主治：专杀臭虫、蚤虫等。

组成：除虫菊三两，百部根二两，旱烟叶一两，明雄黄五钱，干芹菜二两，牵牛叶二两。

用法：晒干研末，撒床褥上。

【审查意见】功专杀虫，可用。

（五）乌须

1. 乌须方

主治：须髯苍白。

组成：熟地三两，生首乌三两，黑芝麻一两，万年青二片，桑叶二两，山药三两，白果三十个，桔梗三钱。

用法：共研细末，于早饭后每服一两，开水送服。

【审查意见】有滋补强壮之功，可用。但老年须白，属于生理之自然状态，虽用之亦难见效。

（六）五窍出血

1. 五窍出血方

主治：五窍出血，流注不止。

治法：先将冷水当面喷几口，或用粗纸冷蜡浸透，搭在颐门，随用补血汤。炙黄芪三钱，当归三钱，沉香五分。

【审查意见】内有热者，宜加清热、活血药，如酒芩、山栀炭、丹皮、白芍、阿胶、侧柏叶、生地等。

（七）秘授清宁丸

药品：绵纹大黄十斤，用布拭之，去毛，以米泔水浸半日，切片晒干，每斤入无灰黄酒半斤，浸三日取出晒大半干，用好陈酒浸更佳。

制法：第一次，用侧柏叶铺垫甑底、盖药上，将大黄蒸至一炷香久，取出晒干。每次蒸，俱另用侧柏叶盖垫，蒸过不用。第二次，用绿豆熬浓汁，将大黄拌透，蒸一炷香久，取出晒干，自后每次拌汁蒸晒，俱照前法。第三次，用大麦熬浓汁。凡绿豆、大麦、黑豆等，每大黄一斤，约用二三合，熬浓汁，拌透，蒸晒。第四次，用马豆熬浓汁。第五次，用槐叶熬浓汁。第六次，用桑叶熬浓汁。第七次，用桃叶熬浓汁。第八次，用鲜车前叶熬浓汁。第九次用厚朴熬浓汁。第十次，用陈皮熬浓汁。第十一次，用半夏熬浓汁。第十二次，用白术煎汁。第十三次，用香附煎汁。第十四次，用黄芩煎汁。以上诸药，每大黄一斤，各用一两，煎汁拌透，如前法蒸晒。第十五次，每大黄一斤，用无灰好酒一斤，拌透晒干，再蒸三炷香时，取出晒干，磨如细末，每药末一斤，用黄牛乳，如无，以炼过熟蜜二两代之，真童便、姜汁各二两，拌匀，用杵捣千余下，如天时燥烦，将炼过好白蜜渐加渐捣，使干湿得宜为佳。丸如桐子大，晒干盛贮瓷器中，盖好，勿使泄气。大人每服一钱，小儿五分，俱照后服法有效。

服法：（甲）治内科症服法。

头疼连眉棱骨者，浙贝一钱，灯心五分煎汤下；两太阳穴痛者，白芷一钱，煎汤下；头顶作痛者，杭菊花二钱，煎汤送下。

头脑虽痛，身不发热者，口中作渴，薄荷汤下（头部充血致痛，无恶寒者可用）。

头晕时作，灯心汤下（神经衰弱者不宜）。

眼痛异常，先用山栀、香附、甘菊花各一钱，红花、枳壳、陈皮各八分，甘草、赤芍各四两，葱头二根，水二碗，煎热服。次日服此丸，用菊花煎汤送下（风热眼痛可用）。

眼病日久，归身一钱，菊花二钱，煎汤下（久病体虚者不宜）。

眼痛有黑花者，龙眼肉七枚，煎汤送下（虚弱症忌用）。

鼻上生红疮，用桑白皮、灯心煎汤送下（瘀血红肿尚属可用）。

鼻孔生疮，枇杷叶三钱，煎汤送下（实热证可用）。

耳暴聋，灯心汤送下（充血发炎者可用，有外感者不宜）。

耳鸣，用淡盐汤送下（充血性而无外感者可用）。

口舌生疮，用竹叶、灯心汤送下（可用）。

口唇青肿，茯苓灯心汤下（可用）。

口唇生硬疮，生甘草煎汤下（可用）。

喉咙肿痛，薄荷叶、桔梗、甘草各一钱，煎汤下（可用）。

牙齿痛，生石膏三钱，桔梗一钱，煎汤下（胃火牙痛可用）。

老人牙齿常痛，用灯心汤下（蛀齿痛及神经外露之齿痛均不可用）。

单双乳蛾，牛膝煎汤下（表解者可用）。

嗽血，麦冬煎汤送下（不宜）。

吐血，红花一钱，煎汤入童便半杯下（胃有实热者可用）。

蓄血，红花、归尾各一钱，桃仁五分，郁金一钱，痛煎入童便半杯，无灰酒送下（可用）。

鼻血不止，灯心汤送下（无止血之力）。

左瘫右痪，秦艽二钱，生姜一片，煎汤下（无效）。

跌伤蓄血，苏木五钱，煎汤入童便好陈酒各半杯，每服五钱（能力强实者可用）。

溺血疼痛，麦冬汤下（实热证可用）。

溺血身体壮实，喜食鱼蟹者，灯心汤送下（存疑）。

溺血膀胱蓄血，早宜六味丸，晚服此丸，淡盐汤送下（非止血专药）。

溺血如鱼、如虾、如石，用牛膝一两，水二碗，煎服一碗（实证可用）。

大便粪前下血，赤小豆二钱，当归三钱，白芍二钱，侧柏叶二钱，煎汤下（有瘀热者可用）。

大便粪后下血，槐花一两，地榆一钱，炒煎汤下（同上）。

大便或纯血带紫色，地榆、白芍、生地汤送下（可用）。

大便纯血，当归汤送下（宜参上条引药）。

遗精，淡盐送下（内有湿热者可用，虚证不宜）

白浊，灯心汤送下（同上）。

淋症，灯心汤送下（同上）。

淋症兼痛者，海金沙三钱，煎汤滤清送下（实证可用）。

胸膈停痰火者，灯心同姜汁送下（非宽胸利痰之剂）。

胸中时痛时止，口中酸水，橘饼半个，煎汤下（胃中有积滞者可用）。

胃脘作痛，饮食减少，姜汤送下（同上）。

伤寒发热已解，解热未尽者，白汤送下（不宜）。

伤寒胸膈不宽，用陈香橼一个捣碎，二碗煎一碗，去渣，一宿服（表解而胃肠有积滞者可用）。

吐痰涎，姜汁冲汤送下（不宜）。

呕吐，煨姜冲汤送下（不宜）。

干呕，姜汤送下（不宜）。

伤风久嗽，姜汤送下（不切）。

伤风咳嗽，发汗咳嗽不止，姜汤下（不切）。

咳嗽吐黄痰者，姜汤下（不切）。

咳嗽吐白痰者，紫苏汤下（不宜）。

久嗽声哑，诃子麦冬汤下（不宜）。

久嗽有痰，陈酒或姜三五分酌用煎汤下（不宜）。

发热久不退者，柴胡汤下（不宜）。

烦渴思饮不休，灯心汤下（不宜）。

痢疾初起，或纯白姜汤下（可用，姜汤宜改为山楂汤）。

赤白痢疾，姜皮灯心汤下（同上）。

久痢不止，炙甘草汤下（不宜）。

噤口痢，陈米汤下（不宜）。

湿痰流注，姜汤下（不宜）。

五脏停饮，姜汁汤下（不宜）。

胸膈饱满，姜汁冲汤下（须加宽胸利气之药）。

背心作痛，有停痰，用煨姜汤下（不宜）。

肥人忽昏沉如醉如痴，蹲地不起，以姜汤下（无效）。

伤酒，甘菊花煎服（有食积者可用）。

眼胞下忽如煤黑者，姜汁下（不切）。

水肿，麦冬、赤芍煎汤下（实证可用）。

噎膈，姜汤下，过四五十日不治者，用四物汤下（无效）。

中暑，姜皮灯心汤下（姜皮不宜，本方不切）。

中热，藿香汤下（不切）。

暑泻，藿香汤下（内有湿热停滞者可用）。

寒伏暑霍乱，姜汤下（不宜）。

暑伏寒霍乱，姜皮汤下（不切）。

哮喘，大腹皮汤下（不宜）。

盗汗，浮小麦煎汤下（不宜）。

自汗，浮小麦或圆眼汤下（同上）。

惊悸怔忡，石菖蒲汤下（同上）。

夜不能寐，炒酸枣仁汤下（同上）。

大便结燥，当归汤下（此症用之，甚为相宜）。

小便不通，灯心汤下（此症亦可用）。

癫狂，灯心汤下（无效）。

老年失眠，真广皮三钱，广木香五分，冲汤服（不宜）。

身作痒瘰似红晕，用菊花汤送下（实热证可用）。

口眼歪斜，狂言，用茯苓三钱，煎汤下（不宜）。

咳嗽吐痰，如脓血肺痛，用苡仁一钱，煎汤下（不宜）。

小肠痛，腹痛脐内出脓溲烧，灯心汤下（不可滥用）。

身疼力弱，用木通一钱，水二碗，煎一碗，每送下四分（不宜）。

黄疸，用茵陈三钱，煎汤送下（便溏者，不宜）。

膜胀，用大腹皮汤送下（宜酌加利水除胀之品）。

（乙）妇科症服法：

骨蒸，熟地骨皮汤送下（不宜）。

潮热发汗，浮小麦姜汤下（不宜）。

胃脘作痛，良姜汤下（内有停滞者可用）。

嗳气不思食，灯心汤送下（同上）。

经水不调，四物汤送下，（瘀血凝滞，经来愆期者可用）。

行血经色紫，腹作痛，苏木三钱，煎汤入姜汁三匙服（可用）。

行经身痛，益母汤草送下（不宜）。

孕妇小便不通，灯心汤下（不宜）。

孕妇遍体发肿，大腹皮汤下（不宜）。

产后恶露腹痛，益母草或加苏木三钱，同煎（不切）。

产后小便不利，木通汤下（非实热证，不可用）。

产后目晕，四物汤下（不宜）。

产后便闭，肛门肿，当归三钱，红花一钱，同煎服（不宜）。

产后发热，四物汤加益母草服（不宜）。

产后呕吐不止，藿香汤下（不宜）。

乳汁不通，王不留行，煎汤下（不宜）。

（丙）儿科症服法：

小儿初生啼声未出，将口中血块拭净，用甘草五钱，煎用药七厘，如末调灌下（可用）。

小儿吐乳，姜汤下（不宜）。

小儿中暑，藿香汤下（不宜）。

小儿胎黄，茵陈汤下（可酌用）。

小儿小便不通，灯心汤下（有热者可用）。

小儿大便干燥，蜜三匙汤下（可用）。

小儿暑泻，灯心汤下（酌用）。

小儿急惊风，钩藤一钱，薄荷一钱，煎汤下（可用，但效不著）。

小儿慢惊风，人参三分，钩藤一分，煎汤下（不宜）。

小儿大吼，薄荷、钩藤汤下（须审致吼之原因，不可妄用）。

小儿喘症，痫症，灯心汤下（不宜）。

小儿黄疸，舌肿，灯心汤下（不宜）。

小儿脾疳，用炙草、元参各一钱，煎汤下（随症加减）。

【审查意见】此方制法主治甚为繁杂，按通常习用，对于一切大便不通，内有停滞之实证，服下有效；惟于虚弱证，及其他杂病，务宜慎用。

（八）七精丸

主治：专治男妇五劳七伤。

组成：真秋石半斤，白茯苓、莲子肉、怀山药、小茴香、菟丝子、川椒（去目并闭口者炒去汁）各四两。

用法：为细末，酒糊为丸，如桐子大。每服五六十丸，酒下。

【审查意见】此方兴阳健胃，虚寒而不思食者宜之，但配秋石，似无法度。

（九）入圣丸

主治：种子兼治百病。

组成：沙苑蒺藜半斤，川续断（酒洗）、覆盆子（酒洗）、山萸肉、苏芡实、菟丝子、连须、枸杞各四两。

用法：为末，酒糊为丸，如梧子大，每服三钱。

（十）棉花子丸

主治：乌发暖肾，种子，阳虚人宜此药。

治法：棉花子十数斤，用滚水泡过，盛入蒲包，闷入一炷香时取出，晒裂口取仁，并去外皮，用净仁三斤压去油，用火酒三斤泡一夜，取起晒干（制法不明）。故纸一斤盐水泡一夜炒干、枸杞子一斤黄酒浸蒸晒干，菟丝子一斤酒炒，川杜仲一斤，去外粗皮，黄酒泡断一夜，晒干，炒断丝为末，蜜丸如桐子大，每服三钱。

【审查意见】棉花子是否可以入药内服，尚待研究试验，不能确定，原件所列主治，恐与药性不合。

（十一）坎离丸

主治：乌发黑发，壮健筋骨大有补益。

治法：黑豆不拘多少，桑葚汁浸透蒸熟，再浸，共五遍，磨末。红枣蒸熟去皮核，捣如泥，和黑豆末为丸或印成饼子，随便当果食吃，大有利益。

【审查意见】黑豆红枣，仅为食品中之滋养品，无如是之神效也。

审查征集验方

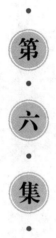

第·六·集

中华民国二十六年出版

中医改进研究会印行

目　　录

一、传染病

（一）痢疾

1. 痢疾第一方（何建功）

主治：消化不良性久痢不止。

组成：青梅霜（以盐渍之，日晒夜渍，久则上霜）一枚，苹果干二钱，葡萄干二钱，红茶一钱，干萝卜三钱。

用法：入醋少许，煎服。

【审查意见】此方治消化不良性久痢，有消食收敛之功。

2. 痢疾第二方（卢育和）

主治：神经性久痢。

用法：鲤鱼枕骨烧灰，盐水送下。

【审查意见】神经衰患者服之有效。

3. 痢疾第三方

主治：各种痢疾。

组成：月石二钱，净辰砂二钱，当归、沉香、木香、甘草、生军、丁香各二钱，巴豆霜一钱。

用法：共为细末，每次八厘，姜片汤送下。

【审查意见】痢疾初起用之有散积行气之效。

4. 痢疾第四方（陈玉喜）

主治：休息痢疾。

用法：虎骨炙焦研末，每服一钱，白汤调服。

【审查意见】虚弱证用之最宜。

5. 痢疾第五方：解毒固脱汤

主治：噤口恶痢，脏腑疼痛，大便下脓血或血片，日夜无度。

组成：黑豆二两，鸦片二厘，当归三钱，白芍三钱，干姜四钱，地榆八钱，干草八钱，莱菔子三钱，黑豆（微炒，去皮）三钱。

用法：水煎温服，盐引。

【审查意见】能健胃，制止肠蠕动，和血行气，可用。

6. 痢疾第六方

主治：小儿赤白痢初起。

组成：白萝卜汁、蜂蜜等分。

用法：和匀，服数次即效。

【审查意见】通利、润泽、消化之剂，可用。

7. 痢疾第七方

主治：红白痢疾。

组成：苦参六钱，木香四钱，甘草五钱。

用法：共为细面，米饭为丸，重一钱。红痢甘草汤下，白痢姜汤下，红白痢米汤下，噤口痢砂仁莲肉汤下，水泻泽泻猪苓汤下。

【审查意见】苦参燥湿胜热，木香行气止痛，甘草缓急。施于痢疾初起者可用。

（二）白喉

1. 白喉第一方：加味桔梗汤（李棠甫）

主治：白喉初起，寒热头身痛，咽喉不利或红肿作痛。

组成：生甘草一钱，薄荷叶钱半，炒枳壳钱半，木通钱半，射干三钱，银花钱半，桔梗钱半，川郁金钱半，浙贝三钱，连翘壳三钱，蝉衣钱半，僵蚕三钱。

【加减法】胸闷气急加瓜蒌皮三钱；咽痛加丹皮钱半，山豆根钱半；大便秘加酒军一钱，知母二钱；鼻肿加大牛子二钱；津液少加天花粉三钱，元参三钱，青果一枚。

用法：水煎，食后服。服后口渴心烦、小便赤黄时，加川连、元参、条芩、滑石。

【审查意见】传染性白喉初起者可用。

2. 白喉第二方（陈泽东）

主治：口内或喉间红肿疼痛之症。

组成：紫宝三钱，雄精一两，紫硇砂二两，中国硼砂二两，西瓜霜三钱，火硝二钱，老冰片五分，台麝香三分。

用法：先将紫宝石用火煅红，入凉水内，如此七次，候冷研之。再将雄精研末。再将火硝入砂杓内用火化开，速将雄精末倾入，待冷研细。余药单研，再合研极细末。入磁罐内，封严口。凡口内或喉间痛，吹上流涎即愈。

【审查意见】消炎杀菌有力。

3. 白喉第三方（张泽霖）

主治：喉风，喘息痰鸣，咽部白腐。

用法：鸡毛焙灰，将鸡毛灰纳入病者舌上，以温开水送下，顷刻吐出痰涎，再服土牛膝汤。

【审查意见】鸡毛烧灰，有特异之臭气，以此催吐，当能有效。土牛膝有解毒散结之功，为喉科常用之品。

4. 白喉第四方（胡立德）

主治：喉中腐烂，口舌生疮。

组成：生石膏一两，匣朱砂、芦荟、川黄连各一两，硼砂二两，人中白五钱，玄明粉五钱，牛黄一分，生牡蛎三钱，梅片五分。

用法：研细末，瓷瓶贮。每用少许吹入患部。

【审查意见】有消肿止痛之效，实证相宜。

5. 白喉第五方（张士才）

主治：喉风急闭。

组成：胆矾一钱，白僵蚕一钱二分。

用法：研细末，加麝香少许，吹喉中立效。

【审查意见】有痰者可用。

6. 白喉第六方

主治：缠喉风，滴水不入。

组成：雄黄、白矾、牙皂（去皮）、藜芦（去心）各一两。

用法：共研细末。先令病人含水一口，用药少许，吹鼻内，将水吐出，少时涎出立愈。

【审查意见】取嚏有效。

7. 白喉第七方（前人）

主治：危急喉症。

组成：猴枣一分（研），珠粉一分（水飞，研），竹沥五钱。

用法：温水和服，不及片刻，立见效。外捋虎口穴，大指食指中间数百下，可散内积火毒，稍停再捋。

【审查意见】此特效方，喉间痰壅者可用。但猴枣价昂，殊不易得。

8. 白喉第八方（卢育和）

主治：痰涎壅闭，咽喉肿痛。

组成：番木鳖子二粒。

用法：用醋磨汁，含漱，痰吐即愈。

【审查意见】止痛消肿，喉痹可用。

9. 白喉第九方：真功丹（张士才）

主治：孕妇喉症。

组成：真熊胆一钱（临用杵细），炉甘石一钱（用羌活煎汤，煅七次，飞去脚，晒干），硼砂一钱，牙硝二分。

用法：研细，吹患处。如肿平，去牙硝。

【审查意见】急性喉头炎用之有效。

10. 白喉第十方（张士才）

主治：喉症。

组成：土牛膝根（去叶梗，洗切片，晒干。新瓦上略焙，研细末）二钱，人中白二钱。

用法：以上两味研匀，加梅片四分，瓶贮，勿泄气。吹时每日夜十余次，多吹即愈。

【审查意见】有消炎止痛之效，各种喉痛皆可用之。

（三）霍乱

1. 霍乱第一方（姚乃德）

主治：霍乱吐泻及吊脚痧。

组成：藿香一两，细辛五钱，雄黄一两，朱砂五钱，青木香一两，半夏一两，贯众一两，桔梗一两，防风五钱，薄荷五钱，陈皮五钱，苏叶一两，牙皂五钱，枯矾五钱，麝香五分，樟脑五分。

用法：研细末，纳三五分于脐中，外贴药膏。重者膏上加姜一片，灸七壮即愈。

【审查意见】寒证可用。

2. 霍乱第二方（邢善齐）

主治：诸痧中恶，霍乱吐泻。

组成：灯芯炭二钱，苏薄荷二钱，紫苏叶二钱，蟾酥一钱，麝香五分，辰砂一钱，明矾二钱，冰片五分。

用法：研细和匀，瓶收。先以少许取嚏，再以温水送下一分。

【审查意见】有强心止痛之效。

3. 霍乱第三方（景寿轩）

主治：绞肠腹疼，四肢麻木，吐泻交作。

组成：真朱砂、明腰黄各五钱，晚蚕沙、白硼砂各二钱，马牙硝三钱，蟾酥一钱，吴茱萸一钱，上安桂一钱，明白矾二钱，荜茇二钱，原麝一分，梅片一分。

用法：研细末，装瓶，每用一分。藿香汤调服。

【审查意见】寒湿证有效。

4. 霍乱第四方（郑世贤）

主治：绞肠痧已死。

用法：心头尚热者，以盐填脐上，艾灸，不计数，以醒为度。

【审查意见】可资取用。

5. 霍乱第五方：急救万病神效丹（赵文生）

主治：男妇老幼一切痧症，阴阳痧症，阴阳霍乱；中风不语，不省人事，上吐下泻，痧肠绞肠痛，手足厥冷，心口闭闷，牙关口噤，痰壅气堵，筋骨疼痛。

组成：槟榔片五钱，朴花三钱，茯苓三钱，雄黄四钱，白薇二钱，茅术五钱，杏仁定钱，公丁香三钱，牙硝二钱，九节菖蒲三钱，台麝香三钱，土沉香三钱，蟾酥一钱，郁金四钱，胆南星五钱，天竺黄五钱，山慈菇三钱，甘草五钱，五倍子二钱，礞石三钱，西月石三钱，川大黄三钱，明天麻三钱，牛黄一钱，红大戟二钱，闹羊花一钱，木瓜五钱，五加皮三钱，藿香五钱，牙皂角三钱，灯芯炭五钱，广皮三钱，百草霜三钱，朱砂五钱，细辛三钱，广木香三钱。

用法：共为细末，米糊为丸，以朱砂为衣，每丸一钱重。大人每服二丸，小儿每服一丸。白开水送下。

【审查意见】通行方，内有积滞者可用。

6. 霍乱第六方

主治：男女转筋霍乱，上吐下泻，手足发麻。

组成：牙皂三钱，雄黄二钱，藿香三钱，防风二钱，北细辛三钱，白芷二钱，贯众二钱，广皮二钱，桔梗二钱，苏薄荷二钱，甘草二钱，枯矾钱半，硇砂二钱半，制半夏二钱，广木香二钱。

用法：共研细末，用姜片开水冲服一钱。

【审查意见】能解毒杀菌，止吐泻，通关窍，调和胃气，用治类霍乱见效。

7. 霍乱第七方

主治：阴证霍乱，汗出不止。

用法：急用葱切片，填于脐内，以艾火灸之。

【审查意见】此方救急有效，可资应用。

（四）丹毒

1. 丹毒第一方：普济消毒饮加减（霍子实）

主治：外邪引动伏温而起之大头瘟。

组成：荆芥穗钱半，青防风一钱，软柴胡一钱，酒黄芩钱半，酒黄连一钱，苦桔梗一钱，连翘壳三钱，炒牛蒡二钱，轻马勃八分，生甘草一钱，炙僵蚕三钱，酒川军一钱，板蓝根三钱。

用法：无引，煎服两次。

【审查意见】普济消毒饮，为大头瘟之专方。此方加减为用，当无不宜。但方中酒军，在初起身发寒热、而无里证者，去之为妥。

2. 丹毒第二方（李士敏）

主治：耳下甲骨后头间结核，皮色不红而肿，并咽喉痛、饮食难下者。

组成：普济消毒饮原方，加生明乳香、生没药各一钱。

用法：水煎温服。如系十二三岁男女，可将方剂减半。

【审查意见】加入乳、没，增强散瘀止痛之力，可资取用。

3. 丹毒第三方（郑世富）

主治：丹毒。

组成：芸薹菜叶。

用法：取菜叶捣烂，敷患处，随手即消。如无生菜，干者亦可，为末，以水调敷。又法：侧柏叶一枝，放开水中，少顷取出，伺稍凉向患处抽打，冷则复热。如是抽打三十次即愈。

【审查意见】芸薹菜叶有消炎、止痛、防腐之效，侧柏叶消炎有效，可资试用。

4. 丹毒第四方（吴作民）

主治：丹毒面肿。

组成：土硝、榆白皮、白矾各等分。

用法：研细末，醋调敷之；内用甘草一两，煎汤。

【审查意见】内服金银花、甘草各五钱；外用此方，有消炎收敛之功。

5. 丹毒第五方（赵炳）

主治：小儿丹毒。

组成：寒水石五钱，白矾一两。

用法：研末，醋调涂之。

【审查意见】丹毒治法，最近有以血清注射者。至于局部，可以五千倍升汞水，三十倍硼酸水，润湿冷布，压盖之；用硼酸及亚铅华饮膏贴之，均效。此方轻症有效。

（五）痧症

1. 痧症第一方：活血行气消积汤

主治：乌斑痧，此症毒在脏腑，气滞血凝，以致疼痛难忍，重者不省人事。

组成：苏木三钱，延胡三钱，五灵脂二钱，天仙子二钱，郁金二钱，桃仁二钱，红花三钱，降香钱半，乌药三钱，香附二钱，陈皮二钱，阿魏一钱，大腹皮钱半，枳壳二钱，莱菔子三钱，川朴二钱。（延胡、香附、五灵脂俱酒炒，枳壳麸炒，桃仁不去皮生用。）

用法：水煎服。

【审查意见】凡属痧症，多系血液蕴藏热毒所致，治宜活血、清血。此方活血行气，兼佐消导之品，以无热有积者用之为宜。

2. 痧症第二方（霍子实）

主治：痧后痰气壅塞。

组成：嫩前胡二钱，真猪苓三钱，生薏仁三钱，熟薏仁三钱，炙桑皮三钱，光杏仁三钱，大腹皮二钱，旋覆花钱半（布包），枇杷叶三钱，川贝母三钱，广陈皮一钱，连皮苓四钱，泽泻片三钱，冬瓜皮一两。

用法：煎服。

【审查意见】活络化痰，行气利湿。惟薏仁不切，可删。

3. 痧症第三方

主治：朱砂症，又名心疔。初起脉数，牙紧发慌，手足麻木，闭目不语，喉肿心痛。

组成：牙皂三钱半，藿香三钱半，防风二钱，广木香二钱，枯矾七分，朱砂二钱半，桔梗二钱，广皮二钱半，明雄黄二钱半，甘草二钱，贯众二钱，清半夏二钱，薄荷二钱，北细辛二钱半，降香二钱，金银花二钱。

用法：共为细面，用时先取三分，吹入鼻内取嚏；再用一钱，开水凉冷冲服。前后心如有红点发现，用银针挑破。

【审查意见】有解毒辟秽、通络透窍、止呕清热之功，可以应用。

（六）痘疮

1. 痘疮第一方：三仙散（秦绍先）

主治：痘疮平板不起，不灌浆。

组成：紫草茸二钱，穿山甲三片（炮），真血竭二钱。

用法：共研细末，黄酒冲服。上列分量即为一服之量，食前服。年稚者分二次服；不能饮酒者，水冲服。

【审查意见】气虚者，须加人参、鹿茸，方为合法。痘疮不得灌浆，乃系虚弱现象，可用燕窝、黄酒煎服，或用纯乌鸡血与芫荽煎水，服之必效。

2. 痘疮第二方

主治：小儿痘疮倒陷。

组成：胡桃一个（烧存性），干胭脂三钱，胡荽钱半，水、酒各半盅。

用法：煎服。

【审查意见】虚寒证可用。独用乌鸡血灌之，效更捷。

（七）破伤风

1. 破伤风第一方（苗尔秀）

主治：破伤风。

组成：蟾酥二钱（汤化为糊），干蝎（酒炒）、天麻各五钱。

用法：共为末，合捣为丸，如绿豆大，每服一丸至二丸，即收效。

【审查意见】本病系一种杆状菌，由伤处侵入人体，渐次发青，产生毒素。入血液，经循环，侵神经，以致兴奋增高，痉挛抽搐，相继而起，治宜愈早愈好。本方有镇痉止痛之功，可用。

2. 破伤风第二方

主治：破伤中风。

组成：白花蛇，乌蛇（全取向后两二寸，酒浸润），又取蜈蚣一条（要全者）。

用法：共为末，每服三钱，温酒调服。

【审查意见】有和缓神经、镇痉之效。

3. 破伤风第三方

主治：破伤风。

组成：荆芥五钱，黄蜡五钱，鱼鳔五钱，艾叶三斤。

用法：上药入黄酒一碗，水煎一炷香，热饮之，汗出即愈。百日内忌食鸡肉。

【审查意见】发汗之药。虽无直接杀菌之效，但能使细胞振奋，增强抗毒机能，而血行中之毒素，亦可随汗排出也。

（八）疟疾

1. 疟病第一方

主治：疟病初起，每日一发。

组成：草果一分，巴霜一分，桂枝一分，麝香一厘。

用法：各研细末，每用一分，置膏药内，贴于背部第三骨节。一贴即效，永不再发。

【审查意见】此系秘方，曾经试用有效。

2. 疟病第二方：补中益气加常山槟果汤（邓亮）

主治：虚劳性间日疟。

组成：党参一钱，黄芪二钱，白术二钱，甘草钱半（炙），柴胡三分，陈皮钱半，生姜三片，大枣三枚（破），常山一钱，草果一钱，槟榔一钱。

用法：上十一味，清水煎，去滓，每日二次，食前温服，尤以发时前服为妥。

【审查意见】经验古方，无热者可用。

（九）羊毛疗

1. 羊毛疗第一方（杜蓂）

主治：羊毛疗。

组成：紫花地丁一两，南银花三两，白矾三钱，甘草三钱。

用法：水煎，空心服。此症发时，宜先针挑破前后心之红疹，取去毛丝后，服此方，以获全效。

【审查意见】清凉血液，消解热毒，可用。

（十）黄疸

1. 黄疸第一方

主治：病后身面俱黄。

组成：田螺十个。

用法：水漂去泥，捣烂，露一夜。五更取清汁服二三次，即愈。

【审查意见】有清热利湿之功。治黄疸是否有效，尚待试验。

（十一）瘟疫

1. 瘟疫第一方（赵秀松）

主治：一年瘟疫时灾。

组成：乳香。

用法：每于腊月二十四日五更时，取第一汲井水，浸乳香数粒。至元旦五更时，温热，大、小人每人以乳香一块，饮此水三口，则一年无时灾。以上乃宣圣之法，孔氏七十余代所用之方也。

【审查意见】本会赵图南理事试用有效。

2. 瘟疫第二方：松叶避瘟法（前人）

主治：流行性疫症。

组成：用松叶一斤。

用法：切细，以白酒一斤，煮取四两，每服三钱，日三服。如能时服，可避瘟疫。

【审查意见】舒筋止痛，通利关节，有效。能否辟疫，未敢确定。

3. 瘟疫第三方

主治：瘟疫初起，吐泻转筋。

组成：连翘、葛根各二钱，柴胡、赤芍各三钱，生地、红花各五钱，当归、粉草各二钱，桃仁八钱，枳壳一钱。

用法：先用银针刺破上胳膊肘弯血管，流出紫黑血后，再服解毒活血汤。初起只吐泻，服此方。水煎服。

如见眼窝塌下，汗出不止，身冷转筋，服急救回阳汤。

组成：党参、附子各八分，炮姜、白术各四钱，桃仁、红花各二钱，粉草三钱。

用法：水煎服。

【审查意见】此治霍乱方。首方清热解毒，疏表活血，初起未见吐泻者可用。次方注重强心行瘀，虚脱血滞者可以取效。

4. 瘟疫第四方

主治：感冒，瘟疫，咽喉痛，痧疹等急症。

组成：上苍术一两（制），桔梗六钱，建曲六钱，贯众、滑石、川大黄（炒）、明雄黄、川厚朴（姜炒）、粉草、半夏、川芎、广藿香各四钱，川羌活（炒）、薄荷、枳壳（炒）、白芷、柴胡、荆芥、北细辛、前胡、橘红、牙皂、朱砂、石菖蒲、公丁香、草果（煨，用子）、香薷各二钱。

用法：共研极细面，瓷罐收贮，勿令走气。每遇患者，先以二三分吹鼻中，再以滚姜汤冲服三钱。体虚者加台参四钱，煎汤冲服。前后心如有红点，可用针刺破出血，再用上药。

【审查意见】内消积滞，外疏表邪，无高热者可用。喉痛、痧症均不宜。

5. 瘟疫第五方

主治：流行性热病、中暑、霍乱、痧疹及感冒、咳嗽等症。

组成：明雄五钱，郁金五钱，巴霜四钱，乳香钱半（去油），没药钱半（去油），陈皮钱半，木香钱半，牙皂钱半，胆星二钱，紫蔻三钱，牛黄三分，麝香二钱，琥珀二分。

用法：共为细末，陈醋打糊为丸，如绿豆大，朱砂为衣。

肚胀或感冒、咳嗽、喘、白痢，俱用姜汤下；流行温热病、中暑、霍乱痧症，用阴阳水送下；气滞腹痛，木香陈皮汤送下；热病有痰迷糊，菖蒲竹茹灯心汤送下；胸满，青皮桔梗汤下；赤痢，甘草汤下；白痢，红糖下。以上各症引药，每次一钱，用水煎，空心送下一二丸。小儿减半，孕妇忌服。

【审查意见】此方解热无效。腹痛、胸满、痰饮、赤痢尚属可用。中暑感冒，用之不宜。

二、时令病

（一）感冒

1. 感冒第一方：五虎发汗饮（严级苣）

主治：中风，感冒，身觉乍寒乍热或遍体干热。

组成：萝卜五片，葱须五个，冰糖二钱，胡椒二粒，生姜五片，红莲子一把。

用法：先将冰糖炒过，后入各药，盖锅熬之，以熬化冰糖为止。约用一大碗。临肿时，身入被内，伏在枕头上，一气喝尽，加盖被褥。须臾，浑身汗出，即觉舒服矣。

【审查意见】辛温发汗剂，恶寒重者可用。

2. 感冒第二方（杜冀）

主治：感冒风寒，时行疫病等症。

组成：猪牙皂三钱半，广木香二钱，广藿香二钱，镜面砂二钱半，防风二钱，白芷二钱，细辛三钱半，枯矾二钱，明雄黄二钱半，薄荷二钱，法半夏二钱，贯众二钱，桔梗二钱，广皮二钱，粉甘草二钱。

用法：上药研极细，每服一钱，空心开水送下。

【审查意见】有发散之力，可用。

3. 感冒第三方

主治：四时感冒，恶寒发热。

组成：羌活钱半，柴胡钱二分，升麻一钱，防风一钱，苍术一钱，川芎钱二分，葛根、麻黄、独活、川桂枝、苏叶各一钱，细辛五分，白芷八分，甘草五分。

用法：生姜、葱白为引，水煎，空心服。

4. 感冒第四方

组成：羌活钱二分，柴胡、黄芩、香薷、独活各钱二分，川芎、苏叶、葛根各钱，滑石钱半，陈皮一钱，甘草五分，生地二钱，薄荷一钱。

用法：生姜、葱白为引，水煎，空心服。

5. 感冒第五方

组成：羌活二分，藁本、葛根、黄芩、升麻、川芎、半夏、陈皮、苏叶、独活、苍术各一钱，柴胡钱半，甘草五分。

用法：生姜、葱白为引，水煎，空心服。

6. 感冒第六方

组成：羌活二分，柴胡、川芎、麻黄、升麻、苍术各一钱，当归钱半，苏叶钱半，葛根、独活、黄芩、陈皮、半夏各钱二分，桂枝一钱，甘草五分。

用法：生姜、葱白、元酒为引，水煎，空心服。

【审查意见】第一、三两方，为辛温发汗剂；第二方为辛凉发汗剂；第四方为辛热发汗剂。均系普通四时感受轻微风寒之对证疗法。

7. 感冒第七方

主治：感冒风寒初期，头目不清。

组成：川芎、藿香、藜芦各三钱，雄黄、白芷、牙皂各四钱。

用法：共为细末，用竹管徐徐吹入鼻内，取嚏流涕即愈。

【审查意见】感冒初起，头痛鼻塞者，用之取嚏微汗，可以减轻。

8. 感冒第八方

主治：身冷少气，脉微细而沉迟，口鼻之气亦凉。

组成：制附子二钱，白芷二钱（土炒），澄茄二钱，广皮二钱，干姜一钱（炒），厚朴二钱（姜炒），吴萸钱半，乌药钱半。

用法：生姜三片为引，水煎，徐徐凉饮。

【审查意见】心脏虚弱，体温低降之真寒证，用之有效。

（二）温病

1. 温病第一方（霍子实）

主治：头痛如劈，神识昏昧之温病。

组成：霜桑叶三钱，石菖蒲三钱，白茅根三钱，山栀子二钱，金银花三钱，南竹茹二钱，杭菊花三钱，连翘壳三钱，江枳实三钱，川贝母三钱，羚羊片八分，朱茯神二钱，天竺黄五钱，竹沥一两，朱黄散二分。

用法：冲服，水煎服。

【审查意见】辛凉解热，清血化痰，有效。

2. 温病第二方

主治：热甚发狂之温病。

组成：苏薄荷钱半，金石斛二钱，朱茯神二钱，川贝母三钱，天花粉三钱，连翘壳三钱，羚羊片八分，江枳实三钱，南竹茹二钱，天竺黄五分，石菖蒲八分，竹沥一两，紫雪丹五分。

用法：冲服，水煎服。

【审查意见】有清热安神，化痰镇痉之效。

（三）伤暑

1. 伤暑第一方

主治：暑症吐泻。

组成：藿香一钱，腹皮三钱，香薷二钱，木通钱半，苏叶一钱，黄连钱半（姜炒），扁豆二钱，猪苓二钱，泽泻钱半，茯苓二钱，车前子二钱，鲜姜三片（水煎）。

【审查意见】香薷饮加减，用于暑证湿重者，有清暑利尿之效。

2. 伤暑第二方

主治：暑症自汗，少气，脉虚。

组成：西洋参二钱，石斛三钱，白芍二钱，滑石二钱，款冬二钱，陈皮二钱，知母二钱，沙参三钱，甘草一钱，黄柏钱半。

用法：水煎服。

【审查意见】暑伤元气，津液虚耗，用之为宜。

三、消化器病

（一）腹痛

1. 腹痛第一方（成信德）

主治：久年肚痛。

组成：白芥子三粒（为末），白胡椒粉三分，生姜（大指头大，去皮）。

用法：共捣成小饼，贴脐上，外用油纸隔好。每日早晚各换一次，三日即愈。凡诸般老年肚痛，皆可断根。

【审查意见】有散寒止痛之效，寒证可用。

2. 腹痛第二方（李雅庵）

主治：远年寒积，少腹疼痛，口流淡酸水。

组成：白古月、黄丹、枯矾，以上各三钱。

用法：上药共研极细，放茶碗内和匀，再用生酒拌浓，扣在脐上，半日除根。

【审查意见】暖胃，散寒，止痛，可用。白古月即白胡椒面。

3. 腹痛第三方：征虫丸（石玉）

主治：胸满痞塞，气滞腹疼，不时阵痛，时起时止。

组成：杨梅皮三两，胡黄连、苦参各一两，黄柏、广木香、百草霜各二两。

用法：共为细末，水泛为丸，每次二钱，以白开水送下。

【审查意见】内有郁火结滞者可用。

4. 腹痛第四方（温月亭）

主治：脐下寒冷肚疼。

组成：猪尿泡一个，硫黄三钱（研末），白酒四两半（滚半冷）。

用法：将硫黄、白酒共装入猪尿泡内，缚脐上。酒冷再热之，以疼之为度，最好用两份，轮流缚之。

【审查意见】散寒止痛之外治法，当有效。

5. 腹痛第五方（王俊）

主治：血痰结滞，胸腹痞痛。

组成：青皮一钱，红花一钱，炒蒲黄一钱，贯众炭一钱，枳壳五钱，香附八分，贝母二钱，郁金五分，桃仁钱半，酒军五分。

用法：水煎服。

【审查意见】化痰行气，活血止痛，有效。

6. 腹痛第六方

组成：元胡索二两，胡椒一两。

用法：共为末，每服二钱，温酒下。

【审查意见】止痛行瘀有效。

7. 腹痛第七方

主治：腹痛极甚时，手足皆青，救若稍迟，必致立亡，此寒痛也。

组成：人参三钱，白术五钱（土炒），熟地五钱，砂仁（黄酒拌，九蒸九晒），附子一钱，肉桂一钱，吴萸五分，干姜五分。

用法：水煎服。

【审查意见】阴寒证为宜。

（二）噎膈

1. 噎膈第一方（卢育和）

主治：膈食。

用法：用鸡数只，熬浓汤服之，能止吐；若病过久，必有瘀血。用五灵脂一两，炒搅令烟尽，研末，以淡豆豉一两，炒搅令烟尽，研末，再用韭汁、姜汁、蔗汁各一匙和丸，温酒下。

【审查意见】噎膈症，西医所谓胃癌者是也，本为最难之治病，此方对于胃寒之呕吐或可有效，治噎膈恐难胜任。

2. 噎膈第二方（房西亭）

主治：噎食。

组成：乌梅十三个（水浸去核），硇砂二钱，雄黄二钱，乳香一钱，百草霜五钱，绿豆、黑豆各四十九粒。

用法：将乌梅杵烂，各药为末，入梅再捣，和匀，丸如弹子大，以乳香少许，朱砂为衣。阴干，每服一丸，空心嚼化，待药尽，烙热饼一个，劈碎，入热茶泡食之，过三五日，再服一丸，即愈。

【审查意见】食物难下咽，而移能下咽，谓之噎。本方是否有效，尚待试用，但硇砂不可用。

3. 噎膈第三方：狗实散（赵复性）

主治：噎食，病数月不愈。

组成：狗实，威灵仙，盐。

用法：狗实为末，调服一分，以威灵仙二两，盐二钱，二宗捣如泥浆，水一盅，搅匀去滓，调狗实一分，日二服，不过三日即愈，后用补剂可也。

【审查意见】此为《杏林摘要》①之陈方，病势轻微时，或可生效。

4. 噎膈第四方（宋尧）

主治：翻胃噎膈症。

组成：老生姜。

用法：用老生姜数斤，将粗麻线扎转连串，不可穿损，置粪窖底浸七日，不须水洗，露天掘一地坑，约二尺许，将姜安放，仍以原土覆盖，七日取出，挂透风檐下，勿令日晒及着雨水，七日将姜放瓦上，用热炭火煅炼存性，每一斤只炼得一钱三分，待冷用乳钵擂为细末，称作一分一包，用纸包之备用。患是症者，每日五更，用无灰老酒一杯，调服一包，服二十余日即愈。

【审查意见】此方在胃寒轻浅之证，或可有效，噎膈已成，断难为力。

5. 噎膈第五方（严级苣）

主治：膈气吐食。

---

① 原文为"合林摘要"。

组成：大鲫鱼一条。

用法：去肠留鳞，以大蒜片填满肚内，纸包十层，继以泥封晒半干，炭火煨熟，内加平胃散末一两，杵成丸，如梧子大，蜜收，每服三十丸，空心米饮下，百能愈百。

【审查意见】胃寒之吐食，可供一试，用治噎膈，效恐不确。

6. 噎膈第六方（杜荩）

主治：噎膈反胃。

组成：雄鸡嗉二个（连内食以湿纸包好，黄泥封固，放在灶内近火处焙干），木香一钱，沉香一钱，丁香一钱。

用法：上药为末，用枣肉为丸，如梧子大，每日清早，用姜汤送服三丸。

【审查意见】胃寒气滞者可用，因其辛温疏气，气不逆，则病可缓。

7. 噎膈第七方（卢育和）

主治：谷食下咽即吐，左肋胀痛拒按，脉沉实。

组成：獭肝一具（瓦上焙存性）。

用法：每服一钱，开水下，二剂即愈，愈后微渴，食甘蔗汁而痊。

【审查意见】獭，分海獭、水獭、旱獭三种，其肝之主治，历来用为滋补杀虫之剂，对于噎膈，未知效否，存疑待试。

8. 噎膈第八方

主治：膈症，不通饮食，此乃开关进食之法。

组成：荔枝一枚（去核），蜒蚰一条。

用法：将蜒蚰放在荔枝肉内，再掺好水片三厘于蜒蚰上，即将荔肉裹好，仍放壳内，以线扎好。含口内，有冷涎水渗出，徐徐咽下，一时许，蜒蚰化完，无水渗出，即令吐弃。可以立进，饮食而安。

【审查意见】存待试。

9. 噎膈第九方

组成：糖坊内作过头造之糟一斤，生姜四两。

用法：共捣烂作薄饼，晒干磨末，磁罐盛贮。每早以开水调服二钱，其味最美。

【审查意见】糖糟、生姜合用，止呕有效，治噎膈恐不确。

10. 噎膈第十方

主治：噎膈反胃。

组成：白花蛇一条（切碎）。

用法：令公鸡食之，取便粪焙干，研末为丸，朱砂、麝香为衣，每服一钱，白酒下。

【审查意见】白花蛇，能消肿反治诸恶疮，再经鸡食取粪便，用治食道肿胀，或可见效。

11. 噎膈第十一方

主治：噎食不下。

组成：急性子。

用法：酒浸三宿，焙干为末，酒糊丸绿豆大，每服八粒，温酒下，不可多。

【审查意见】急性子即凤仙子，古医谓有催生作用，以治噎症，殆亦由此推想而来，效否，尚待研究。

（三）胃痛

1. 胃痛第一方（郭士祥）

主治：九种心疼及一切气痛。

组成：广木香、土茄楠香、公丁香、乳香、没药、白古月、明雄黄、藏红花、桃仁、五灵脂、元胡、香附各等分。

用法：上药共为细末，过箩，每服一钱，空心，黄酒送下。

【审查意见】气滞血瘀，为疼痛病之总原因。俗谓心疼有九种，似不必拘泥于此，当审患者之寒热、宿食、虫祟与瘀饮之分，再触其患部，是否拒按，而定虚实，如是则诊断确实，而治当效也，此方用于气滞血凝之胃痛有效。

2. 胃痛第二方（卢育和）

主治：一切心痛。

组成：马兜铃一斤（烧存性）。

用法：以酒调服三钱，立效。

【审查意见】存待试。

3. 胃痛第三方（马荣文）

主治：心、胃痛。

组成：五灵脂、玄胡索、莪术、当归、良姜各等分。

用法：共为细末，每服二钱，空心，用水送下。

【审查意见】宣散气血之瘀滞，有效。

4. 胃痛第四方：四香汤（温碧泉）

主治：胃脘痛。

组成：沉香四钱，丁香钱半，香薷皮三钱，香附二钱，吴萸四钱，炒白芍钱半，薤白二钱，瓦楞五钱，茯苓五钱。

用法：混和煎汤，食后热服。

【审查意见】此方辛温疏气，为芳香性健胃药，用于胃寒作痛，有效。

5. 胃痛第五方（叶琮）

主治：胃寒脘疼，食不消化。

组成：生姜一斤，牛皮胶。

用法：用生姜一斤，捣取自然汁。碗许，入牛皮胶、乳香末、没药末各五分，同煎，胶化离火，将药作三四块膏药，每用一张，贴于疼处，用绸绑捆，三时后，取周岁小孩所穿之鞋一双，铜钱上烘热，置膏轮流熨之，熨至膏硬，另换再熨，以愈为止。

【审查意见】贴膏及外熨，用于慢性病，确甚相宜，益有增进细胞机能，催促血行，松解肌肉挛缩之力也。

6. 胃痛第六方（张士才）

主治：胃痛。

组成：陈水獭肝（愈陈愈佳，煅灰）。

用法：黄酒吞下钱半，痛止不复发。

【审查意见】水獭肝，性质甘温有毒，作杀虫解毒药，用治胃痛，效否待试。

7. 胃痛第七方

主治：寒食里聚，消化不良，胃疼等症。

组成：黑丑二两，砂仁一钱五分。

用法：分为八次，每次服一副，白开水冲服，以病见轻为度。

【审查意见】砂仁消食止痛，黑丑攻积通便，确有停滞者可用。

8. 胃痛第八方

主治：心痛有火者。

组成：贯众三钱，白芍三钱，栀子（酒炒）三钱，甘草二钱。

用法：水煎服。

【审查意见】贯众为破积行瘀专药，兼积滞者，方可用之。

9. 胃痛第九方

组成：良姜三钱，肉桂一钱，白术（土炒）三钱，甘草一钱，草乌一钱，苍术三钱（米泔水浸），贯众三钱。

用法：水煎服。

【审查意见】止痛有效，但以寒证为宜。

10. 胃痛第十方

主治：心胃大痛危急者。

组成：桂心、五灵脂、良姜各等分。

用法：共为末，热醋汤调服一钱，立止。

【审查意见】寒凝血滞者，用之有效。

11. 胃痛第十一方（米荣惠）

主治：男女一切胃寒疼痛，腹胀等症。

组成：鲜姜一斤（切片），赤糖一斤。

用法：用瓷盘一个，排放鲜姜一层，撒赤糖一层，如此排放，以鲜姜排尽，赤糖撒完为止，初伏后蒸七次，晒七次，然后置瓷白内，用木锤共捣成团，收入瓷罐内候用。早晚空心用一匙，开水化开，服之甚效。

【审查意见】生姜有止痛镇呕，振兴食欲之功效。气味辛辣，兼有刺激作用，胃寒用之，甚相得也。

12. 胃痛第十二方：和胃五香丸（赵定之）

主治：男女心胃各种气痛，肝胃气滞，呕吐吞酸等症。

组成：土沉香二钱，广木香三钱，公丁香二钱，乳香钱半，广藿香三钱，油川朴三钱，老蔻米三钱，醋柴胡三钱，炒砂仁钱半，广皮二钱，枳壳二钱，元胡钱半，炒果仁二钱，五灵脂二钱，青皮钱半，台麝四分，生白芍三钱。

用法：共为细面，神曲糊为丸。每丸一钱重。每服二丸，空心，开水送下。

【审查意见】此方汇集芳香辛燥之品，有鼓舞胃壁神经，辅助消化机能之效，慢性胃加答儿，以及神经性胃痛等症，用之均宜。

（四）泄泻

1. 泄泻第一方（赵凌云）

主治：洞泄，虚中兼实。

组成：于术二钱，党参三钱，菟丝三钱，故纸二钱，白芍二钱，泽泻二钱，云苓二钱，煨葛二钱，木香一钱。

用法：荷叶为引，水煎温服。

【审查意见】健脾补肾，行气利水，对证用之有效。

2. 泄泻第二方（赵凌云）

主治：伤食泄泻。

组成：白术钱半，茯苓二钱，炙草一钱，陈皮二钱半，半夏二钱，焦楂三钱，砂仁一钱，苍术一钱，厚朴一钱。

用法：水煎，温饮。

【审查意见】通行方，泄泻初作，痛势不剧，亦无热候，但觉脘闷呕恶，腹胀或痛者，此方可用。

3. 泄泻第三方（贾锡祜）

主治：疳积，好食泥土，泄利。

组成：干蟾五枚（酥炙），川黄连一两，母丁香一两，姜朴一两，草龙胆一两，夜明砂五钱，蝉壳五钱，诃子皮五钱，朱砂五分，麝香五分。

用法：捣烂为细末，用炼蜜一半，白面糊一半，和丸黍米大。每服十丸，看儿大小加减，不拘时，米饮下。

【审查意见】有杀虫、健胃、止泻之效。

4. 泄泻第四方（马荣文）

主治：脾胃两虚，五更泄泻。

组成：菟丝子、五味子、山茱萸、淮山药、肉豆蔻、砂仁、橘红、芡实、人参、补骨脂、巴戟天各等分。

用法：以上各等分，共研细末，水泛为丸，如绿豆大，每以五十丸，空心，开水送下。

【审查意见】通行方，可用。

5. 泄泻第五方（米荣惠）

主治：脾虚泄泻，及老人五更泻。

组成：黄老米（炒），莲子（去心）三个，猪苓五钱，泽泻五钱，广木香钱半，白术（炒）五钱，白糖一两，煨干姜二钱。

用法：上药共为细末，每服三钱，空心，白汤下。

【审查意见】有消导、健脾、利水之效。

6. 泄泻第六方：温脾去湿汤（赵秀松）

主治：脾胃寒湿泄泻。

组成：梅术三钱，川朴根二钱，蜜半夏三钱，广皮钱半，茯苓二钱，蔻仁三钱，干姜二钱，炒苡仁三钱，炙草一钱，炒泽泻二钱，焦术三钱，大枣三枚（去核）。

用法：水煎，连服二剂即愈。

【审查意见】健脾，燥湿有效。

7. 泄泻第七方：治久泻不止验方（米荣惠）

主治：专治久泻不止，诸药无效。

组成：黄丹一两（水飞），枯矾一两（为末），黄蜡一两。

用法：将黄蜡放铜杓内化开，加入黄丹，与枯矾调匀，热丸黄豆大。每服二丸，开水送下，一服立止。

【审查意见】此烧针丸以黄蜡易朱砂之方，有收涩制泌之效。

8. 泄泻第八方：止泻利便汤（赵青松）

主治：水泻，小便不利。

组成：茅术钱半，川朴根钱半，广皮钱半，炙草一钱，蔻米二钱，茯苓三钱，焦术三钱，炒苡仁三钱，车前子三钱（布包），泽泻二钱，干姜二钱，通草钱半，大枣三枚（去核）。

用法：连服二剂即愈。

【审查意见】有健脾、燥湿、利水之功。

9. 泄泻第九方

主治：老人多年脾虚泄泻。

组成：吴萸三钱（炮）。

用法：过入水煮汁，入盐少许，顿服，则膀胱暖而水道清矣。

【审查意见】吴茱萸，有温中开郁，止呕止泻之效。肠壁吸收机能迟缓者，可用。

10. 泄泻第十方

主治：肚胀经久，忽泄泻不止。

组成：益智仁二两。

用法：面裹煨，煎汤立瘥。

【审查意见】研末，每服三钱，虚证水泻，不兼杂症者可用。

11. 泄泻第十一方

主治：久泻。

组成：炙黄芪三钱，白茯苓二钱，炮附子三钱，炙粟壳二钱，人参二钱，炒山药四钱，煨诃子二钱，草果二钱，炒白术三钱，炒干姜二钱，煨肉蔻二钱，丁香五分，肉桂钱半，陈皮二钱，厚朴二钱。

用法：共研细末，姜汤调服四钱。

【审查意见】温补健脾剂，久泻属虚寒者可用。

(五) 痞病

1. 痞病第一方（张俭）

主治：痞块。

组成：阿魏五分，五灵脂（炒烟尽）五钱。

用法：共为末，以黄雄狗胆汁和丸，如黍米大，每空心服三十丸，白水送下。

【审查意见】行瘀化积专药，宜酌加活血、行气、止痛之品。

2. 痞病第二方（杜蓂）

主治：痞块及癥瘕等症。

组成：炮甲珠三钱，砒霜三钱，瓦松三钱，孤蒜三钱，乌梅三钱，白硝三钱。

用法：以上共捣成泥，贴在患处。

【审查意见】年久痞块可用，贴时不宜过久，恐引起皮肤炎症。

3. 痞证第三方

主治：小儿痞证，食不消化，面黄肌瘦，腹痛等。

组成：建莲子四两，茯苓四两，芡实四两，扁豆四两，山药四两，苡米四两，神曲二两，麦芽二两，党参二两，使君子二两，东山楂二两，生草二两，糯米二升，白糖二斤半。

用法：共为细面，每早开水送下三钱。

【审查意见】健胃理脾，杀虫益精，小儿服之，甚属相宜。

(六) 胁痛

1. 胁痛第一方（成信德）

主治：肝胃气痛，妇人患者最多。发时，坐卧不安，寝食皆废，两胁作痛。

组成：福建荔枝根四两，猪肉一斤。

用法：同入锅煮烂，淡食之，即可永不复发，甚为有效。

【审查意见】存待试。

2. 胁痛第二方（景寿轩）

主治：肝气郁结，脘胁疼痛，饮食少思。

组成：白玫瑰花一两，代代花一两，茉莉花一两，厚朴花一两，新会皮一两，原高粱十斤，冰糖一斤。

用法：共入罐内，封固，一月余取出，即成药酒，装瓶，每用二三盅，空心饮之。

【审查意见】有舒郁、行气、活血之效。

3. 胁痛第三方

主治：胸胁气痛流注，或有一处如打扑状，不可忍，走注不定，静时该处冷如冰。

组成：白酒，杨柳白皮。

用法：用白酒煮杨柳白皮，热熨之，痛即止。

【审查意见】酒煮杨柳皮，乘热熨之，能定痛行气，以治气痛，可见效。

4. 胁痛第四方

主治：肾气上逆，以致胁腹疼痛。

组成：铁皮四两，胡桃仁四两，蜂蜜四两。

用法：共为一料，分为三，早晨服完，开水送下。

【审查意见】铁皮降火潜阳，用作镇逆；胡桃仁补肝肾，暖腰膝。凡肾虚为风冷所乘者，用之有效。

5. 胁痛第五方

主治：左右胁痛，肝火盛而木气实者。

组成：柴胡、川芎、白芍（酒炒）、青皮、枳壳（炒）各一钱五分，甘草五分，香附（制）一钱，当归（酒洗）一钱，龙胆草一钱，木香四分，砂仁一钱。

用法：加生姜一片，水煎，温服。

【审查意见】泻肝行气有效。

6. 胁痛第六方

组成：熟地（砂仁、黄酒拌，九蒸九晒）一两，白芍（酒炒）二两，当归一两，山萸五钱，白芥子（炒）三钱，山栀子（酒炒）一钱，甘草三钱。

用法：水煎服。

【审查意见】胁痛，多属神经病。本方有滋补清润之功，神经虚弱枯燥者，用之有效。

（七）消化不良

1. 消化不良第一方：健胃散（张泽霖）

主治：消化不良，胃痛呕逆。

组成：生鸡子壳一两。

用法：去内皮洗净，锅中焙透存性，研极细末，白糖拌匀。每服五分，开水送下。

【审查意见】鸡子壳之无机成分为钙盐类，火焙内服，能中和胃酸，促进消化机能，胃酸过多症用之有效。

2. 消化不良第二方：玉芝丸（沈仲圭）

主治：胃呆食少，脾虚久泻，妇人白带。但食少非缘中虚，白带由于温热，久泻属于大衰者，皆不对证。因本方以健脾固涩为主也。

组成：猪肚一具，建莲肉适量（去心衣）。

用法：先将两物煮烂，然后捣和为丸，烘干。每服五六钱，日一二次，白汤下，平人、小儿、老年长服甚妙。

【审查意见】猪肚温胃，莲肉健脾，虚症用之相宜，再加入砂蔻、麦曲等消食之品，收效尤捷。

（八）肠痈

1. 肠痈第一方：甜瓜当归蛇蜕汤（赵青松）

主治：专治肠痈，小腹肿痛，小便似淋，或大便难且下脓者。

组成：甜瓜子一合，当归一两（炒），蛇蜕一条（研细末）。

用法：水煎，每服四钱，食前服。

【审查意见】有活血散肿之效，轻症尚可。

2. 肠痈第二方：植林氏肠痈特效汤（张泽霖）

主治：大、小肠痈初起，并可治酒积腹痛属实者。

组成：柴胡三钱五，生大黄三钱（冷开水泡取汁和服），山楂四钱，枳实三钱五分，木香九分，甘草八分。

用法：加鲜生姜三钱，苦酒、醋半盅为引，水煎服。

【审查意见】实证可用。

（九）积聚

1. 积聚第一方：积聚丸（卢育和）

主治：癥瘕，癖癣，积聚。

组成：阿魏一两二钱，石碱四钱。

用法：为末，做成丸二百四十粒。每日服三次，每次三丸，开水送下。

【审查意见】阿魏为消痞化积专药，石碱有辅助消化之功，相伍为用，当能见效，但阿魏有恶臭，胃弱者慎用。

2. 积聚第二方（白耀亭）

主治：积聚，癥块。

组成：雌、雄海马各一枚，木香一两，大黄（炒）、白牵牛（炒）各二两，巴豆四十九粒，青皮二两。

用法：童便浸软包巴豆青皮，扎定，入小便内浸七日取出，面炒黄色，去豆不用，取皮同各药研末。临卧时每服二钱，开水送下。

【审查意见】此方消瘕破癥，行气导滞有效。惟巴豆青皮，浸入童便，经七日之久，则其有效成分，大部已去，所余青皮一味，殆无若何力量，故宜少浸片刻为是；或但以青皮巴豆同炒，去豆不用，亦有良效。

3. 积聚第三方：阿魏化积丸（赵文生）

主治：癥瘕，集聚，痞块，一切气滞等症。

组成：阿魏七钱，南星三钱，半夏三钱，焦三仙一两，枳壳二钱，枳实二钱，广木香三钱，三棱二钱，莪术二钱，元胡二钱，柴胡三钱，白芍三钱，藕节二钱，槟榔三钱，附子二钱，青皮二钱，莱菔子二钱，沉香二钱，当归五钱。

用法：共为细面，蜜为丸，如桐子大。每服三钱，空心早晚开水送下。

【审查意见】有消积、化滞、散寒之功，用于寒凝结滞之实证为宜。

4. 积聚第四方

主治：五积六聚，心胸胀闷，倒饱呕吐，胃脘疼痛等症。

组成：巴豆（去油）、莪术、杏仁、川椒、胡椒、官桂、青皮、陈皮、干姜、元茴、良姜、川芎、牵牛各等分。

用法：共为细末，面糊丸，每粒重一分，临睡卧用开水送服一丸。

【审查意见】此亦破积散寒效方，巴豆、官桂、牵牛，宜较他药减少三分之二。

5. 积聚第五方（姚佑泰）

主治：痰与食积，死血成块者。

组成：海石、三棱、莪术、桃仁、红花、五灵脂、香附子、蚌壳、石碱各等分。

用法：为末，醋粉丸，白术煎汤下。

【审查意见】消积，化痰，破瘀血，对症有效。

6. 积聚第六方

主治：男女各种积聚，酒积，血积，气积，胃酸过多，遗精，白带，小儿疳症。

组成：木香二两，槟榔四两，全蝎一两，僵蚕一两，陈皮一两，青皮四两，三棱一两，莪术一两，茵陈一两，牙皂一两，黑、白二丑各五两，大黄五钱。

用法：共为细末，水泛，面糊为丸，如米大。每服二三钱，武夷茶送下。小儿按岁酌量应用。此药虽峻，但不伤元气。

【审查意见】此方温化导滞，舒郁破结，实证相宜，虚弱者慎之，孕妇忌服。

7. 积聚第七方

主治：男女各种积聚。

组成：生大黄、熟大黄、三棱、莪术各四两，黑丑一斤。

用法：共为细末，水泛为丸，梧子大，红曲为衣。每早空心开水送下二三钱。

【审查意见】功能泻气破血，化积聚、留饮、宿食，荡涤肠胃，推陈致新，女子寒凝、血闭等症，用之相宜，虚人慎之。

（十）疝气

1. 疝气第一方

主治：疝气。

组成：金铃子三钱，胡芦巴二钱（炒），荔枝核七个（蜜水炒），枸橘二钱（炒），广木香八分，焦槟榔二钱，上元桂八分，茯苓二钱，小茴香八分。

用法：水煎，空心服，三服见效。

【审查意见】有温涩、散寒、利湿之效。

2. 疝气第二方：楝茴萸荔饮（沈仲圭）

主治：疝气。

组成：金铃子三钱，吴茱萸一钱，荔子核十粒，小茴香一钱，广木香八分，枳实钱半。

用法：水煎服。

【审查意见】金铃子即川楝子，有行气消炎之效；荔核散肿止痛，为理疝专药；吴萸、茴香、木香、枳实温补疏导，并具特长；睾丸炎而无高热者用之有效。

3. 疝气第三方（严级莒）

主治：偏坠小腹疼痛。

组成：胡芦巴八钱，茴香六钱，巴戟（去心）、乌头（泡去皮）各二钱，楝实（去核）四钱，吴茱萸五钱。

用法：全炒，然后研细末，以酒糊为丸，如梧子大。每服五六丸，用盐水和酒各半送下，立效。

【审查意见】脱肠症未至嵌顿，又无高热者可用。

4. 疝气第四方（戴河清）

主治：偏坠作痛。

组成：芙蓉叶五钱，黄柏三钱，木鳖子仁一个。

用法：共为末，醋调涂阴囊，其痛自止。

【审查意见】此方消炎止痛甚效。睾丸炎红肿高涨者宜用。

5. 疝气第五方（郑世贤）

主治：睾丸肿痛及偏坠方。

组成：大黄，小茴，黑丑（取头末），破故纸（去皮）。

用法：等分为末，每服二钱，空心热酒调下。便下黄痰、涎水、脓血神效。

【审查意见】小茴、故纸用量宜减半。酒服不妥，可以开水冲服。此方以通便为主眼，盖无论睾丸肿痛或偏坠，可因大便之通利，减少发炎之程度，间接的达到治疗之目的。

6. 疝气第六方：楝实丸（赵复性）

主治：癞疝肿痛不能忍。

组成：川楝子肉五两。

用法：分作五份，一两用故纸二钱炒黄；一两用小茴三钱，食盐五分同炒；一两用莱菔子一钱同炒；一两用二丑三钱同炒；一两用斑蝥七个（去头足）同炒炼；去食盐、莱菔子、二丑、斑蝥，只留楝子、故纸、小茴，同研为末，以白酒打面，糊为丸，如梧子大，每日空心白酒下五十丸。

【审查意见】理疝专药，有效。

7. 疝气第七方

组成：谷树叶。

用法：三月三、五月五采取，线穿阴干。要择如云板者，每用四钱，煎汤服，服后即小便一二次立愈。轻者一服，重者二服。

【审查意见】谷树叶殆系土名，性状、功效俱不详，姑存之以待识者是正。

8. 疝气第八方

主治：疝气初起，必发寒热疼痛，欲成囊痈者。

组成：新鲜地骨皮四两，生姜五钱。

用法：共捣如泥，以绢包于囊上，其痒异常，一夕即消，永不再发。

【审查意见】散肿止痛有效。

9. 疝气第九方：暖肝煎

主治：肝肾阴寒，小腹疼痛，疝气等症。

组成：当归（酒洗）二三钱，枸杞三钱，茯苓二钱，小茴（盐水炒）二钱，肉桂（盐水炒）一钱，乌药二钱，沉香一钱。

用法：加生姜三片，水煎服。如寒甚者，加吴萸、干姜；再甚者，加附子。

【审查意见】治寒疝有效。

10. 疝气第十方：逐狐丹

主治：狐疝立则出腹，卧则入腹。

组成：当归一两，柴胡一钱，白芍（酒炒）二钱，王不留行三钱，楝肉三钱，乌药钱半，云苓三钱。

用法：水煎，温服。

【审查意见】所谓狐疝，即远纳性脱肠症。此方平稳，可用。

11. 疝气第十一方：天台乌药散

主治：小肠疝气，牵脐腹疼痛。

组成：乌药五钱，木香五钱，小茴香（盐水炒）五钱，良姜（炒）五钱，青皮五钱，槟榔二钱，川楝子十个，巴豆七十粒。

用法：先以巴豆微打破，同川楝麸炒黑，去麸及巴豆不用，余药为细末，黄酒送下。

【审查意见】李东垣方，疝气用之有效，兼治下焦寒湿，腹痛胀满等症。

12. 疝气第十二方

主治：疝气危急。

组成：地肤子（炒）。

用法：研末，每服一钱酒下。

【审查意见】地肤子苦寒泄热，利尿通淋，疝气用之，有消炎之功。

（十一）吐血

1. 吐血第一方（马荣文）

主治：吐血。

组成：桃仁七粒（去皮尖），杏仁七粒（连皮尖），白石榴半个。

用法：黄酒煎服，即效。

【审查意见】此方有收涩、降逆、去瘀之效，可用。

2. 吐血第二方（赵炳）

主治：吐血。

组成：雄猪肺一个。

用法：不见水，童便内浸一昼夜，取出，再用藕汁、人乳、童便、梨汁、萝卜汁、杏仁汁各一碗，不加水，入瓦罐，用炭火煮烂，忌铁器，将炒糯米粉和入，焙干为丸。每服三四钱。

【审查意见】有滋补养肺，止血降气之效。肺出血可用。

3. 吐血第三方：金线吊芙蓉（卢育和）

主治：痨症吐血。

组成：猪肺一个（净水洗三次）。

用法：以朱砂三分，川椒每岁一粒，灌入，再将肺刺七孔，每孔嵌桃仁一粒，蒸自然汁，连肺食之。

【审查意见】肺出血不发高热者，可用。

4. 吐血第四方（孙逸圣）

主治：吐血。

组成：生地炭五钱，黄芩三钱，侧柏叶三钱，桔梗二钱，焦栀子二钱，蒲黄三钱（炒），阿胶三钱，白茅根三钱，杭白芍二钱半，甘草一钱。

用法：以上十一味捣烂为末，以莱菔汁一杯，童便一杯为引，服下。

【审查意见】血分有热者可用。为末内服，不如煎服为善。

5. 吐血第五方

主治：吐血。

组成：蒲公英。

用法：用蒲公英日久嚼食，鲜者最佳；如无鲜者，干者也可。用干者可煎水饮之，惟不及鲜者功效切实。

【审查意见】蒲公英清热消肿甚佳，吐血有热者可用。

6. 吐血第六方（郑世贤）

主治：吐血。

组成：桑根白皮（去粗皮及心，留根上白皮煨）。

用法：与猪肉淡食，数日即愈。

【审查意见】此治咳血方，桑白皮有清肺泻热之效。以治咳血，能收间接之效。

7. 吐血第七方（赵亚曾）

主治：衄血，吐血，日久不愈。

组成：生地三钱，阿胶三钱，川芎二钱，桔梗二钱，炒蒲黄三钱，黑艾二钱半，茜草根二钱，白芍炭三钱，麦冬二钱，棕皮炭钱半，柏叶炭二钱，甘草一钱，归身三钱，五味子五分，鲜姜三片。

用法：水煎，空心温服。

【审查意见】通行方，有凉血、止血之功，血热妄行者有效。

8. 吐血第八方：花蕊石散（李守孝）

主治：五内崩损，喷血倾盆。

组成：花蕊石（煅存性）。

用法：研如粉，以童子小便一杯（男加酒一半，女加醋一半），将瘀血化为黄水，后用独参汤补之。饭后服二钱，病重者服五钱。

【审查意见】花蕊石止血行瘀有效，局方花蕊石散，与硫黄配合，兼有温通之功，此方去硫黄，亦无不可。

9. 吐血第九方

主治：胃热吐血。

组成：大、小蓟根。

用法：捣汁，入黄酒少许，每服半茶盅。

【审查意见】二蓟清热凉血甚效。

（十二）臌证

1. 臌症第一方：臌胀丸（牛应中）

主治：新、久诸般臌胀症。

组成：广木香二钱，芫花二钱，神曲三钱，焦麦芽三钱。

用法：前四味共为细末，以面糊、加醋少许为丸，如梧子大。每次服三钱，白开水送下，二日服一次，六日服完。

【审查意见】新病可用，久病不宜。

2. 臌症第二方（刘铭）

组成：萝卜子四两，巴豆十六粒（同炒），牙皂一两五钱（煨去弦），沉香五钱，枳壳四两（火酒煮，切片），大黄一两（酒焙），琥珀一两。

用法：共为末，每服一钱，随病轻重加减。鸡鸣时温酒送下，姜皮汤下亦可，后服金匮肾气丸，调理收功。

【审查意见】臌胀症按之坚硬而满，便溺不通，脉沉而强者，用之方妥，虚弱之人不可服。

3. 臌症第三方：猪肚大蒜汤（刘铭）

主治：臌胀。

组成：雄猪肚子一个（入大蒜四两），槟榔三钱（研末），砂仁三钱（研末），木香二钱。

用法：槟榔、砂仁、木香入新砂锅内，煮猪肚子，熟后，空心服之，立效。

【审查意见】有养胃消食，行气利水之效。

4. 臌症第四方

主治：男子水臌症。

组成：当归二钱，青皮三钱，木通皮三钱，灯心五十寸，苍术四钱，二丑四钱，茯苓皮二钱，滑石三钱，肉桂一钱，姜皮二钱，车前子三钱。

用法：水二碗煎服。

【审查意见】能利尿散寒，消导停滞。实证水肿兼食积者用之有效。

5. 臌症第五方

主治：妇人水臌症。

组成：当归三钱，红花三钱，羌活钱半，车前子三钱，木通三钱，川芎二钱，青皮二钱，大腹皮二钱，陈皮三钱，砂仁钱半，肉桂一钱，茯苓皮三钱，知母钱半（盐炒），二丑四钱，苍术四钱，甘草皮三钱，姜皮三钱。

用法：黄酒为引。

【审查意见】此方活血利水，健胃燥湿，实证用之相宜，虚人忌用。

6. 臌症第六方

主治：气郁，气胀。

组成：生萝卜子二两（研末）。

用法：以生萝卜捣烂，和子绞取汁，将砂仁二两浸汁内一宿，捞起晒干，再晒七次为度。每服一钱，第饮调下立愈。

【审查意见】萝卜子下气除胀，砂仁和胃行气，方简易醇，堪资取用。

7. 臌症第七方

主治：水臌肿胀。

组成：火龙皮（即打铁所落之屑），白蜂蜜。

用法：将火龙皮捣烂，绢箩罗过，蜂蜜为丸，核桃大，每服一丸。

【审查意见】火龙皮，镇逆潜阳，治狂有效，水臌是否相宜，尚须试验。

8. 臌症第八方：鸡金散（张士才）

主治：气臌。

组成：鸡内金一具，沉香、砂仁各二钱，沉香树五钱。

用法：共为细末，每服钱半，姜汤下。

【审查意见】有行气导滞之功，轻症可用。

（十三）腹胀

1. 腹胀第一方（李隆英）

主治：五天大小便不下，腹胀坚硬如石。

组成：白芥子八钱，葱白十五根，麦麸半斤，连翘一钱五分，滑石粉六钱，吴茱萸二两，芒硝一两。

用法：以上各药共捣如泥，用砂锅炒热，盛布袋内，置脐上暖之。如冷，再炒，再换，连换五六次，大小便即下，腹硬立愈。

【审查意见】习惯性便秘，或体虚不任攻下者，此法可用。

2. 腹胀第二方（卢育和）

主治：单腹胀。

组成：汾酒一两（热），葱白一握（切碎），食盐一斤。

用法：将葱、盐入锅内炒焦黄，先以热酒喷腹上，用手摩按，由上而下，约一小时；再以纸贴腹上，随用葱、盐敷患部，用布包束，过夜，次日如法换之，胀势即减，三日全消。

【审查意见】以酒按摩，能使皮肤充血，肌肉弛缓；再以葱、盐外熨，活血止痛，消胀散肿之功，更为强大，稳妥可用。

3. 腹胀第三方（霍泰生）

主治：单腹胀，兼泻下血，食后愈胀。

用法：先服加减逍遥散二剂，血止，继以异功散加腹皮一钱，厚朴八分，连进十余剂，其势渐杀，后重用参、术调理即愈。

【审查意见】局方逍遥散（当归、柴胡、白芍、白术、茯苓、炙草、煨姜、薄荷）为舒郁、活血、舒滞之剂；异功散（人参、白术、陈皮、茯苓、甘草）有健脾补气之功。单腹胀基于血行壅滞、水气停潴者，二方均属可用，但兼泻血者，须加入棕炭、阿胶、地榆、艾叶等理血之品。

4. 腹胀第四方：加味枳术汤（赵青松）

主治：心坚大如盘边，如伏杯，因寒气水饮所作。

组成：焦术三钱，炒枳实三钱，茯苓三钱，川朴根二钱半，桂枝二钱，鲜姜三片。

【审查意见】水饮停留，胸脘痞闷，腹胀，小便不利者，为本方之适应证。

（十四）便血

1. 便血第一方：大便下血良方（秦绍先）

主治：粪后下血。

组成：椿皮二钱半（炒），当归钱半，黑地榆一钱，伏龙肝一钱，川芎一钱，白芍一钱，生地八分，艾炭六分，陈醋一匙，熟地一钱。

用法：先煎伏龙肝，取水煎药，煎成后，加入陈醋，每早晚温服一剂，三剂痊愈。

【审查意见】清热止血，且有收敛性，可用。

2. 便血第二方（严级苣）

主治：大便下血。

用法：山楂肉为末，艾叶汤调下，即效，或以丝瓜藤烧枯研末，淡酒冲服，亦效。

【审查意见】轻症有效，服时用酒未妥，宜以白水代之。

3. 便血第三方（焦鸿钧）

主治：肠风下血。

组成：炙椿根皮三钱，炙桑白皮三钱，武夷茶三钱，白糖三钱。

用法：水煎，空心一服，即愈。

【审查意见】轻症可用，有凉血、止血、清热之效。

4. 便血第四方（严级苣）

主治：大便血。

组成：南货店所售之洋菜少许。

用法：入水煎化，温服一盏，日服二三次，半日内即效。

【审查意见】轻症可用，有兼症者，须酌加其他药品。

5. 便血第五方（戴清河）

主治：大肠下血。

组成：瓦松（烧灰存性）五钱，汉三七（炒）二钱。

用法：共研末，每次开水冲服一钱，日三服。

【审查意见】凉血、止血专剂，宜加阿胶、白芍、生地、侧柏叶等，其效尤捷。

6. 便血第六方（秦绍先）

主治：专治大便下血。

组成：青黛二钱四分，青盐一钱二分，地榆三钱六分。

用法：以水三杯，煎作一剂。食前温服，连服二剂，即愈。

【审查意见】泄热止血，有效。

7. 便血第七方（赵炳）

主治：肠风下血。

组成：橄榄（烧灰存性）。

用法：研末，每服二钱，米饮调下。

【审查意见】轻症有效。

8. 便血第八方（许辅廷）

主治：多年大便下血。

组成：老槐树上的槐蘑菇四两，绿豆芽半斤，赤糖四两。

用法：将前二味用水煎成，去渣；水内入赤糖，熬成稠汤，服之即愈，年多者，两服去根。

【审查意见】此方有止血、收敛、温运之功，尚可试用。

9. 便血第九方：生地地榆茅根汤（王良辅）

主治：便血。

组成：焦生地、焦地榆各三钱，焦茅根五钱，焦柏叶三钱，炒续断、炒竹茹各二钱，龙骨钱半，全当归四钱，灶心土二钱。

用法：上药九味，以水三茶碗，煎留一茶碗，去滓温服，每晚服一剂。

【审查意见】有清热凉血、止血涩肠之效。

10. 便血第十方

组成：乌贼骨（漂淡研末）。

用法：每服一钱，米饮送下，或木贼汤调服亦可，十日痊愈。

【审查意见】有滋补收涩之功，虚证可用。

11. 便血第十一方

主治：内热便血，腹中疼痛。

组成：焦地榆三钱，熟地炭三钱，焦金银花五钱，白菊花五钱。

用法：水煎，温服。

【审查意见】清热止血，可用。

12. 便血第十二方

主治：大便下血。

组成：椿根皮四两，当归、红花、金银花、地榆、甘草各二钱半，元肉二两。

用法：水煎，空心服。

【审查意见】瘀热性下血用之，有清热活血、收涩固肠之效。

13. 便血第十三方

用法：槐花子炒为末，糊丸梧子大，每服三四十丸，开水下。

【审查意见】槐花子为治便血之特效药，若加炒芥穗、焦地榆、侧柏炭，其效尤捷。

（十五）便秘

1. 便秘第一方：舒肝利便汤（赵青松）

主治：肝脾不和，大便不利。

组成：银柴胡钱半，当归一钱，生白芍三钱，茅术二钱，茯苓三钱，粉草一钱，苏薄荷一钱，川朴根钱半，炒枳壳钱半，火麻仁三钱，苁蓉三钱，广藿香二钱，元明粉钱半，鲜姜三片。

用法：水煎服。

【审查意见】此方有疏泄肝气，润燥滑肠之功。

2. 便秘第二方：瓜蒂通便法（赵复性）

主治：大便不通。

组成：瓜蒂七枚。

用法：为细末，用棉布裹住，塞入肛门内，即通。

【审查意见】此外导法，可用，但不如和蜜导之为妥。

3. 便秘第三方：更衣丸

主治：无故而大便不通者。

组成：芦荟五钱，朱砂五分。

用法：共为细末，以饭为丸，如梧子大。每服一钱，开水送下，即通。

【审查意见】此系古方，常习性便秘可用。

4. 便秘第四方

主治：大便不通，燥结热甚者。

组成：活蜗牛七个，好盐七块。

用法：同捣如泥，贴脐下二指处，贴后肚内若鸣即去。如大便不止，可喝甜面汤一碗。

【审查意见】蜗牛有解热利尿之功，与盐同用，以治便秘，效否待试。

5. 便秘第五方

组成：大黄一两，牵牛五钱（头末）。

用法：共为末，每服三钱，酒调下。

【审查意见】逐水通便之专药，治便秘有效。

6. 便秘第六方

组成：大黄、芒硝、桃仁、郁李仁各一两，木香五钱。

用法：为末，每服二钱，米饮调下。

【审查意见】此方有泻下软坚、破瘀行气之功。对于大肠干燥，粪便硬结者有效。

（十六）脱肛

1. 脱肛第一方（邢善斋）

主治：久痢脱肛。

组成：五倍子一斤（研细末），真茶叶一两。

用法：煎浓汁，入酵糟四两，捣烂拌和，置糠缸中窨之，待发起时，捏作饼子或丸，晒干为末，稀粥调服五钱，空心下。

【审查意见】有清热收涩之效，既经久痢，气虚下陷，而致脱肛，此方用之，当无不宜，再加补气之品，其效更确。

2. 脱肛第二方（卢育和）

主治：气虚脱肛。

组成：莲须一两，葱半斤。

用法：煎水熏洗，内服补中益气汤，加熟地，米汤引；外用鞋底烘热，以五倍子、枯矾为末，搽上托之；兼湿热者，用活田螺一个，入冰片少许化水，点之即上。

【审查意见】治法甚周，虚证有效。

3. 脱肛第三方（米荣惠）

主治：脱肛不收。

组成：文蛤（为末）三钱，白矾一块。

用法：用水一碗，煎药洗之，甚效。

【审查意见】有收敛之效，可用。

4. 脱肛第四方

主治：小儿虚弱脱肛。

组成：潞参三钱，炙芪钱半，白术钱半（土炒），茯苓钱半，升麻五分，柴胡五分，粟壳五分，神曲一钱，当归一钱，广皮一钱，炙草一钱，生姜三片。

用法：大枣二枚为引，水煎，温服。

【审查意见】气血双补，脾胃兼治，体质虚弱，堪资服用。

（十七）呕吐

1. 呕吐第一方（赵凌云）

主治：心口疼痛，呕吐不止。

组成：藿香、苍术、党参、当归、神曲、枳实各三钱，木香一钱，元胡索、麦冬、厚朴、槟榔、砂仁各二钱，炙草一钱。

用法：生姜三片为引，水煎汤，温饮。

【审查意见】体质素弱之人，消化不良，食物滞留胃中，疼痛呕吐不已。此方温中行气，快脾化食，当有效。

2. 呕吐第二方

主治：胃热呕吐，面赤烦躁，身热，手足心热。

组成：川黄连，姜汁（炒）一钱，石膏二钱。

用法：研末，白汤调服。

【审查意见】功专清火，可资应用，宜加竹茹、赭石等镇呕之品。

（十八）胃热

1. 胃热第一方（徐景贤）

主治：胃液不足，烦热口渴。

组成：生地汁一两，藕汁一两，牛乳二两，花粉五钱，白蜜二两，黄连末一钱，麦冬肉一两，五味肉五钱。

用法：共熬成膏，取四五钱，熟汤送下，日二三次。

【审查意见】清热降火，滋养津液，为胃液不足的对之方。

2. 胃热第二方

主治：胃热吞酸。

组成：生石膏三钱，鲜梨汁一杯。

用法：煎汤送下左金丸钱半，日二服。

【审查意见】清热降火有效。

（十九）呃逆

1. 呃逆第一方

组成：半夏一两，生姜适宜。

用法：上二味同煎服。

【审查意见】半夏、生姜为降逆止呕特效药，呃逆用之，亦有相当功效。

四、呼吸器病

（一）咳嗽

1. 咳嗽第一方（郑世贤）

主治：伏寒咳嗽。

组成：肉桂，麝香。

用法：研末，贴背脊膏肓穴，即咳痰均减。燥火咳嗽忌用。

【审查意见】二味均有窜透性，能深达内部，功效尚佳，轻症有效。

2. 咳嗽第二方（叶琮）

主治：咳嗽，胃火呕逆及胸满。

组成：胆南星二钱，姜半夏二钱，瓜蒌霜二钱，桔梗钱半，杏仁二钱，苏子一钱，橘红一钱，焦三仙三钱，茯苓三钱。

用法：水煎服。

【审查意见】有降逆行气、止嗽化痰、消滞健胃之效。若胃火逆甚，再加竹茹；肺火咳嗽加条芩；喘者加麻黄。

3. 咳嗽第三方（田藏）

主治：久咳不止。

组成：葶苈子五钱。

用法：淘去浮者，煮令芽出。炒研真酥一鸡子大，大枣七枚，全煎，令酥尽取枣，日食三枚，即止。

【审查意见】神经性咳嗽用之有效。

4. 咳嗽第四方（沈仲圭）

主治：无论外感咳嗽或肺痨咳嗽，服之皆效。

组成：生落花生三钱，叭哒杏仁三钱。

用法：各捣为末，沸水冲服，日久乃佳。

【审查意见】花生润肺化痰，且能健胃；杏仁镇静止咳，殊有良效。单纯性咳嗽，无兼症者，用之相宜。又将杏仁用童便浸七日，治寒热咳嗽，旦夕加重，积渐少食，脉弦紧者，甚效。

5. 咳嗽第五方：宁嗽汤（沈仲圭）

主治：外感咳嗽或内伤咳嗽。惟痰饮及肺虚久嗽，不宜。

组成：真苦桔梗二钱半，贝母三钱，远志肉一钱半，生甘草一钱。

用法：上药水煎服。外感性咳嗽用象贝；内伤咳嗽用川贝，加北沙参三钱尤佳。

【审查意见】咳嗽多痰，用之有效。

6. 咳嗽第六方：止咳散（田藏）

主治：骨蒸咳嗽。

组成：团鱼一尾，柴胡、前胡、贝母、知母、杏仁各五钱。

用法：同煮待熟，去骨节裙，再煮，食肉饮汁。将药焙研为末，仍以骨节裙煮汁和丸，如梧子大。每空心用黄芪汤送下三十丸，日二服，服尽仍以黄芪药调之。

【审查意见】益肺肾，补精髓。痨瘵咳嗽，尚属相宜。

7. 咳嗽第七方（李士英）

主治：痰滞风火，带食积咳嗽。

组成：熟瓜蒌一枚，白蜜、白矾各一钱。

用法：瓜蒌捣烂绞汁，入白蜜等分，白矾一钱，熬膏，一日服二次。早晚各用三钱，开水下。

【审查意见】有宽胸利痰之效。

8. 咳嗽第八方（汪寄圃）

主治：痰饮咳嗽。

组成：葶苈子一两（砚纸冲黑），知母五钱，川贝母二两，紫苏子五钱，枣肉一两，砂糖一两半。

用法：捣碎，和丸弹子大，每以一丸含之，只咽其津，三丸见效。

【审查意见】葶苈子行水下气，利尿祛痰，用治痰饮咳嗽颇效。

9. 咳嗽第九方：加味麦门冬加二百紫菀汤（邓亮）

主治：劳伤咳嗽，唾血痰。

组成：麦冬三钱，生地三钱，阿胶珠二钱，党参钱半，黄连五分，半夏钱半，甘草钱半，桑白皮一钱，白及二钱，紫菀二钱，粳米一撮，大枣三枚（破）。

用法：上十二味，滚水煎，去滓，日二次，食后温服。

【审查意见】润肺燥，去虚热，滋阴、化痰、止血，可用。

10. 咳嗽第十方：加味麻杏石甘汤（霍子实）

主治：风热咳嗽。

组成：净麻黄一钱，生石膏三钱，光杏仁三钱，薄荷叶一钱，轻马勃八分，象贝母三钱，连翘壳三钱，淡豆豉三钱，黑山栀二钱，马兜铃一钱，冬瓜子三钱，生甘草一钱，竹沥膏五钱。

用法：冲服，煎服两次。

【审查意见】清热宣肺，止咳化痰有效。

11. 咳嗽第十一方：贝杏桔合汤（严级苣）

主治：风热肺燥，咳嗽有痰，或带脓血者。

组成：川贝二钱，杏仁三钱，桔梗四钱，百合五钱。

用法：水煎服，若久不止者，加入五味子一钱，百试百验。

【审查意见】治肺热咳嗽及有脓血者，用此方有宽胸、化痰、止嗽之效。

12. 咳嗽第十二方（赵凌云）

主治：湿袭于脾，脾运不化成痰咳。

组成：党参、玉竹各三钱，苏子、生米仁、白术、茯苓、陈皮、半夏各二钱，甘草一钱。

用法：鲜姜引，水煎，温服。

【审查意见】此方有健脾、燥湿、化痰之效。

13. 咳嗽第十三方（吴作民）

主治：积年久嗽，百治罔效。

组成：海蛤粉五分，胡桃肉一两，胆星三钱，杏仁五钱，诃子肉三钱，川贝五钱，南枣十枚。

用法：胡桃、南枣二味捣泥，余药为末，和匀再捣，姜汁和丸，如桐子大。每服二三十丸，姜汤空心下。

【审查意见】能温涩化痰。中气虚弱、久嗽无热者可用。

14. 咳嗽第十四方（秦绍先）

主治：燥咳痰滞，气喘时发。

组成：鹅梨五斤（切片煎汤），法半夏一两（不用制者），茯苓一两，老广皮一两，干姜一两，五味子五钱，炙草五钱，蜂蜜半斤。

用法：先将梨煎煮三次，去滓待用；另将各药煎二次，去滓，和入梨汁内，下蜜，慢火熬膏，瓷罐收贮。每卧用一汤匙，开水冲和饮之，一料收功，永不复发。便泻者忌用。

【审查意见】润燥化痰可用。梨汁性寒，非确有实热者，不可轻用，恐致便溏，且能妨碍消化。

15. 咳嗽第十五方（李银亮）

主治：肺实热，痰壅咳嗽。

组成：紫苏子一钱，杏仁二钱，百合五钱，贝母三钱，枇杷叶三钱，蒲公英五钱，陈皮钱半，半夏二钱，百部二钱，川厚朴钱半。

用法：水煎服。

【审查意见】平素嗜酒，积热壅肺以致咳嗽带痰者，用之有清热润肺、降逆镇咳、止嗽之功。

16. 咳嗽第十六方（康汝鳞）

主治：风寒咳嗽初起。

组成：苏子二钱，杏仁二钱，枇杷叶二钱。

用法：水煎，食前温服。

【审查意见】降气止咳有效。

17. 咳嗽第十七方：四子镇咳汤（程振兴）

主治：小儿连声咳嗽，又名顿咳，俗称蛤蟆咳。

组成：牛蒡子钱半，苏子一钱，青蒿子一钱，甜葶苈子七分，旋覆花钱半（包煎），山楂炭钱半。

用法：水煎服，轻者一剂，重者三四剂。

【审查意见】治小儿因冷食积聚，又感风寒者。有降逆散寒，健胃消食，止咳之效。

18. 咳嗽第十八方（赵凌云）

主治：外感风火，干咳喉疼。

组成：冬桑叶三钱，杏仁（去尖）三钱，兜铃三钱，川贝三钱，栀皮三钱，枇杷叶三钱，梨皮、姜皮二钱。

用法：橄榄为引，水煎汤，温饮。

【审查意见】有清肺、降逆、润燥之效。

19. 咳嗽第十九方：清肺饮（赵复性）

主治：风火咳嗽。

组成：紫菀钱半，前胡三钱，百部钱半，粉草一钱，荆芥钱半，桔梗三钱，茯苓三钱，炒杏仁钱半，细辛五分，瓜蒌三钱。

用法：连服二剂则愈。

【审查意见】感受风寒，有表证者可用。

20. 咳嗽第二十方

主治：外感咳嗽日久不愈，且犯房事。病骨蒸，皮肤如火，每日吐痰烦渴，脉浮洪者。

组成：一味黄芩汤，条芩一两。

用法：水煎服，即愈。

【审查意见】感冒咳嗽，本属风寒侵肺，日久不愈，则入血中。只用黄芩，亦能收功，因黄芩在胃能增加胃酸之不足，以助长消化之功能；至肠中，略有激肠蠕动之效；入血内，能减退组织细胞之氧化机能，以阻止体温增高。故黄芩为清肺凉血之良药，以治肺热咳嗽，有效。

21. 咳嗽第二十一方

主治：久咳不止。

组成：马勃。

用法：马勃研极细，蜜丸如梧子大，每服二十丸，白汤下即止。

【审查意见】热嗽可用。

22. 咳嗽第二十二方

主治：老年气虚喘嗽，以及冬病喘嗽。

组成：知母一两五钱，阿胶二两五钱，冬花二两五钱，五味子二两五钱，桔梗二钱半，人参二钱半，陈皮五钱，兜铃五钱，葶苈子五钱，覆花五钱，杏仁钱半，甘草五钱，半夏钱半，引加乌梅五钱，干姜五钱，枣七斤。

用法：共为细末，蜜丸。如病重，以十分之一煎服，后再以此方作丸久服。

【审查意见】久嗽气弱之人服之为宜，如新病咳嗽者，此方不宜。每服三钱，一日一服。

23. 咳嗽第二十三方

主治：咳嗽不止。

组成：百部二十斤。

用法：捣汁煎如饴，入白蜜三斤共煮，每日早午晚服三次。

【审查意见】肺热之咳嗽，用之有效。

24. 咳嗽第二十四方

主治：痰饮咳嗽。

组成：葶苈子一两（炒黑），知母一两，贝母二两。

用法：上三味为末，枣肉、砂糖和丸弹子大，口中噙化。

【审查意见】肺热咳嗽兼痰饮者有效。

25. 咳嗽第二十五方

主治：暴热咳嗽。

组成：杏仁（去皮尖）二十枚，紫苏钱半，橘皮二钱，柴胡钱半。

用法：水煎，分三服。

【审查意见】此方缺少清热、止嗽之品，宜加入栀子、黄芩各钱半，花粉、贝母各二钱。

26. 咳嗽第二十六方：紫菀款冬汤

主治：久咳。

组成：紫菀二两，款冬三两。

用法：共为末，食后以白滚水送服二钱。每日早午晚分三服。

【审查意见】久嗽而痰涎聚结者宜之。

27. 咳嗽第二十七方

主治：咳嗽。

组成：杏仁一两（炒去皮），桔梗四钱，苏子七钱，花粉五钱，贝母七钱，前胡五钱，陈皮钱，麦冬五钱（去心），桑皮七钱（炙），莱菔子三钱，防风六钱，甘草三钱，枳壳六钱，沙参一两，黄芩一两。

用法：共为末，蜜丸弹子大，每服一丸，姜汤化服。

【审查意见】咳逆上气，夜不得卧，而有燥痰者宜之。丸剂效力缓慢，不如减轻用量，改为汤剂为宜。

（二）痰喘

1. 痰喘第一方（康汝麟）

主治：阴虚，痰喘，胸膈不利。

组成：广皮二钱，川夏曲二钱，茯苓三钱，白芥子二钱，瓜蒌二钱，牛膝二钱，干姜一钱，竹茹八分。

【审查意见】宽胸利气，化痰止喘有效。

2. 痰喘第二方

主治：肺热，痰喘，咳嗽。

组成：白果二十一枚（炒黄），苏子二钱，麻黄三钱，冬花、半夏、桑白皮（蜜炙）各二钱，杏仁（炒）钱半，黄芩（炒）钱半，甘草一钱。

用法：为二服，水煎服。

【审查意见】能清肺化痰，止嗽定喘，用于肺胃燥热者相宜，惟麻黄用量太重，可减为一钱或数分。

（三）咯血

1. 咯血第一方（沈仲圭）

主治：肺病咯血，痰中带血。

组成：旱莲草六两，陈阿胶三两，槐花三两。

用法：先将旱莲、槐花为细末，后将阿胶烊化为丸。每服三钱，日二次，盐汤下。

【审查意见】此方有消炎止血之效，有热者可用。

（四）呼吸困难

1. 呼吸困难第一方（张士才）

主治：风寒阻滞，呼吸不利。

组成：真烧酒半茶盅，大冰糖一两。

用法：和匀，将烧酒燃完自熄，将冰糖开水调服。

【审查意见】能行气去风，寒证可用。

（五）肺痿

1. 肺痿第一方（杜蓂）

主治：肺痿咳血。

组成：薏苡仁末，猪肺一具。

用法：猪肺一具，煮熟切片，蘸薏末，空心食之。

【审查意见】此方补肺之力甚大，纯虚证可用。

2. 肺痿第二方（孙逸圣）

主治：肺伤气极，劳热咳嗽，吐痰带血，肺痿肺痈。

组成：紫菀三钱，知母二钱，贝母三钱，桔梗二钱，茯苓三钱，阿胶三钱①，人参钱半，甘草一钱，五味子钱半。

用法：水煎服。

【审查意见】补气健脾，化痰止嗽，有效。

（六）肺痈

1. 肺痈第一方：南阳肺痈汤（沈仲圭）

主治：肺痈初起，咳吐腥臭，胸肋隐痛，声枯气急。

组成：真苦桔梗三钱，白芥子一钱，生甘草一钱，苦杏仁三钱，川贝母三钱，生米仁三钱，瓜蒌根三钱，黄芩钱半。

用法：水煎服。

【审查意见】排脓止痛，化痰利气，有效。

2. 肺痈第二方（严级苣）

主治：肺痈。

组成：蒲公英一斤（不论干湿），多年红枣一斤，真朱砂五钱（研末）。

用法：用新砂锅，以水煎蒲公英，过淋熬膏；将红枣在膏上滚匀后，撒朱砂末拌匀。每次空心用七枚，开水送下，吃完即愈。

【审查意见】蒲公英为消肿健胃之专药，伍以朱砂，则清热之效益著；再以红枣之甘，既矫其味，又作赋形之药，配合既周，效力亦佳。

3. 肺痈第三方（李银亮）

主治：肺痈。

---

① 原文为"阿胶三锦"，依上下文改。

组成：蒲公英二两，贝母五钱，朱砂五分（另研）。

用法：共为细末，枣肉为丸，朱砂为衣。每丸二钱，每早空心服二丸，白水送下。

【审查意见】此方与第二方相似，只多贝母一味，以治肺痈初起，可用。

4. 肺痈第四方（王培卿）

主治：肺痈。

组成：虎耳草四两，公猪肺（未下水者）一个。

用法：混一处，隔锅炖之，两三次即愈，须忌发物、生冷。如系肺痨，可用真麝与蒜同捣，以布摊成膏药状，而贴于背脊第三椎上，旬日可愈；分量不拘，以稍多为佳，此法会愈多人也。

【审查意见】虎耳草，即石荷叶，主治瘟疫及耳病，多食令人吐痢，治肺痈或许有效。

5. 肺痈第五方：沙木皂角丸（赵青松）

主治：治肺痈痰滞，上焦不利，卒然咳嗽。

组成：沙木一两，皂角（去皮核，酥炙）三两。

用法：共为细末，蜜丸如梧子大。米饮下十丸，每日四服。

【审查意见】沙木，即杉材，性辛温，煮洗漆疮，有效；皂角有祛痰作用，肺痈初起，多痰涩者可用。

6. 肺痈第六方（廖端诚）

主治：肺痈。

组成：陈砂锅一只（砂罐亦可），红砂糖，白及，糯米。

用法：将砂锅研为极细面，用箩筛之，每服用红砂糖开水调服二三钱，俟脓痰恶血唾尽，再用以下白及、糯米等分，微炒为末，炼蜜为丸，如梧子大。每服三四十粒，为肺痈愈后、调养身体之绝妙秘剂。

【审查意见】砂锅治病，见效与否，姑存待试。

五、运动器病

（一）腿痛

1. 腿痛第一方（叶琮）

主治：肾虚腰腿痛，腿脚瘦软。

组成：破故纸三钱，川杜仲三钱，汉防己一钱，川牛膝钱半，胡芦巴钱半，胡桃肉三钱，狗脊二钱，桑寄生三钱，菟丝子三钱。

用法：水煎，饭后服。

【审查意见】补肾舒筋，强壮神经，虚寒证可用。

2. 腿痛第二方（赵凌云）

主治：气血衰弱，腿不伸屈。

组成：全当归、川芎、台参、黄芪、冬桑叶各三钱，鸡血红藤、橘络、羌活、防风、白芍、牛膝、广木香各一钱。

用法：水煎，温饮。

【审查意见】功能活血，行气，健胃，惟羌活、防风不甚相宜，可删去。

3. 腿痛第三方

主治：腿痛。

组成：炙黄芪一两，人参五钱，苍术（米泔浸）一两半，当归（酒洗）一两半，牛膝（酒蒸）一两，秦艽一两，独活一两，杜仲（酒炒）一两，桑寄生一两半，熟地（砂仁、黄酒拌，九蒸九晒）一两，官桂三钱，木瓜五钱，小槐（盐水炒）五钱。

用法：上为末，酒打面糊为丸，如梧子大。每服百丸，空心酒下。

【审查意见】风寒腿痛有效。

（二）痹症

1. 痹症第一方：张氏热痹汤（张泽霖）

主治：热性湿痹。

组成：豆卷、海风藤、木瓜、黑料豆、防己、忍冬藤各三钱五，杜仲、淮牛膝各二钱四，丝瓜络、五加皮、当归、生苡仁、茯苓各四钱，晚蚕沙包煎四钱八。

用法：水煎服。

【审查意见】痹病为神经麻痹，血液循理迟慢。此方有活血化湿、舒筋止痛之效。

2. 痹症第二方

主治：痹症。

组成：飞罗面一两，牛皮胶三钱，姜汁三钱，葱汁三钱。

用法：上共溶和成膏，以皮纸摊贴患处，立刻止痛，效验非凡。

【审查意见】有宣散风寒、止痛之效。

（三）筋骨痛

1. 筋骨痛第一方（冯申礼）

主治：通风麻木，骨节酸痛。

组成：桑寄生三钱，炒冬术二钱，千年健钱半，海风藤二钱，忍冬藤三钱，五加皮二钱，全当归三钱，宣木瓜二钱，川红花一钱，川续断钱半，防风八分，炙草一钱。

用法：水煎，兑绍酒一盅，温服。

【审查意见】活血止痛，舒筋散风有效。

2. 筋骨痛第二方（孙逸圣）

主治：肝肾脾三经气虚，为风寒暑湿相搏，流注经络，凡遇气候更变，必筋骨疼痛。

组成：宣州大木瓜四个。

用法：切盖挖空，一个入黄芪、续断末各五分于内；一个入苍术、橘皮末各五钱于内；一个入乌药、黄松节末各五钱于内（黄松节即茯神中心木也）；一个入威灵仙、苦葶苈末各五钱于内。以原盖盖好，用酒浸透，入瓶内蒸熟，晒干。三浸，三蒸，三晒，共研为末，以榆皮末三钱，水和糊为丸，如梧子大，每服三十丸，盐汤送下。

【审查意见】木瓜能行气通络，为治风要药，再佐以强筋补气，燥湿顺气各品，定能有效。

3. 筋骨痛第三方（田藏）

主治：历节风，筋骨痛。

组成：壁虎三枚（生研），蜻蟖三枚（包煨研），地龙五条（生研），草乌头二枚（生研），木香五钱，乳香末二钱半，麝香五分。

用法：共研成膏，入酒糊为丸，如梧子大。每空心酒调服三十丸。

【审查意见】有疏风行气，活络止痛之效。

4. 筋骨痛第四方

主治：筋骨痛。

组成：浮萍五钱（紫背者佳），菖蒲根三钱，当归二钱。

用法：以酒煮汁，取汗即愈。

【审查意见】因风湿之筋骨疼痛有效。

5. 筋骨痛第五方

主治：遍身疼痛。

组成：生川乌。

用法：为末，每以三钱，入活络丹一丸，再以生姜自然汁同活络丹并川乌末调成稠糊，涂于患处，外以布包，五日后自愈。

【审查意见】由于风寒者有效。

6. 筋骨痛第六方

主治：风湿身痛，不能转侧。

组成：麻黄一钱，杏仁七钱，苡米二两，甘草一钱，苍术二钱，羌活二钱，防己二钱。

用法：水煎服。

【审查意见】此方散风燥湿有效。

7. 筋骨痛第七方

主治：白虎历节风，走注疼痛，两膝热肿。

组成：虎胫骨（酥炙）、黑附子（炮制去皮脐）各一两。

用法：上为细末，每服二钱，温酒送下，七日再服。

【审查意见】寒腿用之有效。两膝热肿，非此所宜。

六、循环器病

(一) 水肿

1. 水肿第一方（霍泰生）

主治：脾肾虚寒，发为水肿。

组成：炮附子二两，焦白术、肉桂、吴茱萸、炒川椒、炒茴香、木香、紫厚朴（姜汁炒）各一两，泽泻（炒）、煨肉果各半斤，肉蔻、茯苓各一两五钱。

用法：上为末，陈米饮糊丸梧子大，每服五七十丸。紫苏汤或砂仁汤送下。

【审查意见】有健脾利水、祛寒渗湿之效。

2. 水肿第二方：逐水丹（王履安）

主治：水脏病。

组成：甘遂五钱，海马一条，蝼蛄一个。

用法：上药焙干，研细末，另用小麦曲糊为丸，如梧桐子大，每服三钱，用胶泥水送下。

【审查意见】实证有效。

3. 水肿第三方（郝玉如）

主治：水肿胀满。

组成：赤尾鲤鱼数斤（重者一条）。

用法：破开洗净，以生姜五钱，研末入腹内，外以纸裹，黄泥封固，放笼内煨热，去纸泥研末。如肿在上者，食头；如肿在下者，食身尾；和粥食尽，即效。

【审查意见】病久虚弱者可用。

4. 水肿第四方（张士才）

主治：水肿胀外治法。

组成：麝香二厘，梅片二厘，车前子二钱，大蒜头三瓣。

用法：麝香二厘，梅片二厘，临时放脐上。另用车前子二钱，生研，鲜者更佳；大蒜头三瓣，捣和敷脐上，以布缚紧。再以酒罐泥在锅内炒熟，手巾包裹，乘热熨之，则溲多胀退。

【审查意见】此方利尿止痛有效，可供取用。

5. 水肿第五方（卢育和）

主治：水肿，面浮，外治法。

组成：土狗（即蝼蛄）一个，轻粉一钱。

用法：为末，每用少许，嗅入鼻孔内。以黄水出尽，则面肿自消矣。

【审查意见】治法甚奇，可备试用。

6. 水肿第六方（孙逸圣）

主治：水肿，腹大如鼓，或遍身浮肿。

组成：大红枣一斗，大戟苗（连根带叶）四五斤。

用法：大红枣一斗入锅内，以大戟苗连根带叶四五斤，覆其上，添水多半锅，用瓦盆盖好，将枣煮熟，以水尽为度，取出，每空心食枣十余枚。将枣食尽时决愈。

【审查意见】戟枣并用，功而不峻，与古方十枣汤同一用意。

7. 水肿第七方（李文杰）

主治：水肿，水臌。

组成：土狗一个，巴豆一个，商陆四两，荞面四两。

用法：前二味研末，同荞面拌匀作面片。商陆熬水，将商陆取去，用水煮面片。一顿服完，泻水而愈。忌盐、醋、酱一百天，犯者难治。

【审查意见】泻水峻剂，实证可用，商陆用量宜减。

8. 水肿第八方：荞戟饼（李守孝）

主治：水肿而喘。

组成：生大戟一钱，荞麦面二钱。

用法：水和作饼，炙热为末，空心作茶服，以大小便利为度。

【审查意见】体壮实者可用。

9. 水肿第九方（赵炳）

主治：水肿气喘。

组成：大冬瓜一枚，赤小豆。

用法：大冬瓜一枚，切盖去瓤，以赤小豆填满，合盖以纸封固，阴干。用糯糠两罐，入瓜在内，煨至火尽，取出切片，同赤小豆焙干为末，糊丸。每服七十丸，冬瓜子汤下。

【审查意见】冬瓜、赤小豆有利水消肿之功，药性平和，可资应用。

10. 水肿第十方（刘铭）

主治：四肢肿胀。

组成：干鸡屎一斤（炒），黄酒三碗。

用法：以酒煮鸡屎至一碗，去渣饮之。少顷腹中动，作泻一二回。次日以田螺二个，滚酒煮熟，食之，即止。

【审查意见】有利尿消胀、温散之功，寒证为宜。但鸡屎内服，实觉难以下咽，如有其他办法，此方不必滥用。

11. 水肿第十一方（唐明芳）

主治：水病囊肿。

组成：牡蛎粉（煅）二两，干姜（炮）一两。

用法：共研末，冷水调糊，以鸡羽扫于囊上，须臾囊热如火。干即再涂，以小便利为止。

【审查意见】散寒渗湿有效。

12. 水肿第十二方（杜蕈）

主治：偏身水肿，及下部水肿症。

组成：鸭头血。

用法：取雄鸭头血，乘热空心服下，厚盖取汗即愈。

【审查意见】存得考证，暂不给奖。

13. 水肿第十三方

主治：阴肿如斗。

组成：生诸葛菜根。

用法：生诸葛菜根，洗，去泥，捣烂涂之即消；如无鲜者，以干者水浸捣涂亦可。

【审查意见】诸葛菜即芜菁也，用治阴囊肿，是否生效，尚待试用。

14. 肿胀第十四方

主治：身面及四肢水肿。

组成：赤小豆五合，大蒜一个，生姜五钱，商陆根一条。

用法：用水煮烂，去药，空心食豆，旋旋唾汁，令尽，肿即消矣。

【审查意见】赤小豆为治水肿之要药，佐以大蒜，更能使血行增速，并能由中枢神经而传于气管枝神经，令气管枝四周之黏膜分泌增加，以迫痰水外出，病势自轻。

15. 水肿第十五方（曲居易）

主治：水气浮肿。

组成：绿豆半合，大蒜三瓣，黄鲫鱼三尾。

用法：入水煮烂，去鱼，只食绿豆。以汁调商陆末一钱，温温服下，遂即消散，百发百中。

【审查意见】可资应用。

16. 水肿第十六方

主治：水肿胀满。

组成：甘遂二钱二分，黑丑一两半。

用法：共为末，每服一钱五分，水调服，或糊丸亦可。

【审查意见】此方逐水之力强大，壮人宜之，虚人慎用。

（二）努伤

1. 努伤第一方：去瘀生新汤（霍子实）

主治：因负重努力而起之吐血症。

组成：全当归二钱，紫丹参二钱，怀牛膝二钱，茜草根二钱，川贝母二钱，刘寄奴钱半，仙鹤草三钱，真新绛八分，川郁金钱半，竹茹三钱，白茅花钱半，芜蔚子三钱，参三七三分（研细末，另包，藕汁二两冲服）。

用法：水煎，连服两次。

【审查意见】此方有祛瘀活血、正血之效，努伤出血，皆因血管扩张过度，肺脏血管破裂之出血也，服此方血止后，宜安心静养十余日，不可劳动，方能痊愈，否则恐引起其他续发症状。

2. 努伤第二方（李银亮）

主治：努伤吐血。

组成：制乳香一钱，苏木钱半，茜草一钱，郁金钱半，参三七二钱，白及钱半，胡椒五分，白茅根二钱，焦地榆二钱。

用法：生姜引，水煎服。

【审查意见】止血行瘀有效。

3. 努伤第三方（张宷铨）

主治：五志不节，劳伤心脾，以及气上动胸，遂致咳嗽、努伤咯血。

组成：紫参三钱，花蕊石二钱，蒌仁二钱，天冬二钱，白芍二钱，生地炭钱半，侧柏叶钱半，白茅根钱半，枳壳一钱，辽沙参三钱，粉草钱半，生贡术二钱，寸冬三钱。

用法：水煎服，吐血倾盆，每服一茶杯；细血微见，顿服半茶杯，次日再服。上部见血，以原方审用；若系努伤见血疼痛，须酌加。二岁以内婴儿，童便二七，药煎成加入，每饭后服之，切勿太冷及过热。

【审查意见】内有瘀热者，此方可用。

七、神经系病

（一）神经衰弱

1. 神经衰弱第一方（姚佑泰）

主治：气血虚弱，汗自出，状若惊悸。

组成：当归三钱半，熟地黄三钱半，人参一钱，柏子仁三钱，酸枣仁五钱，犀角钱半，茯神钱半，沉香钱半，龙齿钱半，珍珠母三分。

用法：共为细末，炼蜜成丸，如梧子大。开水送下，每次二钱。

【审查意见】有滋补安神之功。

2. 神经衰弱第二方（周小晨）

主治：肝火旺盛，午夜潮热，精神萎靡。

组成：粉丹皮三钱，黑山栀三钱，绿荔梅一钱，黑元参一钱，银柴胡二钱，当归须一钱，白芍七钱，龙脑、薄荷各一钱，龙胆草六分。

用法：将各药除黑栀外，生用，水先煎龙脑、薄荷，后加入各药。

【审查意见】清解肝火，滋补血液，消除燥热，可用。

3. 神经衰弱第三方（任鹤亭）

主治：气血虚弱，肾水亏损，以致食欲减少，肌骨发热者。

组成：甘枸杞、生熟地、山萸肉、远志肉、五加皮、石菖蒲、地骨皮各一两。

用法：研细末，装入绢袋，浸烧酒中十四日。每服一二盅。

【审查意见】滋阴补血，消除烦热，肾阴亏损者可用。

4. 神经衰弱第四方（赵定之）

主治：男女诸虚百损。

组成：九熟地五钱，母丁香二钱，龙骨粉二钱，威灵仙钱半，山萸肉二钱，细木通钱半，远志肉二钱，云故纸三钱，肉苁蓉二钱，大茴香二钱，巴戟肉三钱，牡蛎粉二钱，菟丝子二钱，当归片一两，荜登茄钱半，车前子二钱，炒干漆钱半，桑螵蛸二钱，广木香三钱，云茯苓五钱，马兰花二钱，南沉香三钱，白蔻仁三钱，川乌片二钱，辽细辛钱半，白檀香二钱，香附米五钱，川芎片三钱，黑杜仲三钱，鹿角霜二钱，生白芍二钱。

用法：共为细面，以梨花蜜为丸，每丸二钱重，每服二丸。空心温黄酒送下，或白开水亦可。

【审查意见】此系古方，用治男女虚损各病，尚能见效。但以体温不高者为宜。

5. 神经衰弱第五方（严级苣）

主治：面黄肌瘦，腰膝软痛，食欲不振，举动即汗。

组成：赤白首乌各半斤（黑豆拌，九蒸九晒），茯苓四两（乳拌），当归、枸杞、菟丝子各四两（俱酒浸），牛膝四两（酒浸，同首乌第七次蒸至第九次），破故纸四两（黑芝麻炒）。

用法：以上全研末，以蜜做丸，如桐子大。每服三十丸，空心白开水送下。

【审查意见】强壮专药，肾亏血虚者可用。

6. 神经衰弱第六方

主治：补肾虚，强筋骨。

组成：冬青树子。

用法：取冬至日冬青树子多些，盐酒浸一宿，九蒸九晒，以瓶收贮。每日空心温酒下七十粒，卧时再服，百日内精神顿发。

【审查意见】宜与他药配合用之，效力较大。

7. 神经衰弱第七方（王天元）

主治：心胆被惊，神不守舍，恍惚健忘。

组成：天南星一斤，琥珀一两，朱砂二两。

用法：先掘土坑一尺，用炭火烧赤。然后去火，入酒五斤，渗干，可将南星放在内，覆盆，以灰塞之，勿令泄气。次日取出为末。琥珀一两，朱砂二两，共为末，姜汁糊丸，梧子大，每服三十丸，人参、菖蒲煎汤送下。

【审查意见】天南星，因含有安息香酸，故用为镇痉、镇痛、祛痰、健胃等剂。按此方之配制，注重镇痉祛痰，虚热者用之有效。

8. 神经衰弱第八方（赵庆山）

主治：腰腿疼痛，阳事不举，及一切虚损之症。

组成：麻油一斤四两（煎滚，入芝麻四两），甘草二两，天冬、麦冬、远志（俱酒浸去心）、生地（酒洗）、熟地（酒蒸）、牛膝、蛇床子（俱酒洗）、虎骨（酥炙）、菟丝子（酒浸）、鹿茸（酥炙）、肉苁蓉（酒洗）、川续断、紫梢花、木鳖子（去壳）、杏仁、谷精草、官桂各三钱。

用法：文武火熬至枯黑色，去渣，下黄丹（飞过）半斤，松香半斤，用槐柳枝不住手搅，再下雄黄、硫黄、龙骨、赤石脂各为末二钱，乳香、没药、木香、母丁香各为末五钱，蟾酥、麝香、阳起石各为末二钱，黄占一两。搅匀俟冷，瓷罐盛之，以蜡封口，入井中浸三日，去火毒，用绢摊贴脐上。

【审查意见】此方能促进血液循环，增加胃液，刺激神经，虚寒证用之有效。

9. 神经衰弱第九方：和荣通络汤（霍子实）

主治：足跟疼痛，不便步履。足跟乃肾脉发源之地，肝经所过之路。因肝肾两亏，经脉失于荣养。

组成：大生地三钱，厚杜仲三钱，淮牛膝（炒）二钱，嫩桑枝四钱，白归身二钱，川断肉三钱，甘杞子三钱，潼蒺藜三钱，大白芍二钱，杜狗脊三钱，六味地黄丸三钱。

用法：包煎，分两次服。

【审查意见】有滋补肝肾，强壮筋骨之效。

10. 神经衰弱第十方

主治：虚劳夜热，咳嗽，梦遗，羸瘦，盗汗，吐泻等症。

组成：河车十个，老鸭一只。

用法：将老鸭一只，每以水煮河车一个，不必洗净，分作三日喂完，一月之中，将十个喂完。将鸭烹调，令病者食之即愈。如能连服三鸭，当即体强力壮矣。

【审查意见】河车即紫河车，俗名胎儿衣，用时宜抽去紫筋，为五劳七伤，诸虚百损之专剂，体质虚寒者可用。

11. 神经衰弱第十一方：猪肚丸

主治：遗精，梦泄，不思食，羸瘦，气弱，咳嗽，渐成劳损症者。

组成：白术五两（土炒），苦参三两（去红皮，取肥白者），牡蛎四两（取左头者佳，研末）。

用法：上共为末，以雄猪肚一具洗净，煮极烂捣为丸，如梧子大。丸时如觉燥，稍加热蜜；若觉过湿，量加山药粉。每日早晚以米汤各送下三钱。忌食猪肝、羊血、番茄，久服自觉见效。

【审查意见】有健脾、清热、涩精之功，可用。

12. 神经衰弱第十二方

主治：虚劳咳嗽。

组成：荬菱细根约三四两。

用法：荬菱捣碎，将陈好酒煮绞汁，每日一二次，半月即愈。

【审查意见】荬菱细根不知何物，存疑待考。

13. 神经衰弱第十三方

主治：男女诸虚百损。

组成：川芎、当归、辛夷、白芷、杜仲、干姜、白术、藁本、木兰、桂皮、防风、荆芥、白薇、枳实、甘菊、菖蒲、薄荷、乌头、附子、藜芦、皂角、甘松、山柰、大茴、细辛、羌活、檀香、藿香、小茴、木香、甘草、零陵香各二两。

用法：以上共三十二味，每味二两咀片，装入枕头内，日常枕之，百病可除。

【审查意见】此方以辛香温燥之药，枕于头下，以治虚损，用法亦甚新奇，贫血虚寒之症，可以试用。

14. 神经衰弱第十四方

主治：男女身虚气弱，血清骨寒，元阳不固等症。

组成：当归（酒洗晒干）、杜仲（盐水炒）、白莲芷（拣净）、肉苁蓉（去甲，酒洗晒干）、巴戟（去骨）、淫羊藿（剪边去毛，炙，牛乳、羊油、酥油均可）、菟丝子（酒浸晒干）、沙蒺藜（盐水童便人乳酒浸）各二两，白茯苓（去皮，入乳拌蒸）、怀牛膝（肥者，酒洗晒干）、破故纸（盐水炒），以上各八两，甘枸杞（红色去蒂）八两，鱼鳔蛤粉一斤（炒成珠），肉桂（去皮）二两，附子二钱。

用法：共为细末，炼蜜成丸，每服三钱至五钱，开水空心服。

【审查意见】补气益血，安神固表，用于气血虚寒，神经衰弱者，厥为相宜。

15. 神经衰弱第十五方

主治：少年肾亏，脚软且痛。

组成：杜仲。

用法：每次用杜仲一两半，酒水各半煎服，数次即愈。

【审查意见】杜仲有补肝肾、益精气、强筋骨、除腰痛之功，久服甚效。

16. 神经衰弱第十六方：和平散

主治：虚劳而未成劳者。

组成：熟地（砂仁、黄酒拌，九蒸九晒）一两，山药（炒）一两，山萸三钱，麦冬三钱，枣仁（炒）一钱，人参一钱，茯苓二钱，陈皮一钱，炙草一钱，沙参三钱，白芥子（炒）一钱，芡实五分，白芍（酒炒）三钱，莲蕊（去心）八分，丹皮一钱。

用法：水煎，温服。

【审查意见】滋阴补气有效。

17. 神经衰弱第十七方

主治：劳嗽吐血。

组成：麦冬十两，生地十两（酒浸），橘红三两，桔梗二两，甘草二两，龙眼肉八两，苡仁（淘净炒熟），川贝母（糯米炒熟，去米不用），苏薄荷五钱。

用法：麦冬、生地、橘红、桔梗、甘草、龙眼肉煎成膏。加苡仁、川贝母、苏薄荷，忌火，共为细末，拌入前膏中，时时挑入口中噙化。

【审查意见】有清热润肺之效，但缺少止血之品，宜酌量加入。

18. 神经衰弱第十八方

主治：虚劳骨蒸。

组成：熟地、当归各三钱，白芍（炒）、川芎各二钱，柳根（或用枝叶皆可）一两（酒炒）。

用法：水煎服。

【审查意见】此方为四物汤加柳根，对于轻症有效。

19. 神经衰弱第十九方

主治：骨蒸劳伤。

组成：猪胆一枚，猪脊髓一条，童便一盅，柴胡、前胡、乌梅、胡黄连各一钱，薤白七根。

用法：同煎，温服，不过三服，其效如神。

【审查意见】此方有疏散、清热、补虚之效。

20. 神经衰弱第二十方

主治：虚劳遗精。

组成：五倍子一斤，白茯苓四两，龙骨二两。

用法：共为末，水糊为丸，梧子大。每服七十丸，空心盐汤下。

【审查意见】有收涩补益之效。

21. 神经衰弱第二十一方（沈仲圭）

主治：神经衰弱，肾亏久遗，胃纳不振。

组成：绵芪二两，江西子二两（土炒），广木香一两，远志肉一两，金樱子三两，交元党三两，云茯神三两，花龙骨四两，龙眼肉三两，焦麦芽三两，桑螵蛸三两（炙黄），大熟地六两，春砂末四钱半，炒枣仁三两，断山药四两，败龟板五两。

用法：上药十六味，拣选上料，如法炮制。清水熬三次，各滤取浓汁。加建莲粉、酥芡实粉，各半斤，调匀为丸。每早晚嚼三服。

【审查意见】滋补健胃剂，可以采用。

22. 神经衰弱第二十二方

主治：骨蒸劳热。

组成：柴胡钱半，胡黄连、秦艽、鳖甲（醋炙）、青蒿、地骨皮（甘草浸）、知母各一钱，甘草五分。

用法：水煎，食后服。

【审查意见】滋阴退热有效。

（二）痫证

1. 痫证第一方：守宫膏（赵图南）

主治：久年惊痫。

组成：守宫一个，珍珠、麝香、龙脑各一分，苏薄荷汤。

用法：守宫一个，剪去四足，连血研烂，入珍珠、麝香、龙脑各一分，再研匀，以苏薄荷汤调服。事先或吐、或下，去痰涎，而后用此，大有神效。

【审查意见】可备试用。

2. 痫证第二方：加减抱胆丸（石玉）

主治：实热痰涎壅盛之癫痫、疯狂等症。

组成：水银二两，黑铅一两五钱，朱砂一两（研末），乳香一两，顶门子一钱（研），甘遂三钱（研末），熊胆一钱（研末）。

用法：先将黑铅入勺子内，下水银结成砂子，次下朱砂、乳香、甘遂、顶门子、熊胆等药，趁热用柳木槌研匀，成丸鸡头大。每服半丸，以金银花、薄荷煎汤送下一丸，可除根。

【审查意见】用治实热痰盛之痫，有镇惊化痰之效。

3. 痫证第三方：止痫汤（武敬善）

主治：各种痫症，无论初得或日久均可。

组成：人参三钱，黄芪三钱，当归三钱，白术三钱，桂枝二钱，葛根二钱，防风二钱，南星二两钱，远志二钱，菖蒲二钱，茯神二钱，甘草一钱，陈皮一钱（引）。

用法：小儿酌减，上为汤剂，顿服。

【审查意见】气虚有痰者可用。

4. 痫证第四方：磁朱定神丸（李隆英）

主治：初患神经兴奋、多痰之类痫。

组成：茯神一两，顶好沉香三钱，麝香一钱，磁石三钱，琥珀三钱，辰砂三钱。

用法：以上各药，共为细末，水泛为丸，以辰砂为衣，如桐子大。每服一钱，空心，开水送下，连服十余天即愈。

【审查意见】有安神、开窍、镇逆之效。

5. 痫证第五方

主治：癫痫日久，身体虚弱者。

组成：猪心一具，青黛花一两，甘遂二钱，朱砂二钱，顶门子二分，全蝎一条，熊胆四分。

用法：先将猪心用竹刀剖开。将各药研末，以鲜猪血调匀，纳入猪心内，以线缝之，麻纸包裹三层，用慢火煨干。去猪心，将药取出，再研细末。以全蝎、熊胆与前药搅匀，再研，用米糊丸。分七次，以猪心汤送服。

【审查意见】痰热症可用，有开窍逐痰之功。

6. 痫证第六方（曲友直）

主治：多年痫病。

组成：腊月啄木鸟一个，石膏二两，铁粉一两，炮附子一两，朱砂一分，麝香二分，龙脑一钱。

组成：用瓦罐一个，底上铺荆芥穗一寸厚，将鸟放上；再盖芥穗一寸厚，倾入无灰酒二碗，盐泥封固，炭火煅之，以酒干为度，取出放冷，与各药共研细末。每服一钱，先服温水二三口，然后用温酒送下，即卧，间日一服。

【审查意见】能兴奋神经，促进血液循环，制止痰涎。体质弱者，可以试用。

7. 痫证第七方：牛黄降痰散（李文杰）

主治：疯狂，癫痫，血热涌，痰迷心窍。

组成：雄黄五分，雌黄五分，人参四分，梅片五分，山栀一钱，牛黄五分，急性子百五十个，生绿豆一百五十个。

用法：用捣细面，每服四钱，生蜜水送下。

【审查意见】虽能清解血中热毒，祛除痰涎，但非体质健壮不可轻用，故以初次患者相宜。

8. 痫证第八方：宣络消瘀汤

主治：痫证初起，实热，口涌血沫，胸中热壅，心窍迷蒙。

组成：茯神三钱，犀角二钱，天竺黄二钱，血丹参二钱，菖蒲钱半，郁金二钱半，川贝母二钱，广橘络二钱，麝香二分，生绿豆五钱，竹叶一撮。

用法：共为细面，以绿豆生捣为丸，竹叶煎汤送下。

【审查意见】清热降痰、通行各窍，实热熏脑者可用。

9. 痫证第九方（赵全德）

主治：患者多时，痰迷心窍，且系虚弱者。

组成：胆星三钱，木香三钱，沉香二钱，天竺黄二钱，枣仁二钱，石菖蒲二钱，远志肉二钱，茯神二钱，朱砂二钱（飞净）。

用法：先将各种药品研成细末，每服三钱，用姜汤送下，早晚服均可。

【审查意见】清降痰涎，安定神识，通行方，可用。

10. 痫证第十方

主治：疯痫。

用法：按病者年岁，用牛虱若干，研汁，连皮加无灰酒服，立效。如年不满三十岁，用虱亦须以三十枚，否则恐力不及也。

【审查意见】牛虱古方未见用者，近世难有预解痘毒之用，但终非所宜。至治疯痫之说，能否生效，暂存试之。

11. 痫证第十一方

主治：妇人忽然癫狂，见男子抱住不放，此乃思慕男子不可得而致。

组成：柴胡一钱，白芍一两，当归五钱，元参三钱，白芥子一钱，茯神三钱，菖蒲一钱，麦冬五钱，山栀（炒）三钱，甘草一钱。

用法：水煎服，如不肯服，用人灌之。

【审查意见】此症为肝木枯槁，内火盛炽，脉必出寸口。此方有平肝、散郁、祛邪之效。

12. 痫证第十二方

主治：痰迷心窍。

组成：甘遂二钱，猪心血，朱砂一钱。

用法：甘遂为末，猪心血和药，入猪心缚定，纸包煨之。取末入朱砂一钱，分作四丸。每服一丸，将心煎汤调下，大便下痰为验。

【审查意见】甘遂攻决痰水，朱砂镇惊，猪心血用作引导。对于痰迷心窍之痫证，不妨一试。

13. 痫证第十三方

主治：癫狂五痫惊悸之一切怪症，此皆痰火实盛也。

组成：大黄（酒蒸）四两，黄芩（酒炒）四两，赭石（煅）五钱，沉香三钱半，牙皂五钱，犀角尖五钱，麝香五分。

用法：上为细末，水为丸，朱砂为衣，每服四五十丸，白水下。

【审查意见】此方有清痰泻下之功，可资应用。

14. 痫证第十四方

主治：气郁不舒，怒气不能发泄，其人时发风痫。

组成：人参三钱，茯神一两，白术（土炒）三钱，半夏三钱，南星（胆制）钱半，附子一钱，菖蒲三钱。

用法：水煎服。

【审查意见】此方寒症有效，但缺少舒散之品，宜加香附、木香各钱半。人参、茯苓用量过重，宜减半用之。

15. 痫证第十五方（岳焕章）

主治：专治各种痫证。

组成：远志一钱，甘遂一钱，朱砂二钱，赤金三钱。

用法：上药共为细面。鲜猪心一具切四瓣，将上药渗入猪心瓣内，用白纸七层包好，放灶筒内，熏干，研细面。分做四份，空心开水送下。

【审查意见】痫有多种，有因气血虚弱者，有因神经过敏者，有因先天遗传者，此方能滋养心血，治气血虚弱者有效。

16. 痫证第十六方（郑世贤）

主治：治诸羊癫风，时常跌倒，不省人事。

组成：皂矾一两（煅红），鱼胶一两（切断面炒），铅粉一两（炒黄），朱砂三钱。

用法：以上研极细末，每早空心，陈酒服三钱。

【审查意见】古方，痰重者可备用。

17. 痫证第十七方（孙逸圣）

主治：羊癫风。

组成：雄黄、天竺黄、川贝各五钱，琥珀一钱，麝香、胆星一两，全蝎十四个（去足酒洗），远志肉（甘草汁泡），钩藤、防风、化州橘红、姜衣、羌活、茯苓、天麻、菖蒲各二钱，蝉蜕三十个，白附子二钱。

用法：共为末，炼蜜为丸，如龙眼大。每服一丸，开水下。

【审查意见】凡能促进血液循环，制止痰涎壅盛，刺激神经，以及健胃各药，用治疯痫，均有相当之功效。

18. 痫证第十八方：补中活血汤（杜梦林）

主治：痫证，俗名羊羔风。

组成：生芪五钱，小洋参一钱，茯神钱半，丹参钱半，归身钱半，川芎钱半（炒），川贝一钱（去心），真降香一钱，生枣仁三钱，生草一钱，元肉三钱，石菖蒲一钱，麦冬一钱，蔻米五分，巴戟天三钱。

用法：上药水煎服。共服七剂后，再服下药转气丸。

19. 痫证第十九方：转气丸方

主治：痫证。

组成：生芪五两，潞参三两，茯神三两，白术二两，当归五两，白芍五两（炒），熟地二两，萸肉三两，山药五两（炒），芡实三两，故纸二两，柴胡二两，巴戟天五两，螵蛸三两，砂仁一两，霜桑叶一两。

用法：以上共为细末，炼蜜为丸，如梧子大，每早晚盐开水送下，服一料，即除根。

【审查意见】气血虚弱者，服之有效。

20. 痫证第二十方

主治：大人、小儿忽然昏晕倒地，五痫之症。

组成：朱砂（水飞，用猪心一个，割开入砂五钱，湿纸包，慢火炙熟，去砂入后药与病人，空心服），南星二两（姜制），巴豆五钱，石灰一碗（炒红，入红于灰内，待冷取仁，将灰又炒，又以仁入内，再取出用草纸，摊去油灰不用），全蝎（去头足尾炙）二钱，龙胆草二钱。

用法：上为末，面糊丸，如梧子大。每服十五丸，姜汤送下。

【审查意见】此方有祛风镇静，化痰泻下之效。

21. 痫证第二十一方（李国英）

主治：羊角风。

组成：枭鸟一头。

用法：此症无论男女，得者极多，均乏良方治之。可以枭鸟一头（即夜猫子），白水熬烂，不置油盐佐料，连肉带汤食之，两次即愈，后不复发。有此症者，可速试之，当知言之不谬也。

【审查意见】用治风痫之轻症，或可有效。

22. 痫证第二十二方：医痫无双丸

组成：南星、半夏二味各一两（用白矾、皂角、生姜煎汤浸一日夜，切片，盐汤煮干，去皂角、矾姜不用），川芎三钱，当归身（酒洗二两），石膏二两，天麻七钱，僵蚕（炒）五钱，生地（黄酒浸）一两，荆芥穗五钱，辰砂五钱，独活五钱，犀角五钱，白茯苓五钱，人参五钱，远志（甘草水泡，去心）五钱，麦冬（去心）五钱，白术（土炒）五钱，陈皮（去白）五钱，枣仁（炒）五钱，黄芩（酒炒）三钱，黄连三钱，白附子（煨）三钱，珍珠（制）三钱，甘草三钱，金箔二十片。

用法：上为细末，好酒打稀糊为丸梧子大，金箔为衣，每服五十丸，空心白滚水送下。

【审查意见】此方有搜风化痰，清热补气之效，对于体质素弱者有效。

23. 痫证第二十三方

主治：痫证。

组成：辰砂（光明者）一两，乳香（光莹者）五钱（去油），枣仁（炒）五钱。

用法：共为末，温酒调下，恣饮沉醉，听睡一二日勿动。万一惊悟，不可复治。

【审查意见】轻症可用。

（三）头痛

1. 头痛第一方（刘铭）

主治：头风不治，必损牙或眼，以偏者为害尤烈。

组成：川楝子，烧酒。

用法：余家人患此症，以川楝子（药店购）加烧酒少许，炒之入包袱内，熨之。左则熨左，右则熨右。用数次便已除根。

【审查意见】熨法，可使血管扩张，肌肉松动，神经弛缓，有止痛之效，头风症可用。

2. 头痛第二方（王培卿）

主治：脑虚头痛。

组成：猪脑一对，鸡蛋两枚，陈酒，冰糖。

用法：用猪脑一对，挑净血筋，不宜落水。鸡蛋两枚，打碎，加陈酒、冰糖，与净猪脑同入碗中，蒸熟食之。如是两次即愈。

【审查意见】有补脑之效，可备试用。病轻可愈，重症恐药力太薄。

3. 头痛第三方（张沛南）

主治：久年头痛。

组成：黑牛粪。

用法：取黑牛粪，以瓦焙干成末，再取三伏天晒热之土成粉，混合后，以温黄酒调敷于头上，两三次断根。

【审查意见】效否待试。

4. 头痛第四方

主治：远年头风，时常发作者。

组成：斑蝥一个，小黄蚬壳一个。

用法：用手指挨切头上，有一处切着，更觉酸痛者，以笔记之。用斑蝥一个，去头翅足研末，安于所记之处，盖以小黄蚬壳一个，用包头扎好。过一夜，起一小泡，以针刺出黄水，其痛苦若失，永不复发矣。

【审查意见】此法甚善，可资一试。

5. 头痛第五方

主治：风热偏头痛。

组成：白芷，南星，半夏，川乌，草乌。

用法：各等分为末，每服二钱，开水下。

【审查意见】有散风减热之功。

6. 头痛第六方

主治：因感受风热而患偏头痛。

组成：蓖麻子、乳香各等分。

用法：研涂患部立愈。

【审查意见】通行方，宜随左右捣贴太阳穴上为善。

7. 头痛第七方

主治：偏头中风痛。

组成：荆芥穗三钱，生地一钱，防风一钱，当归二钱，白菊花三钱，生草五分。

用法：水煎服。

【审查意见】清热散风有效。

8. 头痛第八方

主治：头痛。

组成：元胡七枚，青黛二钱，皂角二两。

用法：共为末，调成小饼，如杏仁大。病人仰卧，以水化开，以竹管送入鼻中，男左女右。觉药味至喉，令病人坐，咬铜钱一个，涎出盈盆即愈。

【审查意见】用法甚奇，待试。

9. 头痛第九方

主治：风火头疼。

组成：香白芷八钱，川芎三钱，炙草三钱，川乌头三钱（半生半熟）。

用法：共为细末，每服一钱，食后服，引用清茶薄荷汤冲服。

【审查意见】风寒证有效。

10. 头痛第十方

主治：偏头痛。

组成：生地二钱，苍耳子三钱，柴胡一钱，川芎一钱，甘草一钱。

用法：水煎，饭后服。

【审查意见】有清热、散风、止痛之效。

（四）瘫痪

1. 瘫痪第一方（孙逸圣）

主治：诸风无论新久，手足缓弱，口眼歪斜，语言蹇涩，筋脉挛急，骨节疼痛等症。

组成：白花蛇一条（温水洗净，去头尾骨刺，取净肉一两，酒浸透），全蝎（炒）二钱，当归、防风、羌活各三钱，独活、天麻、赤芍、甘草各五钱。

用法：共合一处，以绢袋盛贮。用糯米五升，蒸熟，如常造酒法，以袋置缸中，待成取酒，同袋密封煮熟，置阴地七日。出毒后，每早温饮数盅，半月即见效。

【审查意见】花蛇、全蝎，为治风要药，功能窜达血液，刺激神经，再制为酒，直引深入，足可祛风活血，通利关节。

2. 瘫痪第二方：麻木神效丸（温碧泉）

主治：专治手足麻木，半身不遂，筋骨强痛，肌肉不仁。

组成：茯神二钱，母丁香一钱，桂心一钱，丹参一钱，威灵仙二钱，薄荷叶四钱，淫羊藿三钱，木耳八两，胡桃一个（去皮）。

用法：除胡桃外，均研成末，炼蜜为丸。木瓜、黄酒酌量为引，将丸药一次服完，末服胡桃肉，随即就寝。起先腹内觉热，旋及全身，醒后即愈。

【审查意见】此方之功，全在木耳，并以木瓜、黄酒为引，以治寒湿证有效，能深达各组织，刺激脑神经及末梢神经，使各器官均为兴奋。

3. 瘫痪第三方：舒肝养血膏

主治：肝火燥血，手足缓弱，麻木挛急并疼痛者。

组成：女贞子二两，广陈皮二两，霜桑叶二两，熟地二两，旱莲草二两，白芍二两，黑芝麻二两，枸杞子二两，杭菊花二两，归身二两，黑豆二两，南烛叶二两，玉竹二两，朱茯神二两，沙蒺藜二两，炙甘草一两，远沙参一两，麦冬二两，阿胶一两半，白蜜一两半。

用法：上药以天泉水浸一日夜，调汁熬成膏，每日即时服六钱。

【审查意见】通行方，可用。

4. 瘫痪第四方（陈莲峰）

主治：偏枯，半身不遂。

组成：青瓢黑豆一斤，松节油四两，蜂蜜一斤，高粱酒六斤。

用法：浸一星期，早晚饮酒一杯，另加西药房发售之马钱子五滴。服此半月，行走如常。

【审查意见】半月行走如常，未免言过其实。不过以松节油与高粱酒之表里挥发，使血液循环增强，或可收减轻之效。

5. 瘫痪第五方：冯了性药酒（李文杰）

主治：半身不遂，腰腿疼痛，中风等症。

组成：枸杞七钱，故纸四钱，牛膝四钱，人参六钱，川乌四钱，山萸六钱，茸片六钱，南茴三钱，桂枝四钱，巴戟七钱，草乌四钱，桂楠四钱，杜仲六钱，虎骨六钱，淫归藿六钱，年健七钱，生姜一两五钱，白归四钱，独活七钱，于术七钱，紫草七钱，广皮一两五钱，九地一两二钱，山奈六钱，苁蓉六钱，木瓜七钱，龟板七钱，白蔻八钱，海马一对，番木鳖（切片，去皮毛，油炙），红糖斤半，酒十斤（此名虎骨酒，入后药同熬，乃成冯了性酒）。川乌二两，草乌二两，川羌活一两，白附子一两，麻黄四两，南星一两，佛手五钱，粉草一两，荜茇一两，红糖斤半，水三四斤。

用法：后药同前药装入布袋内，水润透，入酒瓶内封口。以铁锅一口，酒瓶安放中间，加水煮沸二炷香，候冷启开，酒即成。

【审查意见】通经络，活血脉，祛风寒，补脑髓有效。

（五）腰腿痛

1. 腰腿痛第一方（任鹤亭）

主治：湿伤经络，腰腿疼痛。

组成：宣木瓜五钱，枫树叶一钱，龟板钱半，全当归二钱，制乳、没各五分，广木香五分，川杜仲三钱，防风一钱，梅苍术二钱，防己一钱。

用法：白酒引，水煎，温服。

【审查意见】有散风燥湿、活血舒筋之效。

2. 腰腿痛第二方（谢长余）

主治：腰脊因汗出当风，以致冷痛、骨软麻痹。

治法：先用肉苁蓉、良姜、蛇床子、丁香、马兰花、韶脑各一两，木鳖，蟾酥，共为末，蜜丸弹子大。每用一丸擦腰眼一千遍，软绸护之，过三日再用，后药贴之。赤石脂、天冬、麦冬、生地、熟地、紫梢花、蛇床子、鹿茸、谷精草、防风、元参、厚朴、虎骨、菟丝子、木香各一两，丁香、肉桂、川断、赤芍、黄芪、肉苁蓉、白龙骨、杜仲各二钱，附子二个，蓖麻子（去油）五十粒，穿山甲钱半，地龙二钱，木鳖子、硫黄、没药各一钱，血蝎、乳香各二钱，松香、黄蜡各四钱，麝香一钱。用麻油二斤，将面入油内浸三日，再熬全黑色去渣，用槐柳枝搅至滴水成珠。俟冷用绢摊贴腰眼，其效如神。

【审查意见】凡腰脊疼痛，多系肾部亏损，以致风寒侵蚀。此方有活血祛寒，滋补肾水之效，惟只外用，恐见效缓，再兼内服，则当能速愈。

3. 腰腿痛第三方：祛风活血汤（李棠甫）

主治：腰腿疼痛，四肢难举者。

组成：桑寄生二钱，威灵仙三钱，宣木瓜钱半，口防风二钱，白附片二钱，川芎片二钱，明乳香二钱，秦艽片二钱半。

用法：生姜三片为引，水煎，临卧时空心服，服后四肢能动。腰部仍疼时，加焦杜仲二钱。

【审查意见】医风先医血，血行风自灭。此方有舒筋、活血、止痛之效，四肢重者，可再加牛膝，或木瓜重用。

4. 腰腿痛第四方

主治：气血虚弱，腰腿疼痛，年久不愈者。

组成：南木耳十两，当归、川芎、白芍、牛膝、肉桂各一两六钱，乳香、没药各一两六钱。

用法：共为末，每服三钱，黄酒送下。

【审查意见】通和血脉，散寒止痛，有效。

5. 腰腿痛第五方

主治：气滞腰痛。

组成：牵牛不拘多少。

用法：将新瓦烧赤，放牵牛于上，自然半生半熟。取末一两，入木香研末五钱，研匀，分作三次。每次用白面三匙，水和杆开，切成细条。五更初，以水一碗煎熟，连汤温下，二三次即痛止。

【审查意见】内有湿热痰饮积滞者可用。

6. 腰腿痛第六方

主治：男、妇之腰腿疼痛。

组成：荆芥三钱，白麻根三钱，松罗茶三钱，干榨黄酒三斤，家鸡一只（去毛洗净）。

用法：以上放入砂锅内煮熟，连吃代喝全服完即愈。男用公鸡，女用母鸡。

【审查意见】腰腿疼痛，由于风湿而来者，此方有效。

7. 腰腿痛第七方

主治：凡男、妇腋肋、臂腿、腰间等处，忽如火热，肿硬如石，痛不可忍。

组成：糯米炊饭，少加食盐、葱管。

用法：共捣掩患处，过宿即松。此法用二三次即愈，其渣勿倾鱼池或河内。

【审查意见】此方止痛有效。如为淋巴腺炎，宜用铅糖（西药房出售）明矾水，行温腌法有效。

8. 腰腿痛第八方

主治：肩背、腰腿等处，感受风湿气，以致漫肿无头。皮色不变，惟痛疼麻水筋抽，不能转侧动摇。

组成：沉香五分，丁香五分，木香五分，麝香五分，乳香六分（灯草炒），甲片五分（炒）。

用法：共研细末，和匀。以大核桃壳半个，将药末装入待用。以手按切患部着骨处，最痛之置，用墨记之；再用干面，以水调做生馒头面，作一个圈子，圈住墨记之处；将核桃壳置面上，用湿荷叶一张盖护，以防火星落下，荷叶中间挖一孔，露出核桃壳，将艾团作龙眼核大，放核桃壳上，以泉香点火灸之；初一二壮不觉热，至六七壮觉热；能受热者，可灸十四五壮；不能受热者，只灸十一壮，其毒即消，病重者如此三次痊愈。

【审查意见】香薷之品，有祛风活血之功，可用。

9. 腰腿痛第九方

组成：猪腰子一个。

用法：新瓦盖合，焙干焦，研末，黄酒为引。忌生冷。

【审查意见】以腰治腰之法，效否，尚存待试。

10. 腰腿痛第十方（王良辅）

组成：黑木耳一斤，川乌、草乌、川牛膝、苍术各一两。

用法：上五味，共为细末，炼蜜为丸，如桐子大。每服二钱，早晚每服一次，开水送下。

【审查意见】木耳治腰腿疼痛及麻痹有效，但妇女用之有碍生育，慎之。

11. 腰腿痛第十一方（李德甫）

组成：川乌二两，草乌二两，川羌活二两，柴胡二两，没药五钱，乳香五钱，马前子四两。

用法：先将前六味用活流水一大碗，煮半碗，以汁煮马前子；令汁尽，铺马前子于木板上晒干，用猪脂上火入锅化开，炸黄为末。食前每服二分，日三服。上部引川芎，中部引桔梗，下部引牛膝，煎汤送服。

【审查意见】风湿之腰腿痛可用。

12. 腰腿痛第十二方

组成：苍术一两，全蝎五钱，草乌、炮附子各二钱，天麻三钱。

用法：共为末，每服一钱，空心，豆淋酒送下。再加黑丑一钱更妙。

【审查意见】有祛风散寒之效，湿寒证可用。

（六）口眼歪斜

1. 口眼歪斜第一方：天仙膏（李银亮）

主治：卒暴中风，口眼歪斜。

组成：天南星一个，白及二钱，大草乌头一个，僵蚕七个。

用法：共为末，用生鳝鱼调成膏，敷歪处，觉正洗去。

【审查意见】化痰散风，促进血液循环，可用。

2. 口眼歪斜第二方（赵秀松）

主治：中风口歪。

组成：苇筒（长五寸）。

用法：一头刺入耳内，四面以面密封不透风；一头以艾灸之，七壮，患左灸右，患右灸左，即愈。

【审查意见】散寒活血，可循试用。

3. 口眼歪斜第三方

主治：口眼歪斜。

组成：蓖麻子四十九粒（去皮捣泥），麝香一分，膏药适宜。

用法：用布剪成圆形，将蓖麻子泥摊在中间，膏药摊周围，麝香撒在麻子泥上。贴患处，左歪贴右，右歪贴左。

【审查意见】有挥发性，能使血液循环增强。

4. 口眼歪斜第四方

主治：痰迷心窍，中风不语，牙关紧闭，目直视，口不能合者。

治法：宜针少商、合谷二穴。

【审查意见】轻症能救济一时，如果见效，尚须再服活络通窍之剂。

（七）手足痉挛

1. 手足痉挛第一方（叶琼）

主治：因风湿致手足拘挛，举动艰难。

组成：木瓜三两，苍耳子五钱，生姜一两。

用法：绍酒煮烂，捣如浆粥，裹患处，冷则熨之。

【审查意见】气血虚寒者可用。

2. 手足痉挛第二方（温月亭）

主治：病后中风，手足拘挛，腰腿疼痛。

组成：母丁香、真茯苓、紫油桂各二钱，白木耳六钱，桃仁五两。

用法：各药均各研极细末，合一处，分为十二包。每日清晨，用黄酒服一包，每料约用黄酒三斤。

【审查意见】有舒筋散寒之效。

3. 手足痉挛第三方

主治：气血虚弱，风淫筋挛，四肢疼痛。

组成：川芎分半，木瓜二钱，当归三钱，五加皮钱半，桂枝一钱，红花一钱，续断二钱，天麻一钱，秦艽钱半，桑枝三钱。

用法：水煎，兑黄酒一盅。空心服。

【审查意见】舒筋活血，可用。

（八）失眠

1. 失眠第一方（赵秀松）

主治：心血虚弱失眠症。

组成：当归三钱，川芎一钱，麦冬三钱，炒枣仁一钱，炒远志一钱，元肉三钱，茯神三钱，炙芪三钱，焦术三钱，东参三钱，琥珀钱半，百合二钱，炙草一钱，大枣三枚（去核），朱砂二钱。

用法：分二次冲服。

【审查意见】有补气、养血、安神之效。

2. 失眠第二方

组成：灯草一两。

用法：煎汤代茶，饮后即睡。每日晚间不可饮茶。

【审查意见】灯草治失眠，效否待试。

（九）麻木

1. 麻木第一方（王俊）

主治：感受风湿，手足麻木，腰腿疼痛。

组成：金毛狗脊三钱，川牛膝一钱，海风藤二钱，宣木瓜三钱，桑枝二钱，松节二钱，续断二钱，杜仲二钱，秦艽二钱，桂枝一钱，归身五钱，虎骨胶三钱，河水二大碗。

用法：煎留一半，空心温服，白酒少许为引。三剂愈。

【审查意见】能活血散风，刺激神经，宣泄滞气，舒筋骨，通经络。

2. 麻木第二方

主治：男女四肢麻木不仁。

组成：白苣子二两，枸杞二两，南木耳四两，蜂蜜四两，芫荽子一两。

用法：为丸，黄酒每早送下二钱。

【审查意见】麻木多系风湿。上列各药能活血脉，壮筋骨，除风湿，可用。

3. 麻木第三方

主治：手足麻木，时发疼痛，或成瘫痪者。

组成：生川乌（不去皮）、五灵脂各四两，威灵仙五两。

用法：洗焙为末，酒丸梧子大。每服七至十丸，盐汤下，忌茶。

【审查意见】此方之配合，川乌能祛风燥湿，治风痹血痹，半身不遂；五灵脂能通利血脉；威灵仙能通五脏经络，疗顽痹痛风，腰膝冷痛。用治麻木瘫痪，尚称效剂。

4. 麻木第四方

主治：年久麻痹，关节风，疼痛不仁，男女同用。

组成：草乌头半斤（去皮为末）。

用法：用袋一件，盛豆腐半袋，入乌末于中，再将豆腐装满，压干，入锅中煮一夜，即坚如石。取出晒干为末，每服五分。冷风湿气，生姜汤送下；麻木不仁，葱白汤送下。

【审查意见】草乌头，虽能祛风湿，开顽痰，但吸入血中，能减低血液之循环，使末梢及脑神经均麻痹，肌肉弛缓。外用相宜，内服多量，恐反增剧。

5. 麻木第五方

主治：凡男、妇别处皆无痛痒，只大腹上麻痹不仁，乃风郁腹部也。

组成：葱白。

用法：煮葱白，食之自愈。

【审查意见】散风有效。

6. 麻木第六方

主治：满身麻木。

组成：楝树子（炒炭研末）。

用法：壮者每服五钱，虚者每服三钱，以黄酒调下即愈。

【审查意见】存待试。

7. 麻木第七方

主治：麻木疼痛。

组成：威灵仙五两，生川乌、五灵脂各四两，炒山甲二两。

用法：共为末，醋糊丸梧子大。每服五七丸，盐汤送下，忌茶。左手加桂枝，左腿加怀牛膝更妙。

【审查意见】有搜风散寒、祛湿之效。

（十）中风

1. 中风第一方

主治：卒中风，手足不仁，口眼歪斜。

组成：苍术二钱，独活钱半，当归二钱，黄芩二钱，防风二钱，麻黄一钱，半夏二钱，杏仁二钱，川芎一钱，白鲜皮二钱，天麻二钱，姜三片，红枣四枚为引。

【审查意见】轻症有效。

2. 中风第二方（郝玉如）

主治：中风，半身不遂。

组成：麻黄一斤，竹沥三钱，焙麝香一钱。

用法：用麻黄一斤，水十盅，减五碗，去渣，再熬成稀糊，摊纸上，贴浑身不病处，上下令遍。但除七孔，其病处不糊，然后以竹沥三钱，焙麝香一钱，共研末，热酒调服。就卧须臾，药行如风声，口吐恶水，身出臭汗如胶，乃急去糊纸，别温麻黄汤洗之，调养十余日即愈。

【审查意见】麻黄发汗，麝香通节，此亦治风之法，效否待试。

3. 中风第三方

主治：角弓反张，目直上视，中风不语等症，初感者宜之，日久则不可用。

组成：乌药钱半，胆星二钱，半夏二钱，独活钱半，青皮钱半，黄连钱半，苏子二钱，全蝎二钱，竹茹二钱（青），沉香一钱（研），天麻二钱，僵蚕二钱，芒硝五分。

用法：冲煎服。

【审查意见】荣卫空虚，而阴火上升以助虚阳。而肝脏木旺风摇，故见角弓反张，目直上视，并不语诸症。此方能降胸中之逆气，气降而火亦清，火清而痰下，诸症遂愈。

4. 中风第四方

主治：中风不语。

组成：半夏二钱，枳实二钱，陈皮二钱，人参二钱，甘草四钱，南星三钱，茯苓二钱，菖蒲二钱，竹茹二钱，风化硝二钱，生姜五片为引。

【审查意见】此方有豁痰清热、利气补虚之效。

八、新陈代谢病

（一）糖尿病

1. 糖尿病第一方

主治：消渴症，即糖尿病。

组成：梨。

用法：用好梨，日当饮食，渴时吃梨，饥时亦吃梨，约食百余斤即愈。

【审查意见】古人治消渴饮水症用香水梨或鹅梨极效，此方系独用梨当饮食，病固能去，但胃弱者宜斟酌。

九、泌尿器病

（一）小便不通

1. 小便不通第一方（张宗铨）

主治：癃闭，小便不通，以致肿枯，不论久近何因，及愈利愈闭，诸药不效。

组成：白鱼一两，蜣螂五钱，蝼蛄五钱。

用法：大人内服一钱至二钱，量人虚实用。小儿十丸，白鱼取时留粉，蜣螂去足具，选真实大个生用。蝼蛄必须有翼的，无翼则不效，除去上半节及翅微炒。精血滞闭，用怀牛膝二钱，煎汤送下；重阴沍寒，及外感郁内阳，俱用葱白煎汤送下；上窍不通致闭，以此丸捣面，热水调热服；其余皆以阴阳水冷送下。

【审查意见】蜣螂能破癥瘕，性极烈，凡非体壮病实者不可用。

2. 小便不通第二方（任绍和）

主治：小便实热壅闭。

组成：蜣螂虫三钱，干地鳖虫三钱。

用法：捣末，煎水服之。

【审查意见】药性峻烈，体壮实者可用，且蜣螂用末，煎服尤烈，孕妇忌服。

3. 小便不通第三方：蚯蚓茴香汤（李守弟）

主治：老人尿闭。

组成：白头蚯蚓、茴香等分。

用法：杵汁，饮之即愈。

【审查意见】药性和平，尚堪服用。

4. 小便不通第四方（李守弟）

主治：胞转小便不通。

组成：死蜣螂二枚。

用法：用死蜣螂二枚，烧研末，井华水调服。

【审查意见】破瘀峻药，非体质壮者不可用。

5. 小便不通第五方（王化清）

主治：小便不通。

组成：甘草，甘遂。

用法：甘草末一两，煎汤内服，甘遂末一两，敷脐下立效。

【审查意见】此系古方，可备试用。

6. 小便不通第六方

主治：虚寒小便不利，尿不出。

组成：葱一斤。

用法：捣如泥，放肚脐上，用开水热壶底暖，觉热后，即移之，尿即出。

【审查意见】虚寒证因一时禁闭者，用之有效。

7. 小便不通第七方

主治：心经留热，小便赤涩。

组成：山栀（去皮）、大黄、连翘、炙草等分为末。

用法：水熬，服三钱即利。

【审查意见】能泻三焦温热，解小肠积毒。如系因邪热侵滞而便赤者，可用。

8. 小便不通第八方

主治：小便不利，数日不尿者。

组成：用麦秸一撮。

用法：煎水服之能愈。

【审查意见】膀胱因积热尿不出者可用。

9. 小便不通第九方

主治：小便不通。

组成：葱管，麝香。

用法：用干面做一圈子，圈于脐眼，高寸许，以葱管装麝香，直安脐中。圈内以盐填满，将艾圈安葱项项上灸之，令艾火之热气，直透脐内，三四次或五次，其便立通。

【审查意见】因寒之小便不通，此方有效。

10. 小便不通第十方

主治：小便不通。

组成：蜗牛十枚，麝香一分。

用法：共捣如泥糊，贴脐中，通后去之。

【审查意见】利尿有效。

(二) 尿血

1. 尿血第一方（赵凌云）

主治：膀胱热，尿血不止。

组成：生地一两，小蓟五钱，白茅根三钱，车前子二钱，益智仁二钱，生草为引。

用法：水煎，温饮。

【审查意见】尿血有热者可用。

2. 尿血第二方

主治：小便因积热尿血者。

组成：白茅根一撮，车前草三根。

用法：清水煎服。

【审查意见】膀胱积热甚者服之，能泻火消瘀，尿血利尿。

3. 尿血第三方

主治：小便出血，尿道疼不可忍。

组成：淡豆豉五钱。

用法：煎汤，温服。

【审查意见】有清热之效，轻症可用。

(三) 小便不禁

1. 小便不禁第一方（杜蔓）

主治：小便不禁。

组成：石榴一个（连内籽儿烧存性）为细末，用鲜植白皮四钱。

用法：煎汤，然后入药，即石榴灰再煎。分二次，早晚空心，各服一次。

【审查意见】小便不禁，系膀胱括约肌迟缓所致，石榴性温涩，内含鞣酸极多，服之有效。能活血散风，刺激神经，宣泄滞气，舒筋骨，通经络。

2. 小便不禁第二方

主治：小便不禁。

组成：甘蔗，青蒿梢一两。

用法：生酒煎服，三日痊愈。

【审查意见】存待试。

（四）遗尿

1. 遗尿第一方

主治：妇人产后遗尿。

组成：猪胞、猪肚各一具，糯米半升。

用法：糯米入胞内，更以胞入肚内，同时煮食。

【审查意见】滋补虚弱，可用。

十、生殖器病

（一）遗精

1. 遗精第一方：鱼菟固精丸

主治：虚劳遗泄，阴精大亏。但脾无湿热，胃不呆滞者，服此大佳。

组成：蛤粉（炒鲫鱼胶八两），龙骨五两，丹皮三两，人乳（拌蒸），潼蒺藜四两，云苓四两，石莲（连壳去心炒）三两，酒煮菟丝子五两，远志二两。

用法：各药除石莲外，皆生晒，不见火，研粉为丸。每服二钱，食前淡盐汤下，日三次。

【审查意见】健脾、补肾、固精道，用之有效。

2. 遗精第二方：五倍子丸（沈仲圭）

主治：遗精延久，精管弛缓，虚象迭见。

组成：五倍子一两，莲心一两，花龙骨八钱，白茯苓八钱。

用法：为末，水泛为丸，每服三钱，淡盐汤下。

【审查意见】此方有固精止涩之效，遗精延久，虚象迭见，用之甚当。

3. 遗精第三方（房西亭）

主治：精滑。

组成：秋石、黄芡实、茯苓、莲肉各四两。

用法：为末，枣和丸梧子大。每服三十丸，空心盐汤送下。

【审查意见】通行方，有效。

4. 遗精第四方：治浊固精丸（杜蒉）

主治：白浊遗精。

组成：龙骨二两，莲蕊须二两，莲子肉二两，芡实二两，山药二两，白茯苓二两，茯神二两，生地一两，黄柏一两，甘草五钱。

用法：上药为末，用金樱子二斤，捣碎熬膏，和药为丸，如梧子大。每服六十丸，临卧时米饮下。

【审查意见】用于体虚肾亏，相火浮动者，有止涩、补虚、清火之功。

5. 遗精第五方：秘元煎（严级苣）

主治：遗精带浊。

组成：远志一钱，淮山药二钱，芡实二钱，枣仁二钱，白术、茯苓各钱半，人参二钱，五味十四粒（畏酸者去之），金樱子二钱（去核），炙草一钱。

用法：水煎，空心温服。

【审查意见】气虚脾弱者，可用。

6. 遗精第六方（米荣惠）

主治：专治遗精、白浊、盗汗、虚痨等症。

组成：桑螵蛸（炙黄）、白龙骨（煅）各用一两。

用法：共为细面，每服二钱，盐汤送下，以愈为度。

【审查意见】止涩专药，证属单纯虚弱者，用之有效。

7. 遗精第七方：补尔肺肾丸（沈仲圭）

主治：肺病遗精。

组成：大熟地八两（砂仁末八钱拌），云茯苓三两，鲟鳇胶六两，金樱子四两，净萸肉四两，粉丹皮三两，潼沙苑四两，童牛脊髓六两，野山药六两，建泽泻三两，苏芡实四两，白花百合六两。

用法：上药各选上品，除金樱子煎汁，牛脊髓生捣外，余药各研粉末，混和入金樱汁、牛髓水，泛为丸，如赤豆大。早、午、晚食前各服二钱，淡盐汤送下。

【审查意见】有健脾润肺，固气助肾之效。

8. 遗精第八方：龙虎固精丸（马德清）

主治：一切肾虚遗精及滑精等症。

组成：真海狗肾二钱（酒浸一日，锉细），童牛脊筋四钱（盐渍阴干），龙骨五钱（煅），熟地五钱，黄芪四钱（蜜炙），山萸五钱（去核），芡实四钱，牝羊睾丸一对（盐渍阴干）。

用法：照方炮制，研成细末，蜜丸如赤豆大。每饭后服七丸，一日三次，开水送下。病深者，临睡加服一次。

【审查意见】功专滋阴补肾，可用。

9. 遗精第九方

主治：梦遗及肾虚遗精。

组成：黄柏，蛤粉。

用法：黄柏、蛤粉为细末，蜜丸梧子大，青黛为衣，开水送下。

10. 遗精第十方

主治：遗精。

组成：石菖蒲一两，白果十四个（去皮壳）。

用法：生酒煮服。或用海金砂一两，木香一钱，为末，面和为丸，莱菔子大，朱砂为衣，临睡时白开水送七丸或九丸。或用韭菜子研末，早晨黄酒冲服。

【审查意见】夜梦遗精，乃系相火旺盛。黄柏能泻相火，清湿热。若系阴虚泄精，蛤粉又能滋补肾阴。故凡肾水不足，痿厥腰疼等症，用黄柏、蛤粉，定能奏效。惟脾胃虚寒者禁用第十方。健脾燥湿之效，有湿证者可用，金砂、木香只能利尿，于遗精无补。

11. 遗精第十一方

主治：肾虚遗精。

组成：女贞子一斤，丹皮三两，马料豆一升，破故纸二两，五味子一两，茯苓四两，杜仲二两半（盐水炒）。

用法：共为末，水泛为丸。每早服四钱。

12. 遗精第十二方：固精丸

组成：黄连、生地、归身、炙草、酸枣仁（去壳净，炒研）、茯神、远志肉、人参、石莲子肉各等分。

用法：蜜丸梧子大，每早晚各服二钱，淡盐水送下。

13. 遗精第十三方

组成：白术六两，苦参三两，牡蛎三两。

用法：共为末，猪肚一具，煮烂捣丸梧子大。每服四十丸，日三服，酒下。

14. 遗精第十四方

组成：杜仲三钱，破故纸三钱，青盐五两。

用法：入猪小肚内煮食之。

15. 遗精第十五方

组成：莲子心二钱，朱砂一分。

用法：共为末，空心服。

【审查意见】上列数方，十一、十四两方，滋补腰肾有效；第十三方有健脾固精之效；第十二、十五两方心肾不交，烦热失眠者用之相宜。

16. 遗精第十六方

主治：遗精。

组成：半夏一两（洗十次切破），木猪苓二两，（同炒黄，出火毒，减去猪苓，）牡蛎一两（炒）。

用法：共捣烂，以山药捣糊，丸如梧子大。每日以茯苓汤送下三十丸。

【审查意见】此方治内有湿热之遗精，尚属可用，但缺少清热之品。

17. 遗精第十七方

主治：病愈之后，不分昼夜，合目则遗精。

组成：木贼五钱，川芎五钱，粉葛一钱，蛇蜕一寸半（瓦上焙燥），挂壁尘五钱（即乌龙尾，取米店内者佳）。

用法：共研细末，好酒为丸。每服三钱，开水送下，服一料即愈。

【审查意见】病后衰弱，精神不固，不分尽夜，合目则遗，此乃体质大衰之症。应以大剂补涩之品，或可补救于万一，此方恐难胜任。

（二）阴痿

1. 阴痿第一方：蚕蛾丸（赵图南）

主治：丈夫阴痿症。

组成：未连蚕蛾一两。

用法：去头并翅，炒为末，蜜丸梧子大，每夜服一丸。

【审查意见】可备试用。

2. 阴痿第二方（郭永福）

主治：阴痿。

组成：潞参三钱，熟地三钱，仙灵脾二钱，鹿茸五两，全归五两，锁阳三钱，菟丝子三钱，炙草一钱。

用法：水煎服。

【审查意见】有壮阳、补肾、益气之效，神经衰弱之阴痿可用。

3. 阴痿第三方

主治：阴痿，精滑，子宫寒冷，腰膝冷痹。

组成：阳起石、石龙子、蛤蚧、生犀角、附子、草乌头、乳没、血竭、细辛、黑芝麻、五倍子各等分。

用法：以上十二味，全研末，以生鳝鱼和丸，如梧子大，朱砂为衣。每空心酒下百丸，久即生奇效。

【审查意见】通行方，可用。

4. 阴痿第四方：秘精固肾丸

主治：阴痿症。强筋壮骨，添精补髓，活血健脾，助阳种子。

组成：黄毛茸二两（炙酥），高参二两半，鹿角胶二两（牡蛎粉炒成珠），晚蚕蛾二两（炒），熟地四两（黄酒砂仁拌蒸），枸杞二两（酒蒸），自归二两（酒洗），川牛膝二两（酒洗），补骨脂二两（炒），杜仲炭二两（姜汁炒），巴戟天二两（酒洗），南锁阳二两（酥炙），韭子二两（炒），葱子二两（炒），何首乌八两（黑豆蒸九次去筋），金樱子二两（去毛子），巨胜子二两（炒），楮实子二两，鸡子四个（炙黄），鸽蛋五十个（煮熟入药），苁蓉二两（去鳞甲）。

治法：上药捣粗末，将鸽蛋捣烂，全药拌匀，晒干为面，蜜和为丸，桐子大。每服三钱，开水下。

【审查意见】滋补专药，有效。

5. 阴痿第五方

主治：少年之人患阳痿。

治法：秃笔头烧灰，酒下二钱，再以泥鳅照常置食，数日即愈。

【审查意见】存待试。

6. 阴痿第六方：赞育丹

主治：阴痿精衰，虚寒无子等症。

组成：熟地（炒，黄酒拌九蒸九晒）八两，白术（土炒）八两，当归六两，枸杞六两，杜仲（酒炒）、仙茅（酒蒸）、巴戟（甘草汤炒）、山萸肉（去核）、淫羊藿（羊脂油拌炒）、肉苁蓉（酒洗去鳞甲）、韭子（炒黄）各四两，蛇床子（微炒）、制附子、肉桂（盐水炒）各二两。

用法：共为末，炼为蜜丸，如梧子大，或加人参、鹿茸。

【审查意见】虚寒证用之有效。

7. 阴痿第七方

主治：阴痿。

治法：好烧酒和黄泥，涂阴毛际处一日，其阳即起。

【审查意见】有刺激性，能使局部充血，可用。

8. 阴痿第八方：强阳丹

主治：阴萎。

组成：熟地（砂仁、黄酒拌，九蒸九晒）一斤，肉桂（盐水炒）三两，覆盆子三两，炙黄芪二斤，巴戟六两，柏子仁三两（去油），麦冬三两，当归六两，白术（土炒）八两。

用法：共为末，炼蜜为丸，如梧桐子大，每日滚水送下一两。

【审查意见】由于纵欲过度，伤及肝肾，此方有效。

十一、妇科

（一）经病

1. 经病第一方（赵秀松）

主治：经水先期，色紫者。

组成：当归三钱，炒吴萸钱半，酒白芍钱半，川芎钱半，茯苓钱半，自地二钱，醋香附二钱，丹皮钱半，炒元胡钱半，广皮钱半，条芩三钱，鲜姜三片。

用法：水煎，温服。

【审查意见】有清热活血之效。

2. 经病第二方：妇人归附丸（张聘之）

主治：调和气血，兼可种子。

组成：香附一斤（砂锅内醋煮极热，水洗，焙为末），归身十两（酒洗，切片，焙为末），鹿角二两（去粗皮锤末，绵纸垫锅内，文武火焙干，炒为末）。

用法：上三味研末，醋糊为丸，桐子大。每服三两，早晚服，白水送下。

【审查意见】虚寒证可用。

3. 经病第三方：通经散（李棠甫）

主治：腹内有瘀血块，每逢行经之日，行三日服三副，行二日服二副。

组成：熟地炭钱半，当归三钱，川芎二钱，炒白芍钱半，炒桃仁一钱（研），红花饼钱半，炒元胡二钱，怀牛膝二钱，三棱钱二分，莪术钱二分，制香附二钱，广皮二钱，吴萸钱半，炒小茴香一钱，炙草二钱，黄酒二盅为引。

【审查意见】有活血行瘀、止痛之效，虚弱者不宜。

4. 经病第四方（成信德）

主治：治老年经行不止。

组成：黄芩心二两。

用法：用黄芩心二两，醋浸七日，炙干，又浸炙七次，醋糊为丸。陈酒送下。

【审查意见】血分有热者可备一试。

5. 经病第五方：通经散（刘铭）

主治：室女经闭。

组成：茜草三钱，陈酒一盅。

用法：水煎，服三剂，如经尚未通，再服一二剂必通。

【审查意见】通经活血可用。

6. 经病第六方：通经散（李文杰）

主治：经闭成痨。

组成：血余四两，黄连一两，瓜蒌一个。

用法：上三味，泥封固，烧存性。血竭五钱，没药一两，共为细面，六天服完。

【审查意见】有活血行瘀之效。

7. 经病第七方（谢长余）

主治：妇女月水不调，小产，难产，男子危疾将绝。如久服能乌须发，听耳明目，延年益寿。

组成：紫河车一具（男用女胎，女用男胎。米泔洗净，新瓦焙干研末），龟板（童便浸三日，炙黄），黄柏（盐、酒浸炒）一两半，杜仲（酥炙）一两半，牛膝（酒浸）二两二分，生地二两，砂仁六钱，茯苓二两。

用法：绢袋盛入，瓦罐酒煮七次，去茯苓、砂仁不用；杵地黄为膏，天冬（去心），麦冬（去心），人参（去芦）各一两半，共为末，同地黄膏入酒米糊丸，如小豆大。每服八十丸，空心盐汤下，冬月酒下。如女人可加当归二两。

【审查意见】有温补之效，寒证可用。

8. 经病第八方（田藏）

主治：妇人久无月信。

组成：藏红花一钱，牛尿一茶杯。

用法：用牛尿一小茶杯，泡浓顿服。若见红过多，急饮米汤。

【审查意见】专用红花，便有行瘀之效，血瘀者可用，牛尿可去。

9. 经病第九方（李雅菴）

主治：经闭六月有奇，血不养肝。

组成：逍遥散（柴胡、当归、白芍、白术、茯苓、炙草、生姜、薄荷），四物汤

（当归、川芎、白芍、地黄）。

用法：先服逍遥散三副，肋痛，午后寒热往来，悉退。又服四物汤四副，全身抽缩亦退，饮食大进，又照四物汤加桃仁、红花、三棱、莪术，又服二副，腹内少痛，而经水始来。

【审查意见】因忧郁愤怒而来之经闭，当有效。

10. 经病第十方

主治：经期久闭。

组成：二蚕沙一两（炒黄），好酒一斤。

用法：好酒一斤，煮沸澄清，去沙，每日温服一盏即愈。

【审查意见】通行方，可用。二蚕沙即原蚕沙。

11. 经病第十一方

主治：经闭。

组成：茜草根一两。

用法：水酒煎服，一日即通。

【审查意见】血热之经闭用之有效。

（二）子宫症

1. 子宫症第一方（景寿轩）

主治：子宫下脱。

组成：五倍子一两，蕲艾一两，蛇床子五钱，明矾一两，铁锈五两半。

用法：先煎铁锈五六沸，后入各药再煎，乘温洗之。如冷再煎再洗，五六次即可上升。

【审查意见】此方寒证用之为宜，但亦须兼服升提之药，方有效。

（三）带下

1. 带下第一方（庞世瑞）

主治：赤白带下，下元虚满。

组成：白果、莲肉、江米各五分，胡椒钱半。

用法：共为末，用乌骨鸡一只，去肠，盛药，瓦器煮烂。空心，分数次食之。

【审查意见】有健脾散寒之效。

（四）干血痨

1. 干血痨第一方（卢育和）

主治：闺女干血痨，唇红肉瘦。

组成：啄木鸟（瓦焙存性）。

用法：研末，每服五分，黄酒送下。

【审查意见】按：啄木鸟对于干血痨有效否，存疑待试。

2. 干血痨第二方（严级苣）

主治：干血痨。

组成：真四川大黄（要大块）。

用法：先入酒缸泡七日，取出上笼蒸过，放太阳晒之，晒一日之久，再入酒缸泡七日，再用笼蒸一炷香久。如此反复九泡、九蒸、九晒，即可备用。挫为末，每服二钱，红花水送下。

【审查意见】有吊痰破瘀之效。

3. 干血痨第三方：破血袋

主治：专治妇女干血痨。

组成：白附子、穿山甲、川乌、草乌、破故纸、葶苈子、猪牙皂、川椒、丁香、苦丁香、巴豆（去皮）、甘草各四分。

用法：共研细末，用绸绢包好，拴细绳一条，塞入阴户内，子宫口外，绳头露于阴户外，以备取时之便利。只一天工夫，血块就要破动，血破时，药包随之掉下。

【审查意见】经验方，可备用。若发热虚弱之人，药量虽轻，亦所不宜。

4. 干血痨第四方

主治：骨蒸虚劳，经闭不通。

组成：猪胆汁一枚，猪脊髓一条，童便一盅，柴胡、前胡、乌梅、胡黄连各一钱，韭白七根。

用法：同煎，温服，三服即效。

又方：乳儿童便五碗，煎取一碗，入蜜三匙和之，每服二碗，服数次即愈。

【审查意见】调和气血，补益精髓，用治虚劳症相宜。

5. 干血痨第五方

主治：妇女干血劳，盗汗等症。

组成：红嘴鸽子一个，血竭五钱。

用法：用纯粹白毛红嘴鸽子一个，不用刀杀，水灌死，将毛拔净，用竹刀开肚，忌铜、铁器。血竭五钱，装入鸽子肚内，放砂锅中，黄酒三斤微火煮，不用水。肉熟，连汤带肉食之必愈。

【审查意见】血竭有和血散瘀之力，与鸽肉并食，能调经益气，衰弱性盗汗及干血痨，尚属相宜，惟鸽肉不宜多食，恐减药力。

（五）阴痒

1. 阴痒第一方：蛇矾汤（赵青松）

主治：妇人阴痒难忍。

组成：蛇床子二两，白矾五钱。

用法：煎汤，洗数次即愈。

【审查意见】此方宜加花椒、地肤子、川芎、白芷等，则功效更捷。

2. 阴痒第二方

主治：妇人阴户作痒。

组成：苦参、狼毒、蛇床子、归尾、威灵仙，以上各三钱，鹤虱六钱。

用法：煎汤熏洗，即见功效。

【审查意见】凡阴痒，阴蚀疮，多因有虫，此方杀虫止痒，当有效。

（六）阴挺

1. 阴挺第一方：阴挺必愈锭（赵世定）

主治：妇女阴户生挺痛，痒不止。

组成：飞矾三钱，铜青二钱，五味子一钱，明雄黄二钱，制川乌二钱，制草乌三钱，蛇床子三钱，炒栀子钱半，苦参二钱，槐花二钱。

用法：共为细面，炼蜜为锭，每锭三钱重。以绸包好，纳入阴内，每锭以一日为止。

【审查意见】铜青有腐蚀性，对于本症，固能取效，然恐引起子宫黏膜发炎，不可不慎。

（七）血崩

1. 血崩第一方（严级苣）

主治：血崩有块。

组成：香附钱半（醋炒），川郁金钱半（醋炒成炭），陈广皮一钱，旋覆花钱半（包），沉香面一钱（包），仙半夏二钱，春砂仁八分（敲小粒），荆芥炭八分，当归身五钱，丹参二钱（炒），参三七八分（切片炒），藕节二枚。

用法：煎汤服之。

【审查意见】有活血导滞之效。

2. 血崩第二方：止崩丸（赵图南）

主治：妇人血崩症。

组成：棕皮（烧存性）二两，三七二钱。

用法：共为细末，用飞罗面糊为丸，梧子大。空心，黄酒下五十丸。

【审查意见】此方恐嫌力薄，可酌加黑芥、阿胶之类，则见效尤捷。

3. 血崩第三方

主治：血瘀，血崩及下血等症。

组成：槐木耳。

用法：用槐木耳，视病症而定用量及引。产后血瘀腹痛，酒煎五钱饮之；崩中下血，煅存性研末，酒下五钱；肠痔下血，水煎饮五钱；月经不止，或劳伤剧痛，煅一两，加赤石脂一两，热酒送服二钱，以止为度；脏毒下血，煅二两，加煅干漆一两，研末，每用一钱酒下。

【审查意见】槐耳治诸血症，古方亦有，但因病用引，全在临时变更。干漆内服，功专行瘀，不可多用，无瘀者绝不可服。

4. 血崩第四方

主治：妇女肝火怒盛，血崩。

组成：全当归一两，醋白芍一两，九地炭五钱，川芎钱半，黑芥穗三钱，黑姜五分，云苓三钱，炒蒲黄二钱，焦白术一钱，川朴一钱，炙草一钱，姜枣为引。

用法：水煎服，三剂即愈。

【审查意见】肝火甚者，宜加山栀炭、丹皮炭；下血不止者，宜加阿胶珠、棕皮炭。

5. 血崩第五方（孙逸圣）

主治：妇女失血过多，诸药无效者。

组成：海参半斤（切片焙为末）。

用法：每次调服三钱，日三服，半月后即效。盖海参能生百脉之血也。

【审查意见】此病后调补之剂，非急救之品。

（八）腰腿疼

1. 腰腿疼第一方（温月亭）

主治：妇人腰腿疼。

组成：枸杞四两，木耳四两，牛膝八钱，木香八钱，虎骨三钱，白蜜适宜。

用法：将前五味共研末，白蜜和丸，每丸重三钱，可作百丸。每日服一丸，黄酒送下。

【审查意见】本方有效，但恐与生育有碍。

2. 腰腿疼第二方：搜风活血丸（赵泌）

主治：妇人腿疼。

组成：秦艽五钱，白芷三钱，川牛膝五钱，杜仲三钱（炒黑），川地龙三钱，毛鼓半斤（黄酒拌九蒸）。

用法：共为细末，炼蜜为丸，重三钱。早晚各服一丸，黄酒送下。

【审查意见】毛鼓不详，余药止痛有效。

（九）阴吹

1. 阴吹第一方

主治：阴吹。

组成：猪板油八两，乳发（鸡子大）三个。

用法：乳发以肥皂水洗净，同熬发挥。分两次服，病从小便出。

【审查意见】古方。

（十）杂症

1. 杂症第一方：消毒清内汤（郭凤岐）

主治：妇人肠痈。

组成：银花二钱，贝母三钱，川军一钱，穿山甲二钱，白芷一钱，僵蚕三钱（炒），乳香一钱（去油），没药一钱（去油），皂刺三分，花粉五钱，莲壳钱半，滑石三钱，芒硝一钱（另包）。

用法：水煎，空心服。

【审查意见】有瘀热者可用。

2. 杂症第二方（赵凌云）

主治：妇女游风。

组成：荆芥穗三钱，炒甘草一钱，陈皮二钱，人参二钱，炒白僵蚕三钱，防风二钱，川芎二钱，藿香二钱，羌活二钱，蝉蜕三钱，制厚朴二钱。

用法：水煎，温饮。

【审查意见】通行方，可用。

3. 杂症第三方：舒筋丸（李德甫）

主治：妇女麻搐。

组成：附子一两（制），牛膝一两，木耳四两（焙），麻皮四两（焙黑），蕲艾四两（醋炙，焙）。

用法：均研细末，蜜丸弹子大。每服一丸，黄酒化服，日三丸。

【审查意见】有舒筋散寒之效，寒证有效，热证不宜。

4. 杂症第四方（赵炳）

主治：妇女色迷疯症。

组成：金鸡蛤蟆一个。

用法：置磁盘内，上罩以铁纱，以不动为是。盘底抹以寸厚之黄土泥，再照盘大小作一泥帽，盖住，泥帽顶上，开一小孔，下燃干柴。火烧磁盘底，渐烧小孔内渐冒烟，初冒黑烟，久之即冒白烟，如见白烟，即成功矣。取研细末，每早、午、晚饭前，黄酒冲服一钱，不至服完，病即除净。

【审查意见】存待试。

5. 杂症第五方（李守弟）

主治：妇女少腹气疼。

组成：禹余粮（煅）。

用法：为末，每服二钱，米汤送下。一日二服，以愈为度。

【审查意见】《卫生易简方》中之陈方。

6. 杂症第六方：破癥除湿饮（白靖斋）

主治：妇人下部寒湿，肾气虚弱，内有疝瘕，而不能孕育，或受孕小产者。

组成：焦白术五钱，冬人参二钱，沙参片三钱，油肉桂钱半，荸荠粉三钱，炙鳖甲三钱，云茯苓五钱，制半夏一钱，炒神曲二钱，菟丝子二钱，粉芡实三钱，制巴戟三钱，炒车前钱半（布包），炒小茴二钱，炒干姜钱半，制元胡一钱，川芎片三钱，白当归五钱。

用法：黄酒为引，水煎，空心温服。

【审查意见】虚寒证可用。

7. 杂症第七方

主治：经血瘀滞，腹疼，久不生育。

组成：槟榔三钱，大黄三钱，红花五钱，五灵脂二钱半，黑丑五钱，木香二钱半。

用法：蜜丸，每服一钱，黄酒、童便为引。服后肚子不疼是效，肚若疼，再服同仁堂女金丹数两。

【审查意见】大便秘而致血瘀腹疼者，用之有效。

8. 杂症第八方

主治：气血虚弱，乳汁不多。

组成：生芪五钱，当归三钱，炒白芍一钱，通草五分，粉草五分，王不留行二钱，漏芦三钱，花粉三钱，穿山甲一钱，葱黄芽七个。

用法：加猪蹄煎汤，食后服。

又方：生芪五钱，当归五钱，王不留行二钱，漏芦三钱，山甲珠一钱，茯苓一钱，通草五分，葱芽七个为引。

【审查意见】下乳通行方，气血虚弱者，服之见效。

9. 杂症第九方

主治：乳房因气血凝而肿痛者。

组成：广皮一钱，瓜蒌二钱，枳壳二钱，花粉三钱，香附二钱（酒炒），桔梗二钱，归尾三钱，皂刺二钱，甲珠一钱研，僵蚕二钱（炒），银花三钱，连翘二钱，甘草一钱。

用法：水煎，食后服。

又方：条芩二钱，归尾三钱，银花四钱，青皮一钱，香附二钱（酒炒），桔梗二钱，连翘三钱，皂刺二钱，甲珠钱半（研），僵蚕二钱（炒），瓜蒌二钱，甘草一钱，生地三钱。

用法：水煎，食后服。

【审查意见】行气，活血，消肿，外科通行方。未化脓时用之有效。

10. 杂症第十方（齐立德）

主治：通乳汁。

组成：鸡蛋三个，藕根一寸半（无鲜藕根用藕节）。

用法：早空心吃三个，莲藕代汤，一并吃完。

【审查意见】乳汁缺乏，多系气血虚弱所致。此方对于滋补血液，不无小效，症轻微者，可资取用。

十二、产科

（一）难产

1. 难产第一方：安妊丹（张希骞）

主治：妊妇瘦而有热，以致百疾发生。如不思饮食，呕吐腹胀，胎悬难产，产后血晕等症。

组成：当归二两（酒洗），条沙参三两，白茯苓二两，白术两半（米泔浸一日，土炒），条芩两半（黄酒拌炒），香附一两（蚕便浸炒），大生地二两，川厚朴一两，炒建面一两，沉香三钱，陈皮二两，白芍二两（酒炒）。

用法：共研细末，炼蜜丸。每丸重二钱，每早开水送下一丸。

【审查意见】通行方，可用。

2. 难产第二方：丁香如意丹（赵复性）

主治：妇人难产症。

组成：母丁香三十九粒，制乳香三钱六分。

用法：共为细末，同活兔胆和，杵千下，共做三十六丸。每服一丸，白酒送下立效。

【审查意见】催生有效，可用。

3. 难产第三方：蛇蜕汤（李守弟）

主治：横生逆生。

组成：蛇蜕一具，蝉蜕十四个，头发一握（用本人的）。

用法：并烧存性，分二服，酒下。仍以小针刺儿足心三七下，擦盐少许，即生。

【审查意见】存待试。

4. 难产第四方

主治：凡横生逆产，危在顷刻者。

用法：在产妇之小指上灸三壮，艾炷如小麦大，即生。

【审查意见】古法可用，应在右足小趾尖头灸三壮，编者按此方曾试过一次，功效不确。

5. 难产第五方

主治：难产三日不下、交骨不开，诸药不效者，此方神效。

组成：车前子为君，冬葵子为臣，白芷、枳壳为佐。

【审查意见】本方之意旨主在泻下，难产者可资一试。

6. 难产第六方

组成：陈麦草须（取露天者更妙），每用一两。

用法：洗去尘垢，剪寸段，煎汤服。

【审查意见】存待试。

7. 难产第七方

组成：芫花根（剥去皮）。

用法：芫花根剥去皮，以绵裹之，点麝香少许，插入阴户中三寸，即下。

【审查意见】存待试。

8. 难产第八方

组成：凤仙子二钱。

用法：研末水服，外以蓖麻子随年岁大小，酌量涂于足心。

【审查意见】存待试。

（二）胎动

1. 胎动产第一方：荷蒂散（赵秀松）

主治：妊娠胎动，已见黄水者。

组成：干荷蒂一枚（炙为末），再用糯米淘汁一盏。

用法：服即安。

【审查意见】通行古方，可用。

2. 胎动产第二方：下胎蟹爪汤（赵青松）

主治：妇人有病欲下胎病。

组成：蟹爪五钱，桂心一两，瞿麦一两，牛膝二两。

用法：共为细末，空心，温酒服二钱。

【审查意见】存待试。

3. 胎动产第三方

主治：胎动不安，素患小产者。

组成：川续断（酒浸）、杜仲（姜汁拌炒，去丝）各二两。

用法：为末，枣肉煮烂，和丸梧子大。每服三十丸，米饮下。

【审查意见】安胎有效。

（三）血晕

1. 血晕第一方：血竭没药散（赵秀松）

主治：产后血冲，命在顷刻。

组成：真血竭、没药各一钱。

用法：共为细末，黄酒、童便调服。

【审查意见】活血止血，可备一试。

2. 血晕第二方：鹿角散（赵青松）

主治：产后血晕。

组成：鹿角一寸（烧存性）。

用法：为末，酒调服即醒。

【审查意见】古方，有散瘀活血之效。

3. 血晕第三方：逐瘀解迷汤（石玉）

主治：产后血晕，不省人事。

组成：全当归二两，九地五钱，生地六钱，益母草五钱，焦地榆三钱，杭芍三钱，丹皮二钱，赤金草六分。

用法：水煎服。（赤金草，出在西口外沙漠生金之地，与甘草相似，系该地之俗名。在本草上并无此药之名称，据传方者云，此草治血迷及吐血，独一无二，但药店无此草之名。去冬由兰省友人给些许，治愈五六人矣。）

【审查意见】二地用量太重。

4. 血晕第四方

主治：产后血晕，身痉直，口目向上牵引，不省人事。

组成：乌鸡蛋，荆芥末。

用法：用乌鸡蛋一个，打开用清，以荆芥末二钱，调服即安。

【审查意见】古方可用。

（四）胎死腹中

1. 胎死腹中第一方（谢长余）

主治：胎死不下。

组成：紫金藤、葵根各七钱，土牛膝一两半，当归四两，肉桂钱半，麝香三分研末冲。

用法：水煎服。

【审查意见】催生有效。

2. 胎死腹中第二方

组成：斑蝥七枚（烧存性），滑石末三钱。

用法：微温开水送下，少顷腹痛药行。

【审查意见】有堕胎之功，可用。

（五）断产

1. 断产第一方：断产汤（赵青松）

主治：妇人因多生，不欲再产者。

组成：故蚕蜕纸一尺（烧存性）。

用法：为末，酒调下，永不再孕。

【审查意见】通行方，可用。

（六）小产血崩

1. 血崩第一方（周小农）

主治：小产血崩虚脱。

组成：野党参一两，山萸肉一两，甘杞子五钱，熟地黄五钱，炒麦冬三钱，五味子一钱，醋炒当归头三钱，厚杜仲四钱，龙骨三钱，牡蛎一两，小麦五钱。

用法：汗多加熟附二钱，冬虫夏草一钱，水煎服。一日二剂，崩汗皆止。

【审查意见】有济脱助气，滋阴活血之功。

（七）产前杂症

1. 胎前杂症第一方（赵润堂）

主治：妊娠吐血。

组成：马勃五分。

用法：研末，浓米汤调服，立止。

【审查意见】轻症有效。

2. 胎前杂症第二方（谢长余）

主治：频惯堕胎。

组成：杜仲八两（糯米煎汤，浸透，炒去丝），续断二两（酒浸焙干），淮山药五两。

用法：共为末，枣肉为丸，如梧子大。每于堕胎之一月前，日服五十丸，米饮下即安，连服三十天。

【审查意见】堕胎之原因甚多，该方未将原因证明，虚证用之为宜。

3. 胎前杂症第三方：太乙救苦丸（白文光）

主治：妇人胎前产后腹痛，彭闷，胀饱，食积，痞块，心口痛，大便不通，小便不通，头痛，小儿大肚痞，脱肛，肛痛，噎食，红白痢疾，呕血，呕吐。

组成：雄黄六钱，姜黄六钱，大黄六钱，没药二钱，乳香二钱，巴霜四钱（去油）。

用法：共为细末，醋调成丸，如绿豆大，朱砂为衣。每服十丸，看患者是何病症，以何药为引。如食积以山楂、麦芽之类为是。

【审查意见】胎前产后，用之宜慎。

4. 胎前杂症第四方

主治：孕妇冲任奇经脉络损伤，下血不止，其他别无病状者。

组成：生鹿角屑、当归各五钱。

用法：水煎，服二服，其血自止。

【审查意见】此方有祛寒止血之效。

5. 胎前杂症第五方

主治：胎上冲心。

组成：葡萄一两。

用法：煎汤饮之即下。如无葡萄，其藤叶亦可。

【审查意见】胎上冲心，即子悬也，其原因为肝气不疏，当用疏肝解郁之品。一味葡萄是否能以胜任，存疑待试。

（八）产后杂症

1. 产后杂症第一方

主治：产后阴内出肉线长三四尺，触之痛引心腹。

组成：老姜三斤。

用法：连皮舂烂，入麻油一斤拌匀炒干。先以熟绢五尺折作方袋，令人轻轻拿起肉线，以使屈曲作三团，纳入阴户，乃以绢盛姜，就近熏之，冷则再换，熏一周时缩入大半，熏至两日，尽缩入矣。内服补气血之药，但不可使肉线断，断则不能治也。

【审查意见】此法外用有效，但须兼服升提益气之药。

2. 产后杂症第二方

主治：妇人新产后，下体受风，阴部红赤肿痛。

组成：葱白。

用法：葱白研膏，入乳香贴患处，数日即愈。

【审查意见】止痛散风有效。

3. 产后杂症第三方

主治：产后呕水，产前因怒哭伤肝，致呕青绿汁。

组成：韭菜，姜汁。

用法：韭菜取汁，加姜汁少许，和饮遂愈。

【审查意见】呕吐由于胃寒者有效，若因怒哭伤肝，当以舒肝解郁为主，此方恐未能胜任。

十三、小儿科

（一）痫症

1. 痫症第一方（曲友直）

主治：小儿风痫。

组成：大石榴一个，全蝎五个。

用法：大石榴一个，割头挖空，放全蝎五个，以头盖之，纸筋和泥封固，微火炙干，渐加火煅赤，候冷取中焦黑者，研末。每服五钱，乳汁调服，或防风汤下。

【审查意见】此系抄袭成方，石榴性酸，本能收涩；全蝎去风，以治风痫，或可收效。存待试。

2. 痫症第二方：惊风散（温月亭）

主治：小儿生后服之，可免惊风；已发病症服之即愈。

组成：防风、川芎、僵蚕、生草各一钱，紫赤金一张，辰砂一钱。

用法：先将赤金辰砂，置新砂锅中略炒，与余药混和，研极细末。每服一分，小儿生后初吃奶时服之，可免惊风。

【审查意见】通行方，可用。

3. 痫症第三方（田藏）

主治：小儿惊痫。

组成：桃奴七枚（另研），朱砂五钱（另研），牛黄、龙脑各一分（各另研），桃仁十四粒（去皮尖，面炒另研），生玳瑁一钱，雄黄三分（桃叶热水飞），黑犀三分，琥珀三分（另研），麝香一钱（另研）。

用法：上各为面，加蜜少许，捣如泥，做丸如芡实大，阴干，入磁瓶封固。每服人参煎汤，研下一丸，食后临睡服下。

【审查意见】痉挛性痫症用之，有活血安神、镇惊开窍之效。惟不宜久服，恐致小儿成呆。

4. 痫症第四方（赵亚曾）

主治：小儿五惊夜啼等症。

组成：牡蛎一钱，黄芩五分，龙角一钱，蝉蜕一钱，牛黄八分，川大黄七分，赤金十张，天竺黄一钱，琥珀一钱，朱砂一钱。

用法：共为细面，蜜为引，每服二分，空心服。

【审查意见】实热者可用。

(二) 惊风

1. 惊风第一方 (米荣惠)

主治: 专治小儿惊风痰疾。

组成: 连翘八分, 金银花二钱, 钩藤一钱, 蝉蜕七分 (去头足), 赤芍六分, 防风八分, 荆芥一钱, 薄荷八分, 大黄五分, 甘草四分。

用法: 灯心引水一盅, 煎三分之一, 频频灌服。

【审查意见】清热镇痉, 急惊风用之有效。

2. 惊风第二方

主治: 心孔昏塞, 多忘多误, 惊悸恐惑等。

治法: 用牛、马、猪、鸡、羊、狗心, 干之为米, 黄酒送下, 日服二次。

【审查意见】存待试。

3. 惊风第三方

主治: 小儿急惊, 胀满, 气喘, 胸高, 肋缩, 痰声咳嗽等。

组成: 黑白二丑 (均半生半炒), 大黄 (煨), 槟榔 (生)。

用法: 各取末一钱, 每用五分, 蜜汤调下, 痰盛加轻粉一分。

【审查意见】镇逆、定喘、祛痰、开利胸膈, 体质健壮者可用, 衰弱者慎用。

4. 惊风第四方

主治: 小儿急慢惊风。

组成: 生鸡蛋一个 (去壳), 生栀子七个 (去壳), 飞面四钱, 胡椒七粒, 葱白头七个。

用法: 共捣烂, 将一半贴前心窝内, 用布缚好, 七八日后揭去。再将一半照前法贴之, 共十四五日即效, 忌食生冷、油腻等物。

【审查意见】小儿惊风, 多系内热为外风所搏, 以致痰迷。此方用鸡子清风解热, 栀子泻三焦相火, 胡椒、葱白辛散风寒, 再兼服祛痰之剂, 见效更快。

(三) 虫症

1. 虫症第一方 (霍泰生)

主治: 小儿虫胀作痞积, 治而不愈, 有瘀留于络者。

组成: 归尾、桃仁、延胡、山甲、蜣螂、灵脂、山楂各等分。

用法: 为丸如小豆大, 每日空心服一钱, 十日痊愈。

【审查意见】有消积、行瘀、杀虫之功。

2. 虫症第二方: 金蝉八宝丹 (李文杰)

主治: 小儿诸痞虫积, 肚大青筋, 面黄肌瘦, 爱吃茶泥土炭, 腹痛等症。

组成: 诃子一钱, 谷虫二钱, 胡连二钱, 乌梅五个, 君子仁五钱, 芜荑一钱, 木香一钱, 芦荟二钱, 芡实二钱, 莲肉二钱, 蛤蟆三个, 黑矾二钱 (煅)。

用法: 蛤蟆以砂仁塞满肚内, 尿泥封固, 烧存性, 与前药拌匀为面, 水糊为丸,如米大，每服五分。

【审查意见】有消积、杀虫之效。

3. 虫症第三方

主治：大肠虫出不断，断则复生，行坐不得。

组成：鹤虱。

用法：鹤虱为末，每服五钱，开水调服自愈。

【审查意见】有杀虫之效。但用量过大，宜减为每次钱半，一日一服。

（四）疳症

1. 疳症第一方（李士英）

主治：小儿疳痢，时作时止。

组成：芦荟五钱，蟾壳三钱（微炒），丁香五钱，熊胆三钱（研），雄黄五钱，没食子五钱，胡黄连五钱，蟾酥钱半，青黛五钱，麝香五钱。

用法：研细末，蜜丸如米粒大，每服三五分，清粥送下，日二三次。

【审查意见】消积，杀虫有效。

2. 疳症第二方（张儒珍）

主治：小儿疳热症。

组成：青黛一钱，天竺黄五钱，胡黄连五钱，朱砂二钱（水飞），麝香一钱，肉豆蔻二个，牛黄五分，干蟾一枚。

用法：干蟾用端午日者，酒浸洗去肠肝，涂酥炙黄。上药各研细末，再全研匀，绿豆粉煮糊为丸，如芥子大，每服三丸，空心，温汤送下。

【审查意见】有清神、退热、消疳之效。

（五）食积

1. 食积第一方（秦文濬）

主治：治小儿食积，腹如蜘蛛状，肚痛。

组成：阿魏半两（浸一宿研如泥），连翘半两，黄连半两（炒），花碱三钱（研如粉），山楂肉一两，半夏一两（皂角浸一宿）。

用法：上为末，炒神面糊丸，如萝卜子大，每服二十丸，空心，米饮下。

【审查意见】此方有消导之效，治小儿食积。有用白面蒸熟炒黑黄，与炒神曲面拌匀，少配赤糖，每早空心，用盐开水送下少许，每收奇效。

2. 食积第二方（李士英）

主治：小儿积滞腹痛。

组成：巴霜二钱，使君肉五钱，胆星三钱，六神曲一两。

用法：研末，曲糊丸，如绿豆大，朱砂为衣，每服二三丸，白汤或乳汁下。

【审查意见】此方杀虫消食，通利大便，实证可用。小儿积滞，有因虫聚，有因食积；虫聚拒按，食积善揉。如系食积，再加麦芽、炒山楂、砂仁之类，以健胃燥脾。

（六）小儿杂症

1. 小儿杂症第一方（郭洪义）

主治：小儿腊梨痒。

组成：陈火腿骨烧灰五钱，明矾一钱。

用法：共研末，麻油调敷即愈。

【审查意见】渗湿敛疮有效。

2. 小儿杂症第二方（杜蕘）

主治：小儿吐舌症。

组成：雄鸡血一小杯。

用法：趁热以舌浸之，即刻缩入。

【审查意见】小儿吐舌，多系风寒，鸡血本属热性，又趁热浸之，定能收缩，但不是根治法，须服搜风药。

3. 小儿杂症第三方（柳子和）

主治：小儿胎毒，头疮流黄水者。

组成：马前子五两，好香油十两（慢火熬枯去渣），入轻粉末二两，枯矾末二两。

用法：和匀放冷，搽患部，用布包之。

【审查意见】有杀菌消炎、去腐消肿、收敛之效。

4. 小儿杂症第四方（张沛南）

主治：蜡痢头方。

治法：以烟袋中之烟油，搽蜡痢极效。制法如下，以烟油置小铁管内，加水十分之一，于炉上沸之成膏。若无烟油，可以皮丝烟代之，制法亦同。

【审查意见】有解毒杀菌之力。

5. 小儿杂症第五方

主治：小儿目闭，或出血，或肿涩。

组成：猪胆汁，甘草。

用法：猪胆汁涂甘草炙之，研末，乳调服之。

【审查意见】有清热解毒之效。

6. 小儿杂症第六方

主治：小儿初生，周身赤肉无皮。

用法：将儿放于泥地上，卧一宿即长。或以白米粉干扑之，候生皮乃止。

【审查意见】初生无皮，古说怀孕时久居高楼，不与地气接触，故儿无皮，此乃荒诞不经之谈。据近世学者之研究所得，由于梅毒者较多，用白米粉干扑较善，但须检查其父母是否染有梅毒，而定小儿之治疗目标。徐灵胎以此方治张雨村小儿，两日奏效。

7. 小儿杂症第七方

主治：小儿背上起白泡，累如缀珠，一二日即破，脓血外流，痒甚，一处方好，一处又起。

组成：如意草。

用法：捣烂敷之，长巾缚定，一夜即愈。

【审查意见】如意草即牛蒡子，有消炎、镇痛、解毒之效。

8. 小儿杂症第八方（李银亮）

主治：初生儿，噤口不开。

组成：牛黄五厘，竹沥少许。

用法：和匀灌服即开。

【审查意见】儿初生时，因含有恶污等物，致各窍不通。牛黄、竹沥均能利痰通窍。解毒泻热有效。

9. 小儿杂症第九方（谢长余）

主治：小儿头痒生疮。

组成：楸树嫩叶。

用法：捣汁，频频涂之。

【审查意见】行血，祛风，止痛，止痒可用。

（七）癖积

1. 癖积第一方（白靖斋）

主治：小儿痰涎壅盛，胸膈不利，头痛身热，面黄癖块，胁肋硬满等症。

组成：芦荟三钱，君子仁三钱，川朴根二钱，胡黄连二钱，山楂三钱，香附三钱，白丑二钱，胆星钱半，阿魏二钱，广木香二钱，槟榔三钱，青黛二钱，神曲三钱，三棱二钱，莪术钱半，茯苓三钱，人参二钱，白术五钱，滑石二钱，枳壳二钱，草果仁三钱，青皮钱半，山药三钱，鸡内金钱半，麻黄一钱，五谷虫三钱。

用法：共为细面，水泛为丸，如绿豆大，每服二钱，空心，淡姜汤送下。

【审查意见】可资应用。功能刺激胃肠黏膜蠕动，促进消化机能，并能降痰行气，对症用之，颇收相当效果。

（八）遗尿

1. 遗尿第一方（牛有章）

主治：小儿遗尿。

组成：桑螵蛸、白薇花、益智仁、白芍各等分为末。

用法：每服三钱，米饮下。

【审查意见】有固涩收敛之效。

（九）不食乳

1. 不食乳第一方（房西亭）

主治：小儿撮口，不能食乳者。

组成：乌蛇（酒浸去皮骨，炙取）五钱，麝香一分。

用法：研末，每用五厘，以荆芥煎汤灌之。

【审查意见】有开窍镇痉之效。小儿口紧，不能食乳，原系风热相搏，用酒浸乌蛇再加麝香，恐更加重，不如改用薄荷、钩藤并为引，送下麝香少许为安。

（十）脐疮

1. 脐疮第一方（姚乃德）

主治：小儿脐湿，浸淫成疮。

组成：大附子一枚，甘遂钱半研，蛇床子一钱（研节），麝香五厘，南丹钱半（研）。

用法：先将附子切一盖，挖空。将遂、蛇、丹三末装入盖好，用火酒半斤，入罐内，将附子并挖下屑俱放在内，细火同煮，罐口封固，盖上，放糯米七粒。米熟，取出烘干，研细末，入麝香再研匀。每用一匙填脐内，外膏药贴之。

【审查意见】燥湿制泌有效。小儿脐湿，原有属种，有因内藏热毒而致分泌旺盛者，有因外感寒淫者，本方治寒湿证相宜。

2. 脐疮第二方

主治：脐疮。

组成：龙骨、枯矾各等分。

用法：共为细末，掺之即止。

【审查意见】有燥湿收敛之效。

（十一）痞证

1. 痞证第一方（温松照）

主治：小儿痞证。

组成：皮硝、黄酒醇、飞罗面各四两，山栀子七个，核桃仁七个，红枣七个，葱白二根。

用法：共捣一处，涂患部，以布包之。

【审查意见】能助消化，活血脉，化积滞。

十四、外科

（一）肿疡

1. 肿疡第一方：拔毒膏（温月亭）

主治：无名肿毒。

组成：巴豆二十个（去皮），木鳖子十二个（去皮），白芷一钱，葱白十二节，血余一团，黄丹二两，香油四两。

用法：先将香油煎滚，入巴豆、木鳖子、白芷三味。俟发黑色，再入葱白、血余，熬少许去净渣，再熬至滴水成珠；去火入黄丹，随入随搅，搅要快下，要慢，以收捻之，不粘手则可矣。视患部大小，摊纸上贴之。

【审查意见】消肿止痛有效。

2. 肿疡第二方：铁箍散（王舜忱）

主治：专治一切肿毒，疼痛难忍。

组成：南星、草乌、白及、白薇、白蔹、黄柏、天花粉、吴茱萸、白芷各一两，芙蓉叶二两。

用法：上研极细末，用鸡清调涂患处。

【审查意见】消炎解毒，初起可用。

3. 肿疡第三方：黄连膏（刘铭）

主治：一切血热疮毒，未破者即消，已破者即愈。

组成：雅黄连三钱，当归尾五钱，生地二两，黄柏三钱，姜黄三钱，官白芷三钱，香油一斤二两。

用法：将药煅枯，捞去渣；下黄蜡四两，溶化尽用，夏布将油滤净，倾入磁盆内，以柳枝不时搅之，俟凝为度。

【审查意见】散肿清热有效。

4. 肿疡第四方：疏散风邪饮（霍子实）

主治：颐肿坚硬，寒热交作，牙关开合不利之骨槽风。

组成：荆芥穗二钱，口防风钱半，苏薄荷一钱，炒牛蒡三钱，生草节一钱，苦桔梗二钱，大贝母三钱，炙僵蚕三钱，晚蚕沙三钱（包），山慈菇一钱，万灵丹一粒。

用法：同煎，水煎，温服。

【审查意见】治因风寒而发者，有祛风、散寒、消肿之力。

5. 肿疡第五方（李子才）

主治：因受热毒而发红肿之肿疡。

组成：白水一盅，陈醋三盅，口胶二钱。

用法：上药以火熬之。待水分去，再加生石膏二钱，黄丹二钱，渗匀成膏，贴患处，无不立效。

【审查意见】有深入组织，消炎、拔毒、散肿之效。

6. 肿疡第六方：消炎膏（秦文濬）

主治：一切炎症，红肿高大，未化脓者。

组成：鲜蒲公英二两，鲜生地半两，鲜瓦松两半，鲜马齿苋一两，鲜忍冬藤一两。

用法：共捣如泥，贴患处。若无鲜者，可将诸药熬膏用之。

【审查意见】能达内皮，入组织，散肿清热有效。

7. 肿疡第七方（李士英）

主治：暑月热疖，或痈肿痄腮。

组成：新挖井底泥一团。

用法：用多年陈醋和之，以鸡翎涂之。每日二次，轻则三四次，重则五六次，即可消散。

【审查意见】有清热退肿之功。

8. 肿疡第八方：银花甘草汤（严级苣）

主治：肿毒初起。

组成：金银花两半，甘草钱半。

用法：水煎服。如毒在下焦者，加牛膝一钱，或用生银花藤捣贴患处亦效。

【审查意见】能消炎解毒。经验通行方，可用。

9. 肿疡第九方（贾锡祜）

主治：肿毒恶疾，赤肿腐烂。

组成：干漆三钱（煅令烟尽），白毛鹅一双（烧存性，研细），番木鳖五钱，苦参一两，皂刺一两，制乳香五钱。

用法：为散，分一服；或作蜜丸百个，亦可每日清晨，温开水送下一丸。

【审查意见】和血行气，初期可用。

10. 肿疡第十方：葛根加芎黄汤（邓亮）

主治：风热壅盛之头疮及眼赤耳痛。

组成：葛根一钱，麻黄一钱，桂枝钱半，芍药钱半，甘草一钱，川芎一钱，大黄钱半，生姜三片，大枣三枚（破）。

用法：九味，先煮麻黄，去上沫另置之；次煮六味，四五沸，乃将已煮之麻黄带渣，及葛根桂枝加入，共煮三四沸，去滓。日二次，食前温服。

【审查意见】能生津液，解肌热，消痈肿，治耳病。再加金银花、白菊花、龙胆草之类。

11. 肿疡第十一方（王俊）

主治：肿疡阳疮，根脚散漫。

组成：五倍子一两（炒），生大黄四钱，芙蓉叶六钱，寒食面五钱，陈醋一盅。

用法：入杓内熬滚，上药研末投入，调匀，敷患上。留顶纸盖，干则以醋洒之。

【审查意见】消炎止痛，收敛有效。

12. 肿疡第十二方：二黄散（王四心）

主治：一切肿毒初起。

组成：黄柏、大黄各等分。

用法：共研末，调蜜涂之。

【审查意见】有润肌、清热消肿之效。

13. 肿疡第十三方：青叶膏（严级苣）

主治：吸诸毒疮、脓水。

组成：香油三两，烟草汁、蓖麻叶汁各三两，蓝叶二十片，蜜蜡一两六钱。

用法：共入瓦锅内煎水，气尽下蜡熔化。不时搽敷伤处，自然收敛。烟草汁即多年旱烟袋杆内之烟油。

【审查意见】分泌物多者，有燥湿清毒之力。惟芋草汁腐蚀作用太强，且不卫生，宜少用之。

14. 肿疡第十四方（苏云山）

主治：疟腮肿痛。

组成：新鲜如意草一两。

用法：捣烂拧汁，加白蜜五钱。和匀服之，药渣敷肿伤，二三日即消。

【审查意见】解毒消炎，散结防腐，可用。

15. 肿疡第十五方（霍泰生）

组成：麝香二钱，轻粉三钱，丁香一钱，牙皂二钱，樟冰四钱，腰黄三钱，良姜二钱，肉桂一钱，川乌三钱，甲片三钱，白胡椒一钱，乳香二钱（去油），没药二钱（去油），阿魏三钱（瓦炒，去油）。

用法：上药研极细末，再称准，共研极匀，瓷瓶收贮，勿令泄气。肿毒初起，掺膏上贴之。功专消散，已破者勿用。

【审查意见】有解毒消肿、活血止痛之功。凡治痈肿等疮，均须内外兼顾，若只外敷，恐不济事，反招延误。

16. 肿疡第十六方（霍泰生）

主治：痈肿初起，不甚疼痛及未破者。

组成：麝香二钱，冰片二钱，白及四钱，姜黄四钱，南星四钱，甲片四钱，樟冰四钱，轻粉三钱，胆矾三钱，铜绿四钱，漂青黛二钱。

用法：上药各研极细末，再称准，共研极匀，瓷瓶收贮，勿令泄气。阳毒初起，掺膏上贴之。功专于散，破者勿用。

【审查意见】可资应用，须兼服仙方活命饮。

17. 肿疡第十七方（刘铭）

主治：热疖。

组成：菊花，青黛。

用法：以野菊花捣汁，调青黛末，涂四五次即愈。

【审查意见】有清热、散肿、败毒之效。

18. 肿疡第十八方（戴河清）

主治：痈疽疖，红肿炙痛无脓者。

组成：大黄二两，藤黄一两，明矾、蟾酥各五钱，麝香、乳香、没药各二钱，蜗牛五个。

用法：共捣烂作锭，醋磨。新笔蘸药圈毒外，愈圈愈小，以毒尽消而止。

【审查意见】行气血，消炎肿，可用。

19. 肿疡第十九方（白耀亭）

主治：一切痈疽未化脓，稍觉疼痛。

组成：胆矾、雄黄、硼砂、藤黄、铜绿、皮硝、草乌各一钱，麝香二分。

用法：共为细末，和蟾酥为条，如笔管大，金箔为衣。用时以醋磨浓汁，新笔蘸药，涂四围，数次即愈。

【审查意见】初起有效。

20. 肿疡第二十方（谢长余）

主治：痈肿疔毒初起及蛇伤、犬咬。

组成：制乳香一钱，雄黄三钱，血竭二钱，制没药一钱，明矾一钱，朱砂三钱，麝香六分，蟾酥一钱，蛤蜊肉二钱，蜈蚣一钱，山甲片三钱，僵蚕三钱，川乌一钱，牙皂一钱。

用法：共为末，以磁罐贮之。大人每服一分五厘，小儿每服七厘，好酒送下。

【审查意见】消炎，和血，镇痛，并须兼用外治之法，奏效较确。

21. 肿疡第二十一方：苍耳膏（卢育和）

主治：一切无名肿毒。

用法：苍耳草捣汁，入猪胆汁熬成膏，涂患处。

【审查意见】功能祛风湿，杀菌类，因风湿而起者可用。

22. 肿疡第二十二方（沈仲圭）

主治：小儿夏令疮疖。

组成：芙蓉花适宜。

用法：每年芙蓉花开时，取花浸盐卤中，至明夏捣敷。

【审查意见】有清热消肿之效。

23. 肿疡第二十三方

主治：无名肿毒。

组成：藤黄五钱，黄柏一两，青黛一两。

用法：共为细末，用醋调搽患处，立效。

【审查意见】有清热收敛之效。

24. 肿疡第二十四方

主治：无论周身何处所发之一切肿疡。

组成：银花二两，当归一两，粉甘草一两，蒲公英一两，黄芩二钱。

用法：水煎，冲入乳香末一钱饮之。

【审查意见】有清热解毒之效。

25. 肿疡第二十五方

主治：一切疮疡，发热潮热，或耳内耳下生疮。

组成：柴胡、黄芩各二钱，人参、半夏、龙胆草、栀子、当归、白芍各五分，生草一钱。

用法：水煎，温服。

【审查意见】一切疮疡之属虚者为宜。

26. 肿疡第二十六方

主治：一切无名肿毒及疔毒、恶疮初发起时。

组成：金银花四两，当归一两，元参一两，蒲公英一两。

用法：用水五中碗，煎至一中碗。一次饮完，三剂即愈。

【审查意见】有清血、解毒、消炎之效。宜去元参，加陈皮钱半，赤苓三钱。

27. 肿疡第二十七方

主治：生于肛门、前肾、囊后。初发如松子大，渐如莲子大，十余日赤肿如桃李。成脓即破，破则难愈，久则变为弱症。

组成：大粉甘草四两。

用法：截寸段许，以急流水一大碗，文武火慢慢蘸水炙之，水尽为度，劈开中心有水润为止。如无，再蘸水炙之。炙透槌碎，每服一两，用无灰酒二碗，煎至一碗，温服；次日再服，服完消尽。如消未尽，再服一料，无不愈者。

【审查意见】有泻火解毒之效。但不宜多服，多服能使人胀满，宜配伍其他消肿之药，方为合宜。

28. 肿疡第二十八方

主治：脚大拇指忽然赤肿，焮痛异常。脾经积热，流毒下注也。

组成：大黄，朴硝，石膏，薏仁。

【审查意见】有泻热之功，其用量宜大黄三钱，朴硝二钱，石膏二钱，薏仁钱半。

29. 肿疡第二十九方

主治：无名肿毒未溃者。

组成：连翘（蒂净去心），山柰、白芷各六钱，生乳香、生没药各三钱（形如琥珀），潮脑六钱，干松、薄荷叶各钱半。

用法：以上共为细末。香油八两，官粉四两，先将香油熬得先放黑烟，后是白烟；然后将官粉用新槐柳枝二根，在油内搅，频搅频下；滴水成珠，不老不嫩，即将油取起离开火；再将药末搅匀，倒入磁罐内，坐在冷水盆内一日夜，取出便用，贴时不见火。

【审查意见】消肿止痛，有效。

30. 肿疡第三十方

主治：无名肿毒。

组成：透骨草八钱，追地风、茅术、防风、羌活、麻黄、甘草各五钱。

用法：水煎，温洗。

【审查意见】外科普通用方。

31. 肿疡第三十一方

主治：无名肿毒，不开口者。

组成：五倍子二两，蜂蜜一钱（炒黑黄色）。

用法：为细末，醋调涂患处。

【审查意见】内壅血热之肿疡敷之，能消肿止痛。

32. 肿疡第三十二方

主治：无名肿毒。

组成：蒲公英、益母草、透骨草等分。

用法：用新砂锅煎水，洗患部。

【审查意见】蒲公英，为治肿疡之要药，能除热解毒。兼用内服，收功较捷。

33. 肿疡第三十三方

主治：无名肿毒及刀伤、打伤。

组成：龙骨四钱，血竭四钱，乳香四钱，没药四钱，麝香一分，冰片一分。

用法：共研细末。白蜡三钱，香油二两，熬膏，贴患部。

【审查意见】止血行血，如遇刀伤尤易见效。

34. 肿疡第三十四方（邢善斋）

主治：无名肿毒。

组成：楸树叶子（不拘数，用新鲜）。

用法：盐水浸软，取出与指甲草茎一同捣烂，敷患部。

【审查意见】楸树叶、指甲草有拔毒散肿之效。

（二）痈疽

1. 痈疽第一方：白蔹散（赵秀松）

主治：发背初起。

组成：白蔹末。

用法：水调，涂之即效。又治诸疮不敛口。白蔹、赤蔹、黄药各三钱，炒研轻粉一钱，用葱白、浆水洗净疮口敷之。

【审查意见】消炎止痛有效，惟力量不大，初起可用。

2. 痈疽第二方（苏云山）

主治：一切痈疽发背，无名肿毒。

组成：五倍子、白芷各四两，川乌、草乌、南星、黄柏、半夏、甘草、狼毒各二两，陈小粉一斤，姜黄一两，草河车二两。

用法：研末和匀，细绢罗筛，瓷瓶收贮，勿令泄气。未溃用姜汁、蜜糖调敷；将溃及已溃，用陈醋、蜜糖调敷；皮破碎者，用红茶、蜜糖调敷。

【审查意见】有防腐、消炎肿、止痛之效。

3. 痈疽第三方（许祐之）

主治：痈疽恶疮极痒。

组成：硫黄一两。

用法：入铜器内，在灯火上熔化（切忌灶火及火炉上），加顶上银朱五钱，搅匀，离火，倒油纸上，候冷研细。加细香灰（不细敷之作痛）。好醋调敷，其痒立止。如破烂者，白蜜调敷。

【审查意见】硫黄杀菌止痒有力，可资备用。

4. 痈疽第四方：三黄丸加料（王好问）

主治：专治悬痈，红痈，杨梅结毒，火毒等症。

组成：熟大黄三钱，乳香一两（去油），没药一两（去油），雄精五钱，麝香钱半，犀黄钱半。

用法：上药先将热大黄酒浸透，隔汤蒸软捣烂；再将余五味研极细，和入；再捣千杵，为丸，如梧桐子大。用温酒或开水服之。

【审查意见】清热消肿有效，引用温酒不妥，可用开水。

5. 痈疽第五方：化毒必应丹（张希骞）

主治：阳证痈疽，生于头面、胸腹、项下、手足者。

组成：金银花二两，连翘五钱，蒲公英一两，生甘草一两，当归一两，赤芍三钱，天花粉三钱。

用法：水煎，食后温服。

【审查意见】清热解毒，尚可应用。

6. 痈疽第六方（王培卿）

主治：发背初起。

用法：用陈海蜇皮，浸于米泔水内；少顷取出，照疮口之大小，剪成圆块；用银针触成多孔，贴于疮口之上；一俟干燥，调换一块，再贴于原处。

【审查意见】须与真人活命饮消散方法合用，见效方捷。

7. 痈疽第七方（张沛南）

主治：对口疮。

用法：人指甲剪下，在锅中炒之。火势不宜过猛，炒至如发成之鱼肚然，起出研为末。日敷一次便见效，连敷三日，疮即全消。

【审查意见】宜参用真人活命饮内服方有效。

8. 痈疽第八方：白花膏（石玉）

主治：恶疮痒极见骨。

组成：香油一斤，青槐枝一百枝，黄蜡、铅粉各一两五钱（研末），制乳没（研末）、儿茶各三钱（研末），樟脑一两（研末），麝香一钱（研末），白花蛇五钱（研末）。

用法：将槐枝陆续入油内，熬极枯黑，去槐枝沥尽渣；加黄蜡、铅粉，离火微温；再下乳没、白花蛇、儿茶、樟脑、麝香等药末搅匀成膏，浸水中三日，拔去火气。涂患处，九天即愈。

【审查意见】防腐，止痒，渗湿有效。

9. 痈疽第九方（李士敏）

主治：搭背、搭腰、搭手、搭足等症。

组成：小枣、杏仁、葱尖、大麻子各七个。

用法：上药文火烧透，加轻粉少许，同捣如泥，和蜜糖用槐条搅匀，摊在生白布上。贴患处，连换数次自愈。

【审查意见】存待试。

10. 痈疽第十方（廖端诚）

主治：对口疮，不论已成初起。

组成：生鸡内金多枚。

用法：切忌见水，将此药敷于疮上。如贴膏药，不须另用他药，俟干更换。如此敷治，初起即能内消，已成能清火去毒，奏功神速。

【审查意见】有止腐消炎之效。

11. 痈疽第十一方（李士英）

主治：骑马痈。

组成：川连、川军、白蔹、马牙硝、黄柏各一两，瓦松一两，麒麟竭、青盐各五钱，赤小豆四两，杏仁三钱。

用法：研末，蜜水调涂，干即易之。

【审查意见】初起用之，有消肿退热之效。

12. 痈疽第十二方（郑世富）

主治：痈疽疮痒，初肿将溃之时。

组成：葱头七个，当归、独活、白芷、甘草各三钱。

用法：上五味，以水三大碗煎至汤醇，滤去渣。以绢帛蘸汤热洗，如稍凉再易之，至疮内热痒为度，洗时切忌风寒。

【审查意见】有消肿活血之功。

13. 痈疽第十三方：托里消毒散（郑世富）

主治：痈疽已成内溃，此药托之，助其腐化也。

组成：皂角刺五分，银花一钱，甘草五分，桔梗五分，白芷五分，川芎一钱，生黄芪一钱，当归一钱，白芍一钱，白术一钱，党参一钱，茯苓一钱。

用法：水煎，食远服。

【审查意见】远行方，可用。

14. 痈疽第十四方：加味银花甘草汤（张沛南）

主治：肠毒焮赤，肿积痛异常，一切疮痈。

组成：金银花三两，生甘草一两，皂角刺五钱。

用法：水煎，积过滤用之，一二剂即愈。

【审查意见】清热解毒，疏通凝滞，未破溃者可用。

15. 痈疽第十五方（卢育和）

主治：疔毒发肿，一切痈症，定痛消肿。

组成：鲜紫花地丁二两。

用法：捣烂敷，待干再换之。

【审查意见】通行单方，轻症有效。

16. 痈疽第十六方（赵庆山）

主治：一切痈肿。

组成：大黄、芙蓉叶、五倍子各一钱，麝香、冰片各五分，藤黄三钱，生矾三钱。

用法：共为细末，米醋调糊，以鹅翎扫涂肿处周围。

【审查意见】有消炎止痛之效。

17. 痈疽第十七方（霍泰生）

主治：疮疽溃烂有脓者。

组成：松香二两，连须葱四两，明雄二钱，飞东丹五钱，炒黄柏二钱，洋青黛二钱，无名异二钱（水飞研极细），大梅片五分，人中白二钱（煅），上官粉钱半（炒），净轻粉五分（炒），制铜绿五分，枯白矾一钱，孩儿茶二钱，绿豆粉五钱。

用法：先将松香入铜锅内清水煮烊，俟其熔化，速倾冷水盆中；趁热扯拔，如作米醋式，复入清水，再煮再拔，如是五七次；将连须葱捣取自然汁和松香煮干，仍倾冷水盆中，做成饼式；每料另称二两，配下各药，共研细末，先将烂疮洗净搽之，如太湿烂干扑之。

【审查意见】有渗湿、防腐、生肌之效。

18. 痈疽第十八方（周小农）

主治：外疡白肿之疽，属阴寒。

组成：大黄四钱，陈小粉一两六钱，山慈菇二钱，白及二钱，陈皮二钱，南星二钱，花粉四钱，白芷三钱，厚朴四钱，甘草一钱，血竭二钱，芙蓉叶四钱，五倍子八钱。

用法：研细如霜，以醋调敷。

【审查意见】肿疡多时未愈，且属阴寒者可用。

19. 痈疽第十九方：蛴螬散（李守孝）

主治：痈疽痔漏。

组成：蛴螬一个。

用法：研细敷之。

【审查意见】验否待试。

20. 痈疽第二十方：一笔消（邓亮）

主治：疡肿疮初起者。

组成：大黄一两，藤黄五钱，明矾五钱，蟾酥五钱，乳香二钱，没药二钱，麝香一钱，铜绿五钱，雄黄五钱。

用法：共研为细末，用蜗牛捣乱，和作锭。用时以醋磨，新笔蘸圈涂疡外，笔消而止。

【审查意见】清热，镇痛，消毒，初起可用。

21. 痈疽第二十一方

主治：痈头肿毒，发背，脓毒跨马，鱼口等症。

组成：鸡子一枚，芒硝二钱。

用法：倾入碗内搅匀，入芒硝打和，隔汤炖热，用好酒送食。初起三日内，一服即消；如毒势旺甚者，接连三服，无不尽消。

【审查意见】初起轻症有效。

22. 痈疽第二十二方（孙逸圣）

主治：痈疽溃烂，内生虫蛆，累累千百，无法治者。

组成：海参片四两（焙干）。

用法：研末敷之，蛆皆化水，然后以生肌膏贴之。

【审查意见】因海参能杀疮虫，故使蛆死，并不是能化水，有脓汁者可用。

23. 痈疽第二十三方

主治：一切阴阳痈疽，肿疡，疔毒，恶疮，发背等。

组成：苦参、黄柏各一斤，烟胶一升，木鳖、蛇床子、花椒、明矾、枯矾、硫黄、枫子肉、樟冰、水银、轻粉各三两，白砒五钱，熟猪油二斤四两。

用法：共为细末。先将猪油化开，然后入药搅匀，作丸如小核桃大，瓷瓶贮，用时涂于患部。

【审查意见】痈疽肿疡未溃者涂之，有消炎解毒之力；已溃而未达深部者用之，能杀菌、收口；唯有刺激性，恐增剧烈之疼痛。

24. 痈疽第二十四方

主治：一切恶疮。

组成：雄黄钱半，杏仁三十粒，轻粉一钱，雄猪胆一个。

用法：共为细面，调搽即愈。

【审查意见】猪胆有清凉解热之效，肿疡初起可用。

（三）溃疡

1. 溃疡第一方：生肌散（程振兴）

主治：专治痈疽溃烂，久不收口，并刀斧伤。

组成：白胶香三钱（即枫柑脂），象皮四钱（炙），龙骨四钱，没药三钱，乳香三钱，血竭三钱，广丹三钱，甘石三钱，上冰片一钱。

用法：共为细末。溃烂不收口者，搽患处盖布；如系刀斧伤者干搽。

【审查意见】有生肌收口之效，已溃者可用。

2. 溃疡第二方：珍珠散（霍泰生）

主治：诸毒脓腐已尽。

组成：珍珠一钱（人乳浸三日，夏天须每日换乳。研极细），血竭五分，儿茶五分，石膏一钱，煨炉甘石一钱（黄连五分，煎汁煅淬，研极细，水飞），赤石脂一钱（煅），陈年丝吐头五分（煅存性），冰片一分二厘。

用法：上药各研极细末，再称准，共研极匀，瓷瓶收贮，勿令泄气。诸毒脓腐已尽，用此糁之，即能生肌长肉。

【审查意见】生肌收口有效。

3. 溃疡第三方（刘铭）

主治：提脓生肌。

组成：白龙骨三钱（火煅），石膏三钱，冰片三分，儿茶二钱，乳香三钱，麝香三分，朱砂三钱，白芷三钱，滑石二钱。

用法：共为细末，装好，勿走气。如无脓不用此散，可用玉珍散。

【审查意见】消炎杀菌有效。

4. 溃疡第四方（黄廷秀）

主治：诸疮疼痛，久不收口。

组成：没药三钱，密陀僧钱半，乳香三钱，煅石膏三钱，腻粉钱半，干胭脂二钱，龙脑五分，黄丹钱半。

用法：共为细末，撒患处。

【审查意见】有去腐生肌、收敛疮口之效。

5. 溃疡第五方：八宝丹（卢育和）

主治：一切疮疾，多日未愈者。

组成：煅龙骨、扫盆、血竭各一钱，熟石膏两半，制甘石二钱，赤石脂二钱，珍珠粉五分，大梅片三分。

用法：共研细末，搽患部。

【审查意见】各种溃疡用之有效。

6. 溃疡第六方（李士敏）

主治：一切已溃、未溃各疮。

组成：五倍子一两，生白矾二钱。

用法：共为细末，用井水调敷，敷数天即效。

【审查意见】有消炎收敛之效。

7. 溃疡第七方（田藏）

主治：对口已溃出脓者。

组成：取韭菜地活蚯蚓。

用法：捣如泥，凉水调敷，日三次。

【审查意见】消炎防腐有效。

8. 溃疡第八方：六合散（卢育和）

主治：外症拔毒生肌。

组成：黄丹五钱，血竭一钱，熟石膏二钱半。

用法：共研细末，搽之。

【审查意见】生肌收口有效。

9. 溃疡第九方（严级苣）

主治：湿烂诸疮，肉不平敛，不收口者。

组成：滑石五钱，赤石脂二钱半，甘草钱半。

用法：共研细末，干搽患处，或用香油调搽；痒者加枯矾一钱，即效。

【审查意见】有渗湿制泌之效。

10. 溃疡第十方：大蛤蟆膏（李守孝）

主治：附骨坏疮久不瘥，或骨从疮孔中方。

组成：大蛤蟆一个，乱发一鸡子大，猪油四两。

用法：煎前药，去渣。待凝如膏，先以桑根皮、乌头煎汤洗之。拭干，煅龙骨末糁四回，以前膏贴之。

【审查意见】可用。

11. 溃疡第十一方（张士才）

主治：碎骨在皮内作脓，变为溃疡。

组成：田螺。

用法：打碎，酒糟和匀敷，中留一孔，其骨自出。

【审查意见】存待试。

12. 溃疡第十二方

主治：疮毒日久，不能收口者。

组成：整石灰一斤。

用法：放盆内，以清水八斤烧滚，倾入盆内；待石灰化开，用棍搅匀；俟水澄清，将水倾出，弃石灰不用；其水再用细布滤之，收贮瓶内听用。疮口日久不能收口，或不生肌者，量毒之大小，剪新布一块，浸入水内一刻取出，即贴患处；俟一二时辰，再换一块，如此两三次，可痊愈。

【审查意见】石灰有防腐生肌之功，用于陈久之溃疡甚善。

13. 溃疡第十三方

组成：芦荟一两（炙），甘草五钱。

用法：共研细末，先以豆腐泔水洗净，将药末敷上，候干即愈。

【审查意见】有清热之功，用于轻症而新患者有效。豆腐泔水宜改为硼砂为善。

14. 溃疡第十四方

主治：湿疮溃烂，去腐生肌。

组成：木香、轻粉、漳丹、枯矾等分。

用法：共研细末，用绢罗罗过，搽患处，数次即愈。

【审查意见】渗湿收口有效。

15. 溃疡第十五方

主治：疮口多时不合或有脓汁。

组成：山甲一钱（炮），麝香一分，大枣四个（煮熟去皮），大麻子（去皮油）一钱。

用法：共研细末，捣如泥，作条用。

【审查意见】去腐生肌可用。

16. 溃疡第十六方

主治：溃疮腐烂，多时不愈。

组成：乳香五钱（去油），白及三钱（为细末），麝香三分，小枣肉十五个，大麻子一百五十个（去油）。

用法：共为细末，捣如泥，作捻上之。

【审查意见】可以应用。

17. 溃疡第十七方

主治：一切刀伤，恶疮，溃脓不止，多时不收口者。

组成：赤芍四钱，白芍四钱，当归四钱，天麻四钱，乳香三钱，没药三钱，蟾酥三钱，象皮二两，槐条四五寸，漳丹二两，香油半斤。

用法：先熬，再入乳香、没药、蟾酥，后入诸药；候枯去渣，入丹，滴水成珠为度，以槐条搅之。用时贴患处。

【审查意见】有去腐生肌之效，可用。

18. 溃疡第十八方

组成：五倍子、黄柏各等分。

用法：为末敷之。

【审查意见】有收敛清热之效。

（四）瘰疬

1. 瘰疬第一方（成信德）

主治：瘰疬。

组成：雄猪胆数十个。

用法：在铜锅内煎熬，摊在油纸上，剪成膏药样，贴在患处。如有脓，旋贴旋换，遂得治愈。

【审查意见】有消炎杀菌之力。

2. 瘰疬第二方（李国英）

主治：瘰疬红肿痛。

组成：半夏二钱，海藻五钱，昆布五钱，川贝三钱，紫背天葵五钱，蒲公英五钱，白芷三钱，当归五钱，王不留行三钱，广木香二钱，浮萍三钱，瞿麦穗三钱，白芥子三钱。

用法：各研细末，水泛为丸。每服三钱，食前开水送下。

【审查意见】破积、利水、清血、败毒，有效。

3. 瘰疬第三方（严级苴）

主治：瘰疬初起，内服、外敷始能收功。

内服方：海带、夏枯草、元参各两，甘草一钱。水煎服。

外敷方：鸡卵一个，破小口，装入蝎虎一个，以纸封固。放火旁烤干，研末，和净水涂疮上即效。

【审查意见】单用蝎虎即能止腐杀菌，复与鸡卵配合，兼有清补之功，用治瘰疬，无尚不合。

4. 瘰疬第四方（王培卿）

主治：瘰疬。

用法：用药材店购置守宫一只，置瓦片上；用灰火煨焦存性，研成细末；再用紫衣胡桃三个，去壳，煨焦研末；加梅花冰片五分，小磨香油一两，拌和涂于患处，其效如神。

【审查意见】可备试用。

5. 瘰疬第五方（张泽霖）

主治：瘰疬及马刀瘿瘤横痃，与其他淋巴腺肿痛。

组成：甘遂、大戟、芫花各等分，甘草一两。

用法：前三味共研细末，甘草煎熬成膏，贴患处。

【审查意见】破积，行瘀，消肿，可备应用。

6. 瘰疬第六方（郑世贤）

主治：鼠疮破烂有脓者。

组成：香油半斤，淀粉二两，头发四钱，黄丹四钱。

用法：先将油熬滚，再下头发，煎枯黑，去渣，离火入黄丹；再入淀粉成膏，用绢纸上摊贴患处，十八日全好。

【审查意见】有防腐之效，已溃者可用。

7. 瘰疬第七方（严级苣）

主治：瘰疬未溃者。

组成：连壳蜗牛七个，丁香七个，臭虫七个，地龙一条（截七节）。

用法：全烤焦研末，蜂蜜少许，水和摊纸上贴之。

【审查意见】古方，可用。

8. 瘰疬第八方（孙逸圣）

主治：瘰疬结核。

组成：红娘子十四枚，乳香、砒霜各一钱，硇砂钱半，黄丹五分。

用法：共为细末，糯米粥和作饼贴之，不过一月，其核自然脱下。

【审查意见】此系通行方，有消炎解毒之效，可用。

9. 瘰疬第九方（唐明芳）

主治：瘰疬溃破流窜者。

用法：取荆芥根下节煎汤温洗，良久疮破，将紫黑处以针刺去血痂，再洗三四次；在五更时收取韭菜地白头蚯蚓一把，约十余条，烧赤为末。每一匙加乳香、没药、轻粉各五分，穿山甲九片（炙末），全以杏油调敷，干即再易。

【审查意见】有消肿止痛之效。

10. 瘰疬第十方（张泽霖）

主治：瘰疬初起。

组成：山慈菇、天南星各一块。

用法：醋磨，搽患部。

【审查意见】可资试用。

11. 瘰疬第十一方：神效瘰疬散（郭世祥）

主治：专治各种瘰症。

组成：斑蝥（去头足，微炒）、僵蚕、炮甲珠、红豇豆、磨刀泥、左盘龙、公丁香、母丁香各二钱。

用法：和诸药共为细末，每用六分，饭后凉水送下。

【审查意见】此方攻破之力甚大，体壮者可用。

12. 瘰疬第十二方（田之柱）

主治：瘰疬。

组成：水银、硼砂、明矾、皂矾、食盐各一两，朱砂二钱。

用法：用粗瓦盆放前药，上合粗碗一只，盐泥封固，炭火炼三炷香，冷定取出升在粗碗上药，白米饭捣丸，绿豆大，朱砂为衣。每用一丸，放在疮上，棉纸封二三层，一日夜，急揭起，则核随纸带出，丸可再用。

【审查意见】未溃者可用。

13. 瘰疬第十三方：瘰疬敷药方（周小农）

主治：瘰疬初起，稍觉疼痛者。

组成：红芽大戟一钱，甘遂一钱，雄精一钱，僵蚕一钱，乳香一钱，白芥子一钱，没药一钱，当门子二分。

用法：共研极细末，收贮小瓶内，勿令泄气。每日敷一次，晚敷一次。

【审查意见】活血，消肿，防腐，初起可用。

14. 瘰疬第十四方（李国英）

主治：专治瘰疬已溃，脓如豆渣。

组成：壁虎三条。

用法：瓦上焙干，研末，真铜绿五分，共调匀。每用少许，置阳和解凝膏中贴之，脓尽为度，即可痊愈。

【审查意见】壁虎制腐，铜绿杀菌消炎，以毒攻毒，且入血分，可用。

15. 瘰疬第十五方（李国英）

主治：专治瘰疬未溃、坚硬肿痛者。

组成：壁虎三条（瓦上焙干，研末），真铜绿五分，阿魏五分，麝香三分。

用法：和匀，共研细末。每用少许，置阳和解凝膏上贴之，以完全消散为度。

【审查意见】透达经络，可攻淋巴之毒，用治瘰疬有效。

16. 瘰疬第十六方：旋覆花汤（温碧泉）

主治：瘰疬。

组成：海藻一钱，海蛤三钱，秋石一钱，川贝三钱，石斛二钱，木瓜二钱，橘白一钱，女贞三钱，侧柏叶三钱（炭），覆花八分（布包），新绛二钱，青葱管二尺。

用法：混合煎汤，食后频服。

【审查意见】有散瘰、疏气、活络之效。

17. 瘰疬第十七方（温月亭）

主治：瘰疬将破未破，内有脓者。

组成：臭虫七个，大虱子七个，银釉子七个。

用法：共捣一处，用竹针轻轻挑破患部，每瘰一针将药涂上即愈。但挑时不可令出血，药要少，多则疼痛难忍。若疮至胸下，则无效矣。

【审查意见】用此药时发剧烈之痛，宜慎之。

18. 瘰疬第十八方：消瘰丹（陈莲峰）

主治：瘰疬，瘿瘰，结核红肿痛。

外用：斑蝥七个，全蝎三个，炮山甲一钱，川贝母一钱，青娘十个，红娘十个，蜈蚣一条，蟾酥一分，红砒石五厘。

内服：夏枯草一斤，青竹叶四两。

用法：将外用之药炒黄研粉，用时将粉布于膏药上分许，贴患处，七日一换；内服药洗净切碎，煎茶，每日饮之。则烧热自退，恶核自消矣，

【审查意见】有攻坚取结之效。

19. 瘰疬第十九方（卢育和）

主治：项瘰疬溃烂，延久不愈者。

组成：蚂蟥四条，壁虎四条，猫头骨一副。

用法：共焙细面，搽患部，另用猫肉煨食之。

【审查意见】去腐生肌，可以备用。

20. 瘰疬第二十方：消瘰丸（杨浦云）

主治：瘰疬初起者。

组成：法夏一两，瓜蒌六钱，当归尾五钱，夏枯草、海藻、昆布、土贝母各一两，陈皮七钱半，连翘一两，黄芪七钱半，橘核一两五钱，乳香五钱，没药五钱，元参一两。

用法：共研细末，饴糖为丸，如桐大。每晚开水下三四钱。

【审查意见】有清血散结、去痰行瘀之效。

21. 瘰疬第二十一方（房西亭）

主治：鼠瘰初起。

用法：白藓皮煮汁，每日空心代茶饮之。

【审查意见】此系清热散风之药，治瘰疬恐效力薄弱。

22. 瘰疬第二十二方（温月亭）

主治：鼠疮。

甲（内服）：壁虎一个，山甲三钱。

乙（外敷）：臭虫七个，虱子七个，银釉子七钱。

甲方将壁虎置新瓦内，泥封固，火焙成黄色，同山甲共研极细末，分三包。每早用黄酒送服一包。

乙方共捣一处，用竹针或银针轻挑开患部外皮，不要见血，将药涂上少许，数日后有白米出即愈。

【审查意见】第一方与三集验方蝎虎治瘰疬方，只差山甲一味；第二方与本书第十七方同，能令患部作剧痛。

23. 瘰疬第二十三方（李银亮）

主治：瘰疬喉痹。

用法：商陆根捣作饼置疬上，以艾炷灸五壮，甚效。

【审查意见】效否待试，治喉痹缺用法。

24. 瘰疬第二十四方

主治：瘰疬初起。

组成：甘遂、粉草各三钱，猪腰一个。

用法：加水，煮猪腰，连腰带汤服下，必愈。遂与甘草相反，以毒攻毒。

【审查意见】甘遂泻经隧水饮，破癥坚积聚，粉草解血中热毒，为疮疡痈毒要药。但二味相反，若非体质健全、气壮实者，不可轻用。

25. 瘰疬第二十五方

主治：瘰疬已溃，脓水多且臭。

组成：丝瓜瓤一大撮，黑豆一合，白萝卜（切片）。

用法：用压豆腐浆煎服，数次即效。

【审查意见】凉血，解毒，消肿痛，杀菌，通经络，行血脉，可用。

26. 瘰疬第二十六方（李国英）

主治：治鼠疮神方。鼠疮即生于肛门旁，俗名老鼠偷粪门者。得此疾者，常于西医处割治，不知受若干痛苦，反不克断根。死而后已，亦足哀也。

组成：公丁香、潮脑各等分。

用法：可以公丁香与潮脑各等分成末，加于任意之扳毒膏药中，贴之三次即愈，年久者可多用数次，奇方也。

【审查意见】有杀虫祛湿、拔毒之效。用治鼠疮，是否生效，存疑待试。

27. 瘰疬第二十七方

主治：瘰疬已破。

组成：花椒三钱，胡椒三钱，砒霜三钱，疥蛤蟆一个。

用法：将药都填蛤蟆肚内，用线将口缝住，用高粱皮或谷皮，点火烤干，研为细末，香油调敷之。

【审查意见】此方虽能制腐杀菌，而腐蚀性太大，恐入深组织内刺激而分泌旺盛，用时宜慎，不可太猛。

（五）疔疮

1. 疔疮第一方（卢育和）

主治：疔疮发肿热。

组成：蚰蜒二条，明雄二钱。

用法：研末调匀敷之。

【审查意见】解毒消炎有效。

2. 疔疮第二方（卢育和）

主治：红丝疔。

组成：大黄。

用法：用银针将红丝挑破，再用大黄磨醋点之，即缩。后用水上红萍，同冷饭粒、赤糖，捣烂涂疗上，立愈。

【审查意见】疗疮初起，即用针刺，再用大黄，以解血毒。

3. 疗疮第三方：取疗散（田之柱）

主治：疗疮。

组成：雄黄一钱，硇砂一钱，蟾酥一钱，信石一钱，巴豆十粒，轻粉五分。

用法：上将疗四周用针刺破，醋调涂敷。疗落后，用长肉拔毒膏药贴之。

【审查意见】有清热解毒、制腐之功，可资应用。

4. 疗疮第四方：敛疗膏（卢育和）

主治：疗溃日久，不收功者。

组成：野菊花，猪胆。

用法：野菊花晒干，研细末，装入猪胆内塞满，磁瓶收藏。遇疗溃，久不收功者，取猪胆液涂之。

【审查意见】通行方，可用。

5. 疗疮第五方：疗疮外治方（宋尧）

主治：治疗发项以上。

组成：蟾酥（酒化）、轻粉、白丁香、硇砂各一钱，乳香六分，雄黄、朱砂、麝香各三分，蜈蚣一条（炙），金顶砒五分。

用法：上药共为细末，面糊搓如麦子大，用铍针刺入疮心四五分，挑断疮根，取出恶血。随用药插入疮孔内。

【审查意见】有止痛消肿之功。

6. 疗疮第六方：清解托毒汤（霍子实）

主治：湿火蕴结之掌心疗。

组成：杭菊花五钱，地丁草三钱，京赤芍二钱，苏薄荷一钱，生草节八分，大贝母三钱，炙僵蚕三钱，金银花二钱，连翘壳三钱，草河车钱半，丝瓜络二钱，外科蟾酥丸二粒。

用法：开水化服，水煎，温服。

【审查意见】清热散毒可用。

7. 疗疮第七方（冀鹤亭）

主治：食指疗疮，大如豆粒。

组成：梅花点舌丹一粒，苏合丸一粒。

用法：先服梅花点舌丹一粒，后用针刺商阳（食指内侧），出紫血；又刺合谷（虎口歧骨）间，用重按轻提之泻法；又刺疗顶出黑血；不及一时，病人疼痛若失，再服苏合丸一粒，遂痊愈矣。

【审查意见】治疗专药，有效。

8. 疔疮第八方：蟾酥丸（李守弟）

主治：拔取疔黄。

组成：蟾酥一个，白面五钱。

用法：以面为丸梧子大。每用一丸安舌下，黄水即出。

【审查意见】有效。

9. 疔疮第九方（郑世贤）

主治：治疔疮身热，烦躁不大便者。

组成：生大黄一两，雄黄一两。

用法：每料共研细末，用饭为丸，如梧子大。每服三钱，食前空心开水下。小儿减半，孕妇忌用。

【审查意见】内有毒火者可用。

10. 疔疮第十方（张士才）

主治：治疔毒，骤起疮如粟，痛透心髓。

用法：红黑二色者，可先以熊胆涂之；如在指上者，可以泡辣套之，自消矣。

【审查意见】熊胆有消炎之效，治疗可用；辣椒套法，似宜慎用。

11. 疔疮第十一方

主治：一切疔疮。

组成：鲜菊花苗、葱、蜜三味各等分。

用法：共捣贴患处。

【审查意见】能解毒消炎，可用。

12. 疔疮第十二方

主治：疔毒及一切肿毒，皮色不变，且平无头。

组成：血竭三钱，朱砂二钱，胆矾三钱，香墨一两，蟾酥三钱，麝香五分。

用法：共为细面，水调成锭，用时以凉水磨，涂患部。

【审查意见】和血，散瘀，消炎，定痛，初起可用。

13. 疔疮第十三方：拔疔秘方

主治：疔疮。

组成：鲥鱼脐。

用法：鲥鱼脐用手括下，不可见水，阴干收贮时，以银针拨开疔头，将一片贴上，以清凉膏盖之。候一宿揭开，其疔连根拔去后，用生肌散收功。

【审查意见】此方治疗当有效。

14. 疔疮第十四方

治法：凡疔生于唇口上，即看大腿弯，有紫筋起者，即用银针刺出血，即愈。

【审查意见】可资试用。

15. 疔疮第十五方

主治：鱼子疔，又名芝麻疔。

组成：活蛏壳（煅末），猪苦胆汁。

用法：活蛏壳与猪苦胆汁调搽。

【审查意见】蛏壳为治喉风急痹之药，用治疔疮，恐效不确。

16. 疔疮第十六方

主治：唇口患疔，并连七个，头肿如斗，心闷神昏。

组成：蛔虫。

用法：蛔虫捣烂涂之，顷刻疮口流出黄水，肿消神清，次日即愈。

【审查意见】有清热之效。

17. 疔疮第十七方

主治：疔疮。

组成：五谷虫一钱，白矾三分，蟾酥三分（以烧酒化烊）。

用法：共调匀涂疔上，少顷疔破，流出毒水即愈。

【审查意见】有清热、收敛、消肿之效。

18. 疔疮第十八方

主治：疔毒及无名肿毒，痛难忍。

组成：当归四钱，丹皮二钱，生地四钱，生草五钱，白芷一钱，柴胡一钱，陈皮一钱，山甲一钱，皂刺一钱，桔梗一钱，生姜一大块（捣烂）。

用法：水煎，温服。

【审查意见】古方，可用。

19. 疔疮第十九方

主治：疔疮开口多时，溃脓去腐生肌。

组成：猪苦胆七个，麝香一分，冰片二分。

用法：于端阳节日，将苦胆装入猪尿泡内，麝香、冰片为末，搅匀，挂高处晒干，密藏研末，用时撒布。

【审查意见】猪苦胆治疗特效，惟宜鲜用，未知干者能否生效，且待试用。

（六）痔漏

1. 痔漏第一方（成信德）

主治：痔疮气血虚弱者。

组成：龟头一个，田螺一枚。

用法：取龟头一个瓦上焙枯成末，再取田螺一枚纳针于内，其肉成水，加冰片少许于内，复加少许龟头末，和匀擦患处，数次即愈。

【审查意见】龟头能补血，内服有效，外用恐不确，可试用。

2. 痔漏第二方（李国英）

主治：痔漏。

组成：极干黄鳝一条。

用法：以极干黄鳝一条，鲜者自行凉枯即可，置香油内泡透，再取出于香油灯上烤之，而沥其油。先以白矾熬水洗患处，始擦此油，旬日可愈，早晚两次。

【审查意见】可试用。

3. 痔漏第三方：六白化痔汤（程振兴）

主治：内外痔疮，便下鲜血，疼痛异常。

组成：生石膏五钱，寒水石四钱，天花粉四钱，杭寸冬四钱，西滑石四钱，生桑皮五钱，槐子三钱，生大黄三钱。

用法：方中石膏与滑石研成细末，否则汁不出。配齐，用井花水煎，早晨服。

【审查意见】有热者可用。

4. 痔漏第四方（汪寄圃）

主治：痔瘘作疼，辗转不宁。

组成：木鳖子，葱白，白蜜。

用法：先用木鳖子煎汤熏洗，再用葱白捣汁与白蜜涂之，甚效。

【审查意见】未化脓者可用。

5. 痔漏第五方（柳子和）

主治：一切痔漏。

组成：鱼鳔五钱，黄蜡五钱，明矾三钱，朱砂一钱，真珠五分，象牙五分，明乳、没二钱。

用法：鱼鳔、黄蜡熬成膏，余药捣细和匀，临用取少许涂上。

【审查意见】有收敛止痛之效。

6. 痔漏第六方（景寿轩）

主治：痔核肿痛流脓。

组成：枯矾二钱，儿茶一钱，川连五钱，熊胆二钱，麝香一钱，寒水石一钱，煅甘石五钱，蟾酥五钱，冰片一钱，硼砂一钱。

用法：研细和匀，清茶调涂痔上。

【审查意见】有消肿止痛，防腐收敛之效。

7. 痔漏第七方（郝玉如）

主治：痔疮痛不可忍。

组成：血竭一两。

用法：研细末，用唾津调涂痛处。

【审查意见】痔核用之，有散结行瘀之效。

8. 痔漏第八方（傅应辰）

主治：治漏疮。

组成：艾尖、葱须各七个，黄豆、花椒、瓦松三宗各一撮。

用法：将以上五宗用砂锅熬，趁热连熏；再用新白布裹之，冷时再热之，洗三四次必愈。

【审查意见】燥湿行气，可备试用。

9. 痔漏第九方：消痔汤（成酒武）

主治：内外痔。

组成：翻打马三钱，翻白草三钱，皮硝一钱。

用法：用砂锅一个，入药添水四大碗，煎至三碗，热洗患处。每日三次，次日准好。洗时用棉被围住，勿使泄气，每次在一点钟左右。

【审查意见】轻症可用。

10. 痔漏第十方（贾锡祜）

主治：痔疮肿疼。

组成：木槿根五钱，风化硝一两，枯矾五钱，鸽子粪一把。

用法：水煎，先熏后洗。

【审查意见】燥湿止痒，痔核用之相宜。

11. 痔漏第十一方：熏洗痔瘘汤（赵文生）

主治：痔瘘下有脓血者。

组成：天南星三钱，白胶香三钱，苦楝根五钱，荆芥四钱，白芷二钱，薄荷二钱，土蜂房五钱，干莲蓬三两，生艾叶一两，蕃打麻五钱，椿树皮一两，红花三钱，透骨草三钱。

用法：共一处，水煎熏洗，二三次见好。

【审查意见】可备试用。痔漏有脓血者，仅用熏洗，能减除患者一时之痛苦，绝难根治。

12. 痔漏第十二方：黄柏丸（赵复性）

主治：脏毒痔漏，流血不止。

组成：川柏一斤。

用法：分作四分，三分用白酒、醋、童便各浸七日，洗晒焙干；一分生炒黑色。共为细末，蜜丸。每空心黄酒下五十丸，久服根除。

【审查意见】可资试用。

13. 痔漏第十三方：五倍子散（王好问）

主治：专治诸痔，举发坚硬，疼痛难忍，或脏毒肛门泛出，肿硬不收。

组成：五倍子一个，癞蛤蟆草若干，轻粉三钱，冰片二分。

用法：将五倍子大者一个，敲一小孔，用阴干癞蛤蟆草揉碎，填塞五倍子内，用纸塞孔，湿纸包煨，片时许取出。待冷去纸，研为细末，每一钱加轻粉三分，冰片五厘，共研极细。先用枳壳汤洗，后用此干抹痔上，即睡勿动，其肿即除。

【审查意见】消肿止痛，痔核可用。

14. 痔漏第十四方（马荣生）

主治：痔疮。

组成：芫花五钱（取汁），细辛二钱，曼陀罗花二钱半，白丝线三钱。

用法：添水熬汁，将浓时，放碗中。另取白矾、轻粉各二钱，为末和匀，再煎极浓，将线取出，阴干待用。以药线一根，系痔上，日渐紧之，六七日后，即渐枯落。

【审查意见】有麻痹腐蚀之功，可备试用。

15. 痔漏第十五方：黄占愈漏丸（赵亚曾）

主治：痣漏有管或有脓血肿痛者。

组成：明矾五钱，朱砂三钱，手指甲三钱（洗净炒黄），象牙骨三钱（炙），山甲珠四钱，乳香二钱，没药二钱，血余炭三钱，珍珠二钱。

用法：共为细面，用黄占与药和匀为丸，如梧子大。每服空心温黄酒送下三钱。

【审查意见】止血，消肿，制腐，可用。

16. 痔漏第十六方（石玉）

主治：痔疮脱肛。

组成：酢浆草二两，蛤蟆草四两，鸽粪一大把，制乳、没各六钱，广木香二钱。

用法：以上各药，纳入新砂锅内，并熬成浓汤，先熏后洗。一天三次，每次约一时许，连洗三四天即愈，此法屡试屡效。

【审查意见】活血散寒有效。

17. 痔漏第十七方（杜蓂）

主治：主熏痔漏。

组成：升麻三钱，通经草三钱，土茯苓二钱，当归三钱，防风二钱，荆芥钱半，连翘二钱，川椒二钱。

用法：水煎，趁热熏之，微温时用新白布洗之。

【审查意见】升散燥湿，可资应用。

18. 痔漏第十八方（郭洪义）

主治：肠风痔瘘，年深日久者。

组成：熊胆五钱，片脑一钱。

用法：研匀，和猪胆汁，调敷患处，即愈。

【审查意见】轻症初起可用。

19. 痔漏第十九方（房西亭）

主治：热毒痔疮。

组成：白鹅胆二三枚（取汁），熊胆二分，片脑半分。

用法：研匀，磁器密封，勿令泄气，以手指涂之。

【审查意见】痔核初起者可用，已经破溃之痔疮无效。

20. 痔漏第二十方（温月亭）

主治：痔漏。

组成：血竭、儿茶、龙骨、甘石、红粉、轻粉、银粉散、乳香、没药、冰片各等分。

用法：共研极细末。临睡时，用棉花蘸水洗净患处，将药敷上，数次即愈。

【审查意见】有消炎、止痛、收敛之效。

21. 痔漏第二十一方（廖端诚）

主治：外痔。

组成：皮硝。

用法：三年以上老便壶一个，用皮硝放于壶内，然后以开水灌冲。热气对熏痔疮极验。

【审查意见】存待试。

22. 痔漏第二十二方：生麝愈漏膏（赵文生）

主治：痔漏下有脓血者。

组成：铜绿、冰片、五倍子、制乳香、轻粉各等分（炒），麝香少许，生地（以鲜的为好）。

用法：先将前五味共研细末，再入麝香研匀，以鲜生地捣成膏，贴患处。

【审查意见】通行方，有效。

23. 痔漏第二十三方

主治：痔漏未破。

组成：蜗牛仁二个，梅片一钱。

用法：用水化，点之立愈。

【审查意见】古方能用，惟蜗牛大寒，非真有风热不宜用，小儿忌用。

24. 痔漏第二十四方

主治：痔漏初起。

组成：马齿苋（不论干鲜）。

用法：煮热多食之，以汤熏洗即愈。

【审查意见】痔疮初起，多系湿热。马齿苋能泻热解毒，可用。

25. 痔漏第二十五方

主治：久近一切痔漏。

组成：白莲花蕊一两五钱（焙），黑丑一两五钱（取头末），当归五钱（炒）。

用法：共为细末，每服二钱，空心酒下，服五日即见效，忌发火等物。

【审查意见】存待试用。

26. 痔漏第二十六方

主治：辛苦劳碌之辈，忽患肠痔脓毒，愈而频发，脓水常流。

组成：蚕空壳。

用法：蚕纸一张晒燥，用小刀括下蚕空壳，以阴阳瓦煨黄，用好酒送下。连服十张即除根。

【审查意见】通行方，可用。

（七）乳痈

1. 乳痈第一方（何建功）

主治：妇人乳痈、乳吹，小儿腮痈。

组成：陈小粉、白蔹、生半夏、白芷、文蛤、山奈粉、人中白各一钱，冰片三分。

用法：为细末，瓷瓶密贮，米醋调敷。

【审查意见】清热止痛，收敛有效。

2. 乳痈第二方：鸡矢白散（赵复性）

主治：乳头破裂，乳痈等症。

组成：雄鸡矢白（炒研）。

用法：白酒服五分，三服即愈。又用白酒和灌口鼻，治缢死未绝者。

【审查意见】存待试。

3. 乳痈第三方（祁泽民）

主治：乳痈初肿。

组成：扁竹根八钱，萱草根五钱，水仙根一两。

用法：共捣为细末，蜜调敷之。

【审查意见】有消炎之效。

4. 乳痈第四方：青围药方（周小农）

主治：痈肿，乳痈，疔疮，大头瘟。

组成：大黄八钱，姜黄四钱，黄柏四钱，白芷三钱，青黛二钱，白及二钱，花粉三钱，陈皮二钱，生甘草一钱。

用法：共研细末，用丝瓜叶打汁，调敷。乳痈用蜜调；疔疮用菊叶调涂；大头瘟用鲜青黛打汁调涂。

【审查意见】有防腐清热、止痛散肿之效。

5. 乳痈第五方

主治：女子乳痈，突然肿及头面。

组成：蚯蚓屎。

用法：晒干为末，用井水调搽头面即消。

【审查意见】清热消肿有效。

（八）臁疮

1. 臁疮第一方（郭洪义）

主治：臁疮。

组成：藤黄一两五钱，黄蜡二两（共熬黑），香油六十两，浸桃枝、柳枝、槐枝、桑枝、葱白各一两，男发四两，花椒五钱，蓖麻二两，马前子二两，荜茇五钱，桂枝二两，白芷二两。

用法：夏浸三日，冬七日，春秋五日。然后熬至渣枯，去渣，与藤黄、黄蜡和匀，熬稠，入官粉四两，收膏。以油纸摊贴疮上。

【审查意见】臁疮原系受阴寒湿毒所发，此方有燥湿、止痛、止痒之效。

2. 臁疮第二方（王养初）

主治：湿热臁疮无皮者。

组成：柏果叶，麻油。

用法：将柏果叶浸入麻油内，在饭锅上蒸熟，蒸上八九次，用纸或布敷贴湿热臁疮无皮等患处，日换一次。

【审查意见】可资试用。

3. 臁疮第三方（唐明芳）

主治：臁疮腐臭。

治法：生龟板取壳，醋炙黄，煅存性，出火气，入麝香、轻粉少许，研末，先以葱洗净搽之。

【审查意见】有杀菌燥湿之效。

4. 臁疮第四方（焦鸿钧）

主治：男女臁疮。

组成：汉红粉钱半，汉轻粉钱半，川黄柏二钱半，制桃仁五钱。

用法：共研细面，用香油调敷患处，再用油纸五层包裹，七日即愈。

【审查意见】能制腐，能杀菌，可资应用。

5. 臁疮第五方

主治：两腿臁疮，多时不好者。

组成：香油四两，头发一团，黄丹二两，黄蜡一两。

用法：先将香油熬熟，入头发，放烟后去渣，再入黄丹；候变黑色，入黄蜡搅匀，待温，再入鸡蛋清一个搅匀。双层单纸上贴患处。

【审查意见】拔毒生肌，可用。

6. 臁疮第六方

组成：香油一两，黄蜡三钱，银朱一钱。

用法：将香油放铁杓内，炼成无烟，入黄蜡炼匀。银朱放碗内，用油冲起，搅匀。将患部用米泔水洗净，涂药于上。

【审查意见】有消炎杀菌之效。

（九）乳房肿痛

1. 乳房肿痛第一方（戴河清）

主治：乳房肿痛。

组成：水仙根一两，乳香、没药各三钱。

用法：共捣烂和匀，以番油少许调搽痛处。

【审查意见】有消肿止痛之效。

2. 乳房肿痛第二方（康汝麟）

主治：乳房肿痛。

组成：全瓜蒌三钱，蒲公英二钱，甲珠钱半，土贝母二钱，通草二钱，甘草二钱。

用法：水煎，饭后温服。

【审查意见】有活血散肿之功，初起可用。

3. 乳房肿痛第三方（李国英）

主治：乳房溃烂。

组成：雄鼠粪（两头尖者是）、土楝树子（经霜者佳）、露蜂房各三钱（俱煅存性）。

用法：研末和匀，每服三钱，酒下。两日一服，痛即止，不数日脓尽收敛。

【审查意见】可资应用。

（十）乳疬

1. 乳疬第一方（王培卿）

主治：乳疬肿痛。

组成：开败之水仙花。

用法：取挂风檐下，捣烂敷之极效。

【审查意见】有散肿止痛之效。

2. 乳疬第二方（刘铭）

主治：乳疬结核。

组成：鲜蒲公英。

用法：连根洗净，打取自然汁半杯，和入陈酒服之。每日三次，将余渣敷于患处，数日必愈。

【审查意见】功能散结，化热毒，可用。

（十一）鹤膝风

1. 鹤膝风第一方：白芥膏（王良辅）

主治：鹤膝风。

组成：陈白芥子三钱，肉桂五分，生姜汁，葱白汁。

用法：每周一剂。白芥子、肉桂各为细末，生姜四两绞汁，葱白二两绞汁，与白芥、肉桂共调一处，须令硬软适度为要，将调成之膏，贴之患处。

【审查意见】行气血，散风寒，可资应用。

2. 鹤膝风第二方：紫荆皮汤（赵青松）

主治：鹤膝风挛症。

组成：紫荆皮三钱。

用法：用老白酒煎服，日二次，以知为度。又治发黄初生，以及一切痈疽，皆单用紫荆皮末，白酒调搽，自然撮小。如不开口，内服柞木饮。

【审查意见】可备试用。

3. 鹤膝风第三方

组成：番木鳖（刮去毛皮，麻油煅枯，研取净末子）二两，大枫子（灯心水煮过，研细去油，取净末）一两，大西附子（童便煮过，去皮切片，焙干研取净末）二两，穿山甲（炒，研细末，取净末）一两。

用法：以上四味，共取净末五两，和匀收贮。患者每服七分，空心好酒送下，饮极醉，暖睡出微汗即瘥，重者七服痊愈。

【审查意见】存待试。

（十二）脚气

1. 脚气第一方（王培卿）

主治：湿热脚气。

组成：苍耳子、地骨皮各二钱。

用法：煎洗四五次即愈，凡因湿热而成者，均治。

【审查意见】可备用。

2. 脚气第二方（严级苣）

主治：寒湿脚气。

组成：胡芦巴（酒浸一宿）、破故纸（炒）各四两。

用法：全为末，以木瓜一个，切顶去瓤，入药在内；合顶蒸烂，捣丸如梧子大。每服七十五丸，温酒下。

【审查意见】可资取用。

（十三）瘿瘤

1. 瘿瘤第一方（王培卿）

主治：治气瘤初起。

用法：用生天南星一枚，好醋少许，在盆底磨汁；起瘤处，用生姜数两，煎浓汁乘热熏之；拭干，搽天南星汁，约十余次即愈。如无鲜天南星，即向药店购陈者亦可，惟不及鲜者效速。

【审查意见】可资应用。

2. 瘿瘤第二方（杜蓂）

主治：身项粉瘤。

组成：天花粉一两，陈壁土五钱，穿山甲三钱，贝母三钱（去心）。

用法：研为末，掺在膏药上，贴在瘤上，贴之即穿出粉渣。

【审查意见】有行瘀散结之效。

3. 瘿瘤第三方

主治：眼皮生瘤。

用法：樱桃核以水磨之，搽瘤上渐愈。

【审查意见】存待试。

（十四）杖疮

1. 杖疮第一方（程振兴）

主治：治手掌或两腿挨板，溃烂久不愈者。

组成：白胶香三钱，白芥子三钱（研细），白糖五钱，蜗牛十个。

用法：共捣细末，敷纸上，贴患处，二三次即愈。

【审查意见】拔毒消肿有效。

2. 杖疮第二方（李士英）

主治：杖疮肿疼。

组成：滑石、赤石脂、大黄各等分。

用法：为细末，先洗净麻油调敷患部。

【审查意见】止痛散肿可用。

（十五）鹅掌风

1. 鹅掌风第一方（赵青松）

主治：鹅掌风。

组成：真蕲艾五两。

用法：用水五碗，煮五六沸，连水药放在大口瓶中，上用布二层缠住，将病手放瓶上熏之。如冷再温，数次即愈。

【审查意见】存待试。

2. 鹅掌风第二方（卢育和）

主治：鹅掌风。

组成：当归四钱，羌活三钱，苍术三钱，细辛一钱，制乳香五钱，制没药五钱，蛇床子五钱，麻黄一钱，金陀僧五钱，枸杞子四钱，川芎四钱，白芷三钱，蝉衣二钱，土荆皮五钱，枫子肉二钱，白鲜皮五钱，乌梢蛇五钱，蜂房一个，白凤仙花五钱，臭梧桐花五钱，明矾三钱，花椒四钱，浮萍，葱汁，元醋。

用法：将前药同醋煎热，灌入猪尿胞内，以患者之手浸于其中，另以线扎胞口，使不透风，浸一昼夜为佳。

【审查意见】有活血、杀菌、止痛之效。

3. 鹅掌风第三方（卢育和）

主治：鹅掌风。

组成：荆芥、防风、透骨草各一钱，大枫子二钱，山甲一钱，海南片二钱，小胡麻二钱，追风草、生川草乌各五钱，臭梧桐花二钱，蝉衣、威灵仙各五钱。

用法：共为末，煎水熏洗。

【审查意见】有杀虫散风之效。

4. 鹅掌风第四方（杜蕡）

主治：鹅掌风。

组成：鲜臭梧桐一颗（带根叶），皂荚一个。

用法：上药共捣烂，配入食盐一匙，陈醋一小杯，调匀；用猪尿胞一个，去尿，将药装在胞中，套在手上，约浸小时许，二次可愈；七日内不可用水洗手，但须伏天行施。

【审查意见】可备用。

5. 鹅掌风第五方

用法：蕲艾和侧柏叶乘热熏洗，一月即愈。

【审查意见】可资试用。

（十六）坐板疮

1. 坐板疮第一方（谢长余）

主治：坐板疮。

组成：藤黄四两，雄猪网油八两。

用法：将藤黄捣碎，掺在网油上；用青布卷成条子，扎紧，浸菜油内一夜，取出火燃；取滴下之油，埋土中一夜，出火毒，涂疮上即效。

【审查意见】通行方，可用。

十五、皮肤科

（一）癣疮

1. 癣疮第一方：第一灵膏（赵兰生）

主治：癣疮。

组成：玉簪花三百朵（捣泥），母丁香六两，沉香四两，冰片三钱，麝香三钱，城砖末十二两。

用法：共为末。用麻油三斤半，熬熟，入陈石灰末半斤，搅匀，熬至滴水成珠，收磁器内，黄蜡封固，埋土内二十一日取出。涂患处自愈。

【审查意见】用于水泡脓泡及肿胀期为宜，有制泌、消肿、清热之效。

2. 癣疮第二方（温月亭）

主治：牛皮顽癣。

组成：桃仁、杏仁、郁李仁、大枫子仁、川贝母各七个，核桃仁三个，铜绿、洋冰、明雄、僵蚕各一钱，梅片一分，花椒二钱，淀粉二钱，白矾一钱。

用法：花椒另捣碎，共研一处，米醋少许调匀；用白布包，每日擦三次，数日后即脱去硬皮一层，即愈。

【审查意见】通行方，可用，此方有杀菌、散风、解热、止痒之功，须持久行之，方有效。

3. 癣疮第三方：民间实验方（房西亭）

主治：顽癣。

组成：大黄、硫黄、姜黄、雄黄、藤黄各五分。

用法：共为末，以菜油调涂患处，七日勿洗即愈。

【审查意见】杀虫有效。

4. 癣疮第四方（田藏）

主治：癣疮。

组成：龙眼核二个（去外黑皮，研末），雄黄、硫黄、陀僧、枯矾、川椒末各三分。

用法：共研末，以生姜蘸搽患处。

【审查意见】通行方，有杀菌力，顽固疥癣可用。

5. 癣疮第五方（曲庭贵）

主治：癣疮。

组成：硫黄二钱，铜绿二钱，穿山甲二钱（去厚皮），生姜二钱。

用法：共捣、搽六七次，即愈。

【审查意见】杀虫有效。

6. 癣疮第六方：榴皮散

主治：多年牛皮癣。

组成：石榴皮，生明矾等分为末。

用法：抹之，四五次即愈。

【审查意见】有杀菌之功，但药力薄弱，用于多年之牛皮癣效力微弱。

7. 癣疮第七方（严级苣）

主治：诸风疬癣。

组成：白花蛇一条。

用法：酒浸三宿，去皮骨，取肉绢袋盛之；蒸糯米一斗，安曲于缸底，置蛇于曲上；以饭安蛇上，以物密盖三七日，取蛇晒干，研末。每服三分至五分，温酒下，仍以浊酒并糟作饼，食之尤佳。

【审查意见】有搜风活络之效。

8. 癣疮第八方：久癣变为湿烂方（郑世富）

组成：芦荟一两（研），炙草半两。

用法：相合另匀，先以温浆水洗癣，乃用旧干帛子拭干，便以药末敷之，神效。

【审查意见】此方有清热杀虫之功，如再伍以燥湿之品，则效尤捷。

9. 癣疮第九方（郑世富）

主治：顽癣。

组成：大露蜂房不拘多少，白矾适宜。

用法：将白矾填入蜂房孔内，用破罐底盛之；仰口朝上，用炭火煅之，令白矾化为尽为度；取出研末，搽蜂上，一二次即除根。

【审查意见】有杀菌止痒之功。

10. 癣疮第十方：治癣方（焦鸿钧）

主治：金钱癣、牛皮癣、癞癣、顽癣等症。

组成：石灰二钱，川椒壳三分，雄黄一钱，白矾一钱，硇砂四分，枯矾钱二分，碱二钱。

用法：共如细末，醋调涂患处，若觉痛时，效更大。

【审查意见】有防腐杀菌之效。

11. 癣疮第十一方（郝玉如）

主治：多年顽癣。

组成：川槿皮、轻粉、斑蝥、大枫子各等分。

用法：以河井水各半煎，露一夜，以笔蘸涂之。

【审查意见】有杀虫消毒之功，用于顽癣当有效。但不宜多涂，因斑蝥之刺激力强大。

12. 癣疮第十二方（廉杰）

主治：一切癣疮，皮肤顽厚。

组成：苦参子、土槿皮、花椒、洋樟、木通、白及、雄黄、百部、槟榔各一两。

用法：火酒浸七日，新帛蘸搽患部，不可拂好肉上。

【审查意见】有杀菌止痒之功。

13. 癣疮第十三方（戴河清）

主治：一切癣疾燥痒，痛痒难忍。

组成：威灵仙六两，零陵香、干荷叶、藁本、藿香、白芷、甘松各四两。

用法：水煎汤，用生绢蘸汤，于净室内洗浴，连洗二次即愈。

【审查意见】行气燥湿可用。

14. 癣疮第十四方（贾锡祜）

主治：小儿一切湿疮癣疳。

组成：黄柏五钱，黄连五钱，黄丹一两，轻粉一钱，滑石五钱，麝香二分，乳、没各三钱。

用法：研细末，令匀，香油调涂，神效。

【审查意见】有制泌收敛、清热止痛之效。

15. 癣疮第十五方（郝玉如）

主治：牛皮虫癣。

组成：川槿皮一两，大风子仁十五个，半夏五钱，皂荚三钱，河水、井水各一碗。

用法：浸露七宿，再入轻粉一钱，雄黄一钱，搅匀，以笔搽涂患处，搽后覆去。

【审查意见】杀虫有效。

16. 癣疮第十六方（张士才）

主治：癣疮。

用法：雌黄为末，入轻粉和猪膏擦之。

又方：豆腐干以麻油煎，取油涂之。

又方：皂荚入醋煎三日夜，干为末敷之。此方得效最速，而疼痛无比。

【审查意见】雌黄、轻粉、猪脂有杀菌、润肤之效；豆腐干、麻油治癣，恐不确；皂荚醋煎治牛皮癣，甚效。

17. 癣疮第十七方（张士才）

主治：洗癣方。

组成：生地二钱，陈皮二钱，麦冬二钱，赤苓二钱，竹茹二钱，远志（不制），柳枝十寸，甘草一钱，灯心一钱。

用法：浓煎，频洗。

【审查意见】轻症，可备用。

18. 癣疮第十八方（温松照）

主治：顽癣。

组成：蛇狮子一只，鸡蛋一个。

用法：将蛇狮子装入鸡蛋内，外以泥封固，烧焦，研细末。用白酒调涂患部，三五次即愈。

【审查意见】存待试。

19. 癣疮第十九方

主治：牛皮癣。

组成：川槿皮一斤（勿见火，晒燥磨末）。

用法：以好酒十斤，加榆面四两，浸七日为度。不时蘸酒涂搽，二三十年者，搽一年可断根。

【审查意见】有杀灭疥癣虫之效。

20. 癣疮第二十方（王辅之）

主治：癣症。

组成：大露蜂房一个（不拘多少）。

用法：以生矾填入孔内，用破罐盛之；仰朝上，用炭火煅冷，白矾化尽为度；取出研末，搽癣上，一二次即除根，永不再发。

【审查意见】能刺激杀菌，可用。

21. 癣疮第二十一方

主治：一切湿癣。

组成：松香二钱，硫黄二钱，潮脑二钱，枯矾一钱。

用法：共为细面，香油调搽。

【审查意见】湿癣用之，能去湿杀菌。

（二）疣赘

1. 疣赘第一方

主治：疣赘。

组成：朴硝二两，蜈蚣钱半，腻粉三钱，枯矾五钱。

用法：研末，取少许，和葱白捣烂涂之。

【审查意见】通络，软坚，宣散，清毒，可用。

2. 疣赘第二方（严级苣）

主治：面疣，疣赘。

组成：硇砂、硼砂、铁锈、麝香各等分。

用法：研搽，不出三剂自落。

【审查意见】有散结腐蚀之效。

3. 疣赘第三方：去黑子疣赘膏（赵青松）

主治：专治黑子，疣赘病。

组成：千金子一钱。

用法：捣烂涂之，自落。

【审查意见】经验方，可资试用。

（三）冻疮

1. 冻疮第一方（王培卿）

主治：治冻疮方。

治法：冻疮或肿，手足面成疮，痒痛不一者，用生麻雀脑子涂之，立瘥；或用猪苓子，用热酒洗之亦可。

【审查意见】此为河间流行方，但溃烂期不宜酒洗，恐刺激疼痛，以致病势加剧。好在每次涂药之前，以硼砂水用净绵蘸洗一次。

2. 冻疮第二方（刘铭）

主治：治冻疮神方。

治法：取白干狗粪，烧灰存性，研细末，以香油和匀，涂数次即愈。

【审查意见】存待试。

3. 冻疮第三方：螃蟹油（王养初）

主治：冻疮溃烂。

治法：将螃蟹脯入猪油，熬炼成膏，和以冰片、麝香，敷于冻疮溃烂之处，见效甚速。

【审查意见】有润肤、消肿之效。

4. 冻疮第四方

主治：手足冻疮。

治法：用冰凌擦之，勿使搽伤，以热为度。

【审查意见】通行方，未破者可用。

5. 冻疮第五方

主治：冻疮溃烂。

组成：蚶子壳（煅，研细）。

用法：以麻油调搽，如湿处燥搽，数日痊愈。

【审查意见】蚶子壳即瓦楞子，用治冻疮是否有效，尚待试用。

6. 冻疮第六方（田之柱）

主治：洗一切冻疮。

组成：黄柏，皮硝。

用法：等分，研末。已破者柏七、硝三，未破红肿者柏、硝各半，初起者硝七、柏三；皆用冷水调搽，俟干以热水洗去，再搽，再干再搽；如此三遍，一日停痛，三日痊愈。

【审查意见】可以试用。

7. 冻疮第七方（李银亮）

主治：冻疮。

组成：黄柏五钱。

用法：研末，用乳汁调涂之。

【审查意见】使血管有调整之作用，除皮肤肌肉间结热。

（四）阴囊痒

1. 阴囊痒第一方：蛇床大黄汤（佐时作）

主治：阴囊湿痒。

组成：大黄三钱，蛇床子三钱，黄柏三钱，槟榔三钱，苍术二钱，明矾一钱，胆矾一钱。

用法：水煎熏洗。

【审查意见】有消炎、止痒、燥湿之功，用于热证为宜。

2. 阴囊痒第二方（何建功）

主治：阴囊湿痒。

组成：松萝茶、炒五倍子、蛇床子、皂矾各五钱。

用法：研末和匀，敷患部。

【审查意见】有燥湿、收敛、止痒之效。

3. 阴囊痒第三方（戴河清）

主治：阴囊湿痒，时出冷汗。

组成：没食子（烧存性）八钱，苍术一两，吴茱萸（炒）五钱。

用法：共煎服，于临睡时熏洗患处。

【审查意见】寒湿证有效。

4. 阴囊痒第四方

主治：下治各种阴疮发痒。

组成：蛇床子一两，文蛤五钱，艾叶五钱，白矾五钱，杏仁五钱，川黄连五钱。

用法：煎汤热洗。

【审查意见】逐寒湿，疗阴痒，有效。

（五）秃疮

1. 秃疮第一方：秃疮神效方（卢育和）

主治：专治癫癣秃疮。

组成：金顶砒一钱，枯矾一两，全蝎二个，蜈蚣四条，土荆皮一两，槟榔四两，山甲四两，明雄五钱，虫衣八两，地骨皮一斤，四六片少许。

用法：共为细末，白糖二斤冲开水和敷，遍体用原纸包好，不令透风。

【审查意见】本症为一种皮肤寄生虫病，小儿多患之，此方有杀虫之功。

2. 秃疮第二方：治秃验方（杜葟）

主治：秃疮。

组成：雄黄末二钱，乳发一团，大鲫鱼一尾。

用法：大鲫鱼去肠，先入发，烧存性，为细末，与雄黄末和匀，用韭水洗患处，然后用香油调搽之。

【审查意见】杀菌有效。

3. 秃疮第三方（李国英）

主治：治秃疮方。

用法：小儿初患秃疮时，先用米泔水洗净头部，然后以葱捣成泥，入蜜中搽之即愈。

【审查意见】干性秃疮，可以取用。

4. 秃疮第四方（胡立德）

主治：小儿秃疮。

组成：大蜈蚣一条，雄黄三钱，青盐五钱，川椒一钱。

用法：上为粗末，入香油内浸七日，取油搽之，极效。

【审查意见】有杀菌制腐之功。本症小儿多患之，病势激烈时，宜内服清热解毒、凉血和血之药。

5. 秃疮第五方：三根如意散

主治：头风，白屑，白秃虫疮。

组成：藜芦根、蒸艾根、茄根各等分。

用法：共为细末，猪脂和匀，搽患处。

【审查意见】杀虫消毒有效，可用。

6. 秃疮第六方

主治：鸡粪白秃。

组成：甜瓜蔓连蒂。

用法：水浸一夜，砂锅熬取苦汁，去渣，再熬如饧，贮收。每逢剃去痂时，用水洗净，以此膏一盏，加半夏末、姜二钱，姜汁一匙，狗胆汁一枚，和匀涂之，三四次即愈。忌食动风之物。

【审查意见】古人经验方，可用。

7. 秃疮第七方

主治：秃头风白屑。

组成：瓦松。

用法：烧灰，淋汁热洗，六七次痊。

【审查意见】按：古人谓瓦松为生眉须要药，能治下血及诸疮。又谓有大毒，烧灰淋汁沐发，发即落；误入目中令人瞽。二者孰是，且待试验。

8. 秃疮第八方

主治：秃疮。

组成：灰窑内赤土四两，烟胶一两，雄黄一两，胆矾六钱，榆皮三钱，轻粉一钱。

用法：上共为末，剃头后以猪胆汁调搽之效。烟胶即瓦窑中黑土也。

【审查意见】有燥湿解毒之效。

（六）疥疮

1. 疥疮第一方：搽疥药（李文杰）

主治：疥疮湿毒。

组成：木鳖子七个，大枫子七个，硫黄一钱，火硝一钱，银一钱，樟脑一钱，砒霜一钱，核桃七个，猪脂油二两。

用法：共捣一处，白布包药。以陈谷草烤患处，再烤药，遍搽患处，一二次即愈。

【审查意见】此方为治疥癣之专剂，有强大杀虫力，不宜多用，恐皮肤发泡。

2. 疥疮第二方（谢长余）

主治：疥疮。

组成：全蝎三钱，乳香八钱，枯矾二钱，大枫子五钱，蛇床子二钱，土鳖子一钱，木鳖子八分，川椒二钱，雄黄二钱，水银一钱，番打马三钱，轻粉一钱，樟脑二钱。

用法：共为末，用烛油为丸，擦之即效。

【审查意见】有杀菌、止痒、却湿、润肤之效，疥疮用之，定获良效。

3. 疥疮第三方：疥疮速效散（郭凤岐）

主治：主治干湿疥疮。

组成：硫黄三钱，雄黄二钱半，川乌二钱半，草乌二钱半，大枫子九个，水银五分。

用法：上将大枫子去皮，共为细末，以芝麻油调和，用时搽于患处。

【审查意见】杀菌有效，涂搽时，不宜过多。再用油纸绷带裹住，一日一换，以愈为度。

4. 疥疮第四方（孙逸圣）

主治：疥癣疮，以及日久脓疮。

组成：大枫子肉四两（捣泥，无渣为度），生白矾、枯白矾各一钱二分（各研细末），轻粉（研细末）、水银各一钱，樟脑二钱半（研细末）。

用法：将各药末共一处，和匀，和入大枫子泥内，捣极匀，再将猪油熬清汁六七匙，加入和匀，每晚洗后搽患处。

【审查意见】燥湿杀虫可用，涂搽时，参照前方办法。

5. 疥疮第五方（景寿轩）

主治：湿疹，脓疥。

组成：黄丹三钱，轻粉三钱，官粉三钱，黄香二钱，陈石灰六钱，硫黄三钱，绿豆粉五钱，枯矾二钱。

用法：共为末。或干掺，或以香油调涂。此方用于得病十天以后者，极其灵验。

【审查意见】防腐制泌有效。

6. 疥疮第六方（王四心）

主治：手足羸弱，骨节疼痛，或恶疮疥癞等症。

组成：白花蛇一条（温水洗净，头尾各去三寸，酒浸去骨刺，取净肉一两），入全蝎（炒），当归、防风、羌活各一钱，独活、白芷、天麻、赤芍、甘草、升麻各五分。

用法：剉碎，以绢袋盛贮，用糯米二斗蒸熟，如常造酒，以袋置缸中。待成，取酒同袋，密封煮熟，置阴地七日，出毒。每温饮数杯，常常如此，病自除矣。

【审查意见】风寒证可用。

7. 疥疮第七方

主治：大人、小儿风湿隐疹，或疥疮瘙痒不绝，或遍身起点，乍有乍无。

组成：当归、生地、防风、蝉脱、知母、苦参、头麻、荆芥、苍术、牛蒡子、石膏各一钱，甘草、木通各五分。

用法：水煎，食后服。

【审查意见】此方能凉血行瘀，宣散湿热。有风热者用之甚效。

8. 疥疮第八方

主治：血燥，皮肤作痒及风热疥疮，瘙痒疼痛。

组成：当归、川乌、白芍、生地、防风、白蒺藜、荆芥、何首乌各一钱，黄芪、甘草各三分。

用法：水煎，食后温服。

【审查意见】活血止痒，消除风热，症系初起者可用。再兼外治，效更捷。

9. 疥疮第九方

主治：干湿疥癣。

组成：土厚朴、雄黄、硫黄等分。

用法：共为末，用香油、猪油捣如泥，用粗布包之。近火烤出油后，搽患处。

【审查意见】燥湿杀菌，治疥专药，有效。

10. 疥疮第十方

主治：疥疮。

组成：红枣三枚，蕲艾二分，雄黄三分，花椒三分。

用法：共入火炉内烧之，熏焙衣被等物。

【审查意见】杀菌有效。

11. 疥疮第十一方

主治：男女疥疮。

组成：巴豆三钱（炒黄），大枫子三钱（炒黄），莲蓬子三钱（炒黄），马前子三钱，天麻子三钱（炒黄，要光头的），水银七钱，红枣七个（炒黄），清茶叶一握。

用法：以上各药，均在铁杓内炒，捣细。男子将阳物用新布包住，女子将乳头包住，搽上数次即好。

【审查意见】祛风湿，杀细菌可用。

12. 疥疮第十二方

主治：干疥湿癣，不论新久。

组成：红矾三钱（炒），硫黄二钱，水银一钱，巴豆七粒（炒），木别子四个（炒），大枫子八个（炒），核桃四个（炒），猪油一两，枣儿八个。

用法：共捣一处，搽患部，数次即愈。

又方：大枫子七个，杏仁七个，核桃一个，水银一钱，红矾五分。共捣搽之。

【审查意见】前后二方，均有祛湿杀菌效力。前一方宜于久病较重者；后一方宜于初病且轻者。

13. 疥疮第十三方

主治：干湿疥疮。

组成：狼毒不拘多少。

用法：研末，以猪油调搽患处即睡。勿以被蒙头，恐药伤面。

【审查意见】狼毒杀菌力强大，用治疥疮甚善。

14. 疥疮第十四方

主治：疥疮。

组成：五倍子、硫黄、雄黄、飞矾、百部、地肤子各等分。

用法：上药为末，用香油调搽，忌饮酒。

【审查意见】杀菌有效。

（七）汤火伤

1. 汤火伤第一方（李银亮）

主治：火伤。

组成：鲜景天叶一两（捣汁），鸡蛋一个（去黄用清）。

用法：共调匀，搽伤处。

【审查意见】有消炎之功。

2. 汤火伤第二方

主治：专治火伤。

组成：生地榆、生大黄、寒水石各等分。

用法：共研末，以最好麻油调之为膏，将膏涂患处。

【审查意见】有清热润肤之效，最好与华士林配为软膏涂搽。

3. 汤火伤第三方（郭凤岐）

组成：鸡清，川黄柏末。

用法：二药调和，搽之立效。

【审查意见】有消炎退肿之效。

4. 汤火伤第四方：汤火伤方（严级苣）

主治：烧烫伤。

组成：老黄瓜汁。

用法：有鲜者更佳，如无鲜者，在夏日取汁，贮瓶俟用。如遇水烧、火烫，急将此汁遍搽伤处，立可止痛，二三日即愈。

【审查意见】有清热、润肤之功，汤火伤之轻疮宜用。

5. 汤火伤第五方（赵兰生）

主治：汤火伤。

组成：侧柏叶、金银花、干生地各等分。

用法：共研细末，以香油调涂伤处。

【审查意见】清热败毒可用。

6. 汤火伤第六方（程振兴）

主治：治一切汤及火伤等症。

组成：红茨藤根皮不拘多少（焙干，研为细末。此药根、叶、花、实茨色，全似七里香，茨藤边荒地多生之，根皮色红，如苏木），猪胆数枚，上冰片少许。

用法：用水先将患处洗净，再用香油调药，搽之即愈，

【审查意见】有消炎、润肤之效。患处须用硼酸水洗涤，既可防腐，又能减轻病势。

7. 汤火伤第七方（冀鹤亭）

主治：汤火伤。

组成：地榆、黄连、槐角、当归各二两，香油十二两。

用法：将药入油内煅枯，去渣，入黄蜡四两熔化，用夏布滤净，入碗内，以柳枝不时搅之，俟凝用纸摊贴。

【审查意见】通行方，有效。

8. 汤火伤第八方

主治：一切汤火伤毒。

组成：月经布（煅灰）。

用法：麻油调敷，极效。

【审查意见】可资试用。

9. 汤火伤第九方

主治：一切汤火烧疮。

组成：鸡子，生大黄末，生石膏末。

用法：鸡子煮熟，不用清，将蛋黄用微火炒出油，以油抹患部，又用生大黄末、生石膏末各等分，香油调敷，以不疼为度。

【审查意见】清热解毒有效。

10. 汤火伤第十方

主治：汤火伤。

组成：蚶子壳（煅研细末），配冰片少许。

用法：如湿处干糁，干处麻油搽，数次收功。

【审查意见】蚶子壳即瓦楞子，治汤火伤是否有效，尚待试用。

11. 汤火伤第十一方（俊升）

主治：汤火烧伤。

组成：蚯蚓数条，白糖二两。

用法：拌匀，用碗盖住，勿令走气，半日工夫，自然化水。以此水涂伤处，立止痛且快愈。

【审查意见】经验偏方，有消炎作用。

12. 汤火伤第十二方

主治：汤火伤。

组成：鸡骨一副。

用法：新瓦上焙干，香油调搽立愈。

【审查意见】用鸡骨不如用鸡油为妙。

（八）麻风

1. 麻风第一方（祁泽民）

主治：大疯疬疾，须眉脱落，皮肉已烂成疮者。

组成：蜜蜂子（炒）、胡蜂子（炒）、黄蜂子各一分，白花蛇、乌蛇（并酒浸，去皮骨，炙干）、全蝎（去尾，炒）、白僵蚕（炒）各二钱，地龙（土炒）五钱，蝎虎（炒）三个，蜈蚣（炒）十条，丹砂三钱，雄黄（醋熬）一钱，龙脑五分。

用法：共为细末。每服一钱，蜜汤调下，一日三服。

【审查意见】此方搜风活血，清热解毒，麻风可用。

2. 麻风第二方（田藏）

主治：手足麻木，眉毛脱落，肉皮瘙痒、一切风疮等症。

组成：乌梢蛇、白花蛇、土蝮蛇各一条（酒浸三宿，取肉晒干），苦参末四两，皂角一斤（切，酒浸后去酒）。

用法：用水一碗，压取浓汁，石器熬膏，和丸，如梧子大。每服七十丸，煎通肾散下，以粥饭压之，日三服。三日一浴，取汗避风。

【审查意见】有疏通经络之效。

3. 麻风第三方（郝玉如）

主治：脾肺风毒攻注，遍身皮肤瘙痒。

组成：胡麻六两，荆芥穗四两，苦参四两，甘草二两，何首乌五两，威灵仙三两。

用法：共为细末，每服二钱，薄荷煎汤，兑白酒少许，送服。

【审查意见】可备用。

4. 麻风第四方（马智德）

主治：大麻风。

组成：大枫子一味。

用法：去壳，取仁，铜锅炒至三分红色、七分黑色为度。太过无力，不及伤眼。炒后，研成细膏，加红砂糖，用铜器盛之。向火上熬四五滚，倾在纸上，沥干，置地面使冷，以物盖之。每用三钱，细茶送服。一年忌房事、食盐并忌酱、醋、酒及鸡、鱼发气动风之物。

【审查意见】麻风专药，用之有效。惟有碍胃之副作用，胃弱者，须酌加他药为妥。

（九）癜风

1. 癜风第一方（米荣惠）

主治：专治白癜风。

组成：雄黄、朱砂、蛇蜕各等分。

用法：共为细末，以茄蒂蘸搽。

【审查意见】有杀菌解毒之效。

2. 癜风第二方（田藏）

主治：紫白癜风。

组成：乌蛇肉（酒炙）六两，枳壳（麸炒）、牛膝、天麻各二两，熟地四两，白蒺藜（炒）、五加皮、防风、桂心各二两（剉片）。

用法：同以绢袋包固，入无灰酒内浸七日，取出，每温服一小酒杯，久即尽消。

【审查意见】可资应用。

3. 癜风第三方（张士才）

主治：治白癜风方。

组成：蛇蜕（火煅）两条，轻粉二钱，枯矾二钱，白矾一钱五分，铅粉二钱，潮脑五分，制水银三分，麝香二分，金凤膏适宜（即白凤仙花之根茎一束，熬膏，须另作）。

用法：共研细末，和于膏内。寝前将面洗净，再涂之，旬余当可见效。

【审查意见】有杀菌止痒之效。

（十）腋臭

1. 腋臭第一方（唐明芳）

主治：腋下狐臭。

组成：大田螺一个，麝香三分。

用法：埋地七七日，取出。洗拭患处，以墨涂上，再洗有墨处，以螺汁点之，三五次即愈。

【审查意见】经验方，可资应用。

2. 腋臭第二方：生熟胆矾散（李守弟）

主治：腋下狐臭病。

组成：云胆矾五钱（半生半熟），腻粉少许。

用法：共为细末，每用五分，以自然姜汁调涂，十分热痛乃止。数日一用，以愈为度。

【审查意见】有防腐、燥湿之效。

3. 腋臭第三方（柳子和）

主治：腋气狐臭。

组成：巴豆仁一枚，田螺。

用法：取巴豆仁一枚，置田螺内，放置杯中，夏一夜，冬七夜，自然化水。常取搽之，久久绝根。

【审查意见】此经验方也，可以备用。

（十一）面疮

1. 面疮第一方（赵炳）

主治：面生毒疮。

组成：水蚰蜒一二条。

用法：用酱少许，共捣涂纸上，贴之即退。纸上留一小孔，以出气。

【审查意见】可资试用。

2. 面疮第二方（李汝舟）

主治：面部痤疮发赤者。

组成：雄黄、硫黄、川椒各等分为末。

用法：盛于疏稀布袋内，随时以布袋搽患处。

【审查意见】此方治疗疥癣尚可，用以治痤疮，恐效不确。

（十二）脱发

1. 脱发第一方（刘铭）

主治：预防脱发。

组成：用核桃十个，榧子三十个，侧柏叶半斤。

用法：捣烂微煎，待凉，装盒。以之搽发，则至老亦黑而不秃。

【审查意见】可资试用。

（十三）天疱疮

1. 天疱疮第一方（田之柱）

主治：天疱疮。

组成：黄柏末一钱，轻粉一钱，雄黄一钱，青黛二钱，滑石一钱，寒水石二钱，辰砂五分，铅粉二分，侧柏叶末一钱。

用法：研细末，丝瓜叶打汁，调搽即愈。

【审查意见】有防腐消肿之效。

2. 天疱疮第二方（张宽有）

主治：天疱疮。

组成：绿豆。

用法：装入磁瓶内，以毛竹筷一把，塞紧瓶口。再用瓦盆一个，底下打一孔，将瓶插于盆内，用糠炭屑烧之，其油即由筷头滴下，以碗收之。抹搽疮上，三次即愈。

【审查意见】可资试用。

（十四）黄水疮

1. 黄水疮第一方：猪胆膏（温月亭）

主治：小儿头热疮及黄水疮等。

组成：猪苦胆一个，猪板油一片，老松香一两，硫黄末少许。

用法：先将猪油隔水熔化后，加入胆汁，随加随搅，俟成米黄色为度。再加入余二味，搅匀涂抹患部，三日脱痂而愈。

【审查意见】通行方，有清热杀菌之效。

2. 黄水疮第二方：万应散（程振兴）

主治：黄水疮，疥疮，小儿乳疮；并治撞伤，犬咬伤溃烂不愈。

组成：陀僧一两，广皮五钱，官粉五钱，枯矾五钱，明雄五钱，上冰片二钱，白矾三钱，松香六钱，甘石一两五钱。

用法：共研细末，磁瓶收贮。上部用香油调搽，下部桐油调搽；若撞伤、犬咬，滑烂者干糁。

【审查意见】有杀菌、燥湿、解毒之效。

3. 黄水疮第三方

主治：一切黄水疮。

组成：飞矾、冰片、松香、官粉等分。

用法：研细面，香油调敷。

【审查意见】此方能渗湿杀菌，减少分泌物。黄水疮用之，当能见效。但是渗出物旺盛的，单用药面撒之即可，不必用香油调敷。

4. 黄水疮第四方

主治：凡大人、小儿头面黄水疮，流到即生，蔓延不休者。

组成：蚕豆壳（炒焦，研细），东丹少许。

用法：上二味和匀，以真菜油调涂，二日即愈。

【审查意见】存待试。

5. 黄水疮第五方

组成：川大黄二钱，银朱五分，枯矾五钱，松香五钱，官粉五钱。

用法：共为细末，香油调搽。

【审查意见】有消炎燥湿之效。

（十五）生发

1. 生发第一方（张沛南）

主治：生发。

组成：香瓜子。

用法：种后待其发芽，连根捣烂，涂头上疮疤，能生发。

【审查意见】可试用。

（十六）雀斑

1. 雀斑第一方：去雀散（赵庆山）

主治：面上雀斑。

组成：蓖麻子仁、密陀僧、硫黄各一钱。

用法：共研细，以羊髓和匀，每夜以少许擦之。

【审查意见】有润肤之效。久久行之，或可生效。

2. 雀斑第二方（刘铭）

主治：治雀斑方。

组成：猪牙皂角一两，紫背浮萍一两，青梅一两，樱桃一两，白附五钱，鹰屎白（即鹰粪）三钱，排香草三钱，冰片二分。

用法：共为细末，每早晚用少许于手心内，以水调浓，擦面上。良久以温水洗去，旬日其斑自落。

【审查意见】可试用。

（十七）乌发

1. 乌发第一方（张济民）

主治：乌发。

组成：桐木水。

用法：桐木水熬洗之，其黑如神。

【审查意见】存待试。

（十八）皮肤枯槁

1. 皮肤枯槁第一方

主治：皮肤枯槁如鱼鳞片。

组成：牛骨髓，苏合油。

用法：同熬，每日空心，用热酒调敷三匙。

【审查意见】有润肤之效。

（十九）痒症

1. 痒症第一方

主治：皮肤湿痒，不可忍耐。

组成：狼毒草、大枫子、木鳖子、砒霜各三钱，猪油二两。

用法：为末湿和，粗布包住，热擦之甚效。

【审查意见】杀菌力甚大，用治皮肤病相宜。

2. 痒症第二方

主治：遍身起疙瘩，痒如虫行者。

组成：白矾、雄黄等分。

用法：共研细，盐汤热洗之，三五次愈。

【审查意见】通行方，有效。

（二十）足底起泡

1. 足底起泡第一方

主治：凡行远路，足底起泡。

组成：生白面。

用法：生白面水调涂之，一夜即平。

【审查意见】存待试。

（二十一）囊风疮

1. 囊风疮第一方

主治：囊风疙瘩作痒，搔之作痛，并一切痒疮。

组成：硫黄、文蛤、槟榔、狼毒、川椒、枯矾、蛇床、大枫子各三钱。

用法：上药为末。香油一大盅，煎热，入皮硝三钱，再煎滚。用雄猪胆汁一个，和匀，调前药搽之。

【审查意见】功能燥湿杀菌，并能侵入深部组织内，阻止细菌发育，促进血液循环。因风湿而得之一切痒症，用之有效。

（二十二）美容术

1. 美容术第一方（李国英）

主治：美容术。

组成：以牛乳二分，与苹果液汁一分。

用法：两药相和，晨夕洗涤，必能容光焕发。

【审查意见】普通洗脸，加以少量牛乳，用之多时，面部即光泽滑润，此方亦滑润之品，可以应用。

十六、花柳病

（一）梅毒

1. 梅毒第一方（秦国桢）

主治：梅毒第二期，身发紫黑点者。

组成：杨梅核五个（清水粪缸内浸一个月，漂清，晒干研末），青果核五个（晒干研细末），茶叶末五分，朱砂五分，斑蝥二双，水银二分。

用法：将上药配和，装在旱烟管内，当烟吸完，痰涎唾出，内毒可解。以老鸦蒜、青叶煎洗患处，再搽金黄散、生肌散（药店均售）。干者麻油调搽，湿者用棉花蘸撒患部。

【审查意见】此方虽能见效一时，终非根本办法，且刺激神经，恐有中毒之虑，用时宜慎。

2. 梅毒第二方（卢育和）

主治：梅毒，各种疮毒，大便秘。

组成：桃花瓣。

用法：于三月内搽收，晒干研末，磁瓶收贮。梅毒每早服一钱，浓米汤送下；各种疮毒服一钱；大便秘服二分，米汤送下。

【审查意见】以桃花治各种湿热疮疖，或治大便秘，尚有通便行血之效。治梅毒恐无效。

3. 梅毒第三方（杜蒉）

主治：梅毒及下疳鱼口等疮。

组成：轻粉二钱，胡桃仁二钱，炒槐花二钱，红枣肉三钱，土茯苓钱半，连翘一钱。

用法：上药为末，捣枣肉为丸，分为三服。第一日鸡汤下，第二日陈酒下，第三日茶下，食煎服。五日疮干，七日痂落。

【审查意见】以轻粉、土茯苓治梅毒，或可见效，外用水银软膏收效较确。

4. 梅毒第四方（卢育和）

主治：梅毒下疳。

组成：斑蝥七个（同糯米炒，去米，去头、翅、爪），蜈蚣七条，全蝎七个，芒硝一钱，大黄二钱。

用法：同煎服。

【审查意见】毒气太大，体弱者勿用。

5. 梅毒第五方：轻粉胡桃丸（李守孝）

主治：杨梅毒疮。

组成：轻粉、胡桃仁、槐花（均炒研）各二钱，红枣肉二钱。

用法：共捣为丸，分作三服。初服鸡汤下，二日白酒下，三日茶下。三日服尽，五日疮干，七日痂落即愈。

【审查意见】此方与第三方惟差土茯苓、连翘两味，尚属可用。

6. 梅毒第六方（李雅菴）

主治：花柳皮肤发斑及鱼口便毒。

组成：轻粉二分，红粉二分半，朱砂二分半，儿茶一钱，杏仁五分，桃仁五分，黑芝麻一钱，胡桃二个去皮，青茶二钱。

用法：上药共研极细，炼蜜为丸，分做七粒。每日空心服用一丸，七日服完，青茶送下。

【审查意见】有攻毒破瘀之功，诊断确系梅毒，可以服用。否则不敢冒险。

7. 梅毒第七方（柳子和）

主治：杨梅第二期，遍体发斑，且有结痂。

组成：珍珠一钱，牛黄一钱，冰片一钱，滴乳石二钱，琥珀四钱，劈砂三钱，轻粉四钱（研粉）。

用法：入飞面四两，研极细和匀，香油调敷。

【审查意见】梅毒至第二期，非注射六零六，不能断根。此方系外治之一法，疮口破溃者，只可救急一时。

8. 梅毒第八方（霍泰生）

主治：杨梅疮初发。

用法：牵牛，研，取头末，以土茯苓自然汁泛丸，又以烧裤散为衣。每服一钱，生槐蕊四钱，以土茯苓汤送下。一日三服，半月有效。

【审查意见】效否未确，可备试用。

9. 梅毒第九方（霍泰生）

主治：杨梅疮。

组成：轻粉三钱，冰片五分，杏仁四十九粒（去皮尖，去油取霜）。

用法：将杏仁研极细，和轻粉、冰片研匀，猪脊髓膏调点。若疮面既大且硬，须先用白降丹少许，拔腐毒气后，用上药收口。

【审查意见】有去腐生肌之效。毒菌侵入血液，恐只外治，不能收功。

10. 梅毒第十方（霍泰生）

主治：杨梅初期，下疳或横痃（即鱼口）。

第一方：黄柏、黄芩、黄连、白及各五钱，川椒三钱，黄蜡五钱，食盐少许，煎汤洗之。

第二方：用前方，入好醋及冬青叶三四十片，去渣洗之。

第三方：土菖蒲，煎汤洗疮能收口。

【审查意见】可于初起时试用之。

11. 梅毒第十一方：仙遗汤，又名五宝散（王舜忱）

主治：梅毒痈疖多年不愈者。

组成：琥珀、珍珠（豆腐皮包，蒸）各二钱，朱砂、冰片各一钱，石钟乳四钱。

用法：如鼻烂加辛夷三钱，引药上行。以上各药，研极细，和一处再研，愈细愈妙，磁罐密收，用药二钱，加飞罗面八钱，再研和匀。每用土茯苓一斤，水八碗，煎至五碗，滤去渣滓，作五次服之。每次加前药末一分，和匀，日服十次。

【审查意见】内服功效不著，须兼外治为安，如至鼻烂时期，此药恐亦无效。

12. 梅毒第十二方：结毒紫金丹加减（霍子实）

主治：梅毒阴虚，毒火上攻，喉疳腐烂，头痛鼻塞，肢节酸楚。

组成：元武板四钱，甘中黄八分，连翘壳三钱，丝瓜络二钱，生石决明八分，胡黄连六分，寒水石三钱，仙遗粮四钱，朱茯神三钱，忍冬藤三钱，飞滑石三钱。

用法：水煎服。五宝丹五分，分五次开水送下。

【审查意见】能解血中之热毒，作暂时救急剂可用。

13. 梅毒第十三方（廉杰）

主治：杨梅初起。

用法：先用洗方：生甘草、金银花、白芷、槐花、土菖蒲各五钱，煎汤洗之；后用熏方：臭梧桐、金银花、野菊花各一两；再用涂方：罗松、杏仁皮、松花粉各一钱，冰片一分，鹅胆汁调涂。

【审查意见】按：处方所法，为梅毒初起、下疳或横痃之疗法，尚属可用。

14. 梅毒第十四方（景寿轩）

主治：杨梅疮毒。

组成：白花蛇（酒炙）、龟板（酥炙）、穿山甲（炙）、露蜂房（炙）各一钱，大连翘（酒炒）、土茯苓各五钱，朱砂一钱。

用法：研末，红枣肉丸如梧子大，每用白汤送下七丸。

【审查意见】以毒攻毒，初期可用。

15. 梅毒第十五方（李银亮）

主治：杨梅毒疮年久者。

组成：轻粉一两，血余七钱，黄丹七钱，官桂三两。

用法：共合一处，好麻油调和，粗碗盛之。用祁艾四两，分作四处，放在瓦上烧着。将药碗合在祁艾上，火熏之，烟尽取碗搅之，又熏再搅，如此四回，瓦艾尽搅完。以白开水洗净疮，用药摊贴疮上，一日一换，七日就能生肌。

【审查意见】本方之能见效者，以其轻粉内含汞质，系专治梅毒之剂。

16. 梅毒第十六方（白耀亭）

主治：杨梅疮第二期。

组成：花蛇一钱，银朱二钱，铅二钱，汞二钱。

用法：共为末，作纸捻九条，每以一条于灯盏内，香油浸，点灯安烘炉里。放被中盖卧熏之，勿令走风，一日三次。

【审查意见】熏不如洗，可将药作成软膏贴之，效力较大。

17. 梅毒第十七方（严级苣）

主治：杨梅疮脓水淋漓者。

治法：滑石、黄柏、绿豆各等分研末筛过掺之；或以粉甘草、金银花研末敷之亦效。

【审查意见】有吸脓燥湿之效。粉草、银花，宜煎汤服。梅毒之传染，有直接、间接二种。直接者，系与染病人相互接触而得；间接者，系由空气呼吸而得。故直接多先发下疳、横痃等；间接多由呼吸器直接入血液，先由鼻部或口腔、咽喉等发作。且所发之疮，多系干性，不红肿，周围高而中间陷，并无所谓脓水淋漓者，或以粉甘草、金银花，研末敷之亦效，此其与各种疮疖不同点。

18. 梅毒第十八方：土茯苓汤（赵青松）

主治：杨梅毒第二期，初觉血液发热者。

组成：土茯苓一两，薏仁、银花、防风、木瓜、木通、白鲜皮各一钱，皂荚子五分，地肤子三钱。

用法：水煎服，一日三服。如久病气虚者，加入人参一钱；血虚者，加当归一钱。

【审查意见】有解毒清热之效。

19. 梅毒第十九方：清毒散（刘铭）

主治：小儿胎中先天遗传梅毒。

组成：白炉甘石一钱（煅过，淬入黄连汁内三次、童便内四次），黄柏七分（猪胆涂炙七次），紫甘蔗皮五分（烧存性），儿茶五分，绿豆粉七分（炒），冰片五分，赤石脂五分（煅）。

用法：共为末，先用麻油入蛋黄，煎黑去黄，候冷调搽即愈，内服丸药。

【审查意见】有解毒、杀菌、消炎之效。

20. 梅毒第二十方

主治：第二期梅毒，已发斑点或横痃者。

组成：轻粉二钱，蜂蜜一两，杏仁（生）、桃仁（炒）、胡桃仁各三钱，武夷茶三钱。

用法：为丸，每日以武夷茶送下一丸，忌铁器。

【审查意见】梅毒至第二期，深入血液，全身发现斑点，或仅鼠蹊部（即大腿根与腹下部间名腹股沟处）发作。而已溃者，用之能泻血中之毒，阻杀细菌发育。

21. 梅毒第二十一方

主治：横痃（即鱼口）。

组成：全蝎四个，蜈蚣二条，蛇蜕一副，斑蝥三个。

用法：研末，入鸡子内，糊口，木炭火煨熟。再研末，黄酒调服。

【审查意见】以毒治毒，尚可应用，体虚者慎之。

22. 梅毒第二十二方

主治：遍身头面红赤肿痛，鱼口，便毒，极甚者。

组成：土茯苓五钱，银花一钱，花粉钱半，蜈蚣三条（去足），蒂丁一钱，蒲公英一钱，薏仁钱半，穿山甲三片（炒），全蝎三个，生大黄五钱，天虫钱半（炒），芒硝五钱，蝉蜕钱半，土木鳖五分（去壳切片），生甘草五分，大斑蝥五分（去头、翅，糯米拌炒），老姜三片。

用法：上以河水二碗，煎至一碗半，滤出，露一宿。去其沉淀之浊者不用，取上面之清者，空心温服。临睡时口咬芦管，使火毒从上而出。大便泄数次之后，以猪肉、好酒啖之，泄止疮愈，再服后方调理而痊。

调理丸方：

组成：槐米四两，川草薢四两，白藓皮三两，苍耳子二两，甘草一两，连翘二两，地肤子二两，胡麻仁二两，金银花三两。

用法：以上共炒磨末，蜜丸桐子大，早晚以土茯苓五钱煎汤送下三钱，忌食茶。

【审查意见】有杀菌、消炎、通便之功，体质壮实而病毒剧烈者，可资选用。

23. 梅毒第二十三方

组成：水银、木香末、大红枣肉（蒸熟去皮核），三味等分。

用法：共捣成泥，分为七丸，如病重丸大，病轻丸小，亦须指头大。每取一丸，放在煨炭火内煅出烟后，用笔管吸之，早晨空心为宜，七日保好。若上火口上疼痛，内服山豆、桔梗、银花等药，忌发物，如能在一年内吃谷米饭更妙。

【审查意见】有杀菌、行气、健胃之功，为姑息疗法，所云七日保好，亦属过夸之词。须用根治驱梅疗法如"六〇六""九一四"等方，为有效。

（二）下疳

1. 下疳第一方（王好问）

主治：男、妇软性下疳溃烂，流水不止。痛若针刺，久不收口。

组成：银粉一钱，黄柏一钱，轻粉一钱，珍珠八分，象牙一钱，五倍子一钱，儿茶钱半，没药一钱，乳香钱半，冰片一钱。

用法：共研细面，先以过锰酸钾水或白开水洗净患处，再撒此粉。

【审查意见】下疳有硬性、软性两种。硬性者，为梅毒初期症候，尚未传至血液。此期如果治愈，嗣后决少再犯。此方对于制腐、杀菌、消炎当属有效，再以水银软膏贴之，见效更捷。

2. 下疳第二方（王好问）

主治：软性下疳，溃烂流臭水，久不收口。

组成：白田螺壳一钱，儿茶二钱，轻粉一钱，麝香五厘，冰片一钱，乳香一钱。

用法：共研细末，以泔水洗净患处，撒上药。

【审查意见】防腐止痛，轻症有效。

3. 下疳第三方（朱元吉）

主治：下疳溃烂。

组成：白田螺壳（煅）三钱，轻粉一钱，冰片三分，青黛二钱，煅石膏三钱，麝香三分。

用法：先用过锰酸钾水或白开水将患部洗净，再将此药为细末，香油调敷。

【审查意见】防腐生肌，止痛消炎，有效。

4. 下疳第四方（严级苣）

主治：阴头下疳。

组成：炉甘石五钱，儿茶钱半。

用法：研细末，香油调敷即效。先将患部洗净，再上药。

【审查意见】轻症可用。

5. 下疳第五方（王培卿）

主治：硬性下疳如颗粒状者。

组成：鲜小蓟、鲜地骨皮各三两。

用法：煎浓汁洗之，一日三四次。

【审查意见】硬性下疳，初起如颗粒者，每日用白开水或百分之三过锰酸钾水洗数次，即可告愈。

6. 下疳第六方

主治：软性下疳。

组成：甘石一钱，青黛五分，冰片二钱，马前子一钱（焙炙）。

用法：为极细末，将患部洗净，干掺之。

【审查意见】已溃者可用。

7. 下疳第七方

主治：男女软性下疳。

用法：母猪粪用黄泥包住，煅存性，为末，以开水洗净患部，搽之甚效。

【审查意见】母猪粪能否治好，尚未敢必，暂留待试。

8. 下疳第八方

主治：软性下疳及绣球风。

组成：狼毒、防风、苦参、蛇床子、当归等分，猪胆一个。

用法：用水二碗，砂锅煎，熏洗数次。

【审查意见】杀菌，消毒，燥湿，但力量不甚大，轻症用之，或许见效。

9. 下疳第九方

主治：疳疮湿烂。

组成：地骨皮（烧存性）一两，冰片一钱。

用法：干掺患处，三日必愈，至妙之良剂也。

【审查意见】此方有消除炎症之效，但绝非根治良法，宜参用全身驱梅疗法，方能有效。

（三）淋浊

1. 淋浊第一方（戴河清）

主治：热淋尿不利且觉疼者。

组成：虎杖草、合欢草、滑石、甘草各等分。

用法：共为末。每服一钱，生姜汤饮下，日三服。

【审查意见】利水而泄膀胱之热，可用。

2. 淋浊第二方（孙逸圣）

主治：凡一切气淋、血淋、砂淋等症。

组成：滑石二钱，琥珀（研末）冲服，木通、萹蓄、木香、当归、川郁金各一钱。

用法：水煎，冲琥珀末服。

【审查意见】有解郁、杀虫、泄热、利水之功能。

3. 淋浊第三方

主治：砂石淋。

组成：虎杖草（用根，剉碎）二钱，琥珀钱半，龙胆草三钱，扁竹二钱。

用法：以上各药，入水煎一茶盅，去渣滓，再入麝香、乳香少许，微煎温服。一二次即愈。

【审查意见】清血热利尿有效。

4. 淋浊第四方：莲房散（赵复性）

主治：小便血淋症。

组成：莲房二个（烧存性，为末），麝香少许。

用法：每服二钱半，米引下。日二服，如上法三日即愈。

【审查意见】止血止痛，治轻症血淋有效。

5. 淋浊第五方：鸡内金散（赵秀松）

主治：小便淋沥，痛不可忍者。

组成：鸡内金（阴干者）五钱。

用法：烧存性，作一服，白汤下立愈。

又治走马牙疳，用不落水之鸡内金五枚，枯矾五钱，共为细末，搽之立愈。

又鸡肠烧存性，治小便遗溺不禁，又止遗精白浊，但男用雌鸡，女用雄鸡，又乌鸡肋骨一两，酥炙黄，生地黄焙干二两，共为细末，每服一钱，用饭调下，治小儿瘦，食不生肌症。

【审查意见】此系古方，能除热止烦，可用。

6. 淋浊第六方：石韦滑石散（赵秀松）

主治：小便淋痛尿频数者。

组成：石韦二钱半（去毛），滑石三钱，车前三钱，木通二钱。

用法：水煎服。

【审查意见】消炎止痛，能解膀胱湿热，利尿有效。

7. 淋浊第七方

主治：湿热白浊。

组成：六一散（即益元散）。

用法：温开水调服三钱即愈。

【审查意见】六一散为滑石、朱砂、甘草，本为夏季清热解暑之药，用于白浊之轻症有效。

8. 淋浊第八方

主治：凡少年恣欲不遂，相火郁结，兼受湿热，而患白浊。

组成：大黄三钱，放入无骨鳗鱼内。

用法：蒸热凉燥，炒研细末，以温水调下，即愈。

【审查意见】用大黄泻热，亦可减轻症状，非根治办法。

9. 淋浊第九方

组成：鸡屎尖白如粉者（炒研）。

用法：丸小豆大，每服三五丸，酒下，四五服小便自利。

【审查意见】用治石淋有效。

10. 淋浊第十方（赵兰生）

主治：淋病。

组成：地肤子八钱，紫菀三钱，木通三钱，红花二钱，蚕沙二钱。

用法：水煎服。

【审查意见】热性淋病可用。

11. 淋浊第十一方

主治：下元虚寒而作白淋。

组成：吴萸。

用法：烧酒煎浓汁饮之，身盖被出汗自愈。如不效，仍照前服之。若尿不出，加韭菜子、地肤子、车前子、荒荽子、银花，开水冲服，服后发渴而愈。

【审查意见】寒证可用，每用五分。但吴萸本身无发汗之效。

12. 淋浊第十二方

主治：血淋尿盆内而凝成如鼠形者。

组成：牛膝、麝香、乳香少许。

用法：浓煎牛膝，加麝香、乳香少许服之，甚效。

（四）横痃

1. 横痃第一方（严级苣）

主治：鱼口便毒，西名横痃。

组成：川军三钱，木鳖子三个，穿山甲三片，炒僵蚕二钱，归尾三钱，二丑钱半，甘草节一钱。

用法：水煎服，引用黄酒。

【审查意见】功能杀菌防腐，且为攻破峻剂，体壮实者可用。黄酒作引，能直达患部深组织内。

2. 横痃第二方（王好问）

主治：专治花柳鱼口未溃破者。

组成：桃仁钱半，红花三钱，蜂房钱半，轻粉三钱。

用法：共为细末，炼蜜为丸。每副分成七丸，每日服一丸，空心，温酒或开水送下。

【审查意见】解毒，清血，可用。

十七、眼科

（一）雀盲

1. 雀盲第一方（赵兰生）

主治：青盲不见。

组成：夜明砂（糯米炒黄）一两，柏叶（炙）一两。

用法：共为末，牛胆汁和丸梧子大。每夜临卧时，竹叶汤送下二十丸，至五更，米饮下二十丸，连服三日即效。

【审查意见】有清凉明目之效。

2. 雀盲第二方（杜羃）

主治：雀目，黄昏时目昏暗不明。

组成：决明子一茶碗，地肤子五两。

用法：为末，米饮为丸，如梧子大。每晚临卧米汤送下三十丸。

【审查意见】古方，有明目消炎之效。

（二）息肉

1. 息肉第一方：辰砂去息散（李守孝）

主治：目膜息肉。

组成：辰砂一两。

用法：五月五日研匀，入铜器中，以浆水一盏，冰水一盏，浸七日，晒干，铜刀刮下，再研，入瓶内收藏，每点少许于眦内。

【审查意见】《圣济总录》之陈方，可备试用。

2. 息肉第二方

组成：石蟹钱半（生研末），羚羊角一钱，草决明一钱，连翘钱半，白蒺藜一钱，龙胆草五分（酒炒），甘菊八分，木贼草五分，防己一钱，茺蔚子一钱。

用法：水二盅，煎八分，食后服。

【审查意见】古方，可用。

（三）眼翳

1. 眼翳第一方：草花膏（严级苴）

主治：明目祛翳。

组成：羯羊胆十余枚。

用法：在腊月天，取羯羊胆十余枚，以蜂蜜装满，纸套笼住，悬檐下。俟霜出，刮下点眼角，神效。

【审查意见】可资应用。

2. 眼翳第二方（戴河清）

主治：眼生翳膜，经年难治。

组成：炉甘石四钱（煅），银朱二分，冰片二分，麝香三厘，硝石五分。

用法：以上共研极细末，冷水调蘸点患处，日点三次。

【审查意见】消炎腐蚀可用，惟年久者，恐无大效。

3. 眼翳第三方：治眼内云赤验方（米荣惠）

主治：专治眼内云赤。

组成：望月沙、白蒺藜各二两。

用法：上药共为细末，过箩，每服二钱，白水送下。

【审查意见】有明目清热之效。

4. 眼翳第四方：神效眼药（廉杰）

主治：眼目昏花，星障云翳。

组成：炉甘石三钱，地栗粉三分，硼砂二钱，血竭钱半，冰片五分。

用法：研细，清茶点之。

【审查意见】有清热、散风、活血、明目之效。

5. 眼翳第五方：五子补肾明目丹（白靖斋）

主治：肾虚眼目不明，瞳入内障等症。

组成：枸杞子一两，云故纸一两，覆盆子一两，楮实子一两，菟丝子一两，煅磁石二两，金石斛一两，楠沉香一两，粉丹皮一两，云茯苓二两，肉苁蓉两半，杭菊花二两，巴戟肉一两，东人参一两，生白芍二两，当归片二两，九熟地两半，大青盐一两，车前子二两，龙衣一两，草决明一两，羚羊角八钱，山萸肉一两，炒山药二两。

用法：共为细面，蜜为丸，如梧桐子大。每服三十五丸，空心开水送下。

【审查意见】助气血，补肝脾，清热而健肾，兼用外治诸药，则效尤捷。

6. 眼翳第六方（姚乃德）

主治：目翳赤障。

组成：炉甘石三钱，夜明砂二钱，人指甲一钱，珍珠五分，玛瑙五分，石决明二钱。

用法：研末作锭，时时点之。

【审查意见】有清热、明目、退翳之效，其用法不详，此处为之补充：用时以少量之清水滴碗底上（须粗糙者，否则不易磨下），将药锭入水内磨之，如磨墨状，见药色浓厚即可，点目两眦内。

7. 眼翳第七方（刘铭）

主治：治移眼中之星，眼珠起星。

组成：黄柏。

用法：以黄柏缚置足心即去，甚验。

【审查意见】可试用，但效缓耳。

8. 眼翳第八方（严级苣）

主治：目翳。

组成：青鱼胆、鲤鱼胆、青羊胆、青牛胆各五钱，熊胆二钱半，入麝香少许，石决明一两。

用法：共为细末，米糊为丸，如梧子大。每次空心开水送下十丸即效。

【审查意见】有清热去翳之效，为丸剂恐效迟缓。

9. 眼翳第九方：消障散（李守弟）

主治：多年障翳。

组成：花蕊石（煅存性研）、防风、川芎、菊花、白附子、牛子各一两，炙草五钱。

用法：共为细末，每服五分，茶水下。

【审查意见】有散风明目之效，并兼外治点眼之药，则效更捷。

10. 眼翳第十方（赵炳）

主治：去目翳肉。

组成：蕤仁五分（去油），青盐一分，猪苓子五钱。

用法：共捣二千下，如泥，收贮瓷瓶，每以少许点目角。

【审查意见】此方有刺激性，对于本症，尚可暂时用之。

11. 眼翳第十一方（房西亭）

主治：目生翳肉。

组成：杏仁三两。

用法：去皮，面裹作三包，糠火煨熟，去面研烂去油。每用一钱，入铜绿一两，再研匀，以少许点眼角即效。

【审查意见】通行方可用。

12. 眼翳第十二方：洗眼明目水（赵亚曾）

主治：专治男女双目不明。

组成：当归、黄连、铜青、皮硝各五钱。

用法：以冷水两碗，连药装入瓶内，埋在南背阴，二十一日取之，候用。埋时须以每月所定之日斯有效，一月五日，二月二日，三月三日，四月九日，五月五日，六月四日，七月十日，八月九日，九月十三日，十月十三日，十一月四日，十二月十三日。每晚临睡时洗一次。

【审查意见】有云翳者可备用，但铜青、皮硝恐致作痛，用时慎之。

13. 眼翳第十三方：明目散（严级苣）

主治：劳伤肝气，以致目暗。

组成：以萤火虫十四个装入鲤鱼胆内。

用法：阴干，百日取之，为末，用少许蘸青水点眼角，不到半月，自能收效。

【审查意见】效否待试。

（四）迎风流泪

1. 迎风流泪第一方：杞菊丸（范在庚）

主治：目疾，迎风流泪。

组成：九熟地一两六钱，炒山药八钱，净山萸八钱，茯苓块六钱，西枸杞八钱，砂仁六钱，甘菊花八钱，炙甘草六钱。

用法：共为末，蜜丸，每次开水下二钱。

【审查意见】古方加减，滋补肝肾，可用，但为丸剂，恐效较缓。

2. 迎风流泪第二方（沈伯超）

主治：迎风流泪。

组成：菟丝饼六钱，川女贞四钱，甘枸杞四钱，杭白芍三钱，杭菊花三钱，密蒙花二钱，炉甘石钱半，谷精珠钱半，木贼草钱半，柴胡钱半，楮实一钱，薄荷八分，蝉蜕八分。

用法：临睡时空心煎服。

【审查意见】明目散风，滋补肝肾，有效。

3. 迎风流泪第三方（杨维舟）

主治：眼目烂弦，迎风流泪。

组成：炉甘石（煅，童便淬七次）一钱，石膏一钱，海螵蛸三分，片脑、麝香各一分。

用法：共研细末，每以少许点之，即效。

【审查意见】通行方可用。

4. 迎风流泪第四方（王俊）

主治：迎风流泪，畏日羞明，风火烂眼。

组成：制炉甘石、地栗粉、朱砂各五钱，冰片钱半，蕤仁霜二钱，海螵蛸九钱，月石四钱（煅），麝香五分。

用法：研极细末，临卧时，黄连膏和白蜜调匀，点大眼角内。

【审查意见】经验通行方可用。

5. 迎风流泪第五方（王俊）

主治：风火烂眼，迎风流泪。

组成：炉甘石（煅赤）、石决明各钱半，冰片、当门子各二分，青盐五分，硼砂（煅）五分。

用法：研细末，用少许，井华水调点两眦。

【审查意见】有清热明目，燥湿止痒之效。

（五）眼赤痛

1. 眼赤痛第一方（李士英）

主治：风火眼赤疼。

组成：胆矾三钱，银花三钱，紫草二钱，木贼草钱半，防风一钱，桑叶一钱。

用法：煎汤洗之。

【审查意见】有清热散风之效。胆矾，即化学上之硫酸铜，有腐蚀收敛之力，故外用于一切风火烂眼，确有效。

2. 眼赤痛第二方：神消散（李银亮）

主治：眼内黄膜上冲，赤膜下垂。

组成：黄芩、蝉蜕、甘草、木贼各五钱，谷精草、苍术各一钱，蛇蜕（炒）三条。

用法：上共研为末，每服二钱，夜卧冷水调服。

【审查意见】风热证可用，有祛风、凉血、清热之效。

3. 眼赤痛第三方：清上明目汤（程振兴）

主治：风热上入空窍，目珠血丝，缕缕红胀痛。

组成：制透酒军五钱，荆芥三钱，杭菊花三钱，苏薄荷钱半，连翘三钱。

用法：共为细末，每日食后，用白沸水冲服三钱。

【审查意见】清热散风有效。

4. 眼赤痛第四方（戴河清）

主治：大人、小儿风毒红眼，肿痛痒涩，昏暗羞明等目疾。

组成：滑石（研末）、黄连、秦皮各一两。

用法：沸汤泡，待温热频洗目。

【审查意见】风火眼可用，有清热消炎之效。

5. 眼赤痛第五方（米荣惠）

主治：专治烂红眼。

组成：雄猪油（炼净）一两，川椒（去核，开口者）三钱，铜绿五钱。

用法：共为末，将猪油置砂锅内化开，入川椒熬枯去渣，加铜绿搅和成膏，睡时敷眼边周围，次早洗去，数次即愈。

【审查意见】川椒点眼，刺激过甚不妥。

6. 眼赤痛第六方：消风养血汤（刘铭）

主治：目赤肿痛。

组成：荆芥、蔓荆子、菊花、白芷、麻黄、防风、桃仁（去皮尖）、红花（酒炒）、川芎各五分，当归（酒洗）、白芍（酒炒）、草决明、石决明、甘草各一钱。

用法：水煎服，三剂即效。

【审查意见】通行方，有活血散风之效。

7. 眼赤痛第七方（温松照）

组成：黄连、丹皮、泽泻、灯心、白芍各二钱，木通、菊花、归尾各钱半，生地、猪苓、青皮二钱半，密蒙花二钱，谷精草二钱。

用法：水煎温服。

【审查意见】清热散风明目之品，用治眼目赤痛有效。

8. 眼赤痛第八方：一抹膏

主治：眼眶湿烂红赤。

组成：二蚕沙（真麻油浸三日）。

用法：研细末涂患处，不论新久，一二次即愈。

【审查意见】有燥湿去风之效。

9. 眼赤痛第九方

主治：风火暴发眼疼。

组成：海盐二两四钱，白矾二两四钱，

用法：共研细末。古铜钱廿四个（朝代要多），用水一罐，将铜钱放在内，晒三伏即成，洗眼甚效。

【审查意见】能减少分泌，消退炎性，结膜炎用之有效。

10. 眼赤痛第十方

主治：风火眼疼。

组成：归尾、防风、菊花、青盐、胆矾各等分。

用法：用开水冲起，露打一夜，新棉花蘸，不拘时洗之。

【审查意见】普通用方，遇风火眼疼，可以采用。

11. 眼赤痛第十一方

组成：赤芍二钱，防风二钱，当归二钱，黄连一钱，杏仁十粒。

用法：水煎半碗，入人乳少许，乘热洗之，四五次即愈。

【审查意见】此方有消炎、散风、活血之效。

（六）脓漏眼

1. 脓漏眼第一方

主治：新产小儿，月内或月外，两目红赤，涩闭肿烂不开。

组成：曲蟮泥。

用法：曲蟮泥捣涂囟门，干则再换，不过三次则愈。

【审查意见】有清热之效，兼用新绵蘸硼砂水洗之更善。

（七）视物反常

1. 视物反常第一方

主治：一物视为二个或数个；平正者视为歪斜者；歪斜者视为平正。

组成：常山五钱，参芦三钱，甘草一钱，生姜五片。

用法：水二碗，煎八分，空心服，吐痰即愈。

【审查意见】一切怪症，皆为痰所作祟。本方有吐痰之功，当有效。

（八）眼花

1. 眼花第一方

主治：花眼复明，易如反掌，未花者可使永远不花，已花者可使复明，日常行之，不可间断。

治法：每晚睡醒时，用自己唾沫抹眼或左右手，均用四指（即无名指，又名药指），在舌尖上取沫抹眼，干了再抹，下床亦抹，饭后不必抹。又每早天将明未明时起来，站在当院，或空地面，向东方将头抬起，目睁圆，向上望约一分钟工夫，用治眼疾，效力甚大。

【审查意见】存待试用。

2. 眼花第二方

主治：老人眼花双目不明。

组成：杏叶十片。

用法：无根水一碗煎八分，澄清洗之。至一年，目如童子。洗目日期，开列于后：正月初九，二月初十，三月初五，四月初一，五月初五，六月初七，七月初七，八月初九，九月初七，十月初十，十一月初九，十二月廿二，如遇闰月照上月日期洗。

【审查意见】存待试，洗目日期，不必拘泥。

十八、耳科

（一）耳聋

1. 耳聋第一方：聪耳芦荟丸（王舜忱）

主治：专治肝胆有火，耳内蝉鸣，渐至重听，不闻声息者。

组成：芦荟、大黄（蒸熟）、青黛、柴胡各五钱，龙胆草、当归、山栀、青皮、黄芩各一两，广木香一钱，南星三钱，麝香五分。

用法：共研极细末，神曲糊为丸，绿豆大。每服二十一丸，食后姜汤送下，日服三次，茶清亦可。

【审查意见】泄肝热而解郁，可用。

2. 耳聋第二方：驴脂膏（赵秀松）

主治：专治耳聋。

组成：黑驴脂少许，鲫鱼胆一个，生油五钱。

用法：和匀，纳葱管中七日，取滴耳中，日二次。

又方：用驴髓前脚胫骨，打破取髓，以棉点入耳内，侧卧候药行，不可多用。以白色者为上，黄色者不可用。

【审查意见】耳聋原因不一，此方所治，不知属于何种。

3. 耳聋第三方：舒肝滋肾散（石玉）

主治：耳聋，聤耳流脓。

组成：苦丁茶钱半，青黛三钱，元参七钱。

用法：共研细末，每服二钱，白开水送下。

【审查意见】充血性耳聋可用。

4. 耳聋第四方

主治：虚火上炎耳聋。

组成：芥菜籽。

用法：捣碎，以人乳调和，绸布裹住，塞入耳内，一日一换，一次即愈。

又方：用巴豆一粒，去皮膜，慢火极热，次以蒜瓣剜孔，入巴豆，绸裹住，塞入耳内，三次即效。

【审查意见】芥子开胃豁痰，巴豆开通闭塞，如因肝肺胃虚火上炎耳聋者，初起可用。

5. 耳聋第五方

主治：肾虚耳鸣耳聋。

组成：椒目、巴豆、菖蒲等分碎末，用松脂、黄蜡熔和为挺。

用法：插入耳中，一日换一次。或用猪肾切片，以骨碎补研末掺和，煨热食之即通。

【审查意见】第一方椒目、菖蒲，功能祛风；开窍，行滞，实证初起可用；第二方猪肾骨碎补，肾水亏损者，用之相宜。

6. 耳聋第六方

主治：肾虚耳聋。

组成：肉苁蓉三两，熟地八两，肉桂、附子各三钱，人参三钱，白芍二两，黄芪四两（蜜炙），羌活、防风各一两五钱，泽泻一两二钱，枣皮四两（酒蒸），菟丝子四两（酒蒸）。

用法：用羊肾一对，去筋膜，同苁蓉、熟地捣成膏，其余各药，为末，蜜丸梧子大，每早盐水送下五钱。

【审查意见】滋阴补肾能用。

7. 耳聋第七方

主治：痰火上攻，耳鸣，耳聋。

组成：半夏、赤茯苓、陈皮、甘草、萹蓄、木通、瞿麦、黄柏各一钱（盐炒）。

用法：姜三片为引，水煎服。

【审查意见】有降痰利尿清热之效。

8. 耳聋第八方：聪耳丸

主治：诸般耳聋。

组成：北细辛一钱，黄蜡。

用法：北细辛一钱为末，与黄蜡熔化为丸，如鼠粪大，以棉裹塞耳，一二次即愈。戒恼怒。

【审查意见】风火耳聋用之，有散风通窍之功。

9. 耳聋第九方

组成：好磁石二块，麝香少许。

用法：好磁石二块，剉如枣核大，搽麝香少许于磁石上，塞两耳中，口中嚼生铁一块，候一时，两耳气通，飒飒有风为度，用三五次可愈。

【审查意见】存待试。

（二）旋耳疮

1. 旋耳疮第一方：治耳烂验方

主治：小儿耳疮，俗名旋耳疮。

组成：轻粉，大枣仁灰等分

用法：为末，用香油调搽。

【审查意见】能吸收毒液，而达收口之效。

（三）耳疔

1. 耳疔第一方：冰榴散（赵青松）

主治：专治耳丁症。

组成：石榴花之外皮一个（烧存性），冰片少许。

用法：共为细末，吹耳内，如此三四次即愈。

【审查意见】有消炎止痛之效。

2. 耳疗第二方

主治：聤耳出脓。

组成：文蛤一两（焙干），全蝎三钱（烧存性），胭脂五钱（烧存性），麝香一分。

用法：研末掺耳中。

【审查意见】聤耳，一名耳漏，又名耳道炎，为耳孔之慢性脓症，其原因大抵由鼻及咽喉炎间接而来。此方有吸收毒质、制止分泌、止痛开窍之功，当有效。

3. 耳疗第三方：治聤耳脓血验方（杜蒉）

主治：小儿聤耳流脓。

组成：海螵蛸五分，麝香一厘。

用法：为细末，用棉纸拭净脓血，然后吹入耳中。

【审查意见】止痛，收敛，有效。

（四）耳疮

1. 耳疮第一方（杜蒉）

主治：耳内外生疮，日久不愈。

组成：麝香七分三厘，干胭脂五分，枯矾七分五厘。

用法：为细末，掺耳疮上，即愈。

【审查意见】有解毒、吸收、通窍之效。

（五）脓耳

1. 脓耳第一方（王培卿）

主治：耳内肿烂。

组成：田螺水。

用法：田螺水滴入内即愈。其法，以刀去螺底少许，水即流出，即以滴耳，尽取其性凉，按旧传之象，须以冰片少许，入田螺中，似较近理。

【审查意见】有止痛消炎之效。只用田螺水，其力微弱，宜加以冰片。最好标本兼治，其效尤速。

2. 脓耳第二方：耳内流脓方（严级苣）

组成：蚕尿。

用法：用蚕尿灌入耳内，一次只三四滴，久即见效。

【审查意见】有清热之功，轻症可用。

3. 脓耳第三方

主治：大人小儿，肿痛流脓，一切火症。

组成：番木鳖一个。

用法：水磨，滴耳内即愈。

【审查意见】有清热之功。

（六）蚰蜒入耳

1. 蚰蜒入耳第一方：蚯蚓水（赵秀松）

主治：蚰蜒入耳。

组成：蚯蚓。

用法：蚯蚓为末，入葱内化水，将此水点入耳内，将蚰蜒亦化为水。

【审查意见】通行方，可用。

2. 蚰蜒入耳第二方（赵秀松）

主治：蚰蜒入耳。

组成：硇砂、胆矾等分为末。

用法：吹耳内少许，将蚰蜒化为水。

【审查意见】有杀菌之效，可资试用。

（七）耳痛

1. 耳痛第一方

主治：如有虫在耳内奔走，或血水流出，或干痛不止。

组成：蛇蜕。

用法：烧存性，研末，用鹅毛管吹入立愈。

【审查意见】存待试。

（八）耳鸣

1. 耳鸣第一方

主治：风邪入耳虚鸣。

组成：川芎、当归、杭菊花各一钱，生白芍、石菖蒲、蔓荆子各七分，薄荷叶五分，生石膏二钱，白僵蚕二钱。

用法：水煎温服。

【审查意见】此方散风有效。

十九、鼻科

（一）鼻衄

1. 鼻衄第一方：仙传百草霜丸（郑世贤）

主治：一切吐血、鼻血及七窍流血、失血等症。

组成：百草霜三钱，陈皮二钱，山栀炭一钱，生白芍二钱，三七一钱，连翘一钱，灯心炭一钱。

用法：各为细末，糯米粥取汁为丸，如粟米大。每服一钱，白温水送下，神效。

【审查意见】用于血热妄行者，可用。

2. 鼻衄第二方（李国英）

主治：治鼻衄方。

组成：白茅根。

用法：余前患鼻衄，遍觅良方，治均无效，后用白茅根煎汤代茶，饮之，连饮数剂，居然除根，久不复发，是诚治鼻衄之真良方也。

【审查意见】系通行方，有凉血之效，由热血上溢鼻腔者可用。

3. 鼻衄第三方：治鼻衄验方（杜蓂）

主治：鼻内流血不止。

组成：血余灰、百草霜、棕皮灰、三七叶等分。

用法：研为细末，吹入鼻内其血立止。

【审查意见】通行方，专治局部止血之用。

4. 鼻衄第四方：五黑散（郭凤岐）

主治：鼻孔流血不止。

组成：大蓟一两，小蓟一两，白芷三钱（炒黑），栀子三钱（炒黑）。

用法：共为细末待用，每服一钱，以温水调和服下。

【审查意见】有凉血止血之功。

5. 鼻衄第五方：鼻衄汤（赵青松）

主治：素日血虚，患习惯性鼻衄者。

组成：元参三钱，当归三钱，生白芍三钱，丹皮三钱，炒栀子二钱，麦冬三钱，生地三钱，炒枳壳一钱，沉香五分，胆草三钱，粉草一钱。

用法：水煎温服。

【审查意见】阳盛阴虚，血热妄行之吐血、衄血可用。

6. 鼻衄第六方

主治：鼻内因虚弱流血不止。

组成：黑豆半斤，净黄土一块。

用法：黑豆半斤，砂锅内炒过，用水煎熟；加净黄土一块澄清，饮豆汤尽量，服之立愈。

【审查意见】能直接达到肾经血分，故治肾虚衄血。

7. 鼻衄第七方

组成：粪堆底下的土、尿。

用法：用粪堆底下的土尿和起，塞入鼻内，即愈。

【审查意见】因胃热而鼻内流血者用之，能凉血止血。

（二）鼻漏

1. 鼻漏第一方（王成家）

主治：治鼻烂臭难堪。

组成：黄连二钱，金银花三钱，黄芩三钱，煅石膏四钱，白芷三钱，黄柏一钱，槟榔三钱，大黄二钱，元明粉四钱，牛蒡子三钱。

用法：水煎服。

【审查意见】有凉血清热之功。

（三）鼻息

1. 鼻息第一方（马智德）

主治：鼻中息肉。

组成：猪牙皂角五钱，地龙钱半（土炒），冰片五分。

用法：共研细末。先洗净鼻内，以蜜涂之，敷药少许，出清水尽，息肉如脱。

【审查意见】有通窍破瘀之功。

2. 鼻息第二方

主治：鼻中息肉。

组成：鹅不食草少许。

用法：用水浸湿，塞鼻中，日二易，三日自愈。

【审查意见】存待试。

3. 鼻息第三方

主治：鼻中息肉。

组成：藕节毛须一节。

用法：煅存性，吹之，其肉敛缩而脱。

【审查意见】有散瘀解热之效，轻症可资一试。

4. 鼻息第四方

治法：枯矾和猪脂捣丸，以棉裹之，塞鼻中，数日息肉随药而出。

【审查意见】有收敛润窍之效。

（四）鼻中生疮

1. 鼻中生疮第一方

组成：川黄柏，槟榔等分。

用法：二味为末，以猪油调敷。

【审查意见】有消炎止痛之效。

（五）鼻疳

1. 鼻疳第一方：加减再造散（霍子实）

主治：肺胃积热，酿成鼻疳，不闻香腐，鼻准已塌，内外之肿不消，防其崩陷。

组成：羚羊片一钱，大麦冬三钱，天花粉三钱，京元参二钱，京赤芍二钱，酒黄芩二钱，连翘壳三钱，大贝母三钱，夏枯花二钱，鲜竹叶三十片，鲜芦根一两（去节）。

用法：水煎温服。

【审查意见】此方清肺胃之积热。兼用外科防腐消毒之洗涤液，作局部之洗涤，功效尤捷。

二十、咽喉科

（一）喉痧

1. 喉痧第一方：清血解疫汤

主治：伏温化热之喉痧。

组成：犀角尖五分，甘中黄八分，川贝母三钱，淡竹叶三钱，大生地四钱，枯桔梗二钱，连翘壳三钱，茅、芦根各一两，生石膏四钱，轻马勃一钱，黑山栀钱半，金石斛三钱，粉丹皮钱半，枇杷叶三钱（包），陈金汁一两为引。

【审查意见】清热败毒。

2. 喉痧第二方：清热解毒汤（霍子实）

主治：温邪伏热之喉痧。

组成：苏薄荷一钱，京赤芍二钱，鲜竹茹钱半，京元参二钱，甘中黄八分，苦桔梗二钱，生蒲黄三钱包，黑山栀钱半，连翘壳三钱，制僵蚕三钱，淡豆豉三钱，川贝母三钱，益母草三钱，活芦根一尺（去节）。

用法：水煎服。

【审查意见】活血破瘀，消炎清毒，可用。

3. 喉痧第三方：王氏喉痧方（沈仲圭）

主治：烂喉丹痧，身热脉数，咽喉肿烂疼痛，遍体红疹，眠食俱废。

组成：元参三钱，象贝二钱，银花三钱，桔梗钱半，连翘三钱，板蓝根三钱，薄荷一钱，生甘草钱半，炒牛蒡钱半，马勃一钱，射干二钱，西藏橄榄一钱。

用法：如病势危重，可加犀角片、鲜石斛、鲜竹茹等，外吹锡类散，并以莱菔、青果，捣汁温热代饮。

【审查意见】通行方可用。

4. 喉痧第四方（高炼止）

组成：牛黄五厘，青黛六分，冰片二厘，象牙屑三分（焙黄），指甲五厘（焙黄，男女互用），壁烧窝二十四个，珍珠三分。

用法：上药共为细末，吹喉中神效。

【审查意见】古方，清热，防腐，有效。

（二）扁桃腺炎

1. 扁桃腺炎第一方：清热解毒汤（霍子实）

主治：阴虚内热之白喉。

组成：犀角尖八分，甘中黄八分，连翘壳三钱，京元参二钱，大生地三钱，淡豆豉三钱（捣），京赤芍二钱，浙贝母三钱，天花粉三钱，薄荷八分，金银花三钱，生石膏三钱打，白茅根三钱，淡竹叶一钱。

用法：煎服两次。

【审查意见】通行有效方。

2. 扁桃腺炎第二方

主治：单蛾，双蛾，白喉等症。

组成：人指甲五分，靛花一钱，梅片一钱，硼砂钱半，熊胆七分，蜘蛛窝三个。

用法：先将指甲、蜘蛛窝烧灰存性，再和各药研细末，每用二分，以笔管吹入患处，待三二分钟，即吐出毒水，停六小时，方可睡卧。

【审查意见】有防腐消炎之效。

3. 扁桃腺炎第三方（赵温松）

主治：缠喉风，双单乳蛾，喉痹，重舌，木舌。

组成：薄荷叶、朴硝、枯矾、青黛、僵蚕、火硝、硼砂、黄连、射干，以上各一钱，梅花片七分。

用法：共为细面，用雄猪胆一个，以其汁将药面和匀，复灌入胆内，以线扎口，外以纸包好，然后埋在南背阴，深可尺余。埋时在每月十五日晚，埋过四十九日即成。取出待干，研细，用时吹入喉间。

【审查意见】有清热、败毒、散肿之效。

4. 扁桃腺炎第四方

主治：乳蛾喉闭。

组成：鸡肫黄皮。

用法：用鸡肫黄皮勿洗，阴干烧末，吹之即破而愈。

【审查意见】因风火而起者用之，有除热止烦之效。

（三）喉痹

1. 喉痹第一方

主治：喉风鼻塞。

组成：黄连、薄荷、青黛、僵蚕、白矾、朴硝各五钱，

用法：腊月初一，取猪胆不拘大小五六枚，上药青纸包好，入胆内。将地掘一坑，深方各一尺，以竹横悬此胆于内，用物盖好，候至立春，取出风吹干，去皮纸，研末收贮。每次吹少许于患部，百效。

【审查意见】古方能用。

2. 喉痹第二方

组成：猪牙皂角。

用法：猪牙皂角细捣，以醋调入喉五匙，黏痰尽吐，痛立止。余药涂外颈上，干则再易，其乳蛾即破而愈。

【审查意见】吐痰有效，可以减轻病状。

3. 喉痹第三方

用法：凡遇此症，先在喉头部皮肤上搽香油少许，用制钱一个刮之，如刮痧状，其痛稍缓，乘势进药。甚者刺少商穴及委中穴，后用药物。

【审查意见】此法甚善，用于急救有效。

4. 喉痹第四方：二圣散（李守孝）

主治：喉痹喉风症。

组成：云胆矾二钱半，炒僵蚕五钱。

用法：共研细末，每以少许吹之，令吐涎。

【审查意见】喉间疾涎壅盛或闭塞者，用之有效。

5. 喉痹第五方

主治：喉内如叠，不疼，日久有窍出臭气，废饮食。

组成：臭橘叶。

用法：煎汤，连服十日即愈。

【审查意见】臭橘即枸橘，有消肿导毒之效。

（四）急喉风

1. 急喉风第一方：急救喉风方（周小农）

主治：急喉风。

组成：真西黄五分，珍珠五分，辰砂二钱，牙硝七钱五分，真麝香五分，月石二钱五分，僵蚕五钱，雄精一钱，人中黄五分。

用法：研细如霜，磁瓶收贮，此药每次吹二三管。

【审查意见】功能消炎杀菌，疗痰散痞，用于急喉有奇效。

（五）咽喉肿痛

1. 咽喉肿痛第一方：发声散

主治：喉肿，语声不出。

用法：瓜蒌皮、白僵蚕（炒）、甘草（炒）各二钱半。

用法：每服钱半，姜汤下，日二服。

【审查意见】此方有宽胸、降气、散风之效，用于轻症有效。

2. 咽喉肿痛第二方

主治：咽喉肿痛，或口内生疮。

组成：冰片四分，朱砂八分，硼砂一钱，元明粉一钱，青黛一钱，石膏一钱，珍珠七分。

用法：共研细面，遇症用竹管吹患处，数次可愈。

【审查意见】此即加味冰硼散，有清凉之力。

二十一、口齿科

（一）牙疳

1. 牙疳第一方（唐明芳）

主治：走马牙疳。

组成：鲫鱼一条（去肠），入砒一分，省地黄一两（吊包，烧存性），枯矾、麝香少许。

用法：共研末，掺患处。

【审查意见】可资试用。

2. 牙疳第二方：走马牙疳灵方（陈莲峰）

组成：青黛二钱（水挥），五倍子二钱（新瓦焙干），官硼砂钱半，铜青二钱半，枯矾二钱，红毡二钱（浸麻油，烧灰存性），旧蒲扇二钱（洗净，烧存性），黄柏二钱（用猪胆浸晒七次），人中白二钱（研粉，水挥），熊胆五分，牛黄五分，珍珠五分，琥珀五分，梅片五分，麝香三分。

用法：上共研粉，不见铁器，吹患处，有痰涎流出，不可咽下。

【审查意见】有消炎、防腐、收敛、清热之功。

3. 牙疳第三方（李国英）

主治：走马牙疳，牙缝出血。

组成：苋菜梗。

用法：取七八月将结子之苋菜梗，去叶留梗，放在屋瓦上。经过露雪，至次年清明前取下，火煅为炭，放泥地上少许时，研末存贮。用麻油调敷患处，虽至牙龈尽烂，齿已脱落者，亦可治愈，兼治牙缝出血。此症极危险，如出血三四日，则口肿牙根尽烂，此方药敷治，实能起死回生。

【审查意见】消肿清热可用。

4. 牙疳第四方：铜青散（赵青松）

主治：走马牙疳。

组成：铜青，滑石，炒杏仁。

用法：等分为末，擦之立愈。

【审查意见】有杀菌消炎之效。

5. 牙疳第五方

主治：治牙床出血不止。

组成：新鲜冬青树叶。

用法：取新鲜冬青树叶捣汁，以水浸一宿，含漱可愈。

【审查意见】冬青叶为补血、祛风、滋养强壮药，未知对于牙床出血效果如何，存待试用。

6. 牙疳第六方：五倍子散（赵复性）

主治：走马牙疳症。

组成：五倍子、青黛、枯矾、黄柏等分。

用法：共为细末，先以盐汤漱净口腔，搽之立效。

【审查意见】消炎，杀菌，收敛，可用。

7. 牙疳第七方（李士英）

主治：牙缝出血，牙床肿胀，走马牙疳。

组成：黄连五钱，石膏五钱，白龙骨三钱，青黛三钱，白矾钱半，马牙硝钱半，龙脑一钱。

用法：研为细末，每用少许，敷牙根下。

【审查意见】消炎收敛有效。

8. 牙疳第八方：治走马牙疳验方

主治：专治走马牙疳。

组成：文蛤、青黛、枯矾、檀桓皮各等分。

用法：上药共为细面，先用盐汤漱净口，然后散此药面立效。

【审查意见】檀桓皮即黄柏之别名，系通行方。

9. 牙疳第九方：消毒散（赵子安）

主治：专治青腿牙疳。

组成：土茯苓三钱，槟榔二钱，薏米二钱，乌药二钱，威灵仙二钱，木瓜二钱。

用法：将药品配就，再入炒胡麻半合，大黑豆半合。煎服，三剂即愈。

【审查意见】可资试用。

10. 牙疳第十方

主治：走马牙疳。

组成：青黛、黄柏、黄连、枯矾、五倍子、冰片各一钱。

用法：共为末，以米汤漱口后，将药末搽患部。

【审查意见】此方有清热消炎之功，可用。

11. 牙疳第十一方

主治：小儿走马牙疳及牙龈腐烂极臭者。

组成：人中白二两（煅红），儿茶一两，黄柏六钱，薄荷六钱，青黛六钱，冰片五分。

用法：共研细面，用温水漱口，将药用管吹上，日吹六七次，涎流即愈。

【审查意见】拔毒消炎、肿胃火上逆之牙疳，用之有效。

（二）舌病

1. 舌病第一方（焦宝堂）

主治：舌上无故出血不止如涌泉。系心经邪火炽盛，致血妄行，

组成：川连三钱，栀子二钱，连翘二钱，桔梗二钱，黄芩三钱，黄柏二钱，石膏二钱，元参三钱，枳壳钱半，芦根二钱，瓜蒌霜二钱，甘草一钱。

用法：水煎空心服。

【审查意见】有清热凉血之效。

2. 舌病第二方（郝玉如）

主治：元脏气虚，浮阳上攻，口舌生疮。

组成：木鳖子（去壳）五枚，吴茱萸（醋炒）五钱，干姜（炮）五钱。

用法：共为末，冷水调，以纸压贴脐上。

【审查意见】可备试用。

（三）口疮

1. 口疮第一方（张儒珍）

主治：小儿重舌，舌烂，口疮。

组成：朴硝、青黛、黄柏各三钱，龙脑一分，生石膏五钱，明矾钱半。

用法：研细末，蜜调，鹅翎蘸少许敷之。

【审查意见】有消炎收敛之效。

2. 口疮第二方：赤口疮方（田之柱）

组成：白矾、乳香、没药各一钱，铜绿少许。

用法：共为细末，搽之。

【审查意见】消炎止痛收敛有效。

3. 口疮第三方：一切口疮神效方（傅仙坊）

主治：一切烂嘴之属于火者，以及走马牙疳。

组成：五倍子一两（炒），枯矾一两，珍珠一粒（用酒杯将珍珠覆于锅底，灼至爆裂为度）。

用法：将前二味，共为极细末，后加入研细之珍珠。先命患者以稀饭纯汁漱口，然后将药末敷患处，轻症一次即愈。

【审查意见】有生肌燥湿收口之效。

4. 口疮第四方（王培卿）

主治：治小儿鹅口疮。小儿口中，每生白腐，俗名鹅口白。

组成：橄榄核数枚，凤凰衣（孵鸡蛋内之薄衣），冰片。

用法：用橄榄核、凤凰衣煅灰，研为细末，加冰片等分调和，取而敷之，神效。

【审查意见】消炎止痛有效。

5. 口疮第五方

主治：小儿口疮，不能吃乳。

组成：密陀僧（研末）。

用法：用醋调涂两足心，愈即洗去。

【审查意见】存待试用。

6. 口疮第六方

主治：口舌腐烂。

组成：大红蔷薇花叶（焙燥，忌火炒，研末），冰片少许。

用法：搽患处，如冬月无叶，用根亦可。

【审查意见】消炎有效。

7. 口疮第七方

主治：口舌因肠胃结热生疮。

组成：蜜炙川黄柏末。

用法：含之，屡含屡换，数次即愈。

【审查意见】肠胃结热之口疮用之，能清火凉血，内服作泻火之健胃剂。

8. 口疮第八方

主治：唇口四围生疮，黄脂如蜡。

组成：旋覆花。

用法：旋覆花煅存性，用真麻油调搽即愈。

【审查意见】唇口生疮，黄脂如蜡，恐系黄水疮，用旋覆花功效不确。

（四）齿痛

1. 齿痛第一方：治牙痛验方（杜蓂）

主治：风火虫牙痛。

组成：细辛三钱，樟脑五分，梅片三分。

用法：研为细末，擦患处，其痛立止。

【审查意见】通行方可用。

2. 齿痛第二方（庞世瑞）

主治：虫蛀牙疼。

组成：莽草二钱，山椒皮一钱，芫花五分，独活一钱。

用法：水煎成汤，热漱，待冷后吐出，勿咽下。

【审查意见】有杀虫麻醉之效。

3. 齿痛第三方（张俭）

主治：虫牙痛。

组成：海桐皮五钱，细辛三钱。

用法：煎浓汁，频频漱之。

【审查意见】通行方，有效。

4. 齿痛第四方：落牙散（赵复性）

主治：牙疼难忍，使之掉落。

组成：鲫鱼一个。

用法：去肠，入砒在内，露于阴地，待有霜刮下，贮瓶内。以针搜开牙根，点少许，咳嗽自落。

【审查意见】有腐蚀作用，点入口内，却勿咽下，以防中毒。牙落后，宜用硼酸或硼砂水漱口。

5. 齿痛第五方（郝玉如）

主治：齿龈疼痛出血。

组成：香附子（炒黑）三钱，侧柏（炒焦）钱半。

用法：共为末，敷之即止。

【审查意见】有止血之效。

6. 齿痛第六方

主治：牙根肿痛。

组成：瓦松、白矾等分。

用法：水煎，漱之甚效。

【审查意见】有消炎散肿之效。

7. 齿痛第七方

主治：胃火上冲之牙疼。

组成：软石膏一两。

用法：淡酒淬过，为末。入防风、荆芥、细辛、白芷，各五分为末，日用擦牙。

【审查意见】此方治胃火牙痛有效，但用以擦牙，效力缓慢，不如改为汤剂为善。石膏宜生用。

8. 齿痛第八方

主治：风火牙疼，腰疼。

组成：好青盐一两五钱，花椒一百五十粒。

用法：水一中碗，煎至一搽杯。含口多时吐出，如若不愈，可继续行之。

【审查意见】有去风消肿固齿之效。

9. 齿痛第九方

主治：专为预防齿痛、齿落。

用法：每日夜大小便时，将上下牙咬紧，虽至年老，牙齿不脱落。又每早日洗脸时，用食盐擦牙，固齿莫善于此。

【审查意见】小便时将牙咬紧，为一般修养家固齿秘方，存待试。食盐固齿最善。

10. 齿痛第十方

主治：风火牙疼。

组成：松萝茶、紫碱、花椒各三钱。

用法：水二碗，煎八分。每日漱口数次，将水漱完即愈。

【审查意见】有清热散风之效，紫碱不知何物之别名。

11. 齿痛第十一方

主治：风火牙疼。

组成：樟脑、硼砂、青盐、火硝各一钱。

用法：共研细面，敷上即愈。

【审查意见】有防腐止痛之效。

12. 齿痛第十二方

组成：独蒜一筒（如无，用蒜瓣亦可），轻粉一钱。

用法：同捣，掩寸、关脉穴上。其取穴法：以两手虎口交叉，在大指尽处即是穴。用蚬壳改好扎住，男左女右。少顷微觉疼痛，即刻揭去，随起一泡，牙痛立止，终身不再发矣。

【审查意见】此系发泡吊炎法，可资一试。

13. 齿痛第十三方

主治：牙齿虚痛。

组成：淫羊藿。

用法：为粗末，煎汤频漱，大有奇效。

【审查意见】存待试。

14. 齿痛第十四方

治法：松针熬汁一盅，入麦面少许。搅匀，澄清，饮下即愈。

【审查意见】可资试用。

15. 齿痛第十五方

组成：雄黄，生蛇皮。

用法：为末，入烟中吸之。令烟满口，勿咽，数次即愈。

【审查意见】虫牙痛有效。

16. 齿痛第十六方（郝玉如）

主治：虫蛀牙痛，非拔不可。

组成：白马脑上肉二斤。

用法：待生蛆，令乌骨白鸡一双食之，俟鸡便粪，阴干，每粪一钱入硇砂一钱。研匀，用少许擦疼牙处，片时牙即自落。

【审查意见】效否尚不敢必，且待试用。

二十二、急救门

（一）跌打损伤

1. 跌打损伤第一方：玉珍散（刘铭）

主治：治跌打、刀箭各伤。

组成：白附子一两，制南星一两，制半夏一两，川羌活一两，广三七二两，生天麻一两，生防风一两，香白芷一两，炒赤芍五钱。

用法：共为细末，磁瓶装好听用。年壮之人，可服一钱五分，兑温酒冲服；不能饮酒，可用开水服之；老年幼童，可服八分为止。

【审查意见】药力能达深组织内，故有化痰宣滞、通行关节之效。

2. 跌打损伤第二方（张士才）

主治：跌打损伤，红肿痛者。

组成：当归、防风、白芷、南星各一两八钱（黄酒在锅内炒之），茜草一两四钱（黄酒炒）。

用法：有血干掺；肿而未破，烧酒调敷；内伤者，黄酒调服二钱。立时止痛。

【审查意见】行瘀止痛，可用。

3. 跌打损伤第三方（王俊）

主治：一切风痒，跌打损伤，肿痛等症。

组成：番木鳖一两，自然铜五钱，乳香五钱，没药五钱，血竭五钱，松节一两，麻油半斤，铅粉（炒黄）一两

用法：熬将成膏时，入铅粉，徐徐投下；成膏时倾入井水缸内，置雾处出火气一宿。摊油纸上，贴患处。

【审查意见】行瘀止痛，有效。

4. 跌打损伤第四方（王培卿）

主治：治跌破头额出血。

治法：宜用五味子末及白矾末各半，研合置于玻瓶，临时取少许敷于伤处。此二药能使破坏之微血管收缩，血即止而不流；且白矾能扑杀微生虫，可免伤处化脓溃烂。药虽平淡无奇，而功用则甚大也。

【审查意见】有收敛止血、杀菌防腐之效。

5. 跌打损伤第五方（白耀亭）

主治：闪挫跌伤。

组成：虎胫、龟板各五分（同酒炙），血竭、赤芍、当归各八分，没药、防风、自然铜（酒淬）、白附、辣桂、白芷、骨碎（去毛）、苍耳各七分，牛膝、天麻、槟榔、五加皮、羌活各三分。

用法：以上研末，每服二钱，酒调服下。

【审查意见】有活血散风、消肿止痛之效，此即所谓通则不痛也。

6. 跌打损伤第六方（唐明芳）

主治：跌打损伤，凝结瘀血。

组成：大黄、牵牛子（各取头末）二两，麝香二钱，水蛭（石灰炒黄）五钱。

用法：共为末，每次酒调服二钱。

【审查意见】水蛭行瘀，麝香行气，用治斯症，当能见效。

7. 跌打损伤第七方（刘铭）

主治：跌打久年未愈者。

组成：红血藤三钱，虎骨三钱，大独活三钱，羌活三钱，五加皮四钱，桑寄生三钱，北细辛一钱，川乌二钱，土鳖三钱，白芥子三钱，西当归二钱，三棱二钱，莪术二钱，川牛膝二钱，桑枝二钱，松节三钱，乳香二钱，伸筋草三钱，粉甘草二钱，南星二钱，赤芍二钱，自然铜二钱（火煅），三七四钱，豨莶草四钱。

用法：共二十四味，用好烧酒五斤泡好。每日早、午、晚三次，每次饮一茶杯；不能饮者，可少之，饮完即愈。

【审查意见】通行关节，宣化气血，可用。

8. 跌打损伤第八方（冯申礼）

主治：跌打损伤，闪腰岔气。

组成：全归、老姜、山甲、番木鳖、苏木、大黄、川芎、桃仁、南星各等分。

用法：入麻油内熬膏，临用加血竭、乳没各五分。研末掺上，贴患处。

【审查意见】有穿透性，瘀血凝滞者可用。

9. 跌打损伤第九方（刘铭）

主治：跌打青肿。

组成：荆芥、防风、透骨草、羌活、独活、桔梗、祁艾、川椒、赤芍、一枝蒿各二钱。

用法：水煎洗，三日即愈，破皮肉忌用。

【审查意见】能散风消肿炎，行瘀血可用。

10. 跌打损伤第十方（李棠甫）

主治：跌打损伤，骨节疼痛并瘀血痛者。

组成：当归三钱，虎骨二钱，龟板二钱，自然铜二钱（煅），续断四钱，赤芍二钱，血竭二钱，槟榔三钱，白芷二钱，桂枝三钱，附子二钱，边桂一钱，独活二钱，羌活二钱，乳香二钱（去油），没药二钱（去油），防风钱半，甘草二钱。

用法：伤头加川芎二钱；伤手加银花二钱；伤腰加杜仲二钱；伤腿加牛膝二钱；伤足加木瓜二钱。黄酒一碗、水二碗煎服，药渣捣烂，敷患处。

【审查意见】治跌打损伤，主以活血行气，消炎防腐。此方配合尚佳，可用。

11. 跌打损伤第十一方

主治：凡跌打损伤，胸胁腰肋等处，并肩挑负重，跌足蹬筋，初时不觉，延至经年累月，忽然疼痛浮肿。按之不痛，切重方觉或咳嗽吸气，牵引瘀痛。此乃内伤，气逆血滞，久恐患痈毒。

组成：生军一两（细末）。

用法：可烘，勿火炒。以老姜三两舂烂，以开水一杯，浸之绞汁，隔汤炖温。后调生军末如膏药，涂于痛处。不必留头，盖以粗纸，外用帛紧之。一日一次，三次即愈，如隔三五年者亦效。此方内服药功胜十倍，屡试屡验。

【审查意见】有消炎止痛之效。

12. 跌打损伤第十二方

主治：跌打损伤，大小便不利。

组成：当归三钱，川军二钱，苏木二钱，红花二钱。红糖、童便引，水煎服。

用法：引水煎服，或共研细面，开水冲服三钱。

【审查意见】活血祛瘀，润汤通便有效。

13. 跌打损伤第十三方

主治：铁器打伤，有瘀血者。

组成：连翘三钱，归尾三钱，木通三钱，陈皮二钱，芥穗二钱，生草二钱。

用法：黄酒煎服。

【审查意见】和理气血，散瘀，可资应用。

14. 跌打损伤第十四方

组成：朱砂二钱，硼砂三钱，乳香三钱，台麝一分（另包），象皮四钱（另包）。

用法：上方为末，敷患处。

【审查意见】存待试用。

（二）骨折

1. 骨折第一方（王培卿）

主治：治骨折筋断，久伤犹痛。

组成：如意油渣四包，五加皮一两，川乌八钱，制乳香八钱，虎骨七钱。

用法：共五味，以盆盛蒸之，直至骨节出汗为止。每日早晚蒸洗两次，洗后即同时敷下方：杨梅树皮六两，晒干成末，以好白酒调匀，以碗盛之，置锅内蒸透，取起敷在伤处。每日蒸洗两次后，即敷此药两次，三日即愈，但此期中勿用劳动。惟如意油渣须于广东药铺购之，他处多无此药。

【审查意见】有强筋骨、活血络、去瘀滞之效。

2. 骨折第二方：白及接骨散（赵青松）

主治：跌打骨折之症。

组成：白及末二钱。

用法：白酒调服。

【审查意见】轻症有效。

3. 骨折第三方（傅仙坊）

主治：无论人畜筋断。

组成：旋覆花五钱（研细末），白蔗糖一两。

用法：取水半茶杯，与药同熬成膏，候冷加麝香少许，不加亦可。摊在布上缠伤处，不一周即愈。

【审查意见】存待试。

4. 骨折第四方（王培卿）

主治：因跌打致骨折断者。

组成：五加皮四两，小公鸡一只（去毛，连骨肉，不用沾水）。

用法：同捣极烂，敷断骨处，骨即发响。听至不响，则骨已接好，即将药刮去，免生多骨。

【审查意见】壮筋骨，逐瘀血，用治接骨，当收奇效。

5. 骨折第五方（成信德）

主治：手足骨折断。

组成：山蟹。

用法：此方治手足折断者。若无山蟹，即用大蟹，共取五个，烤枯，取壳成末，用筛筛细。三个用陈酒温热调敷，二个和温陈酒服之。醉而寝，骨自合矣。须忌口，勿食发物，即有刺激性的食物。

【审查意见】能否见效，可备试用。

6. 骨折第六方（赵兰生）

主治：跌打骨折，疼痛难忍。

组成：接骨木一两，骨碎补一两，没药五钱，儿茶三钱。

用法：水五碗，煎三碗，温服一碗，用二碗洗浴伤处。

【审查意见】再加米粉、乳香、当归、牡丹皮、牛膝、续断、川芎、穿山甲等，以童便、黄酒各半作引，能收活血散瘀、消肿定痛之功。

7. 骨折第七方（傅仙坊）

主治：跌打骨折。

组成：蚕丝三钱，壮年发三钱，老葱根七根（打烂），陈白谷、米粉子三钱，西瓜子。

附粉子制法：先以白谷米置缸中，用水长期泡沤，虽生蛆不妨。约旬日后，以布滤汁，取下沉之粉，俟用。附瓜子加减法：将瓜去皮，按照患者年岁，每岁一对。附炒瓜子仁及米粉子法：将二味同入锅内，慢火炮至瓜子黄黑色，粉子渐渐起卷为度，勿过火。

用法：先将葱根作骨，外以头发缠作圆形，外复以蚕丝作衣，绕而缠之，使极坚密，置木炭火上灼之，随时转动，以葱根似焦未焦为火候，约一小时许取出，候冷。与已经炮妥之瓜子、米粉子等味，共为细末，以好醋和药，使如稠糊，以白布摊贴患处。干后时时以醋润之，每十日换一剂，能于一月内收功。

【审查意见】有活血行瘀、消炎生肌之功，可备用。

8. 骨折第八方（梁昌义）

主治：跌打骨折或脱臼。

组成：活小鸡一个（去嘴尖和爪），地骨皮一两，五加皮一两。

用法：将鸡切碎，加入二药，共捣泥，敷患处，再用木板夹住，然后用绷带裹好。两三小时后，解带去板。照常工作，不痒不痛，其效如神。

【审查意见】以投方者言，是治脱臼之法。若治骨折，绝不能如此简捷，不过此方治骨折脱臼，有活血清热之功。

9. 骨折第九方

主治：因跌打而致骨折者，能结骨。

组成：大古铜钱二枚。

用法：用火烧红，入好醋内淬，连淬七次，再用水洗净。研极细末，用好酒调服，钱之大小，视病之轻重而定。

【审查意见】古人有用铜屑治骨折者，说是铜有焊骨之能，未悉能否见效，且留以试。

10. 骨折第十方：治接骨不痛方（刘铭）

组成：川乌八分，草乌八分，胡茄子钱，羊踯躅钱，麻黄七分，姜黄五分，生南星八分，生半夏七分，荜茇五分，川椒五分。

用法：清水煎服，其人即麻醉，不知人事，任人揉接。

解方：党参五钱，生甘草三钱，陈皮五分，半夏钱，白薇钱，云茯苓五钱，菖蒲五分。

用法：清水煎服，一碗即醒。

【审查意见】可以试用。

（三）金疮

1. 金疮第一方（石玉）

主治：创伤咯血，痔血。

组成：乌贼骨，汗三七，白及。

用法：以上各等分，共为细末。若治咯血内服，白开水送服五分；如系创伤外用，以鸡蛋黄与该药末和匀，涂患处。

【审查意见】止血专药，有效，阴湿虚弱者不宜。且乌贼骨与白及本属相恶，两者不能并用。

2. 金疮第二方：刀伤散

主治：一切刀伤及创伤血流不止者。

组成：汗三七、琥珀、乳香（去油）、生龙骨、血竭、象皮（土炒）、海螵蛸、儿茶各等分。

用法：上共为细面，撒患处，用布扎紧。

【审查意见】功能收缩血管，麻痹末梢神经，又能消炎防腐，凡一切刀伤创伤用之，均可收效。

3. 金疮第三方（张沛南）

主治：刀伤、烫伤等。

组成：黄蜡、橄榄油各一两。

用法：熬热调和，俟冷，加松香油一两。凡刀伤、烫伤、青肿起泡，贴之皆良。

【审查意见】消炎，防腐，润肌肤，可用。

4. 金疮第四方（李国英）

治法：采青蒿草捣汁，以石灰和之，做饼状，阴干藏之。遇刀斧伤者，涂之立愈，且愈后绝无疤痕。又取葛根为末，亦可疗金疮。

【审查意见】止血有效，遇伤仅及表，且出血不多者，能止血消炎。

5. 金疮第五方（谢长余）

主治：金疮及创伤出血。

组成：降真香八钱，五倍子五钱，乳香、血竭各一两。

用法：共为细末敷之。

【审查意见】凡遇刀斧伤或各创伤初伤出血者，可先用药面干敷之，及至后次换药，再将伤面及附近皮肤，用白开水洗拭干净，然后上药，方能生效。

6. 金疮第六方（王培卿）

主治：枪子入内，及各种创伤有脓水者。

组成：推车虫十五个（去头足），蓖麻仁一两五钱，吸铁石一两三钱，巴豆仁七钱，白及末五钱，圆麻根一两，老南瓜瓢三两。

用法：同捣烂，用少许敷受伤处，即将枪子拔出。即无子者，亦将毒水拔出，其碎骨亦可拔出。伤者须下倾，如拔毒水，中须插一竹管，以便流导。俟子退外，再用生肌散，数日即愈。

【审查意见】如系铁屑或子弹入内，可用吸铁石，其他各症不必用，因妨碍肌肉生育。

7. 金疮第七方（石玉）

主治：刀伤出血。

组成：乌樟皮、茇根、象皮、生地、丹皮、当归。

用法：以上各等分，研末敷患处，立愈。

【审查意见】能收缩血管，消炎防腐，有止血收口之效。

8. 金疮第八方

组成：白及五钱，石灰、乳香、血竭各少许。

用法：研末，入牛胆中阴干备用，以少许搽患处甚效。

【审查意见】金疮出血，有止血防腐、止痛行血之功。

9. 金疮第九方

治法：龙眼核剥去光皮，其仁研细，掺疮口。

【审查意见】存待试。

10. 金疮第十方

主治：各种刀刃及铁器等伤。

组成：马前子二钱，麻黄二两，乳香一两，没药一两，川贝三两（去心），生半夏二两。

用法：共研细末，于铜锅内，微火熬至嫩黄色，冷定装入磁瓶，勿令泄气。每次用一分五厘，生姜汁炖热服之，戒食南瓜、鸡子。

【审查意见】能解诸毒，消肿胀，行瘀血，通小便，不惟刀铁等伤，即痈肿初起，亦可应用。

（四）蜂蜇伤

1. 蜂蜇伤第一方（杨浦云）

主治：蜂、蝎、毒虫一切咬伤。

组成：云胆矾一钱，白矾一钱，花椒三钱，薄荷霜一钱，雄黄二钱，白碱一钱，洋火头一盒，辣椒二钱，新石灰一钱，醋二两，酒半斤（原有蝉酥一钱，因价大不用，效亦不减）。

用法：共煮去渣，以棉浸涂患处。若毒走一臂或足者，则满涂之。

【审查意见】凡蜂、蝎等虫，所藏均系酸类，以碱类治之定能奏效。此方多属碱性，治一切蜂、蝎等毒甚效。

2. 蜂蜇伤第二方（严级苴）

主治：蜂虫蜇伤。

治法：以蚯蚓粪用井水和匀，涂伤处，其痛立止，或以芋头根捣敷亦奏效。

【审查意见】以其能收缩血管，使毒无从发展，故有消炎消毒之效。

3. 蜂蜇伤第三方（赵兰生）

主治：毒虫蜇伤。

组成：鲜青蒿五钱，鲜浮萍草五钱，鲜蒲公英一两。

用法：共捣烂敷伤处。

【审查意见】消炎清毒有效。

（五）砒中毒

1. 砒中毒第一方（许祜之）

主治：解砒霜毒。

治法：初中毒者，先用生甘草三两，煎汤和羊血半碗和匀，饮之吐出即愈。或用鸡蛋一二十个，加明矾末三钱，和匀灌之，亦能使吐，不吐者鹅翎搽之。

【审查意见】有催吐之效，初期可用。如果以此方吐后尚不见轻，可用生绿豆一大握，捣成细面，开水冲起，候冷灌之，能解血中毒汁。

2. 砒中毒第二方（严级苣）

主治：吞服信石不久者。

组成：鸡卵十余个。

用法：打入碗内，搅匀，入明矾末三钱，灌之，吐即再灌，吐尽即愈。

【审查意见】服砒未久者可用。

3. 砒中毒第三方（王天元）

主治：误服砒霜。

组成：绿豆粉四两，黑豆粉一两，黄土二两，鸡蛋十个（去黄）。

用法：用清井水一碗，合一处搅匀，澄清服之。

【审查意见】解毒有效，中毒多时，亦能服用。

4. 砒中毒第四方

主治：吞服砒信毒。

组成：白矾三钱（研碎，无根水冲服），防风三钱。

用法：煎水，先服白矾，吐后再服防风水。

【审查意见】服用砒信不多时，可用此方取吐，防风对于神经有刺激鼓舞作用；若服后多时，已入血液，此方力量达不到，再用生甘草与绿豆面，冲起晾冷服之。

（六）磷中毒

1. 磷中毒第一方（卢育和）

主治：误吞火柴头。

组成：松节油二十瓦（合五钱五分），薄荷油二滴，卵黄二枚。

用法：匀和，每半时服一食匙，服至四分之一即妥。如未效，用酸化铁二十瓦，盐素水一百二十瓦，服法同上。

【审查意见】松节油等，可用于初中毒作吐剂；酸化铁液，用于后期毒已入血中者。

2. 磷中毒第二方

主治：吞服火柴头。

用法：用鸡蛋白十个，灌之即吐，吐尽即愈。

【审查意见】初期可用。时间过久，毒入血分后，此方无力。可以用硫酸铜液少许，约二厘许和水服之，不仅有催吐之效，且能氧化磷，使为无害。

（七）昏厥

1. 昏厥第一方（周小农）

主治：高堕跌晕，不省人事。

组成：细生地二钱，归身尾二钱，炒丹皮二钱，乳香二钱，没药二钱，海金砂一钱，自然铜二钱。

用法：酒、水各半煎服，西血珀一钱，研细冲服。如牙关紧闭，撬齿灌下。

【审查意见】活血散瘀，镇静安神，有破积止痛之效，可用。

2. 昏厥第二方（张士才）

主治：跌打昏迷，不省人事。

治法：牙皂末吹鼻得嚏。口自闭，内用韭菜打汁，和热童便灌之。

【审查意见】功能通窍和血。

（八）狂犬咬伤

1. 狂犬咬伤第一方（严级苣）

主治：癫狗咬伤。

用法：花盆内所栽之万年青，连根捣烂，绞汁灌之，可以新屙人屎涂之有效。

【审查意见】万年青根之汁有消炎之功，普通肿伤均可取用，人屎中多含杂质及病菌，外用殊不相宜。

2. 狂犬咬伤第二方（王培卿）

主治：治疯狗咬伤。

组成：珍珠一钱，玛瑙一钱，上雄黄二钱，火硝二钱，麝香一钱，西黄一钱，硇砂一钱，梅片一钱。

用法：各研细末，点大眼角内，男左女右，先点三次，少停再点三次。重者可服一二分，孕妇忌服。

【审查意见】有消炎败毒之力，可以直接用在伤处或内服。

3. 狂犬咬伤第三方（严级苣）

主治：疯犬咬伤。

组成：斑蝥七个，木鳖子一个，薏仁米三钱。

用法：合煎服，待小便出后，再用甘草三钱，煎水服下。

【审查意见】以毒攻毒，可资应用。惟小儿用时，宜慎之。

（九）竹木刺伤

1. 竹木刺伤第一方（刘铭）

主治：治竹木刺肉内。

治法：取晚蚕蛾，装一节竹筒，封贮之，待其干死。遇竹木刺伤时，以些少涂之即出。

【审查意见】有效，按晚蚕蛾治木刺入肉，或许以其能有收缩血管，自行排解之力。

2. 竹木刺伤第二方（赵青松）

主治：专治木竹刺入肉。

组成：牛膝一钱。

用法：嚼烂，涂竹木刺入肉之处；或用生地一钱，嚼烂涂之即出。

【审查意见】效否可试。

3. 竹木刺伤第三方（严级苴）

主治：竹木入肉。

治法：蓖麻子捣烂，敷之立出；或用鹿角烧灰存性，研末，以水调敷，亦见奇功。

【审查意见】可备试用。

4. 竹木刺伤第四方

组成：煨鹿角末。

治法：以水调敷，立出。日久者，不过一夕即出。

【审查意见】存待试。

（十）毒蛇咬伤

1. 毒蛇咬伤第一方：白芷散（严级苴）

主治：毒蛇咬伤。

组成：白芷一两。

用法：煎服。外以白芷末五钱，加胆矾少许，每日撒之；或以凤仙花取汁饮之，渣敷伤处亦效。

【审查意见】凡遇毒蛇咬伤时，先用尿冲洗伤口及周围，有止痛解毒之效。以其酸碱能中和，不致扩大传播。再用各药，收效方捷。

2. 毒蛇咬伤第二方（杜蒉）

主治：被蛇咬伤。

组成：五灵脂三钱，雄黄三钱。

用法：黄酒调服，每服二钱，空心下。

【审查意见】能见效，可备用。

3. 毒蛇咬伤第三方（戴河清）

主治：毒蛇咬伤。

组成：雄黄五钱，五灵脂一两，蒲公英三两。

用法：共研细末，每服二钱，白酒送下，外以香油调敷伤处。

【审查意见】白酒作引甚属适宜，当有活血清毒之功，可用。

4. 毒蛇咬伤第四方（孙逸圣）

主治：毒蛇及恶虫咬伤。

组成：鲜鹤虱叶、鲜蒲公英各一两。

用法：共捣烂取汁，涂伤处。

【审查意见】暂时救急可用，重症用之恐有贻误。

5. 毒蛇咬伤第五方

组成：莴苣笋叶。

用法：如无，用莴苣浸胖，和雄黄末捣烂敷之。

【审查意见】可资试用。

6. 毒蛇咬伤第六方

组成：香白芷二钱，麦冬一两（去心）。

用法：煎浓汁调下，顷刻伤处流出黄水。待肿消皮合，仍用此药敷之即愈。

【审查意见】轻症可资试用。

（十一）桐油中毒

1. 桐油中毒第一方（马荣文）

主治：吞服桐油。

治法：只用若干柿饼子，煎水饮之，当见大吐，吐尽即愈。

【审查意见】柿饼子能否催吐解毒，尚未敢必，存待试。

（十二）误服水蛭

1. 误服水蛭第一方：蓝淀饮（赵青松）

主治：误服水蛭。

组成：蓝淀五钱。

用法：水调饮，即将水蛭泻出。

【审查意见】功能杀虫，清热解毒，可资应用。

（十三）昆虫入耳

1. 昆虫入耳第一方（李守弟）

主治：虫入耳中。

治法：雄黄燃烧熏之，虫自出。

【审查意见】昆虫入耳，多用诱法使之自出。若以雄黄燃熏，定能杀死在内，并不曾自行退出，且恐害及耳内各部，起炎症作用。

（十四）夹伤

1. 夹伤第一方（郭永福）

主治：夹伤。

组成：独核肥皂荚五钱，砂糖钱，麝香一分，乳香二分，没药二钱，红铜末一两。

用法：研细。将生牛肉剁碎，作饼四个，药面分匀放入。再捣匀贴伤处，新棉包紧，一夜愈，忌用膏药。

【审查意见】有消瘀散肿之效。

（十五）煤气中毒

1. 煤炭中毒第一方：解毒汤

主治：中煤炭毒。

治法：头晕作呕，不省人事者，急用生莱菔汁灌之，即效。

【审查意见】中煤炭烟毒，首先将中毒者置于新鲜空气中，以人工呼吸法治之；再用梨汁及生莱菔汁灌之，即效。

（十六）鸦片中毒

1. 鸦片中毒第一方：解毒汤（李棠甫）

主治：吞食洋烟。

组成：明雄二钱，鸡蛋清二个，生桐油一两。

用法：烟系同烧酒齐吃时，可加葛花三钱（炒黄，为末），河水调服，即吐。吐后再用生甘草五钱，食盐五分，白矾五分，金银花五钱，土茯苓五钱，煎服汤之，以追解毒。愈后可多食柿饼，解桐油毒。

【审查意见】解鸦片毒之普通用品，颇见功效者，为生绿豆面与生甘草水，冷服即愈。此方有解毒消炎之功，可用。

2. 鸦片中毒第二方（王四心）

主治：吞鸦片急救方。

组成：真胆矾三钱，银花二钱，甘草一钱，板蓝根三钱（即青黛根），木兰根三钱（即苜蓿根）。

用法：以上共为细末，以冷水冲服。

【审查意见】服后不多时，可以应用。

（十七）下颊脱落

1. 下颊脱落第一方

用法：口含乌梅一个，即愈。

【审查意见】乌梅有酸涩收敛之性，想是用其收缩筋肉。但下颊脱落乃下颊关节脱臼，当用整复手术，非乌梅所能胜任也。

（十八）木鳖子中毒

1. 木鳖子中毒第一方

主治：误服木鳖子，发抖欲死者。

组成：肉桂二钱。

用法：煎服立愈。

【审查意见】有强心之功。

（十九）瓷锋入肉

1. 瓷锋入肉第一方

组成：三角白果（去壳衣心）不拘多少。

用法：浸菜油内，用时捣贴之，再易而愈。如多年溃烂者，三次即愈；初起者，以生白果肉捣烂，敷伤处亦效。

【审查意见】存待试。

（二十）蝎蜇伤

1. 蝎蜇伤第一方

用法：用小指向鸡口内探之，将流出之水抹在患部，立愈。

【审查意见】存待试。

（二十一）猫咬伤

1. 猫咬伤第一方

主治：猫咬伤或爪伤。

组成：薄荷鲜者。

用法：捣汁搽伤处。如无鲜者，用干者研末掺之，渐愈。

【审查意见】旧说薄荷为猫之酒，食之使醉，存疑待试。

（二十二）人咬伤

1. 人咬伤第一方

组成：荔枝核。

用法：焙研，筛细掺之，外用荔肉盖贴。虽落水不烂，神效。

【审查意见】存待试。

2. 人咬伤第二方

组成：青州柿饼一个。

用法：令人漱净口，将饼咀烂，盛净磁器内，饭锅上再蒸极烂。敷患处，一日即愈。

【审查意见】存待试。

（二十三）泥沙入目

1. 泥沙入目第一方

组成：牛膝一段（约二寸长）。

用法：入患者口内嚼之，使烂如泥，吐出搓丸。塞入两眼角，其泪必流，少顷泥沙裹药尽出，遂愈。嚼牛膝时，如泥沙在左眼，则在口内右侧嚼之；反之，泥沙在右眼者，则在左侧嚼，此法奇应。

【审查意见】存待试。

（二十四）吞针

1. 吞针第一方

组成：蛤蟆眼珠一双。

用法：木通汤吞下，其针即穿于眼内，从大便而出。

【审查意见】此为民间相传方，用活青蛙眼一对吞下，即穿于针之两端，不损肠胃，出大便而出。是否有效，存待试。

（二十五）酒精中毒

1. 酒精中毒第一方（阎玉宗）

主治：饮酒过度，中毒发狂。

组成：雨前茶、干葛、橄榄各等分为末。

用法：温水送下，立解。

【审查意见】有清凉解毒之效。

（二十六）针刺入肉

1. 针刺入肉第一方（郝玉如）

主治：如针刺入肉取不出者。

组成：蓖麻子仁二钱，灵磁石五钱。

用法：共捣烂，涂贴针刺入处，俟针出，即速洗去。

【审查意见】针入肉内，以磁石吸之，本属正法。此处加入蓖麻子仁，有腐蚀发泡之弊，殊属不妥。

二十三、杂集

（一）戒烟

1. 戒烟第一方：戒烟瓜汁饮（郑世贤）

治法：南瓜正在开花时，连其叶与藤一并取下，用水洗净，于石臼中合而捣之。取汁常饮，不数日，凤瘾顿去。甫经结瓜者，捣之亦可。用治误吞生烟者，即以此汁灌之，解毒如神。

【审查意见】戒烟有效。

2. 戒烟第二方：戒阿片烟瘾（黄廷秀）

组成：吉林参须一两，陈佛手片两半，丹参一两，百部根两半，制香附一两，焦楂炭一两，川贝母二两，化橘红二两，肥玉竹二两，枸杞子二两，条沙参两半，杭白芍一两，光杏仁一两，淮山药两半，云茯苓二两，熟地三两。

用法：上药共熬为膏，瓷器储藏，每服三钱。如每次烟瘾一钱者，用烟泡一分；五分者，用五厘。滚开水冲服，至第五天，将烟泡逐次减少，至不用为止，其瘾自于无形之中除去矣。

【审查意见】滋补专剂，戒烟可用。

3. 戒烟第三方（李国英）

治法：用蒲公英（药店有售，鲜者尤佳）同煮瘦肉食之，服后必泻，泻后困倦就睡，醒后瘾不再发。

【审查意见】经验方，所谓瘦肉，不知指何肉而言，存疑待考。

4. 戒烟第四方：退瘾神效膏

组成：甘草五斤，西洋参半斤，白术二斤，云苓二斤，全当归二斤，远志斤半，杜仲斤半，甘枸杞斤半，阿片二两。

用法：先将各药煮浓，过淋去渣，再熬成膏。第一次入阿片二两，二次一两，三次五钱，四次去阿片，五次瘾即除。每次仍按吸烟手续用签打烟法，在灯上吸之为妙。

【审查意见】此方系滋补强壮剂，但用法琐碎，多感不便。

5. 戒烟第五方（陈莲峰）

组成：甘草八两，川贝母四两，杜仲四两，红糖一斤，鸦片烟膏（分量，临时酌用）。

用法：上药用清水六斤，熬至三斤，去渣；加入好红糖一斤，成膏。每服三钱，温水冲下。烟膏按日逐减，临服加入。初次三日，每药膏一两，加入烟膏一钱；至四五六日，一两药，加烟八分；至十三、十四、十五日，一两药，加烟二分；至十八日后，每两药，加烟一分；再服七日，以后不必加烟，其瘾自退。如在戒期内，发生别种毛病，只可照期多加烟一分，自然平安矣。

【审查意见】可资应用。

6. 戒烟第六方

主治：鸦片烟瘾。

组成：烧酒一斤，烟灰一两。

用法：装入瓶内饮之，以顶瘾为度，少者一杯，多则两杯。随取随照杯数添入杯中，瓶中烟酒日减，白酒仍旧，渐至无烟味，则瘾退矣。

【审查意见】烧酒能解烟瘾，此方对于瘾小并日期短者有效。

7. 戒烟第七方

组成：赤糖一斤，生粉草一斤，川贝母一两，去心老姜四两。

用法：先用烟灰熬膏，再入前药，同熬去渣，成膏。如一钱瘾者，服膏药一钱，逐日减少，以瘾净为度，开水送下。

【审查意见】咳嗽痰喘为戒烟期间必发之症状。此方能清肺，祛痰，解郁，用以戒烟，当能生效。

8. 戒烟第八方

组成：生粉草一斤。

用法：熬膏，调入烟中吸之，吸过数次，即不欲再吸。虽深之瘾，数日即愈。

【审查意见】甘草熬膏入烟，能解烟毒，可以试验。

9. 戒烟第九方

组成：粟壳八钱，陈皮八分，焦楂一钱，白术五分，炮姜八分，杜仲一钱，粉草二钱，炙黄芪三钱，香附七分，党参一两。

用法：水煎，每日一服。

【审查意见】功专滋补，体质虚弱者用之，效更大。

10. 戒烟第十方

组成：山药、白茯苓、法半夏、杜仲、鹤虱、旋覆花（布包）、冬颖花各三钱，烟灰三钱。

用法：用河水熬成一碗，去渣。兑烧酒，瘾发时服一杯，瘾净为度。

【审查意见】补中益气，化痰，戒烟可用。

11. 戒烟第十一方

组成：大熟地一两，党参、洋参、菟丝子、补骨脂、黄芪各七钱，川郁金三钱，法半夏、麦冬各五钱，肉桂、粉草、红花各钱半，防风二钱半，巴戟一钱，桂圆肉二两，冰糖半斤，烟灰六钱。

用法：将上药装入口袋，用烧酒四斤，冷浸一二日。再隔汤炖三日，放泥地上，出火毒。如瘾一钱者，饮一小杯；如发咳嗽或喘，加蛤蚧一对（去头足）。

【审查意见】戒烟通用方，可资应用。

（二）种子

1. 种子第一方（赵图南）

主治：壮筋骨，长精髓，补血气，坚阳道，令人多子。

组成：何首乌三斤（铜刀切片，干者以米泔水浸），牛膝一斤，黑豆一斗（淘净）。

用法：用木笼铺豆一层，铺药一层，重重铺尽，瓦锅蒸至豆熟取出，换豆又蒸，如此三次。为末，枣肉为丸，梧子大。每服五十丸，空心温黄酒下。

【审查意见】体质虚弱而不受孕者，用此方作为滋补强壮剂。

2. 种子第二方

组成：真沉香一钱，白檀香一钱，白豆蔻一钱，川大黄一钱，细辛一钱，南细辛一钱，枳实一钱，枳壳一钱，川乌一钱。

用法：共为细末，炼蜜为丸，如杏核大。每服一丸，开水送下，服至一月止。

【审查意见】此方温燥香散，寒证用之相宜。

（三）闪腰

1. 闪腰第一方

组成：王不留行一钱二分。

用法：炒研细末，用好酒调下即愈。

【审查意见】闪腰疼痛，用此行血有效。

（四）脚病

1. 脚病第一方

主治：因湿毒而起之脚疮，内如虫行者。

用法：用牛（或羊、猪）肚一个，去粪不洗，捣如泥；视疮之大小，入枯矾五钱，涂布上贴之，不多时痒甚，换贴数次即愈。

【审查意见】吸收湿气，可用。

2. 脚病第二方（董金垲）

主治：足趾生鸡眼疮，时作疼痛。

组成：地骨皮三钱，红花一钱，黄柏钱半。

用法：共研细末，以唾沫调涂痛处。

【审查意见】鸡眼疮，病虽不大，治疗稍难。非有腐蚀作用，不能见效。

（五）痰核

1. 痰核第一方

主治：遍身痰核，不红不肿，不疼痛。

组成：陈皮、半夏各三钱，茯苓二钱，当归三钱，川芎二钱，白芍钱半，枳壳二钱，黄连钱半，香附二钱，桔梗钱半，龙胆草二钱半，防己三钱，羌活钱半，柴胡二钱，粉草一钱，生姜三片。

用法：水煎服。

【审查意见】凡痰核症，均系气血虚弱，不能运行。主用陈皮、半夏燥湿化痰，且半夏在胃，无何等作用，至肠略能促进肠液分泌；吸入血中，刺激末梢神经，使精神振荡，血液循环增快，同时促进肺之呼吸作用，使痰沫容易驱出。佐以防己，更能吸入血中，令全身黏膜充血，使过量水分，由肾脏而排泄。腠理通，九窍利，痰核自愈，可用。

（六）杂症

1. 杂症第一方

主治：便血，赤白痢疾，赤白带下，吐痰咳嗽等症。

组成：雄黄一钱，木香三钱，血竭二钱，乳香三钱（去油），儿茶二钱，千金三钱，巴霜一钱，神曲五钱（另包），朱砂一钱，赤金十张。

用法：共为细末，水泡，神曲打糊为丸，如梧子大。每服一丸，儿童减半，随病用引，朱砂为衣，赤金饰其上面。用引列后：血崩，用槐花汤引；赤白带下，红花汤引；水泻，用干姜引；吐痰劳伤，干姜汤引；心疼，艾醋汤下；伤寒，用黄酒引；便血，用甘草汤引；时气感冒，葱白汤引；大便不通，牙皂引；虚热，赤芍汤引；白痢，干姜引；胸闷气不顺，木香汤引；红痢，甘草汤引；咳嗽，杏仁七个去皮尖，开水冲引。孕妇忌服。

【审查意见】按：此方配制，与适应证尚属相符。只要随症用引，即可收效。惟是巴霜用量太重，其效用能攻痰积，泻寒毒，治顽固性便秘，为著名之峻下剂。此品入胃，即刺激胃壁神经而发热；至肠能刺激肠黏膜，使之发炎；吸入血中，能减低血压，甚至大脑神经紊乱而死。故绝对不宜服用大量。

2. 杂症第二方

组成：马前子、制乳香、没药、麻黄等分为末。

用法：金刀伤，干搽；跌打损伤，内服、外搽均可；牲畜鞍伤，油调涂或干搽；无名肿毒，白酒调敷。

【审查意见】清热消炎，活血散瘀可用。

3. 杂症第三方

主治：虚损症及吐血。

用法：将白蜜入罐内，再将香油放锅内微火熬，再入核桃仁、姜丝，微炸，共入白蜜罐内搅匀。不拘时食之，或食一口，或食三五口。引用鳖甲一钱，研面，水冲分服。

【审查意见】虚弱性咳嗽，不发热者有效。

4. 杂症第四方

组成：巴豆一钱，朱砂、硼砂各三钱，雄黄二钱半。

用法：共研细面，加松香少许，水泛为丸，如豆大。每服空心下一丸。

疟疾，桃仁研细末为引，凉水下；胸闷气滞，陈皮枳实汤下；浑身冷痛，桂皮乳香汤下；咳嗽，姜汁马兜铃汤下。

【审查意见】内有实热痰饮，用之相宜。

5. 杂症第五方

主治：一切虚损，滋补肾阴。

组成：牛骨髓一斤，淮山药一斤（炒为末），核桃仁一斤（切碎），元肉半斤（切碎），枣肉四两（切碎），蜜一斤。

用法：先将牛髓化开，将蜜另炼成，再将诸药入内搅匀，候冷切片。每早用白开水送下一两。

【审查意见】有强壮滋补，温中健胃之功，体质虚弱者能用。

6. 杂症第六方

主治：男女食积，肺热痰壅气不舒。

组成：白术三两（炒），陈皮二两，当归一两，木香一两，枳壳一两（炒），焦栀一两，山楂一两，连翘一两，神曲二两（炒），黄连一两（制），川芎一两，莱菔一两（炒），半夏五钱，茯苓一两，苍术五钱，香附一两。

用法：共为细面，姜汁打糊为丸，如桐子大。每服三钱，空心开水下。

【审查意见】养血舒肝，清火降痰，宽中理气，健胃助消化。平素体质健壮，有积聚者可用。

附录：

1. 阎会长征集验方函①

本会长以多年经验，认为中医治病，确有特效。惜良方秘术流传乡间。散而不聚，学者末由全得，特效不能广显。而代远年久，尤易湮灭。殊非所以保存国医救民疾苦之道也。

兹为复兴中医计，决定先自征集验方、秘传针灸、秘藏医书等入手。特派中医改进研究会干事张玥、范国义、单生文、相作良等下乡，实行调查征集。惟虑该员，乍临异乡，人地生疏，无从问津，收效不宏。如到达该县、区、村时，仰该县、区、村长等，或为访察、或为介绍、或为引导，务望出力，协助办理。俾有所得，以成其事。将来汇集研究、发扬光大、济世活人，诸君与有力焉。

切勿忽视为要。

阎锡山（1933 年）九月十一日

2. 审查征集验方书影

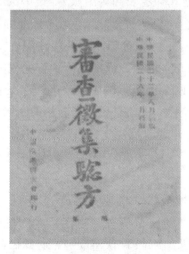

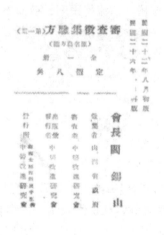

| 《审查征集验方》书影 | 《审查征集验方》版权页 |

---

① 阎锡山. 阎会长征集验方函 [J]. 医学杂志，1936（88）：2.

3. 研究文章：近代首部官版验方汇编——《审查征集验方》

刘　洋　张培富　陈显久

【摘　要】与近代国民政府否定甚至废止中医的态度截然相反，山西行政长官阎锡山对中医大力扶持，成立了中医改进研究会，开展中医改进研究。山西省政府通过行政命令，投入大量人力、物力，广泛征集中药验方。在征集过程中，建立了合理的奖励制度和规范的征集办法。中医改进研究会又按照"贱便验"和参照西医的原则，从人员、制度、方法、原则等方面对审查工作进行科学安排。最终出版的《审查征集验方》6 册，收罗广泛、蕴藏丰富、价值巨大，具有方便、安全、适用的特点。该书的出版开近代官方征集和整理验方之先河。

【关键词】近代；中医；验方；中医改进研究会；《审查征集验方》

在近代废止中医的风潮中，偏居内陆的山西统治者阎锡山特立独行，成立了中医改进研究会，弘扬和发展中医，山西成为近代中医药先进省份[1]。1929 年—1937 年，由山西省政府主导，并给予大量人力、物力的支持，中医改进研究会在全国范围征集中药验方，相继编辑出版了《审查征集验方》6 册，收录验方近 6000 首。验方收录秉承"贱便验"原则，其中不乏民间祖传秘方，以及名家的效验良方，其内容丰富，价值巨大。惜完整出版之际，适逢抗战爆发，对之关注和研究还少见于学界。

1. 阎锡山与征集验方的发起

传统中医"有禁方之传授，重其道不轻以示人。后世沿其义而失其真，乃有秘方之名目。秘之又秘，遂终失传。"[2]山西督军兼省长阎锡山认为："中医治病，确有特效，惜良方秘术，流传民间，散而不聚。学者末有全得，特效不能光显"[3]。他对中医，尤其是经验良方的神奇疗效是充分肯定的，希望能够汇集整理，发挥积极作用。所以，在 1919 年山西中医改进研究会成立伊始，征集民间验方就成为研究会的一项工作内容[3]。经过 10 余年以"参表中西"为重点的中医改进理论探索后，研究会又回到器物层面的研究。1929 年，同时兼任中医改进研究会会长的阎锡山"电召"研究会理事时逸人，"商讨中医改进之周密计划"后决定，"为复兴中医计，决定先自征集验方、秘传针灸、秘藏医书等入手"[4]，目标是"俾使一人独得之妙法变为万人共具之技能是也"[5]。

1929 年，阎锡山命令山西省政府村政处全体"村政实察员"，担任"验方调查员"，在下乡之际，从民间收集、征集验方。为加强管理，制订了《验方调查员应行注意事项》。阎锡山亲自训令"验方调查员"："（1）认清职务，必须做甚务甚（即做什么，就专注什么）；（2）埋头苦干，必须高度责任；（3）待人要和平；（4）作事要细心；（5）不得欺诈招摇；（6）顾全本会名誉；（7）戒绝不良嗜好；（8）养成勤苦习惯；（9）调查一方，须将药味、份量、服法、用法等详细研究，不得草率从事；（10）自己每日工作，必须审察纠正，以免遣怠；（11）每一星期，需来函报告工作一次，并注明回信地址，以便通信；每经过一村，所征得验方及医书之数目，随时呈报，不得延误[6]。"

一时间，村政处搜集到的验方"成帙颇巨"，但"惟其雷同者，实居多数"。1930年春，盂县"村政实察员"王诱，在该县牛村征集到了已故名医郭效古的家传《良方汇》共5卷，其中有验方895首。阎锡山收到后，立即要求研究会"详加审查、签注意见"。研究会审查后认为"其中确有多数经验良方，足备治疗选用之需要"[7]。于是以《良方汇》为主要依托，开始着手编辑出版《审查征集验方》第一集。

2. 严谨科学的措施安排

2.1 完善征集办法

村政处通过行政指令收集到的验方，数量庞大，但其中重复、谬误者颇多。分析原因，一是各"村政实察员"缺乏专业基础，无法辨别，良莠掺杂；二是民间验方本属家传保密之方，许多人还想赖此牟利，不肯轻易示人。针对以上原因，研究会和省政府磋商，对征集措施进行了调整。

为提高征集的专业性，1933年开始，省政府特发公函，委派研究会干事张玠、范国义、单生文、相作良等担任"专员"，亲自到乡间农村征集验方。阎锡山要求各县、区、村长，"或为访察、或为介绍、或为引导"，以利于调查开展[4]。

在提高民间献方积极性方面，山西省政府没有依靠行政强制手段，而是运用教育和奖励相结合的办法。一方面，让各县、区、村长宣传征集整理验方"发扬光大、济世活人"的意义；另一方面，由研究会制订了《审查征集验方规则》，建立奖励制度，给予献方者名誉或物质奖励。对于经审查合格的验方，根据"该方用意之巧拙，功效之迟速"每方分别予以六等次的奖金：（甲）十元，（乙）五元，（丙）三元，（丁）二元，（戊）一元，（己）五角。对于"历代秘传、闻名一方"的验方，奖金可以例外从优考虑。对不愿受现金报酬的献方者，也可以体现献方者著作名誉。研究会于刊印行验方时，可以"将该投稿人姓名特别标于该方之下以示优异"。同时，还要求征集人员必须事先对民众"告以奖格，名誉、现金，由投稿者自择"，给予献方者充分的自主选择权[8]。

另外，为了使征集程序规范化、上报内容标准化，便于审查和研究，研究会又制订了《征集验方登记表》。《登记表》详细列出"方名""主治病名""适应症候""药品及用量""加减方法""配合制剂""用法""效果""副作用""禁忌"等内容。《登记表》还对相关填报内容进行备注，详加要求。例如对"配合制剂"的要求："加糖、或酒、或醋、或鸡蛋、或雄鸡、或猪肚、或面粉等，皆宜分别记入"。对"制剂"举例"如将药捣碎或切碎；生用或干用；宜新或宜陈久；以及为散、为丸、为膏、为汤等，均须记明"。尤其难能可贵的是，较前人验方记录不同，《登记表》参照现代药学做法，增加了"副作用"和"禁忌"两栏。在"副作用"说明中要求"如服后之有口渴、或眩晕、或便秘、或下利、或食减、或腹痛、或失眠、或呕吐等，皆须说明；但本为吐药而吐，或下药而泻者不必记"。在"禁忌"中将禁忌分为两种情况："（1）为应该禁忌之病症宜详记；（2）为应该禁忌之饮食物，宜分别记。"

同时，列出制方人、传方人、应征人姓名及其联系方式，并对审查情况编号登记，可谓严谨规范，这样，从制度上保证了征集到的验方全面、完整，为科学审查奠定了基础。

完善后的征集措施，显然十分有效，"专员"们仅在五台、定襄、忻县、阳曲等十余县收集到的验方就"已逾万数"，并且大部分是地道民间验方，以至于其中许多方言土语，连审查人员也辨别困难[9]。

2.2 规范的审查程序

时逸人，江苏无锡人，1928 年在上海创设江左国医讲习所。1929 年 8 月开始，先后被聘为中医改进研究会理事、常务理事，近代中医科学化代表人物之一。作为《审查征集验方》的审查和编撰主要负责人，时逸人为《验方》的审查进行了周密的制度设计。

1929 年，研究会成立了由全体理事组成的征集验方审查委员会，全面负责验方的审查工作。理事时逸人、陈宾卿、梁子和、米汉卿、薛复初、赵子忠、刘荫棠、阴庆元、刘伯翕一同负责初审；时逸人、田尔康负责修订工作。1932 年 1 月，研究会改组后，时逸人担任常务理事，全面负责研究会的日常事务，审查验方成为研究会主要工作之一。新聘任理事张子仁、赵图南、刘荫棠共同负责审查，张文元则担任助理，协助相关事务。

研究会制订了《审查验方办法》和《审定验方程式》，建立了详细的审查制度。《审定验方程式》规范了审查要求：（1）每方将征集原件照录列前，以资考证。于方尾附以审查意见，说明方义之大概。（2）原件方药，有所修改，或存疑，或与本病有鉴别禁忌等，应当格外注意等事项，均于订正意见说明之。（3）凡原件方药、病症，俱欠明确之方，暂予存疑，发交各理事，随时研究。如系普通病症，则拟方补充，以资应用[10]。

具体的审查按照"讹者正之；缺者补之；方义不明者补充之；主治不确者增定其主治"[10]的原则进行。一是对于成分、性味方义辨证剖析。如对治疗"一切肿毒方"的"大黄、南星各一钱共为末"审查后，认为："此散瘀破结之法，大黄清热行淤，南星消痰破结，方义颇佳"[11]；二是对来源、组方进行考究校正。如对"治中风不语"的"香油三四两、麝香末二、三分"的原方审查后，首先明确此方出自"严氏济生方"，在分析了其中药物药理后，对其剂量提出修正建议："香油用二两已足，麝香以一分为中剂量"，因为"古方剂量，未可举为定例"[12]；三是对谬误、遗缺的进行修正或删减。如对"治疗黄疸病方"的"黄纸折卷涂蜡，置于病人脐周，点燃纸卷上端，抽尽黄水"的原方，审查后认为："此系心理疗法"，"精神作用，虽可补于药物所不逮者，"但对本方"迷信功能优良，固不合度"[13]。

在《审查验方办法》中，规定了审查的形式和流程。审查分个人签注、开会讨论两种形式。"个人签注"是指各理事接到方稿后，将各方项下所治病症、病因、症候、方名、药品、分量、配制、服法、每次服量、每日次量、药后处置、药后禁忌、药后遗弊及其他未列举事项，就学理之研究，自己之实验，逐一详查，附入意见。"开会讨论"规定每周三，研究会将各理事签注完竣的验方汇齐开会讨论。根据委员对签注适当与否的赞成意见，得多数票者，斯为决定。对于其中"利弊互现，或功效未明之方"则交各理事，随时实验，或通知原呈方医士民人，再加说明[10]。

审查完毕后，每月汇总一次，将所有得奖人姓名公布，给予相应的奖励。审查合格的各验方，则汇编呈报研究会。这样，严密规范的制度，保证了审查科学、统一。

3. 内容特色

3.1 整体概况

《审查征集验方》为竖 32 开石印本，每集约 500～600 页，收录 900～1000 首左右验方。从 1933 年 9 月到 1937 年 5 月陆续出版共 6 集，共收录验方 6000 余首。1933 年出版的《审查征集验方》第一集，主要以《良方汇》的验方为基础。所以分科体例也受原书影响较大，分为"中风门""胸腹门""外科""皮肤科""急救门""黄疸门""妇科""儿科""血症门""存疑类""感证"等 14 门。其中有按照中医传统分科的，有按症候分科的，也有以疾病或部位分科的，体例比较混乱。1934 年出版的《审查征集验方》第二集，主要收录由村政处征集来的验方，分科体例有所调整，包括"调经""白带""血崩""妇科杂症""胎前杂症""临产杂症""产后血崩""血晕""产后杂症""皮肤""外科""损伤""救急""花柳""耳鼻口齿喉咽""精神病""血证""肺病""感冒"等共 26 门，依旧比较杂乱，但已开始吸收了西医分科的方式。

从 1935 年出版的《审查征集验方》第三集开始，建立起规范的分科体例。总体上按照"内科""妇科""产科""小儿科""外科""皮肤科""花柳科""眼科""口齿科""耳鼻喉咽科""救急篇""杂集"分 13 科，在"内科"条目下，又按照西医疾病体系分为"传染病""时令病""呼吸器病""消化器病""神经系病""循环系病""新陈代谢病""运动器病""泌尿器病""生殖器病"10 类。与前二集相比，第三、四集由于"其征集之方法与代价，迥不相同也"，所以"概述之资材，纯属珍拾于民间"，时逸人评价"比之坊间所售医方，固不可同日而语"。说明这两集的内容价值已经上了一个更高的层次。

研究会在山西民间征集的同时，还通过《医学杂志》等刊物，在全国范围内号召"凡有个人屡经实验，以及家传秘授，治病确效之验方，不论医界或非医界人"主动向研究会投稿提供验方。许多近代中医名家如周小农、张锡纯、沈仲圭、陈莲峰、张沛南、傅仙坊等，踊跃提供自己认可或试验有效的验方。1936 年、1937 年分别出版的第五集、第六集，收集的验方就体现出验方来源的广泛性，以及业界的高度认可性和权威性。第六集有一半以上是署名验方，在反映出这些名家对著作权看重的同时，也说明了他们对所提供药方的信心。

3.2 "贱便验"的收录标准

验方的适用对象"一是供家庭自疗之用；二是为仓促无医、亦无力延医者，检方自疗之备"[14]。时逸人认为，"验方之辑，以'贱便验'为主体"。因为"'贱'则价值甚廉，一般人易于购买；'便'则普通应用之物，俯拾即得；'应验'一层，尤关紧要，苟不足以资应用，则尘饭土羹，何裨实际？"他又举例："假使有一良方，而不便不廉，微论价值昂贵，非普通人之力所能办；若为世间稀有之物，虽出重价，亦有不易的者。即有之，亦不过作博物院之陈列品而已，又何贵乎有此方哉？"所以，审查委员会对"合于上列三项之条件，方足名为'验方'"，"倘缺其一，则无足取"[10]，将"贱便验"这个既简单、又苛刻的条件视为准则，在验方的收录过程中一以贯之。

自鸦片传入中国以来，毒品问题就一直是困扰近代社会的毒瘤。1923 年，浙江吴兴凌永言，由于曾经参与了山东河防委员会委托的为河工戒烟工作，颇有临症经验，将祖传的"赤霆子定天罡戒烟膏"秘方献出，其中包含"吉林人参、云茯苓、真川贝、潞安党参"等有 36 味名贵中药，"河南省政界服此戒除者约有千余人"。对于经济困难，承受不起"天罡戒烟膏"高昂药费的，凌永言又给出一个简单的"八一一戒烟方"，仅用"白米、食盐、烟灰"三样炮制，有替代治疗作用，声明"此方戒绝者月万人以上"。对于十分贫困，连"八一一戒烟方"也无力承担者，他还列出了"简易戒烟方"，只使用"老生姜、赤砂糖"两味中药[15]。在《审查征集验方》编撰时，则只收录了"八一一戒烟方"，其余二者因为不符合"贱便验"的标准而没被收录。

时逸人认为"中医之特长，在经验之独得；经验之表现，基于方药之成立；药之应用，以症候为准则[14]。"所以，较以往验方简单罗列中药处方不同，《审查征集验方》特别重视症候的描述，和医药常识的宣贯。在各门之前，先将该病的症候，进行整体论述。在具体方药之下，又标以"审查意见"，针对症候相应发挥，对病理、症候尽量采取浅显易懂的方式说明，希望让使用者了解"有某症可用；现某症则不可用"。可见，在某种程度上，《验方》不失为一部中药"基本药物"集的雏形。

3.3 参衷中西的审查态度

以"改进中医及药学使能成为一高等有统系之学术"为宗旨的山西中医改进研究会，一直秉持"参证西医科学""阐发中医真理"的研究态度[16]，在验方的审查中也充分体现出这种精神。

除了前述《验方》的分科方法的演变，反映出参照西医进行分科设置的思路外。《验方》的很多方面，都体现出"参证西医"的态度。一是采用了许多西医疾病名称。如"痢疾""疟疾""感冒"等在《验方》中多次出现。但如果原方采用了"红白痢""上感"等病名，且需要区别发病症候、阶段，转换为西医疾病名称时难以简单对应时，仍旧保留中医疾病名称。二是在阐述疾病机理时直接借鉴了一部分西医明显较中医表述清晰、合理观点。如在"破伤风"条目下解释："本病系一种杆状菌，由伤处侵入人体，渐次发育，产生毒素。入血液、经循环、侵神经，以致兴奋增高、痉挛抽搐，相继而起。治宜愈早愈好[17]。"完全是西医的原理陈述。三是在审查分析的结论中，也有许多采取西医的说法。如对周小农提供的"急救喉风方"，审查意见为"功能：消炎、杀菌、疗痰、散痞，用于急喉有奇效"[18]。在对治疗癫痫验方的

"病后调养"分析内容中，共引用了来自《散丸真方合录》《临证指南》《中西验方合编》的三条"中医学说"，以及来自《内科全书》《欧氏病理学》《临症秘典》的三条"西医学说"观点。对中西医的兼容并蓄、广泛参照态度昭然[19]。四是在补充治疗中，采取了中西兼采的措施。如对用于牙痛难忍，使牙掉落的验方"落牙散"的审查，原方为"鲫鱼一条，去肠入砒在内，露于阴地，待有霜刮下，贮于瓶内。以针搜开牙根，点少许，咳嗽自落"。审查意见是：因为"（药物）有腐蚀作用"，所以"点于口内，切勿咽下，以防中毒"，同时，"牙落后，宜用硼酸或硼砂水漱口"[20]。

参证西医的方法，一方面体现了研究会对西医兼容并蓄的开放心态，另一方面也有利于站在更广阔的视野，剖析验方的科学性。

3.4 严谨科学的审查结论

《验方》根据方药的疗效、安全、合理性，将"审查结论"划分为 4 个层次：对于赞成的表述为"有效""可用""可资应用""能用"4 种；对于可以试用的表述为"可以试验""尚待试用""或可见效"3 种；对于持怀疑态度的有"尚待研究""存待试""是否有效，存待试""存疑待考"4 种表述；对于完全否定的则有"殊属不妥""属谬误""不可"3 种表述。这样，就将组成、效力各异的验方赋值分阶，便于患者根据情况选择使用。

《验方》第六集收录的中医名家署名提供的验方，审查意见同样一视同仁、客观严谨，没有特殊倾向。在对山西名医周伯涛提供的"松叶辟瘟法"，"审查意见"认为：松叶泡酒，能够"舒经止痛，通利关节"，但"能否辟瘟，未敢确定"。对"孔氏七十余代所用'避瘟方'"审查后，即便是研究会理事、审查委员会成员赵图南使用过该方，"审查意见"也仅仅注明"本会理事赵图南试用有效"字样[21]。

验方的编撰和研究，采取集中分类方法。1932 年，研究会"专员"赴运城知道康少生治疗痫病验方 6 首，同时，研究会查阅关于此病的历来古方，根据辨证分型，审查剖析，方便检方者对证选用[22]。

由于《验方》的使用对象，主要是无医学常识者，安全可靠是审查阶段把握的重要原则，研究会特别注重方药的适应证、禁忌证与副作用的考量和注释。《验方》要求，所列方"虽不中病，绝不致延误"。除了在征集阶段要求详细记录"副作用"和"禁忌"两项内容外，在"审查意见"中，还对应注明"某证可用，即适应证；不可用，即禁忌证"。最后，为了确保安全，还要求"无医学常识之检方者，务照'审查意见'下所述是否符合，不可漫用"[14]。较其他方书不同，中肯严谨的审查结论，利于指导检方者使用，又尽可能减少验方的不良使用后果。

4. 深远广泛的业界影响

《验方》出版后，第一集初期定价 8 角，后调整定价为每册 1 元，并先后在《医学杂志》《医界春秋》《神州医药学报》等做广告介绍，阎锡山先后两次为《验方》作序。由于"购阅之人，极形踊跃"，第一集、第二集再版复印，到 1936 年，"其余各集亦将次第售罄"[14]，反映了业界和社会对该书的高度认可。

近代医家，对于验方的收集整理开始逐渐重视，但限于人力、物力，或者征集、整理方法的欠缺，结果十分有限。1919 年，余姚方肇元，在《卫生公报》上刊登启事，征求"婴儿验方"，计划"所有征集之验方，敦请专家鉴定，拟于明年春间付印"。对于投稿献方者，表示"来稿一经选用，本书出版（后），各赠一部，以达雅谊"[23]。但是，后未见有关内容的刊布。

20 世纪 30 年代，随着《审查征集验方》的出版，业界对验方的重视迅速增加。1934 年，杭州市国医公会王瘦园提议（各医家将验方）"不吝慷慨贡献于会，由会集中整理，实验嘉奖，编辑成书"，并将之作为与西医抗争的重要方法[24]。以上部分中医的个人行为，在收集范围、整理效果上显然十分有限。

同年，中央国医馆馆长焦易堂，到北平与军政部长何应钦见面时，何应钦提出"审定验方新篇，以便济世活人"的建议。中央国医馆立即开始行动，但限于民间验方的收集需要一个过程，于是，先以"南海潘氏""善化鲍氏""及其他同样性质者为蓝本"，编辑出版了《验方新篇》[25]。1935 年，叶橘泉、丁忠英等 50 余位中医在杭州发起以"搜求旧有的效方互相交换，作有统计的临症实验，用科学的方略整理研究国医药"为宗旨的单方实验研究社[26]。1936 年，中央国医馆第 4344 号公函通知各省，认为"非特流传古方著有特殊效验，即一般简单秘方，亦随在可以活人。惟历来之医家多沿不肯公开之陋习，致药方失传者比比皆是"，要求各地征集"家藏珍贵医籍，及不传秘方"，检送中央国医馆。表示"经审查，确有实效者，分别发给证书，以资鼓励"[27]。这可视为其他学术团体、和官方介入验方整理的开始，却已是步《审查征集验方》的后尘之举，其方法、力度、效果更不可与前者同日而语了。

近代大型方书的编撰和整理工作取得较大的进展，出现了以曹绳彦的《古今名医万方汇编》（1920）、吴克潜的《古今医方集成》（1936 年）、蔡陆仙的《中国医药汇海·方剂部》（1937 年）等为代表的一批大型医方书[28]。但历来中医界视中医单方、民间验方、甚至偏方为铃医、游医谋生的手段，对其整理和研究都不太重视。近代山西另辟蹊径，通过行政途径进行人员组织，投入巨大资金，建立灵活的献方奖励制度和规范的征集办法，收集到大量确有疗效的民间验方、秘方。中医改进研究会又从人员、制度、方法、原则等方面对审查工作合理安排。同时，"贱便验"和参照西医的原则，保证了验方整理和编撰的科学、严谨、实用，使这个传统中医的"下里巴人"焕发出应有的光芒。屠呦呦从《肘后备急方》中得到青蒿素提取灵感的故事，启示着当今的人们，对《审查征集验方》进行继续深入的挖掘和研究。

参考文献

[1] 邓铁涛. 中医近代史 [M]. 广州：广东教育出版社，1999：145.

[2] 时逸人. 审查征集验方第五集序 [J]. 医学杂志，1936（88）：9-10.

[3] 刘洋，张培富. 近代中国第一个官办社团——中医改进研究会 [J]. 中华医史杂志，2016，46（4）：211-215.

[4] 阎锡山. 阎会长征集验方函 [J]. 医学杂志，1936（88）：2.

［5］阎锡山．阎锡山日记［M］．太原：山西出版传媒集团，三晋出版社，2012：89－91.

［6］本会验方调查员应行注意之事项［J］．医学杂志，1937（95）：4－5.

［7］时逸人．审查征集验方第一集序［J］．医学杂志，1936（88）：4.

［8］中医改进研究会．征集验方登记表［J］．医学杂志，1934（77）：2.

［9］编者．段志林君改正本会审查征集验方四种药品函［J］．医学杂志1934（79）：68－69.

［10］时逸人．审查征集验方第二集序［J］．医学杂志，1936（88）：4－6.

［11］审查征集验方（第一集）：外科门［J］．医学杂志，1932（65）：78.

［12］审查征集验方（第一集）：中风门［J］．医学杂志，1932（65）：75.

［13］审查征集验方（第一集）：黄疸门［J］．医学杂志，1932（65）：70.

［14］时逸人．审查征集验方第六集序［M］．//中医改进研究会．审查征集验方（第六集）．太原：山西中医改进研究会，1937：2.

［15］凌永言先生致本会编辑处书［J］．医学杂志，1923，（14）：85－89.

［16］刘洋，张培富．近代中医科学建制化之嚆矢［J］．科学技术哲学研究，2016，33（3）：96－99.

［17］中医改进研究会．审查征集验方（第六集）［M］．太原：山西中医改进研究会，1937：514.

［18］中医改进研究会．审查征集验方（第六集）［M］．太原：山西中医改进研究会，1937：29.

［19］本会征集痫病验方［J］．医学杂志，1932（85）：43－52.

［20］中医改进研究会．审查征集验方（第六集）［M］．太原：山西中医改进研究会，1937：30.

［21］中医改进研究会．审查征集验方（第六集）［M］．太原：山西中医改进研究会，1937：35.

［22］运城康少生先生痫病验方六则［J］．医学杂志，1932（85）：42－43.

［23］方肇元．征集婴儿验方［J］．卫生公报，1919（73）：1.

［24］王瘦园．征集会员灵验秘方由会嘉奖尽公开以增国医效能案［J］．医药新闻（杭州），1934（32）：1.

［25］制定编审委员会先行审定验方新篇［J］．光华医学杂志，1934，1（12）：50.

［26］国药单方实验研究社简章草案［J］．现代医药月刊，1935，2（4）：29－30.

［27］中央国医馆函各省政府：令饬各县县长通知各地人民随呈简效秘方［J］．光华医药杂志，1936，3（10）：64－65.

［28］黄鑫．近代方剂学成就与特点研究［D］．北京：中国中医研究院中国医史文献研究所，2005：9.

［摘自：刘洋，张培富，陈显久．近代首部官版验方汇编——《审查征集验方》［J］．中华医史杂志，2017，47（1）：31－36.］

跋

　　在对近代山西医学历史的深入研究中，编者了解到民国期间山西政府曾经耗费巨资从民间收罗秘验良方，并委托近代颇有学术影响的中医改进研究会对所获验方逐一审核点评，以便用者按图索骥。同时，限于当时经济落后、医疗条件差的原因，随后刊行的《审查征集验方》验方以"廉、便、验"为收录原则。

　　自 2016 年开始，编者多方搜集，从山西省内开始，远至上海、日本，方才搜集齐全该书的 6 册、两个版本。原书为繁体竖排，无句读，石印 32 开。从 2017 年始，请山西大学那钦·雄克尔、张万辉博士研究生，山西省卫生健康委季巍同志，太原市中医医院张燕医师，山西中医药大学牛晓丽、石星月等同志对原书进行翻译、断句等整理工作。山西中医药大学王欢副教授、山西省儿童医院王磊同志积极参与组织、校对工作，三易其稿。山西中医药大学李廷荃教授、闫润红教授、杨丽芳主任医师对本书的出版也提供了很大的帮助，在此一并感谢。特别是山西中医药大学刘星校长、全国名中医王晞星教授为本书欣然作序，令编者信心倍增。

　　承蒙学苑出版社陈辉社长独具慧眼，和黄小龙编辑的精心安排，以及全体参编人员严谨、详实的工作，方使本书圆满付梓。原书中个别字词缺佚或模糊不清，参与校对者在微信群共同辨认、反复揣度、方有所悟，欣然之余，倍感其乐。

编者

2020 年 2 月